国家卫生健康委员会"十四五"规划教材

全国高等学校器官-系统整合教材

Organ-system-based Curriculum

供临床医学及相关专业用

人体功能学

Function of the Human Body

第2版

U0208146

器官-系统
整合教材
OSBC

主　编　陈建国　俞小瑞　钱睿哲
副主编　魏敏杰　姜　宏　李建华

编　者　(以姓氏笔画为序)

王　芳	华中科技大学同济医学院	罗　彦	宁夏医科大学
王　杨	海南医学院	金宏波	哈尔滨医科大学
王金红	山东潍坊医学院	俞小瑞	西安交通大学医学部
王爱梅	锦州医科大学	姜　宏	青岛大学医学部
王新红	复旦大学上海医学院	秦晓群	中南大学湘雅医学院
朱　蕾	北京协和医学院	钱睿哲	复旦大学上海医学院
刘永年	青海大学医学院	倪月秋	沈阳医学院
李建华	广州医科大学	彭碧文	武汉大学医学部
李淑琴	河北医科大学	葛敬岩	吉林大学白求恩医学部
余华荣	重庆医科大学	蒋淑君	滨州医学院
张　莉	西安交通大学医学部	谭红梅	中山大学中山医学院
张利荣	郑州大学医学院	薛明明	内蒙古医科大学
陈建国	华中科技大学同济医学院	魏敏杰	中国医科大学
林　岩	齐齐哈尔医学院		

编写秘书　胡壮丽　华中科技大学同济医学院

人民卫生出版社

·北京·

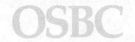

图书在版编目（CIP）数据

人体功能学 / 陈建国，俞小瑞，钱睿哲主编 . —2
版 . —北京：人民卫生出版社，2021.7
全国高等学校临床医学专业第二轮器官 – 系统整合规
划教材
ISBN 978–7–117–31472–5

Ⅰ.①人… Ⅱ.①陈…②俞…③钱… Ⅲ.①人体生
理学 Ⅳ.①R33

中国版本图书馆 CIP 数据核字（2021）第 074282 号

人卫智网	www.ipmph.com	医学教育、学术、考试、健康，购书智慧智能综合服务平台
人卫官网	www.pmph.com	人卫官方资讯发布平台

人体功能学
Renti Gongnengxue
第 2 版

主　　编：陈建国　俞小瑞　钱睿哲
出版发行：人民卫生出版社（中继线 010-59780011）
地　　址：北京市朝阳区潘家园南里 19 号
邮　　编：100021
E - mail：pmph @ pmph.com
购书热线：010-59787592　010-59787584　010-65264830
印　　刷：人卫印务（北京）有限公司
经　　销：新华书店
开　　本：850×1168　1/16　印张：35
字　　数：1035 千字
版　　次：2015 年 10 月第 1 版　2021 年 7 月第 2 版
印　　次：2021 年 8 月第 1 次印刷
标准书号：ISBN 978-7-117-31472-5
定　　价：109.00 元

打击盗版举报电话：010-59787491　E-mail：WQ @ pmph.com
质量问题联系电话：010-59787234　E-mail：zhiliang @ pmph.com

20 世纪 50 年代,美国凯斯西储大学(Case Western Reserve University)率先开展以器官 - 系统为基础的多学科综合性课程(organ-system-based curriculum,OSBC)改革,继而遍及世界许多国家和地区,如加拿大、澳大利亚和日本等国的医学院校。1969 年,加拿大麦克马斯特大学(McMaster University)首次将以问题为导向的教学方法(problem-based learning,PBL)应用于医学课程教学实践,且取得了巨大的成功。随后的医学教育改革不断将 OSBC 与 PBL 紧密结合,出现了不同形式的整合课程与 PBL 结合的典范,如 1985 年哈佛大学建立的"New Pathway Curriculum"课程计划,2003 年约翰斯·霍普金斯大学医学院开始的"Gene to Society Curriculum"新课程体系等。

20 世纪 50 年代起,西安医学院(现西安交通大学医学部)等部分医药院校即开始 OSBC 教学实践。20 世纪 80 年代,西安医科大学(现西安交通大学医学部)和上海第二医科大学(现上海交通大学医学院)开始 PBL教学。20 世纪 90 年代,我国整合课程教学与 PBL 教学模式得到了快速的发展,北京医科大学(现北京大学医学部)、上海医科大学(现复旦大学上海医学院)、浙江医科大学(现浙江大学医学院)、华西医科大学(现四川大学华西医学中心)、中国医科大学、哈尔滨医科大学、汕头大学医学院以及锦州医学院(现锦州医科大学)等一大批医药院校开始尝试不同模式的 OSBC 和 PBL 教学。

2015 年 10 月,全国高等学校临床医学及相关专业首轮器官 - 系统整合规划教材出版。全国 62 所院校参与编写。教材旨在适应现代医学教育改革模式,加强学生自主学习能力,服务医疗卫生改革,培养创新卓越医生。教材编写仍然遵循"三基""五性""三特定"的教材编写特点,同时坚持"淡化学科,注重整合"的原则,不仅注重学科间知识内容的整合,同时也注重了基础医学与临床医学的整合,以及临床医学与人文社会科学、预防医学的整合。首轮教材分为三类共 28 种,分别是导论与技能类 5 种,基础医学与临床医学整合教材类 21 种,PBL 案例教材类 2 种。主要适应基础与临床"双循环"器官 - 系统整合教学,同时兼顾基础与临床打通的"单循环"器官 - 系统整合教学。

2015 年 10 月,西安交通大学、人民卫生出版社、国家医学考试中心以及全国 62 所高等院校共同成立了"中国医学整合课程联盟"(下称联盟)。联盟对全国整合医学教学及首轮教材的使用情况进行了多次调研。调研结果显示,首轮教材的出版为我国器官 - 系统整合教学奠定了基础;器官 - 系统整合教学已成为我国医学教育改革的重要方向;以器官 - 系统为中心的整合教材与传统的以学科为中心的"干细胞"教材共同构建了我国临床医学专业教材体系。

经过 4 年的院校使用及多次调研论证,人民卫生出版社于 2019 年 4 月正式启动国家卫生健康委员会"十四五"规划临床医学专业第二轮器官 - 系统整合教材修订工作。第二轮教材指导思想是,贯彻《关于深化医教协同进一步推进医学教育改革与发展的意见》(国办发〔2017〕63 号)文件精神,进一步落实教育部、国家卫生健康委员会、国家中医药管理局《关于加强医教协同实施卓越医生教育培养计划 2.0 的意见》,适应以岗位胜任力为导向的医学整合课程教学改革发展需要,深入推进以学生自主学习为导向的教学方式方法改革,开展基于器官 - 系统的整合教学和基于问题导向的小组讨论式教学。

第二轮教材的主要特点是：

1. 以立德树人为根本任务，落实"以本为本"和"四个回归"，即回归常识、回归本分、回归初心和回归梦想，以"新医科"建设为抓手，以学生为中心，打造我国精品OSBC教材，以高质量教材建设促进医学教育高质量发展。

2. 坚持"纵向到底，横向到边"的整合思想。基础、临床全面彻底整合打通，学科间全面彻底融合衔接。加强基础医学与临床医学的整合，做到前后期全面打通，整而不乱、合而不重、融而创新；弥合临床医学与公共卫生的裂痕，加强疾病治疗与预防的全程整合；加强医学人文和临床医学的整合，将人文思政教育贯穿医学教育的全过程；强调医科和其他学科门类的结合，促进"医学+X"的快速发展。

3. 遵循"四个符合""四个参照""五个不断"教材编写原则。"四个符合"即符合对疾病的认识规律、符合医学教育规律、符合医学人才成长规律、符合对医学人才培养岗位胜任力的要求；"四个参照"即参照中国本科医学教育标准(临床医学专业)、执业医师资格考试大纲、全国高等学校五年制本科临床医学专业规划教材内容的深度广度以及首轮器官-系统整合规划教材；"五个不断"即课程思政不断、医学人文不断、临床贯穿不断、临床实践和技能不断、临床案例不断。

4. 纸数融合，加强数字化，精炼纸质教材内容，拓展数字平台内容，增强现实(AR)技术在本轮教材中首次大范围、全面铺开，成为新型立体化医学教材的精品。

5. 规范PBL案例教学，建设与整合课程配套的在线医学教育PBL案例库，为各院校实践PBL案例教学提供充足的教学资源，并逐年更新补充。

6. 适应国内器官-系统整合教育"单循环"教学导向，同时兼顾"双循环"教学实际需要。

7. 教材适用对象为临床医学及相关专业五年制、"5+3"一体化本科阶段，兼顾临床医学八年制。

第二轮教材根据以上编写指导思想与原则规划为"20+1"模式，即20种器官-系统整合教材，1种在线数字化PBL案例库。20种教材采用"单循环"器官-系统整合模式，实现基础与临床的一轮打通。导论和概论部分重新整合为《医学导论》(第2版)、《人体分子与细胞》(第2版)、《人体形态学》(第2版)和《人体功能学》(第2版)等7种。将第一轮教材各系统基础与临床两种教材整合为一种，包括《心血管系统与疾病》(第2版)等教材13种，其中新增《皮肤与感官系统疾病》。1种PBL综合在线案例库，即中国医学教育PBL案例库，案例范围全面覆盖教材相应内容。

第二轮教材有全国94所院校参与编写。编写过程中正值新冠肺炎疫情肆虐之际，参编专家多为临床一线工作者，更有很多专家身处援鄂抗疫一线奋战。主编、副主编、编委一手抓抗疫，一手抓教材编写，并通过线上召开审稿会和定稿会，确保了教材的质量与出版进度。百年未遇之大疫情必然推动百年未有之大变局，新冠肺炎疫情给我们带来了对医学教育深层次的反思，带来了对医学教材建设、人才队伍培养的深刻反思。这些反思和器官-系统整合教材的培养目标不谋而合，也印证了我们教材建设的前瞻性。

第二轮教材包括20种纸数融合教材和在线数字化中国医学教育PBL案例库，均为**国家卫生健康委员会"十四五"规划教材**。全套教材于2021年出版发行，数字内容也将同步上线。希望广大院校在使用过程中能够多提宝贵意见，反馈使用信息，以逐步修改和完善教材内容，提高教材质量，为第三轮教材的修订工作建言献策。

OSBC 主编简介

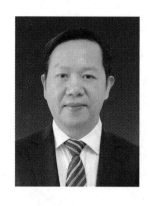

陈建国

二级教授,博士生导师。德国海德堡大学博士,美国爱荷华大学博士后。教育部长江学者特聘教授,国家杰出青年基金获得者,国家"973计划"首席科学家,国家自然科学基金创新群体负责人,教育部创新团队负责人。现任华中科技大学副校长、华中科技大学同济医学院院长、中国药理学会副理事长、神经精神药理学专业委员会副主任委员,中华医学会常务理事。任国际SCI收录期刊 *Current Medical Science* 主编,*Acta Pharmacologica Sinica*、*Acta Pharmaceutica Sinica B* 编委,国内核心期刊《药学学报》编委,《华中科技大学学报》(医学版)、《医学与社会》主编。

从事教学工作至今30余年,是国家精品在线开放课程《药理学》负责人。主要从事神经精神药理学研究,先后承担国家新药创制重大专项、国家自然科学基金重点项目、科技部国际合作重点项目、国家"973计划"项目、科技部"新冠肺炎应急项目"等重大重点项目,在 *Nature*、*Nature Neuroscience*、*Neuron*、*Molecular Psychiatry*、*Biological Psychiatry* 等国内外权威期刊发表文章170余篇,他引4 000余次。获教育部自然科学奖一等奖、湖北省自然科学奖一等奖、国家教学成果奖二等奖、湖北省教学成果奖一等奖、"宝钢优秀教师奖"等。

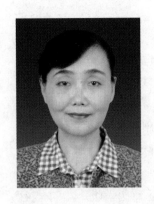

俞小瑞

　　教授,博士生导师。医学博士。曾任中国生物化学与分子生物学学会教学专业委员会委员,西安交通大学医学部遗传学与分子生物学系副主任,西安交通大学医学院生物化学与分子生物学教研室主任,免疫学与分子生物学教学中心副主任等职。现任陕西省生物化学与分子生物学学会理事,《国外医学(医学地理分册)》编委,《西安交通大学学报(医学版)》责任编辑,西安交通大学医学部基础医学院学术委员会委员,国家自然科学基金一审专家,教育部博士学位论文评审专家等职。

　　从事教学工作37年。主编"十二五"规划教材、器官-系统整合教材《基础医学导论》,副主编和参编《生物化学》《人体机能学》等教材15部。担任西安交通大学医学整合课程区段负责人及基于问题学习案例(PBL case)审核负责人。从事细胞信号转导机制与神经退行性疾病的发病机制及其防治的研究工作,主持国家自然科学基金、教育部博士点专项科研基金、陕西省自然科学基金等研究课题近10项。多次赴美进行相关研究领域的国际合作与交流,在国内外著名期刊上发表论文60余篇,多篇被SCI收录。曾获校教师授课比赛一等奖、校教学成果一等奖及"十佳授课教师"荣誉称号,获首批"西安交通大学医学部教学名师"荣誉称号。

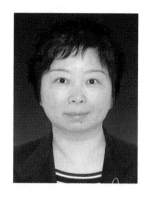

钱睿哲

教授,博士生导师。毕业于上海医科大学医学系临床医学专业,日本昭和大学医学博士。现任复旦大学医学教务处处长,复旦大学医学教育研究所副所长,基础医学国家级实验教学示范中心主任;亚太健康科学 PBL 协会主席,全国高等医学教育学会基础医学教育分会副理事长,全国医学整合课程联盟副理事长、全国高等学校八年制临床医学专业国家卫生和计划生育委员会规划教材编写委员会委员、教育部临床医学专业认证专家、教育部和中国科协"英才计划"生物学科导师、中国优生科学协会常务理事、全国高等院校医学教育研究联盟常务理事、全国医学院校教师教学发展联盟常务理事。

从事教学工作 33 年,主编全国高等学校器官 - 系统整合规划教材《生物医学 PBL 案例集》、五年制临床医学专业和长学制临床医学专业规划教材《病理生理学》、*Pathophysiology Self-Assessment and Review* 等教材和参考书 12 本;上海市精品课程负责人;培养硕士和博士生 20 余人。主要研究生物节律紊乱与疾病,主持国家自然科学基金人才培养重点项目 2 项,国家自然科学基金、上海市科委重点项目等。以第一或通讯作者发表论文 50 余篇,担任 *Hepatology*、*BMC Molecular Biology*、*BMC Medical Genetics* 等多本国内外期刊编委和特约审稿人。获"宝钢优秀教师奖",上海市教学成果一等奖(第一完成人)等多项成果奖。

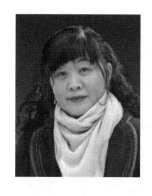

魏敏杰

　　二级教授,博士生导师。美国芝加哥大学博士后,英国女王大学荣誉教授,中组部"万人计划"领军人才,国家教学名师,全国教育改革创新优秀教师,全国高校首批"黄大年式"药理学教师团队负责人。现任中国医科大学药学院院长。

　　从事教学工作33年,是《药理学》国家"金课"负责人/主讲人。担任10余部国家规划教材主编,主持国家自然科学基金11项,在 Molecular Cancer、Cell Stem Cell 等期刊发表学术论文150余篇,申请发明专利60余项,多项成果实现产学研转化。指导学生发表论文百余篇、获创新创业大赛奖数十项。获中国医学会教育技术优秀成果一等奖、首届人卫慕课在线课程建设一等奖及辽宁省普通高等教育教学成果奖一等奖等教育教学奖励20余项。

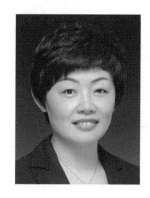

姜　宏

　　教授,博士生导师。现任青岛大学副校长兼医学部部长;中国生理学会常务理事,中国神经科学学会理事,山东生理学会副理事长,山东省医学会常务理事。担任 Current Alzheimer Research 编委。

　　从事生理学教学20年。先后主持国家自然科学基金6项及山东省自然科学基金重大基础研究项目1项。在本领域国内外期刊发表论文80余篇。研究成果获山东省科技进步二等奖、山东省教学成果一等奖等多个奖项。副主编中英双语《人体生理学》及《铁代谢失衡疾病的分子生物学原理》;参与编译 From Neuron to Brain、《铁与人类健康》等教材和著作。

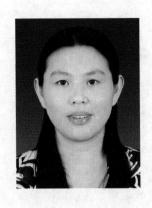

李建华

　　教授。现任广州医科大学教务处处长、教师教学发展中心主任,中国农工民主党广州市委员会副主委,中国生理学会教育工作委员会委员,广东省生理学会常务理事。

　　从事生理学教学30年。科学研究方向为呼吸生理,承担国家自然科学基金、教育部产学合作协同育人项目等国家、省市级教学科研课题和质量工程项目20余项。参编人民卫生出版社出版专著1部,主编和副主编《生理学》《机能实验学》等教材12部。发表教学、科研论文100余篇。获得国家一流课程1门,省级一流课程1门,广东省教学成果一等奖1项、二等奖1项,广州市教学成果一、二等奖各1项。

OSBC 前言

器官 - 系统整合教育已经成为我国医学教育改革的主流方向,器官 - 系统整合教材是一套适合我国医学教育发展,与以器官 - 系统为基础的多学科综合性课程(organ-system-based curriculum,OSBC)和基于问题的教学方法(problem-based learning,PBL)相适应的国家级规划教材,对于引领和促进医学教育改革具有里程碑式的意义。为深入推进教育方式、方法的改革,进一步体现并强化医学人文,实现基础与临床的充分对接,根据广大师生和读者在使用第 1 版教材中提出的宝贵意见和建议,完成了第 2 版的修订工作。

本书为国家卫生健康委员会"十四五"规划教材,本套教材将第 1 版导论中的《基础医学导论》拆分为《人体形态学》和《人体功能学》两本教材,在整套教材中具有举足轻重的地位和意义。《人体功能学》侧重以人体功能为基础进行编写,旨在使医学生能够掌握最基础的医学知识,对正常人体的功能活动规律,疾病的发生、发展规律以及防治疾病的原理与措施有一个基本认识,为后续各器官系统课程的学习奠定基础。

本教材的编写思路遵循"以正常人体各系统生理功能为基础,逐步过渡到异常功能与疾病基本病理生理过程,再到药物治疗"的认知规律,淡化学科界限,将三门传统的医学基础课程——生理学、病理生理学、药理学的相关内容进行有机整合,组成四篇共 26 章内容。第一篇为人体正常功能及其调节,主要介绍机体内环境及稳态和功能调节、人体电生理基础,并讲述血液、血液循环、呼吸、消化、能量代谢、肾脏、感觉器官、神经、内分泌等各系统生理功能;第二篇为人体功能异常与基本病理生理过程,主要介绍水和电解质代谢紊乱、酸碱平衡紊乱、缺氧、发热、应激、缺血再灌注损伤、休克等内容;第三篇为药物与机体的相互作用,主要介绍药物效应动力学、药物代谢动力学以及影响药物效应的因素等内容;第四篇为作用于传出神经系统的药物,主要介绍胆碱受体激动药和阻滞药、抗胆碱酯酶药和胆碱酯酶复活药、肾上腺素受体激动药和拮抗药。此外,在绪论中简要介绍人体功能学研究的主要内容、主要方法以及本教材在医学及"器官 - 系统"整合课程中的地位和意义。

本教材编写的特点是以人体生理功能及其调节,人体功能异常与疾病基本病理生理过程,药物与机体的相互作用和作用于传出神经系统的药物为基本内容。使学生掌握基本理论、基本知识、基本技能,注重内容的思想性、科学性、先进性、启发性和适用性。在编写过程中融入现代信息化教育技术,精炼纸质教材内容,拓展数字内容,纸 - 数融合,构建立体化教材体系。

本教材可供医学院校临床医学专业五年制、八年制、"5+3"一体化临床医学专业本科段的学生使用,也可作为相关领域教师的重要参考书,还可供对医学感兴趣的其他读者阅读。

本书的编者均为长期工作在教学一线的授课教师,他们具有丰富的教学经验,在编写过程中力求深入浅出、重点突出,并确保教材按期完成。

由于我们学术水平有限,加之编写、校审仓促,教材内容和形式等难免存在缺点与不妥之处,恳请使用本教材的师生和其他读者不吝批评、指正。

陈建国　俞小瑞　钱睿哲

2021 年 3 月 10 日

OSBC 目 录

绪　论

第一节　人体功能学研究的内容与任务

人体功能学属于基础医学学科,是研究人的生命和疾病的现象与本质及其变化规律的一门学科,也是研究人体正常功能活动,疾病发生、发展过程以及药物与机体相互作用的规律和原理的一门综合性学科。其主要任务是研究人体的正常功能,探索和揭示生理和疾病状态下生命现象的活动规律,阐明疾病的本质及其机制,从而为认识和掌握疾病的发生、发展规律,为预防和诊治疾病奠定理论基础和实验研究依据。

一、人体功能学研究的主要内容

按照我国的学科分类,基础医学是医学学科的一级学科,包括人体解剖学、组织学与胚胎学、病原生物学、免疫学、病理学与病理生理学等学科。作为临床医学的基础课程,基础医学还包括细胞生物学、生理学、生物化学和分子生物学、药理学等学科。这些学科之间有着广泛和密切的联系,共同构成医学基础课程。

按照所涉及的学科课程,基础医学的研究内容可大致分为人体形态学和人体功能学两部分,其中人体功能学包括对人体正常功能的研究,也包括在疾病状态下正常功能发生变化的相关研究。此外,人体功能学的研究还包括揭示引起疾病的各种因素及探讨药物与人体相互作用方面的内容。

二、人体功能学的研究特征

人体功能学的研究特征主要概括为以下三个方面。

(一) 研究人体的正常功能及调节

人体形态学是研究正常形态结构,人体功能学则是在此基础上从分子、细胞、组织和器官等不同的水平研究人体所进行的各种正常功能活动及其机制。这类课程主要包括生理学。生理学不仅要研究机体的功能构成、内环境和稳态调节,人体电生理基础、动作电位、兴奋性,还要具体到每个组织器官,如血液、血液循环、呼吸、消化、能量代谢、肾脏、感觉器官、神经系统、内分泌等,来探讨生命现象的本质和活动规律。只有深入了解人体正常功能活动及其机制,才能更好地理解疾病状态下功能异常和代谢紊乱的变化规律。

(二) 研究人体功能异常与基本病理生理过程

人体功能学不仅研究正常人体的功能,也研究患病机体的功能、代谢变化及其原理,以揭示疾病的本质和发生、发展的规律,为临床疾病的诊断和预防提供理论根据。这类课程主要包括病理生理学,讲述水、电解质代谢紊乱,酸碱平衡紊乱,缺氧,发热,应激,缺血再灌注损伤,休克等病理生理过程。本部分的研究内容与临床医学的关系十分密切,是连接基础医学和临床医学之间的桥梁。

（三）研究药物与机体的相互作用以及作用于传出神经系统的药物

药物是指可以改变或查明机体的生理功能及病理状态,可用于预防、诊断和治疗疾病的物质。这类课程主要包括药理学,是研究药物与机体相互作用及作用规律的科学,不仅研究药物在机体内的吸收、分布、代谢和排泄过程及其影响因素等药物代谢动力学特点,也研究药物的基本作用、量效关系、药物与受体的作用等药物效应动力学特点,同时锚定在传出神经系统,讲述作用于该系统药物的特点。它不仅为临床防治疾病、合理用药提供理论依据,也为药物的开发和筛选提供基础研究。因此,药理学是基础医学与临床医学,医学与药学之间的桥梁学科。

第二节　人体功能学的主要研究方法

基础医学是实践性很强的一门综合性学科,学科中的生理学、病理生理学和药理学等都是研究机体功能活动规律的科学,均属于实验性学科。在理论上密切联系,实验方法与手段也相似,各种理论、学说和结论都来自于科学实验,共同构成人体功能学的主要内容。人体功能学可以归纳为以研究功能为主的学科,现从功能学方面来介绍其主要研究方法。

一、人体功能学研究常用技术

形态学的研究方法主要为观察性研究,主要分为大体形态观察和显微形态观察。功能学研究的方法则主要是采用实验性研究。实验性研究是在人为控制的条件下观察实验因素对机体的影响,以探明其生理效应,揭示其作用机制。由于实验往往会给机体造成一定的损害,甚至危及生命,因此,功能学研究主要是利用动物进行实验,仅在不损害人体健康,并得到受试者本人同意的情况下,人体试验才允许有限进行。此外,还有许多实验研究方法,例如,电生理记录、脑片培养、多普勒超声、细胞培养、放射免疫显像、聚合酶链反应(PCR)、凝胶电泳、DNA 印迹法(Southern blot)、RNA 印迹法(Northern blot)、蛋白质印迹法(Western blot)、原位杂交等均可应用于实验功能学研究。

但形态学方法和功能学方法并不能完全分割,有些实验既需要采用形态学的观察性研究,也需要采用功能学的实验性研究。如对突触的研究,既需要通过显微镜观察其形态结构,也需要动物实验及电生理记录等观察其功能。在进行基础医学研究时,由于研究目的不同,采用方法不同,在实际工作中必须灵活运用不同的研究技术和方法,才能获得真实、理想的研究结果,从而揭示机体的结构和功能活动及其在疾病条件下变化的规律、机制和意义。

二、慢性实验与急性实验人体功能学研究的主要内容

动物实验可分为慢性实验与急性实验两大类。急性实验一般只观察几个小时,最多一两天;慢性实验则长达几个星期、几个月甚至更长。

（一）慢性实验

慢性动物实验是在无菌条件下对健康动物进行手术,暴露、摘除、破坏及移植所要研究的器官,然后尽可能在接近正常的生活条件下,观察器官的功能或功能紊乱等。例如,为观察甲状腺功能,常预先摘除甲状腺以观察甲状腺缺乏时机体的生理功能改变,然后人为补充甲状腺激素后观察机体生理功能的恢复,从而揭示甲状腺的生理功能。由于这种动物可在较长时间内用于实验,故此方法称为慢

性实验。慢性实验方法的特点是保存各器官的自然联系和相互作用,便于观察某一器官在正常情况下的生理功能及其与整体的关系。与急性动物实验相比,其研究结果比较接近正常整体功能。

(二)急性实验

急性动物实验是以动物活体标本或整体动物为实验对象,人为控制实验条件,在短时间内对动物标本或整体动物的特定生理活动进行观察和干预,并记录结果作为分析、推断依据的实验。急性实验可较快获得结果,实验条件和实验对象相对简单,影响实验结果的因素较少。但通常实验具有损伤性,甚至不可逆转,可造成实验对象的死亡。根据研究方法的不同,急性实验可分为在体(in vivo)实验与离体(in vitro)实验。

三、在体实验与离体实验人体功能学的研究特征

在体实验(也称整体实验)是指在麻醉状态下,手术暴露所需研究的部位,观察、记录其功能活动在人为干预条件下的变化。例如,观察迷走神经对心脏活动的作用时,可解剖暴露家兔颈部迷走神经并开胸暴露心脏,用电刺激迷走神经,观察并记录心脏活动,或观察药物对迷走神经所支配心脏的作用。同理,观察某些药物对血流动力学影响时,可直接将导管插入心脏或血管以记录其变化。此方法的优点是实验简单,条件易于控制,有利于观察器官间的相互关系和分析某一器官活动的过程和特点。

离体实验是从活体或刚处死的动物体内摘取所需要的器官、组织、细胞或细胞中的某些成分,置于一个能保持其正常功能活动的适宜的人工环境下,使其在短时间内保持生理功能,观察它们的功能活动,以及某些人为干扰因素对其功能活动的影响。这种方法有利于排除无关因素的影响,在特定的条件下观察离体器官、组织或细胞的基本生理特性。例如:为观察不同剂量的缩宫素对子宫收缩的影响,可取动物的离体子宫为材料;当观察神经本身的生物电活动时,可取动物离体神经,放置于适当的环境中记录其生物电现象。研究也常用细胞分离和细胞培养技术来进一步观察细胞内各种微细结构的功能和细胞内物质分子的各种物理、化学变化,以阐明生命活动的基本规律及疾病和药物对生命活动的影响。离体实验的实验条件较易控制,能够深入到细胞、分子水平,有利于揭示生命现象的基本规律和机制,但因离体实验已经脱离整体条件,它们所处的环境已发生很大的变化,其研究结果不一定能代表完整机体的真实情况。

急性实验、慢性实验和无创伤性实验等所得的结果是有差别的。在解释实验结果时,不能将特定条件下所获得的资料推演为普遍规律;同时也应充分考虑人与动物间的差异,不可简单地将动物实验结果完全应用于人体。因此,我们在评估实验所得的结果时,必须进行充分分析和综合,全面考虑问题,方能得出正确的认识和结论。

第三节　人体功能学与医学的关系

一、人体功能学在器官 - 系统整合课程中的地位和意义

"器官 - 系统"整合课程是以"器官 - 系统为中心"设置医学课程,打破传统的以"学科为中心"设置医学课程的教学模式。"器官 - 系统"整合课程更注重学科间知识的内在联系和有机融合,实现功能与形态、微观与宏观、生理与病理、疾病与药物治疗等综合的目标,建立符合学生认知规律、连贯

而系统的整体医学知识结构体系,有利于学生对人体构造的整体性认识以及对知识的深入学习和综合掌握,有利于培养学生的综合能力、临床思维能力和创新能力。

"器官-系统"整合课程教材编写的指导思想是以人体"器官-系统"的特征性疾病为基础,按照"形态-结构-功能-疾病-药理"的认知规律组织内容,对传统的学科课程进行有机整合,编写一套以疾病为中心、以人体"器官-系统"为主线的整合课程教材。第2轮则在第1轮基础上更加体现基础与临床的统一,《人体功能学》属于导论部分,此后整套教材将系统与疾病合并,如《病原与感染性疾病》《运动系统与疾病》《感觉器官与中枢神经系统》《内分泌系统与疾病》《心血管系统与疾病》《呼吸系统与疾病》《消化系统与疾病》《泌尿系统与疾病》《女性生殖系统与疾病》和《血液系统与疾病》等。因此,第2轮"器官-系统"整合课程教材是基于"器官-系统"进行以疾病为中心的教学内容的整合,实现基础与临床的纵向整合、学科间的横向整合。

二、人体功能学与医学的关系

人体功能学属于基础医学的研究内容,基础医学和临床医学是医学门类下两个不同的一级学科,是医学领域两大主导部分,关系非常密切。一方面,基础医学是临床医学的理论基石,它为临床医学提供正常的形态和功能、疾病患者的病理变化和机制,以及患者用药的原则和作用机制等,同时又为提高临床诊治水平提供新技术、新理论。不仅指导临床医学的研究工作,同时也在临床医学研究中得到检验。随着社会进步和科学技术的发展,新知识、新技术不断涌现,使得基础医学的研究更加深入,其理论知识也不断更新和提高,基础医学取得的这些新成就又被迅速应用于临床实践中。从临床诊断、治疗到预防各个环节,均可看到由基础医学发展带来的深刻变化,例如心脏起搏器、人工耳蜗、造血干细胞移植与基因诊断、基因治疗等。另一方面,临床医学则充分利用基础医学的最新研究成果,揭示各种疑难病症的机制和本质,提高临床诊断和治疗水平。同时,临床医学也是基础医学在疾病认识和诊治方面的应用与发展,在大量的临床实践和现代技术引入的过程中,也为基础医学不断提出新课题、新思路,带动基础医学向前发展。

基础医学与临床医学相互联系、相互促进是医学发展的必然趋势,是攻克医学科学难关的重要途径之一。

三、人体功能学的学习方法

《人体功能学》课程位于生物医学整合课程的第一区段,掌握本课程的学习方法不仅能很好地理解和掌握本课程的主要内容,还有助于后续课程的学习。要全面、正确地掌握本课程的核心内容,除了需以辩证唯物主义的观点为指导外,还应注意以下几方面的学习原则,并加以灵活应用。

(一)理论与实践相结合的原则

医学是一门实践性很强的学科,医学的理论来源于实践,从实践中不断得到总结、发展和提高,一旦理论建立后,反过来又可指导实践。医学科学的特殊性决定医学生在学习过程中必须将理论知识与医学实践相结合,在学习医学理论时,要结合医学实验、实习等加深对理论知识的理解。例如,在学习药物与机体相互作用时,量效曲线、药物与受体相互作用等概念和指标都比较抽象,需要把这些知识与具体的实验结合起来,通过观察不同药物浓度下曲线的变化,按照要求绘制剂量-效应图,可加深对理论知识的理解。学习过程中要认真、仔细地观察,要动眼看、动脑想、动手画,方能取得较好的学习效果。通过理论与实践的结合,不仅能促进对医学理论知识全面、正确的理解,同时还能培养对实验现象的观察和描述能力,对实验结果的处理、分析和总结能力,以及实验技能的综合能力和初步的科研能力。

(二)结构与功能相联系的原则

人体是一个结构和功能的统一体,任何形态结构都有其相应的功能,而任何功能也必有其形态结构基础,功能变化影响形态结构的改变,形态结构的变化也必将导致功能改变。例如,凡具有较强吞噬功能的细胞,必然含有较多的溶酶体,以消化吞噬物。疾病状态下,人体组织、器官的形态结构发生变化,必将导致正常功能活动的异常改变。因此,要将《人体结构学》和《人体功能学》结合起来,在学习不同的细胞、组织、器官的形态结构时一定要密切联系其功能,而学习人体细胞、器官、系统的各种功能活动规律时也要联想其各自的形态结构基础。结构与功能的相互联系,既可增加学习兴趣,也有助于深入理解和记忆人体各种形态结构特征与各种功能活动规律。

（三）局部和整体统一的原则

人体是由许多器官、系统或众多局部组成的一个有机的统一整体,一个器官或局部都是整体不可分割的一部分。器官或局部与整体之间、局部之间或器官之间,在结构和功能上互相联系、相互协调、相互配合、互相影响,以适应整体的需要。例如:心、肺、血管相互配合、共同作用,保证机体氧气的吸入和二氧化碳的排出;肌肉的经常活动可促进心、肺等器官的发育;局部损伤不仅可影响邻近的局部,而且还可影响到整体,而机体的全身功能状态也影响局部病变的发生、发展。因此,在学习人体各种功能活动时,不能把各个器官或系统割裂开而独立地看待,要具备整体和局部的观点,同时还要注意自觉地消除课程之间、学科之间和专业之间的严格界限,将系统知识融为一体,这样才能更好地了解人体这个有机的整体。

（四）前后联系、总结对比的原则

在学习中要注重前后联系,横向对比,不断总结分析、归纳整理,找出共性与特性,抓住特征与规律,这样就能得心应手,融会贯通。例如:细胞都是由细胞膜、细胞质和细胞核构成的,但不同的细胞又有其特殊的形态结构与功能活动;人体内的器官可分为管腔性和实质性两类,它们的结构存在着共性和特殊性;疾病状态下,通过与正常形态和功能相对比,分析和发现机体发生的异常变化。又如不同的病理生理过程都有其共同的发生、发展规律,但也存在某些特殊性,所以要正确认识疾病发生、发展过程中的共性与个性问题。总之,要通过不断总结,前后联系,对比分析,才能学得扎实、学得生动。

（五）教师指导与自主学习相结合的原则

医学学习具有内容广、难度大等特点,教师不可能在较短的时间内讲授所有的医学知识,只能讲授教学中的重点和难点,教给学生获取知识、掌握知识和分析问题的基本方法。医学学习的主体是医学生,教师的角色只是一位"导演"和辅导者。医学学习应遵循教师指导与自主学习相结合的原则,即要求医学生具有更高的学习自觉性,能够在教师的指导下,充分利用课内、课外各种学习活动,独立自主地学习。同时,也要有较高的学习积极性,积极、认真地思考问题,积极、主动地与教师和同学等合作。另外,医学生要高度重视自学,掌握全方位获取知识、信息的方法,学会利用图书馆、计算机网络及一切教育资源,掌握自我评价的原理和方法,提高自学能力。

总之,学习《人体功能学》不仅要熟悉和掌握基础医学的基本理论、基本知识和基本技能,为后续课程的学习奠定扎实的基础,还要学习基础医学的思维方法,学会用所学知识去分析正常和异常人体功能变化的意义,更好地指导自己的工作实践,并在实践中有所创新和发展。

（陈建国）

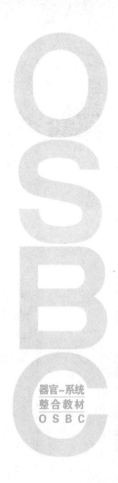

器官-系统
整合教材
OSBC

第一篇
人体正常功能及其调节

第一章
机体的功能构成、内环境及稳态和功能调节

人体是一个结构功能极为复杂的有机整体，其生命活动的正常进行依赖于组成人体的细胞、组织、器官和系统正常功能的发挥，且各组成部分的功能活动相互作用、统一整合。随着生命科学研究的不断深入，人们对机体功能活动规律的认识也逐渐加深，并跨越到研究正常活动与疾病发生、发展和治疗、干预之间的内在联系。本章将主要介绍人体生命活动的基本特征、内环境及其稳态的维持并概述机体生理功能的调节。

第一节　生命活动的基本特征

人们对基于不同生物体（包括单细胞生物至高等动物）的长期观察研究发现，生命活动的基本特征包括新陈代谢（metabolism）、兴奋性（excitability）、适应性（adaptability）、自我复制（self-replication）和衰老（senescence）。

一、新陈代谢

生物体的新陈代谢主要是指其与环境之间进行的物质与能量交换，以摄取营养，合成自身物质，实现机体自我更新的过程。此过程既有合成代谢、分解代谢、还包括能量的转化利用。新陈代谢的停止意味着生命的停止，因而新陈代谢是机体生命活动最基本的特征。

二、兴奋性

机体对生存环境的变化能够作出主动的适宜反应，比如人眼遇到强光刺激时，瞳孔会立即缩小以减轻强光对视网膜的伤害。作用于机体的内、外环境变化称为刺激（stimulus），而机体对刺激所产生的应答性变化称为反应（response）。

机体内不同的组织细胞对刺激所产生应答的表现形式通常都不同，例如肌肉表现为收缩或舒张，腺体表现为分泌。接受刺激后能迅速产生某种特定生理反应的组织称为可兴奋组织。被刺激后功能活动的出现或加强称为兴奋（excitation），功能活动的减弱或消失称为抑制（inhibition）。

并非所有的刺激都能引起机体的反应，刺激要引起反应的必要条件通常包括足够的刺激强度、足够的刺激作用时间和适当的刺激强度 - 时间变化率。当刺激作用时间和刺激强度 - 时间变化率固定时，随着刺激强度的增大可观察到组织细胞出现不同的变化，通常将能引起组织细胞产生反应的最小刺激强度称为阈强度（threshold intensity），简称阈值（threshold）。低于阈强度的刺激称为阈下刺激，反

之为阈上刺激,引起最大反应的最小刺激称为最适刺激。

活组织细胞接受刺激产生反应的能力称为兴奋性。不同组织细胞对同一刺激的反应不同。兴奋性越高的组织细胞,用较小刺激即可引起兴奋,即阈值较低;反之兴奋性越低,阈值越高。因而阈值的大小可反映组织细胞兴奋性的高低,即兴奋性与阈值成反比。

三、适应性

适应性是指机体通过主动调整自身结构或功能应对环境变化以维持机体的稳态。生物体并非被动地对刺激发生固定模式的应答,而是通过改变结构和功能,使产生的应答更具有适应环境变化的能力。适应性是以兴奋性为基础,以维持稳态为目标,主要的方式是调节。机体的适应性活动经常呈现固有的节律性波动,表现出生物节律性。由于长期的进化,大多数功能活动的节律与地球、月球、太阳等天体运动的节律形成周期同步。

四、自我复制

生物体能够复制出与自己相似的子代个体,称为自我复制,比如细菌、细胞等低等生物的分裂、复制,高等生物的有性生殖等。自我复制保证生物种属的延续和繁衍,生物体的许多行为、心理活动都存在着深层的生殖动机。人或动物可能会由于疾病或伤害丧失生育个体的功能,但仍发生体内细胞的复制和更新,并不违背这一定律。

五、衰老

衰老是伴随生命发生、发展过程中的一种活动,是机体从构成物质、组织结构到生理功能的丧失和退化过程。衰老过程是从受精卵到死亡之间持续发生的,只是到了一定的阶段衰老的特征才较明显地显现出来。人体衰老过程中的生理变化主要体现在机体组织细胞和构成物质的丧失、机体代谢率减缓、机体和器官功能减退以及对内、外环境适应能力的逐渐下降。

第二节 机体的功能构成

一、细胞、器官、系统的功能层次

高等生物通常由若干个特化的功能系统构成,实施特定的功能,以维持个体生存和机体的稳态。机体的功能系统包括循环系统、呼吸系统、消化系统、泌尿系统、神经系统、内分泌系统、免疫系统等。一个功能系统又由若干个器官构成,器官则是由结构和功能高度分化的细胞群按照一定的空间排列形成的组织构成。组织是分化特征相同的细胞密集体,可以产生特定的功能形式。器官可以由不同的组织按照空间毗邻关系整合形成具体的功能活动,几个功能相关联的器官协同动作,实现完整的功能作用。由此可见,细胞功能是基础,通过组织、器官、系统不同层次的整合,完成机体的功能活动。

因此,认识机体的功能规律和机制,需要整体、器官、系统、细胞与分子多层次的研究,并且还要将不同层次获得的规律和认识整合起来,才能使我们的认识尽可能完整和准确。

从认识机体层次性的功能构成出发,产生两个基本的共识。

其一,任何功能活动必有其结构基础,而任何现存结构必有其功能意义。一项功能活动的实现,需要有执行这项功能的相应结构。结构改变可能导致功能变化;反之,长期的强制性功能改变亦可导致相应结构的改造和重构。如:不同动物肾小管髓袢的长度不同,导致尿液浓缩能力的差异;心室射血阻力持续增大,需要心室射血力量增强,导致心肌肥厚及肌纤维类别改造。

其二,任何功能活动应该且能够在微观层面上获得机制解释。到目前为止,生命科学总体上的走向是从宏观到微观的分析趋势。这对于科学问题的深刻认识和精确描述带来极大的推进,尤其是生命科学步入细胞和分子层面后,相当多原本困难的问题获得了精确解答,但仍不能从任何新发现的微观现象逆推出确切的宏观行为。比如,我们很难根据狗的某个基因中某氢原子的外层电子自旋参数推断出该狗是否喜欢啃骨头。越来越多的基因非编码区序列中单核苷酸多态性的数据,与宏观现象的联系推断停留于统计学相关性层面,其对基因的功能贡献及其机制尚无从下手,需要用功能的方法去确定。研究策略应遵循"宏观现象 - 微观机制 - 观现象吻合"的原则。

二、细胞、器官、系统的相互联系与协调

通常将各组织、器官划归不同的功能系统,如心脏归于循环系统,而肝脏归于消化系统。须知这种划分仅仅为概念性的,是为了研究和学习的方便。如心脏除泵血功能外,也可以分泌激素样调节物质,也可能参与免疫活动,这些除泵血以外的功能则不属于传统意义上的循环系统功能,但仍将其归为循环器官,这种情况极为普遍。概念性功能系统包括:

1. **血液系统**　是体内细胞物质交换的直接载体,是内环境中最具代表性的部分,并承担全身各器官、组织的联系,为其他器官、系统提供生存条件和功能基础。

2. **循环系统**　包括心脏和血管,运送血液在全身流通,以实现血液的功能。心脏的持续搏动是整体生命体征之一,是临床判断生存的指征之一。

3. **呼吸系统**　承担机体与环境的气体交换,吸收 O_2,排出 CO_2,使血液的气体成分不断得到更新,保持血液中 O_2 和 CO_2 浓度的稳态。呼吸过程肺的通气量必须与心脏的输出血量保持适当比例的匹配。

4. **消化系统**　由食管、胃、小肠、大肠等消化管道和肝、胰腺等消化腺体组成,完成对食物的消化和营养物质的吸收,更新血液中各类营养成分并保持血糖、血脂、蛋白质等重要营养物质浓度的稳定。

5. **泌尿系统**　由肾、输尿管、膀胱、尿道组成。以形成和排泄尿液的方式排出血液中的代谢产物和多余的成分,维持体内的水、电解质和酸碱的平衡,保持血液理化性质的相对稳定。

6. **能量代谢和体温调节系统**　涉及能量的贮存、转移、利用,产热与散热机制的平衡及体温的控制,虽有中枢调控的机制,但涉及全身所有器官、组织和细胞,并非局限特定的组织、器官,故属于抽象的功能系统。

7. **特殊感官系统**　包括视觉、听觉、嗅觉、味觉、触觉、痛觉、位置觉和运动觉等,遵循感受器官的一般规律,即适宜刺激、感受换能、适应现象等,需要中枢神经系统的分析解码才能形成感觉和知觉。

8. **神经系统**　包括外周神经系统和中枢神经系统;功能包括体表和内脏感觉系统、躯体运动系统、自主(植物性)神经系统、脑的高级功能等,是统御、协调全身各功能系统的最重要的调节枢纽,是人类个体存在意识的载体。脑部意识的永久性丧失也作为死亡的标志。

9. **内分泌系统**　由经典的内分泌腺体和散在的内分泌细胞组成,分泌具有生物调节效应的化学物质(如激素),发挥调节作用,包括机体的生长、发育、代谢、应激等广泛的生理功能,是神经系统的延伸和补充。下丘脑 - 垂体是联系神经系统和内分泌系统的重要纽带。此外,神经系统、内分泌系统、免疫系统相互作用和调节。

10. **生殖系统**　包括男性生殖和女性生殖系统,由生殖腺和生殖器官构成,控制机体与生殖有关的发育、功能和行为,影响和维持性别特征。机体其他功能系统的表象大多存在性别印记。

此外,还有免疫系统、皮肤、骨骼、肌肉、关节等,它们同样在神经、内分泌系统的调节下,在各功能系统的支持下参与稳态的维持。总之,各器官构成一个整体,以此实现整体的生存目标。

第三节　机体的内环境、稳态和生物节律

一、内环境的构成

人和动物体内含有大量液体,机体内的液体称为体液(body fluid)。正常成年人的体液量约占体重的 60%,其中:约 2/3(约占体重的 40%)分布于细胞内,称为细胞内液(intracellular fluid,ICF);其余约 1/3(约占体重的 20%)分布于细胞外,称为细胞外液(extracellular fluid,ECF)。细胞外液中约 3/4(约占体重的 15%)分布于细胞间隙内,称为组织间液(interstitial fluid,ISF)或组织液(tissue fluid);其余约 1/4(约占体重的 5%)则在血管中不断地循环流动,即为血浆(plasma)。此外,还有少量的淋巴和脑脊液等。

人体内绝大多数细胞并不与外界环境相接触,而是浸浴于机体内部的细胞外液中,因此细胞外液是细胞直接接触和赖以生存的环境。围绕在多细胞动物体内细胞周围的体液,即细胞外液,称为机体的内环境(internal environment),以区别于整个机体所处的外环境。这一重要概念是由法国生理学家 Claude Bernard 于 1852 年首次提出。他观察到细胞外液的理化性质变动非常小,又观察到高等动物机体许多特性保持恒定的程度高于低等动物,因而认为这种差异是由于在进化中发展了内环境的缘故。他指出:机体生存在两个环境中,一个是不断变化着的外环境,另一个是比较稳定的内环境,因而机体在外环境不断变化的情况下仍能很好地生存,内环境的相对稳定是机体能自由和独立生存的首要条件。

二、内环境的稳态

稳态(homeostasis)也称为自稳态,是指内环境的理化性质,如温度、pH、渗透压和各种液体成分等的相对恒定状态。稳态的概念是 1929 年由美国生理学家 Cannon 首次提出。内环境理化性质的相对恒定并不是固定不变,而是在一定范围内可以变动但又保持相对稳定的状态,简而言之,就是维持着动态平衡。例如:人体的正常体温在 37℃上下波动,但每天的波动幅度不超过 1℃;血浆 pH 在 7.35~7.45 之间波动;血浆中各种离子浓度相对稳定,如血钾浓度在 3.5~5.5mmol/L 之间,血钙浓度在 2.25~2.75mmol/L 之间波动,范围较狭小。

稳态的维持需要机体的调节机制参与。在正常情况下,由于细胞的代谢,机体不断消耗 O_2 和营养物质,并不断产生 CO_2 和 H^+ 等代谢产物,高温、严寒、低氧或吸入过多 CO_2、饮食不当引起腹泻或呕吐等外界环境因素也会干扰稳态。当内环境稳态遭到破坏时,机体可通过多个系统和器官的活动恢复并维持其相对稳定。例如:散热或产热的加强可调节体温;呼吸系统的活动加强可摄入 O_2 和排出 CO_2;消化系统的活动可补充各种营养物质;泌尿系统的活动将 H^+ 与多种代谢产物排出体外。在这些功能活动中,血液和循环系统参与多种物质的运输。稳态的维持还有赖于运动系统的活动,使机体得以觅食和脱离险境。神经和内分泌系统则通过调节各系统的活动,使稳态的调节更趋协调和完善。因此,稳态的维持需要全身各系统和器官的共同参与和相互协调。

在现代生理学中,关于稳态的概念已被大大扩展,不再局限于内环境的理化性质,而是扩大到泛

指体内从细胞和分子水平、器官和系统水平到整体水平的各种生理功能活动在神经和体液等因素调节下保持相对稳定的状态。维持各种生理功能活动的稳态主要依靠体内的负反馈控制系统。

三、生物节律

生物节律是机体普遍存在的生物现象。机体内的各种功能活动按照一定的时间顺序发生周期性变化,称为节律性变化,而变化的节律称为生物节律。

生物节律体现在机体内的各种功能上,周期长短不一,可分为日周期、月周期、年周期。例如:血压、心率、体温等呈现日周期;月经为典型的月周期;"春困"和"冬季抑郁"则呈现年周期。

目前对生物节律产生的确切机制尚不清楚,可能与松果体、下丘脑视交叉上核等脑区相关,且部分生物节律的相关基因也被发现,这些研究上的进展对阐明调控生物节律的分子机制有重要的帮助。

第四节   机体生理功能的调节

机体对内、外环境的变化作出适应性反应来维持其稳态。在稳态维持机制中,机体进行生理功能调节主要有神经调节、体液调节和自身调节三种方式。

一、神经调节

神经调节(neuroregulation)是通过反射来影响生理功能的一种调节方式,是人体生理功能调节中最主要的形式。神经系统活动的最基本方式就是反射(reflex),反射是在中枢神经系统参与下机体对刺激产生的规律性应答。反射活动的基础是反射弧的结构和功能的完整。反射弧包括五个基本部分:感受器、传入神经、神经中枢、传出神经和效应器。感受器(receptor)是指接受某种刺激的特殊装置;效应器(effector)则为产生效应的器官。神经中枢简称中枢(center),是指位于脑和脊髓灰质内的调节某一特定功能的神经元群。传入神经(afferent nerve)是从感受器到中枢的神经通路;而传出神经(efferent nerve)则为从中枢到效应器的神经通路。例如,肢体被火灼痛时立即产生回撤反射,其中当局部体表接近火焰时,皮肤感受器可感受到这种伤害性刺激,并将刺激信号转变为传入神经上的神经冲动传向中枢,信号经中枢分析处理后再以神经冲动的形式沿传出神经到达效应器,即相关肌群,结果引起肌群收缩,使受刺激肢体撤离刺激源,从而完成反射。反射须在反射弧结构和功能完整的基础上才得以正常进行;反射弧的任何一个环节被阻断,反射将不能完成。反射可简单也可复杂。例如,膝反射在中枢只经过一次突触传递即可完成,而心血管反射、呼吸反射等则须经中枢神经系统中多级水平的整合才能完成。

由于神经调节依赖于专门的神经系统信号传输和相对稳定的反射弧,神经调节的特点是迅速、定位准确、作用短暂(刺激停止后反应也迅即停止)。

二、体液调节

体液调节(humoral regulation)是指体内某些特殊的化学物质通过体液途径影响生理功能的一种调节方式。一些内分泌细胞分泌的激素(hormone)可经过血液途径作用于全身各处的靶细胞,产生一定的调节作用,这种方式称为远距分泌(telecrine)。例如,甲状腺激素分泌后由血液运送到全身组织,对体内几乎所有细胞都有调节作用,主要发挥促进细胞的物质代谢和能量代谢的作用,也能促进机体的生长发育。有些细胞产生的生物活性物质可不经血液运输,而是在组织液中扩散,作用于邻近细胞,这种方式称为旁分泌(paracrine),如生长抑素通过这种旁分泌方式在胰岛内抑制 A 细胞分泌胰高血糖素。一些神经元也能将其合成的某些化学物质释放入血,然后经血液运行至远处,作用于靶细胞,这些化学物质被称为神经激素(neurohormone),如血管升压素。它由下丘脑视上核和室旁核的细胞合成,先沿轴突运抵神经垂体储存,然后释放入血作用于肾小管上皮细胞和血管平滑肌细胞。神经激素分泌的方式称为神经分泌(neurosecretion)。

人体内多数内分泌腺或内分泌细胞接受神经的支配,体液调节成为神经调节反射弧的传出部分,这种调节称为神经 - 体液调节(neuro-humoral regulation)。如肾上腺髓质受交感神经节前纤维的支配,交感神经兴奋可引起肾上腺髓质释放肾上腺素和去甲肾上腺素,从而使神经与体液因素共同参与机体的调节活动。

与神经调节相比,体液调节的特点是缓慢、作用范围广、持久。它对机体生命活动的调节和自身稳态的维持有十分重要的作用。

三、自身调节

自身调节(autoregulation)是指组织细胞不依赖于神经或体液因素,自身对环境刺激发生的一种适应性反应。例如:在一定范围内增加骨骼肌的初长度可增强肌肉的收缩张力;肾动脉灌注压在 80~180mmHg(1mmHg=0.133kPa)范围内变动时,肾血流量基本保持稳定,从而保证肾泌尿活动在一定范围内不受动脉血压改变的影响。

自身调节的特点是调节强度较弱,且适应性应答的范围局限,但是对于该器官或组织细胞生理活动的功能调节仍然具有较为重要的意义。

近年来,免疫调节在稳态维持机制中也发挥着越来越重要的作用。机体通过识别和排除抗原性异物,维持自身生理动态平衡与相对稳定的生理功能。免疫调节(immunoregulation)是指免疫系统中的免疫细胞和免疫分子之间,以及与其他系统如神经 - 内分泌系统之间的相互作用,诱导适当强度的免疫应答使机体维持在稳态水平。具有抗原性的物质引起免疫细胞活化后,活化的免疫细胞可以合成和释放多种细胞因子、神经肽和激素,通过多种途径影响神经内分泌功能。

第五节　机体功能的自动控制

机体的各种功能调节,都可以看成是其内部各组成部分之间的信息相互传送过程。借助数学和物理学上的控制论(cybernetics)可以很好地解释人体内存在的数以千计的控制系统(control system),甚至一个细胞内存在的许多精细、复杂的控制系统,它们精确地调控细胞的各种功能活动。从控制论的观点分析,人体内的控制系统可分为非自动控制系统、反馈控制系统和前馈控制系统三类。

一、非自动控制系统

在非自动控制系统中,控制部分发出指令控制受控部分的活动,而其自身的活动不受来自受控部分或其他纠正信息的影响,因此它不起自动控制的作用。非自动控制系统在人体生理功能调节中较为少见。

二、反馈控制系统

在反馈控制系统中,控制部分发出指令控制受控部分的活动,而控制部分自身的活动又接受来自受控部分返回信息的影响。由受控部分发出的信息反过来影响控制部分的活动,称为反馈(feedback)(图1-1)。反馈有负反馈和正反馈两种形式。反馈控制系统是一个闭环系统(closed-loop system),因而具有自动控制的能力。根据反馈信号对控制部分的影响是促进或是抑制,反馈控制可进一步分为正反馈和负反馈两大类。

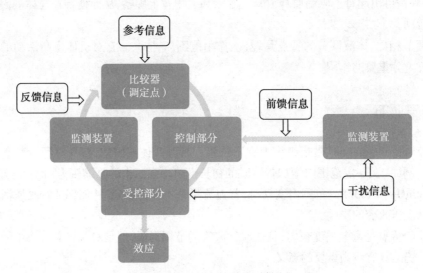

图 1-1　机体功能的自动控制

1. **正反馈**　受控部分发出的反馈信息促进与加强控制部分的活动,最终使受控部分的活动朝着与它原先活动相同的方向改变,称为正反馈(positive feedback)。正反馈在机体内不多见,其意义在于促使某一生理活动过程在短时间内达到高潮并发挥最大效应。例如在排尿反射过程中,当排尿中枢发动排尿后,由于尿液刺激后尿道的感受器,后者不断发出反馈信息进一步加强排尿中枢的活动,使排尿反射不断加强,直至尿液排完为止。

在病理情况下出现恶性循环的发生过程看起来与正反馈相似,如发生心力衰竭时,由于心脏射血无力,使得心室搏出量减少,射血后残留在心室内的血量增多,结果导致心室扩大和心肌耗氧量增多,心脏因负担加重,收缩力进一步减弱。如此反复,最终将导致死亡。正反馈控制是功能性系统主动地控制活动以适应环境的变化,是一种生理性活动,而疾病的恶性循环则是功能性系统的被动崩溃,两者从机体的功能活动来说有着本质区别。

2. **负反馈**　受控部分发出的反馈信息通过调整控制部分的活动,最终使受控部分的活动朝着与它原来活动相反的方向改变,称为负反馈(negative feedback)。人体内的负反馈非常常见,在维持机体生理功能的稳态中具有重要的意义。例如:人体动脉血压的压力感受性反射,当动脉血压升高时,可通过反射抑制心脏和血管的活动,使心脏活动减弱,血管舒张,血压回降;相反,当动脉血压降低时,也可通过反射增强心脏和血管的活动,使血压回升,从而维持血压的相对稳定。在神经调节、体液调节、自身调节和免疫调节的过程中有多个环节都可通过负反馈来实现自动控制。

虽然机体的内、外环境总是在发生着变化,但其功能状态总能围绕一个定值在一定的范围内波动,这个定值即调定点(set point)。负反馈控制都有一个调定点,如正常动脉血压的调定点约为

100mmHg,当各种原因使血压偏离调定点时,即可通过上述反馈控制(压力感受性反射),使血压回到正常水平,从而维持正常血压的相对稳定。调定点在一定情况下也可发生变动,这种变化称为重调定(resetting)。例如,当高血压患者的血压持续升高时,血压调定点可上移,此时动脉血压可在较高水平上保持相对稳定,表明压力感受性反射在高血压情况下仍能行使其调节功能,只是工作点水平有所变动。

三、前馈控制系统

在自动控制理论中,前馈控制(feedforward control)系统是利用输入或扰动信号(前馈信号)的直接控制作用构成的开环控制系统。前馈控制的机制是:控制部分发出信号,指令受控部分进行某一活动时,受控部分不发出反馈信号,而是由某一监测装置在受到刺激后发出前馈信号,作用于控制部分,使其及早作出适应性反应,及时地调控受控部分的活动。前馈控制系统可以避免负反馈调节时矫枉过正产生的波动和反应的滞后现象,使调节控制更快、更准确。机体内的前馈控制系统也属于这样一个开环控制系统。例如,人在参加赛跑前,尽管信号枪声还未响起,通过前馈调节,参赛者已出现心率加快、心输出量增加、肺通气量增加、肾上腺素分泌增加等一系列应激反应,以提前适应赛跑时机体血供和耗氧量增加的需要。可见,这种前馈活动使机体的调节控制更富有预见性和适应性。

(彭碧文)

思考题

1. 生命体和非生命物质新陈代谢的相同点与不同点是什么?
2. 正反馈、负反馈具有哪些生理意义?通常参与哪些生理过程?

第二章
人体电生理基础

神经兴奋、肌肉收缩、腺体分泌等多种功能活动依赖于生物电的触发和控制。生物电的检查和测量是临床疾病诊断和功能评估的重要常规手段，甚至某些疾病的治疗、药物作用机制的解释也运用生物电知识。组织、器官的电活动以细胞的电活动为基础。本章为生物电的学习和运用奠定细胞生物电学基础。生物电测量生物体内两点间所带电荷的性质和数量差异，反映细胞、组织和器官的功能状况。生物电测量的方法包括细胞外记录、细胞内微电极记录、电压钳和膜片钳等。生物电的描述概念基于细胞内记录，主要包括跨膜电位、跨膜电流和电导。在细胞静息状态记录到跨细胞膜电位差为静息电位，伴随细胞功能活动出现的膜电位差的一过性极性倒转称为动作电位。动作电位是神经脉冲信号发送和传递的形式，是触发控制各种功能活动的机制。膜电位的变化由可控性膜离子通道开放致离子有方向性的跨膜流动所致。许多理化因素或药物、毒物通过影响离子通道的构型进而影响生物电的产生和传递。

第一节　生物电测量的基本原理和意义

一、生物电现象的发现与应用

早在公元前，人们就发现电鳗等动物有"放电"现象。但是，直到220多年前，才由意大利生理学家迦伐尼（A.Galvani）通过开创性的研究证实生物电的普遍存在。迦伐尼因此成为"现代电生理学之父"。1790年的夏天，迦伐尼偶然注意到挂在窗外铁栏杆上刚做完实验准备晾干的蛙腿随着闪电发生应答式收缩，联想到此前静电实验时的电火花、刀片切割蛙腿所连接的神经、钩着蛙腿及神经的铜丝与铁栏杆接触的瞬间，都曾见到蛙腿的收缩，意识到这其中可能隐含着某些未知的规律，即蛙腿的神经和肌肉这些生物组织有可能借助电信号传递和控制收缩活动。通过一系列研究后，迦伐尼于1791年发表研究报告，把上述现象归结为神经和肌肉产生的内在电流——生物电，并引起肌肉收缩，由此揭开了电生理学研究的序幕。迦伐尼的论文发表后，引起轰动的同时也引起了当时著名的物理学家伏打（Volta）的质疑。伏打长期埋头于电的研究，根据自己的实验经验，认为迦伐尼的解释是错误的。他认为蛙腿肌肉的反复收缩是由于电的刺激所致，而电源来自两种金属组成的回路本身，而非神经、肌肉组织。因为金属与潮湿的组织接触时，金属与液体之间可发生电位差。由于两种金属的性质不同，带有不同的电荷，就会存在电位差。如果有导体将两种金属连接起来，就会有电流产生。迦伐尼观察到的现象正是具备了这些条件，肌肉、神经标本只不过是起了"验电器"的作用。两种观点针锋相对，迦伐尼认为存在肌肉电流，而伏打认为存在金属电流，由此促使两位学者进一步以实验来证实自己的观点。迦伐尼为了答复伏打的责难，于1794年采用一个不用任何金属的实验来证明生物电的存在。他将分离的蛙腰髓神经与腓肠肌的切损处接触,引起了同侧大腿肌肉的强烈收缩。1842 年,其他人的实验也发现,将一条蛙腿的坐骨神经搭在另一条蛙腿的腓肠肌上,当坐骨神经受到刺激引起肌肉产生原发性收缩时,没有直接受到刺激的另一侧腿肌也会产生继发性收缩。这是首次观察到的肌肉活动产生的电现象,也充分证明迦伐尼生物电学说的正确性。伏打则在这一争论的启发下,发明了伏打电池。

生物电理论认为,动物的神经、肌肉都带有电荷,且与其功能活动密切相关。生物电理论的确认极大地推动了对神经、肌肉工作原理的认识,并很快被应用于临床,如心电图、脑电图、肌电图、神经传导速度等,用于功能检查和疾病诊断,甚至治疗。当时许多人推测,作为全身神经中枢的大脑“也一定有电”。1804 年,迦伐尼的侄儿阿尔迪尼(G.Aldini)尝试用其叔父的经典电生理方法记录脑电变化,由于当时对脑结构、功能的认识,以及对脑电微伏级的信号缺少足够敏感的仪器等技术原因,最终失败。1875 年,英国利物浦皇家附属医院年轻的生理学助教理查德·卡顿(R.Caton)用两只银箔电极在兔脑表面记录到一种时大时小、连续的电波动,该波动与呼吸无关,睡眠时也存在,缺氧或麻醉时减弱,动物死亡后消失。卡顿认为这就是大脑的生物电。在一次医学讨论会上,卡顿将这一发现公布于众,然而无人理会,且遭到质疑,没有受到应有的重视。15 年后,波兰青年生理学工作者贝克(A.Beck)在不知道卡顿工作的情况下,在狗的大脑也独立地发现了脑电现象。由此,脑电现象终于获得确认。第一张人类脑电图诞生于 1924 年,由汉斯·伯格(H.Berger)在自己年轻儿子的头皮上引导出节律电波并描记在记录纸上。他仔细分析后,认为脑电波存在 α 节律和 β 节律等,并于 1929 年发表这一发现。目前生物电研究已被广泛应用于生物学、生理学、临床医学、心理学、航天和运动医学等领域,成为生命科学重要的研究方法。

二、功能状态和生物电的关系

细胞功能活动常伴随带电离子或颗粒(电荷)的不均匀分布和流动,在细胞的不同部位之间产生电势差或电位(差),电荷的流动则产生电流。通过观察、记录细胞的电位和电流等电学现象,可反映细胞的功能活动和状态。细胞生物电学则主要观察研究细胞功能活动伴随的生物电现象及其产生机制、与细胞功能的关系。

基本假定:生物体不同的两点之间若功能状态相同,则两点间所带电荷的性质和数量相同。可通过生物电的观察和测量,反映细胞、组织和器官的功能状况。生物电的测量无非是测量 A 和 B 两点之间存在的电位差、电流和电阻。如:两点间功能状态一致,就不会存在电位差和电流;反之,如能测量出两点间存在电位差和电流,则说明两点间出现功能状态的差异。所以,可以通过生物电的观察和测量,反映生物细胞、组织和器官的功能状况(图 2-1)。

将一根神经纤维的 A、B 两处分别安放探测电极和参考电极,当神经纤维的 A、B 两点间均处于静息状态时,两点间无电位差和电流产生。假设 A 端在时间点 t1 受刺激后先兴奋,兴奋处表面产生负电荷,而 B 端仍处于静息状态带正电荷,就会产生由 B 到 A 的电流,记录到两点电位差的时间轨迹如图 2-1 的上部分。随着兴奋区域由 A 端向 B 端扩散,电偶极子产生的电向量增大,电位差轨迹曲线向下,当界面到达中部时,轨迹到达底部,即最大差值;随兴奋区域继续向 B 端扩散,电位差值又逐渐减小,直到 B 点也兴奋,至时间点 t2 时,A、B 两点均处于兴奋状态,电位差又回到 0 位。图 2-1 的下半部分显示 A 点开始由兴奋恢复到静息状态而 B 点仍处于兴奋中,恢复区域仍由 A 端向 B 端扩散的时间轨迹。测量 A、B 两点间的距离,t1 到 t2 代表兴奋或恢复区域从 A 传递到 B 的时间,就可以计算出这段神经纤维的传导速度,反映神经的功能状态。临床上,若外周神经纤维出现病变或损伤,神经干的电传导速度降低,可用于疾病诊断或康复的功能评价。此外,在三维器官(如心脏)中观察电传导波的高度和形状,可推断组织的大小和传导路线。

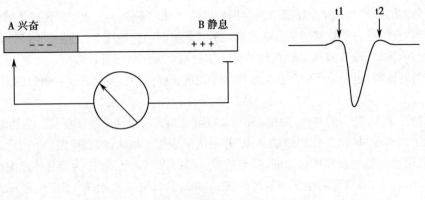

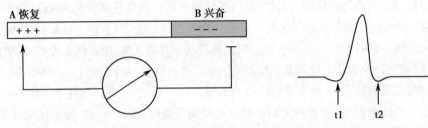

图 2-1　一段神经或肌纤维上兴奋的传导

在电生理学领域,一些组织细胞在兴奋产生功能活动的同时,始终伴随着一种明显的电信号波动,这一伴随功能兴奋的电信号波动被称为动作电位(action potential,AP)。因此,动作电位成为这些组织细胞发生兴奋的标志,是兴奋的同义词。那么兴奋性的高低则表示产生动作电位的难易程度。通常,用方波电刺激兴奋产生,能够引起动作电位的最小刺激强度(电压)被称为阈强度(threshold intensity)。显然,兴奋性越高,阈强度越低,两者呈反变关系。这使得兴奋性可以量化评价。人体内的神经、肌肉、腺体等细胞比较容易激发出动作电位,被称为可兴奋细胞(excitable cells)。实际上,伴随功能活动出现电信号的体内细胞不仅限于这三类。

三、生物电测量的基本方法和原理

(一) 细胞外记录

将探查电极和参考电极均置于细胞外,反映组织、器官内不同部位的细胞活动差异,这一神经纤维兴奋记录方式属于细胞外记录。目前临床应用的生物电测量多数为细胞外记录,如心电图、脑电图、肌电图、神经传导速度、诱发电位等。

(二) 细胞内记录

1902 年,Julius Bernstein 提出膜学说解释生物电产生的细胞机制,认为细胞膜两侧带电离子的不均衡分布和跨膜扩散可能是产生生物电的基础。直到 1939 年,英国生理学家 Alan L.Hodgkin 和 Andrew F.Huxley 在枪乌贼巨神经轴突的横断面上插入直径为 0.1mm 的微电极,记录到膜内为负的静息电位(resting potential,RP),且这一静息电位数值与 K^+ 平衡电位非常接近,从而证实了膜学说关于静息电位形成机制的推断。当细胞受到刺激时,膜电位在静息电位的基础上发生一次一过性极性倒转,即记录到动作电位,这是第一次真正记录到的单细胞电活动。目前已经普遍采用细胞内记录来研究单个细胞功能活动与电活动的关系,即将参考电极置于细胞外液,而将探查电极插入细胞内,记录到的是跨细胞膜两侧的电位差,反映带电离子在细胞不同功能状态时膜两侧的分布和活动时离子的跨膜流动。细胞内记录的膜内探查电极一般是极为精细的玻璃微电极,内置导电的 KCl 溶液和引导银丝,需要精细的机械操作装置和示波器等精细的电位测量、监视装置。目前细胞内测量尚未被用于临床,但其在实验室的研究运用是当前细胞电生理的基础。

(三) 电压钳制细胞内记录

上面提到，Hodgkin 和 Huxley 记录到的动作电位不能用当时的膜学说"静息电位暂时消失"的观点解释。因为动作电位具有超射，其超射值接近 Na^+ 平衡电位。当用等渗葡萄糖液或氯化胆碱溶液替代细胞外液中的 Na^+ 溶液时，动作电位幅度随着细胞外液中 Na^+ 浓度的减少而降低。由此他们认为，动作电位快速去极化和复极化形成的锋电位可能是膜对 Na^+ 和 K^+ 通透性发生了选择性变化。20世纪 40 年代后期，Hodgkin 和 Huxley 设计和进行了著名的电压钳（voltage clamp）实验，在动作电位期间直接观察膜对 Na^+ 和 K^+ 通透性变化。他们通过将膜电压固定在一定水平的条件下，测定跨膜电流以观察膜对离子的通透性，证实了膜对 Na^+ 和 K^+ 通透性的相继改变是构成动作电位的离子基础。由于这一贡献，二人共同获得了 1963 年度的诺贝尔生理学或医学奖。

电压钳实验的设计依据是电学中的欧姆定律：电流（I）= 电压（V）/ 电阻（R）。在细胞生物电学中，欧姆定律可改写为

$$I=G \times E$$

式中 I 为跨膜电流；E 是以细胞外为 0 的细胞内相对电位，即跨膜电位差；G 是电导，是电阻 R 的倒数，反映膜对离子的通透性，即导电性，离子通道开放的数量越多，G 值就越大。因此，有人习惯将钠通透性称为钠电导、钾通透性称为钾电导。根据欧姆关系，如果某种刺激导致膜上某些离子通道激活开放，使 G 值增大，那么就会产生离子跨膜流动，即产生跨膜电流 I；跨膜电流的结果改变膜内外的离子或电荷分布而使跨膜电位 E 又产生变化；跨膜电位 E 的改变使膜上电压门控通道改变，因此又改变 G 值。这样，I、G、E 三个变量不断变化、互为因果，这样的系统很难分析。一般情况下，细胞在静息或兴奋时的跨膜电位 E 值是不同的，E 值的转变则是某些离子电导下跨膜电流的结果。如果人为将跨膜电压值钳制（固定）于某一数值，此时便可测量到跨膜电流及其方向和大小，结合选择性离子通道阻滞剂的使用，就可推测在此种电压下是哪种离子通道开放并产生何种方向、大小的电流。若进行一系列不同膜电位值的钳制，就可推算膜电导、膜电流随膜电位的变化，这就是电压钳制的理论基础。人们设计出一个负反馈装置，将要钳制的电压值作为负反馈的调定值来实现电压钳制。其原理如图 2-2 所示。

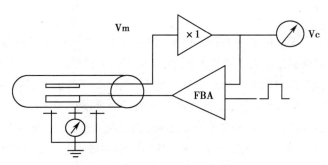

图 2-2　电压钳原理示意图
V_m 是监测到的跨膜电位；V_c 是设定的膜电位钳制值；
FBA 是负反馈电流输出装置。

两个电极被置于枪乌贼巨神经轴突内，由于在某固定电位值时某些离子通道开放、离子流动产生的跨膜电流将造成膜电位的偏移和波动，探查电极感受膜电位的偏移、波动经 V_m 进入负反馈装置与预设的电压钳制值 V_c 进行比较。由 FBA 通过另一电极输出一个补偿电流，该电流的方向正好与实际跨膜电流的方向相反而大小相同，为一种"镜像电流"，足以抵消跨膜电流造成的膜电位偏移，而维持膜电位值固定。因此，只要通过输出补偿电流的方向和大小读数，就可得知在该膜电压下有什么样的跨膜电流并推测产生该电流的离子机制。总之，电压钳技术是通过感应跨膜电流引起的膜电位改变，向细胞内"注射"不同方向和大小的补偿电流，抵消离子通道开放所产生的离子电流，从而将膜电

位固定在某一数值。因此,可通过将膜电位钳制在不同水平,记录不同膜电位下出现的跨膜电流,从而观察不同膜电位下的膜电导(G)变化。

电压钳实验的目标是,确定神经元膜对不同离子的通透性是否具有电压依赖性。结果表明:当膜电位设定为超极化状态时,不能引起跨膜电流和膜电导改变;只有将膜电位设定为去极化水平时,才可能记录到跨膜电流。图 2-3 是利用电压钳技术测量枪乌贼巨神经轴突的膜电流及其相关的离子成分。

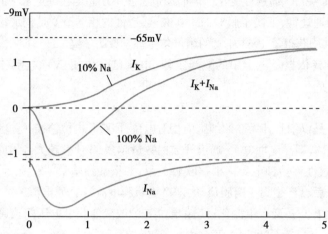

图 2-3　电压钳测定神经细胞去极化下的跨膜电流
将膜电位从 –65mV 钳制到 –9mV(膜电位去极化)时的跨膜电流,
包括钠电流(I_{Na})、钾电流(I_K)和两者整合形成的综合电流(I_K+I_{Na})。

如图 2-3 所示,当膜电位由 –65mV(极化状态)突然固定到 –9mV(去极化状态)并持续数毫秒时,先出现一个向下的内向电流,随后出现一个向上的外向电流,说明去极化期间有膜电导的变化。结合对细胞外液离子浓度的干预和选择性离子通道阻滞剂的使用,便可推断引起跨膜电流的离子种类。

（四）膜片钳记录

电压钳记录在某固定膜电位值时的跨膜电流,并利用工具药推测离子机制。Hodgkin 和 Huxley 在解释跨膜离子电流时就提出了离子通道的概念,指出离子通道是膜上一些具有离子选择性的水相孔洞。根据电压钳实验中测得的离子电导和离子电流,他们推测离子通道应具备以下特征:①允许离子高速率通过(可达每秒 100 万个);②借助电化学驱动力推动离子流动;③具备一定的离子选择性;④电压门控离子通道可感受膜电压的变化。然而,关于离子通道的描述在当时仅为推测,Hodgkin 和 Huxley 并未记录到单个离子通道活动时的离子电流。要解释膜电导或膜离子通透性的实质,还必须通过单通道离子电流的检测以证实离子通道的存在并阐明它们的活动特征。1976 年,德国科学家 Erwin Neher 和 Bert Sakmann 在电压钳负反馈系统的基础上创建了膜片钳(patch clamp)技术,成功记录了骨骼肌终板膜上单个乙酰胆碱门控通道开放时的单通道电流。15 年后(1991 年),两人共同获得了诺贝尔生理学或医学奖。

膜片钳也需要钳制电压,其钳制电压的基本原理与电压钳相同。不同之处在于将电极置于细胞膜表面而不进入细胞,玻璃微电极的端口利用负压只吸附一小片细胞膜,形成独立的跨膜电学系统。在该小片细胞膜上,可能只有极少数量甚至单个的离子通道,在电压钳制下,通过这一小片细胞膜的跨膜电流则可反映单个离子通道的电学行为。图 2-4 是膜片钳的工作原理及所观察到的单通道电流。

从图 2-4 可以看出,单通道电流行为与电压钳所看到的宏膜电流有很大不同。单通道仅存在开放和关闭两种状态,其开放呈"全或无"(all or none)特性,开放时产生相对固定的电流强度。而单通道的开放或关闭呈现无规则的随机转换,因此只能用"开放概率"来描述。

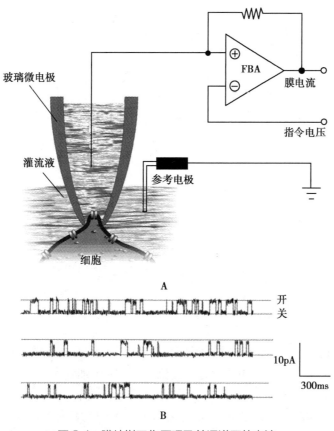

图2-4 膜片钳工作原理及单通道开放电流
A. 膜片钳单通道电流记录装置原理图;FBA. 反馈放大器;
B. 连续记录的去极化激活的K^+单通道电流,强度为pA(皮安)级。

四、生物电的描述

(一) 兴奋和兴奋性

在细胞电生理学中,兴奋即伴随功能活动的动作电位产生。兴奋性则是细胞产生动作电位的能力或特性。因为神经、肌肉、腺体细胞功能活动时常伴随动作电位产生,并在刺激作用下容易产生动作电位,故被称为可兴奋细胞。在细胞电生理学中,兴奋和兴奋性变成可量化的测量指标,用外加电刺激诱发动作电位产生,测量刺激的阈强度可反映兴奋性的高低。

(二) 膜电位

膜电位(membrane potential)定义为膜内外或膜两侧的电位差。通常将参考电极置于细胞外并人为地看作为0,故所谓膜电位其实是膜电位差。不过,膜电位是数轴概念,而膜电位差则是绝对值概念。如膜电位升高,指的是由负往正方向变化,反之膜电位下降则意味着由正向负方向。如膜外始终被定为0,前者则可能是膜电位差减小而后者可能是膜电位差增大。细胞在静息状态下,膜电位通常为负值,即细胞内外存在电荷分布差异,被描述为一种极化(polarization)状态;这种极化状态的减小、膜电位上升的过程或状态被称为去极化(depolarization);极化状态的加大或膜电位下降,称为超极化(hyperpolarization);膜电位由去极化状态恢复到极化状态的过程,则称为复极化(repolarization)。

(三) 跨膜电流

跨膜电流(transmembrane current) 存在两个方向, 即内向电流(inward current) 和外向电流(outward current)。内向电流由内向正离子流或外向负离子流携带,而外向电流则由外向正离子流或内向负离子流携带。内向电流一般由 Na^+、Ca^{2+} 等正离子内流产生,升高膜电位,产生去极化;外向电流一般由 K^+ 外流携带,降低膜电位,产生超极化或复极化。

（四）膜电导

膜电导（membrane conductance）是膜电阻的倒数,其大小与开放的离子通道数量有关。而许多离子通道的电导值大小取决于膜电压值和通道本身的功能状态。细胞受刺激兴奋时,兴奋性高低与离子通道功能状态（即膜电导大小）有关。在某一膜电压时离子电导值增大或减小,虽然单个离子通道开放呈随机和"全或无"方式,但宏膜电流（反映电导值）是许多单通道开放概率的综合统计。

第二节　静息电位

一、静息电位与极化状态

细胞在静息状态时膜内外的电位差称为静息电位（RP）。当细胞内记录的微电极刚刚刺入细胞膜内侧时可记录到膜内侧存在一个负电位。这一电位差仅存在于细胞膜的内外两侧,膜的外表面紧贴一层正电荷而膜内侧面紧贴负电荷,就像一层电容。记录静息电位时,参考电极置于细胞外液中,其电位值被人为定义为 0;测量电极在细胞内液中测量到的负电位,其实是膜内外的电位差。由于细胞此时处于静息状态,故此膜电位差称为静息电位。显然,静息电位是膜内外电荷分布出现差异的极化状态。这种差异的加大通常称为超极化,而这种极化状态的消除称为去极化。一般而言,膜电位指膜内电位值:膜电位越低,其负值越大,比如超极化,则静息电位值越大;膜电位越高,则静息电位值越小。可见,静息电位值的大小是绝对值而膜电位是"数轴"上的位置。不同组织细胞几乎都存在细胞内为负的静息电位,但不同细胞的静息电位值存在差别。如骨骼肌细胞静息电位约为 -90mV,神经细胞为 -70mV 左右,胃肠道平滑肌细胞静息膜电位为 -50mV 左右,而视网膜感光细胞的静息电位值更小。

二、静息电位产生的机制

静息电位的形成需要两个条件:①普遍存在的钠 - 钾泵不仅生电性造成内负外正的电荷不均匀分布,更为重要的是造成膜内外的 Na^+、K^+ 不均匀分布。细胞内 K^+ 浓度远高于细胞外而 Na^+ 浓度却远低于细胞外,这就形成了 K^+ 从细胞内向外、Na^+ 从细胞外向内扩散的潜在势能。②细胞在静息状态时膜对 K^+ 有较高的选择性通透,而对其他离子通透性较低。这样 K^+ 在浓度梯度的驱动下从细胞内向细胞外扩散,并将正电荷带出到细胞外,形成由于 K^+ 向外扩散造成的内负外正的电场。由于其他离子相对不通透,这种电场不能得到抵消或补偿。这种电场的力量阻止 K^+ 等正电荷继续向外移动。当电场力增大到足以抗衡 K^+ 浓度差的驱动力时,两种力达到平衡,即 K^+ 扩散达到平衡。此时膜内外的电位差或膜内的电位就成为 K^+ 扩散的平衡电位。如果完全忽略其他离子的作用,根据 Nernst 方程（能斯特方程）,K^+ 平衡电位可由下式计算

$$E_K = RT/ZF \times \ln([K^+]_o / [K^+]_i)$$

式中 E_K 为钾平衡电位,R 为气体克分子常数,T 为绝对温度,Z 为离子化合价数,F 为法拉第常数,$\ln([K^+]_o / [K^+]_i)$ 是细胞外与细胞内 K^+ 浓度比值的自然对数。室温下,实际膜外和膜内 K^+ 浓度比值做常用对数处理,计算得到的 E_K 值接近静息电位的测量值。钾平衡电位是构成静息电位的主要机

制,原因如下。

(1)细胞内外 K^+ 的浓度影响静息电位值的大小。按照神经细胞内外 K^+ 浓度的比值计算得出的钾平衡电位接近静息电位的实测值,提示钾平衡电位对静息电位的形成作出了主要贡献。在实验室条件下,人为改变细胞外液的 K^+ 浓度,钾平衡电位理论值与静息电位实测值变化趋势一致。在缺氧、能量供应障碍时,钠 - 钾泵工作受影响,膜内外 K^+ 浓度梯度降低,也可观察到静息电位值的减小。

(2) K^+ 的选择性扩散是静息电位形成的关键。用特异性钾通道阻滞剂 TEA(四乙铵)处理细胞,K^+ 扩散受阻,静息电位值减小或不能形成。如果按照膜内外 K^+ 浓度比值计算,神经细胞的钾平衡电位的理论值应为 –87mV,而其实测值却为 –77mV,即理论值略小于实测值,这种差异产生是由于根据钾平衡电位形成的第二个条件,除 K^+ 的通透性(即钾电导选择性)较高外,其他离子的低强度渗漏也可能参与其中。事实证明,静息状态细胞膜仍有少量 Na^+ 渗漏,使静息电位实测值偏离钾平衡电位理论值。这也可以解释不同类型细胞由于静息时对 Na^+ 的通透性存在差异而出现静息电位值的不同。所以静息电位(E_m)可以表述为

$$E_m = P_K/(P_K + P_{Na}) \times E_K + P_{Na}/(P_K + P_{Na}) \times E_{Na}$$

式中 P_K 和 P_{Na} 分别是膜对 K^+ 和 Na^+ 的通透性,E_K 和 E_{Na} 分别是钾平衡电位和钠平衡电位。

在静息状态,膜钾通道呈背景性开放,即钾电导 G_{K+} 为常数,此时欧姆关系为

$$I_{K+} = G_{K+} \times (E_m - E_K)$$

当膜电位 E_m 等于钾平衡电位 E_K 时,尽管钾通道开放,但没有钾电流;而当 E_m 偏离 E_K 时,无论是高于还是低于钾平衡电位,都会发生跨膜钾电流。E_m 若高于 E_K,相当于在轻微刺扰动下的去极化波动,引起外向钾电流;而 E_m 低于 E_K 时,相当于膜电位超极化,则产生的可能是内向钾电流。因此,静息电位一般情况下有自稳定机制。同时,平衡电位也是离子电流产生反向流动的转折点,此平衡电位构成离子单通道的特征值。

第三节　动作电位

在有效刺激作用下,膜电位在静息电位基础上产生的伴随兴奋性功能活动的一过性极性倒转,称为动作电位(AP)。

一、动作电位的描述和特点

在有效刺激作用下细胞发生兴奋时,膜电位在静息电位的基础上,发生短暂的极性倒转,随即恢复静息电位。这样,膜电位先处在膜内为负(如 –70mV)的静息电位状态,受刺激兴奋后,膜电位迅速上升,即发生快速的去极化,翻转到膜内为正的电位(约 +30mV),即极性倒转。到达最高电位峰值时,迅速发生复极化,膜电位很快恢复到静息电位状态。因此,动作电位由膜电位升高的去极化过程构成上升支、膜电位迅速复极化形成的下降支一起构成的尖锋状脉冲式波形,又被称为锋电位(spike potential)。

在上升支,电位上升的速率起初并未达到最快,而在一拐点处,去极化突然加速。此拐点位置对应的膜电位值被认为是阈电位(threshold potential)。上升支在 0 电位以上的部分叫做超射(overshoot)。在下降支,复极化行将结束前,复极化速度稍变慢,可能是动作电位后期的余波和震荡,故又称后电位(after-potential)。在复极化到静息电位水平前,复极化速度稍慢,有相对长的时间膜电

位在静息电位值之上,称为后去极化电位;紧随其后,膜电位出现短暂的超极化波动,称为后超极化电位(图 2-5)。

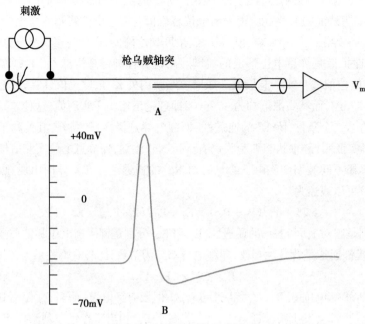

图 2-5　神经细胞的动作电位

A. 枪乌贼轴突动作电位记录装置示意图;B. 记录到枪乌贼轴突动作电位。

　　动作电位的主要特征是"全或无"特性,包括两个方面:①动作电位的幅度不随刺激强度的改变而变化。当刺激强度低于阈强度时,动作电位不能发生(无);刺激强度高于阈值时即可诱发动作电位,动作电位幅值不会因刺激强度的增强而增大(全)。显然,动作电位脉冲信号是一种数值信号而非模拟信号。神经系统采用这种数值信号远距离传递、处理信号,能最大限度保证信号传送的安全性和保真。②动作电位的幅度不因传播距离的增大而衰减。在神经纤维上,动作电位在传播过程中幅度不变,即没有衰减。其机制与动作电位的连续触发、新的势能释放补充有关(见本节"动作电位在细胞膜上的传播")。动作电位的不衰减传播保证了兴奋扩展至整个细胞,即细胞要么不兴奋(无),要么细胞的所有部分都发生一次膜电位极性倒转(全),这也是保证信息传递安全性的机制。

二、动作电位的产生机制

(一) 动作电位去极相的离子机制

　　动作电位上升支膜电位的去极化,由内向电流产生。无论从离子浓度梯度还是静息电位状态的电荷梯度的势能分布来看,最有可能的离子机制是内向 Na^+ 流(有些细胞如心肌窦房结细胞的去极相是由内向 Ca^{2+} 流产生)。几方面的证据可以证明神经细胞等大多数细胞的动作电位去极化是由 Na^+ 内向电流实现的:① Na^+ 浓度分布是动作电位去极化的基础。在去极化过程中, Na^+ 从细胞外进入细胞内既是顺浓度梯度又是顺电梯度的跨膜转运。根据膜内外钠浓度比值计算的钠平衡电位数值为 +35mV,接近动作电位的超射值。离体实验中,人为改变细胞外液 Na^+ 浓度,计算得到的动作电位峰值变化与实际测量的动作电位峰值一致。细胞缺氧或能量匮乏时,或钠 - 钾泵被哇巴因所抑制,细胞内外的 Na^+ 梯度不能建立时,动作电位峰值降低。②钠通道开放激活是动作电位去极化的触发机制。将膜电压从 –65mV 突然钳制到 –9mV,相当于从静息电位状态去极化,可记录到早期的内向电流和延迟的外向电流(图 2-6)。用钠通道特异性阻滞剂河豚毒素(tetrodotoxin,TTX)处理细胞,则可见内向电流被取消而仅存外向电流。用膜片钳记录也可见到,在去极相钠通道开放的概率增大,众多钠通道开放概率的叠加形成类似于电压钳所看到的内向膜电流(图 2-7)。

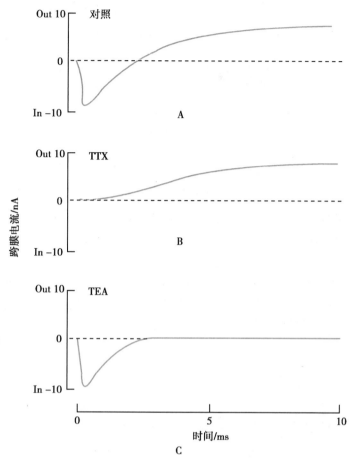

图 2-6 动作电位离子电流及特异阻滞剂效应

A. 膜电位从 –65mV 钳制到 –9mV 时记录到的双向跨膜电流;B. 河豚毒素(TTX)处理后内向电流消失;C. 四乙铵(TEA)处理后外向电流消失。

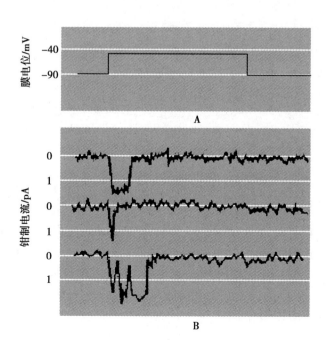

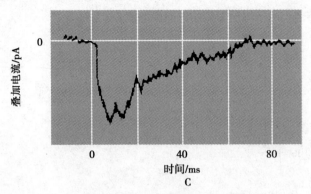

图 2-7　单个钠通道开放概率叠加产生内向膜电流

　　静息电位时钠通透性相对较低,即钠电导较低,当发生动作电位时,钠通道被迅速激活。钠电导具有电压依赖性,即钠通道为电压门控通道。一旦有钠通道开放,Na^+内流,使膜电位去极化上升,则更多钠通道被激活开放,继而更多 Na^+ 内流,如此循环,构成正反馈。

$$dG_{Na+}/dt = k \times (E_m - E_k)$$

即钠电导随时间变化的速率正比于膜电位(E_m)偏离于钾平衡电位(E_k)的差值。膜电位去极化程度越高,钠通道激活越多、越快。故动作电位去极化呈快速、再生式钠内流。图 2-8 表示钠电导和钾电导在动作电位去极化不同程度时的电压依赖性。

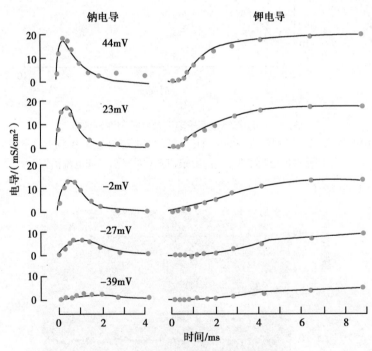

图 2-8　钠电导和钾电导的电压依赖性

(二) 动作电位复极相的离子机制

　　动作电位下降支主要由 K^+ 外向电流携带。此时,K^+ 外流顺浓度梯度和电梯度进行。此类钾通道的激活开放也具有电压依赖性(见图 2-8),故复极化速度也较快。本来钾通道激活几乎与钠通道激活同时触发,也具有正反馈动力学,但由于钾电导随电压去极化的增长速率低于钠电导增长速率,故在去极相作用不明显,只在复极相时钠电导迅速降低,钾电导增长到峰值,其作用才得以显现。所以,复极相离子机制的主要成分是 K^+ 外流。

（三）后电位的离子机制

如图 2-5 显示，动作电位后期出现后去极化电位和后超极化电位。对于后去极化电位，目前的解释是 K^+ 迅速外流，大量堆积在钾通道的膜外侧口附近，尚未来得及扩散离开，在局部形成一个短暂的整流电场，使外向电流暂时性减慢。随着 K^+ 的继续扩散，则迅速消失。在许多情况下，这种现象并不明显。后超极化电位是由于动作电位造成的膜内外 Na^+、K^+ 分布的改变，被钠 - 钾泵敏感地感受到，刺激钠 - 钾泵加速运转，以恢复 Na^+、K^+ 分布。由于钠 - 钾泵的生电性，出现短暂的超极化波动。在一些自动节律细胞，如心肌浦肯野细胞，后电位直接与自动去极化过程相衔接，不能表现出稳定的静息电位。

三、动作电位的触发

从动作电位的离子机制分析可以得知，触发动作电位的关键是开放钠通道，而钠通道的开放属于电压门控机制。只有能导致膜电位上升（即去极化）的刺激才可以激活开放钠通道。而某些刺激可能导致膜电位超极化，却抑制动作电位的触发。

除上述刺激的性质外，刺激的强度对于动作电位的触发也很重要。如前所述，如果刺激强度未达到阈值，使膜电位去极化不能达到阈电位，则动作电位不能产生。只有刺激强度足够使膜电位去极化达到或超过阈电位时，才能触发再生性的 Na^+ 流，从而触发动作电位。因此，阈电位被定义为"引起动作电位触发的膜电位去极化必须达到的临界点"。其实，阈下刺激也可以导致膜电位轻微的去极化波动，也可以开放少量的钠通道，钠通道开放又具有正反馈的再生机制。

阈电位是矛盾运动转化的临界点。在静息电位状态，始终存在钾通道的背景性开放，即钾电导为常数：$G_{K+}=k_2$。只要膜电位偏离钾平衡电位，就会引起补偿性钾电流，使得膜电位向钾平衡电位方向恢复。而钠通道开放需要膜电位去极化刺激，钠电导是电压依赖性正反馈增长：$G_{Na+}=k_1 \times (E_m-E_{K+})$。如果初始刺激强度低于阈值，引起的膜电位去极化程度小，很快就被钾外流所抵消，钠通道的正反馈开放难以形成；只有初始刺激强度足够大，引起的膜电位去极化超过阈电位，不能被钾外流完全抵消，钠电导才能正反馈增加，超过钾电导，触发动作电位。在临界点，两种电导值相等，则：$E_m= k_2/k_1+E_{K+}$。k_2 反映钾通道性质，而 k_1 反映钠通道性质。钠通道性质越敏感，阈电位越靠近静息电位；反之，阈电位值升高，远离静息电位，细胞的兴奋性降低。可见，阈电位是因为钠通道性质而变化的动态值。一般静息情况下，阈电位比静息电位小 10~20mV，如神经纤维的静息电位约为 –70mV，其阈电位约为 –55mV。

四、动作电位在细胞膜上的传播

神经纤维传导兴奋性冲动的方式是动作电位信号沿着细胞膜的传播。动作电位传导的机制是依靠"局部电流"（图 2-9）。

从图 2-9 可以看出，细胞膜上感受刺激最先发生动作电位的部位膜电位极性倒转，与邻近未兴奋部位的电荷分布正好相反，这样兴奋区和邻近未兴奋区之间产生电流，即局部电流。该电流对邻近未兴奋部位产生去极化效应。一般动作电位幅度造成的局部电位强度足以使邻近部位去极化达到阈值，触发邻近部位产生新的动作电位，依次向远处传播而不出现动作电位幅度的衰减。这是"全或无"特征的另一种表现。

动作电位在细胞膜上的传导效率或传导速度受以下因素影响：①电生理因素。包括动作电位幅度、去极化速度和邻近膜的兴奋性。动作电位幅度直接与局部电流强度有关，幅度越大，局部电流强度作用范围越远，传播越快；去极化速度显然与传播速度成正变关系；邻近膜的兴奋性越高，传播越快。三个因素都与钠通道的性质有关。钠通道阻滞剂如局部麻醉药利多卡因等可阻滞钠通道，故可阻断神经传导而起麻醉作用。②解剖因素。神经纤维的粗细影响传导速度。纤维直径越大，传播速度越快。这可能与膜的电容大小有关。一般而言，体表感觉神经或骨骼肌运动神经纤维较粗，传导快；

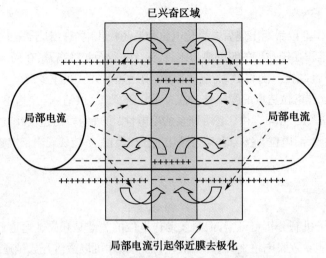

图 2-9　动作电位在细胞膜上的传导

而支配内脏的感觉和运动神经纤维较细,传导较慢。另外,由施旺细胞间断性包绕神经纤维形成的髓鞘可明显增快传导速度(图 2-10)。髓鞘的绝缘性质使动作电位的跨膜电流只能在裸露的郎飞结处发生,因此动作电位呈间断跳跃式发生,产生较快的传导速度。如没有髓鞘包裹,因为穿膜电流的不断分流而产生电压降,局部电流强度的作用距离达不到下一个郎飞结处。③物理因素:温度越高,离子活度越强,动作电位去极化速度越快,传导也越快。低温时离子活动变慢,可以减慢传导速度。此外,细胞内外液体介质的介电常数(即导电性)也影响传导速度。

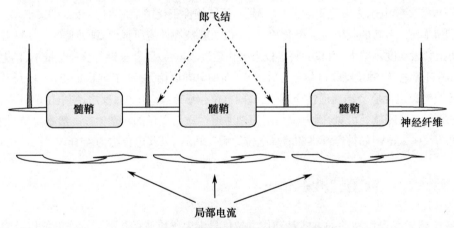

图 2-10　有髓鞘纤维的动作电位传播

　　某些病理情况下,缺血或损伤使损伤部位钠 - 钾泵不能建立起静息电位。对邻近正常部位而言,相当于存在一个去极化刺激,产生"损伤电流",可使邻近正常区域发生兴奋或兴奋性增加,"无中生有"地引发动作电位,是某些癫痫或心肌缺血性心律失常的发生机制。

五、动作电位的不应期

　　可兴奋细胞在发生一次兴奋后,其兴奋性将出现一系列周期性变化(图 2-11)。
　　(1)绝对不应期:动作电位产生后的初期,无论多强的刺激都不能引起膜电位发生任何反应,称为绝对不应期(absolute refractory period, ARP)。在此期间,膜的兴奋性为零,阈值无限大。不应期的产生与钠通道的失活有关。钠通道在刺激作用下激活开放,随即迅速进入失活的关闭状态。失活的钠通道不能对刺激产生应答,需随着膜电位的复极化,时间依赖性地相对缓慢地恢复到能够应答刺激的预备状态。可见,膜电位复极化的速度或时间长短影响绝对不应期的长短。神经细胞和骨骼肌细胞的绝对不应期长度大致对应于锋电位时间,故锋电位呈现不融合的脉冲形式,而其最高频率受限于绝对不应期的长短。如神经细胞绝对不应期约为 2ms,其兴奋频率的理论最大值约 500Hz。心肌细胞绝对不应期约 200ms,其兴奋频率理论最大值不超过 5Hz。窦房结等由钙通道触发动作电位的细胞,其钙通道失活后恢复较慢,故其不应期更长。

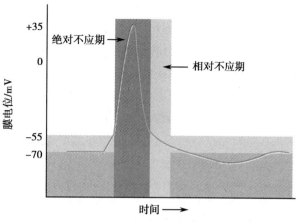

图 2-11　动作电位的不应期

(2)相对不应期:绝对不应期后,细胞膜对较强的刺激可产生弱的反应,此期为相对不应期(relative refractory period,RRP)。在相对不应期,由于部分钠通道随着膜电位复极化恢复到可响应刺激的预备状态,兴奋性有所恢复,但数量不多。随着膜电位复极化越接近静息电位,恢复的钠通道数量越多,兴奋性逐渐恢复正常。

(3)超常期:有些细胞在相对不应期后出现兴奋性异常增高的一段时间,为超常期(supranormal period,SNP)。该期对应于动作电位复极化后期复极化速度变慢的后去极化电位期。此时,钠通道已大部分恢复至预备状态,而膜电位尚未达到静息电位,反而与阈电位更近,表现出兴奋性异常增高。在心肌细胞,此期到达的期前刺激最容易造成心律失常。

(4)低常期:在超常期后、兴奋性恢复正常前,有一短暂的兴奋性降低的低常期(subnormal period)。此期对应于后超极化电位,膜电位与阈电位距离较远,故兴奋性较低。

由此可见,在一次动作电位后膜兴奋性的一系列变化与钠通道性质和膜电位与阈电位之间的距离两个因素有关。简而言之,与膜电位水平有关。

第四节　膜的被动电学特性和电紧张电位

一、膜的被动电学特性

膜在静息状态,大部分离子通道处在未激活的状态,没有明显的跨膜离子流动所造成的跨膜电流。此时的细胞膜犹如一个静态的电学元件,表现出静态的电学特性,称为被动电学特性,包括静息状态下的膜电容、膜电阻和轴向电阻。

细胞膜脂质双分子层对于带电离子而言是绝缘层,细胞内液和细胞外液中的带电离子对应分布于膜的内外两侧,相当于一个平行板电容器,故细胞膜具有电容特性。脂质双分子层具有较高的介电常数(约 3~5),而膜厚度仅约 6nm,所以膜电容(membrane capacitance,C_m)较大,约 $1\mu F/cm^2$。当邻近电场对该区域膜产生电场效应或带电离子跨膜流动时,相当于在电容器上充电或放电,并由此在膜两侧产生电位差,即跨膜电位(transmembrane potential),亦即膜电位。按膜电容为 $1\mu F/cm^2$ 计算,使面积为 $1\mu m^2$ 的细胞膜膜电位改变 10mV,需要 660 个单价离子的跨膜流动。

单纯的脂质双分子层几乎是绝缘的,在 $1cm^2$ 的面积上,纯脂质双分子层的电阻可达 10^6~$10^9\Omega$,但由于一般生物膜的脂质双分子层中嵌入了许多离子通道,降低了其绝缘性,其阻抗值只有 $10^3\Omega$ 左右。

膜上开放的离子通道数量越多,膜电阻(membrane resistance,R_m)就越小。通常用膜电导反映膜电阻,膜电导是电阻的倒数,单位为 Siemens(西门子,简称为 S)。对某种具体离子而言,膜电导可衡量膜对该离子的通透性。通过对膜电导的测量,反映细胞膜对离子通透性的快速变化,解释如动作电位发生的离子机制。

除了膜电容和膜电阻,沿细胞膜纵向长轴还存在轴向电阻(R_i),其数值决定于细胞内液的电阻和细胞的直径:细胞直径越大,轴向电阻越小。

二、电紧张电位

给一个电刺激施加于静息状态的细胞膜,在激发出动作电位前,受刺激的细胞膜电位呈现一个规律性的电位分布,称为电紧张电位(electrotonic potential)。例如,从神经纤维的某点向胞内注入电流,该电流将沿轴浆向周围流动(轴向电流),由于轴向电阻的存在及沿途不断有跨膜电流分流(大小取决于膜电阻),所以不论轴向电流或是跨膜电流都随着距离的增大而逐渐衰减,而膜电位也随着距离的增大出现电压降。可见,电紧张电位的分布形成基础是膜的被动电学特性(图 2-12)。电紧张电位是一种瞬时的"场效应",不伴有离子通道的激活和膜电导的改变,完全由膜固有的电学特性决定。研究电紧张电位时,为避免激活膜离子通道,常采用超极化刺激或强度低于阈电位 1/3 的去极化刺激。若给予稍大的去极化刺激,有可能引起部分离子通道激活和内向离子电流,使膜电位在电紧张电位的基础上进一步去极化,形成局部反应。因此,局部反应是由去极化电紧张电位和少量离子通道开放产生的主动反应叠加形成,虽然包含一部分的主动反应成分,但仍然具有电紧张电位的特征。

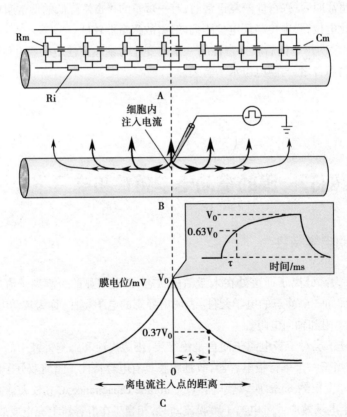

图 2-12　膜的被动电学特性和电紧张电位

A. 细胞膜的等效电路图(R_m:膜电阻;C_m:膜电容;R_i:轴向电阻);B. 经微电极
向细胞内注入电流后轴向电流和跨膜电流密度(用线条粗细表示)变化示意图;
C. 电紧张电位幅度随传播距离呈指数型衰减,小插图显示电紧张电位形成的时
间过程(λ:空间常数;τ:时间常数;V_o:注射电流部位的最大膜电位值)。

电紧张电位的分布和衰减具有空间和时间依赖性。一方面,电紧张电位的幅度随扩布距离的增大而衰减。这种属性可用空间常数(space constant)λ描述。λ值为从刺激原点衰减至初始值的 e^{-1}(约37%)所扩布的空间距离,一般为 0.1~1.0mm。其大小决定于膜电阻和轴向电阻:$\lambda=R_m^2/R_i^2$。另一方面,电紧张电位幅度随时间延长而衰减,可用时间常数 τ 描述。τ 值为在某部位的电紧张电位衰减至初始值的 e^{-1}(约37%)时所需要的时间。τ 值大小受膜电阻和膜电容的影响:$\tau=R_m \times C_m$。

膜的被动电学特性和电紧张电位影响局部反应,进而影响动作电位的触发和传递。

第五节　离子通道与细胞的电活动

细胞的一切电活动皆以离子的跨膜流动为基础,而离子的跨膜流动由离子通道的开关所控制。因此,离子通道与细胞的电活动密切相关。

一、离子通道的功能状态

Hodgkin 和 Huxley 用电压钳方法解释神经细胞兴奋的离子机制时引入膜"离子通道"的猜想和概念,膜片钳在电学功能上证明了离子通道的存在。随着蛋白质和分子生物学的发展,现已能从分子结构水平解析离子通道蛋白结构及其与功能的关系。一般而言,离子通道是细胞膜脂质双分子层中镶嵌的一些蛋白质所形成的水相离子孔洞。当孔洞开放时,离子顺电梯度或化学梯度经孔洞跨膜扩散,产生跨膜电流,进而改变膜两侧的电荷分布,即改变跨膜电位。蛋白质内部可能存在一些区域或基团起到控制孔洞开关的作用,即"门控"(gating)作用。门控机制有跨膜电位、化学结合、机械应力等因素。多数离子通道属于门控通道,静息状态下关闭,激活时开放。少数通道属非门控通道或漏通道,呈现背景性或经常性开放状态,如形成静息电位的钾通道。

电压门控通道的功能状态具有明显的电压依赖性。

(1)通道的电压门控特性。即在特定膜电位时,该离子通道的开放概率达到最大值。这一特定的膜电位也构成该离子通道的特征值。

(2)离子通道对刺激或门控因素应答的响应性或激活效率取决于当时的膜电位水平。如钠通道激活后在去极化膜电位水平迅速自动"失活"成无反应状态,产生不应期;而随着膜电位的复极化,失活的钠通道逐渐恢复其反应性。若令某神经细胞持续地去极化,则可抑制该神经细胞的兴奋反应,这就是所谓的"去极化抑制"。

二、离子通道的分子结构与功能的关系

现今知道,电压门控通道蛋白质具有相似的分子结构,属于同一蛋白质分子大家族,提示这些不同种类的离子通道分子在进化上可能有共同的起源。电压门控钠通道是最具代表性的一个。该通道分子由 α、β1 和 β2 三个亚单位组成,其中 α 亚单位是形成孔道的单位(图 2-13)。α 肽链包括 4 个氨基酸序列十分相似的结构域,就是这 4 个同源结构域形成了通道分子中的孔道。

在通道分子中的一个跨膜段,由每隔两个疏水性氨基酸就出现的精氨酸或赖氨酸构成一个带正电荷的跨膜段。膜去极化时,该区域可在电场作用下发生旋转或移位,起到一个电压传感器的作用,使通道激活。

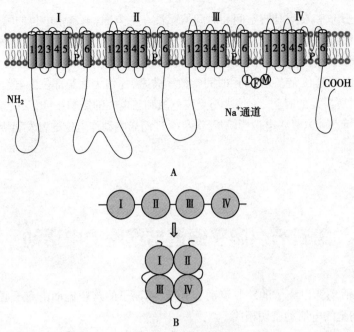

图 2-13   钠通道 α 亚单位的分子结构

A. 推衍的 α 亚单位二级结构 Ⅰ、Ⅱ、Ⅲ 和 Ⅳ 代表 4 个同源结构域,圆圈中的
字母代表氨基酸的一个字符;B. 4 个同源结构域形成通道的分子模型。

　　利用合成肽段免疫抗体和基因突变技术证明,位于通道蛋白中由异亮氨酸、苯丙氨酸和甲硫氨酸(IFM)三个残基构成的细胞内环是引起通道失活的关键部位(图 2-14)。当膜去极化时,IFM 向孔道内口移动,并与胞内环中的另两个氨基酸残基(丙氨酸和门冬酰胺)相连接,从而阻滞通道。这一过程被称为电压门控钠通道失活的"球 - 链"机制("ball and chain"mechanism)。

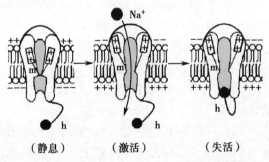

图 2-14   钠通道的静息、激活和失活三种功能状态

第六节　可兴奋细胞及其兴奋性

一、可兴奋细胞及其共同特征

　　在细胞电生理学中,兴奋(excitation)标志着伴随功能活动的动作电位的产生。或者说,兴奋是动作电位产生的同义语。因神经、肌肉、腺体细胞功能活动时常伴随动作电位产生,并在刺激作用下易

产生动作电位,故被称为可兴奋细胞。但要注意,不能因此而将某些不能产生动作电位的细胞如上皮细胞、淋巴细胞等称为"不可兴奋细胞"。因为"兴奋性"是所有活细胞的基本特征,只不过这些细胞的兴奋形式不像神经、肌肉、腺体细胞那样以动作电位产生为主要表现。神经、肌肉、腺体这些"可兴奋细胞"都具有电压门控钠通道或钙通道,因而受刺激后发生的共同反应就是基于这些离子通道激活而产生的动作电位。在此基础上,肌肉细胞通过"兴奋-收缩偶联"发生收缩,腺细胞以"兴奋-分泌偶联"产生分泌,神经细胞则以动作电位的脉冲形式沿细胞膜传递形成神经冲动。

二、细胞的兴奋性

可兴奋细胞受到刺激后能否产生兴奋(动作电位),一方面取决于刺激的形式和量,另一方面则取决于细胞的反应能力。生理学把细胞受刺激后产生动作电位的能力定义为兴奋性(excitability)。兴奋性的高低,可用引起细胞发生兴奋所需的最小刺激量(阈值)反映。阈值越高,说明细胞越难兴奋,兴奋性越低;反之,阈值越低,说明细胞越容易发生兴奋,兴奋性越高。因此,刺激阈值与兴奋性成反变关系。

刺激是指能作用于机体并被机体所感受的环境变化。一个环境变化要构成刺激并能引起兴奋,首先是刺激的物理形式要能够被机体感知,也就是一种"适宜刺激",犹如光之于视网膜和声波之于耳蜗。另一方面就是刺激量必须达到一个最低值。构成刺激量的参数包括刺激强度、刺激持续作用时间和强度随时间的变化率。电生理实验中,一般由刺激强度和持续时间两者构成刺激量,如电刺激矩形波的波高(电压)为强度、波宽为持续时间,两者的乘积(面积)反映刺激量。从刺激强度的角度,任何刺激要引起反应必须达到一个最低的强度值,即阈强度($P \geq P_0$);同样,从作用时间考虑,任何强度刺激的作用时间也必须超过一个最短的作用时间($T \geq T_0$)。满足以上两个条件的同时,强度大则需要的作用时间短,强度小则需要的作用时间长,即 $P \times T \geq K$(K 为常数)。P_0、T_0、K 分别表示强度阈值、作用时间阈值和阈刺激量,所有达到这些临界值的刺激都是阈刺激,低于阈值的刺激叫阈下刺激,通常不能直接引起兴奋,而阈或阈上刺激则可引起兴奋。至于强度随时间的变化率,过于缓慢的变化也可能难以引起兴奋。

组织和细胞在发生兴奋后,其本身对再次作用的刺激的反应性出现暂时性降低,也就是其兴奋性会降低,产生不应期现象。这种兴奋性的暂时性降低是由于离子通道功能的暂时"失活",使其阈值极大甚至无穷大(见本章第三节)。

第七节　局部反应或局部电位

阈上刺激引起以动作电位为形式的兴奋,而阈下刺激虽不能产生动作电位,却可引起膜电位轻微的去极化波动,称为局部电位(local potential)。局部电位虽未达到阈电位水平,但膜电位更接近阈电位值,可提高膜对后续刺激响应的兴奋性,且波及的范围未能覆盖整个细胞的膜而只限于部分细胞膜,故又称局部兴奋(local excitation)或局部反应(local response)。局部电位也是由电压依赖性钠通道(有些细胞为钙通道)开放引起的内向电流所致,只不过阈下刺激激活的初始钠通道数目较少,不能达到阈电位足够抵消钾外流而很快衰减。局部电位有如下特征。

(1)等级性电位。去极化波动的电位幅度与刺激强度成正比,与动作电位的"全或无"性质不同,是一种模拟信号。刺激强度越大,激活的通道数目越多,引起的电位幅度则越大。感觉器官的感受器电位、神经细胞树突或胞体的突触后电位、骨骼肌细胞运动终板电位等均属于这种模拟信号,故可编码刺激强度。

(2)无明显不应期。因激活开放的通道数目较少,故进入失活的通道数目也少,大部分通道处于可应答刺激的预备状态,故不应期不明显。

(3)电紧张性扩布或衰减性传导。如前所述,局部电位只在局部短暂存在,不能像动作电位那样扩布到全细胞。所谓紧张性扩布是受刺激点产生的去极化电位以一种张力的形式向周边扩散,由此产生的局部电流未能触发邻近部位产生动作电位。一方面,随着与刺激点的距离越远,电位波动幅度越小;另一方面,随着刺激后的时间延长,初始电位幅度也逐渐变小直到完全消失。因此,局部电位的衰减可以从空间和时间两方面描述:①空间常数 λ,指膜电位衰减至初始值的 37%(e^{-1})时所扩布的空间距离。λ 越大,局部电位扩布的范围越大,对邻近膜影响的区域范围也越大。λ 主要受膜电阻和轴向电阻的影响,增大膜电阻(如髓鞘的存在)或减小轴向电阻(如纤维直径增大)均可致空间常数 λ 值增大。一般而言,细胞的 λ 值介于 0.1~1mm 之间。②时间常数 τ,指膜电位衰减至初始值的 37%(e^{-1})时所需要的时间。τ 越大,衰减速度越慢,局部电位的效应越持久。细胞的 τ 值介于 1~20ms 之间,其大小受膜电阻和膜电容的影响。增大膜的厚度或髓鞘包裹可增大膜电阻而降低膜电容,使时间常数 τ 增大。

(4)可以总和。单个的阈下刺激不能引起动作电位而只能诱导局部电位,但若干个阈下刺激引起的局部电位则可能发生时间性总和或空间性总和,使得膜电位波动达到或超过阈电位,进而引发动作电位:①时间性总和(temporal summation)。若在同一部位连续给予一连串的阈下刺激,由于没有不应期,每个刺激都可引起去极化波动,只要间隔频率够快,在前一波动完全衰减消失前又有新的电位,则叠加总和达到阈电位,这种总和称为时间性总和。神经元之间构成的化学性突触,突触后电位可通过时间性总和使突触后神经元与突触前神经元按一定比例发生兴奋,为中枢神经系统的信号处理提供一种“算法”。②空间性总和(spatial summation)。在相邻部位同时给予若干阈下刺激,只要彼此间隔在有效的空间范围内,引起的局部电位彼此重叠区域可以总和达到阈电位水平。中枢神经系统内,一个神经元可通过树突或胞体与多个神经元构成突触,同时接收来自多个神经元的信息,其突触后电位发生空间性总和,在其轴突始段决定动作电位的产生及其频率,也为中枢神经系统信息处理提供另一种“算法”。从“微分”的角度可以这样认为,任何动作电位的产生都可看作经历了时间性或空间性总和,才达到阈电位而引起兴奋。

(秦晓群)

思考题

1. 试述动作电位的“全或无”特性及其生理意义。
2. 试述动作电位不应期的机制及意义。
3. 为什么有髓鞘纤维的兴奋传导速度比无髓鞘纤维快?
4. 既然神经信号以不依赖刺激强度的动作电位形式传导,那么编码刺激强度的可能机制是什么?

第三章

血　液

血液（blood）是在心脏搏动的推动下不断地循环流动于心血管系统中的红色液体。血液的功能有①运输功能：运输 O_2、营养物质和激素到全身器官细胞，以及运输代谢产物、CO_2 以利于排出体外；②缓冲作用：血液含有多种 pH 缓冲物质，可缓冲酸性或碱性代谢产物；③体温调节：血液中的水比热较大，可吸收大量的热量，有利于维持体温相对恒定；④生理性止血：血液中的凝血因子、血小板发挥生理性止血作用，而抗凝血因子保障血流畅通；⑤免疫防御：血液中的中性粒细胞、单核细胞、淋巴细胞、血浆蛋白等构成机体的非特异性和特异性免疫系统，行使生理防御功能。如果器官血液供应不足，将引起各器官功能障碍、结构损伤甚至坏死。很多疾病可导致血液成分或理化性质的特征性变化。因此，临床血液检查有重要的医学诊断价值。

第一节　血液生理概述

一、血液的组成

血液由血浆（plasma）和悬浮于其中的血细胞（blood cell）组成。新鲜抗凝处理的血液以 3 000r/min 的速度离心 30min，由于血细胞和血浆的比重不同，血液分为三层（图 3-1）：上层淡黄色的液体为血浆；下层深红色不透明的为红细胞；中间有一灰白色的薄层是白细胞和血小板。血细胞在全血中所占的容积百分比称为血细胞比容（hematocrit），因血细胞中 99% 为红细胞，故其数值主要反映全血中红细胞数量的相对值。正常成年男性血细胞比容为 40%~50%，成年女性为 37%~48%，新生儿约为 55%。当血浆量或红细胞数量发生改变时，都可使血细胞比容发生改变。例如：严重腹泻或大面积烧伤时，体液中水分丧失较多，血浆量减少，血细胞比容将会升高；贫血患者的红细胞数量减少，血细胞比容就会降低。

（一）血浆

血浆中 91%~92% 是水分，溶质包括蛋白质和一些低分子物质，如电解质、营养物质、代谢产物及激素等。血浆中电解质含量与组织液基本相同，但血浆蛋白的浓度和组织液相比有较大差别。

1. 血浆蛋白（plasma protein）　是血浆中多种蛋白质的总称，含量为 65~85g/L。用盐析法可将血浆蛋白分为三类，即白蛋白

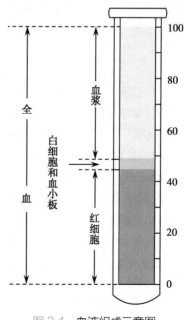

图 3-1　血液组成示意图

（albumin，A）、球蛋白（globulin，G）和纤维蛋白原（fibrinogen）。白蛋白为 40~48g/L，是含量最多的血浆蛋白，球蛋白为 15~30g/L，纤维蛋白原含量最少。血浆蛋白的主要功能有：①形成血浆胶体渗透压，调节血管内外水平衡；②与甲状腺激素、肾上腺皮质激素、性激素等可逆性结合，使其不易经肾排出；③作为载体运输脂质、维生素等物质；④参与血液凝固、抗凝和纤维蛋白溶解等生理过程；⑤抵御病原微生物的入侵，起防御和保护功能；⑥营养功能。

2. **水和无机盐**   血浆中的无机盐绝大部分以离子状态存在。阳离子以 Na^+ 为主，还有少量 K^+、Ca^{2+}、Mg^{2+} 等；阴离子主要是 Cl^- 及少量 HCO_3^-、HPO_4^{2-} 等。这些离子的主要功能是形成血浆晶体渗透压、维持酸碱平衡和神经肌肉的正常兴奋性等。

3. **非蛋白含氮化合物**   血浆中除蛋白质以外的含氮化合物总称为非蛋白含氮化合物，主要包括尿素、尿酸、肌酸和肌酐等，是体内蛋白质和核酸的代谢产物，经肾排出体外。这些化合物中所含的氮称为非蛋白氮（non-protein nitrogen，NPN），其中 1/3~1/2 的 NPN 为血尿素氮（blood urea nitrogen，BUN）。当肾衰竭时，血中 NPN 和 BUN 含量都升高。因此，测定血中 NPN 和 BUN 的含量有助于了解体内的蛋白质代谢和肾功能的状况。

（二）血细胞

血细胞可分为红细胞（erythrocyte 或 red blood cell，RBC）、白细胞（leukocyte 或 white blood cell，WBC）和血小板（platelet 或 thrombocyte）三类。因为红细胞数量远高于白细胞和血小板，故血液呈红色。

二、血液的理化特性

（一）血液的比重

正常人全血的比重为 1.050~1.060，其高低主要取决于红细胞的数量；血浆的比重为 1.025~1.030，其高低主要取决于血浆蛋白的含量；红细胞的比重为 1.090~1.092，其高低主要取决于红细胞中血红蛋白的含量。

（二）血液黏滞性

血液的黏滞性来源于其内部溶质分子或颗粒间的摩擦。如以水的黏滞性为 1，则全血的相对黏滞性为 4~5，血浆的相对黏滞性为 1.6~2.4。全血的相对黏滞性主要取决于红细胞数量，血浆黏滞性主要取决于血浆蛋白含量。严重贫血患者红细胞数量减少，血液黏滞性下降；严重呕吐、腹泻或大面积烧伤患者，因血浆水分大量渗出，红细胞数量相对增多，血液黏滞性增高。血液黏度是形成血流阻力的重要因素之一，血液黏滞性增高可使血流阻力增大，血流速度减慢，既增加心脏负担，又易引起血管内凝血的发生，影响血液循环的正常运行。

（三）血浆渗透压

1. **渗透压**（osmotic pressure）   是溶液中溶质分子所具有的吸引和保留水分子的能力。渗透压大小与溶液中所含溶质的颗粒数目成正比，与溶质种类和颗粒大小无关。溶质颗粒数多，渗透压高，对水的吸引力大；反之，则对水的吸引力小。

2. **血浆渗透压的组成与正常值**   正常人血浆渗透压约为 300mOsm/L（相当于 770kPa 或 5 790mmHg）。血浆渗透压由两部分组成：①晶体渗透压（crystal osmotic pressure），由血浆中的电解质产生，80% 来自 Na^+ 和 Cl^-，占血浆总渗透压的 99% 以上；②胶体渗透压（colloid osmotic pressure），由血浆中的胶体物质（如血浆蛋白，主要是白蛋白）所形成。血浆中虽含有大量蛋白质，但因蛋白质分子量大且数量少，因此形成的渗透压仅 1.3mOsm/L（25mmHg），不足血浆总渗透压的 1%。而在血浆蛋白中，白蛋白的分子量较小且分子数量最多，故血浆胶体渗透压主要来自白蛋白。若血浆中白蛋白明显减少，即使球蛋白增加而保持血浆蛋白总量不变，血浆胶体渗透压也将明显降低。

3. **血浆渗透压的生理意义**

（1）血浆胶体渗透压：由于血浆蛋白的分子量较大，一般不能通过毛细血管管壁，所以血浆蛋白浓度远高于组织液,血浆胶体渗透压高于组织液胶体渗透压,趋向于将组织液中的水分吸引到血管内以维持血容量。当血浆蛋白含量减少时,如肝硬化(血浆蛋白质合成减少)、慢性肾炎(血浆蛋白质丢失过多)或营养不良(蛋白质摄入不足),均可使血浆胶体渗透压下降,导致水分向组织液转移而形成组织水肿。因此,血浆胶体渗透压在调节毛细血管内外水平衡和维持正常的血浆容量中起重要作用(图 3-2)。

(2)血浆晶体渗透压:水和电解质可自由通过毛细血管壁,因而血浆与组织液晶体渗透压基本相等,所以血浆晶体渗透压对血管内外水的分布不产生显著影响。但这些晶体物质绝大部分不易透过细胞膜,而水分子可自由通过。正常情况下,细胞内外的渗透压相等,水分子进出细胞的量保持平衡,故细胞可保持正常形态和功能(图 3-2)。当某种原因引起血浆晶体渗透压改变,导致水分子移动,将引起血细胞形态和功能发生改变。血浆晶体渗透压过低时,血浆中的水被吸引进入红细胞,红细胞逐步膨胀,甚至破裂溶血;反之,当血浆晶体渗透压升高时,水从红细胞内渗出,导致细胞皱缩变形。因此,血浆晶体渗透压的相对恒定对维持细胞内外水平衡和细胞的正常形态与功能极为重要。正常人的红细胞在等渗氯化钠溶液(0.9% NaCl)中能保持正常形态和大小,在 0.42%~0.46% NaCl 溶液中开始发生溶血,在 0.35% NaCl 溶液中完全溶血。因此,临床上大量静脉补液时需采用等渗溶液。

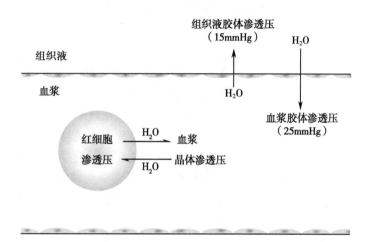

图 3-2 血浆晶体渗透压与血浆胶体渗透压的作用示意图

以血浆渗透压为标准,与血浆渗透压相等的溶液称为等渗溶液,如 0.9% NaCl(生理盐水)和 5%葡萄糖注射液等;高于血浆渗透压的溶液称为高渗溶液;低于血浆渗透压的溶液则称为低渗溶液。但并非所有的等渗溶液均能使悬浮于其中的红细胞保持正常形态和大小,例如,1.9% 尿素溶液虽是等渗溶液,但将红细胞置于其中会立即发生破裂溶血,这是因为尿素分子能自由通过红细胞膜,导致红细胞内渗透压增高,水分进入细胞,使红细胞肿胀、破裂而发生溶血。临床上将能使悬浮于其中的红细胞保持正常形态和大小的溶液称为等张溶液。0.9% NaCl 溶液既是等渗溶液也是等张溶液;1.9% 尿素溶液是等渗溶液但不是等张溶液。

(四)血浆 pH

正常人血浆 pH 为 7.35~7.45。血浆 pH 的相对恒定主要依靠血浆中的缓冲对来维持。血浆中含有多种酸碱缓冲对,以 $NaHCO_3/H_2CO_3$ 缓冲对最为重要,其含量多,缓冲力强。当酸性或碱性物质进入血液时,通过缓冲系统的作用,特别是经肺和肾不断排出体内过多的酸或碱,使血浆 pH 波动极小。血浆 pH 低于 7.35 称为酸中毒,高于 7.45 为碱中毒;血浆 pH 低于 6.9 或高于 7.8 将危及生命。因此,血浆 pH 的相对恒定是机体进行正常生命活动的必备条件。

三、血液的免疫学特性

机体在日常活动中不断暴露于细菌、病毒、真菌、寄生虫等病原微生物,这些病原微生物的入侵可引起器官、组织的损害及功能异常,甚至死亡。免疫系统是机体抵御病原体感染的关键系统。此外,免疫系统能通过清除体内衰老、损伤的细胞发挥免疫自稳功能,通过识别、清除体内突变细胞发挥免疫监视功能。免疫系统由免疫组织与器官、免疫细胞和免疫分子组成。血液中的各种血细胞、抗体和补体是机体免疫系统的重要组成部分,红细胞还参与机体的免疫活动。机体免疫可分为固有免疫和获得性免疫两类。

(一) 固有免疫

固有免疫(innate immunity)是机体在种系发育和进化过程中形成的天然免疫防御功能,即出生后就已具备的非特异性防御功能,也称为非特异性免疫(nonspecific immunity)。固有免疫细胞及固有免疫分子(如血浆中的补体等)是实现非特异性免疫功能的重要效应细胞和效应分子。固有免疫细胞包括吞噬细胞、树突状细胞(dendritic cell,DC)、自然杀伤(natural killer,NK)细胞、自然杀伤 T 细胞等。吞噬细胞主要包括中性粒细胞和单核巨噬细胞系统,具有识别、吞噬和杀灭细菌等作用。DC 是功能最强的抗原提呈细胞,可摄取、加工处理并提呈抗原,进而激活初始 T 细胞。NK 细胞能非特异性杀伤肿瘤细胞和被病毒及胞内病原体感染的靶细胞。此外,巨噬细胞也具有一定的抗原提呈能力。因此,固有免疫是机体抵御病原微生物入侵的第一道防线,启动并参与获得性免疫应答。

(二) 获得性免疫

获得性免疫(acquired immunity)是个体出生后与抗原物质接触后产生或接受免疫效应因子后所获得,具有特异性,可专一性地与某种抗原物质起反应,又称特异性免疫(specific immunity),分为体液免疫和细胞免疫。由通过机体免疫系统产生针对某种抗原的特异性抗体,并由特异性抗体发挥后续的免疫功能,称为体液免疫;由活化的淋巴细胞攻击破坏相应入侵病原微生物或毒素,称为细胞免疫。获得性免疫主要依赖于特异性免疫细胞,包括 T 淋巴细胞和 B 淋巴细胞的参与。B 淋巴细胞通过分化为具有抗原特异性的浆细胞产生抗体而引起体液免疫,T 淋巴细胞通过形成活化的效应淋巴细胞以及分泌细胞因子引起细胞免疫。B 淋巴细胞和 T 淋巴细胞负责识别和应答特异性抗原,是获得性免疫的主要执行者。红细胞也与机体的免疫反应有关。红细胞表面有补体受体,具有识别抗原的免疫功能,当相关抗原进入血液后能被黏附到红细胞表面,形成的免疫复合物在经过肝、脾时,能被巨噬细胞所吞噬,从而清除病理性循环免疫复合物。

第二节   血细胞生理

一、血细胞生成部位和一般过程

成人各类血细胞均起源于骨髓造血干细胞。造血(hemopoiesis)过程是各类造血细胞发育、成熟的过程。首先是造血干细胞(hematopoietic stem cell)分化为造血祖细胞(hematopoietic progenitor cell)。造血干细胞经过不对称性有丝分裂形成两个子代细胞,其中一个仍维持造血干细胞的全部特征,另一个子代细胞分化成造血祖细胞。第二个阶段是造血祖细胞形成定向祖细胞(committed progenitor cell),分别为红系爆式集落形成单位(burst forming unit-erythroid,BFU-E)、红系集落形成单位(colony forming unit-erythrocyte,CFU-E)、粒 - 单核系集落形成单位(colony-forming unit-granulocyte and monocyte,CFU-GM)、巨核系集落形成单位(colony-forming unit-megakaryocyte,CFU-MK)和淋巴系集落形成单位(colonyforming unit-lymphocyte,CFU-L)。第三个阶段是上述各系定向祖细胞发育为前体细胞(precursor cell),此时的造血细胞已经发育成为形态上可以辨认的各系幼稚细胞。第四阶段是前体细胞进一步发育成熟为具有特殊功能的各类血细胞,然后有规律地释放进入血液循环(图 3-3)。

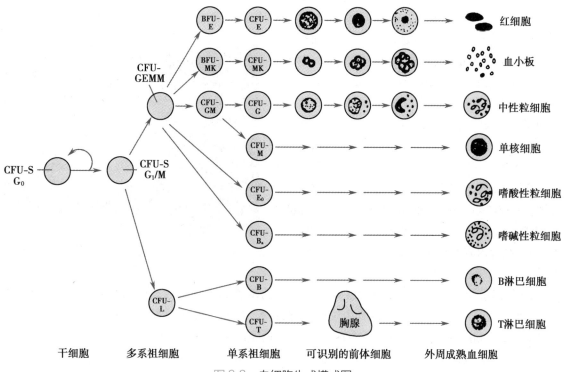

图 3-3 血细胞生成模式图

CFU-S:脾集落形成单位;CFU-GEMM:粒红巨核巨噬系集落形成单位;BFU-E:红系爆式集落形成单位;CFU-E:红系集落形成单位;BFU-MK:巨核系爆式集落形成单位;CFU-MK:巨核系集落形成单位;CFU-GM:粒 - 单核系集落形成单位;CFU-G:粒系集落形成单位;CFU-M:巨噬系集落形成单位;CFU-E$_o$:嗜酸系集落形成单位;CFU-B$_a$:嗜碱系集落形成单位;CFU-L:淋巴系集落形成单位;CFU-B:B 淋巴细胞集落形成单位;CFU-T:T 淋巴细胞集落形成单位;G$_0$:G$_0$ 期;G$_1$/M:G$_1$ 期 /M 期。

一些理化因素(苯、X 线和 γ 射线)、生物因素(某些病毒感染)和药物(氯霉素、环磷酰胺)等可引起骨髓造血干细胞发生质的异常和量的减少,引起再生障碍性贫血。

二、红细胞生理

(一) 红细胞的形态、数量和功能

红细胞是血液中数量最多的一种血细胞。正常成熟红细胞无核,呈双凹圆碟形,直径为 7~8μm,周边最厚处为 2.5μm,中央最薄处为 1μm。红细胞保持正常的双凹圆碟形需消耗能量。红细胞从血浆摄取葡萄糖,通过糖酵解产生 ATP(腺苷三磷酸),维持细胞膜中钠泵的活动,从而保持细胞容积和双凹圆碟的形态。

我国成年男性红细胞的数量为 $(4.0~5.5) \times 10^{12}$ 个 /L,女性为 $(3.5~5.0) \times 10^{12}$ 个 /L。红细胞内的蛋白质主要是血红蛋白(hemoglobin,Hb),我国成年男性血红蛋白浓度为 120~160g/L,女性为 110~150g/L。生理情况下,红细胞数量和血红蛋白含量随年龄、性别、体质条件和生活环境不同而有一定的差异,营养良好、体格健壮以及经常从事体育锻炼者红细胞较多,久居高原者比平原居住者多。如果血液中红细胞数量或血红蛋白含量低于正常者称为贫血(anemia)。

红细胞的主要功能是运输 O_2 和 CO_2。此外,红细胞内有多种缓冲对,对维持血浆 pH 的相对稳定起一定的作用。若红细胞发生破裂,溢出的血红蛋白则失去运输气体和缓冲酸碱的功能。

（二）红细胞的生理特性与功能

1. 红细胞的生理特性

（1）可塑变形性：红细胞在血管中运行时，经常需要通过口径比它小的毛细血管和血窦孔隙，此时红细胞将发生卷曲变形，通过后又恢复原状，红细胞的这种在外力作用下可以变形的能力称为红细胞可塑变形性（plastic deformation of erythrocyte）（图 3-4）。可塑变形性是红细胞生存所需的最重要特性。红细胞的变形性取决于红细胞的几何形状、红细胞内的黏度和红细胞膜的弹性，其中以红细胞正常的双凹圆碟形最为重要。正常成人红细胞的体积约为 $90\mu m^3$，表面积约为 $140\mu m^2$。而相同体积的球形物体表面积仅为 $100\mu m^2$。因此，正常双凹圆碟形使红细胞表面积与体积比增大，变形能力增强；如果红细胞变成球形（遗传性球形红细胞增多症），则表面积与体积比明显降低，变形能力就会显著减弱。此外，当红细胞内容物的黏度增大或红细胞膜弹性降低时，红细胞的变形能力也会降低。

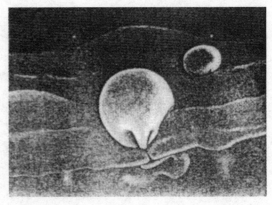

图 3-4　红细胞挤过脾窦的内皮细胞裂隙（大鼠）

（2）悬浮稳定性：将抗凝的静脉血置于有刻度的垂直细玻璃管内，红细胞将因重力作用而下沉，但沉降速度较慢，表明红细胞能相对稳定地悬浮于血液而不易下沉，该特性称为悬浮稳定性（suspension stability）。通常以红细胞在第 1h 末下沉的距离来表示红细胞沉降的速度，即红细胞沉降率（erythrocyte sedimentation rate，ESR），简称血沉。正常成年男性为 0~15mm/h，女性为 0~20mm/h。红细胞悬浮稳定性与血沉成反变关系，即血沉愈大则表示其悬浮稳定性愈小。

红细胞具有悬浮稳定性的原因可能是由于红细胞呈双凹圆碟形，具有较大的表面积与体积比，与血浆摩擦力大，不易下沉。另外，正常红细胞表面的 N-乙酰神经氨酸带有负电荷而互相排斥。某些疾病时（活动性肺结核、风湿热、恶性肿瘤、骨折等），由于多个红细胞彼此间以凹面相贴重叠在一起，称为红细胞叠连，使血沉加快。血沉的快慢取决于血浆的性质，而与红细胞本身无关。通常血浆中白蛋白和卵磷脂含量增多时可提高红细胞悬浮稳定性，使血沉减慢；球蛋白、纤维蛋白原及胆固醇含量增多时可降低红细胞悬浮稳定性，使血沉加快。临床中，血沉试验对某些疾病的诊断有一定的价值。

（3）渗透脆性：红细胞在低渗盐溶液中发生膨胀、破裂的特性称为红细胞的渗透脆性（osmotic fragility），简称脆性。将正常人红细胞悬浮于一系列浓度递减的低渗 NaCl 溶液中，水将在渗透压差的作用下不断渗入红细胞，于是红细胞由正常双凹圆碟形逐渐胀大，直至破裂溶血。这一现象说明红细胞对低渗溶液具有一定的抵抗力。抵抗力大则其脆性小，不易破裂溶血；反之则其脆性大，易破裂溶血。正常红细胞的渗透脆性也有一定的差异，如初成熟的红细胞较衰老的红细胞抵抗力大，即脆性小。某些病理情况下（如遗传性球形红细胞增多症、先天性溶血性黄疸）的红细胞脆性增大。故临床上测定红细胞的渗透脆性有助于一些疾病的临床诊断。

2. 红细胞的功能　主要是运输 O_2 和 CO_2。红细胞运输 O_2 的功能依赖于细胞内的血红蛋白来实现，血液中 98.5% 的 O_2 与血红蛋白结合，以氧合血红蛋白的形式存在。血液中的 CO_2 主要以碳酸氢盐和氨基甲酸血红蛋白的形式存在，分别占 CO_2 运输总量的 88% 和 7%。红细胞内含有丰富的碳酸酐酶，可催化 CO_2 和 H_2O 迅速生成碳酸，后者再解离为 HCO_3^- 和 H^+。在红细胞的参与下，血液运输 CO_2 的能力可提高 18 倍。此外，红细胞参与对血液中的酸性、碱性物质的缓冲及免疫复合物的清除。

（三）红细胞的生成与破坏

1. 红细胞的生成　正常成人每天约产生 2×10^{11} 个红细胞。红骨髓是成人生成红细胞的唯一场所，因此正常的红骨髓造血功能是红细胞生成的前提条件。红细胞在骨髓内发育成熟，经历了一个细胞体积由大变小,细胞核从有到无,细胞质中的血红蛋白从无到有的复杂过程。即由骨髓造血干细胞分化为红系造血祖细胞,经过原红细胞、早幼红细胞、中幼红细胞、晚幼红细胞、网织红细胞,最后发育成为成熟红细胞。晚幼红细胞不再分裂,细胞内的血红蛋白含量已达到正常,细胞核逐渐消失,成为网织红细胞而逐渐释放入血,并于1~2d内脱去核糖体和线粒体,发育为成熟红细胞。当骨髓造血功能增强时,大量网织红细胞释放入血,因此,通过外周血网织红细胞计数可了解骨髓的造血功能。

(1)红细胞生成所需的原料:红细胞的主要成分是血红蛋白,血红蛋白由珠蛋白和血红素结合而成。所以合成血红蛋白的主要原料是蛋白质和铁。蛋白质主要来自于肉类及豆类食物,由于红细胞具有优先利用体内氨基酸合成所需蛋白质的特性,故因单纯蛋白质缺乏而引起的贫血极为少见。成年人每天需要20~30mg铁用于红细胞的生成,其中:从食物中获取约5%,即每天需从食物中吸收1mg以补充体内缺失的铁;95%来自体内铁的再利用,衰老的红细胞在体内破坏后,由血红蛋白分解释放出的铁可被骨髓再利用合成新的血红蛋白。当铁摄入不足或吸收障碍、婴儿期或妇女孕期和哺乳期铁需要量增大、长期慢性失血导致机体缺铁时,可使血红蛋白合成减少,引起小细胞低色素性贫血,即缺铁性贫血。可口服硫酸亚铁或柠檬酸铁铵等含铁药物予以治疗,并多吃含铁丰富的食物,如菠菜、动物肝脏、蛋类等。

(2)影响红细胞成熟的因素:叶酸和维生素 B_{12} 是红细胞发育过程中合成 DNA 必需的辅酶。叶酸在体内须转化成四氢叶酸后才能参与 DNA 的合成。叶酸的转化需维生素 B_{12} 的参与。因此,当机体缺乏维生素 B_{12} 和叶酸时,红细胞 DNA 合成减少,细胞核分裂异常,外周血中出现体积较大的幼红细胞,称为巨幼细胞贫血。正常情况下,食物中叶酸和维生素的含量能满足红细胞生成的需要,但维生素 B_{12} 的吸收必须有内因子的参与。内因子是由胃黏膜壁细胞分泌的一种糖蛋白,它与维生素 B_{12} 结合形成内因子 - 维生素 B_{12} 复合物,从而保护维生素 B_{12} 不受小肠内蛋白水解酶的破坏,并通过回肠黏膜吸收入血。当胃大部分切除或萎缩性胃炎时,内因子分泌减少可导致维生素 B_{12} 吸收障碍,亦可引起巨幼细胞贫血。

2. 红细胞的破坏 红细胞在血液中的平均寿命约为 120d。衰老或受损的红细胞变形能力减退,脆性增高。在通过骨髓、脾脏等处的微小孔隙时,容易滞留于脾脏和骨髓中而被巨噬细胞所吞噬,即血管外破坏;也可因受湍急血流的冲击而破损,即血管内破坏。其中约 90% 的衰老红细胞经巨噬细胞吞噬(主要是脾脏)而破坏。红细胞的生成与破坏呈动态平衡,从而使红细胞数量维持在正常范围内。

(四)红细胞生成的调节

红细胞的生成主要受促红细胞生成素和雄激素的调节。

1. 促红细胞生成素(erythropoietin,EPO) 是调节机体红细胞生成的主要调控因子,主要由肾脏产生,其作用是促进晚期红系造血祖细胞向原红细胞分化,加速幼红细胞的增殖和血红蛋白的合成,并促进网织红细胞的成熟与释放。任何引起肾脏氧供不足的因素,如肾血流量减少、贫血、缺氧均可使肾脏合成和分泌 EPO 增加,促进红细胞生成,从而提高血液运输氧的能力,缓解组织缺氧状态(图 3-5)。正常人从平原进入高原地区,环境缺氧使机体血氧分压降低,导致 EPO 生成增加,外周血液中红细胞数量和血红蛋白含量增加。双肾实质严重破坏的晚期肾脏疾病患者,EPO 生成减少或基本停止,故常伴有难以纠正的贫血。红系造血祖细胞 EPO 受体缺陷可致再生障碍性贫血。目前,临床上已成功将重组人 EPO 用于治疗慢性肾衰竭和恶性肿瘤所致贫血,以及再生障碍性贫血等。

2. 雄激素 可直接刺激骨髓造血组织,使红细胞生成增多;还可刺激肾脏产生和释放 EPO,间接促进红细胞生成。雌激素则可降低红系造血祖细胞对 EPO 的反应性,抑制红细胞生成。这可能是成年男性红细胞数量和血红蛋白含量高于女性的重要原因之一。临床上应用雄激素治疗某些难治性贫血取得一定疗效。

此外,其他激素如甲状腺激素、生长激素和糖皮质激素等也可促进红细胞生成。

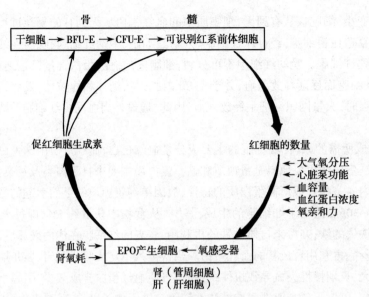

图 3-5 EPO 对红细胞生成的调节
BFU-E:红系爆式集落形成单位;CFU-E:红系集落形成单位。

三、白细胞生理

(一) 白细胞的数量与分类

白细胞是一类无色的有核细胞,在血液中一般呈球形。正常成年人白细胞数量为 $(4.0\sim10.0)\times10^9$ 个 /L,新生儿白细胞总数可达 $(12.0\sim20.0)\times10^9$ 个 /L。根据白细胞的形态和功能可将其分为粒细胞、单核细胞和淋巴细胞,其中粒细胞又根据其胞质颗粒的嗜色性不同而分为中性粒细胞、嗜酸性粒细胞和嗜碱性粒细胞。在正常情况下,机体白细胞总数和分类计数均相对稳定。

(二) 白细胞的功能

白细胞是机体免疫系统的一个重要组成部分,主要通过吞噬及免疫反应实现对机体的保护和防御。

1. **中性粒细胞** 是机体吞噬消化细菌的主要细胞,具有活跃的变形能力、高度的趋化作用和很强的吞噬病原微生物及坏死组织的功能。当细菌侵入机体时,中性粒细胞受到炎症区域释放的化学物质的吸引,穿过毛细血管壁,迅速向病灶部位游走,到达炎症部位后吞噬细菌,并通过细胞内的溶酶体所释放的多种蛋白水解酶和多种氧化酶,分解和消化细菌。血液中衰老或受损的红细胞,以及坏死的组织,也以类似的过程被中性粒细胞吞噬。当中性粒细胞吞噬 3~20 个细菌后,中性粒细胞本身也解体,溶酶体酶释放出来溶解周围组织而形成脓液。中性粒细胞是急性炎症时的主要反应细胞,当机体发生感染时,血液中的中性粒细胞数量将明显增加。

2. **嗜酸性粒细胞** 胞质中含有较大的椭圆形嗜酸颗粒,内含过氧化物酶和主要碱性蛋白而嗜酸性,只有吞噬功能而无杀菌能力。嗜酸性粒细胞可限制嗜碱性粒细胞和肥大细胞引起的过敏反应,还参与对蠕虫的免疫反应。当机体发生过敏反应、寄生虫感染等情况时,常伴有血中嗜酸性粒细胞增多的现象。

3. **嗜碱性粒细胞** 胞质中含有较大的嗜碱性颗粒,颗粒内含有肝素、组胺、嗜酸性粒细胞趋化因子 A 等。嗜碱性粒细胞释放的肝素具有抗凝血作用,使血流通畅,有利于吞噬细胞游走到炎症部位;组胺和白三烯可使支气管平滑肌收缩、毛细血管通透性增加,导致大量血浆渗出,从而引起哮喘、荨麻疹、鼻炎等过敏反应;释放的嗜酸性粒细胞趋化因子 A 可吸引嗜酸性粒细胞聚集于病变部位而限制过敏反应。因此,某些过敏性疾病可引起血中嗜碱性粒细胞增多。

4. 单核细胞 与中性粒细胞的功能很相似,有趋化性,能进行变形运动和吞噬活动。单核细胞在血液中短暂停留后进入组织,成为组织巨噬细胞,具有比中性粒细胞更强的吞噬能力。吞噬较大的异物,对某些细胞内细菌、真菌和原虫的杀伤极为关键。此外,还能识别和杀伤肿瘤细胞,参与激活淋巴细胞的特异性免疫功能。

5. 淋巴细胞 主要分为 T 淋巴细胞、B 淋巴细胞和 NK 细胞。淋巴细胞在机体的特异性免疫应答过程中起着非常重要的作用,故又称为免疫细胞。在功能上 T 淋巴细胞主要与细胞免疫有关,B 淋巴细胞主要与体液免疫有关,NK 细胞是机体天然免疫的重要执行者。

(三)白细胞的生成与破坏

白细胞与红细胞一样,也是起源于骨髓的造血干细胞,先后经历定向祖细胞、可识别的前体细胞和成熟白细胞阶段。白细胞的增殖与分化受一组造血生长因子和抑制因子的调节,其主要有①集落刺激因子:促进白细胞生成和发育;②抑制因子:如乳铁蛋白和转化生长因子等,它们可直接抑制白细胞的增殖、生长,或限制一些造血生长因子的释放及作用。

白细胞的寿命较难准确判断,中性粒细胞进入组织后,一般 3~4d 后衰老死亡。若有细菌入侵,粒细胞在吞噬病原微生物后"自溶"。单核细胞的寿命为数小时到数天,但进入组织后则可存活数月;淋巴细胞有的仅生存 1~2d,有的可长达数月或数年。

四、血小板生理

(一)血小板的形态和数量

血小板体积小,无细胞核,呈两面微凸的圆盘状,少数呈梭形或不规则形。正常成年人的血小板数量是 $(100~300) \times 10^9$ 个 /L。当血小板数量超过 $1\,000 \times 10^9$ 个 /L 时称为血小板过多,易发生血栓,可导致心、脑栓塞;血小板低于 100×10^9 个 /L 时称为血小板减少;当减少到 50×10^9 个 /L 以下时,毛细血管壁脆性增加,会出现皮肤、黏膜出血,临床上称之为血小板减少性紫癜。

(二)血小板的生理特性

1. 黏附 当血管内皮受损暴露出内膜下的胶原组织时,血小板便黏着于胶原组织上,这种现象称为血小板黏附。黏附是血小板在止血过程和血栓形成中十分重要的起始步骤。

2. 聚集 血小板之间相互黏附在一起的现象称为聚集。引起血小板聚集的因素称为致聚剂。体内的生理性致聚剂主要有腺苷二磷酸(ADP)、血栓素 A_2、肾上腺素、胶原、凝血酶、5- 羟色胺和组胺等;病理性致聚剂主要有细菌、病毒和药物等。血小板聚集可分为两个时相:第一时相发生迅速,聚集后还可解聚,称为可逆性聚集;第二时相发生缓慢,聚集后不能再解聚,称为不可逆性聚集。

3. 释放 血小板受刺激后可将颗粒中的生物活性物质(如 5- 羟色胺、血小板因子Ⅲ和儿茶酚胺等)向外排出,这一过程称为血小板的释放。血小板释放的 5- 羟色胺可使小动脉收缩,有助于止血;血小板因子Ⅲ可以参与凝血过程。

4. 收缩 血小板通过其内部收缩蛋白的收缩作用,使血凝块回缩和血栓硬化,有利于止血。

5. 吸附 血小板膜表面能吸附血浆中多种凝血因子,使局部凝血因子浓度升高,可促进和加速凝血过程。

(三)血小板的生理功能

1. 参与生理性止血 在生理性止血过程中,血小板通过黏附、聚集和释放反应,形成血小板血栓,实现初步止血(详见本章第三节"生理性止血")。

2. 促进血液凝固 血小板含有许多具有促进血液凝固作用的因子,这些因子统称为血小板因子(platelet factor,PF)。如:血小板磷脂表面的 PF_3 能将凝血因子Ⅺ、Ⅹ、Ⅴ、Ⅱ和 Ca^{2+} 吸附于其表面,参与凝血过程;PF_2 能促进纤维蛋白原转变为纤维蛋白单体;PF_4 具有抗肝素作用,有利于凝血酶的生成和加速凝血。

3. 维持毛细血管内皮完整性   正常情况下,血小板能填补血管内皮细胞脱落后留下的空隙并能融入内皮细胞,对血管内皮的修复及维持血管内皮完整性具有重要的作用。

(四) 血小板的生成与破坏

血小板是从骨髓中成熟的巨核细胞上脱落下来的具有生物活性的小块细胞胞质。巨核细胞仅占骨髓有核细胞的 0.05%,但一个巨核细胞可产生 200~700 个血小板。从原始巨核细胞到释放血小板入血需 8~10d。

血小板进入血液后,平均寿命为 7~14d,但只在开始 2d 具有生理功能。在生理性止血活动中,血小板聚集后本身可解体并释放出全部活性物质,也可融入血管内皮细胞。表明血小板除衰老、破坏外,还会在发挥生理作用的过程中被消耗。全部血小板中,具有止血功能的血小板占 20%~25%,其余大部分为衰老的无活动能力的血小板,衰老的血小板在脾、肝和肺组织中被吞噬。因此,脾功能亢进有出血倾向。

第三节   生理性止血

一、生理性止血的基本过程

生理性止血是指小血管损伤后,血液从血管内流出,数分钟后出血自行停止的现象。临床上通常用采血针刺破耳垂或指尖,使血液自然流出,测定出血持续时间,称为出血时间。正常值为 1~3min。通常用出血时间来检测生理性止血的功能,当血小板减少或血小板功能有缺陷时出血时间延长,甚至出血不止。

生理性止血包括三个时相:①小血管收缩。损伤性刺激及血小板释放缩血管物质,如 5- 羟色胺、肾上腺素等使受损血管收缩,从而减缓出血并促进止血。②血小板血栓的形成。血管损伤后,内皮下的胶原暴露,血小板黏附于内皮下的胶原聚集成团,形成松软的止血栓,暂时堵塞小出血口,实现初期止血。③血液凝固。血小板结合并激活多种凝血因子,启动凝血过程,形成坚实的血凝块,封住血管破口,最后完成生理性止血过程。

二、血液凝固

血液由流动的液体状态变成不能流动的凝胶状态的过程,称为血液凝固(blood coagulation),简称凝血。血液凝固是一系列凝血因子参与的复杂的酶促级联反应过程,其实质是血浆中的可溶性纤维蛋白原变成不溶性纤维蛋白的过程。血液凝固后,血凝块周围析出少量淡黄色液体,称为血清(serum)。血清不同于血浆,其中不含纤维蛋白原等凝血因子,但增加了由血管内皮细胞和血小板释放的生物活性物质。

(一) 凝血因子

血浆与组织中直接参与血液凝固的物质称为凝血因子(blood coagulation factor)。目前已确定的凝血因子主要有 14 种,其中已按国际命名法依据各因子被发现的先后顺序,用罗马数字编号的凝血因子有 12 种(表 3-1)。此外,前激肽释放酶、高分子量激肽原以及来自血小板的磷脂等也直接参与凝血过程。

表 3-1　按国际命名法编号的凝血因子

编号	同义名	编号	同义名
I	纤维蛋白原	VIII	抗血友病因子
II	凝血酶原	IX	血浆凝血活酶
III	组织因子	X	Stuart-Prower 因子
IV	Ca^{2+}	XI	血浆凝血活酶前质
V	前加速素	XII	接触因子
VII	前转变素	XIII	纤维蛋白稳定因子

凝血因子具有以下特征：①除因子Ⅳ是 Ca^{2+} 外,其余的凝血因子均为蛋白质,且因子Ⅱ、Ⅶ、Ⅸ、Ⅹ、Ⅺ、Ⅻ和前激肽释放酶都是丝氨酸蛋白酶,能对特定的肽链进行有限水解。但正常情况下这些蛋白酶是以无活性的酶原形式存在,必须经过激活才具有活性,这一过程称为凝血因子的激活。习惯上被激活的凝血因子右下角用字母"a"(activated)标记,如活化的因子Ⅹ写成Ⅹa。②因子Ⅲ、Ⅴ、Ⅷ和高分子量激肽原在凝血反应中起辅助因子的作用,可使相应的丝氨酸蛋白酶凝血因子的催化速率增快成千上万倍。③除因子Ⅲ(组织因子)外,其他凝血因子均存在于血浆中,且多数在肝脏合成。④因子Ⅱ、Ⅶ、Ⅸ、Ⅹ在肝脏合成时需要维生素 K 的参与,故称为维生素 K 依赖性凝血因子。当体内维生素 K 缺乏或肝功能受损时可引起凝血障碍。

(二)凝血过程

凝血是一系列凝血因子相继激活的一个"瀑布"样反应过程,分为三个基本步骤:①凝血酶原复合物的形成;②凝血酶原的激活;③纤维蛋白的生成(图 3-6)。

1. 凝血酶原复合物的形成　凝血酶原激活物由因子Ⅹa、PF_3、Ⅴ、Ca^{2+} 组合而成,其形成的关键是因子Ⅹ的激活。根据凝血酶原复合物形成的启动途径不同,可将凝血分成内源性凝血途径和外源性凝血途径。

(1)内源性凝血途径:参与凝血的因子全部存在于血液,由因子Ⅻ的激活而启动。当血管内膜损伤,血液与带负电荷的内膜下结构接触,或血流与异物接触时,因子Ⅻ结合到相关结构表面并被激活成为因子Ⅻa。因子Ⅻa又激活因子Ⅺ。因子Ⅺa在 Ca^{2+} 的参与下,激活因子Ⅸ。因子Ⅸa在 Ca^{2+} 的作用下与因子Ⅷa在活化的血小板提供的膜磷脂表面形成复合物,激活因子Ⅹ,从而形成凝血酶原激活物。

因子Ⅷ是辅助因子,它能使因子Ⅸa激活因子Ⅹ的速度提高 20 万倍。遗传性因子Ⅷ缺乏导致甲型血友病,患者凝血过程非常缓慢,甚至微小的创伤也出血不止,因此,因子Ⅷ又被称为抗血友病因子。缺乏因子Ⅸ和因子Ⅺ时,内源性途径激活因子Ⅹ的反应受阻,血液不易凝固,分别称为乙型和丙型血友病。

(2)外源性凝血途径:是由血液外的组织因子(因子Ⅲ)暴露于血液而启动的凝血过程,创伤出血后因子Ⅲ进入血管内激活因子Ⅶ,并与因子Ⅶa、PF_3 和 Ca^{2+} 一起组成凝血酶原激活复合物,使因子Ⅹ激活。此外,该复合物还可激活因子Ⅸ,使内源性凝血途径与外源性凝血途径共同完成凝固过程。

2. 凝血酶原的激活　凝血酶原复合物激活凝血酶原生成凝血酶(因子Ⅱa)。凝血酶具有多种功能:①使纤维蛋白原转变为纤维蛋白单体;②激活因子Ⅻ,生成因子Ⅻa;③激活因子Ⅴ、Ⅷ、Ⅺ,使凝血过程呈一个正反馈过程;④使血小板活化,为凝血过程提供磷脂表面。

3. 纤维蛋白的生成　凝血酶能迅速催化纤维蛋白原,使之成为纤维蛋白单体。在 Ca^{2+} 的作用下,凝血酶还能激活因子Ⅻ成为因子Ⅻa,因子Ⅻa使纤维蛋白单体转变为牢固的不溶性纤维蛋白多聚体,后者交织成网,网罗血细胞形成血凝块。上述凝血过程见图 3-6。

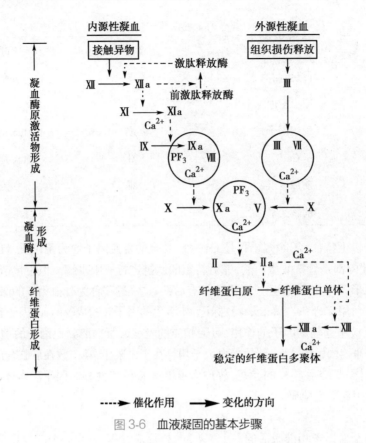

图 3-6　血液凝固的基本步骤

(三) 抗凝和促凝

凡是能阻断或延缓凝血过程的因素都可以抗凝；相反，能加速凝血过程的因素都可以促凝。正常情况下，血管内的血液能保持流体状态而不发生凝固，主要因为：①正常情况下血管内皮光滑完整，因子Ⅻ不易被激活，血小板也不易发生黏附；②适宜流速的血液可以带走少量活化的凝血因子，使早期凝血过程不会发生；③正常人血浆中存在多种抗凝血物质，如抗凝血酶Ⅲ、肝素和蛋白质 C 等；④体内存在着纤维蛋白溶解系统。

1. 丝氨酸蛋白酶抑制物　血浆中含有多种丝氨酸蛋白酶抑制物，主要有抗凝血酶（antithrombin）、肝素辅因子Ⅱ、C_1 抑制物等。抗凝血酶是最重要的抑制物，抗凝血酶Ⅲ主要由肝脏和血管内皮细胞合成，能与凝血酶结合形成复合物而使其失活，还能封闭凝血因子Ⅸa、Ⅹa、Ⅺa、Ⅻa 等分子的活性中心而使之失活，从而阻断凝血过程。正常情况下，抗凝血酶Ⅲ的直接抗凝作用非常慢而弱，不能有效地抑制凝血，与肝素结合后，其抗凝作用则可增强 2 000 倍。但生理情况下，由于循环血浆中肝素浓度低，抗凝血酶Ⅲ主要通过与内皮细胞表面的硫酸乙酰肝素结合而增强血管内皮的抗凝功能，临床上抗凝血酶Ⅲ缺乏易导致静脉血栓形成和肺栓塞，但与动脉血栓形成关系不大。

2. 肝素　主要是由肥大细胞和嗜碱性粒细胞产生的一种酸性黏多糖，存在于大多数组织中，尤以肝、肺中含量丰富，肝素与抗凝血酶Ⅲ结合后，使抗凝血酶Ⅲ的抗凝作用增强 2 000 倍。肝素能抑制血小板的黏附、聚集和释放反应，还可作用于血管内皮细胞，使之释放凝血因子抑制物和纤溶酶原激活物，增强对凝血过程的抑制和对纤维蛋白的降解。此外，肝素还能激活血浆中的脂酶，加速血浆中乳糜微粒的清除，因而可减轻脂蛋白对血管内皮的损伤，有助于防止与血脂有关的血栓形成。因此，肝素是一种很强的体内、体外抗凝物质，并已在临床实践中得到广泛应用。

3. 蛋白质 C 系统　在凝血过程中，因子Ⅷa 和Ⅴa 是因子Ⅹ和凝血酶原激活的限速因子。蛋白质 C 系统可使因子Ⅷa 和Ⅴa 灭活。蛋白质 C 系统主要包括蛋白质 C（protein C，PC）、凝血调节蛋白（thrombomodulin，TM）、蛋白质 S 和蛋白质 C 的抑制物。蛋白质 C 由肝脏合成，其合成需要维生素 K 参与，以酶原的形式存在于血浆中。当凝血酶离开损伤部位而与正常血管内皮细胞表面的 TM 结合后,激活蛋白质C。蛋白质C可灭活因子Ⅷa和Ⅴa,从而抑制因子Ⅹ和凝血酶原的激活作用,有助于避免凝血过程向周围正常血管部位扩展。TM是凝血酶激活蛋白质C的辅因子,它可使凝血酶激活蛋白质C的速度提高1 000倍。因此,TM是将凝血酶从促凝作用转变为抗凝作用的转换分子。此外,活化的蛋白质C还有促进纤维蛋白溶解的作用。血浆中的蛋白质S是活化蛋白质C的辅因子,可使活化的蛋白质C对因子Ⅷa和Ⅴa的灭活作用大大增强。

4. **组织因子途径抑制物**(tissue factor pathway inhibitor,TFPI) 是一种糖蛋白,其分子量为34kD,主要由血管内皮细胞产生,是外源性凝血途径的特异性抑制物,是体内主要的生理性抗凝物质。TFPI虽然能与因子Ⅹa和Ⅶa-组织因子复合物结合而抑制其活性,但只有在结合因子Ⅹa后才能结合Ⅶa-组织因子复合物。因此,TFPI并不阻断组织因子对外源性凝血途径的启动,待到生成一定数量的因子Ⅹa后才负反馈地抑制外源性凝血途径。

5. **延缓或加速凝血的方法**

(1)温度:由于许多凝血因子均为酶类,当温度在一定范围内升高时可加速血液凝固;相反,温度降低则血凝速度减慢。

(2)改变接触面:血管内皮受损后暴露出胶原纤维,血小板发生黏附、聚集、释放反应,粗糙表面也能激活因子Ⅻ,从而加速血液凝固。外科手术中采用温热生理盐水纱布压迫止血,温热生理盐水提高凝血酶活性,纱布提供粗糙面加速血液凝固。动脉粥样硬化患者的血管壁粗糙,易启动局部血液凝固,形成血栓。相反,光滑的表面可延缓凝血酶的形成。例如,将血液盛放在内表面涂有硅胶或石蜡的容器内即可延缓凝血。

(3)Ca^{2+}:在凝血反应中有多个环节需要Ca^{2+}参与。如设法除去血浆中游离Ca^{2+},血液将不能凝固。柠檬酸盐可与血浆中Ca^{2+}结合形成不易电离的可溶性络合物,防止血液凝固。柠檬酸盐与Ca^{2+}结合形成的络合物对人体无害,故可以用于输血时抗凝。

(4)其他:凝血因子Ⅱ、Ⅶ、Ⅸ、Ⅹ在肝脏合成时依赖于维生素K的参与。当维生素K不足,如肝脏有疾病或脂溶性维生素吸收不良时,可产生出血倾向。因此,为防止患者在手术中大出血,常在术前注射维生素K,以加速凝血。中草药或中成药如三七、云南白药等都能够促进血液凝固。

三、纤维蛋白的溶解

纤维蛋白溶解(fibrinolysis)是指血凝块中纤维蛋白被逐渐分解液化的过程,简称纤溶。纤溶的作用是防止血栓形成,保证血流通畅,还与组织修复、血管再生等功能有关。

参与纤溶过程的物质包括纤溶酶原、纤溶酶、纤溶酶原激活物、纤溶酶抑制物,称为纤溶系统。纤溶的基本过程可分为两个阶段,即纤溶酶原的激活与纤维蛋白(或纤维蛋白原)的降解(图3-7)。

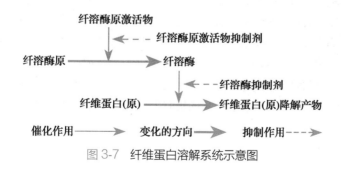

图3-7 纤维蛋白溶解系统示意图

(一) 纤溶酶原的激活

纤溶酶原主要由肝脏产生。正常情况下,血浆中的纤溶酶是以无活性的纤溶酶原形式存在,在纤溶酶原激活物的作用下发生有限水解,脱下一段肽链而激活成纤溶酶。纤溶酶原激活主要有组织型纤溶酶原激活物（tissue-type plasminogen activator，t-PA）和尿激酶型纤溶酶原激活物（urokinase-type plasminogen activator，u-PA），前者主要由血管内皮细胞产生，是血液中主要的内源性纤溶酶原激活物，后者主要由肾小管和集合管上皮细胞产生。正常情况下，刚分泌的 t-PA 即具有较弱的纤溶酶原激活作用；在纤维蛋白存在的条件下，t-PA 对纤溶酶原的亲和力大大增加，激活纤溶酶原的效应可增强 1 000 倍。t-PA 存在于多种组织中，尤以子宫、甲状腺、前列腺、肺等处含量较多，在组织损伤时释放出来，主要作用是在血管外促进纤溶，以利组织修复和创伤愈合。u-PA 是血液中活性仅次于 t-PA 的生理性纤溶酶原激活物，对纤维蛋白的亲和力低于 t-PA。u-PA 的主要功能是溶解血管外蛋白，如促进细胞迁移（排卵和着床、肿瘤转移等），其次是清除血浆中的纤维蛋白。

（二）纤维蛋白（原）的降解

纤溶酶是血浆中活性最强的蛋白水解酶，主要作用是将纤维蛋白或纤维蛋白原分解成许多可溶性的小分子肽，总称为纤维蛋白（原）降解产物。这些降解产物一般不会再凝固，而且其中一部分还有抗凝作用。

（三）纤溶抑制物

纤溶抑制物存在于血浆和组织中，按其作用环节可分为两类：一类为激活物的抑制物，如血浆中的 α_2 巨球蛋白，它能与尿激酶竞争而发挥抑制纤溶酶被激活的作用；另一类为抗纤溶酶，是一种 α 球蛋白，能与纤溶酶结合形成复合物，从而使纤溶酶失去活性。

凝血与纤溶是两个相互对立又统一的功能系统。正常情况下，它们之间保持动态平衡，使机体既能实现有效的止血，又可防止血凝块堵塞血管，从而维持血液的正常流动。如果两者间平衡被打破，将导致血栓形成或出血倾向，给机体造成危害。

第四节   血型和输血原则

一、血型与红细胞凝集

血型（blood group）通常是指红细胞膜上特异性抗原的类型。若将两种不同类型的血液混合，红细胞可能彼此聚集在一起，成为一簇簇不规则的细胞团，这种现象称为红细胞凝集（erythrocyte agglutination）。红细胞凝集的本质是抗原 - 抗体反应，是免疫反应的一种形式，它不同于血液凝固（酶促化学反应）和红细胞叠连（物理现象）。

红细胞凝集成簇的原因是由于每个抗体上具有 2~10 个与抗原结合的部位，抗体可在若干个带有相应抗原的红细胞间形成桥梁，使红细胞聚集成簇。在有补体存在的情况下，凝集的红细胞发生溶血。当人体输入血型不相容的血液时，血管内将发生红细胞凝集成簇，从而堵塞毛细血管；同时，溶血后释放大量血红蛋白会损害肾小管并伴发变态反应，甚至危及生命。因此，血型鉴定是输血及组织、器官移植成败的关键，并且在人类学和法医学的研究上也具有十分重要的意义。

二、红细胞血型

根据红细胞膜上所含血型抗原的不同，1995 年国际输血协会认可的红细胞血型系统有 30 个，如 ABO、Rh、MNS、Lutheran 和 Lewis 等，其中与临床关系密切的是 ABO 血型系统和 Rh 血型系统。

(一) ABO 血型系统

1. ABO 血型的分型 根据红细胞膜上是否存在凝集原 A(A 抗原)与凝集原 B(B 抗原)将血液分为 4 种血型:凡红细胞膜上只含 A 抗原者为 A 型;只含 B 抗原者为 B 型;若 A 和 B 两种抗原都有者为 AB 型;两种抗原都没有者则为 O 型。不同血型的人血清中含有不同的抗体,但不含有与其自身红细胞抗原相对应的抗体(表 3-2)。利用抗血清检测发现 ABO 血型系统还存在业型,与临床关系密切的是 A 型中的 A_1 与 A_2 亚型:A_1 型红细胞上含有 A 抗原和 A_1 抗原,而 A_2 型红细胞上仅含有 A 抗原;在 A_1 型血清中只含有抗 B 抗体,而 A_2 型血清中则含有抗 B 抗体和抗 A_1 抗体。同样,AB 型血型中也有 A_1B 和 A_2B 两种主要亚型。虽然我国汉族人群中 A_2 型和 A_2B 型分别只占 A 型和 AB 型人群的 1% 以下,但由于 A_1 型红细胞可与 A_2 型血清中的抗 A_1 抗体发生凝集反应,而且 A_2 型和 A_2B 型红细胞比 A_1 型和 A_1B 型红细胞的抗原性弱得多,在与抗 A 抗体反应时,易使 A_2 型和 A_2B 型被误定为 O 型和 B 型,所以输血时仍应注意 A_2 和 A_2B 亚型的存在。

表 3-2 ABO 血型系统中的抗原和抗体

血型	红细胞上的抗原	血清中的抗体
A 型		
A_1	$A+A_1$	抗 B
A_2	A	抗 B+ 抗 A_1
B 型	B	抗 A
AB 型		
A_1B	$A+A_1+B$	无
A_2B	$A+B$	抗 A_1
O 型	无 A,无 B	抗 A+ 抗 B

2. ABO 血型系统的抗体 血型抗体有天然抗体和免疫抗体两类。ABO 血型系统存在天然抗体。天然抗体多属 IgM,分子量大,不能通过胎盘。新生儿血液中尚无 ABO 血型抗体,出生后 2~8 个月开始产生。因此,在母子血型不合的孕妇,由于体内天然的 ABO 血型抗体一般不能通过胎盘进入胎儿体内,不会使胎儿发生新生儿溶血病。免疫抗体是机体接受自身不存在的红细胞抗原刺激而产生的,属于 IgG 抗体,分子量小,能通过胎盘进入胎儿体内。由于自然界广泛存在 A 抗原和 B 抗原,正常成年人通常存在 IgM 和 IgG 型 ABO 血型抗体。

3. ABO 血型的遗传 人类 ABO 血型是由 9 号染色体上的 A、B 和 O 三个等位基因来控制的。对每个人来说,在一对染色体上只可能出现上述三个基因中的两个,父母双方各遗传一个给子代,从而决定子代血型的基因型,三个基因可组成六个可能的基因型。由基因型决定红细胞血型的表现型,由于 A 和 B 基因为显性基因,O 基因为隐性基因,故血型的表现型仅有四种(表 3-3)。利用血型的遗传规律,已知双亲的 ABO 血型,就可以推导出其子女可能有的血型和不可能有的血型。例如:父母中有一人为 AB 型,子女绝不可能是 O 型;若父母都为 O 型,则子女一定是 O 型。但必须注意的是,法医学上依据血型来判断亲子关系时,只能作出否定的判断,而不能作出肯定的判断。由于血细胞上有多个血型系统,测定血型的种类愈多,作出否定性判断的可靠性也愈高。

表 3-3 ABO 血型的基因型和表现型

基因型	表现型
OO	O
AA,AO	A
BB,BO	B
AB	AB

4. ABO 血型的鉴定　正确鉴定血型是保证输血安全的基础。一般只有 ABO 血型系统相合才考虑输血。血型鉴定的原则是用已知标准血清中的抗体去检测受试者红细胞膜上未知抗原的类型,根据是否发生红细胞凝集反应而确定血型。鉴定方法(玻片法):①取洁净双凹玻片 1 张,在玻片上分别滴上 1 滴抗 A 抗体、1 滴抗 B 抗体;② 75% 乙醇溶液消毒耳垂或手指后,用采血针刺破皮肤,取 1 滴血滴入盛有 1ml 生理盐水的小试管中混匀;③在每 1 滴抗体上再加 1 滴红细胞悬浮液,轻轻摇动,使红细胞和抗体混匀;④放置 10~30min,观察有无凝集现象发生;⑤根据有无凝集现象判断血型(图 3-8)。

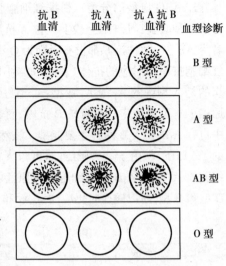

图 3-8　ABO 血型鉴定

(二) Rh 血型系统

1. Rh 血型的发现与分布　1940 年 Landsteiner 和 Wiener 用恒河猴(Rhesus monkey)的红细胞重复注入家兔体内后,家兔血浆中产生抗恒河猴红细胞的抗体,再用含这种抗体的血清与人的红细胞混合,发现在白种人中约 85% 的人红细胞可被这种血清凝集,表明这些人的红细胞上具有与恒河猴同样的抗原,因此把这种血型称为 Rh 阳性血型;另有约 15% 的人红细胞不被这种血清凝集,称为 Rh 阴性血型。这一血型系统称为 Rh 血型系统。在我国汉族和其他大部分民族的人群中,Rh 阳性者约占 99%,Rh 阴性者只占 1% 左右。但是在某些少数民族中,Rh 阴性者较多,如苗族为 12.3%,塔塔尔族为 15.8%。

2. Rh 血型系统的抗原与分型　Rh 抗原只存在于红细胞膜上,在其他组织细胞和体液中不存在。已发现 40 多种 Rh 抗原,与临床关系密切的是 D、E、C、c、e 5 种。上述抗原中以 D 抗原的抗原性最强,因此,通常将红细胞膜上含有 D 抗原者称为 Rh 阳性;而红细胞膜上缺乏 D 抗原者称为 Rh 阴性。

3. Rh 血型的特点及其临床意义　与 ABO 血型系统不同的是,人血清中不存在抗 Rh 的天然抗体,只有当 Rh 阴性者接受 Rh 阳性的血液后,通过体液性免疫才产生抗 Rh 的免疫性抗体。因此,Rh 阴性的受血者首次接受 Rh 阳性的血液后一般不会产生明显的输血反应。但再次或多次输入 Rh 阳性的血液时,由于机体已存在抗 Rh 的抗体,即可发生抗原 - 抗体反应,导致红细胞凝集而溶血。

此外,ABO 血型系统的天然抗体一般为 IgM,分子量大,不能通过胎盘;而 Rh 血型系统的抗体主要是 IgG,分子量较小,能透过胎盘。因此,当 Rh 阴性的母亲第一胎怀有 Rh 阳性的胎儿时,Rh 阳性胎儿的红细胞可在分娩时进入母体,使母体产生抗 Rh 的抗体。由于抗 Rh 的抗体出现缓慢,故第一胎通常不会发生新生儿溶血。但若 Rh 阴性母亲再次怀有 Rh 阳性胎儿时,母体体内的抗 Rh 抗体可透过胎盘进入胎儿血液,导致胎儿红细胞发生凝集,出现新生儿溶血,严重时可导致胎儿死亡。对多次妊娠均造成死胎的孕妇,特别是少数民族地区的妇女,应引起高度的重视。由于母亲血清中的抗体增加缓慢,需要几个月的时间,所以当 Rh 阴性母亲生育后,输注特异性抗 D 免疫球蛋白,可中和进入母体的 D 抗原,避免 Rh 阴性母亲所发生的变态反应,可有效预防第二次妊娠时新生儿溶血的发生。

三、血量和输血原则

(一) 血量

人体内血液的总量称为血量(blood volume)。正常成人的血量相当于体重的 7%~8%,即每千克体重有 70~80ml 血液。在心血管系统内循环流动的血量为循环血量;滞留在肝、肺、腹腔静脉以及皮下静脉丛内的血量为储存血量。在运动或大出血等情况下,储存血量可被动员释放出来,补充循环血量。

正常情况下,由于神经、体液的调节作用,体内血量保持相对恒定。血量的相对恒定是维持正常血压和全身各组织、器官足够血液供应的必要条件。一般认为：当人体一次失血不超过全身总血量的10%时，机体可通过加强心脏活动、收缩血管和释放储存血量等加以代偿，而不出现明显的临床症状；若一次失血达全身总血量的20%，机体代偿功能不足，将出现血压下降、脉搏加快、四肢冰冷、眩晕、口渴、恶心、乏力等症状。严重失血（达全身总血量的30%以上）时必须及时输血，否则可危及生命。健康成人一次献血200~300ml不会对身体带来损害。

（二）输血原则

输血已经成为治疗某些疾病、抢救伤员生命和保证某些手术顺利进行的重要手段。但是，如果输血不当或发生差错，就会给患者造成严重损害，甚至死亡。为了保证输血的安全和提高输血的效果，必须遵守输血原则。

1. 输血前必须鉴定血型　在准备输血时，首先必须鉴定血型，以保证供血者与受血者的ABO血型相合。对于生育年龄的妇女和需反复输血的患者，还必须使供血者与受血者的Rh血型相合，避免受血者在被致敏后产生抗Rh的抗体，导致输血反应。

2. 必须做交叉配血试验　即使ABO血型系统中同型之间进行输血，输血前也必须进行交叉配血试验（cross-match test），即，将供血者的红细胞与受血者的血清相混合，称为交叉配血的主侧；再将受血者的红细胞与供血者的血清相混合，称为交叉配血的次侧。这样既可以检验血型鉴定是否有误，又能发现供血者和受血者的红细胞或血清中是否还存在其他不相容的血型。如果主侧和次侧均无凝集反应，则为"配血相合"，可以进行输血。如果主侧凝集，则不管次侧是否凝集，即为"配血不合"，绝对不能进行输血。如果主侧不凝集而次侧凝集，称为"配血基本相合"，一般不宜进行输血，只有在紧急时，一时无法得到同型血的情况下，才能考虑将O型血输给其他血型的人（即异型输血），但必须坚持"一少（<200ml）、二慢、三勤看（医护人员监督）"的原则。如出现输血反应，应立即停止输血。

随着医学和科学技术的进步，近年来由于血液成分分离机的广泛应用以及分离技术和成分血的质量日益提高，输血疗法已经从原来的输全血发展为成分输血。

（薛明明）

思考题

1. 何谓血浆晶体渗透压和胶体渗透压？各有何生理意义？
2. 试述红细胞、白细胞和血小板的生理功能。
3. 红细胞生成的调节因素是什么？与临床有何联系？
4. 试比较内源性与外源性凝血系统。
5. 临床工作中可采用哪些方法加快或延缓血液凝固？
6. ABO血型分型的依据是什么？请叙述输血原则。

第四章
血液循环

　　循环系统(circulatory system)是一个相对封闭的管道系统,包括心血管系统(cardiovascular system)和淋巴系统(lymphatic system)。心血管系统由心脏、血管和血液组成。淋巴系统由淋巴管、淋巴器官和淋巴液组成。在整个生命活动中,心脏不停地跳动,推动血液在心血管系统内循环流动,称为血液循环(blood circulation)。血液循环的主要功能是物质运输功能。此外血液的循环流动还与内环境理化特性和体温相对稳定的维持,以及血液防御功能的实现密切相关。因此,循环功能一旦发生障碍,机体的新陈代谢便不能正常进行,一些重要器官将受到严重损害,甚至危及生命。循环系统的活动受神经和体液因素调节,且与呼吸、泌尿、消化、神经和内分泌等多个系统相互协调,使机体能很好地适应内、外环境的变化。

第一节　心脏的电生理学及生理特性

　　心脏通过节律性收缩和舒张来实现其泵血功能,而心脏节律性兴奋的发生和传播与心脏的生物电活动有关。与神经、骨骼肌相比,心肌细胞的生物电活动要复杂得多。不同类型心肌细胞的跨膜电位存在较大差异(图 4-1),其形成机制也各不相同。因此在介绍心肌细胞的跨膜电位之前有必要对心肌细胞进行适当的分类。根据组织学和电生理学特点,可将心肌细胞分成工作细胞(working cell)和自律细胞(autorhythmic cell),前者包括心房肌和心室肌细胞,它们有稳定的静息电位,主要执行收缩功能。后者是一些特殊分化的心肌细胞,组成心内特殊传导系统,包括窦房结、房室结、房室束和浦肯野纤维,它们大多没有稳定的静息电位,并可自动产生节律性兴奋。根据心肌细胞动作电位去极化的快慢及其产生机制,又可将心肌细胞分为快反应细胞(fast response cell)和慢反应细胞(slow response cell)。快反应细胞包括心房、心室肌和浦肯野细胞,其动作电位的特点是去极化速度快、幅度大,兴奋传导速度快,复极过程缓慢并且

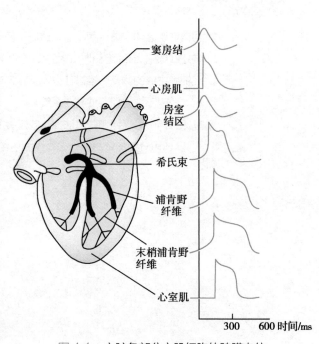

图 4-1　心脏各部分心肌细胞的跨膜电位

可分成几个时相,因而动作电位时程很长。慢反应细胞包括窦房结和房室结细胞,其动作电位特点是去极化速度慢、幅度小,兴奋传导速度慢,复极过程缓慢而没有明确的时相区分。

心肌细胞的生理特性包括兴奋性(excitability)、传导性(conductivity)、自律性(autorhythmicity)和收缩性(contractility),都是以心肌细胞膜的生物电活动为基础的。

一、心肌细胞的跨膜电位及其形成机制

(一)工作细胞跨膜电位及其形成机制

工作细胞包括心房肌和心室肌细胞。由于这两种细胞的跨膜电位及其形成机制基本相同,所以,以下着重介绍心室肌细胞的跨膜电位及其形成机制。

1. **静息电位** 人类心室肌细胞的静息电位稳定,为 $-90 \sim -80\text{mV}$,其形成机制与骨骼肌细胞类似。细胞膜在静息状态下对 K^+ 有很大的通透性,而细胞内的 K^+ 浓度又远高于细胞外,因此细胞内 K^+ 顺着浓度差(化学梯度)外流,而细胞内带负电的大分子物质不能透出细胞膜,于是 K^+ 外流形成外正内负的电位梯度。

心肌细胞膜上的内向整流钾通道(inward rectifier potassium channel, I_{K1} channel)引起的 K^+ 平衡电位是构成心室肌细胞静息电位的主要成分。I_{K1} 属于非门控离子通道,它不受膜电压或化学信号的控制,但其开放程度可受膜电位的影响。心肌细胞膜在静息状态下对 Na^+ 也有一定的通透性,这是由于钠背景电流(sodium background current)所致,Na^+ 的内流部分抵消 K^+ 外流形成的电位差,所以静息电位略低于由 Nernst 公式计算所得的单纯由 K^+ 外流产生的 K^+ 平衡电位值。此外,生电性钠泵对 Na^+ 和 K^+ 不对等转运产生的超极化电流,也可影响静息电位,由钠泵活动产生的泵电流(pump current, I_{pump})可使细胞内的负电位有所增大。因此,静息电位的大小主要取决于细胞内液和细胞外液的 K^+ 浓度差和膜对 K^+ 的通透性,K^+ 向膜外扩散形成的平衡电位是静息电位的主要来源。

2. **心室肌细胞动作电位** 明显不同于神经细胞和骨骼肌细胞,其主要特征是复极化过程较为复杂、时程长,动作电位的升支和降支明显不对称。心室肌细胞的动作电位由去极化和复极化两个过程、五个时期组成:0期(快速去极化期)、1期(快速复极化初期)、2期(平台期)、3期(快速复极化末期)以及4期(静息期)。心室肌细胞动作电位的不同时期及其形成的离子流如图4-2所示。

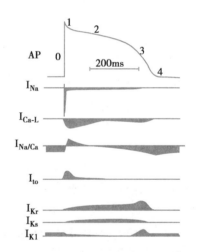

图 4-2 心室肌细胞跨膜电位及其离子流示意图

位于基线以下的离子流为内向电流,位于基线以上的离子流为外向电流,I_{Ks} 和 I_{Kr} 是 I_K 的两种成分。

(1)去极化过程:动作电位去极化过程又称动作电位0期。心室肌细胞受刺激而兴奋时发生去极化,膜电位由静息状态时的 -90mV 迅速上升到 $+30\text{mV}$ 左右,构成动作电位的升支,其幅度约为 120mV。其中超过零电位的部分称为超射。0期去极化过程短暂,仅占 $1 \sim 2\text{ms}$,最大去极化速率为 $200 \sim 400\text{V/s}$。

0期去极化主要由钠内向电流(I_{Na})引起。心室肌细胞在邻近细胞电流的刺激下,首先引起部分电压门控钠通道开放及少量 Na^+ 内流,造成细胞膜部分去极化;当去极化达到阈电位水平(约 -70mV)时,膜上钠通道开放概率明显增加,于是 Na^+ 顺其浓度和电位梯度快速进入膜内,使膜进一步去极化。0期参与去极化的钠通道是一种快通道,它不但激活很快,而且激活后很快就失活,当膜去极化到一定程度(0mV 左右)时钠通道就开始失活而关闭,最后终止 Na^+ 内流。0期去极化是一个再生性过程,即膜去极化达到阈电位时,I_{Na} 将超过 K^+ 外向电流,于是在净内向电流的作用下使膜进一步去极化,从而

引起更多的钠通道开放,产生更大的 I_{Na},形成 I_{Na} 与膜去极化之间的正反馈,使膜在约 1ms 时间内迅速去极化到接近 Na$^+$ 平衡电位(E_{Na})的水平,这就是心室肌细胞 0 期去极化速度很快、动作电位升支非常陡峭的原因。快钠通道可被 TTX 阻滞,但心肌细胞的钠通道对 TTX 的敏感性仅为神经细胞和骨骼肌细胞的钠通道的 1/1 000~1/100。在心脏电生理中,通常将由快钠通道开放引起快速去极化的心肌细胞称为快反应细胞,如心房、心室肌和浦肯野细胞等,所形成的动作电位称为快反应动作电位(fast response action potential)。

(2)复极化过程:当心室肌细胞去极化达到顶峰后,由于 I_{Na} 通道的失活关闭,立即开始复极,但复极化过程比较缓慢,历时 200~300ms,包括以下三个阶段。

1)动作电位 1 期:动作电位达到峰值后,膜电位由 +30mV 迅速下降到 0mV 左右,形成动作电位的快速复极初期,即 1 期。此期历时约 10ms。由于 0 期和 1 期膜电位变化迅速,在记录的动作电位图形上呈尖峰状,称之为锋电位(spike potential)。

瞬时外向电流(transient outward current,I_{to})是引起心室肌细胞 1 期快速复极的主要跨膜电流,其主要离子成分是 K$^+$。I_{to} 通道在膜去极化到 −30mV 时被激活,引起 K$^+$ 的迅速短暂外流而形成 1 期。I_{to} 可被钾通道阻滞剂 4- 氨基吡啶选择性阻滞。

2)动作电位 2 期:当 1 期复极接近 0mV 时,进入动作电位 2 期。此期复极过程极为缓慢,几乎停滞在同一膜电位水平而形成平台,故又称平台期(plateau)。心室肌细胞平台期历时 100~150ms,是心室肌细胞动作电位时程显著长于神经和骨骼肌细胞动作电位的主要原因,为心肌细胞动作电位所特有。

2 期既包含内向离子流也有外向离子流。在内向电流中,L 型钙电流(L-type calcium current,I_{Ca-L})是此期中主要的去极化电流。当膜电位去极化到 −40mV 时,心室肌细胞膜上的电压门控 L 型钙通道被激活。钙通道的激活、失活以及复活过程均较缓慢,因此又称慢通道(slow channel)。L 型钙通道虽然在动作电位 0 期激活,但 I_{Ca-L} 幅度要到平台期之初才达到最大;而通道的失活过程更为缓慢,可持续数百毫秒,所以 I_{Ca-L} 成为平台期主要的内向电流。L 型钙通道可被 Mn^{2+} 和多种钙通道阻滞剂(如维拉帕米等)所阻滞,而钙通道活动的改变会明显影响动作电位的时程及心肌收缩力。

在外向电流中,I_{K1} 的内向整流特性是造成平台期持续时间较长的重要原因。I_{K1} 通道的活动呈电压依赖性,在静息电位水平时 I_{K1} 通道的通透性很大,I_{K1} 电流是产生静息电位的主要离子流。而当膜去极化时,I_{K1} 通道的通透性降低,K$^+$ 外流减少。这种 I_{K1} 通道对 K$^+$ 的通透性因膜的去极化而降低的现象称为内向整流(inward rectification)。I_{K1} 通道这一特性可阻碍平台期细胞内 K$^+$ 外流,从而使平台期可持续较长时间。在 2 期中另一个起重要作用的外向电流是随时间而逐渐加强的延迟整流钾电流(delayed rectifier potassium current,I_K)。细胞膜上的 I_K 通道在动作电位 0 期去极化至 −40mV 时激活。该通道的激活和去激活也很慢,持续数百毫秒。因为 I_K 的通透性增加缓慢,所以在 2 期早期,I_K 形成的外向电流主要起到抗衡以 I_{Ca-L} 为主的内向电流的作用;而在 2 期晚期,I_K 则成为导致膜复极化的主要离子电流。

在 2 期早期,Ca^{2+} 内流和 K$^+$ 外流处于平衡状态,膜电位保持于零电位左右。随着时间推移,钙通道逐渐失活,K$^+$ 外流逐渐增加,缓慢地复极形成 2 期晚期。

3)动作电位 3 期:在 2 期结束后,复极过程加快而进入快速复极化末期,直至膜电位恢复到静息电位水平。3 期持续 100~150ms。

3 期的离子流主要是外向电流。I_K 的逐渐加强是促进复极的重要因素。3 期复极是由于 L 型钙通道失活关闭,内向离子流终止,而外向 I_K 进一步增加所致。外向 I_{K1} 对 3 期复极也起明显作用,它在复极化至 −60mV 左右时开始加强,加速 3 期的终末复极化。

从 0 期去极化开始到 3 期复极化完毕的这段时间,称为动作电位时程(action potential duration,APD)。心室肌细胞的动作电位时程为 200~300ms。

(3)静息期:又称动作电位 4 期,是动作电位复极完毕,即膜电位恢复后的时期。心室肌动作电位的 4 期膜电位保持于稳定的静息电位水平,但此时离子跨膜转运仍在活跃进行。这是因为在动作电位期间发生了多种离子流,只有将动作电位期间进入细胞内的 Na$^+$ 和 Ca^{2+} 排出细胞,而使流出细胞的 K$^+$ 回到胞内后才能恢复细胞内外离子的正常水平,保持心肌细胞的正常兴奋性。于是在 4 期内钠泵活动加强,以完成 Na$^+$ 的外运和 K$^+$ 的内运;膜中 Na$^+$-Ca^{2+} 交换体的活动也加强,它可将 3 个 Na$^+$ 转入胞内,并将 1 个 Ca^{2+} 移出胞外,由此进入细胞的 Na$^+$ 再由钠泵泵出;此外,有少量 Ca^{2+} 可直接由钙泵主动泵出细胞。实际上,Na$^+$-Ca^{2+} 交换体和钠泵的活动是持续进行的,在动作电位的不同时相中,其活动强度可有所不同,这对维持细胞膜内外离子分布的稳态具有重要意义。

3. 心房肌细胞动作电位 心房肌也属于快反应细胞。由于心房肌细胞膜上的 I_{K1} 通道密度稍低于心室肌,静息电位受 Na$^+$ 内漏的影响较大,所以其静息电位较小,约为 –80mV。心房肌细胞的动作电位在形态上与心室肌细胞很相似,但心房肌细胞的 I_{to} 通道较发达,较大的 I_{to} 电流可持续到 2 期,使平台期不明显,2 期和 3 期的区分也不明显。由于复极化较快,其动作电位时程较短,仅为 150~200ms。心室肌细胞动作电位各时相的离子流在心房肌细胞上也都具备,主要的不同是心房肌细胞膜上存在乙酰胆碱敏感的钾电流(acetylcholine-sensitive potassium current,I_{K-ACh}),在乙酰胆碱(acetylcholine,ACh)作用下,I_{K-ACh} 通道大量激活开放,膜对 K$^+$ 的通透性增加,K$^+$ 外流增强,导致复极化加快,心房肌细胞动作电位时程明显缩短。

(二)自律细胞的跨膜电位及其形成机制

特殊传导系统的心肌细胞具有自动节律性,属于自律细胞。构成房室束、束支等的浦肯野细胞属于快反应细胞。窦房结和房室结细胞属于慢反应细胞。自律细胞与非自律细胞(工作细胞)的最大区别在于没有稳定的静息电位。自律细胞动作电位 3 期复极化末达到最大极化状态时的电位值称为最大复极电位(maximal repolarization potential,MRP),此后的膜电位并不稳定于该水平,而是立即开始自动去极化,这种 4 期自动去极化(phase 4 spontaneous depolarization)的速度远较 0 期去极化缓慢,同时具有随时间而递增的特点。4 期自动去极化是自律细胞产生自动节律性兴奋的基础。

1. 窦房结细胞动作电位 窦房结内的自律细胞为 P 细胞(pacemaker cell),其含量十分丰富。窦房结细胞的动作电位属于慢反应电位,其动作电位形状与心室肌等快反应电位很不相同。其特征为:动作电位去极化速度慢、幅度较小,很少有超射,没有明显的 1 期和平台期,只有 0、3、4 期,而 4 期电位不稳定,最大复极电位小。在 3 期复极完毕后就自动地产生去极化,使膜电位逐渐减小,即发生 4 期自动去极化(见图 4-3)。

(1)去极化过程:窦房结 P 细胞膜上 I_{K1} 通道较少,因此其最大复极化电位约为 –70mV。当自动去极化达阈电位水平(约 –40mV)时即可触发 0 期去极化而爆发动作电位。由于窦房结 P 细胞膜缺乏 I_{Na} 通道,其动作电位 0 期的产生主要依赖 I_{Ca-L},所以 0 期去极化速度较慢(约 10V/s),持续时间较长(约 7ms),除极幅度为 70~85mV。这种 0 期去极化过程由慢钙通道介导的动作电位称为慢反应动作电位(slow response action potential),因而窦房结 P 细胞属于慢反应细胞。因为 0 期是由 Ca^{2+} 内流形成的,所以它受细胞外 Ca^{2+} 浓度的影响明显,并可被钙通道阻滞剂(如维拉帕米)所阻滞,但对 TTX 不敏感。

(2)复极化过程:窦房结 P 细胞缺乏 I_{to} 通道,因此其动作电位无明显的 1 期和 2 期,0 期去极化后直接进入 3 期复极化过程,其复极化主要依赖 I_K 完成,I_K 的激活使动作电位复极,并达到最大复极电位水平。

(3)4 期自动去极化过程:动作电位 4 期自动除极是窦房结细胞自发节律性活动的基础。窦房结细胞在 3 期复极达到最大复极电位后立即开始自动去极化。在心肌自律细胞中,窦房结细胞的 4 期自动除极速率最快(约 0.1V/s),自律性最高。参与窦房结细胞 4 期自动去极化的离子流复杂,机制尚未完全明了。窦房结 P 细胞动作电位 4 期自动去极化机制体现在外向电流减弱和内向电流增强两个方面,以下着重介绍与 4 期自动去极化有关的 3 种离子流,包括 I_K 电流、超极化激活的内向离子电流(hyperpolarization-activated inward ion current,I_f)和内向的 T 型钙电流(T-type calcium current,I_{Ca-T})(图 4-3)。

1)I_K 电流：I_K 的进行性衰减是窦房结细胞 4 期自动去极化的重要离子基础之一。I_K 在动作电位复极到 −50mV 左右时逐步减小，其减小的速率正好与窦房结细胞的 4 期自动除极速率同步，提示它是窦房结细胞的主要起搏电流（pacemaker current）之一。用 I_K 通道阻滞剂 E-4031 可降低最大复极电位，进而影响 I_f 的充分激活而减慢窦房结的起搏频率。

2)I_f 电流：是一种随时间而进行性增强的内向离子流，主要由 Na^+ 负载。I_f 通道的最大激活电位约在 −100mV 水平。正常情况下窦房结 P 细胞的最大复极电位为 −70mV，在此电位水平，I_f 通道的激活十分缓慢，形成的电流强度较小，因此 I_f 对窦房结 4 期自动去极化所起的作用远不如外向 I_K 的衰减。实验中用铯（Cs^+）选择性阻滞 I_f 后，窦房结自发放电频率仅轻度降低。I_K 衰减与 I_f 两者对窦房结 4 期自动去极化所作的贡献的比例为 6∶1。

3)I_{Ca-T} 电流：当去极化达到 −50mV 左右时，内向 I_{Ca-T} 的加入进一步加速 4 期自动去极化。I_{Ca-T} 是一种阈电位较低的快速衰减的内向电流。它可被低浓度的镍（$NiCl_2$）所阻滞，而一般的钙通道阻滞剂对它没有阻滞作用。I_{Ca-T} 在窦房结 4 期自动去极化后期中起作用。I_{Ca-T} 的生理作用在于使细胞膜电位继续去极化，达到能使 I_{Ca-L} 激活的阈电位水平，后者的激活产生动作电位的上升支。

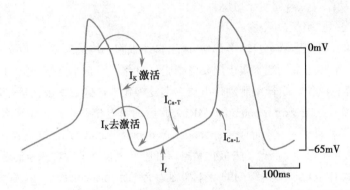

图 4-3   窦房结 P 细胞 4 期自动去极化和动作电位发生原理示意图

2. 浦肯野细胞动作电位   浦肯野细胞兴奋时产生快反应动作电位，其形状与心室肌动作电位相似（见图 4-1），也分为 0 期、1 期、2 期、3 期和 4 期五个时相，0~3 期的产生机制与心室肌细胞基本相同。不同的是，浦肯野细胞动作电位 0 期去极化速率较心室肌细胞快，可达 200~800V/s；1 期较心室肌细胞更明显，在 1 期和 2 期之间可形成一个较明显的切迹；3 期复极末所达到的最大复极电位较心室肌细胞静息电位更负，这是因为其膜中的 I_{K1} 通道密度较高，膜对 K^+ 的通透性较大；4 期膜电位不稳定，这是与心室肌细胞动作电位最显著的不同之处。此外，在所有心肌细胞中，浦肯野细胞的动作电位时程最长。

浦肯野细胞 4 期自动去极化的形成机制包括外向电流的减弱和内向电流的增强两个方面。在动作电位 3 期复极化至 −50mV 左右时，I_K 通道开始关闭，I_K 电流逐渐减小。与此同时，I_f 通道开始激活开放，该通道具有电压依赖性和时间依赖性，其激活的程度随膜内负电位的加大和时间的推移而增强，至 −100mV 左右时充分激活，I_f 达到最大值。I_f 电流的增强在浦肯野细胞 4 期自动去极化过程中起主要作用。由于 I_f 通道密度过低，其激活开放的速度较慢，所以浦肯野细胞 4 期自动去极化速度很慢（0.02V/s）。

二、心肌的电生理特性

心肌细胞具有兴奋性、传导性、自律性和收缩性四种基本生理特性。前三种特性是以心肌细胞的生物电活动为基础，属于电生理特性；而收缩性则以心肌细胞内的收缩蛋白的功能活动为基础，是心肌细胞的机械特性。一般而言,心肌工作细胞具有兴奋性、传导性和收缩性,无自律性;而自律细胞具有兴奋性、自律性和传导性,而无收缩性。

（一）兴奋性

心肌属于可兴奋组织,在受到适当刺激时可产生动作电位,即具有兴奋性。组织细胞兴奋性的高低通常用刺激阈值的大小来衡量。阈值低者兴奋性高,阈值高者则兴奋性低。

1. 心肌细胞兴奋性的周期性变化　心肌细胞每产生一次兴奋,其膜电位将发生一系列规律性变化,兴奋性也随之产生相应的周期性变化,使心肌细胞在不同时期内对重复刺激表现出不同的反应特性,从而对心肌兴奋的产生和传导,甚至对收缩反应产生重要影响。现以心室肌细胞为例说明在一次兴奋过程中兴奋性的周期性变化(图 4-4、图 4-5)。

(1)有效不应期:从 0 期去极化开始到 3 期复极化膜电位达 −55mV 这一段时间内,无论给予多强的刺激,都不会引起心肌细胞产生去极化反应,此段时期称为绝对不应期(absolute refractory period,ARP)。从 3 期复极 −55mV 至 −60mV 这段时期内,若给予一个足够强的刺激,虽可引起局部反应,但仍不会产生新的动作电位,这一时期称为局部反应期(local response period,LRP)。上述两段时期合称为有效不应期(effective refractory period,ERP)。此期内心肌细胞兴奋性的暂时缺失或极度下降是由于钠通道完全失活或尚未恢复到可以被激活的静息状态的缘故。心肌的 ERP 特别长,是心肌兴奋性变化的重要特点。

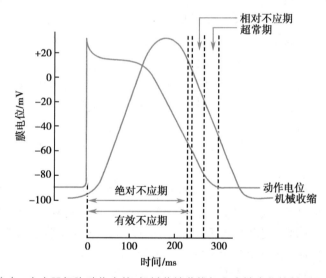

图 4-4　心室肌细胞动作电位、机械收缩曲线与兴奋性变化的关系示意图

(2)相对不应期:在 3 期复极化膜电位从 −60mV 至 −80mV 这段时间内,若给予心肌细胞一个阈刺激,不能引起心肌细胞兴奋而产生新的动作电位;但当给予一个阈上刺激时,则可能产生一次新的动作电位,此期称为相对不应期(relative refractory period,RRP)。其原因是此期已有相当数量的钠通道复活到静息状态,但在阈刺激下激活的钠通道数量仍不足以产生使膜去极化达阈电位的内向电流,故需加强刺激强度方能引起一次新的兴奋。故此期心肌细胞的兴奋性虽比有效不应期时有所恢复,但仍低于正常。

(3)超常期:心肌细胞继续复极,膜电位由 −80mV 恢复到 −90mV 这一段时期,其膜电位值虽低于静息电位,但钠通道已基本恢复到可被激活的静息状态,且膜电位水平与阈电位接近,故一个低于阈值的刺激即可引起一次新的动作电位,表明心肌细胞的兴奋性高于正常,此期称为超常期(supranormal period,SNP)。

在相对不应期和超常期,由于膜电位水平低于静息电位水平,而此时钠通道开放的速率和数量均低于静息电位水平,故新产生的动作电位的 0 期去极化速度和幅度都低于正常(图 4-5),兴奋传导速度也较慢(见本节后述),动作电位的时程和不应期都较短。由于不应期较短,就容易产生期前兴奋(见本节后述);又由于心脏各部分的兴奋性恢复程度不一,产生的兴奋较易形成折返激动而导致快速性心律失常。

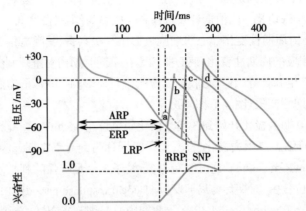

图 4-5　心室肌细胞复极电位与不应期、兴奋性的关系示意图

a 为局部反应;b、c 和 d 为 0 期去极化速度和幅度均减小的动作电位。

2. 影响心肌细胞兴奋性的因素

(1)静息电位或最大复极电位水平:如果阈电位水平不变,而静息电位或最大复极电位的负值增大,则它与阈电位之间的差距就加大,因此引起兴奋所需的刺激强度增大,兴奋性降低。例如在 ACh 作用下,膜对 K^+ 通透性增高,K^+ 外流增多,引起膜的超极化,此时兴奋性降低。反之,静息电位或最大复极电位的负值减小,使之与阈电位之间的差距缩短,引起兴奋所需的刺激强度减小,则兴奋性升高。但当静息电位或最大复极电位显著减小时,则可由于部分钠通道失活而使阈电位水平上移,结果兴奋性反而降低。例如:当细胞外 K^+ 浓度轻度升高时,由于膜电位轻度去极化,使膜电位与阈电位水平靠近,兴奋性升高;而当细胞外 K^+ 浓度明显升高时,则膜电位显著减小,部分钠通道失活,兴奋性反而降低。

(2)阈电位水平:若静息电位或最大复极电位不变而阈电位水平上移,则静息电位或最大复极电位和阈电位之间的差距增大,引起兴奋所需的刺激阈值增大,兴奋性降低。反之,阈电位水平下移则可使兴奋性增高。如低血钙时阈电位降低,导致兴奋性升高。而奎尼丁则因抑制 Na^+ 内流而使阈电位升高,兴奋性降低。但在生理情况下阈电位水平很少发生变化。

(3)引起 0 期去极化的离子通道性状:引起快、慢反应动作电位 0 期去极化的钠通道和 L 型钙通道都有静息(备用)、激活和失活三种功能状态。这些通道处于何种状态与当时的膜电位水平和处于该电位的时间进程有关,即这些通道都具有电压依赖性和时间依赖性。对于快反应动作电位,当膜电位处于静息电位水平(-90mV)时,钠通道处于静息状态,在阈刺激条件下随时都可被激活。当膜去极化达到阈电位水平(-70mV)时,大量钠通道激活开放,Na^+ 再生性内流,随后钠通道迅速失活而关闭。处于失活状态的钠通道不能马上再次激活开放,须等待膜复极化到 -60mV 或更负时才开始复活,且复活需要一个时间过程。只有当膜电位恢复到静息电位水平时,钠通道才全部恢复到静息状态。可见,上述兴奋性的周期性变化主要取决于钠通道当时的功能状态。对于慢反应动作电位,细胞的兴奋性取决于 L 型钙通道的功能状态,但 L 型钙通道的激活、失活和复活速度均较慢,其有效不应期也较长,可持续到完全复极之后。钠通道、钙通道是否处于备用状态是心肌细胞是否具有兴奋性的前提。钠通道、钙通道的状态还受许多药物的影响,发生激活或失活,这是各种抗心律失常药物发挥作用的基础。

3. 兴奋性的周期性变化与收缩活动的关系　与神经细胞和骨骼肌细胞相比,心肌细胞兴奋性周期中的有效不应期特别长,一直延续到心肌收缩活动的舒张早期(图 4-4)。因此,心肌不会像骨骼肌那样发生完全强直收缩,而始终进行收缩和舒张交替的活动,从而保证心脏泵血活动的正常进行。

在正常情况下,当窦房结产生的每一次兴奋传到心房肌和心室肌时,心房肌和心室肌前一次兴奋的不应期均已结束,因此能不断产生新的兴奋,于是整个心脏就能按照窦房结的节律进行活动。如果在心室肌的有效不应期后,下一次窦房结兴奋到达前,心室受到一次外来刺激,则可提前产生一次兴奋和收缩,分别称为期前兴奋(premature excitation)和期前收缩(premature systole)。期前兴奋也有其自身的有效不应期,当紧接在期前兴奋后的一次窦房结兴奋传到心室时,如果正好落在期前兴奋的有效不应期内,则此次正常下传的窦房结兴奋将不能引起心室的兴奋和收缩,即形成一次兴奋和收缩的"脱失",须待再下一次窦房结的兴奋传来时才能引起兴奋和收缩。这样,在一次期前收缩之后往往会出现一段较长的心室舒张期,称为代偿间歇(compensatory pause)(图4-6),然后再恢复窦性节律。但窦性心率较慢,下一次窦房结的兴奋也可在期前兴奋的有效不应期结束后才传到心室,在这种情况下,代偿性间歇将不会出现。

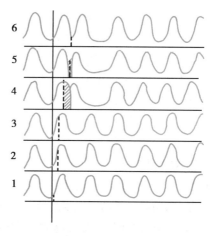

图4-6　期前收缩与代偿间歇模式图
虚线指示给予刺激时间;曲线1~3:刺激落在有效不应期,不引起反应;曲线4~6:刺激落在相对不应期或超常期,引起期前收缩和代偿间歇。

（二）传导性

心肌的传导性是指心肌细胞具有传导兴奋的能力或特性。兴奋传导不仅发生在同一心肌细胞上,而且能在心肌细胞之间进行。相邻心肌细胞之间以闰盘相连接,而闰盘处的肌膜中存在较多的缝隙连接(gap junction),形成沟通相邻细胞间的亲水性通道,使动作电位能从一个心肌细胞传给与之相邻的另一个心肌细胞,从而实现细胞间的兴奋传导。

1. 兴奋在心脏内的传导　各类心肌细胞都能传导动作电位,但由于其电生理特性不同,细胞间的缝隙连接分布密度和类型不同,使得兴奋在心脏各部位的传导速度不同。心脏的特殊传导系统包括窦房结、房室结、房室束、左右束支和浦肯野纤维网,它们是心内兴奋传导的重要结构基础。

兴奋在心内的传播是通过特殊传导系统有序进行的。起源于心脏内正常起搏点的窦房结产生的兴奋能直接传给心房肌纤维,心房内的传导速度为0.4m/s。心房中还有一些小的肌束组成优势传导通路(preferential pathway),其传导速度较快,为1.0~1.2m/s,可将兴奋直接传到房室结(atrioventricular node,AVN,也称房室交界,atrioventricular junction)。这些纤维传导速度快的原因是其纤维较粗,方向较直。

兴奋在房室结区的传导非常缓慢。兴奋从窦房结发生后约经0.5s出现在房室束,其中约一半的时间用于通过房室结区非常纤细的交界纤维,这些纤维的传导速度仅0.02m/s。房室结纤维的传导速度也很慢,仅约0.1m/s。这一区域的传导速度慢的可能原因有:①纤维直径细小,仅约0.3μm;②细胞间闰盘上的缝隙连接数量比普通心肌少;③这些纤维是由更为胚胎型的细胞所构成,其分化程度低,传导兴奋的能力也较低。由于房室结区传导速度缓慢,且是兴奋由心房传向心室的唯一通道,所以兴奋经过此处将出现一个时间延搁,称为房-室延搁(atrio-ventricular delay)。房-室延搁具有重要的生理和病理意义,它保证心室的收缩发生在心房收缩完毕后,有利于心室的充盈和射血。但也使得房室结成为传导阻滞的好发部位,房室传导阻滞是临床上极为常见的一种心律失常。

兴奋在浦肯野纤维内的传导速度在心内传导系统中是最快的,可达4m/s。这是由于浦肯野纤维十分粗大(70μm),且含肌原纤维较少,而缝隙连接数量又很多,兴奋很容易在细胞间传导。另外,由于这些纤维呈网状分布于心室壁,故能将兴奋迅速传到心室肌。兴奋从房室束传到浦肯野纤维末端,历时仅约0.03s。

兴奋在心室肌的传导速度约为1m/s,由于心室肌纤维呈双螺旋状环绕心室腔而排列,故兴奋不能直接由心内膜传向心外膜,而是成一定角度沿螺旋方向传导,兴奋由心内膜表面传到心外膜表面需时约 0.03s。由于心室内传导系统传导兴奋迅速,所以左、右心室也几乎同时收缩,形成功能性合胞体(functional syncytium)。

2. 决定和影响传导性的因素

(1)结构因素:心肌细胞的直径是决定传导性的主要结构因素。细胞直径与细胞内电阻成反比关系:细胞直径大,细胞内电阻越小,局部电流越大,传导速度越快;反之亦然。此外,细胞间的连接方式是决定传导性的又一重要结构因素。细胞间的缝隙连接构成细胞间的低电阻通道,这种细胞间的结合越多,缝隙连接通道的数量就越多,则传导性越好。在某些病理情况下,如心肌缺血时,细胞间的缝隙连接通道可关闭,兴奋传导也明显减慢。传导性还受细胞分化程度的影响,分化程度低则传导慢。

(2)生理因素:心肌细胞的电生理特性是决定和影响心肌传导性的主要因素。

1)动作电位 0 期去极化速度和幅度:是影响心肌传导速度最重要的因素。由于兴奋部位的 0 期去极化,使得与邻近未兴奋部位之间出现电位差,产生局部电流而引起兴奋传导。兴奋部位 0 期除极速度越快,局部电流的形成也越快,能很快地促使邻近部位除极达到阈电位水平,故传导能很快进行;兴奋部位 0 期去极化的幅度越大,兴奋部位与未兴奋部位之间的电位差也越大,局部电流也越强,能更有效地使邻近部位产生兴奋,故兴奋传导也越快;局部电流大,其扩布的距离也大,使更远的部位受到刺激而兴奋,故传导加速。浦肯野细胞动作电位 0 期去极化速度比心室肌细胞约快 1 倍,这是它传导速度很快的原因之一。任何生理、病理或药物因素中,凡能减慢动作电位 0 期最大去极化速度和动作电位幅度者,都会引起传导速度减慢。

2)膜电位水平:心肌细胞动作电位 0 期去极化的速度与幅度还受兴奋前膜电位水平的影响。对于快反应细胞,钠通道性状决定膜去极化达阈电位水平后通道开放的速度与数量,从而决定膜 0 期去极化的速度和幅度。钠通道的效率(可利用率)具有电压依赖性,它依赖于受刺激前的静息膜电位水平。在正常静息电位值(−90mV)条件下,膜受刺激达阈电位后,钠通道快速开放,0 期最大去极化速度可达 500V/s。膜电位降低则最大去极化速度显著降低。当膜电位降至 −55mV 时,则 0 期最大去极化速度几乎为零,因为此时钠通道已失活关闭。如果膜电位大于正常静息电位水平,最大去极化速度并不增加,这可能是钠通道效率已达极限之故。可见,在正常静息电位条件下,钠通道处于最佳可利用状态。当静息电位减小时,动作电位去极化的速度和幅度都降低,这将导致传导减慢乃至障碍。

3)邻近未兴奋部位膜的兴奋性:兴奋的传导是细胞膜依次发生兴奋的过程,因此未兴奋部位心肌膜的兴奋性高低必然影响兴奋沿细胞的传导。只有邻近未兴奋部位心肌的兴奋性正常,未处于不应期时,兴奋才可以传导过去。静息膜电位(在自律细胞为最大复极电位)增大或阈电位水平抬高均可导致兴奋性降低。在此条件下,膜去极化达到阈电位所需时间延长,故传导速度减慢;反之,则传导增快。此外,如果邻近未兴奋部位膜电位过低,使膜中钠通道处于一种失活状态,则兴奋部位传来的冲动亦不能使其产生新的动作电位,传导将受阻于此。

(三) 自动节律性

自动节律性简称自律性,是指心肌在无外来刺激存在的条件下能自动产生节律性兴奋的能力或特性。正常情况下仅小部分心脏细胞具有自律性。能产生自律性的细胞属于特殊传导系统,包括窦房结、房室结、房室束以及心室内的浦肯野纤维等。

1. 心脏的起搏点 　 心内特殊传导系统中各部分的自律细胞都以 4 期自动去极化的存在为其特征,但在正常情况下并非每种自律细胞都能产生主动的兴奋。在心脏自律组织中,以窦房结 P 细胞的自律性最高,每分钟兴奋约 100 次,但由于受心迷走神经紧张的影响,其每分钟兴奋 70 次左右;房室结和房室束每分钟分别兴奋约 50 和 40 次;末梢浦肯野细胞的自律性最低,每分钟兴奋约 25 次。在生理情况下,心脏活动总是按照自律性最高的组织所发出的节律性兴奋来进行的。产生兴奋并控制整个心脏活动的自律组织通常是自律性最高的窦房结,故窦房结是心脏活动的正常起搏点(normal pacemaker),由窦房结起搏而形成的心脏节律称为窦性节律(sinus rhythm)。其他自律组织在正常情况下仅起兴奋传导作用,而不表现出其自身的节律性,故称为潜在起搏点(latent pacemaker)。只有当正常起搏点起搏功能障碍或传导发生障碍时,潜在起搏点的起搏作用才显现出来;或当潜在起搏点的自律性异常增高超过窦房结时,可代替窦房结产生可传播的兴奋而控制心脏的活动,此时异常的起搏部位称为异位起搏点(ectopic pacemaker)。

2. 窦房结控制潜在起搏点的主要机制

(1)抢先占领:窦房结的自律性高于其他潜在起搏点。当潜在起搏点在其自身 4 期自动去极化达到阈电位前,由窦房结传来的兴奋已将其激活而产生动作电位,从而控制心脏的节律活动,该现象称为抢先占领(capture)。由于抢先占领的作用,潜在起搏点自身的自律性不能显现出来。

(2)超速驱动压抑:当自律细胞在受到高于其固有频率的刺激时,便按外来刺激的频率发生兴奋,称为超速驱动。在外来的超速驱动刺激停止后,自律细胞不能立即呈现其固有的自律性活动,需经一段静止期后才逐渐恢复其自身的自律性活动,这种现象称为超速驱动压抑(overdrive suppression)。由于窦房结的自律性远高于其他潜在起搏点,它的活动对潜在起搏点自律性的直接抑制作用就是一种超速驱动压抑。超速驱动压抑具有频率依赖性,即超速驱动压抑的程度与两个起搏点自动兴奋频率的差值呈平行关系,频率差值愈大,压抑效应愈强,驱动中断后,停止活动的时间也愈长。临床上常见的突然发生的窦性停搏,往往要间隔较长时间才出现交界(房室结)性或室性的自主心律,就是这个原因所致。发生超速驱动压抑的原因之一是心肌细胞膜中钠泵活动的增强。当自律细胞受到超速驱动时,由于单位时间内产生的动作电位数目远超过按其自身节律所产生的动作电位数目,致使 Na^+ 内流和 K^+ 外流均增加,于是钠泵活动增强,产生的外向性泵电流增大,外排的 Na^+ 多于内流的 K^+,使细胞膜发生超极化,所以自律性降低。当超速驱动压抑停止后,增强的钠泵活动并不立即停止而恢复正常,故膜电位仍保持在超极化状态,此时该自律细胞自身 4 期自动去极化仍不易达到阈电位水平,故而出现一个短暂的心搏暂停,须待其自身的电活动恢复后,方可发生起搏活动。

3. 决定和影响自律性的因素

(1)4 期自动去极化速度:在最大复极电位和阈电位水平不变的情况下,4 期自动去极化速度越快,达到阈电位水平所需时间越短,自律性越高。反之,则自律性降低(图 4-7)。凡能使 4 期自动去极化中外向电流减少,或内向电流增加的因素都能使 4 期自动去极化加速,反之,则自动去极化速度减慢。交感 β 肾上腺素受体激动使 I_{Ca-T} 和 I_f 增加,结果使自律性升高;副交感神经递质 ACh 增加外向钾电流而减少内向电流,结果使自律性降低。因此,自主神经活动对窦房结 4 期自动去极化的影响很大。

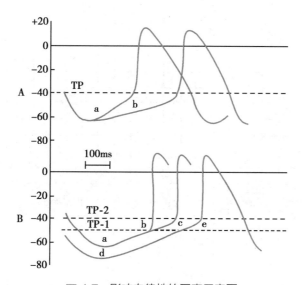

图 4-7 影响自律性的因素示意图

A. 4 期自动去极化速率由 a 减到 b 时,自律性降低;B. 最大复极电位由
a 超极化到 d,或阈电位由 TP-1 升到 TP-2 时,自律性降低。TP:阈电位。

(2)最大复极电位水平:在4期自动去极化速度不变的情况下,当最大复极电位减小时,它与阈电位水平之间的差距减小,因而去极化达到阈电位水平所需时间缩短,自律性增高。反之,则自律性降低(图4-7)。迷走神经兴奋时,通过末梢释放的ACh与M胆碱受体结合,可使窦房结P细胞对K^+的通透性增加,引起最大复极电位增大,结果导致窦房结的自律性降低,心率减慢。

(3)阈电位水平:在4期自动去极化速度不变的情况下,阈电位水平上移将加大它与最大复极电位之间的差距,即自动去极化达到阈电位所需的时间延长,导致自律性降低;反之,则自律性增高。细胞外Ca^{2+}浓度升高时,阈电位水平上移,结果自律性降低。一般条件下阈电位变化不大,故它不是影响自律性的主要因素。

三、体表心电图

在正常人体,由窦房结发出的兴奋按照一定的传导途径和时程依次传导到心房和心室,进而引起整个心脏兴奋。人体是一个大的容积导体,心脏各部分在兴奋过程中出现的生物电活动,可通过周围的导电组织和体液传到体表。将测量电极置于体表的一定部位记录出来的心脏兴奋过程中所发生的有规律的电变化曲线,称为心电图(electrocardiogram,ECG)或体表心电图(surface ECG)。心电图反映的是每个心动周期整个心脏兴奋的产生、传播和恢复过程中的生物电变化,而与心脏的机械收缩活动无直接关系。心电图作为一种无创记录方法,在临床上被广泛用于心律失常和心肌损害等多种心脏疾病的诊断。

从体表记录心电图时,引导电极的放置位置及与心电图机连接的线路,称为心电图导联。1905年荷兰生理学家Einthoven最早创立了国际通用的导联体系,在此基础上发展出称为"标准导联"的心电记录导联系统,共有三类12个导联,包括3个标准肢体导联(分别为Ⅰ导联、Ⅱ导联、Ⅲ导联),3个加压单极肢体导联(分别为aVR、aVL和aVF导联)和6个单极胸导联(V₁~V₆导联)。

正常体表心电图由一组波形构成,用不同导联记录到的心电图都包含几个基本波形,即心脏每次兴奋过程中都会相继出现一个P波,一个QRS波群和一个T波,有时在T波后还可出现一个小的U波。以下主要以标准Ⅱ导联心电图为例,介绍心电图各波和间期的形态及意义(图4-8,表4-1)。

ECG对于检测心脏节律和传导的异常、心肌缺血和梗死、电解质紊乱等非常重要,也能反映心脏的解剖位置、房室大小、正常或异常的心脏动作电位传递过程,因而ECG是临床上极为有用的诊断手段之一。

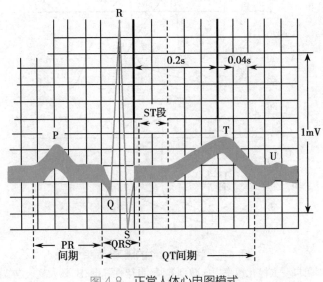

图4-8　正常人体心电图模式

表 4-1　心电图波形与时程及其意义

波形与间期	心电活动
P 波	左、右两心房去极化过程
QRS 波群	左、右两心室去极化过程
T 波	心室复极化过程
U 波	成因尚不清楚
PR 间期（或 PQ 间期）：从 P 波起点到 QRS 波起点之间的时程	由窦房结产生的兴奋经由心房、房室交界和房室束到达心室并引起心室肌开始兴奋所需要的时间，即房室传导时间
QT 间期：从 QRS 波起点到 T 波终点的时程	心室开始去极化到完全复极化所经历的时间
ST 段：从 QRS 波群终点到 T 波起点之间的线段	心室各部分细胞均处于去极化状态（相当于动作电位的平台期）

第二节　心脏的泵血功能

心脏的节律性收缩和舒张对血液的驱动作用称为心脏的泵血功能，是心脏的主要功能。心脏收缩时将血液射入动脉，并通过动脉系统将血液分配到全身各组织；心脏舒张时则通过静脉系统使血液回流到心脏，为下一次射血做准备。

一、心肌收缩的特点

心脏的收缩功能是心脏泵血的重要基础，心肌细胞的收缩性受心肌细胞电生理特性的影响。心肌和骨骼肌同属横纹肌。心肌细胞的收缩也由动作电位触发，通过兴奋 - 收缩偶联使肌丝滑行而引起。但心肌细胞的结构和电生理特性并不完全和骨骼肌细胞相同，所以心肌细胞的收缩有其自身特点。

（一）"全或无"式收缩或同步收缩

参与骨骼肌同步收缩的肌纤维的数量取决于支配它的神经纤维和刺激强度的大小。与骨骼肌细胞不同，由于心肌细胞间有低电阻的闰盘存在，兴奋可通过缝隙连接发生电偶联在细胞之间迅速传播，引起所有细胞几乎同步兴奋和收缩。所以，心肌可看作是一个功能合胞体。从解剖结构看，由于心房与心室间存在纤维环和结缔组织将两者隔开，所以整个心脏可以看作由左、右心房和左、右心室两个合胞体构成。而房室交界传导纤维是唯一连接心房与心室的结构。心肌一旦兴奋，心房和心室这两个功能合胞体的所有心肌细胞将先后发生同步收缩，这种同步收缩保证心脏各部分之间的协同工作并发挥有效的泵血功能。心肌的同步收缩也称"全或无"式收缩。

（二）不发生强直收缩

由于心肌兴奋性周期的有效不应期特别长，相当于整个收缩期和舒张早期，在有效不应期内，心肌细胞不能再接受任何强度的刺激而产生一次新的兴奋和收缩反应，所以，正常情况下，心脏不会发生完全强直收缩，这一特征保证心脏进行交替的收缩和舒张活动，有利于保证心脏的充盈和泵血功能。

（三）对细胞外 Ca^{2+} 的依赖性

收缩的关键过程在于心肌细胞胞质中 Ca^{2+} 浓度的变化。由于心肌细胞的肌质网不如骨骼肌发达,贮存的 Ca^{2+} 量较少,其兴奋 - 收缩偶联过程高度依赖于细胞外 Ca^{2+} 的内流。心肌兴奋时,细胞外的 Ca^{2+}(10%~20%)经肌膜和横管膜中的 L 型钙通道流入胞质后,触发肌质网释放大量 Ca^{2+}(80%~90%),而使胞质 Ca^{2+} 浓度升高,引起心肌收缩,这一过程称为钙诱导钙释放(calcium-induced calcium release,CICR)。当心肌舒张时,肌质网上的钙泵逆浓度差将 Ca^{2+} 主动泵回肌质网(80%~90%),另外,也通过肌膜中的钙泵和 Na^+-Ca^{2+} 交换体将 Ca^{2+} 排出胞外(10%~20%),使胞质 Ca^{2+} 浓度下降,心肌细胞得以舒张。

二、心脏的泵血过程和机制

(一) 心动周期

　　心脏的一次收缩和舒张构成的一个机械活动周期,称为心动周期(cardiac cycle)。在一个心动周期中,心房和心室的机械活动都可分为收缩期(systole)和舒张期(diastole)。由于心室在心脏泵血活动中起主要作用,所以心动周期通常是指心室的活动周期。

　　心动周期的长度与心率成反变关系。如果正常成年人的心率为 75 次 /min,则每个心动周期持续0.8s。如图 4-9 所示,在心房的活动周期中,先是左、右心房收缩,持续约 0.1s,继而心房舒张,持续约0.7s。在心室的活动周期中,也是左、右心室先收缩,持续约 0.3s,随后心室舒张,持续约 0.5s。当心房收缩时,心室仍处于舒张状态;心房收缩结束后不久,心室开始收缩。心室舒张期的前 0.4s 期间,心房也处于舒张状态,这一时期称为全心舒张期。在一个心动周期中,心房和心室的活动按一定的次序和时程先后进行,左、右两个心房的活动是同步进行的,左、右两个心室的活动也是同步进行的,心房和心室的收缩期都短于各自的舒张期。心率增快时,心动周期缩短,收缩期和舒张期都相应缩短,但舒张期缩短的程度更大,这对心脏的持久活动是不利的。

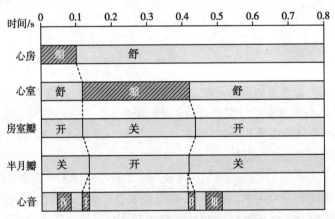

图 4-9　心动周期中心房和心室活动的顺序和时间关系

(二) 心脏的泵血过程

　　左、右心室的泵血过程相似,而且几乎同时进行。现以左心室为例,说明一个心动周期中心室射血和充盈的过程(图 4-10),以便了解心脏泵血的机制。

　　对心室活动周期而言,心房收缩期(period of atrial systole)实际上是前一周期的舒张末期。心房收缩前,心脏处于全心舒张期,此时半月瓣关闭,房室瓣开启,血液从静脉经心房流入心室,使心脏不断充盈。在全心舒张期内,回流入心室的血液量约占心室总充盈量的 75%。全心舒张期之后是心房收缩期,历时 0.1s,心房壁较薄、收缩力不强,由心房收缩推动进入心室的血液通常只占心室总充盈量的 25% 左右。心房收缩时,心房内压和心室内压都轻度升高,但由于大静脉进入心房的入口处的环形肌也收缩,再加上血液向前的惯性,所以虽然静脉和心房交接处没有瓣膜,但心房内的血液很少会反流入大静脉。

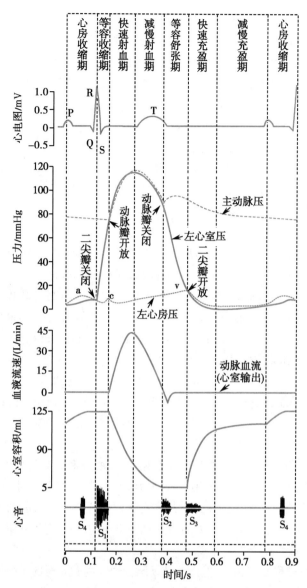

图 4-10 心动周期各时相中左心室压力、容积和瓣膜等变化示意图

P、Q、R、S、T：分别表示心电图基本波形；a、c、v：分别表示心动周期中
三个向上的心房波；S₁、S₂、S₃、S₄：分别表示第一、二、三、四心音。

1. 心室收缩期

（1）等容收缩期：心室开始收缩后，心室内的压力立即升高，当室内压升高到超过房内压时，即推动房室瓣使之关闭，因而血液不会倒流入心房。但此时室内压尚低于主动脉压，因此半月瓣仍处于关闭状态，心室暂时成为一个封闭的腔。从房室瓣关闭到主动脉瓣开启前的这段时期，心室的收缩不能改变心室的容积，故称为等容收缩期（period of isovolumic contraction），此期持续约 0.05s。由于此时心室继续收缩，所以室内压急剧升高，是室内压上升速度最快的时期。在主动脉压升高或心肌收缩力减弱时，等容收缩期将延长。

（2）射血期：当心室收缩使室内压升高至超过主动脉压时，半月瓣开放。这标志着等容收缩期结束，进入射血期（period of ventricular ejection）。

1）快速射血期：在射血早期，由于心室射入主动脉的血液量较多，血液流速也很快，故称为快速射血期（period of rapid ejection）。此期持续约 0.1s。在快速射血期内，心室射出的血液量约占总射血量的 2/3。由于心室内的血液很快进入主动脉，故心室容积迅速缩小。但由于心室肌强烈收缩，室内压仍继续上升,并达到峰值,主动脉压也随之进一步升高。

2)减慢射血期:在射血后期,由于心室收缩强度减弱,射血速度逐渐减慢,故称为减慢射血期(period of reduced ejection)。此期持续约 0.15s。在减慢射血期内,室内压和主动脉压都由峰值逐渐下降。须指出的是,在快速射血期的中期或稍后,乃至整个减慢射血期,室内压已略低于主动脉压,但此时心室内的血液具有较高的动能,故仍可逆压力梯度继续进入主动脉。

2. 心室舒张期

(1)等容舒张期:射血后,心室开始舒张,室内压下降,主动脉内的血液向心室方向反流,推动半月瓣使之关闭;但此时室内压仍高于房内压,故房室瓣仍处于关闭状态,心室又暂时成为一个封闭的腔。从半月瓣关闭至房室瓣开启前的这段时间内,心室舒张而心室的容积并不改变,故称为等容舒张期(period of isovolumic relaxation)。此期持续 0.06~0.08s。由于此时心室肌继续舒张,所以室内压急剧下降。

(2)心室充盈期:随着心室肌舒张,室内压进一步下降,当室内压下降到低于房内压时,心房内的血液冲开房室瓣进入心室,称为心室充盈期(period of ventricular filling)。

1)快速充盈期:房室瓣开启初期,由于心室肌很快舒张,室内压明显降低,甚至成为负压,心房和心室间形成很大的压力梯度,所以心室对心房和大静脉内的血液可产生"抽吸"作用,血液快速流入心室,使心室容积迅速增大,故这一时期称为快速充盈期(period of rapid filling),持续约 0.11s。在快速充盈期内,进入心室的血液量约为心室总充盈量的 2/3。

2)减慢充盈期:随着心室内血液充盈量的增加,心房和心室间的压力梯度逐渐减小,血液进入心室的速度减慢,故心室舒张期的这段时间称为减慢充盈期(period of reduced filling),持续约 0.22s。在心室舒张期的最后 0.1s,心房收缩期开始,使心室进一步充盈(见本节前述)。此后心室活动便进入新一轮周期。

总之,心室肌的收缩和舒张是造成心室内压变化,导致心房和心室间以及心室和主动脉、肺动脉间产生压力梯度的根本原因;而压力梯度则是推动血液在心房、心室以及主动脉、肺动脉间流动的主要动力。在收缩期,心室肌收缩产生的压力增高和血流惯性是心脏射血的动力,而在舒张早期,心室主动舒张是心室充盈的主要动力,在舒张晚期,心房肌收缩可进一步充盈心室。由于心脏瓣膜的结构特点和启闭活动,血液只能沿一个方向流动。

左、右两心室的泵血过程基本相同,但由于肺动脉压约为主动脉压的 1/6,所以在心动周期中右心室内压的变化幅度要比左心室内压的变化小得多。

(三) 心房在心脏泵血中的作用

1. 心房的初级泵作用　心房在心动周期的大部分时间里都处于舒张状态,其主要作用是接纳、储存从静脉不断回流的血液。在心室收缩和射血期间,这一作用的重要性尤为突出。在心室舒张的大部分时间里,心房也处在舒张状态(全心舒张期),这时心房只是静脉血液反流回心室的一个通道。只有在心室舒张期的后期心房才收缩。由于心房壁薄,收缩力量不强,收缩时间短,其收缩对心室的充盈仅起辅助作用。心房收缩期间,进入心室的血量约占每个心动周期的心室总回流量的 25%。然而,心房的收缩可使心室舒张末期容积进一步增大,即心室肌收缩前的初长度增加,从而使心肌的收缩力加大,提高心室的泵血功能。如果心房不能有效地收缩,房内压将增高,不利于静脉回流,并间接影响心室射血功能。因此,心房的收缩起着初级泵的作用,有利于心脏射血和静脉回流。

2. 心动周期中心房内压的变化　在心动周期中,从左心房内记录的压力曲线上依次出现 a、c、v 三个较小的正向波(见图 4-10)。心房收缩时房内压升高,形成 a 波的升支;随后心房舒张,房内压回降,形成 a 波的降支。a 波是心房收缩的标志。当心室收缩时,心室内的血液向上推顶已关闭的房室瓣并使之凸入心房,造成房内压略有升高,形成 c 波的升支;当心室开始射血后,心室容积减小,房室瓣向下移动,使心房容积扩大,房内压降低,遂形成 c 波的降支。此后,由于血液不断从静脉回流入心房,而此时房室瓣仍处于关闭状态,故随着心房内血液量的增加,房内压也持续升高,形成 v 波的升支;当心室舒张、充盈时,房室瓣开放,血液迅速由心房进入心室,房内压很快下降,形成 v 波的降支。在心动周期中,右心房也有类似的房内压波动,并可逆向传播到腔静脉,使腔静脉内压也出现同样的波动。在心动周期中,心房压力波的变化幅度较小。

三、心音

在心动周期中,心肌收缩、瓣膜启闭、血液流速改变形成的湍流以及血流撞击心室壁和大动脉壁引起的振动都可通过周围组织传递到胸壁,用听诊器便可在胸部某些部位听到相应的声音,即为心音(heart sound)。若用传感器将这些机械振动转换成电信号记录下来,便可得到心音图(phonocardiogram)。

心音发生在心动周期的一些特定时期,其音调和持续时间也有一定的特征。正常人在一次心搏过程中可产生 4 个心音,分别称为第一、第二、第三和第四心音。通常用听诊的方法只能听到第一和第二心音,在某些青年人和健康儿童可听到第三心音,用心音图可记录到四个心音(见图 4-10)。

(一)第一心音

第一心音发生在心室收缩期,标志着心室收缩的开始。在心尖搏动处(左第五肋间锁骨中线)听诊最为清楚,其特点是音调较低,持续时间较长。第一心音是由于房室瓣突然关闭引起心室内血液和室壁的振动,以及心室射血引起的大血管壁和血液湍流所发生的振动而产生。心室肌收缩力量越强,第一心音也越响。

(二)第二心音

第二心音发生在心室舒张早期,标志着心室舒张期的开始。在胸骨旁第二肋间(即主动脉瓣和肺动脉瓣听诊区)听诊最为清楚,其特点是频率较高,持续时间较短。第二心音主要因主动脉瓣和肺动脉瓣关闭,血流冲击大动脉根部引起血液、管壁及心室壁的振动而引起。其强弱可反映主动脉压和肺动脉压的高低。

(三)第三心音

在部分健康儿童和青年人,偶尔可听到第三心音。第三心音出现在心室快速充盈期末,紧随第二心音后,特点是低频、低振幅。第三心音是由于快速充盈期末室壁和乳头肌突然伸展及充盈,血流突然减速引起的振动而产生。

(四)第四心音

第四心音出现在心室舒张的晚期,是与心房收缩有关的一组发生在心室收缩期前的振动,也称心房音。正常心房收缩时一般不产生声音,但异常强烈的心房收缩和左心室壁顺应性下降时可产生第四心音。

心脏的某些异常活动可以产生杂音或其他异常的心音。因此,听取心音或记录心音图对于心脏疾病的诊断具有重要意义。

四、心输出量与心脏泵血功能的储备

(一)每搏输出量与每分输出量

1. **每搏输出量和射血分数**　一侧心室一次心脏搏动所射出的血液量,称为每搏输出量(stroke volume),简称搏出量。正常成年人在安静状态下,左心室舒张末期容积(end-diastolic volume,EDV)约 125ml,收缩末期容积(end-systolic volume,ESV)约 55ml,两者之差值即为搏出量,约 70ml(60~80ml)。可见,心室在每次射血时并未将心室内充盈的血液全部射出。搏出量占心室舒张末期容积的百分比,称为射血分数(ejection fraction,EF)。健康成年人的射血分数为 55%~65%。

正常情况下,搏出量与心室舒张末期容积是相适应的,即当心室舒张末期容积增加时,搏出量也相应增加,而射血分数基本保持不变。对于心室功能减退、心室异常扩大的患者,其搏出量可能与正常人无明显差异,但心室舒张末期容积增大,此时射血分数明显降低。因此与搏出量相比,射血分数能更准确地反映心脏的泵血功能,对早期发现心脏泵血功能异常具有重要意义。

2. 每分输出量和心指数 一侧心室每分钟射出的血液量,称为每分输出量(minute volume),也称心输出量(cardiac output)。左、右两侧心室的心输出量基本相等。心输出量等于心率与搏出量的乘积。心输出量与机体的新陈代谢水平相适应,可因性别、年龄及其他生理情况的不同而不同。一般健康成年男性在安静状态下的心输出量为 4.5~6.0L/min。女性的心输出量比同体重男性低 10% 左右。青年人的心输出量较老年人高。成年人在剧烈运动时,心输出量可高达 25~35L/min;而在麻醉情况下可降到 2.5L/min 左右。

对不同身材的个体测量心功能时,若用心输出量作为指标进行比较是不全面的,因为身材矮小和身材高大的个体具有不同的耗氧量和能量代谢水平,心输出量也就不同。调查资料表明,人在安静时的心输出量和基础代谢率一样,并不与体重成正比,而是与体表面积成正比。以单位体表面积(m^2)计算的心输出量称为心指数(cardiac index)。安静和空腹情况下测定的心指数称为静息心指数,可作为比较不同身材个体的心功能的评价指标。例如,中等身材的成年人体表面积为 1.6~1.7m^2,在安静和空腹的情况下心输出量为 5~6L/min,故静息心指数为 3.0~3.5L/($min \cdot m^2$)。

在同一个体的不同年龄段或不同生理情况下,心指数也可发生变化。10 岁左右的少年静息心指数最高,可达 4L/($min \cdot m^2$) 以上。静息心指数随年龄增长而逐渐下降,到 80 岁时接近于 2L/($min \cdot m^2$)。运动时,心指数随运动强度的增加大致成比例地增高。在妊娠、情绪激动和进食时,心指数均有不同程度增高。但心指数作为评价心脏功能的指标并未考虑心室舒张容积的变化,因此在评估病理状态下心脏泵血功能时,其价值不如射血分数。

(二)心脏泵血功能的储备

健康成年人在安静状态下,心输出量为 5~6L/min;剧烈运动时,心输出量可达 25~30L/min,为安静时的 5~6 倍。这说明正常心脏的泵血功能有相当大的储备量。心输出量可随机体代谢需要而增加的能力,称为心泵功能储备或心力储备(cardiac reserve)。心泵功能储备可用心脏每分钟能射出的最大血量,即心脏的最大输出量来表示。训练有素的运动员,心脏的最大输出量远较一般人高,可达 35L/min 以上,为安静时心输出量的 7 倍或更多。

心泵功能储备的大小主要取决于搏出量和心率能够提高的程度,因而心泵功能储备包括搏出量储备(stroke volume reserve)和心率储备(heart rate reserve)两部分。

1. 搏出量储备 搏出量是心室舒张末期容积和收缩末期容积之差,所以,搏出量储备可分为收缩期储备和舒张期储备。前者是通过增强心肌收缩能力和提高射血分数来实现,而后者是通过增加舒张末期容积而获得。安静时,左心室舒张末期容积约125ml,左心室收缩末期容积约为55ml,搏出量为70ml。由于正常心室腔不能过分扩大,一般只能达到140ml左右,故舒张期储备仅15ml左右;而当心肌作最大程度收缩时,心室收缩末期容积可减小到不足20ml,因而收缩期储备可达35~40ml。相比之下,收缩期储备要比舒张期储备大得多。

2. 心率储备 正常健康成年人安静时的心率为 60~100 次/min。假如搏出量保持不变,使心率在一定范围内增快,当心率达 160~180 次/min 时,心输出量可增加至静息时的 2~2.5 倍,称为心率储备。但如果心率过快(大于 180 次/min),由于舒张期过短,心室充盈不足,可导致搏出量和心输出量减少。

因此运动或强体力劳动时,主要通过动用心率储备和收缩期储备来增加心输出量。

五、影响心输出量的因素

如前所述,心输出量等于搏出量与心率的乘积,因此凡能影响搏出量和心率的因素均可影响心输出量。而搏出量的多少则取决于心室肌的前负荷、后负荷和心肌收缩能力等因素。

（一）心室肌的前负荷与心肌异长自身调节

1. 心室肌的前负荷 前负荷可使骨骼肌在收缩前处于一定的初长度。对中空、近似球形的心脏来说，心室肌的初长度取决于心室舒张末期的血液充盈量，即心室舒张末期容积相当于心室的前负荷。由于测量心室内压比测定心室容积方便，且心室舒张末期容积与心室舒张末期压力（ventricular end-diastolic pressure，VEDP）在一定范围内具有良好的相关性，故在实验中常用心室舒张末期压力来反映前负荷。又因为正常人心室舒张末期的心房内压力与心室内压力几乎相等，且心房内压力的测定更为方便，故又常用心室舒张末期的心房内压力来反映心室的前负荷。

2. 心肌异长自身调节 与骨骼肌相似，心肌的初长度对心肌的收缩力量具有重要影响。但心肌的初长度和收缩功能间的关系具有其特殊性。

（1）心功能曲线与心定律：在实验中逐步改变心室舒张末期压力值，并测量相对应的心室搏出量或每搏功，将每个给定的压力值所获得的相对应的搏出量或每搏功的数据绘制成的曲线，称为心室功能曲线（ventricular function curve）（图 4-11）。心室功能曲线大致可分为三段：①左心室舒张末期压力在 5~15mmHg 的范围内为曲线的上升支，随着心室舒张末期压力增大，心室每搏功也增大。通常状态下，左心室舒张末期压力仅 5~6mmHg，而左心室舒张末期压力为 12~15mmHg 是心室最适前负荷，说明心室有较大的初长度储备。与骨骼肌相比，体内骨骼肌的自然长度已接近最适初长度，故初长度储备很小，即通过改变初长度调节骨骼肌收缩功能的范围很小。②左心室舒张末期压力在 15~20mmHg 范围内，曲线趋于平坦，说明前负荷在其上限范围变动时对每搏功和心室泵血功能的影响不大。③左心室舒张末期压力高于 20mmHg，曲线平坦或甚至轻度下倾，但并不出现明显的降支，说明心室前负荷即使超过 20mmHg，每搏功仍不变或仅轻度减少。只有在发生严重病理变化的心室，心功能曲线才出现降支。

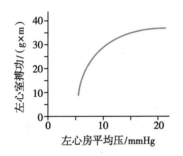 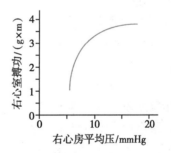

图 4-11 犬左、右心室功能曲线
实验中分别以左、右心房平均压代替左、右心室舒张末压。

从心室功能曲线看，在增加前负荷（初长度）时，心肌收缩力加强，搏出量增多，每搏功增大。这种通过改变心肌初长度而引起心肌收缩力改变的调节，称为异长自身调节（heterometric autoregulation）。早在 1895 年，德国生理学家 Otto Frank 在离体蛙心实验中就已观察到这种心肌收缩力随心肌初长度增加而增强的现象。1914 年，英国生理学家 Ernest Starling 在狗的心 - 肺制备标本上也观察到：在一定范围内增加静脉回心血量，心室收缩力随之增强；而当静脉回心血量增大到一定限度时，则心室收缩力不再增强而室内压开始下降。Starling 将心室舒张末期容积在一定范围内增大可增强心室收缩力的现象称为心定律（law of the heart），后人称之为 "Frank-Starling 定律"（Frank-Starling law），而把心室功能曲线称为 Frank-Starling 曲线。

（2）正常心室肌的抗过度延伸特性：初长度对心肌收缩力影响的机制与骨骼肌相似，即不同的初长度可改变心肌细胞肌节中粗、细肌丝的有效重叠程度。当肌节的初长度为 2.00~2.20μm 时，粗、细肌丝处于最佳重叠状态，横桥活化时可与肌动蛋白形成连接的数目最多，肌节收缩产生的张力最大，此时的初长度即为最适初长度。在肌节长度达到最适初长度前，随着前负荷和肌节初长度的增加，粗、细肌丝的有效重叠程度增加，活化时形成的横桥连接数目增多，因而肌节乃至整个心室的收缩力加强,搏出量增多,每搏功增大。可见,心室功能曲线是心肌初长度与主动张力间的关系在整个心室功能上的反映。

与骨骼肌不同的是,正常心室肌具有较强的抗过度延伸的特性,肌节一般不会超过 2.25~2.30μm,如果强行将肌节拉伸至 2.60μm 或更长,心肌将会断裂。因此,心功能曲线不会出现明显的下降趋势(图 4-12)。心脏的可伸展性较小,主要是由于肌节内连接蛋白的存在。连接蛋白是一种大分子蛋白质,可将肌球蛋白固定在肌节的 Z 盘上,且又有很强的黏弹性,可限制肌节的被动拉长。当心肌收缩后发生舒张时,由连接蛋白产生的弹性回缩力是心室舒张初期具有抽吸力的细胞学基础。此外,心肌细胞外的间质内含大量胶原纤维,且心室壁多层肌纤维呈交叉方向排列;当心肌肌节处于最适初长度时,产生的静息张力已经很大,这也使心肌不易被伸展。

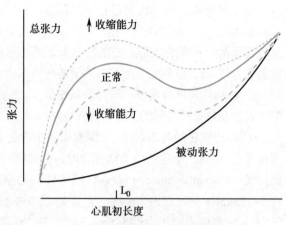

图 4-12　心肌长度 - 张力关系曲线及其变化
L_0:最适初长度。

心肌的这种能抵抗被过度延伸的特性对心脏泵血功能具有重要的生理意义,它使心脏在前负荷明显增加时一般不会发生搏出量和做功能力的下降。心室功能曲线不出现明显下降的趋势,并非表示心肌初长度在超过最适初长度后不再对心肌收缩功能发生影响,而是初长度在这种情况下不再与室内压呈平行关系,也就是说,此时初长度不再随室内压的增加而增加。但有些慢性心脏病患者,当心脏被过度扩张时,心室功能曲线可出现降支,表明此时心肌的收缩功能已严重受损。

(3)异长自身调节的生理学意义:主要意义是对搏出量的微小变化进行精细的调节,使心室射血量与静脉回心血量间保持平衡,从而使心室舒张末期容积和压力保持在正常范围内。例如,在体位改变或动脉血压突然升高时,以及在左、右心室搏出量不平衡等情况下,心室的充盈量可发生微小的变化。这种变化可立即通过异长自身调节来改变搏出量,使搏出量与回心血量间重新达到平衡状态。但若循环功能发生幅度较大、持续时间较长的改变,如肌肉活动时的循环功能改变,仅靠异长自身调节不足以使心脏的泵血功能满足机体当时的需要。在这种情况下,需要通过调节心肌收缩能力来进一步加强心脏的泵血功能。

3. 影响前负荷的因素

(1)静脉回心血量:在多数情况下,静脉回心血量的多少是决定心室前负荷大小的主要因素。静脉回心血量又受以下因素的影响。

1)心室充盈时间:当心率增快时,心动周期(尤其是心室舒张期)缩短,因而心室充盈时间缩短,心室充盈不完全,静脉回心血量减少;反之,静脉回心血量增多。但如果在心室完全充盈后继续延长心室充盈时间,则不能进一步增加静脉回心血量。

2)静脉回流速度:在心室充盈持续时间不变的情况下,静脉回流速度越快,静脉回心血量就越多;反之,静脉回心血量越少。在全心舒张期,静脉回流速度取决于外周静脉压与心房、心室内压之差。当外周静脉压增高(如循环血量增多、外周静脉管壁张力增高等)和 / 或心房、心室内压降低时,静脉回流速度加快。

3)心室舒张功能:心室舒张是一个耗能的过程,与收缩期末的心肌细胞内升高的 Ca^{2+} 浓度回降速率有关。舒张期心肌细胞内 Ca^{2+} 浓度回降速率越快,Ca^{2+} 与肌钙蛋白 C 结合位点解离并触发舒张过程越快,心肌舒张速率也越快。这样,快速充盈期产生的心室负压就越大,抽吸作用也越强。在相同的外周静脉压条件下,心室抽吸作用越强,静脉回心血量越多,心室能充盈更多的血量。

4）心室顺应性（ventricular compliance，Cv）：是指单位压力变化（ΔP）能够引起的心室容积改变（ΔV），可用公式 Cv=ΔV/ΔP 表示。心室顺应性是一个被动的过程，取决于左心室的几何形状和质量，以及左心室的黏弹性和心包。心室顺应性高时，在相同的心室充盈压下能容纳更多的血量；反之，则心室充盈量减少（图4-13）。当发生心肌纤维化或心肌肥厚时，心室顺应性降低，使舒张期，尤其是减慢充盈期和心房收缩期的心室充盈量减少。这种心室充盈量的减少可通过提高心房压而代偿。

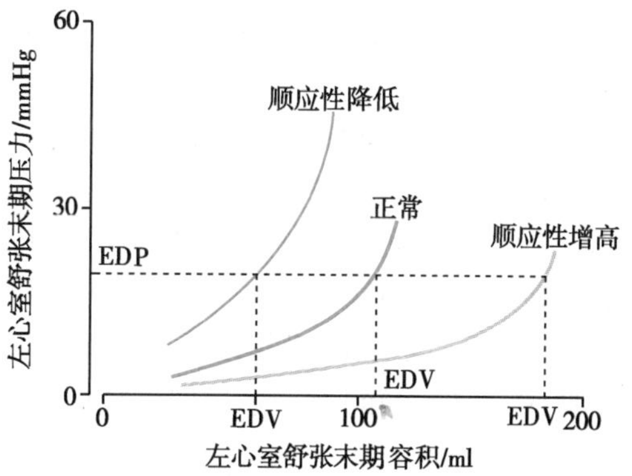

图 4-13 心室压力 - 容积曲线
EDP：舒张末期压力；EDV：舒张末期容积。

5）心包腔内压力：正常情况下，心包的存在有助于防止心室过度充盈。当发生心包积液时，心包腔内压力增高，可使心室充盈受到限制，导致静脉回心血量减少。

（2）射血后心室内的剩余血量：假如静脉回心血量不变，当动脉血压突然升高使搏出量暂时减少时，射血后心室内剩余血量增加，也可使心室充盈量增加。但实际上，射血后心室内剩余血量增加时，舒张末期心室内压也增高，静脉回心血量将会减少，因而心室充盈量并不一定增加。

（二）心室收缩的后负荷

心室收缩时，必须克服大动脉血压才能将血液射入动脉内。因此，大动脉血压是心室收缩时所遇到的后负荷。

在心肌初长度、收缩能力和心率都不变的情况下，如果大动脉血压增高，等容收缩期室内压的峰值将增高，结果使等容收缩期延长而射血期缩短，射血期心室肌缩短的程度和速度都减小，射血速度减慢，搏出量减少；反之，大动脉血压降低，则有利于心室射血。

大动脉血压的改变在影响搏出量的同时，还能继发引起心脏内的一些调节活动。当大动脉压突然升高而使搏出量暂时减少时，射血后心室内的剩余血量将增多，即心室收缩末期容积增大，若舒张期静脉回心血量不变或无明显减少，则心室舒张末期容积将增大。此时可通过异长自身调节加强心肌的收缩力量，使搏出量回升，从而使心室舒张末期容积逐渐恢复至原先水平。尽管此时大动脉血压仍处于高水平，但心脏的搏出量不再减少。

在整体条件下，正常人主动脉压在 80~170mmHg 范围内变动时，心输出量一般并不发生明显改变。这是因为除通过上述异长自身调节机制增加心肌初长度外，机体还可通过神经和体液机制以等长调节的方式改变心肌收缩能力（见本节后述），使搏出量能适应后负荷的改变。这种调节的生理意义在于，当大动脉血压在一定范围内改变时，心搏出量可维持在接近正常的水平。但当大动脉血压升高超过一定的范围并长期持续时，心室肌因长期加强收缩活动，心脏做功量增加而心脏效率降低，久之心肌逐渐发生肥厚，最终可能导致泵血功能减退。

（三）心肌收缩能力

前负荷和后负荷是影响心脏泵血的外在因素，而肌肉本身的功能状态也是决定肌肉收缩效果的重要因素。心肌不依赖于前负荷和后负荷而能改变其力学活动（包括收缩的强度和速度）的内在特性，称为心肌收缩能力（myocardial contractility）。在完整的心室，心肌收缩能力增强可使心室功能曲线向左上方移位，表明在同样的前负荷条件下，每搏功增加，心脏泵血功能增强。这种通过改变心肌收缩能力的心脏泵血功能调节，称为等长调节（homometric regulation）。

心肌收缩能力受多种因素的影响。凡能影响心肌细胞兴奋 - 收缩偶联过程中各个环节的因素都可影响收缩能力，其中活化的横桥数目和肌球蛋白头部 ATP 酶的活性是影响心肌收缩能力的主要环节。在一定的初长度下，粗、细肌丝的重叠程度是两者结合形成横桥数量的先决条件，但并非所有这些横桥都能被激活成为活化的横桥。因此，在同一初长度下，心肌可通过增加活化的横桥数目来增强心肌收缩力。活化的横桥在全部横桥中所占的比例取决于兴奋时胞质内 Ca^{2+} 的浓度和 / 或肌钙蛋白对 Ca^{2+} 的亲和力。儿茶酚胺（去甲肾上腺素和肾上腺素）在激动心肌细胞的 β 肾上腺素受体后，可通过环腺苷酸（cyclic adenosine monophosphate，cAMP）信号通路，激活细胞膜上 L 型钙通道，增加 Ca^{2+} 内流，再通过钙诱导钙释放机制促进胞质内 Ca^{2+} 浓度升高，从而使心肌收缩能力增强。钙增敏剂（如茶碱）可增加肌钙蛋白对 Ca^{2+} 的亲和力，使肌钙蛋白对胞质中 Ca^{2+} 的利用率增加，因而活化的横桥数目增多，心肌收缩能力增强。甲状腺激素可提高肌球蛋白 ATP 酶的活性，因而也能增强心肌收缩能力（见图 4-12）。老年人和甲状腺功能低下的患者，因为肌球蛋白分子亚型的表达发生改变，ATP 酶活性降低，故心肌收缩能力减弱（见图 4-12）。

（四）心率

正常成年人在安静状态下，心率（heart rate）为 60~100 次 /min，平均约 75 次 /min。心率可随年龄、性别和不同生理状态而发生较大的变动。新生儿的心率较快；随年龄增长，心率逐渐减慢，至青春期接近成年人水平。对于成年人，女性的心率稍快于男性。经常进行体力劳动或体育运动的人，平时心率较慢。在同一个体，安静或睡眠时的心率较慢，而运动或情绪激动时心率加快。

在一定范围内，心率增快可使心输出量增加。当心率增快但尚未超过一定限度时，尽管此时心室充盈时间有所缩短，但由于静脉回心血量大部分在快速充盈期内进入心室，所以心室充盈量和搏出量不会明显减少，心率的增加可使每分输出量明显增加。但是，如果心率过快，超过 160~180 次 /min，将使心室舒张期明显缩短，充盈量明显减少，因此搏出量也明显减少，从而导致心输出量下降。如果心率过慢，低于 40 次 /min，将使心室舒张期过长，此时心室充盈早已接近最大限度，心室舒张期的延长已不能进一步增加充盈量和搏出量，因此心输出量也减少。

在整体情况下，心率受神经和体液因素的调节。交感神经活动增强时心率增快；迷走神经活动增强时心率减慢。循环血中肾上腺素、去甲肾上腺素和甲状腺激素水平增高时心率增快。此外，心率还受体温的影响，体温每升高 1℃，心率每分钟可增加 12~18 次。

六、心功能评价

心脏的主要功能是泵血。在临床医学实践和科学研究工作中，常需对心脏的泵血功能进行判断，即心功能评价，可分为心脏射血功能评价和心脏舒张功能评价。

（一）从心室压力变化评价心功能

心导管检查是评价心室功能的金标准。心导管术（cardiac catheterization）是指导管从周围血管插入，送至心腔及各处大血管的技术，用以获取信息，达到检查、诊断和某些治疗的目的。导管可送入心脏右侧各部及肺动脉，亦可送入心脏左侧各部及主动脉。应用心导管技术可同时进行压力和容积等测定以评价心功能。

1. **心脏射血功能评价**　通过分别计算搏出量、射血分数和每搏功，以及心输出量、心指数可评价心室的射血功能。此外，对心室收缩压曲线求一阶导数，所产生的心室收缩压变化速率（dP/dt）曲线可作为心脏收缩能力的指标。图 4-14A 和图 4-14B 分别为青年和老年小鼠左心室压与左心室压变化率的同步记录；图中显示 dP/dt 峰值（dP/dt$_{max}$）由 11 100mmHg/s（图 4-14A）下降为 8 300mmHg/s（图 4-14B），说明随年龄增大左心室收缩能力减弱。因此，dP/dt$_{max}$ 常被用来比较不同功能状态下心脏的收缩能力。但由于 dP/dt$_{max}$ 还受其他因素影响，例如，左心室舒张末压及主动脉血压升高都能增加 dP/dt$_{max}$，所以，有人认为将 dP/dt$_{max}$ 除以同一瞬间的心室压（P），即（dP/dt$_{max}$）/P 来评价心脏收缩能力比单纯 dP/dt$_{max}$ 更为合适。

2. **心室舒张功能评价**　对心室舒张压曲线求一阶导数，所产生的心室舒张压变化速率（-dP/dt）曲线可作为心脏舒张功能的指标。比较图 4-14A 和图 4-14B，可看出 -dP/dt 峰值（-dP/dt$_{max}$）绝对值由 7 100mmHg/s（图 4-14A）下降为 5 600mmHg/s（图 4-14B），说明年龄增大也可使左心室舒张功能降低。-dP/dt$_{max}$ 可用来比较不同功能状态下心脏的舒张能力。

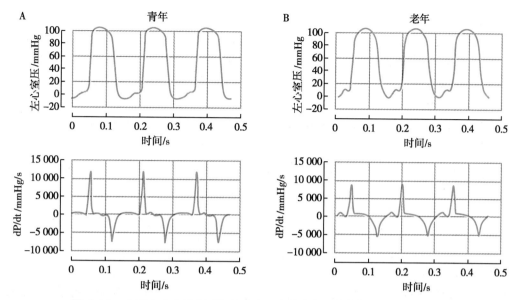

图 4-14 小鼠左心室压（上）和左心室压变化率（dP/dt）（下）同步记录曲线

A. 青年；B. 老年。

（二）从心室容积变化评价心功能

超声心动图（echocardiogram）检测是临床最常用的无创检查方法，是目前无创评价左心室舒张功能最为常用和最为重要的方法。

1. 心室收缩功能评价 主要有左心室舒张末内径（left ventricular end diastolic dimension，LVDd）、左心室收缩末内径（left ventricular end systolic dimension，LVDs）、左心室舒张末容积、左心室收缩末容积、左心室射血分数（left ventricular ejection fraction，LVEF）、左心室缩短分数（left ventricular fraction shortening，LVFs）。临床上 LVEF 是评价绝大多数患者左心室收缩功能的首选指标。此外射血期心室容积变化速率（dV/dt）和心室直径变化速率（dD/dt）可用来反映心室收缩能力的变化。

2. 心室舒张功能评价 图 4-15 显示：①图 4-15A 和图 4-15B 为舒张期左心室容积随时间变化的曲线及其一阶导数（心室容积变化速率，dV/dt）曲线。正常人在舒张早期，二尖瓣开放即刻产生较大的左心室血液流入速率（e 波），而左心房收缩时产生较小的血液流入速率（a 波，e/a>1）。②舒张功能障碍患者的舒张速率减慢，等容舒张期延长（图 4-14 中 –dP/dt$_{max}$ 绝对值下降），在舒张早期左心室压力值较高，抽吸的作用变小（e 波变小）；左心房收缩对左心室充盈的作用加大（a 波增大，e/a<1）（图 4-15 中虚线所示）。

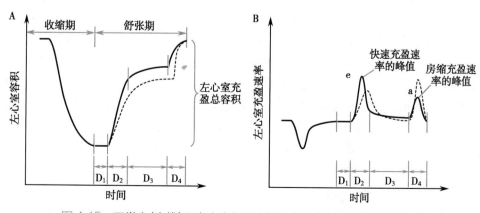

图 4-15 正常人（实线）和左心室舒张功能不全患者（虚线）舒张功能评价

D$_1$：等容舒张期；D$_2$：快速充盈期；D$_3$：减慢充盈期；D$_4$：心房收缩期。

A. 舒张期心室容积随时间变化曲线；B. 舒张期心室容积变化速率（dV/dt）。

(三) 从心室压力和容积变化评价心功能

1. 心脏做功量的测定　心脏所做的功可分为两类：一是外功，主要是指由心室收缩而产生和维持一定压力（室内压）并推动血液流动（心输出量）所做的机械功，也称压力 - 容积功；二是内功，指心脏活动中用于完成离子跨膜主动转运、产生兴奋和收缩、产生和维持心壁张力、克服心肌组织内部的黏滞阻力等消耗的能量。

(1) 每搏功：心脏的每搏功（stroke work）简称搏功，是指心室一次收缩射血所做的外功，亦即心室完成一次心搏所做的机械外功。心脏收缩射血所释放的机械能除主要表现为将一定容积的血液提升到一定的压力水平而增加血液的势能外，还包括使一定容积的血液以较快的流速向前流动而增加的血流动能。这些参数可通过下面的公式计算

$$压力 - 容积功 = 搏出量 \times 心动周期中室内压增量$$
$$血液动能 = 1/2 \times (搏出量质量 \times 血流速度^2)$$
$$每搏功 = 压力 - 容积功 + 血液动能$$

人体在安静状态下，血流动能在左心室每搏功的总量中所占的比例很小，约 1%，故一般可忽略不计。所以，每搏功近似于"压力 - 容积功"。可见，心肌收缩射血所释放的机械能主要用于射出具有一定压力增量的一定容积的血液量。

由于射血期左心室内压是不断变化的，精确计算每搏功需将整个心动周期中压力与容积的变化进行积分。但在实际应用中，常以平均动脉压代替射血期左心室内压平均值，而以左心房平均压代替左心室舒张末期压，因此，每搏功的计算可变化为下式

$$左心室每搏功(J) = 搏出量(L) \times 13.6(kg/L) \times 9.807 \times$$
$$(平均动脉压 - 左心房平均压)(mmHg) \times 0.001$$

式中每搏功单位为焦耳（J），搏出量单位为升（L），汞（Hg）的密度是 13.6kg/L，乘以 9.807 将力的单位由 kg 换算为牛顿（N），乘以 0.001 将高度单位由 mm 换算为 m。若按搏出量为 70ml，平均动脉压为 92mmHg，平均心房压为 6mmHg，则每搏功为 0.803J。

(2) 每分功（minute work）：是指心室每分钟内收缩射血所做的功，亦即心室完成每分输出量所做的机械外功。每分功等于每搏功乘以心率。若按心率为 75 次 /min 计算，则每分功为 60.2J/min。

当动脉血压升高时，为克服增大的射血阻力，心肌必须增加其收缩强度才能使搏出量保持不变，因而心脏做功量必定增加。可见，与单纯的心输出量相比，用心脏做功量来评价心脏泵血功能将更为全面，尤其是在动脉血压水平不同的个体之间，或在同一个体动脉血压发生改变前、后，用心脏做功量来比较心脏泵血功能更显其优越性。

在正常情况下，左、右心室的输出量基本相等，但肺动脉平均压仅为主动脉平均压的 1/6 左右，故右心室的做功量也只有左心室的 1/6 左右。

2. 应用心室压力 - 容积环评价心功能　通过心导管术与超声心动图单独或联合应用可分别绘制出心室压力 - 时间曲线和心室容积 - 时间曲线（见图 4-10），以每个相对应时间点的压力和容积值绘制压力 - 容积曲线，可产生一个心室压力 - 容积环（pressure-volume loop）（图 4-16）。该环是一个"位相图"，描述心动周期中心室压力 - 容积的关系：①该环逆时针环绕一周完成一个完整的心动周期；②虽然图 4-16 上未标出明确时间，但该环是根据心动周期每个时间点的压力和容积依次绘制而成；③环上两点间的距离与实际所用的时间不成正比。该环所表示的是整个心动周期中的心室压力 - 容积关系。其收缩末期压力 - 容积关系（end-systolic pressure-volume relation, ESPVR）曲线可反映心室收缩能力。心室压力 - 容积环变化也可用于反映前负荷和后负荷变化。舒张功能障碍患者压力 - 容积环向上和向左偏移，表明左心室顺应性减少或僵硬度增加，即需要较高的压力，才能使一个顺应性下降的心室达到相同的充盈容积。

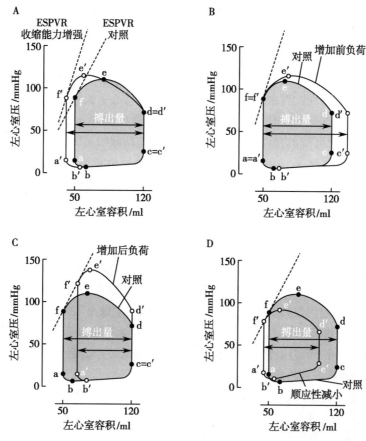

图 4-16　左心室压力 - 容积环

ac 和 a'c' 为充盈期,包括快速充盈期、减慢充盈期和心房收缩期,其中 b 点为充盈期心室压最低值处;cd 和 c'd' 为等容收缩期;de 和 d'e' 为快速射血期,ef 和 e'f' 为减慢射血期,e 点为射血期心室压最高值处;fa 和 f'a' 为等容舒张期;abcdef 环为对照环,a'b'c'd'e'f' 环为各种改变(A. 收缩能力增强;B. 前负荷增加;C. 后负荷增加;D. 顺应性减小)时的压力 - 容积环;ESPVR 为收缩末期压力 - 容积关系曲线。

第三节　血管生理

　　无论体循环还是肺循环,血液都由心房进入心室,再从心室泵出,依次流经动脉、毛细血管和静脉,然后返回心房,如此循环往复。体循环血量约为总血量的 84%,其中约 64% 位于静脉系统内,约 13% 位于大、中动脉内,约 7% 位于小动脉和毛细血管内;心腔的血量约占总血量的 7% 左右,肺循环血量约占总血量的 9%。淋巴系统则由淋巴管和淋巴器官构成,其中的淋巴液从外周向心脏方向流动,最后汇入静脉,因而对血液循环起辅助作用。作为心血管系统的主要组成部分,血管不仅仅是运送血液的管道,而且还参与物质交换、合成和释放各种活性物质,以维持机体内环境的稳态及生命活动的正常进行。

一、血管的功能特点及分类

　　血管系统中动脉、毛细血管和静脉三者依次串联,以实现血液运输和物质交换的生理功能。动脉和静脉管壁从内向外依次为内膜、中膜和外膜。三层膜的厚度和组成成分在不同类型的血管中存在差异，以适应各类血管的不同功能。

按生理功能，可将体内血管分为以下几类。

1. 弹性贮器血管　主动脉、肺动脉主干及其发出的最大分支，其管壁坚厚，富含弹性纤维，有明显的弹性和可扩张性，称为弹性贮器血管（windkessel vessel）。当心室收缩射血时，从心室射出的血液一部分向前流入外周，另一部分则暂时储存于大动脉中，使其管壁扩张，动脉压升高，同时也将心脏收缩产生的部分动能转化为血管壁的弹性势能。在心室舒张期，动脉瓣关闭，大动脉管壁的弹性回缩使得储存的弹性势能转变为动能，推动射血期多容纳的那部分血液继续流向外周。大动脉的弹性贮器作用使心室的间断射血转化为血液在血管中的连续流动，同时使心动周期中血压的波动幅度减小。

2. 分配血管　从弹性贮器血管以后到分支为小动脉前的动脉管道，即中动脉，可将血液输送、分配至各器官组织，称为分配血管（distribution vessel）。

3. 毛细血管前阻力血管　小动脉和微动脉（arteriole）管径较细，对血流的阻力较大，称为毛细血管前阻力血管（precapillary resistance vessel）。微动脉是最小的动脉分支，其直径仅为几十微米。微动脉管壁血管平滑肌含量丰富，在生理状态下保持一定的紧张性收缩，它们的舒缩活动可明显改变血管口径，从而改变对血流的阻力及其所在器官、组织的血流量，对动脉血压的维持有重要意义。

4. 毛细血管前括约肌　在真毛细血管起始部常环绕有平滑肌，称为毛细血管前括约肌（precapillary sphincter），属于阻力血管的一部分。它的舒缩活动可控制毛细血管的开放或关闭，因此可控制某一时间内毛细血管开放的数量。

5. 交换血管　毛细血管（capillary）位于动、静脉之间，分布广泛，相互连通，形成毛细血管网。毛细血管口径较小，管壁仅由单层内皮细胞组成，其外包绕一薄层基膜，故其通透性很高，是血管内外进行物质交换的主要场所，又称交换血管（exchange vessel）。

6. 毛细血管后阻力血管（postcapillary resistance vessel）　是指微静脉（venules），其管径较小，可对血流产生一定的阻力，但其阻力仅占血管系统总阻力的一小部分。微静脉的舒缩活动可影响毛细血管前、后阻力的比值，继而改变毛细血管血压、血容量及滤过作用，影响体液在血管内外的分配情况。

7. 容量血管　与同级动脉相比，静脉数量多、管壁薄、口径大、可扩张性大，故其容量大。在安静状态下，循环血量的 60%~70% 都储存于静脉系统中，故将静脉称为容量血管（capacitance vessel）。当静脉口径发生较小改变时，其容积可发生较大变化，明显影响回心血量，而此时静脉内压力改变不大。因此，静脉系统具有血液储存库的作用。

8. 短路血管　小动脉和小静脉之间的直接吻合支，称为短路血管（shunt vessel）。它们主要分布在手指、足趾、耳廓等处的皮肤中，当短路血管开放时，小动脉内的血液可不经毛细血管直接进入小静脉，在功能上与体温调节有关。

二、血流动力学

血流动力学（hemodynamics）是流体力学的一个分支，是指血液在心血管系统中流动的力学，主要研究血流量、血流阻力、血压以及它们之间的相互关系。由于血液中含有血细胞和胶体物质等多种成分，故血液不是理想液体；而血管是较复杂的弹性管道，也不是刚性管道。因此血流动力学既具有一般流体力学的共性，又具备其自身的特点。

（一）血流量和血流速度

血流量（blood flow）是指在单位时间内流经血管某一横截面的血量，也称为容积速度（volume velocity）。其单位通常为 ml/min 或 L/min。血流速度指血液中某一质点在管内移动的线速度。当血液在血管内流动时，血流速度与血流量成正比，而与血管的横截面积成反比。机体内主动脉总横截面积最小，而毛细血管总横截面积最大，故主动脉内的血流速度最快，而毛细血管内的血流速度最慢。

1. **泊肃叶定律** 法国生理学家 Poiseuille 研究了管道系统中液体流动的规律,提出单位时间内液体流量(Q)与管道两端的压力差(ΔP)和管道半径(r)的四次方成正比,而与管道长度(L)和该液体的黏度(η)成反比,即

$$Q = \pi \Delta P r^4 / 8 \eta L$$

该公式即为泊肃叶定律(Poiseuille law),其中 π 是圆周率。从上式可知血流量的多少主要取决于血管的半径。

2. **层流和湍流** 血液在血管内流动可呈现两种截然不同的方式,层流(laminar flow)和湍流(turbulence)。层流时,液体中每个质点的流动方向一致,与管道长轴平行,但各质点的流速不同,管道轴心处流速最快,越靠近管壁流速越慢,在血管的纵剖面上各轴层流速矢量的顶端连线为一抛物线。泊肃叶定律仅适用于层流状态。

在正常情况下,人体的血液流动方式以层流为主。然而,当血流速度加速到一定程度后,层流情况即被破坏,此时血液中各个质点的流动方向不再一致,出现漩涡,称为湍流或涡流。发生湍流时,泊肃叶定律已不再适用。

在管流中,用于判断层流和湍流的参数称为雷诺数(Reynold number,Re)。这一参数定义为

$$Re = V D \rho / \eta$$

式中 Re 为无量纲数(无单位),V 为血液的平均流速(单位为 cm/s),D 代表管腔直径(单位为 cm),ρ 为血液密度(单位为 g/cm³),η 代表血液黏度(单位为泊)。通常当 Re 值大于 2 000 时即可发生湍流。由此式可知,在血流速度快、血管口径大以及血液黏度低的情况下,较易发生湍流。在生理情况下,心室腔和主动脉内的血流方式是湍流,一般认为这有利于血液的充分混合,其余血管系统中的血流方式为层流。

（二）血流阻力

血流阻力(blood resistance)指血液流经血管时所遇到的阻力,主要由流动的血液与血管壁以及血液内部分子之间的相互摩擦产生。摩擦消耗一部分能量,因此血液流动时能量逐渐消耗,使血压逐渐降低。发生湍流时,血液中各个质点流动方向不断变化,阻力增大,能量消耗增多。

血流阻力一般不能直接测量,需通过计算得出。在层流情况下,血流量(Q)与血管两端的压力差(ΔP)成正比,而与血流阻力(R)成反比。即

$$Q = \Delta P / R$$

结合泊肃叶定律,可得到计算血流阻力的公式,即

$$R = 8 \eta L / \pi r^4$$

该式表明血流阻力(R)与血液黏度(η)以及血管长度(L)成正比,与血管半径(r)的 4 次方成反比。由于在同一血管床内,L 与 η 在一段时间内变化不大,影响血流阻力的最主要因素为 r。机体正是通过控制各器官阻力血管的口径对血流量进行分配调节。生理情况下,体循环中血流阻力的大致分配为:主动脉及大动脉约占 9%,小动脉及其分支约占 16%,微动脉约占 41%,毛细血管约占 27%,静脉系统约占 7%。由此可见,富含平滑肌的微动脉是产生血流阻力的主要部位。

在某些生理和病理情况下,血液黏度(blood viscosity)也是可变的。影响血液黏度的因素主要有以下几个方面。

1. **血细胞比容** 是决定血液黏度最重要的因素。血细胞比容越大,血液的黏度就越高。

2. **血流的切率(shear rate)** 是指在层流情况下,相邻两层血液流速之差和液层厚度的比值。匀质液体的黏度不随切率的变化而变化,这种液体称为牛顿液,如血浆。全血为非匀质液体,其黏度随切率的减小而增大,属于非牛顿液。切率越高,层流现象越明显,即红细胞集中在血流的中轴,其长轴与血管纵轴平行,红细胞移动时发生的旋转以及血细胞间相互撞击、摩擦的机会较少,故血液黏度较低。反之,当切率较低时,红细胞发生聚集趋势,血液黏度便增高。

3. **血管口径** 较大时,对血液黏度的影响较小,而当血液流经直径小于 0.2~0.3mm 的微动脉时,

只要切率足够高,血液黏度将随血管口径变小而降低。这一现象称为 Fahraeus-Lindqvist 效应。这使血液在流经小血管时的血流阻力显著降低,对机体显然是有益的。产生这一效应的机制可能与小血管内的血细胞比容较低有关。

4. **温度**   血液的黏度可随温度降低而升高。人的体表温度比深部温度低,故血液流经体表部分时黏度会升高。如果将手指浸在冰水中,局部血液的黏度可增加 2 倍。

(三) 血压

血管内流动的血液对血管侧壁的压强,即单位面积上的压力,称为血压(blood pressure)。按照国际标准计量单位规定,血压的单位是帕(Pa)或千帕(kPa),习惯上常以毫米汞柱(mmHg)表示,1mmHg = 0.133 3kPa。各段血管的血压并不相同,从左心室射出的血液流经外周血管时,由于不断克服血管对血流的阻力而消耗能量,血压将逐渐降低(图 4-17)。通常所说的血压是指动脉血压。大静脉压和心房压较低,常以厘米水柱(cmH$_2$O)为单位,1cmH$_2$O = 0.098kPa。

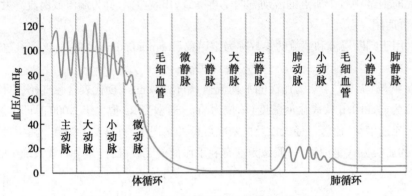

图 4-17   正常人平卧位时不同血管血压的示意图

血压在各段血管中的下降幅度与该段血管对血流阻力的大小成正比。在主动脉和大动脉段,血压降幅较小。如:主动脉的平均压约 100mmHg,到直径为 3mm 的动脉处,平均压仍可维持在95mmHg 左右;到小动脉时,血流阻力增大,血压降落的幅度也变大。在体循环中,微动脉段的血流阻力最大,血压降幅也最显著。如微动脉起始端的压力约 85mmHg,而毛细血管起始端血压仅约30mmHg,说明血液流经微动脉时压力下降了约 55mmHg。当血液经毛细血管到达微静脉时,血压下降至 15~20mmHg,而血液经静脉回流至腔静脉汇入右心房时,压力接近 0mmHg。

三、动脉血压与动脉脉搏

(一) 动脉血压

1. **动脉血压的形成**   动脉血压(arterial blood pressure)通常是指主动脉血压。动脉血压的形成条件主要包括以下四个方面。

(1) 心血管系统有足够的血液充盈:是动脉血压形成的前提条件。循环系统中血液的充盈程度可用循环系统平均充盈压(mean circulatory filling pressure)来表示。用电刺激苯巴比妥麻醉的狗,造成心室颤动使心脏暂停射血,血流也就暂停,此时在循环系统中各部位所测得的压力均相同,这一压力数值即为循环系统平均充盈压,约为 7mmHg。人的循环系统平均充盈压估计接近这一数值。循环系统平均充盈压的高低取决于血量和循环系统容积之间的相对关系。若血量增多或循环系统容积减小,则循环系统平均充盈压增高;相反,若血量减少或循环系统容积增大,则循环系统平均充盈压降低。

(2) 心脏射血:是动脉血压形成的必要条件。心室收缩时所释放的能量一部分作为血液流动的动能,推动血液向前流动;另一部分则转化为大动脉扩张所储存的势能,即压强能。当心室舒张时,大动脉发生弹性回缩,将储存的势能转化为继续推动血液向前流动的动能。由于心脏射血是间断的,所以在心动周期中动脉血压将发生周期性变化,心室收缩时动脉血压升高,舒张时血压则降低。

(3)外周阻力:主要是指小动脉和微动脉对血流的阻力,是动脉血压形成的基本条件。外周阻力使心室每次收缩射出的血液只有大约1/3在心室收缩期流到外周,其余的暂时储存于主动脉和大动脉中,因而使动脉血压升高。如果没有外周阻力,那么在心室收缩时射入大动脉的血液将全部迅速地流到外周,此时大动脉内的血压将不能维持在正常水平。

(4)主动脉和大动脉的弹性贮器作用:主动脉和大动脉管壁富含弹性纤维,具有弹性贮器作用,这对减小动脉血压在心动周期中的波动幅度具有重要意义。心脏收缩射血时,主动脉和大动脉被扩张,可多容纳一部分血液,使射血期动脉压不会过度升高。当进入舒张期后,扩张的主动脉和大动脉依其弹性回缩,推动射血期多容纳的那部分血液流入外周:一方面可将心室的间断射血转变为动脉内血液的持续流动;另一方面可维持舒张期血压,使之不会过度降低。

2. 动脉血压的测量与正常值

(1)动脉血压的测量方法:动脉血压是人体的基本生命体征之一,也是临床医生评估者病情轻重和危急程度的主要指标之一。其测量方法主要有两种:直接测量法和间接测量法。目前生理学实验中多采用直接测量法测量动物血压,临床上常用的是无创、简便的间接测量法(Korotkoff音法)。由于大动脉血压落差很小,故通常将上臂测得的肱动脉血压代表动脉血压。

(2)动脉血压的正常值:在每个心动周期中,动脉血压随心室的收缩与舒张发生较大幅度的变化,可用收缩压、舒张压、脉压和平均动脉压等数值来表示。收缩压(systolic pressure)是指心室收缩期的中期达到最高值时的血压。舒张压(diastolic pressure)是指心室舒张末期动脉血压达最低值时的血压。脉搏压(pulse pressure)简称脉压,是指收缩压和舒张压的差值。平均动脉压(mean arterial pressure)则为一个心动周期中每一瞬间动脉血压的平均值。由于心动周期中舒张期较长,所以平均动脉压更接近舒张压,其精确数值可通过血压曲线面积的积分来计算,而粗略估算则约等于舒张压加1/3脉压(图4-18)。在安静状态下,我国健康青年人的收缩压为100~120mmHg,舒张压为60~80mmHg,脉压为30~40mmHg。

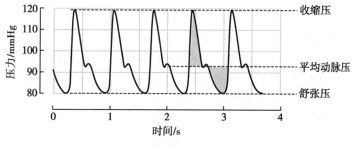

图4-18 健康青年人肱动脉压曲线

动脉血压存在个体、年龄和性别差异。随年龄增长,血压呈逐渐升高的趋势,且收缩压升高比舒张压升高更为显著。女性的血压在更年期前略低于同龄男性,而更年期后则与同龄男性基本相同,甚至略有超越。通常情况下,正常人双侧上臂的动脉血压也存在左高右低的特点,其差异可达5~10mmHg。

此外,正常人血压还存在昼夜波动的日节律。大多数人的血压在凌晨2~3时最低,上午6~10时及下午4~8时各有一个高峰,从晚上8时起呈缓慢下降趋势,表现为"双峰双谷"的现象。

3. 影响动脉血压的因素 凡是参与动脉血压形成的各种因素都能影响动脉血压,而且只要其中一个因素发生变化,其他因素也可能随之发生变化。因此,生理情况下,动脉血压的变化是多种因素综合作用的结果。为便于理解和讨论,下面单独分析某一影响因素时,都是假定其他因素恒定不变。

(1)心脏搏出量:主要影响收缩压。搏出量增加时,心缩期射入主动脉的血量增多,动脉管壁所承受的压强也增大,故收缩压明显升高。由于动脉血压升高,血流速度随之加快,在心舒期末存留在大动脉中的血量增加不多,所以舒张压的升高相对较小,导致脉压增大;反之,当搏出量减少时,收缩压的降低比舒张压的降低更显著,故脉压减小。通常情况下,收缩压的高低主要反映搏出量的多少。

(2)心率:主要影响舒张压。心率增快时,心室舒张期明显缩短,因此在心舒期从大动脉流向外周的血量减少,存留在主动脉内的血量增多,致使舒张压明显升高。由于舒张期末主动脉内存留的血量增多,所以心缩期主动脉内血量增多,收缩压也相应升高。但由于血压升高使血流速度加快,在心缩期有较多的血液流向外周,故收缩压升高程度较小,导致脉压减小。同理,当心率减慢时,舒张压下降较收缩压下降更显著,因而脉压增大。

(3)外周阻力:以影响舒张压为主。外周阻力增大时,心舒期内血液外流的速度减慢,因而舒张压明显升高。在心缩期,动脉血压升高使血流速度加快,因而收缩压升高不如舒张压升高明显,故脉压减小。当外周阻力减小时,舒张压和收缩压均减小,但舒张压降低更显著,故脉压增大。通常情况下,舒张压的高低主要反映外周阻力的大小。

(4)主动脉和大动脉的弹性贮器作用:弹性贮器作用主要使心动周期中动脉血压的波动幅度减小。老年人由于动脉管壁硬化,管壁弹性纤维减少而胶原纤维增多,导致血管可扩张性降低,大动脉的弹性贮器作用减弱,对血压的缓冲作用减弱,因而收缩压增高而舒张压降低,结果使脉压明显增大。

(5)循环血量与血管系统容量的匹配情况:生理情况下,循环血量与血管系统容量是相匹配的,即循环血量略多于血管系统容量,使之产生一定的循环系统平均充盈压,这是血压形成的重要前提。大失血后,循环血量减少,此时如果血管系统容量变化不大,则体循环平均充盈压将降低,动脉血压便下降。如果血管系统容量明显增大而循环血量不变,也将导致动脉血压下降。

(二) 动脉脉搏

动脉脉搏(arterial pulse)是指在每个心动周期中,因动脉内压力和容积发生周期性变化而引起的动脉管壁周期性波动。中医的"切脉"就是通过感触桡动脉脉搏来判断机体的某些变化。

1. 动脉脉搏的波形　用脉搏描记仪记录到的浅表动脉脉搏的波形图称为脉搏图。典型的动脉脉搏图形由上升支和下降支组成。

(1)上升支:正常脉搏上升支较陡,由心室快速射血,动脉血压迅速上升,血管壁被扩张而形成。其斜率和幅度受射血速度、心输出量和射血所遇的阻力等因素影响。射血速度慢、心输出量小及射血所遇的阻力大,则上升支的斜率和幅度都减小;反之则都增大。

(2)下降支:分前、后两段。心室射血后期,射血速度减慢,进入主动脉的血量少于流向外周的血量,被扩张的大动脉开始回缩,动脉血压逐渐降低,构成脉搏曲线下降支的前段。随后,心室舒张,动脉血压继续下降,形成脉搏曲线下降支的后段。其中在心室舒张、主动脉瓣关闭的瞬间,主动脉内的血液向心室方向反流,反流的血液受阻于关闭的主动脉瓣而使主动脉根部的容积增大,并引起一个折返波,使下降支中段出现一个小波,称为降中波(dicrotic wave),而在降中波之前的一个切迹,称为降中峡(dicrotic notch)。下降支的形状可大致反映外周阻力大小。外周阻力大,则脉搏下降支的下降速率慢,降中峡的位置较高;反之,则下降速度快,降中峡位置较低。降中波以后的下降支坡度小,较为平坦。

在某些病理情况下,动脉脉搏将出现异常。如:主动脉狭窄时,射血阻力大,上升支的斜率和幅度均较小;主动脉瓣关闭不全时,由于心舒期主动脉内血液反流,主动脉内血压急剧降低,下降支陡峭(图 4-19)。

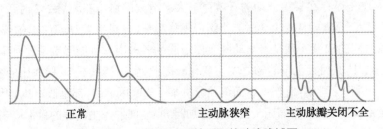

正常　　　　　主动脉狭窄　　　主动脉瓣关闭不全

图 4-19　正常及病理情况下的动脉脉搏图

2. 动脉脉搏波的传播速度 动脉脉搏可沿动脉管壁传向末梢血管,其传播速度远比血流速度要快。动脉管壁的可扩张性越大,脉搏传播速度就越慢。由于主动脉的可扩张性最大,故脉搏波在主动脉的传播速度最慢,为 3~5m/s,大动脉脉搏波的传播速度为 7~10m/s,小动脉为 15~35m/s。由于小动脉和微动脉的血流阻力最大,所以微动脉之后脉搏搏动大大减弱,到毛细血管段,脉搏基本消失。老年人因动脉硬化,可扩张性降低,其主动脉脉搏传播速度可增高到 10m/s。

四、静脉血压和静脉回心血量

静脉不仅是血液回流入心脏的通道,还起着血液储存库的作用。静脉的收缩和舒张可有效地调节回心血量和心输出量,以适应机体在不同生理条件下的需要。

(一)静脉血压

当体循环血液经动脉、毛细血管到达微静脉时,血压已降低至 15~20mmHg。微静脉血压无收缩压和舒张压之分,且几乎不受心脏活动的影响。血液最后进入右心房,此时血压已接近于零。通常将右心房和胸腔内大静脉血压称为中心静脉压(central venous pressure),而将各器官静脉的血压称为外周静脉压(peripheral venous pressure)。中心静脉压较低,正常波动范围是 4~12cmH_2O,其高低取决于心脏射血能力和静脉回心血量间的相互关系。若心脏射血能力减弱(如心力衰竭),右心房和腔静脉淤血,中心静脉压就升高。另一方面,如果静脉回心血量增多或回流速度过快(如输液、输血过多或过快),中心静脉压也会升高。在血量增加、全身静脉收缩或因微动脉舒张而使外周静脉压升高等情况下,中心静脉压都可能升高。因此,中心静脉压可反映心脏功能状态和静脉回心血量,在临床上常作为判断心血管功能的重要指标,也可作为控制补液量和补液速度的监测指标。

(二)重力对静脉压的影响

血管内血液由于受地球重力场的影响,可对血管壁产生一定的静水压。各部分血管静水压的高低取决于人体的体位。人体平卧时由于身体各部分的位置和心脏多处于相同的水平,所以静水压也大致相同。当人体由平卧位转为直立位时,足部血管内的血压比平卧时高,增高的部分约为 80mmHg,相当于从心脏到足这一段血柱所产生的静水压(图 4-20)。而心脏水平以上的血管内压力则比平卧时低,如颅顶矢状窦内压力可降至 -10mmHg 左右。对位于同一水平的动脉和静脉而言,重力对静水压的影响是相同的,但静脉壁薄,其充盈程度受到跨壁压的影响较大,所以重力对静脉的影响远大于对动脉的影响。跨壁压(transmural pressure)是指血液对管壁的压力与血管外组织对管壁的压力之差。具有一定的跨壁压是保持血管充盈扩张的必要条件。静脉壁较薄,管壁中弹性纤维和平滑肌较少,因此当跨壁压降低时易发生塌陷,静脉容积也减少;反之,跨壁压增高时静脉充盈扩张,容积增大。

(三)静脉回心血量

1. 静脉对血流的阻力 很小,因此血液从微静脉回流到右心房,压力降低了仅约 15mmHg,这与保证静脉回心血量的功能相适应。

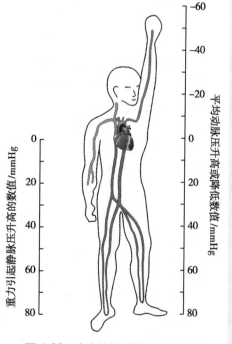

图 4-20 直立体位对静脉压的影响

微静脉作为毛细血管后阻力血管,其舒缩活动可影响毛细血管前、后阻力的比值,进而改变毛细血管血压。微静脉收缩可使毛细血管后阻力升高,若毛细血管前阻力不变,则毛细血管前、后阻力的比值减小,可致毛细血管血压升高,组织液生成增多(见本节后述)。因此,微静脉的舒缩活动可调控体液在血管和组织间隙的分布情况,并间接地调节静脉回心血量。

前面已提及,跨壁压可影响静脉的扩张状态,继而改变静脉血流阻力。大静脉处于扩张状态时对血流的阻力很小;但当血管塌陷时,其管腔横截面积减小,血流阻力增大。此外,血管周围组织对静脉的压迫也可增加静脉血流阻力。

2. 影响静脉回心血量的因素　静脉回心血量在单位时间内等于心输出量,取决于外周静脉压与中心静脉压之差,以及静脉血流阻力。

(1)体循环平均充盈压:这是反映血管系统充盈程度的指标。实验表明,血管系统内充盈程度愈高,静脉回心血量就愈多。当血量增加或者容量血管收缩时,体循环平均充盈压升高,静脉回心血量增多;反之,大出血使血量减少时,静脉回心血量则降低。

(2)心肌收缩力:增强时,由于射血量增多,心室内剩余血量减少,心舒期室内压就较低,从而对心房和静脉内血液的抽吸力量增强,故回心血量增多;反之,则回心血量减少。例如,右心衰竭时,右心室射血能力显著减弱,致右心室舒张末期压力明显升高,使血液淤积于右心房和大静脉内,静脉回心血量显著减少,此时患者可出现颈静脉怒张,肝充血、肿大,下肢水肿等体征;如左心衰竭时,左心房压和肺静脉压升高,血液淤积在肺部,造成肺淤血和肺水肿。

(3)骨骼肌的挤压作用:骨骼肌收缩时挤压肌肉内和肌肉间的静脉,因而静脉回流加快;加之静脉瓣膜的存在,使血液只能向心脏方向流动而不能倒流。因此,骨骼肌和静脉瓣膜对静脉回流起着“泵”的作用,称为“静脉泵”或“肌肉泵”。当下肢肌肉进行节律性舒缩活动(如跑步)时,下肢肌肉泵每分钟挤出的血液可达数升。这时肌肉泵的做功可一定程度地加速全身血液循环,对心脏泵血起辅助作用。但若肌肉持续紧张性收缩而非节律性舒缩,则静脉将持续受压,静脉回心血量反而减少。正常人长时间站立或处于坐位,可能会出现下肢水肿,这是由于下肢静脉缺乏肌肉挤压,血液淤积于下肢的缘故。因此,肌肉泵对降低下肢静脉压和减少血液在下肢静脉内淤积具有十分重要的意义。

(4)体位改变:主要影响静脉的跨壁压,进而改变回心血量。当体位由平卧位转为直立位时,身体低垂部分的静脉因跨壁压增大而扩张,可容纳更多的血液,因而回心血量减少。如长期卧床的患者,由于静脉管壁的紧张性较低、可扩张性较大,同时腹壁和下肢肌肉的收缩力减弱,对静脉的挤压作用减小,所以由平卧位突然站立时,可因大量的血液淤积于下肢,回心血量过少而发生昏厥。

(5)呼吸运动:胸膜腔内压通常低于大气压,为负压,故胸腔内大静脉的跨壁压较大,常处于充盈扩张状态。吸气时,胸腔容积加大,胸膜腔负压增大,使胸腔内的大静脉和右心房更加扩张,从而有利于外周静脉血液回流至右心房;呼气时,胸膜腔负压减小,则静脉回心血量相应减少。因此,呼吸运动对静脉回流也起着“泵”的作用,称为“呼吸泵”。但呼吸对肺循环静脉回流的影响与对体循环的影响不同。吸气时,随着肺的扩张,肺部的血管容积显著增大,能储存较多的血液,故由肺静脉回流至左心房的血量减少,左心室的输出量也相应减少;呼气时的情况则相反。

五、微循环

微动脉和微静脉之间的血液循环称为微循环(microcirculation)。作为血液与组织液进行物质和气体交换的场所,微循环对维持组织细胞的新陈代谢和内环境稳态起着重要作用。

(一)微循环的组成

机体各器官、组织的结构和功能不同,微循环的组成也不同。典型的微循环结构包括微动脉、后微动脉、毛细血管前括约肌、真毛细血管、通血毛细血管、动-静脉吻合支和微静脉等(图4-21)。

微循环的起点是微动脉,其管壁有完整的平滑肌层,当管壁外层的环行肌收缩或舒张时可使管腔内径显著缩小或扩大,起着控制微循环血流量“总闸门”的作用。微动脉分支成为管径更细的后微动脉,其管壁只有一层平滑肌细胞。每根后微动脉供血给一根至数根真毛细血管。在真毛细血管起始端通常有一两个平滑肌细胞,形成环状的毛细血管前括约肌,其收缩状态决定进入真毛细血管的血流量,在微循环中起"分闸门"的作用。

　　真毛细血管壁没有平滑肌,由单层内皮细胞构成,外面包被一薄层基膜,总厚度仅约 0.5μm。内皮细胞间的相互连接处有微细裂隙,成为沟通毛细血管内外的孔道,因此毛细血管壁的通透性较大。毛细血管的数量多,与组织液进行物质交换的面积大。不同器官、组织的毛细血管壁厚度不一,总有效交换面积可达 1 000m² 左右。毛细血管的血液经微静脉进入静脉,最细的微静脉口径不超过 30μm,管壁没有平滑肌,属于交换血管。较大的微静脉有平滑肌,属于毛细血管后阻力血管,起"后闸门"的作用,其活动还受神经、体液因素的影响。微静脉通过其舒缩活动可影响毛细血管血压,从而影响体液交换和静脉回心血量。

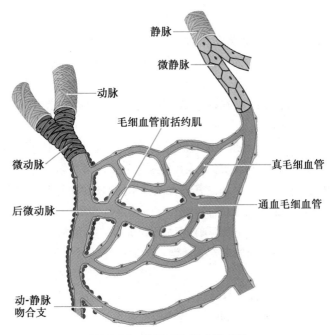

图 4-21　微循环的组成模式图

（二）微循环的血流通路

　　1. 迂回通路（circuitous channel）　是指血液从微动脉流经后微动脉、毛细血管前括约肌进入真毛细血管网,最后汇入微静脉的微循环通路。该通路因真毛细血管数量多且迂回曲折而得名,加之管壁薄,通透性大,血流缓慢,因而是血液和组织液之间进行交换的主要场所,故又称营养通路。同一器官、组织中不同部位的真毛细血管轮流开放,而同一毛细血管也是开放和关闭交替进行,由毛细血管前括约肌的收缩和舒张控制。在安静状态下,同一时间内约有 20% 的毛细血管开放,与器官、组织当时的代谢相适应。

　　2. 直捷通路（thoroughfare channel）　是指血液从微动脉经后微动脉和通血毛细血管进入微静脉的通路。通血毛细血管即为后微动脉的移行部分,其管壁平滑肌逐渐减少至消失。直捷通路多见于骨骼肌中,相对短而直,血流阻力较小,流速较快,经常处于开放状态。其主要功能是使一部分血液经此通路快速进入静脉,以保证静脉回心血量;另外,血液在此通路中也可与组织液进行少量的物质交换。

　　3. 动 - 静脉短路（arteriovenous shunt）　是指血液从微动脉直接经动 - 静脉吻合支而流入微静脉的通路。该通路的血管壁较厚,有较发达的纵行平滑肌层和丰富的血管运动神经末梢,血流速度快,无物质交换功能,故又称为非营养通路,其功能是参与体温调节。此通路主要分布于指、趾、唇和鼻等处的皮肤及某些器官内,经常处于关闭状态,有利于保存体内的热量。当环境温度升高时,动 - 静脉吻合支开放,使皮肤血流量增加,有利于散热。

（三）微循环的血流动力学

1. 微循环血流阻力　循环中血流形式一般为层流，其血流量与微动脉、微静脉之间的血压差成正比，与微循环中总血流阻力成反比。微动脉占总血流阻力的比例较高，血压降幅也最大。毛细血管血压取决于毛细血管前、后阻力的比值。一般而言，当这一比例为 5：1 时，毛细血管的平均血压约为20mmHg；当这一比值增大时，毛细血管血压降低，反之则升高。

2. 循环血流量的调节　在一定时间内器官的血流量是相对稳定的，但同一时间内不同微血管中的流速有很大差别，其原因是后微动脉和毛细血管前括约肌不断发生每分钟 5~10 次的交替性、间歇性的收缩和舒张活动，称为血管运动（vasomotion），它们控制着毛细血管的开放和关闭。当它们收缩时，毛细血管关闭，导致毛细血管周围组织代谢产物积聚、O_2 分压降低。而积聚的代谢产物和低氧状态，尤其是后者可反过来引起局部后微动脉和毛细血管前括约肌舒张，于是毛细血管开放，局部组织积聚的代谢产物被血流清除。接着后微动脉和毛细血管前括约肌又收缩，使毛细血管关闭，如此周而复始。可见，血管舒缩活动主要与局部组织的代谢活动有关。安静状态下，骨骼肌组织同一时间内仅有 20%~35% 的毛细血管处于开放状态。而组织代谢活动增强时，将有更多的毛细血管开放，使血液和组织之间的交换面积增大，交换距离缩短，微循环血流量增加以满足组织的代谢需求。

（四）微循环的物质交换方式

微循环的基本功能是实现血液和组织液之间的物质交换，主要通过以下几种方式进行。

1. 扩散　是血液和组织液间进行物质交换最重要的方式。某种溶质分子在单位时间内扩散的速率与其在血浆和组织液中的浓度差、毛细血管壁对该分子的通透性、毛细血管壁的有效交换面积等因素成正比，与毛细血管壁的厚度（即扩散距离）成反比。脂溶性物质（如 O_2 和 CO_2）可直接通过毛细血管的细胞膜扩散，故扩散速率极快。非脂溶性物质（如 Na^+、Cl^- 和葡萄糖等）不能直接通过细胞膜，需要通过毛细血管壁孔隙，因此毛细血管壁对这些溶质的通透性与其分子大小有关。分子愈小，通透性愈大。

2. 滤过和重吸收　在毛细血管壁两侧静水压差和胶体渗透压差的作用下，液体由毛细血管从内向外地移动称为滤过，而液体的反向移动则称为重吸收。血液和组织液之间通过滤过和重吸收方式进行的物质交换仅占很小一部分，对于物质交换来说并不起主要作用，但对组织液的生成具有重要意义。

3. 吞饮　发生概率较小。在毛细血管内皮细胞外侧的液体（血浆或组织液）和较大分子可被内皮细胞膜包围并形成吞饮囊泡，继而被运送至细胞的另一侧。一般认为，多数大分子物质（如血浆蛋白等）就是以这种方式进行毛细血管内外的交换。

六、组织液

组织液（tissue fluid，又称组织间液 interstitial fluid）是由血浆经毛细血管壁滤过到组织间隙而形成的，是细胞赖以生存的内环境。组织液绝大部分呈胶冻状，不能自由流动，因此不会因重力作用而流到身体的低垂部分。凝胶中的水及溶解于水的各种溶质分子的弥散运动并不受凝胶的阻碍，仍可与血液和细胞内液进行物质交换。凝胶的基质主要由胶原纤维及透明质酸细丝构成。邻近毛细血管的小部分组织液呈溶胶状态，可自由流动。由于毛细血管的通透性具有选择性，组织液中各种离子成分与血浆相同，但是组织液与血浆中的蛋白质浓度存在明显差异。

（一）组织液的生成

正常情况下，组织液由毛细血管的动脉端不断产生，同时一部分组织液又经毛细血管静脉端返回毛细血管内，另一部分组织液则经淋巴管回流入血液循环。因此，正常组织液的量处于动态平衡状态。这种动态平衡取决于四种因素的共同作用，即：毛细血管血压、组织液静水压、血浆胶体渗透压和组织液胶体渗透压。其中，毛细血管血压和组织液胶体渗透压是促使液体由毛细血管内向外滤过的力量,而组织液静水压和血浆胶体渗透压则是促使液体由毛细血管外向内重吸收的力量(图4-22)。滤过的力量和重吸收的力量之差,称为有效滤过压(effective filtration pressure,EFP)。可用下式表示

有效滤过压 =(毛细血管血压 + 组织液胶体渗透压)-(组织液静水压 + 血浆胶体渗透压)

如图4-22所示,在毛细血管动脉端,有效滤过压为13mmHg,表示液体从毛细血管滤出生成组织液;而在毛细血管静脉端,有效滤过压为-5mmHg,则表示组织液被重吸收回毛细血管。单位时间内通过毛细血管壁滤过的液体量等于有效滤过压和滤过系数(Kf)的乘积。滤过系数的大小取决于毛细血管壁对液体的通透性和滤过面积。不同组织的毛细血管滤过系数有很大差别,脑和肌肉的滤过系数很小,而肝和肾小球的滤过系数则很大。总的来说,流经毛细血管的血浆有0.5%~2%在动脉端滤出到组织间隙,约有90%的滤出液在静脉端被重吸收,其余约10%(包括滤过的白蛋白)进入毛细淋巴管,形成淋巴液。

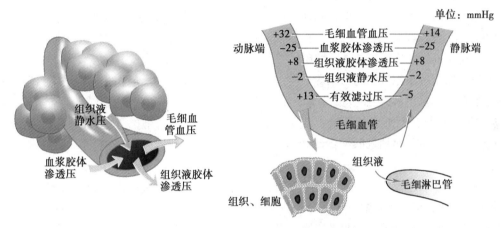

图 4-22　组织液生成与回流示意图

(二)影响组织液生成的因素

在正常情况下,组织液的生成与回流保持动态平衡,因此组织液总量维持相对恒定。如果这种动态平衡遭到破坏,使组织液生成过多或重吸收减少,就有过多的液体潴留在组织间隙而形成水肿。

1. 毛细血管有效流体静压　即毛细血管血压与组织液静水压的差值,是促进组织液生成的主要因素。全身或局部的静脉压升高是有效流体静压增高的主要成因。例如:右心衰竭可引起体循环静脉压增高,静脉回流受阻,使全身毛细血管后阻力增大,导致毛细血管有效流体静压增高,引起全身性水肿;而左心衰竭则可因肺静脉压升高而引起肺水肿。局部静脉压增高可见于血栓阻塞静脉腔,肿瘤或瘢痕压迫静脉壁等。

2. 有效胶体渗透压　即血浆胶体渗透压与组织液胶体渗透压之差,它是限制组织液生成的主要力量。血浆胶体渗透压主要取决于血浆蛋白尤其是白蛋白浓度。当血浆蛋白减少时,如营养不良或某些肝、肾疾病,可因血浆胶体渗透压降低,随之有效胶体渗透压下降,有效滤过压增大而发生水肿。

3. 毛细血管壁通透性　正常情况下,毛细血管壁对蛋白质几乎不通透,从而能维持正常的有效胶体渗透压。但在感染、烧伤、过敏等情况下,毛细血管壁的通透性异常增高,血浆蛋白可随液体渗出毛细血管,使血浆胶体渗透压下降,组织胶体渗透压升高,有效滤过压增大,结果导致组织液生成增多而出现水肿。

4. 淋巴回流　由于从毛细血管滤出的液体约10%需经淋巴系统回流,故淋巴系统是否畅通可直接影响组织液回流。同时,淋巴系统还能在组织液生成增多时代偿性加强回流,以防液体在组织间隙中积聚过多。但在某些病理情况下,如淋巴管和淋巴结急、慢性炎症(如丹毒)、肉芽肿形成、丝虫虫体等均可引起淋巴系统阻塞,使淋巴回流受阻,含蛋白质的淋巴液就在组织间隙中积聚而形成淋巴水肿。

七、淋巴液的生成和回流

淋巴系统（lymphatic system）由淋巴管、淋巴结、脾和胸腺等组成。淋巴管收集全身的淋巴液，最后经右淋巴导管和胸导管流入静脉。淋巴回流的生理意义在于回收蛋白质，运输脂肪及其他营养物质，同时可调节体液平衡，具有防御和免疫功能。

（一）毛细淋巴管的结构特点及通透性

淋巴液来源于组织液，通过毛细淋巴管吸收。毛细淋巴管以盲端起始于组织间隙。毛细淋巴管由单层内皮细胞组成，没有基膜和周细胞，故通透性极高。毛细淋巴管起始端内皮细胞呈叠瓦状排列，构成向管腔内开启的单向活瓣。此外，当组织间隙中积聚较多的组织液时，组织中的胶原纤维和毛细淋巴管之间的胶原细丝可将叠瓦状排列的内皮细胞边缘拉开，使内皮细胞间出现较大的缝隙，这时，组织液及其中较大的分子（如渗出的血浆蛋白）乃至红细胞等可通过此间隙内流，同时通过单向活瓣作用限制其倒流，有利于组织液进入淋巴管。但当机体内部存在感染因素时，组织液中渗出的血浆蛋白和细菌也可通过此途径进入淋巴循环。

毛细淋巴管吸收组织液的动力来源于组织液与毛细淋巴管内淋巴液之间的压力差。组织液一旦进入淋巴管就成为淋巴液，因而其成分与该处的组织液非常相近。毛细淋巴管彼此吻合成网，逐渐汇合成较大的集合淋巴管，后者的管壁中有平滑肌，可以收缩。另外，淋巴管中有瓣膜，使淋巴液不能倒流。集合淋巴管壁平滑肌的收缩活动和淋巴管腔内的瓣膜共同构成"淋巴管泵"，促进淋巴液向心回流。

正常成年人在安静状态下每小时约有 120ml 淋巴液进入血液循环。来自右侧头颈部、右臂和右胸部的约 20ml 淋巴液经由右淋巴导管导入静脉，其余 100ml 淋巴液通过胸导管导入静脉。人体每天生成 2~4L 淋巴液，大致相当于全身的血浆总量。

（二）影响淋巴液生成和回流的因素

组织液和毛细淋巴管内淋巴液之间的压力差是促进组织液进入淋巴管的动力。以下几种可使组织液压力增加的情况都能使淋巴液的生成增多：①毛细血管血压升高；②血浆胶体渗透压降低；③毛细血管壁通透性和组织液胶体渗透压增高。

第四节　心血管活动的调节

正常情况下，在内、外环境发生变化时，机体通过心血管活动的调节，包括神经调节、体液调节和自身调节等方式，使心输出量、动脉血压和各组织、器官血流量等发生相应的变化，从而适应机体和各器官、组织在不同情况下的代谢水平和对血流量的需求。

一、神经调节

心血管活动受自主神经系统调控，副交感神经系统主要调节心脏活动，而交感神经系统对心脏和血管的活动都有重要的调节作用。神经系统对心血管活动的调节是通过各种心血管反射实现的。

（一）心血管的神经支配

1. 心脏的神经支配　心脏受心交感神经和心迷走神经双重支配，心交感神经兴奋增强心脏活动，心迷走神经兴奋则抑制心脏活动。

（1）心交感神经：心交感神经节前神经元的胞体位于第 1~5 胸段脊髓的中间外侧柱，其轴突末梢释放的 ACh 可激活节后神经元膜上的 N_1 型胆碱受体（简称 N_1 受体）。心交感神经的节后神经元胞体位于星状神经节和颈交感神经节内，其轴突组成节后纤维支配心脏的各个部分，包括窦房结、房室交界、房室束、心房肌和心室肌。心交感神经节后纤维释放去甲肾上腺素，作用于心肌细胞膜上的 β_1 肾上腺素受体（β_1-adrenergic receptor，β_1 受体），引起心肌收缩力增强、心率加快和传导速度增大，这些效应分别称为正性变力作用（positive inotropic action）、正性变时作用（positive chronotropic action）和正性变传导作用（positive dromotropic action），可被 β_1 受体拮抗药美托洛尔（metoprolol）所拮抗。两侧心交感神经对心脏的支配有所不同，左侧心交感神经主要支配房室交界和心室肌，兴奋时主要引起心肌收缩力增强，而右侧心交感神经主要支配窦房结，兴奋时主要引起心率增快。

去甲肾上腺素与 β_1 受体结合后，激活细胞膜上兴奋型 G 蛋白（stimulatory G protein，Gs），进而激活胞质侧的腺苷酸环化酶（adenylate cyclase，AC），后者使细胞内 ATP 转变为 cAMP，激活蛋白激酶 A（protein kinase A，PKA），致使心肌细胞膜中 L 型钙通道磷酸化而被激活，开放概率增加，进而使平台期 Ca^{2+} 内流增加；内流的 Ca^{2+} 又激活连接肌质网（junctional sarcoplasmic reticulum，JSR）膜上的雷诺丁受体（ryanodine receptor，RyR），通过钙诱导钙释放机制使胞质内 Ca^{2+} 浓度进一步升高，引起正性变力作用。另一方面，PKA 还可使受磷蛋白（phospholamban，PLB）磷酸化，使之与纵行肌质网（longitudinal sarcoplasmic reticulum，LSR）膜中的钙泵解离，导致钙泵与 Ca^{2+} 亲和力增强，钙泵活性增强，加快舒张期 LSR 回收 Ca^{2+} 的速度，从而引起胞质 Ca^{2+} 浓度下降速度加快，使心肌舒张速度加快。在窦房结 P 细胞，钙通道的磷酸化使 4 期钙内流增加，4 期自动去极化速度加快，自律性增加，导致正性变时作用。另外，去甲肾上腺素引起的窦房结 P 细胞 4 期 I_f 加强亦与正性变时作用有关。心肌慢反应细胞膜中 L 型钙通道的磷酸化，可使 Ca^{2+} 内流增加，0 期去极化速度和幅度增大，房室传导速度加快，引起正性变传导作用。正性变传导作用又可使各部分心肌纤维的活动更趋于同步化，也有利于心肌收缩力的加强。

（2）心迷走神经：心迷走神经节前纤维行走于迷走神经干中，节前神经元的胞体位于延髓的迷走神经背核和疑核。节前神经元末梢释放 ACh，作用于心内神经节后神经元胞体膜 N_1 受体。迷走神经节后神经纤维主要支配窦房结、心房肌、房室交界、房室束及其分支，而对心室肌的支配则很少。心迷走神经节后纤维末梢也释放 ACh，作用于心肌细胞膜的毒蕈碱型胆碱受体（muscarinic acetylcholine receptor，M 胆碱受体），引起心房肌收缩力减弱、心率减慢和房室传导速度减慢，即具有负性变力、负性变时和负性变传导作用。由于心迷走神经纤维对心室肌的支配密度远低于其对心房肌的支配，故刺激心迷走神经引起的心房肌收缩力减弱效应比心室肌明显。两侧心迷走神经对心脏的支配也有差异：右侧迷走神经对窦房结的影响占优势，兴奋时主要引起心率减慢；左侧迷走神经对房室交界的作用占优势，兴奋时引起的效应以房室传导速度减慢为主。

ACh 激活心肌细胞膜 M 受体后，通过 G 蛋白 -AC-cAMP-PKA 通路，使细胞内 cAMP 水平降低，PKA 活性降低，进而表现出与 β_1 受体激活相反的效应。负性变力作用主要由于心肌细胞 L 型钙通道被抑制、Ca^{2+} 内流减少所引起。同时，I_{K-ACh} 被激活，复极化时 K^+ 外流加速，平台期缩短，也导致 Ca^{2+} 内流减少，收缩力减弱。对于窦房结 P 细胞，4 期 Ca^{2+} 内流减少和 I_f 通道介导的 Na^+ 内流减少，使 4 期去极化速度减慢，自律性降低，引起负性变时作用。此外，I_{K-ACh} 的激活使 K^+ 外流增加，最大复极电位增大，也导致自律性降低。负性变传导作用主要与慢反应细胞 0 期 Ca^{2+} 内流减少、0 期去极化速度和幅度降低有关。

（3）支配心脏的肽能神经纤维：心脏中存在多种肽能神经纤维，如神经肽 Y、血管活性肠肽、降钙素基因相关肽和阿片肽等，它们可与单胺类和 ACh 等递质共存于同一神经元内，参与对心肌和冠状血管生理功能的调节。

（4）心脏的传入神经纤维：心交感神经和心迷走神经内均含有大量的传入神经纤维，其神经末梢主要感受来自心脏的化学刺激、机械牵张刺激,进而反射性地调节心血管活动。

(5)心交感紧张与心迷走紧张:紧张(tonus)是指神经或肌肉等组织保持一定程度的持续活动状态。心交感神经和心迷走神经平时都具有紧张性,均主要起源于延髓心血管中枢。两者作用相互拮抗,共同调节心脏活动。窦房结在去除任何神经支配时的自动节律约为 100 次 /min,但正常人安静时的心率约 70 次 /min,这是因为安静时心交感紧张(cardiac sympathetic tone)和心迷走紧张(cardiac vagal tone)的存在,两者中以后者占优势。心交感紧张和心迷走紧张还随呼吸周期发生变化,吸气时心迷走紧张较低而心交感紧张较高,心率增快,呼气时则相反。心率随呼吸周期而发生明显变化的现象称为呼吸性窦性心律不齐。

2. 血管的神经支配　支配血管平滑肌的神经称为血管运动神经,可分为缩血管神经和舒血管神经两大类。除毛细血管外,血管壁都有平滑肌分布,大部分血管平滑肌仅受交感缩血管神经纤维支配,只有部分血管除接受交感缩血管神经纤维支配外,还接受某些舒血管神经纤维支配。毛细血管前括约肌的神经纤维分布极少,其活动主要受局部组织代谢产物的影响。

(1)缩血管神经纤维:都是交感神经纤维,故称为交感缩血管神经,其节后纤维末梢释放的递质为去甲肾上腺素。血管平滑肌细胞有 α 和 $β_2$ 两类肾上腺素受体,去甲肾上腺素与 α 肾上腺素受体(α-adrenergic receptor,α 受体)结合可引起血管平滑肌收缩,而与 $β_2$ 受体结合则引起血管平滑肌舒张。去甲肾上腺素与 α 受体结合的能力较强,而与 $β_2$ 受体结合能力较弱,故交感缩血管神经纤维兴奋时的主要效应是血管收缩。

交感缩血管神经纤维在不同组织、器官血管中的分布密度不同,分布密度最大的是皮肤血管,其次为骨骼肌和内脏血管,最小的是冠状血管和脑血管,故交感缩血管紧张的变化对心脑血管活动影响较小。交感缩血管神经纤维在同一器官各类血管中的支配密度也不同,在动脉的支配密度高于静脉,以微动脉中的密度为最高,毛细血管前括约肌中密度最低,而毛细血管不受神经纤维支配。

在安静状态下,交感缩血管纤维持续发放 1~3Hz 的低频冲动,称为交感缩血管紧张(sympathetic vasoconstrictor tone),其紧张性主要来源于延髓心血管中枢,使血管平滑肌保持一定程度的收缩状态。交感缩血管紧张增强时血管收缩加强,反之则血管舒张。生理状况下,交感缩血管神经纤维的放电频率在数秒 1 次至每秒 8~10 次的范围内变动,这一范围内的变动可使血管口径发生很大程度的变化,从而有效调节器官的血流阻力和血流量。

(2)舒血管神经纤维:包括以下几类。

1)交感舒血管神经纤维:在狗和猫等动物中,骨骼肌血管不仅受交感缩血管神经纤维支配,还受交感舒血管神经纤维支配。其节后纤维末梢释放 ACh,作用于血管平滑肌膜 M 受体,可引起骨骼肌血管舒张,骨骼肌血流量增加,以适应骨骼肌在运动时对血流量需要的增加,其效应可被 M 受体阻滞药阿托品所阻滞。交感舒血管神经纤维在平时没有紧张性活动,在情绪激动和发生防御反应时发放冲动。人体内也有交感舒血管神经纤维存在。

2)副交感舒血管神经纤维:少数器官(如脑膜、唾液腺、胃肠外分泌腺和外生殖器的血管平滑肌)除接受交感缩血管神经纤维支配外,还接受副交感舒血管神经纤维支配,其节后纤维末梢释放 ACh,与血管平滑肌 M 受体结合可引起血管舒张和局部血流量增加。这类舒血管神经平时也没有紧张性活动,只对局部组织血流起调节作用,对循环系统总的外周阻力影响很小。

3)脊髓后根舒血管纤维:皮肤伤害性感觉传入纤维在外周末梢处可发出分支。当皮肤受到伤害性刺激时,感觉冲动一方面沿传入纤维传向中枢,另一方面可沿其分支到达受刺激部位邻近的微动脉使之舒张、充血,局部皮肤出现红晕。这种仅通过轴突外周部分完成的反应,称为轴突反射(axon reflex),但它并不符合反射的概念。这种神经纤维称为后根舒血管纤维,其释放的递质很可能是降钙素基因相关肽。

4)肽类舒血管神经纤维:某些支配血管的神经纤维含有降钙素基因相关肽或血管活性肠肽,并与 ACh 共存。释放的降钙素基因相关肽或血管活性肠肽可引起局部血管舒张。例如,支配汗腺的交感神经纤维和支配颌下腺的副交感神经纤维,通过释放 ACh 引起腺细胞分泌,并可同时释放血管活性肠肽,引起血管舒张,使局部组织血流量增加,以满足其分泌活动的增强。

(二) 心血管中枢

中枢神经系统中与控制心血管活动有关的神经元集中的部位称为心血管中枢(cardiovascular center)。控制心血管活动的神经元广泛分布于从脊髓到大脑皮质的各个水平,其中延髓是调控心血管活动最重要的心血管中枢部位。各级心血管中枢间存在密切的纤维联系和相互作用,不仅接受来自躯体和内脏的各种传入信息,还接受来自中枢其他部位的调控信息,通过复杂的整合,调节心血管活动,使心血管活动与内、外环境的变化和机体的其他功能活动相适应。

1. **脊髓**　胸腰段灰质中间外侧柱有支配心脏和血管的交感节前神经元,脊髓骶段还有支配血管的副交感节前神经元,它们的活动主要受高位心血管中枢活动控制,是中枢调控心血管活动的最后传出通路。脊髓交感节前神经元能完成某些原始的心血管反射,维持一定的血管张力,但调节能力较低,且不够完善。

2. **延髓**　是调节心血管活动最基本的中枢。横断脑干的实验表明,只要保持延髓及其以下中枢部分完整,血压就能接近正常水平,并能完成一定的心血管反射。延髓心血管中枢包括以下多个功能部位。

延髓头端腹外侧区(rostral ventrolateral medulla,RVLM)是产生和维持心交感神经和交感缩血管神经紧张性活动的重要部位。RVLM 接收来自延髓孤束核(nucleus tractus solitarii,NTS)、延髓尾端腹外侧区(caudal ventrolateral medulla,CVLM)和下丘脑室旁核(paraventricular nucleus,PVN)等重要心血管核团和脑区的调控信息,也接收来自外周心血管活动的传入信息,在对这些信息进行复杂的整合后,通过其下行纤维直达脊髓灰质中间外侧柱的交感节前神经元,紧张性地调控其活动。RVLM 神经元兴奋时可引起交感神经活动增强和血压升高。CVLM 神经元并不直接投射到脊髓灰质中间外侧柱,而是到达 RVLM,抑制 RVLM 神经元的活动,导致交感缩血管紧张降低,血管舒张。

NTS 是压力感受器、化学感受器和心肺感受器等传入纤维的首个中枢内接替站,并对多种心血管活动的传入信号进行整合。总体上讲,NTS 神经元兴奋时,迷走神经活动增强,而交感神经活动抑制。

心迷走神经节前神经元的胞体主要位于延髓的迷走神经背核(dorsal nucleus of vagus nerve)和疑核(nucleus ambiguus),压力感受器的传入冲动经 NTS 接替后到达迷走神经背核和疑核,可引起心迷走神经兴奋。

3. **下丘脑 PVN**　在心血管活动的整合中起重要作用,其下行纤维不仅直接到达脊髓灰质中间外侧柱控制交感节前神经元活动,还到达 RVLM,调节其心血管神经元活动。下丘脑前部参与对压力感受性反射、肾脏反射和水盐平衡调节。下丘脑的后部和外侧部发出的下行纤维投射到脊髓灰质中间外侧柱和延髓,可增强交感神经活动。电刺激下丘脑引起防御反应的同时,还可引起一系列心血管活动变化,如心率增快、心肌收缩力增强、心输出量增加,皮肤和内脏血管收缩而骨骼肌血管舒张,血压轻度升高。这些心血管反应有利于骨骼肌获得充足的血液供应,以适应防御、搏斗或逃跑等行为的需要。

4. **其他心血管中枢**　在延髓以上的其他脑干部分以及大脑和小脑中,均有调节心血管活动的神经元,参与对心血管活动和机体其他功能之间的复杂整合。

(三) 心血管反射

当机体生理状态或内、外环境发生变化时,神经系统对心血管活动的调节是通过各种心血管反射(cardiovascular reflex)进行的,它使心血管活动发生相应改变,以适应机体当时所处的状态或环境的变化。

1. **颈动脉窦和主动脉弓压力感受性反射**　当动脉血压突然升高时,可反射性引起心率减慢、心输出量减少、血管舒张、外周阻力减小、血压下降,这一反射称为压力感受性反射(baroreceptor reflex)或降压反射(depressor reflex)。

（1）动脉压力感受器（baroreceptor）：主要是指位于颈动脉窦和主动脉弓血管外膜下的感觉神经末梢。压力感受器的适宜刺激是血管壁所受到的机械牵张刺激。当动脉血压升高时，动脉管壁被牵张的程度加大，压力感受器的传入冲动便增多。在一定范围内，压力感受器的传入冲动频率与动脉管壁扩张程度成正比，因而传入神经的冲动发放频率可随心动周期中动脉血压的波动而发生相应变化（图4-23）。研究表明，颈动脉窦压力感受器通常比主动脉弓压力感受器更敏感，故在心血管活动的压力感受性反射调节中更为重要。

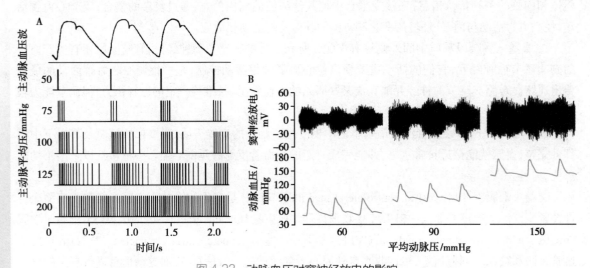

图 4-23　动脉血压对窦神经放电的影响

A. 心动周期中单根窦神经压力感受器传入纤维放电示意图，图中最上方为主动脉血压波，
左侧的数字为主动脉平均压；B. 不同动脉血压时窦神经放电实验记录图。

体液中的某些物质，如心房钠尿肽和血管升压素等，可与压力感受器细胞膜上相应的受体结合，具有提高压力感受性反射敏感性的作用。

（2）传入神经及其中枢联系：颈动脉窦压力感受器的传入神经纤维组成窦神经（sinus nerve），加入舌咽神经后进入延髓。主动脉弓压力感受器的传入神经纤维行走于迷走神经干内并随之进入延髓。家兔的主动脉弓压力感受器传入纤维在颈部单独成为一束，与迷走神经伴行，称为主动脉神经（aortic nerve）或降压神经（depressor nerve）。压力感受器的传入冲动到达延髓 NTS 后，不仅与 CVLM 发生联系，引起 RVLM 心血管神经元抑制，使交感神经紧张降低，同时还与迷走神经背核和疑核发生联系，使迷走神经紧张增强。压力感受器的传入冲动还与心血管中枢多级水平的神经元发生联系，传入信息在经过多级水平的整合后再下传给传出神经和效应器官，完成反射。

（3）反射效应：动脉血压升高时，压力感受器传入冲动增多，压力感受性反射增强，导致心迷走紧张增强，心交感紧张和交感缩血管紧张减弱，引起心率减慢、心输出量减少、外周阻力减小、动脉血压下降；而当动脉血压降低时，压力感受器传入冲动减少，压力感受性反射减弱，引起心率增快、心输出量增多、外周阻力增大、血压回升。

（4）压力感受性反射功能曲线：在动物实验中，将一侧颈动脉窦区和循环系统其余部分隔离开来，保留该侧窦神经与中枢的联系，切断对侧窦神经和双侧主动脉神经，人为改变隔离灌流的颈动脉窦内压，可见体循环动脉血压在一定范围内随窦内压的升高而降低。窦内压与动脉血压变化的关系曲线称为压力感受性反射功能曲线（图4-24）。曲线中平均动脉压与窦内压相等的交点为该反射的闭环工作点，正常人安静时约 100mmHg，表示窦内压与平均动脉压在这个水平上通过该反射达到平衡，这个平衡点就是压力感受性反射的调定点（set point）。曲线的两端较平坦，中间部分则较陡，说明窦内压在正常血压水平附近变动时压力感受性反射最敏感，纠正异常血压的能力最强。动脉血压偏离正常水平越远，压力感受性反射纠正异常血压的能力越弱。在慢性高血压患者或实验性高血压动物中，压力感受性反射功能曲线可向右上方移位,使调定点升高,这一现象称为压力感受性反射的重调定(resetting),提示在高血压的情况下压力感受性反射的工作范围发生改变,即在较正常高的血压水平上保持血压相对稳定。压力感受性反射重调定的机制比较复杂,可发生在感受器水平,也可发生在反射的中枢部分。

(5)生理意义:压力感受性反射属于典型的负反馈调节,其生理意义主要是在短时间内快速调节动脉血压,维持动脉血压的相对稳定,使动脉血压不致发生较大的波动,因此在生理学中将动脉压力感受器的传入神经称为缓冲神经。例如,在急性出血或由平卧位突然改变为直立位时,颈动脉窦内压力降低,通过压力感受性反射,可使动脉血压回升,避免血压过低引起的晕厥和休克等不良反应。压力感受器对快速性血压变化较为敏感,而对缓慢性血压变化不敏感。如果切除动物的缓冲神经,其动脉血压

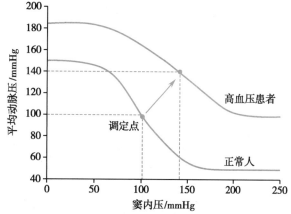

图 4-24　正常人和高血压患者的压力感受性反射功能曲线

常出现很大波动,即血压变得不稳定,但全天的血压平均值并不升高。可见,压力感受性反射在动脉血压的长期调节中不起重要作用。

2. 颈动脉体和主动脉体化学感受性反射(chemoreceptor reflex)　感受器位于颈总动脉分叉处和主动脉弓区域,分别为颈动脉体和主动脉体化学感受器,其传入神经分别为窦神经和迷走神经。化学感受器的血液供应非常丰富,其适宜刺激是血中的 O_2 分压降低、CO_2 分压升高和 H^+ 浓度升高。化学感受器受到刺激后,其传入信息到达延髓孤束核,使延髓内呼吸运动神经元和心血管活动神经元的活动发生改变。

化学感受性反射的效应主要是调节呼吸,反射性地引起呼吸加深、加快;通过呼吸运动的改变,再反射性影响心血管活动。动物实验中观察到,在保持自然呼吸的情况下,化学感受器的传入冲动可在引起呼吸加深、加快的同时,出现心率增快、心输出量增多、外周阻力增大、血压升高等心血管活动的改变;而人为保持动物的呼吸频率和深度不变,化学感受器的传入冲动则引起心率减慢、心输出量减少、冠状动脉舒张、骨骼肌和内脏血管收缩等效应。当切断双侧颈迷走神经后,心率便由减慢转为增快,提示化学感受性反射对迷走神经的兴奋作用比对交感神经的兴奋作用更强。

化学感受性反射在平时对心血管活动调节作用并不明显,只有在缺氧、窒息、失血、血压过低和酸中毒等情况下才起调节作用。缺血或缺氧等引起的化学感受性反射可兴奋交感缩血管中枢,使骨骼肌和大部分内脏血管收缩,总外周阻力增大,血压升高。由于心脏和脑的血管无明显收缩或发生轻微舒张,使循环血量得以重新分配,从而保证心、脑等重要器官在危急情况下优先获得血液供应。

3. 心肺感受器引起的心血管反射　心肺感受器(cardiopulmonary receptor)是指一些位于心房、心室和肺循环大血管壁内的感受器,这些感受器能感受两类刺激,一类是机械牵张刺激,另一类是某些化学物质(如前列腺素、腺苷和缓激肽等)的刺激,其传入神经纤维分别走行于迷走神经或交感神经内。

与颈动脉窦、主动脉弓压力感受器相比较,心肺牵张感受器位于循环系统压力较低的部分。这些感受器的扩张主要依赖于静脉回心血量,能探测循环系统的"充盈度",故又称为容量感受器。容量感受性反射(volume receptor reflex)是典型的心肺感受器反射,主要调节循环血量和细胞外液量。心房壁的牵张感受器又称容量感受器或低压力感受器,当心房压升高尤其是血容量增多引起心房壁受牵张的刺激增强时,容量感受器兴奋,传入冲动经迷走神经传到中枢后,不仅引起交感神经抑制和迷走神经兴奋,使心率减慢、心输出量减少、外周阻力降低和血压下降,还降低血浆血管升压素和醛固酮水平,增加肾的排水和排钠量,降低循环血量和细胞外液量。

（四）心血管反射的中枢整合模式

在不同的环境刺激或功能状态下，中枢神经系统对全身各组织、器官的活动进行复杂的整合，使机体作为一个整体作出反应，以适应当时的实际需要。在不同的生理状态下，心血管活动有不同的整合模式。例如，当动物发动防御反应（defense reaction）时，表现为心率增快、心输出量增多、骨骼肌血管舒张、内脏和皮肤血管收缩、血压轻度升高。肌肉活动时心血管活动的整合模式与防御反应相似，但仅仅是那些参与运动的骨骼肌血管舒张，而不参与运动的骨骼肌血管则收缩。睡眠时与防御反应时相反，表现为心率减慢、心输出量减少、骨骼肌血管收缩而内脏血管舒张、血压轻微降低。

二、体液调节

心血管活动的体液调节是指血液和组织液中的某些化学物质对心肌和血管平滑肌活动的调节作用。众多体液因素中，有些由血液输送，广泛作用于心血管系统，属于全身性体液调节；有些在局部组织中形成，主要作用于局部的血管或组织，属于局部性体液调节。体液调节与神经调节、自身调节等调节机制互相联系与协调，共同参与机体循环稳态的维持。

（一）肾上腺素和去甲肾上腺素

肾上腺素（adrenaline，AD 或 epinephrine）和去甲肾上腺素（norepinephrine，NE 或 noradrenaline，NA）都属于儿茶酚胺类物质。循环血液中的肾上腺素和去甲肾上腺素主要来自肾上腺髓质，其中肾上腺素约占 80%，去甲肾上腺素约占 20%。去甲肾上腺素能神经末梢释放的去甲肾上腺素也有一小部分进入血液循环。

血液中的肾上腺素和去甲肾上腺素对心脏和血管的作用既有共性又有各自的特点。由于它们和不同的肾上腺素受体结合的能力不同，所以对心脏和血管的作用也不尽相同。肾上腺素与 α 和 β（包括 β_1 和 β_2）受体结合的能力都很强。在心脏，肾上腺素与 β_1 受体结合后可产生正性变时和正性变力作用，使心输出量增多。在血管，肾上腺素的作用取决于血管平滑肌 α 和 β_2 受体的分布情况。肾上腺素可引起 α 受体占优势的皮肤、肾和胃肠道血管平滑肌收缩；在 β_2 受体占优势的骨骼肌和肝血管，小剂量肾上腺素常以兴奋 β_2 受体的效应为主，引起这些部位的血管舒张，大剂量时由于 α 受体也兴奋，则引起血管收缩。肾上腺素可在不增加或降低外周阻力的情况下增加心输出量。去甲肾上腺素主要与血管平滑肌 α 受体结合，也能与心肌 β_1 受体结合，而与血管平滑肌 β_2 受体结合的能力却较弱。静脉注射去甲肾上腺素可使全身血管广泛收缩，外周阻力增加，动脉血压升高；而血压升高又使压力感受性反射活动增强，由于压力感受性反射对心脏的效应超过去甲肾上腺素对心脏的直接效应，结果导致心率减慢。

（二）肾素-血管紧张素系统

肾素-血管紧张素系统（renin-angiotensin system，RAS）是人体重要的体液调节系统，广泛存在于心肌、血管平滑肌、骨骼肌、脑、肾、性腺、颌下腺、胰腺以及脂肪等多种器官、组织中，共同参与对靶器官的调节。在生理情况下，RAS 对血压的调节以及心血管系统的正常发育、心血管功能稳态、电解质和体液平衡的维持等均具有重要作用。

1. RAS 的构成　肾素（renin）是由肾脏近球细胞分泌的一种酸性蛋白酶。当交感神经兴奋、各种原因引起肾血流量减少或血浆中 Na^+ 浓度降低时，肾素分泌增多，并经肾静脉进入血液循环，以启动 RAS 的链式反应。其反应过程如下：①肾素可将其在血浆或组织中的底物，即肝脏或组织中合成和释放的血管紧张素原（angiotensinogen）水解产生一个十肽，为血管紧张素 Ⅰ（angiotensin Ⅰ，Ang Ⅰ）；②在血浆或组织中，特别是肺循环血管内皮表面存在血管紧张素转换酶（angiotensin converting enzyme，ACE），ACE 可水解 Ang Ⅰ，切去 C 末端的两个氨基酸，产生八肽的血管紧张素 Ⅱ（angiotensin Ⅱ，Ang Ⅱ）；③ Ang Ⅱ 在血浆和组织中可进一步酶解成血管紧张素 Ⅲ（angiotensin Ⅲ，Ang Ⅲ）；④在不同酶的水解作用下，Ang Ⅰ、Ang Ⅱ 或 Ang Ⅲ 可形成不同肽链片段的血管紧张素（图 4-25）；⑤上述的血管紧张素家族成员可被进一步降解为无活性的小肽片段。

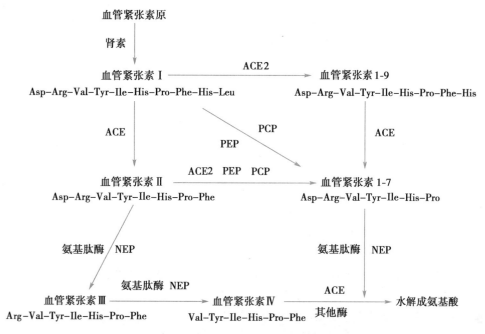

图 4-25　肾素 - 血管紧张素系统成员及其转化过程示意图

ACE：血管紧张素转换酶；ACE2：血管紧张素转换酶 2；NEP：中性内切酶；PCP：脯氨酸羧肽酶；
PEP：脯氨酸肽链内切酶。

2. 血管紧张素家族主要成员的生理作用

（1）Ang Ⅱ 的生理作用。血管紧张素中最重要的成员是 Ang Ⅱ，其生理作用几乎都是通过激动血管紧张素受体 1（angiotensin receptor 1，AT$_1$ 受体）产生的，主要包括：①缩血管作用。Ang Ⅱ 可直接使全身微动脉收缩，血压升高；也能使静脉收缩，回心血量增加。②促进交感神经末梢释放递质。Ang Ⅱ 可作用于交感缩血管纤维末梢的突触前 AT 受体，通过突触前调制作用促进其释放去甲肾上腺素。③对中枢神经系统的作用。Ang Ⅱ 可作用于中枢神经系统的一些神经元，使中枢对压力感受性反射的敏感性降低，交感缩血管中枢紧张加强；并促进神经垂体释放血管升压素和缩宫素；增强促肾上腺皮质激素释放激素的作用。Ang Ⅱ 还能产生或增强渴觉，并引起饮水行为。④促进醛固酮的合成和释放。Ang Ⅱ 可刺激肾上腺皮质球状带合成和分泌醛固酮，后者可促进肾小管对 Na$^+$ 和水的重吸收，参与机体的水盐调节，增加循环血量。

（2）RAS 其他成员的生理作用。对体内多数组织而言，Ang Ⅰ 不具有生物活性。Ang Ⅲ 可作用于 AT$_1$ 受体，产生与 Ang Ⅱ 相似的生理作用，但其缩血管效应仅为 Ang Ⅱ 的 10%~20%，而刺激肾上腺皮质合成和释放醛固酮的作用却较强。Ang Ⅳ 作用于神经系统和肾脏的 AT 受体，可调节脑和肾皮质的血流量。2000 年发现一种新型的血管紧张素转换酶 2（angiotensin converting enzyme 2，ACE2）。ACE2 可将 Ang Ⅰ 和 Ang Ⅱ 分别水解为血管紧张素 1-9（angiotensin 1-9，Ang 1-9）和血管紧张素 1-7（angiotensin 1-7，Ang 1-7）。Ang1-9 可被视为 Ang Ⅱ 的内源性生物抑制剂。Ang 1-7 与 Ang Ⅱ 作用相反，它通过与特异性受体结合而发挥扩张血管和抑制血管平滑肌细胞增殖的作用。

（三）血管升压素

血管升压素（vasopressin，VP）也称抗利尿激素（antidiuretic hormone，ADH），是由下丘脑视上核和室旁核神经元合成的一种九肽激素，合成后经下丘脑 - 垂体束运输到神经垂体储存，当机体活动需要时释放入血液循环，此过程也称为神经内分泌。

VP 受体有 V$_{1a}$、V$_{1b}$ 和 V$_2$ 三种亚型，前两者主要分布于血管平滑肌和腺垂体，V$_2$ 主要分布于集合管细胞膜。生理情况下 VP 主要作用于 V_2 受体,促进水的重吸收,起到抗利尿作用。机体失血或失液等病理情况下,血浆中 VP 浓度明显升高并作用于 V_{1a} 受体,引起体内血管广泛收缩(脑血管不受影响),导致外周阻力增大,发挥升压效应。生理情况下,血浆 VP 浓度升高时首先出现抗利尿效应,仅当其浓度明显增加时才引起血压升高。VP 在维持细胞外液量的恒定和动脉血压的稳定中都起着重要作用。当血浆渗透压升高,或禁水、脱水及失血等情况导致细胞外液量减少时,VP 释放增加,调节机体细胞外液量,并通过对细胞外液量的调节,实现对动脉血压的长期调节作用。

(四) 心房钠尿肽

钠尿肽(natriuretic peptide,NP)是一组参与维持机体水盐平衡、血压稳定、心血管及肾脏等器官功能稳态的多肽。其成员有心房钠尿肽(atrial natriuretic peptide,ANP)、脑钠尿肽(brain natriuretic peptide,BNP)和 C 型钠尿肽(C-type natriuretic peptide,CNP)等。ANP 主要由心房细胞合成,其受体是细胞膜中的一种鸟苷酸环化酶。BNP 是反映心脏功能的一个重要标志物。心力衰竭时循环中 BNP 水平升高,其增高程度与心力衰竭的严重程度成正相关,可以作为评定心力衰竭进程和预后的指标。BNP 本身还作为药物,用于急性失代偿心力衰竭的临床治疗。

ANP 的主要生物效应有:①利钠和利尿作用。ANP 可增加肾小球滤过率,并抑制近端小管和集合管对钠的重吸收,使肾排钠和排水增多。ANP 还可抑制肾素、醛固酮和血管升压素的生成和释放,并对抗其作用,从而间接发挥利钠和利尿作用。②心血管作用。ANP 可舒张血管,降低血压;也可减少搏出量,减慢心率,从而减少心输出量。ANP 还具有缓解心律失常和调节心功能的作用。③调节细胞增殖。ANP 是一种细胞增殖的负调控因子,可抑制血管内皮细胞、平滑肌细胞和心肌成纤维细胞等多种细胞的增殖。

(五) 血管内皮生成的血管活性物质

血管内皮细胞是衬于血管内表面的单层细胞组织,能合成与释放多种血管活性物质,主要调节局部血管的舒缩活动。

1. 血管内皮生成的舒血管物质　主要包括一氧化氮(nitric oxide,NO)、前列环素(prostacyclin,PGI_2)和内皮衍生超极化因子(endothelium-derived hyperpolarizing factor,EDHF)等。

NO 的前体是 L- 精氨酸,在一氧化氮合酶(nitric oxide synthase,NOS)作用下生成。NO 具有高度脂溶性,可扩散至血管平滑肌细胞并激活胞内可溶性鸟苷酸环化酶(guanylate cyclase,GC),使胞内环鸟苷酸(cyclic guanosine monophosphate,cGMP)水平增高,降低胞质内游离 Ca^{2+} 浓度,使血管舒张。内皮细胞在基础状态下释放的 NO 参与维持血管正常张力。NO 还可抑制平滑肌细胞增殖,对维持血管的正常结构与功能具有重要意义。另外,NO 可抑制血小板黏附,有助于防止血栓形成。缓激肽、5-羟色胺、ATP、ACh、NE、内皮素和花生四烯酸等体液因素,以及血流对内皮产生的切应力增加等物理刺激,均可引起 NO 释放。

PGI_2 是血管内皮细胞膜花生四烯酸的代谢产物,在前列环素合成酶的作用下生成,其作用是舒张血管和抑制血小板聚集,搏动性血流对内皮产生的切应力可刺激内皮释放 PGI_2。

内皮细胞还能产生一种通过使血管平滑肌细胞超极化而引起血管舒张的因子,被命名为内皮衍生超极化因子(EDHF)。EDHF 可通过促进 Ca^{2+} 依赖的钾通道开放,引起血管平滑肌超极化,从而使血管舒张。

2. 血管内皮生成的缩血管物质　目前了解较多的是内皮素(endothelin,ET)。ET 是内皮细胞合成和释放的二十一肽,具有强烈而持久的缩血管效应,还参与心血管细胞的凋亡、分化和表型转化等多种病理过程,是心血管活动的重要调节因子之一。ET 是目前已知的最强烈的缩血管物质,对体内各器官的血管几乎都有收缩作用。ET 的缩血管效应持久,可能参与血压的长期调节。生理情况下,血流对内皮产生的切应力可促使 ET 释放。

(六) 激肽释放酶 - 激肽系统

激肽释放酶(kallikrein)是可分解血浆和组织中的蛋白质底物激肽原(kininogen)为激肽(kinin)的

一类蛋白酶。激肽可引起血管平滑肌舒张，参与对血压和局部组织血流量的调节。

人体至少有三种激肽：①缓激肽（bradykinin），是由血浆激肽释放酶水解高分子量激肽原而产生的一种九肽。②赖氨酸缓激肽，是由组织激肽释放酶作用于血浆中的低分子激肽原而产生的一种十肽，也称胰激肽。其在氨基肽酶的作用下失去赖氨酸残基，成为缓激肽。③甲二磺酰赖氨酰缓激肽，存在于尿液中。激肽可被激肽酶水解失活。

现已发现的缓激肽受体（bradykinin receptor，简称激肽受体）分为 B_1 和 B_2 两种亚型。B_1 受体可能介导激肽的致痛作用；B_2 受体存在于许多组织中，并与组胺 H_2 受体有高度的同源性。激肽作用于血管内皮细胞上的 B_2 受体，可刺激 NO、PGI_2 和 EDHF 释放，使血管强烈舒张。但激肽对体内其他平滑肌（如内脏平滑肌）的作用则是引起收缩。

激肽系统和 RAS 之间关系密切。在可降解激肽为无活性片段的激肽酶中，激肽酶 II 就是 ACE，它既可降解激肽为无活性片段，又能使 Ang I 水解为 Ang II。这样，舒血管物质被破坏，缩血管物质生成，因而缩血管作用得到加强。

（七）其他生物活性物质

1. 前列腺素（prostaglandin，PG） 是一族二十碳不饱和脂肪酸，主要是花生四烯酸的代谢产物，由环加氧酶（cyclooxygenase，COX）介导产生。全身各部位的组织细胞几乎都含有生成前列腺素的前体和酶。PG 按其分子结构的差别，可分为多种类型，包括 PGE_1（前列腺素 E_1）、PGE_2（前列腺素 E_2）、$PGF_{2\alpha}$（前列腺素 $F_{2\alpha}$）、PGI_2 和 PGD_2（前列腺素 D_2）等，参与多种生理功能活动，如血压调节、水盐代谢等。其中：PGE_2 主要由肾脏产生，具有舒血管作用，参与血压稳态调节；PGI_2 主要在血管组织合成，有强烈的舒血管作用；$PGF_{2\alpha}$ 则能使静脉收缩。

2. 阿片肽 人体内的阿片肽（opioid peptide）有多种。脑内的 β- 内啡肽（β-endorphin）可作用于心血管中枢的有关核团，使交感神经活动抑制，心迷走神经活动加强，降低动脉血压。阿片肽也可作用于外周的阿片受体。阿片肽通过血管壁的阿片受体，可使血管平滑肌舒张；也可与交感缩血管纤维末梢突触前膜阿片受体结合，减少交感缩血管纤维递质的释放。应激、内毒素、失血等强烈刺激可引起 β- 内啡肽释放，并可能成为引起循环休克的原因之一。针刺穴位也可引起脑内阿片肽释放，可能是针刺使高血压患者血压下降的机制之一。

3. 降钙素基因相关肽（calcitonin gene-related peptide，CGRP） 是人类应用分子生物学技术发现的第一种生物活性多肽，由 37 个氨基酸残基组成，由感觉神经末梢释放，其受体广泛分布于心肌和血管壁。CGRP 是目前发现的最强烈的舒血管物质，具有降低血压、舒张肾动脉和增加肾血流量等作用，对心肌具有正性变力和变时作用。另外 CGRP 结合于特异性 CGRP 受体，对冠状动脉有强大的舒张作用，对粥样硬化的冠状动脉亦有效。CGRP 还可促进内皮细胞的生长和内皮细胞向受损血管壁迁移，促进新生血管的生成。

4. 一氧化碳 在人和哺乳动物中，几乎所有器官、组织的细胞都能合成和释放内源性一氧化碳（carbon monoxide，CO）。体内的血红素经血红素加氧酶代谢可生成内源性 CO。CO 能快速自由透过各种生物膜，产生舒血管作用。其舒血管作用的机制包括：①激活 sGC（可溶性鸟苷酸环化酶），增高胞质内 cGMP 水平，使血管平滑肌松弛，血管舒张；②刺激钾通道开放，促进细胞内的 K^+ 外流，引起膜的超极化而产生抑制效应。

三、自身调节

心血管活动的自身调节包括心脏泵血功能的自身调节和组织、器官血流量的自身调节。关于心脏泵血功能的自身调节可见本章第二节"心脏的泵血功能"中影响心输出量的因素中的异长、等长自身调节部分；关于组织、器官血流量自身调节的机制，一般可用局部代谢产物学说和肌源学说加以解释。

（一）代谢性自身调节机制——局部代谢产物学说

器官、组织的血流量取决于该器官的代谢水平,代谢水平越高,血流量也越多。当组织代谢活动增强时,局部组织的代谢产物如 CO_2、腺苷、乳酸、H^+、K^+ 等增多而 O_2 分压降低,使局部组织的微动脉和毛细血管前括约肌舒张,其结果是局部组织血流量增多而除去代谢产物和改善缺氧,这一效应称为代谢性自身调节。本章第三节"微循环"中所述毛细血管前括约肌的交替开放就是一种典型的代谢性自身调节。

（二）肌源性自身调节机制——肌源学说

血管平滑肌本身经常保持一定的紧张性收缩,这一现象称为肌源性活动(myogenic activity)。血管平滑肌受牵张刺激时,紧张性活动增强。当供应某一器官血管的灌注压突然升高时,血管平滑肌受到牵张刺激,血管尤其是毛细血管前阻力血管的肌源性活动增强,血管收缩,血流阻力增大,以免器官的血流量因灌注压升高而增多。反之,当器官血管的灌注压突然降低时,阻力血管舒张,局部血流阻力减小,使灌注该器官的血流量不至于明显减少。肌源性自身调节的意义是在血压发生一定程度的变化时使某些器官的血流量能保持相对稳定。这种肌源性自身调节机制在肾血管特别明显,在脑、心、肝、肠系膜和骨骼肌的血管也能看到,但皮肤血管一般没有这种表现。

四、动脉血压的长期调节

根据各种神经和多种体液因素参与的对动脉血压调节的进程,可将动脉血压调节分为短期调节(short-term regulation)和长期调节(long-term regulation)。短期调节是指对短时间内发生的血压变化进行调节,主要是通过神经调节方式,包括通过各种心血管反射调节心肌收缩力和血管外周阻力,使动脉血压恢复正常并保持相对稳定,其具体机制已如本节前述。而当血压在较长时间内(数小时、数天、数月或更长)发生变化时,单纯依靠神经调节常不足以将血压调节到正常水平。动脉血压的长期调节主要是通过肾调节细胞外液量来实现的,因而构成肾-体液控制系统(renal-body fluid control system)。当体内细胞外液量增多时,循环血量增多,循环血量和血管系统容量之间的相对关系发生改变,使动脉血压升高;而循环血量增多和动脉血压的升高又能直接导致肾排钠和排水增加,将过多的体液排出体外,从而使血压恢复至正常水平。当体内细胞外液量或循环血量减少,血压下降时,则发生相反的调节。肾-体液控制系统的活动受体内多种因素影响,其中较主要的是血管升压素、心房钠尿肽、肾素-血管紧张素-醛固酮系统等。肾-体液控制系统是控制体液量的最关键因素,是长期血压调控的主角。

第五节　器　官　循　环

机体各器官的血流量一般与该器官的动、静脉压力差成正比,而与该器官的血流阻力成反比。由于各器官的结构和功能不同,器官内部的血管分布也各有特点,所以,各器官血流量的调节除了遵循血流动力学的一般规律外,还有其各自本身的特点。本节主要叙述心、肺、脑的血液循环。

一、冠脉循环

心脏自身的血液供应主要来自冠脉循环(coronary circulation),仅心内膜最内侧厚约 0.1mm 范围内的心肌才能直接利用心腔内的血液供应。

（一）冠脉循环的解剖学特点

左、右冠状动脉起自升主动脉根部，其主干和大分支走行于心脏表面，小分支则常以垂直于心脏表面的方向穿入心肌，沿途发出分支，最后在心内膜下层交织成网。因此，冠状动脉小分支的分布特点使其容易在心脏收缩时受到压迫。

心肌的毛细血管网极为丰富，与心肌纤维平行排列，其毛细血管密度很高，毛细血管数和心肌纤维数的比例可达 1:1。在心肌横截面上，每平方毫米面积内有 2 500~3 000 根毛细血管。因此，心肌和冠状动脉血液间的物质交换可迅速进行。但当心肌因负荷过重而发生代偿性肥厚时，心肌纤维直径增大，而毛细血管数量并不相应增加，所以肥厚的心肌易发生血供不足。

冠状动脉同一分支的近、远端之间或不同分支之间有侧支互相吻合。正常人冠状动脉侧支在出生时已形成，但较细小，血流量很少。当冠状动脉突然阻塞时，不易很快建立起侧支循环，常可导致心肌梗死发生；若冠状动脉阻塞发生较缓慢时，侧支可逐渐扩张，建立起有效的侧支循环，起到一定的代偿作用。

（二）冠脉循环的生理特点

1. **灌注压高，血流量大** 冠状动脉直接开口于主动脉根部，其开口处的血压等于主动脉压，而冠状动脉的血流途径短、血流阻力小，压力降低幅度小，使得冠状动脉小血管的血压和血液灌注压维持在较高水平。在安静状态下，正常成年人冠状动脉血流量（coronary blood flow，CBF）为每 100g 心肌 60~80ml/min。中等体重的成人，CBF 总量为 200~250ml/min，占心输出量的 4%~5%，而心脏的重量只占体重的约 0.5%。CBF 的大小取决于心肌的活动水平，左心室单位克重心肌组织的 CBF 大于右心室。当心肌活动增强，冠状动脉达到最大舒张状态时，CBF 可增加到每 100g 心肌 300~400ml/min，为安静时的 5 倍左右。

2. **摄氧率高，耗氧量大** 心肌富含肌红蛋白，其摄氧能力很强。成年人安静状态下，冠状动脉血含氧量约 20ml/100ml 血液，冠状窦静脉血中的氧含量约 6ml/100ml 血液，动、静脉血氧差约 14ml/100ml 血液，摄氧率可达 70%，远高于其他器官、组织（25%~30%）的摄氧率。心肌的耗氧量也很大，由于在安静时，经冠脉循环血液中所剩余的氧含量已较低，所以当机体进行剧烈运动时，心肌耗氧量增加，心肌摄氧潜力较小，此时主要依靠扩张冠状动脉血管来增加 CBF，以满足心肌对氧的需求。

3. **血流量受心肌收缩的影响发生周期性变化** 由于冠状动脉分支大部分深埋于心肌组织中，所以心肌舒缩对 CBF 有很大影响，并使其在心动周期中发生周期性变化。在心室开始收缩时，由于心室壁张力急剧升高，将压迫心肌纤维间的小血管，所以 CBF 明显减少，心肌深层的 CBF 可在等容收缩期出现断流甚至逆流。在快速射血期，由于主动脉压升高，冠状动脉灌注压也随之升高，CBF 有所增加；进入减慢射血期后，CBF 又复减少。在舒张期开始后，心肌对冠状动脉的压迫减弱或解除，冠状动脉血流阻力减小，CBF 迅速增加，并在舒张早期达到高峰，然后逐渐减少（图 4-26）。

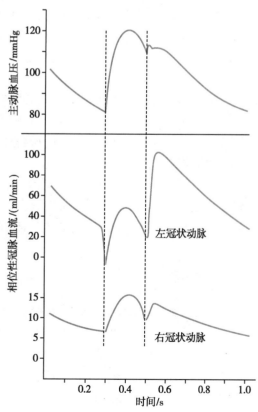

图 4-26　一个心动周期中左、右冠状动脉血流变化情况

由于左心室的心肌比右心室厚，所以左心室舒缩活动对 CBF 的影响更为显著。一般情况下，左心室收缩期 CBF 仅为舒张期的 20%~30%；当心肌收缩增强时，心缩期 CBF 所占比例更小。当体循环外周阻力增大时，动脉舒张压升高，CBF 将增加；当心率增快时，由于心舒期明显缩短，CBF 将减少。由此可见，心肌的血液供应主要在舒张期。冠脉血流量的多少主要取决于动脉舒张压的高低和心舒期的长短。

在某些病理状态（如主动脉瓣关闭不全）下，常因动脉舒张压过低而发生心肌供血不足。右心室壁的心肌比左心室薄弱，收缩时对 CBF 的影响不如左心室明显，在安静状态下，右心室收缩期 CBF 和舒张期 CBF 相差不大，或略多于后者。

(三) 冠脉血流量的调节

冠脉血流量主要受心肌本身代谢水平的影响，神经和体液因素对冠脉血流量也有一定的调节作用。

1. **心肌代谢水平的影响**　心肌代谢水平是调节冠状动脉血流量的最重要因素。心肌收缩的能量几乎仅依靠有氧代谢，心肌耗氧量很大。在安静状态下，心肌的耗氧量为每 100g 心肌 7~9ml/min。在运动、精神紧张等情况下，心肌代谢明显增强，耗氧量随之增加。实验证明，冠状动脉血流量与心肌代谢水平成正比。在失去神经和激素等作用时，这种关系依然存在，说明当心肌耗氧量增加或心肌氧分压降低时，可引起冠状动脉舒张、血流量增加，以满足心肌对氧的需求。

心肌代谢增强引起冠状动脉舒张的原因并非低氧本身，主要是心肌代谢产物的增加。在心肌代谢增强时，耗氧量增加，局部组织中 O_2 分压降低，此时 ATP 生成减少而分解增加，心肌细胞 ATP 分解为 ADP 和 AMP（腺苷一磷酸）。存在于冠状动脉周围间质细胞中的 5'-核苷酸酶可将 AMP 分解产生腺苷。腺苷具有强烈的舒张小动脉作用。腺苷生成后几秒内即被破坏，因此不会引起其他器官的血管舒张。心肌的其他代谢产物，如 H^+、CO_2、乳酸、缓激肽等也有舒张冠状动脉的作用。

2. **神经调节**　冠状动脉受交感神经和副交感神经双重支配。心交感神经兴奋时，可通过激活冠状动脉平滑肌 α 受体使之收缩，但也激活心肌 $β_1$ 受体使心脏活动增强，耗氧量增加，心肌代谢增强而使代谢产物增多，继发性引起冠状动脉舒张。心迷走神经兴奋时，可通过激活冠状动脉平滑肌 M 受体使之舒张，但也通过激活心肌 M 受体抑制心脏活动而使心肌代谢水平降低，继发性引起冠状动脉收缩。总之，在整体条件下，冠状动脉血流量主要是由心肌本身的代谢水平调节，神经的影响可在短时间内就被心肌代谢改变引起的血流变化所掩盖。在剧烈运动、大失血等情况下，交感神经兴奋可使全身血管收缩，而冠状动脉血管和脑血管则无明显收缩，此时主要通过全身血量的重新分配来保证心、脑等重要器官仍能获得相对较多的血液供应。

3. **体液调节**　肾上腺素和去甲肾上腺素主要通过增强心肌代谢水平使 CBF 增加，也可直接作用于冠状动脉平滑肌的 α 或 β 受体，引起冠状动脉血管收缩或舒张，但其作用不如对代谢作用明显。甲状腺激素也能提高心肌代谢水平，可使冠状动脉舒张，CBF 增加。NO 和 CGRP 具有较强的舒张冠状动脉的作用，使 CBF 增加；而 Ang Ⅱ 和大剂量血管升压素则使冠状动脉收缩，使 CBF 减少。

二、肺循环

进入肺的血管包括肺循环血管和体循环的支气管血管两部分。血液由右心室射出，经肺动脉及其分支到达肺毛细血管，再经肺静脉回到左心房的血液循环过程称为肺循环（pulmonary circulation）。肺循环的功能是从肺泡气中摄取 O_2，排出 CO_2，进行气体交换，从而将含 O_2 量较低的静脉血转变为含 O_2 量较高的动脉血。体循环的支气管血管主要对支气管和肺起营养性作用。肺段远端的周围性支气管静脉在肺泡附近与肺循环中的肺小静脉汇合，使部分支气管静脉血可通过吻合支流入肺静脉，再进入左心房，结果使主动脉血液中掺入 1%~2% 的静脉血。

(一) 肺循环的生理特点

1. **血流阻力小，血压低**　与体循环相比，肺循环途径短得多。肺动脉及其分支短而粗，管壁薄，肺动脉壁厚度仅约为主动脉壁的1/3,可扩张性大,并且全部血管都位于胸腔负压环境中,所以肺循环的血流阻力明显小于体循环。经测量,正常人的右心室收缩压平均约22mmHg,舒张压0~1mmHg;肺动脉收缩压与右心室收缩压相同,舒张压平均约8mmHg,肺循环平均压约13mmHg;肺循环毛细血管平均压约7mmHg,肺静脉压和左心房内压1~4mmHg。因此,肺循环是一个血流阻力小、血压低的系统。当发生左心衰竭时,可引起肺淤血和肺水肿,导致呼吸功能障碍。

2. **血容量大,变化明显**　通常情况下,肺部血管床内可容纳血液450~600ml,占循环系统总血容量的9%~12%。由于肺组织和肺血管的可扩张性大,故肺血容量的变化范围较大。在用力呼气时,肺部血容量可减少到200ml左右,而在用力吸气时可增加到1 000ml左右。因此,肺循环血管可起储血库的作用。当机体失血时,肺循环可将一部分血液转移到体循环中起到代偿作用。

肺循环血容量还受呼吸周期的影响,并对左、右心室输出量和动脉血压产生影响。在吸气时,由于胸腔内负压加大,所以从腔静脉回到右心房的血量增多,右心室搏出量随之增多,此时由于肺扩张而使肺循环血管也扩张,致使肺静脉回到左心房的血量减少,左心室搏出量随之减少。经过几次心搏后,扩张的肺循环血管逐渐被充盈,因而由肺静脉回流入左心房的血量逐渐回升。呼气时则发生相反的变化。

由于上述左心室搏出量的周期性改变,所以动脉血压在吸气相之初逐渐下降,至吸气相中期降到最低点,在吸气相后半期逐渐回升,呼气相前半期继续上升,至呼气相中期达最高点,在呼气相后半期又开始下降,周而复始。这种呼吸周期中出现的血压波动称为动脉血压的呼吸波(respiratory waves of arterial blood pressure)。

3. **毛细血管的有效滤过压较低**　肺循环是一个血流阻力小、血压低的系统。肺循环毛细血管血压平均为7mmHg,血浆胶体渗透压平均为25mmHg。由于肺毛细血管对蛋白质分子的通透性相对较高,所以肺组织间液的胶体渗透压约为14mmHg。肺组织间液静水压比外周皮下组织间液的负值稍大,约为–5mmHg。因此,肺毛细血管的有效滤过压较低,仅约+1mmHg[(7+14)−(−5+25)]。这样,较低的有效滤过压使肺毛细血管有少量液体持续进入组织间隙,这些液体除少量渗入肺泡内被蒸发外(同时也对肺泡内表面起湿润作用),其余大部分进入肺淋巴管而返回血液循环。在左心衰竭时,由于肺静脉压升高,肺毛细血管血压也随之升高,就可能有较多的血浆滤出毛细血管而进入肺组织间隙和肺泡内,使肺泡内液体积聚,从而形成肺水肿,阻碍气体交换,可导致严重的缺氧和CO_2潴留。

(二)肺循环血流量的调节

由于肺循环血管的口径大、管壁薄、可扩张性大,所以其口径变化在多数情况下是被动的。但正常人肺循环血管仍保持较低水平的收缩状态,故肺循环血流量仍在一定程度上受神经-体液和局部组织化学因素的调节和影响。

1. **局部组织化学因素**　肺泡气O_2分压对局部肺循环血管的舒缩活动有较大影响。急性或慢性低氧都能使肺循环血管收缩,血流阻力增大。低氧引起的肺血管收缩反应,称为低氧性肺血管收缩反应(hypoxic pulmonary vasoconstriction)。这与体循环中低氧通常引起血管舒张的情况正相反。肺泡气低氧引起局部缩血管反应具有重要的生理意义。肺循环中某处血管因局部肺泡通气不足,O_2分压降低而收缩,使此处的血流量减少,可使较多的血液转移到通气充足、肺泡气O_2分压较高的肺泡,以维持适当的肺换气效率。但当吸入气O_2分压过低时,如在高海拔地区,则可引起肺微动脉广泛收缩,血液阻力较大,肺动脉压显著升高。长期居住在低海拔地区的人,若以较快的速度登上高海拔地区,常可发生肺动脉高压,甚至肺水肿。长期居住在高海拔地区的人,常可因肺动脉高压使右心室负荷长期加重而导致右心室肥厚。

2. **神经调节**　肺循环血管受交感和迷走神经的双重支配。交感神经兴奋的直接效应是肺血管收缩和血流阻力增大。但在整体情况下,交感神经兴奋时由于体循环血管收缩,可将一部分血液挤入肺循环,使肺循环血流量增加。迷走神经兴奋的直接效应是肺血管舒张。

3. **体液调节**　肾上腺素、去甲肾上腺素、Ang Ⅱ、血栓素A_2、$PGF_{2\alpha}$等可使肺循环微动脉收缩;而组胺、5-羟色胺等则能使肺循环微静脉收缩,但它们在流经肺循环后即分解失活。

三、脑循环

脑循环(cerebral circulation)是脑组织的血液循环。脑的血液供应来自颈内动脉和椎动脉,并在颅底形成 Willis 环(基底动脉环),然后各自发出分支营养脑组织,一部分毛细血管形成脉络丛伸入脑室内,分泌脑脊液。脑毛细血管血液和脑脊液最后都汇入静脉系统。

(一) 脑循环的特点

1. 血流量大,耗氧量大　正常成年人在安静状态下,每 100g 脑组织的血流量为 50~60ml/min,脑循环血流量为 700~900ml/min,相当于心输出量的 15%,而脑的重量仅占体重的 2% 左右。由于脑组织代谢水平高,且其能量消耗几乎全部来源于糖的有氧氧化,故耗氧量很大。安静时每 100g 脑组织耗氧 3~3.5ml/min,脑的总耗氧量约为 50ml/min,约占全身总耗氧量的 20%。而且,脑组织对缺血和缺氧的耐受性较低:若每 100g 脑组织血流量低于 40ml/min 时,就会出现脑缺血症状;在正常体温条件下,如果脑血流量完全中断,数秒内即可导致意识丧失,中断 5min 以上将产生不可逆的脑损伤。

2. 血流量变化范围小　脑位于骨性颅腔内。除脑组织外,颅腔内还有脑血管(包括血管内血流)和脑脊液。由于颅腔容积固定,而脑组织和脑脊液均不可压缩,脑血管的舒缩程度就受到很大限制。动物发生惊厥时,脑中枢强烈兴奋,脑血流量仅增加约 50%,而心肌和骨骼肌活动加强时,血流量可分别增加 4~5 倍和 15~20 倍。可见,脑血流量的变化范围明显小于其他器官。脑组织血液供应的增加主要依靠提高脑循环的血流速度来实现。

3. 存在血-脑脊液屏障和血-脑屏障　在血液和脑脊液之间,血液和脑组织之间存在着某种特殊的屏障,分别称为血-脑脊液屏障和血-脑屏障,可限制物质在血液、脑脊液和脑组织之间自由交换。

(二) 脑血流量的调节

1. 自身调节　当平均动脉压在 60~140mmHg 范围内变动时,脑血流量可通过自身调节保持相对稳定。在正常情况下,脑循环灌注压为 80~100mmHg。所以,正常人平时脑血流量主要依靠自身调节来维持。当平均动脉压低于下限时,脑血流量将明显减少,可引起脑功能障碍;若平均动脉压高于上限时,脑血流量则明显增加,严重时可因脑毛细血管血压过高而引起脑水肿。高血压患者的自身调节范围上限可上移到 180~200mmHg。

2. CO_2 分压与 O_2 分压　CO_2 分压升高和低氧可直接引起血管舒张,但在整体情况下,CO_2 分压升高和低氧引起的化学感受性反射可使血管收缩。由于化学感受性反射对脑血管的缩血管效应很小,故 CO_2 分压升高和低氧对脑血管的直接舒血管效应较为明显。目前认为,CO_2 分压升高引起脑血管舒张可能需要通过 NO 作为中介,而低氧的舒血管效应则依赖于 NO、腺苷(adenosine)的生成和 ATP 依赖的钾通道激活。当过度通气使 CO_2 呼出过多时,由于脑血管收缩、脑血流量减少,可引起头晕等症状。

3. 神经调节　脑血管受交感缩血管纤维和副交感舒血管纤维支配,但刺激或切断这些神经后脑血流量均无明显改变。在多种心血管反射中,脑血流量也无明显变化。

(三) 血-脑脊液屏障和血脑屏障

在脑室和蛛网膜下腔中充满脑脊液。正常成年人的脑脊液总量约 150ml,为无色透明液体,含极少量细胞。脑脊液的主要功能是缓冲外力冲击,以防脑和脊髓发生震荡。同时,由于脑脊液对脑有一定的浮力,可使脑的重量减轻到 50g 左右,所以能避免脑组织压迫颅底部的神经和血管。此外,脑脊液也是脑和脊髓神经组织与血液间进行物质交换的媒介。由于脑组织中无淋巴管,由毛细血管壁漏出的少量蛋白质可随脑脊液回流入血液,所以脑脊液循环是回收蛋白质的途径之一。

每天生成的脑脊液约 800ml,同时有等量的脑脊液被吸收入血,可见脑脊液的更新率较高。脑脊液成分与血浆成分不同,蛋白质含量极微,葡萄糖以及 K^+、HCO_3^- 和 Ca^{2+} 浓度也较低,但 Na^+ 和 Mg^{2+} 浓度则很高,表明脑脊液的生成并非完全是简单的血浆滤过,还包括主动转运。

一些大分子物质较难从血浆进入脑脊液,表明在血液和脑脊液间存在屏障,这一屏障称为血 - 脑脊液屏障(blood-cerebrospinal fluid barrier,BCFB),其组织学基础是脉络丛细胞间的紧密连接和脉络丛细胞中运输各种物质的特殊载体系统。血液和脑组织中也存在类似的屏障,可限制物质在血液和脑组织中自由交换,这一屏障称为血脑屏障(blood-brain barrier,BBB),其结构基础是毛细血管内皮细胞、内皮下基膜和星形胶质细胞的血管周足等结构。

水和游离状态的脂溶性物质,如 CO_2、O_2、NH_3、乙醇、氯霉素和一些麻醉药等,很容易通过 BBB。水溶性物质,如 Na^+、K^+、Cl^- 等电解质、葡萄糖和氨基酸,一般都需要毛细血管内皮上特殊转运体的介导。在血脑屏障的毛细血管内皮还有转运甲状腺激素、某些有机酸、胆碱、核酸前体物等的转运体。蛋白质和多肽一般不能通过 BBB,凡与血浆蛋白结合的脂溶性或水溶性物质也都不能通过 BBB。例如:正常人红细胞破坏后产生的胆红素与血浆蛋白结合后不能通过 BBB;但新生儿由于 BBB 发育尚未成熟,发生高胆红素血症时,游离的胆红素可通过 BBB 而引起胆红素脑病。BBB 的存在也使得某些药物不能进入脑组织而影响疗效。在临床上,为使那些不易透过 BBB 的药物较快进入脑组织,可将药物直接注入脑脊液内。

BCFB 和 BBB 对于保持脑组织内环境理化性质的相对稳定,防止血液中的有害物质进入脑组织具有重要意义。例如,血液中的 ACh、NE、多巴胺、甘氨酸等神经递质不易进入脑组织,从而可避免扰乱中枢神经元的正常功能活动。而在脑缺氧、损伤或脑瘤等情况下,BBB 作用减弱,可使一些平时不能通透的物质进入病变部位,引起脑脊液的理化性质、血清学和细胞学特性发生改变。临床上采集并检查脑脊液样本,可为神经系统某些疾病的诊断提供参考依据。

(俞小瑞　张莉　金宏波)

思考题

1. 心室肌细胞和窦房结细胞的动作电位各有何特征? 产生的离子机制是什么?
2. 影响心肌兴奋性、传导性、自律性和收缩性的因素有哪些?
3. 如果心肌细胞膜上的钙通道被阻滞,心肌细胞的动作电位和收缩会发生什么变化? 为什么?
4. 影响动脉血压的因素有哪些?
5. 为什么长期站立过久可造成下肢水肿?
6. 刺激家兔降压神经中枢端,血压有何变化? 为什么?
7. 冠脉循环有哪些特点? 有何临床意义?

第五章

呼　吸

呼吸是指机体与外界环境之间气体交换的过程。呼吸的主要意义是排出细胞新陈代谢过程中产生的 CO_2，补充其消耗的 O_2。因此，呼吸是维持机体新陈代谢和其他功能活动所必需的基本生理过程之一，一旦呼吸停止，生命也将终结。人的整个呼吸过程比较复杂，由三个互相衔接并且同时进行的环节来完成：外呼吸(肺通气和肺换气)、气体在血液中运输、内呼吸(组织换气和组织呼吸)。呼吸过程不仅靠呼吸系统来完成，还需血液循环系统的配合。呼吸也受到神经和体液因素的调节，以便与机体代谢水平相适应，从而满足人体生命活动的需要。

第一节　肺　通　气

肺通气(pulmonary ventilation)是指肺泡与外界之间的气体交换过程。实现肺通气的器官包括呼吸道、肺泡、胸膜腔、膈和胸廓等。呼吸道是气体进出肺的通道，由鼻、咽、喉组成的上呼吸道和气管以下的下呼吸道组成。从气管到肺泡囊共分为 23 级(图 5-1)。以气管为 0 级，主支气管为 1 级，以此类推，每经过一级，就有一次分叉，一直分叉到 23 级。每一次分叉，下一级的口径变小，但由于分支数目成倍增加，呼吸道的总横截面积逐级增加。0~16 级为气体传导区，无气体交换功能，是气道阻力产生的主要部位。17~19 级为呼吸性细支气管，有散在的肺泡夹杂其间，故亦称为过渡地带。20~22 级为肺泡管，肺泡管的管壁实际上完全由肺泡组成，肺泡的开口面向管腔。23 级肺泡囊是呼吸道分支的最后一级，形成盲端，每个肺泡囊约由 17 个肺泡组成。呼吸性细支气管、肺泡管和肺泡囊上均分布有肺泡，这些区域可进行气体交换，称为呼吸区。呼吸系统的功能有赖于其结构的完整性，其主要生理功能有：①传送气体，调节气道阻力，同时具有加温、加湿、过滤、清洁吸入气体的作用和引起防御反射等保护作用；②肺泡是肺换气的主要场所；③胸膜腔是连接肺和胸廓的重要结构，胸膜腔内负压使肺在呼吸过程中能随胸廓的张缩而张缩；④膈和胸廓中的胸壁肌则是产生呼吸运动的动力组织。

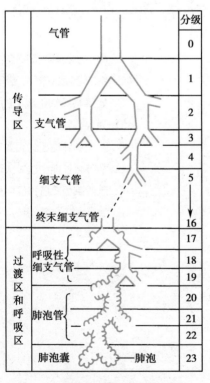

图 5-1　气管支气管树分级示意图

一、肺通气的原理

气体进出肺取决于两方面因素的相互作用：一方面是推动气体流动的动力，另一方面是阻碍其流动的阻力。动力必须克服阻力，才能实现肺通气。

(一) 肺通气的动力

根据物理学原理，气体出入肺的直接动力取决于大气和肺泡气之间的压力差。肺泡内气体的压力称为肺内压(intrapulmonary pressure)。在一定的海拔高度，外界大气的压力是相对恒定的，因此在呼吸运动过程中，只是肺内压发生变化。在自然呼吸的条件下，肺内压的变化是由于肺的扩大与缩小引起。肺扩张时，肺内压低于大气压，空气被吸入肺内；而肺缩小时，肺内压高于大气压，气体被呼出体外。肺自身不能主动地扩张和缩小，它的舒缩是靠胸廓运动，而胸廓的张缩则由呼吸肌的收缩和舒张所引起。因此呼吸肌的收缩和舒张所引起的节律性呼吸运动，是实现肺通气的原动力。

1. 呼吸运动(respiratory movement)　是指呼吸肌的收缩和舒张所引起的胸廓节律性扩大和缩小的运动，包括吸气运动和呼气运动。主要的吸气肌有膈肌和肋间外肌，主要的呼气肌有肋间内肌和腹肌。此外，还有辅助吸气肌，如斜角肌和胸锁乳突肌。

(1)呼吸运动的过程：平静呼吸时，吸气运动的产生主要是由膈肌和肋间外肌的收缩来实现，其中膈肌负责约75%的动力来源。膈肌把胸腔和腹腔分开，静息时向上隆起，形似穹窿。膈肌受膈神经支配，收缩时，其穹窿圆顶下降，使胸廓上下径增大，同时使腹腔器官下移，腹内压升高，腹壁向外凸出。肋间外肌受肋间神经支配，起于上一肋骨下缘，斜向前下方走行，止于下一肋骨的上缘。由于脊柱位置是固定的，而胸骨和肋骨位置可以移动，当肋间外肌收缩时，肋骨上举并外展，胸骨亦随之上移，从而使胸廓前后、左右径增大，所以，膈肌和肋间外肌的收缩使胸腔的上下径、前后径和左右径均增大，引起胸廓扩大，肺的容积随之增加，使肺内压下降低于大气压，气体进入肺内，完成吸气(inspiration)过程。

平静呼吸时，呼气运动的产生主要是由膈肌和肋间外肌的舒张引起，呼气肌不参与运动。当膈肌和肋间外肌舒张时，膈和肋骨回位，腹腔器官也上移回位，腹壁收敛，胸廓缩小，肺容积缩小，肺内压增加、高于大气压，肺内气体呼出，为呼气(expiration)。因此平静呼吸时，吸气动作是主动的，呼气动作则是被动的。

(2)呼吸运动的型式：根据参与活动的呼吸肌的主次、多少和用力程度可将呼吸运动分为不同的呼吸型式(breathing pattern)。

1)腹式呼吸和胸式呼吸：膈肌的舒缩伴有腹壁起落的呼吸运动，称为腹式呼吸。由于肋间肌的舒缩使肋骨和胸骨运动产生的呼吸运动，称为胸式呼吸。腹式呼吸和胸式呼吸常同时存在，其中某种型式可以占优势。胸部或腹部活动受限时可出现某种单一型式的呼吸运动。如：胸腔积液、胸膜炎患者，因胸廓运动受限呈现腹式呼吸；腹腔巨大肿瘤、腹水、妊娠后期女性，因膈肌运动受限而呈现胸式呼吸。

2)平静呼吸(eupnea)和用力呼吸(forced breathing)：正常人安静状态下的平稳而均匀的自然呼吸，称为平静呼吸，呼吸频率为12~18次/min。当机体劳动或运动、呼吸道不通畅或肺通气阻力增大时，或者当吸入气中CO_2含量增加或O_2含量减少时所出现的一种加深、加快的呼吸运动，称为用力呼吸。用力吸气时，除膈肌和肋间外肌的收缩加强外，其他辅助吸气肌如胸锁乳突肌、斜角肌等也参加收缩，使胸廓更大地扩展，更多气体被吸入肺内。用力呼气时则除吸气肌舒张外，还有腹壁肌、肋间内肌等辅助呼气肌主动收缩，使胸廓进一步缩小，呼出更多的气体，此时呼气动作也是主动过程。在某些病理情况下，即使用力呼吸仍满足不了机体需要，患者可出现呼吸困难，除表现为呼吸明显加深外，还可出现鼻翼扇动和胸部困压感。

2. 肺内压　在呼吸运动过程中，肺内压呈周期性变化。因为肺泡通过呼吸道与大气相通，当肺泡内的压力与大气压力不同时,马上就有气体扩散,直到两种压力达到平衡。如图5-2所示,在吸气末或呼气末,肺内压与外界大气压相等。吸气时,肺容积不断增大,肺内压下降,低于大气压1~2mmHg,外界气体进入肺泡。随着肺内气体量的增加,肺内压也随之升高,到吸气末,进入肺的空气已充填了扩大的肺容积,此时肺内压与大气压相等,气流便暂停;呼气时,肺容积减小,肺内压随之升高并高于大气压1~2mmHg,肺泡内气体流向外界。随着肺内气体量的减少,肺内压也逐渐减低,至呼气末,肺内压又与大气压相等,气流再次暂停。用力呼吸或呼吸道不畅通的情况下,肺内压可大幅波动,如紧闭声门并进行用力呼吸运动,吸气时肺内压可低于大气压30~100mmHg,呼气时可高于大气压60~140mmHg。

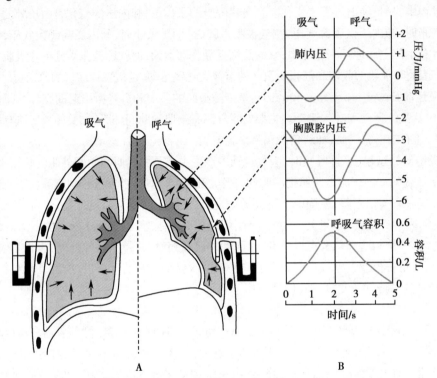

图5-2 吸气和呼气时,肺内压、胸膜腔内压及呼吸气容积的变化过程(A)
和胸膜腔内压直接测量示意图(B)

由此可见,肺通气的直接动力是肺内压的周期性变化所引起的肺内压与大气压之间的压力差。了解这一点具有十分重要的临床意义。患者一旦呼吸停止,则在保持呼吸道通畅的情况下,采用人工呼吸机、口对口呼吸、人为节律性举臂压背或挤压胸廓等方法,造成胸廓的被动扩大或缩小,建立肺内压和大气压之间的压力差,即可保持肺通气,这就是人工呼吸。当机体因某种原因(如溺水、电击等)不能进行呼吸运动时,应及时采用人工呼吸以维持呼吸。

3. 胸膜腔内压(intrapleural pressure) 胸膜腔(pleural cavity)是一个潜在的、密闭的腔隙。脏层和壁层之间仅有少量浆液将它们黏附在一起,这一薄层液体不仅起着润滑作用,减少呼吸运动时的摩擦,还由于分子间的内聚力,使两层胸膜互相贴紧,不易因胸廓增大或肺的缩小而分开。呼吸时,胸膜腔的容积并无增减,而只是胸膜腔内的压力发生改变。

胸膜腔内的压力称为胸膜腔内压,简称胸内压,可采用直接法或间接法进行测量。直接法(见图5-2A)是以一注射针头刺入胸膜腔中,一端连接检压计,其缺点是有刺破胸膜脏层和肺的危险。间接法是让受试者吞下带有薄壁气囊的导管至下胸段食管,测量食管内压,用食管内压的变化来间接反映胸膜腔内压的变化,该方法简单、安全。

平静呼吸时,胸膜腔内压始终低于大气压。以大气压为0,则胸膜腔内压为负值。因此,通常将胸膜腔内压称为胸内负压。胸膜腔内压随呼吸运动而发生周期性波动。平静呼气末胸膜腔内压较大气压低 3~5mmHg,吸气末较大气压低 5~10mmHg(见图 5-2B)。如果关闭声门用力呼气或上呼吸道阻塞、剧烈咳嗽时,胸膜腔内压可升高到 110mmHg,变成正压。这是由于声门紧闭用力呼气时,气体不能呼出,而肺又回缩,使肺内压急剧升高,造成胸膜腔内压成正压。

胸膜腔内压的成因:胸膜腔内压是出生后发展起来的。婴儿出生后,肺即随胸廓的扩张而增大,此时期胸膜腔内压很小。以后由于胸廓的发育速度大于肺的发育速度,使胸廓的自然容积大于肺的自然容积。由于两层胸膜紧贴在一起,所以从胎儿出生后第一次呼吸开始,肺总是受到胸廓的牵拉而始终处于扩张状态。被动扩张的肺所产生的回位力向内牵引胸廓,使胸廓容积缩小。因此,胸廓的容积比其自然容积小,而肺的容积比其自然容积大。胸廓和肺均具有弹性,被扩张的肺所产生的回缩力使肺趋于缩小,恢复其自然容积;被压缩的胸廓产生的外弹力使胸廓趋于扩大,回到其自然容积的位置。在动物实验中,打开胸腔使之与大气压相通,破坏胸膜两层之间的依从关系,发现肺向内萎缩,而胸廓则向外扩大,各自恢复其自然容积。这也证明胸膜腔内压低于大气压,为负值。胸膜腔负压的形成与作用于胸膜腔的两种力有关:一是肺内压,使肺泡扩张;二是肺回缩力,使肺泡缩小。胸膜腔内压就是这两种方向相反的力的代数和,即

$$胸膜腔内压 = 肺内压 + (-肺泡回缩力)$$

在吸气末或呼气末,肺内压 = 大气压,如大气压设为 0,则胸膜腔内压等于肺泡回缩力的负值。因此,胸膜腔负压的大小主要由肺回缩压所决定。

胸膜腔内负压的生理意义主要是维持肺泡的扩张。此外,它还可以使壁薄的心房、腔静脉和胸导管等的容积也增大,使其中的压力降低,有助于静脉血和淋巴液回流。

如果气体进入胸膜腔,将两层胸膜分开,这种情况称为气胸(pneumothorax)。气胸时,肺将因其弹性回缩而塌陷,胸廓则因其外向弹性回位而膨突。外伤等原因造成开放性气胸时,肺的通气功能发生障碍,静脉和淋巴回流受阻。气胸严重时,不但患侧的呼吸和循环功能发生障碍,由于纵隔向健侧移位,也将累及健侧的呼吸和循环功能。

(二)肺通气的阻力

肺通气过程中遇到的阻碍气体流动的力称为肺通气阻力。动力 - 阻力这一对矛盾间的力量对比决定肺通气的量。肺通气的阻力包括弹性阻力和非弹性阻力。弹性阻力是指肺和胸廓弹性物体的阻力,而非弹性阻力指呼吸过程中气管对气流的阻力、惯性阻力和组织的黏滞阻力,其中弹性阻力占总阻力的 70% 左右,非弹性阻力约占 30%。

1. 弹性阻力(elastic resistance,R)和顺应性(compliance,C)　任何弹性物体在外力作用下变形时,具有对抗变形和回位的倾向称为弹性阻力。用同等大小的外力作用时,弹性阻力大者变形程度小,阻力小者则变形程度大。而在实际应用时,胸廓和肺的弹性阻力大小则常用其在外力作用下,是否容易扩张的程度(即顺应性的倒数)来表示。

顺应性大小可用单位跨肺压的变化(ΔP)所引起的容积变化(ΔV)来表示,单位是 L/cmH_2O。顺应性小者表示弹性阻力大,而顺应性大者则弹性阻力小。

$$顺应性(C) = \frac{\Delta V}{\Delta P}(L/cmH_2O) \tag{5-1}$$

(1)肺的弹性阻力和顺应性:吸气时由于肺扩张变形所产生的回缩力,称为肺弹性阻力。肺弹性阻力可用肺顺应性(compliance of lung,C_L)表示,即

$$肺顺应性(C_L) = \frac{肺容积变化(\Delta V)}{跨肺压变化(\Delta P)}(L/cmH_2O) \tag{5-2}$$

式中跨肺压是指肺内压与胸膜腔内压之差。

1)肺顺应性测定:一般采用分步吸气(或向肺内充气)或分步呼气(或从肺内抽气)的测量方法。每步吸气或呼气后,受试者屏气,放松呼吸肌,测定肺容积和胸膜腔内压。此时呼吸道内没有气体流动,肺内压等于大气压,所以只需测定胸膜腔内压就可算出跨肺压。根据每次测得的数据绘制成的压

力 - 容积曲线(pressure-volume curve)即为肺的顺应性曲线。在呼吸道无气流情况下所测得的顺应性也称肺的静态顺应性(static compliance)。图 5-3 所示为猫离体肺的静态顺应

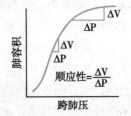

性曲线,呈 S 形,即在较大或较小肺容积处曲线较平坦,而在中等肺容积处曲线较陡直。曲线的斜率反映不同肺容量下的肺顺应性或肺弹性阻力的大小。斜率大表示肺顺应性大,肺弹性阻力小;反之亦然。正常成年人平静呼吸时,肺顺应性约为 $0.2L/cmH_2O$,位于顺应性曲线斜率最大的中段部分,故平静呼吸时肺弹性阻力较小,呼吸较为省力。

图 5-3 离体猫肺静态顺应性曲线

肺顺应性可因肺充血、肺不张或肺纤维化等而下降,肺弹性阻力增大,患者可表现为吸气困难。某些肺气肿患者肺泡组织破坏、肺失去弹性,呼气时肺部无法正常地弹性回缩,即使是很小的跨肺压亦可引起很大的肺容量改变,这将造成气体滞留以及肺过度充气,患者可出现呼气困难。

2)肺弹性阻力的来源:一是肺泡表面液 - 气界面形成的肺泡表面张力(surface tension),约占肺弹性阻力的 2/3;二是肺组织本身的弹性纤维和胶原纤维等所产生的弹性回缩力,约占弹性阻力的 1/3。在一定范围内,肺扩张愈大,肺弹性回缩力也愈大,即弹性阻力愈大。

液体中任何一个水分子均受到上下、前后、左右各方面的吸引,但其代数和为 0,该水分子在液体中可自由移动。但在液 - 气界面水分子只受到向下(或向内)的吸引力,表面的水分子潜入"深处"使得液体表面积不断缩小。因此,存在液 - 气界面的能使液体表面积缩小的力称为表面张力。正常情况下,肺泡内壁表层覆盖一层薄液体,与肺泡内气体间形成液 - 气交界面,产生肺泡表面张力使肺泡趋向缩小。

用离体猫肺做实验,分步注入一定量的空气和生理盐水使肺扩张,记录使肺容积增加的压力值,再逐步抽出气体和盐水,记录相应的压力值。以压力为横坐标,容量为纵坐标,所得到的曲线为压力 - 容积曲线(图 5-4)。从两条压力 - 容积曲线可以看出,要引起相同容积的变化,注入空气比注入生理盐水所需的跨肺压要大得多。这是因为充气时肺泡内表面存在液 - 气界面及由此产生的肺泡表面张力;而充生理盐水时液 - 气界面不复存在,所以没有肺泡表面张力,只有肺组织本身的弹性成分所产生的弹性阻力起作用。因此肺泡表面张力是肺弹性阻力的主要来源。此外,由图 5-4 还可看出,向动物离体肺注入与抽出气体时的肺顺应性曲线并不重叠,这一现象称为滞后现象(hysteresis)。注入生理盐水时,则滞后现象不明显。滞后现象的产生主要与肺泡表面张力有关。

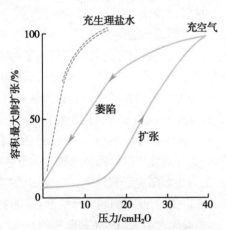

图 5-4 肺的压力 - 容积曲线

向肺内首次注入空气时有明显的滞后现象,滞后程度可以用充气(向上的箭头)与抽气(向下的箭头)两条曲线之间的最大横距表示。注入生理盐水时液 - 气界面消失,滞后现象也消失。

根据 Laplace 定律,肺泡内液 - 气界面的压强(P)、肺泡内液 - 气界面的表面张力系数[即单位长度的表面张力(T)]和肺泡半径(r),三者的关系为:$P = 2T/r$。正常成年人每侧肺约有 3 亿多个大小不等的肺泡,若彼此连通的大、小肺泡内的表面张力相等,肺泡回缩压将随肺泡半径增大而减小,小肺泡回缩压大,而大肺泡回缩小,气体则从小肺泡流向大肺泡,引起小肺泡萎陷关闭而大肺泡则过度膨胀,肺泡将失去稳定性。此外,由于肺泡表面张力合力指向肺泡中央,对肺泡周围毛细血管中的液体产生"抽吸"作用,导致肺间质和肺泡腔内的水潴留(肺水肿),妨碍正常的气体交换。但由于肺泡内液 - 气界面存在表面活性物质,上述情况实际不会发生。

3)肺表面活性物质(pulmonary surfactant,PS):从肺内提取的液体表面张力仅为水表面张力的 1/7,表明肺泡内存在能降低肺泡表面张力的活性物质,称为 PS。PS 是由肺泡 Ⅱ 型上皮细胞合成和

分泌的含脂质与蛋白质的复杂混合物,其中脂质成分约占 90%,表面活性物质相关蛋白(surfactant-associated protein,SP)约占 10%。脂质中 60% 以上是二棕榈磷脂酰胆碱(dipalmitoyl phosphatidyl choline,DPPC)。DPPC 是双嗜性分子,一端是非极性疏水的脂肪酸,不溶于水,另一端是极性的,易溶于水。极性端与肺泡的液体相吸,非极性端朝向肺泡内的气体,在肺泡的液 - 气界面形成单分子层,掩盖其下面的液体使其不与肺泡气体接触。SP 至少有 SP-A、SP-B、SP-C 和 SP-D 四种,它们对维持 DPPC 的功能以及在 DPPC 的分泌、清除和再利用等过程中有重要作用。PS 不断更新,以保持其正常的功能。

PS 可减弱液体分子间的相互吸引力,从而起到降低肺泡表面张力作用。PS 的作用具有重要的生理意义:①可使吸气阻力减少 80%~90%,减少吸气做功。②维持不同大小肺泡的稳定性。由于 PS 的密度随肺泡半径的变小而增大,也随肺泡半径的增大而减小。所以,在肺泡缩小(或呼气)时,PS 的密度增大,降低表面张力的作用加强,肺泡表面张力减小,因而可防止肺泡萎陷;而在肺泡扩大(或吸气)时,PS 的密度减小,降低表面张力的作用减弱,肺泡表面张力增加,使肺泡不至于过度膨胀。③减少组织液生成,防止肺水肿。PS 可降低肺泡表面张力,从而减弱肺泡表面张力对肺毛细血管血浆和肺组织间液的"抽吸"作用,防止液体过多地渗入肺间质和肺泡,使肺泡保持相对干燥。

促进 PS 合成的因素有糖皮质激素、甲状腺素和肾上腺素等。肺扩张刺激是出生后促进和调控 PS 分泌的主要因素。而低温和胰岛素可抑制 PS 合成。

胎儿在六七个月或以后,肺泡 II 型细胞才开始合成和分泌 PS。因此,新生儿,尤其是早产儿,也可因 PS 减少导致肺泡表面张力增大,发生肺不张和形成肺泡内透明膜,造成新生儿呼吸窘迫综合征(又称新生儿肺透明膜病)。患儿于出生后 4~12h 内出现进行性呼吸困难、呻吟、发绀、吸气三凹征,严重者发生呼吸衰竭,可致死。由于肺泡液可进入羊水,所以可抽取羊水检查 PS 的含量和成分,以了解肺发育的成熟状态。当 PS 过低时,可通过延长妊娠时间或使用促胎肺成熟的药物(如糖皮质激素)促进其合成。对于新生儿或早产儿可给予外源性 PS 进行替代治疗。成人患肺炎、肺血栓等疾病时,也可因 PS 减少而发生肺不张。

(2)胸廓的弹性阻力和顺应性:胸廓的弹性阻力源于胸廓的弹性成分。胸廓处于自然位置时,肺容量约为肺总量的 67%(相当于平静吸气末的肺容量),此时胸廓无变形,不表现有弹性回缩力。当肺容量大于肺总量的 67%(如深吸气)时,胸廓扩大而产生向内的弹性回缩力,成为吸气的阻力和呼气的动力;当肺容量小于肺总量的 67%(如平静呼气或深呼气)时,胸廓被压缩而产生向外的弹性回缩力,是吸气的动力和呼气的阻力。所以胸廓的弹性阻力既可能是吸气或呼气的阻力,也可能是吸气或呼气的动力,应视胸廓的位置而异。这与肺不同,肺的弹性回缩力总是吸气的弹性阻力。

胸廓的弹性阻力可用胸廓的顺应性(compliance of chest wall,C_{chw})来表示,即

$$胸廓的顺应性(C_{chw}) = \frac{胸廓容积变化(\Delta V)}{跨胸廓压力变化(\Delta P)} (L/cmH_2O) \qquad (5\text{-}3)$$

正常人胸廓顺应性为 $0.2L/cmH_2O$。在肥胖、胸廓畸形、胸膜增厚和腹腔内占位性病变等情况下,胸廓顺应性降低。

2. **非弹性阻力**　包括气道阻力、黏滞阻力和惯性阻力,它们均属于动态阻力。惯性阻力是气流在发动、变速、换向时因气流和组织的惯性所产生的阻碍肺通气的力。黏滞阻力来自呼吸时组织相对位移所产生的摩擦力,如肺与胸廓间、肺叶之间产生的摩擦力。平静呼吸时,呼吸频率较低,气流速度较慢,惯性阻力和黏滞阻力都很小。气道阻力是指气流经过呼吸道时,气体分子间以及气体分子与气道管壁间的摩擦力,占非弹性阻力的 80%~90%。影响气道阻力的因素有气流速度、气流形式、气道管径。气流速度快,阻力大;气流速度慢,阻力小。气流形式有层流和湍流,层流阻力小,湍流阻力大。因此,气流速度过快或气流突然换向以及气道内有黏液、渗出物、肿瘤或异物造成气道不规则时,容易发生湍流,气道阻力增加。层流时,气道阻力与气道半径的 4 次方成反比,湍流时气道阻力与气道半径的 5 次方成反比。因此,气道管径的大小是影响气道阻力的主要因素。当气道内分泌物、水肿、支

气管收缩等引起气道口径轻微减小时,就会明显增加呼吸道阻力。

气道管径主要受以下四方面因素的影响。

(1)跨壁压:是指呼吸道内外的压力差。呼吸道内压力高,跨壁压增大,气道管径被动扩大,气道阻力变小;反之气道阻力增大。

(2)肺实质对气道壁的牵引:小气道的弹力纤维和胶原纤维与肺泡壁的纤维彼此穿插,这些纤维像帐篷的拉线一样对气道发挥牵引作用,以保持那些没有软骨支持的细支气管的通畅。

(3)自主神经的调节:呼吸道平滑肌受交感和副交感神经双重支配。副交感神经兴奋时,末梢释放乙酰胆碱与气道平滑肌的 M 胆碱受体结合,使气道平滑肌收缩,管径变小,阻力增加;同时乙酰胆碱还可使气道黏膜腺体分泌增多,气道阻力增加。交感神经兴奋时末梢释放去甲肾上腺素作用于 β_2 肾上腺素受体,使气道平滑肌舒张,管径变大,阻力降低。临床上常用拟肾上腺素药解除支气管痉挛,缓解呼吸困难。呼吸道平滑肌的舒缩还受自主神经末梢释放的共存递质调制,如血管活性肠肽、神经肽 Y、速激肽等,调制气道平滑肌对递质的反应或直接改变气道平滑肌的活动状态。

(4)化学因素的影响:儿茶酚胺类物质可使气道平滑肌舒张;前列腺素 $F_{2\alpha}$ 可使气道平滑肌收缩,而前列腺素 E_2 使气道平滑肌舒张;过敏反应时,由肥大细胞释放的组胺和慢反应物质使支气管平滑肌收缩;吸入气中 CO_2 浓度增加可刺激支气管和肺的 C 类纤维,反射性地引起支气管收缩,气道阻力增加。此外,气道上皮细胞可合成和释放内皮素,使气道平滑肌收缩。哮喘患者肺内合成和释放的内皮素增加,提示内皮素可能参与哮喘的病理生理过程。

在上述四种因素中,前三种均随呼吸过程而发生周期性变化,使气道阻力也出现周期性改变。吸气时肺泡扩大,对小气道的牵引力加大,加上此时胸膜腔内负压加大,故气道口径增大,阻力减小;呼气时则发生相反的变化,阻力增大。这也是哮喘患者呼气比吸气更困难的主要原因。

二、肺通气功能的评价

(一)肺容积和肺容量

1. 肺容积(pulmonary volume) 是指不同状态下肺所能容纳的气体量,随呼吸运动而变化。通常肺容积可分为潮气量、补吸气量、补呼气量和余气量(图 5-5)。

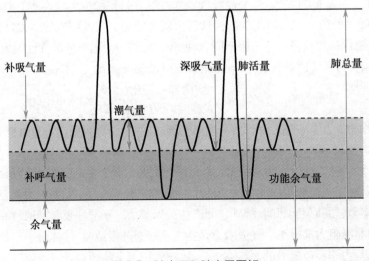

图 5-5 肺容积和肺容量图解

(1)潮气量(tidal volume,TV):是指平静呼吸时,每次吸入或呼出的气体量,称为潮气量。正常成人约 400~600ml,深呼吸时潮气量增大。

(2)补吸气量(inspiratory reserve volume,IRV):平静吸气末,再尽力吸气所能吸入的气体量,称为补吸气量,正常成人约 1 500~2 000ml。补吸气量为吸气量的最大储备量。

(3) 补呼气量(expiratory reserve volume,ERV):平静呼气末,再用全力呼出的气体量,称为补呼气量,正常成人约 900~1 200ml。补呼气量为呼气量的最大储备量。

(4) 余气量(residual volume,RV):用全力呼气后,肺内所留的气体量,称为余气量。正常人约为 1 000~1 500ml。支气管哮喘和肺气肿患者,余气量增加。

2. 肺容量(pulmonary capacity) 是指肺容积中两项或两项以上的联合气体量,包括深吸气量、功能余气量、肺活量和肺总量(见图 5-5)。

(1) 深吸气量(inspiratory capacity,IC):是指从平静呼气末作最大吸气时所能吸入的气体量。它是潮气量与补吸气量之和,是衡量最大通气潜力的指标之一。

(2) 功能余气量(functional residual capacity,FRC):在平静呼气末存留于肺内的气体量,等于余气量与补呼气量之和,正常成年人约 2 500ml。功能余气量的生理意义是缓冲呼吸过程中肺泡氧分压(PO_2)和二氧化碳分压(PCO_2)的变化幅度,这样肺泡和动脉血中的 PO_2 和 PCO_2 就不会随呼吸而发生大幅度波动,有利于肺换气。肺气肿患者功能余气量增加,而肺实质病变时功能余气量减少。

(3) 肺活量(vital capacity,VC):是指在最大吸气后,再用力呼气所能呼出的最大气体量。肺活量等于补吸气量、潮气量和补呼气量三者之和。正常成年男性约为 3 500ml,女性约为 2 500ml。肺活量的大小反映肺每次通气的最大能力,在一定程度上可反映肺通气功能。

用力肺活量(forced vital capacity,FVC)是指一次最大吸气后,用力以最快速度呼气所能呼出的最大气体量。FVC 和 VC 的区别在于测定 VC 时不规定呼气的速度。正常时,FVC 和 VC 是十分接近的,而有严重气道阻塞者 FVC 明显小于 VC。用力呼气量(forced expiratory volume,FEV)是指一次最大吸气后尽力、尽快呼气,在一定时间内所能呼出的气体量。受试者作一次深吸气后,以最快的速度呼出气体,同时分别记录第 1、2、3s 末呼出的气量(FEV_1、FEV_2、FEV_3),通常以它们各占 FVC 的百分数来表示。正常人 FEV_1/FVC、FEV_2/FVC 和 FEV_3/FVC 分别为 83%、96% 和 99%。FEV_1/FVC 最有意义,是临床鉴别阻塞性肺疾病和限制性肺疾病最常用的指标(图 5-6)。FEV 是一项动态指标,它不仅反映肺活量的大小,而且反映通气阻力的变化,是评价肺功能较理想的指标。

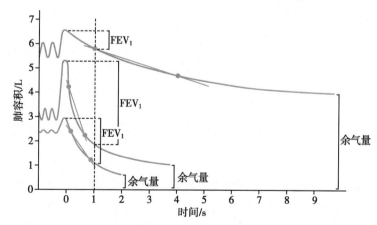

图 5-6　用力肺活量(FVC)和用力呼气量(FEV)示意图

上、中、下线分别为阻塞性肺疾病患者、正常人和限制性肺疾病患者的 FVC
和 FEV,曲线顶点位置降低(或补吸气幅度减小)表示 FVC 减小,FEV_1 为第
1s 内的 FEV,曲线斜率降低表示 FEV_1/FVC 减小。

(4) 肺总量(total lung capacity,TLC):是指用力作最大吸气后肺所能容纳的最大气体量,它是肺活量与余气量之和,其大小因性别、年龄、身材、运动量和体位改变而异,成年男性平均约为 5 000ml,女性约为 3 500ml。在限制性通气不足时肺总量降低。

（二）肺通气量和肺泡通气量

1. 肺通气量（pulmonary ventilation volume）　是指每分钟进或出肺的气体总量，等于潮气量乘以呼吸频率。平静呼吸时，呼吸频率可因年龄和性别而不同，新生儿可达 60~70 次 /min，以后随年龄增加而逐渐减慢；正常成年人 12~18 次 /min，女性比男性每分钟快 2~3 次。正常成年人平静呼吸时的每分通气量约为 6~8L。随呼吸频率或呼吸深度（即潮气量）的变化，每分通气量也相应增加或减少。劳动或运动时，肺通气量增大。尽力深快呼吸时，每分钟所能吸入或呼出的最大气体量，称为最大随意通气量（maximal voluntary ventilation），是评估机体能进行最大运动量的生理指标之一。肺或胸廓顺应性降低，呼吸肌收缩减弱或气道阻力增大等因素均可使最大随意通气量减小。

2. 肺泡通气量（alveolar ventilation）　是指每分钟吸入肺泡的新鲜空气量。每次呼吸吸入的气体，总有一部分留在鼻、咽、喉、气管、支气管等呼吸道内，这部分呼吸道无气体交换功能，故这部分空腔称为解剖无效腔（anatomical dead space）。一般成人解剖无效腔的容积约为 150ml，因此每次吸气时真正达到肺泡的新鲜气体量为潮气量减去此无效腔容积，它是真正有效的通气量。每分肺泡通气量 =（潮气量 – 解剖无效腔容积）× 呼吸频率。如潮气量为 500ml、解剖无效腔为 150ml、呼吸频率为 12 次 /min，则每分肺泡通气量为 4 200ml/min。由此可知，肺泡通气量和肺通气量是不相等的，而且当潮气量和呼吸频率发生改变时，对两者的影响也不相同。当潮气量减半、呼吸频率加倍或当潮气量加倍、呼吸频率减半时，每分通气量都相等，然而肺泡每分通气量则不同，前者要比后者少。故从气体交换的效果来看，深而慢的呼吸比浅而快的呼吸效率高。

此外，进入肺泡的气体还可因血液在肺内分布不均匀等原因，不能都与血液进行气体交换。这部分不能与血液进行气体交换的肺泡腔，称为肺泡无效腔（alveolar dead space）。解剖无效腔加上肺泡无效腔称为生理无效腔。正常人平卧时肺泡无效腔接近于零，所以解剖无效腔与生理无效腔几乎相等。在某些病理状态，如肺内血液分布不均匀时，肺泡无效腔增大，生理无效腔也增大，可影响气体交换的效率。

呼吸困难常见的原因是无效腔增加造成通气需求增加。例如严重肺气肿患者因为气道以及被破坏的肺泡中的气体并不能参与血 - 气交换，解剖无效腔会增加。肺栓塞患者因为病变部位的肺泡不被灌流，肺泡无效腔会增加。因此，肺气肿或肺栓塞患者生理无效腔增加，可引起明显的呼吸困难。

第二节　肺换气和组织换气

肺换气（pulmonary gas exchange）是指肺泡与肺毛细血管之间的气体交换过程。组织换气（tissue gas exchange）是指组织细胞与组织毛细血管之间气体交换的过程。空气进入肺泡后和肺循环毛细血管的血液进行气体交换，空气中的 O_2 由肺泡进入血液，而静脉血中的 CO_2 从血液进入肺泡。这样交换后，动脉血中的 O_2 运到身体各组织，在组织与血液之间再进行一次交换，O_2 最后进入组织细胞，组织细胞代谢所产生的 CO_2 则经细胞间隙液进入血液，随血液循环到肺，再进行气体交换（图 5-7）。

一、气体交换基本原理

气体分子不停地进行无定向的运动，当不同区域存在气压差时，气体分子将从气压高处向气压低处发生净转移，这一过程称为气体的扩散（diffusion）。气体交换是以扩散方式进行。

单位时间内气体扩散的容积称为气体扩散速率（diffusion rate of gas，D）。根据 Fick 弥散定律，气体在通过薄层组织时，扩散速率与组织两侧的气体分压差（ΔP）、温度（T）、扩散面积（A）和气体分子溶解度（S）成正比，而与扩散距离（d）和气体分子量（MW）的平方根成反比。气体扩散速率与各影响因素的关系如式（5-4）所示，即

$$D \propto \frac{\Delta P \times A \times S}{d \times \sqrt{MW}} \quad (5-4)$$

1. 气体的分压差 气体交换的动力是气体分压差，气体总是从分压高处向分压低处扩散。所谓分压是指混合气体中各组成气体具有的压力。例如在海平面的大气压平均约为 760mmHg，O_2 含量为 21%，则 PO_2 约为 159mmHg；CO_2 含量仅 0.04%，则 PCO_2 为 0.3mmHg。气体的分压差是指两个区域之间某种气体分压的差值，是气体扩散的动力和决定气体扩散方向的关键因素。空气、肺泡气、血液、组织中的氧分压和二氧化碳分压见表 5-1。

2. 气体的分子量和溶解度 根据 Graham 定律，在相同条件下，气体分子的相对扩散速率与气体分子量的平方根成反比，因此分子量小的气体扩散速率较快。如果扩散发生于气相和液相之间，扩散速率还与

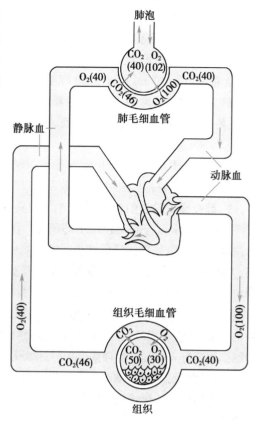

图 5-7 肺换气和组织换气示意图
图中数字为气体分压（mmHg）。

气体在溶液中的溶解度成正比。溶解度是单位分压下溶解于单位容积溶液中的气体量。一般以 1 个大气压下、38℃时、100ml 液体中溶解的气体毫升数来表示。气体分子的溶解度与分子量的平方根之比称为扩散系数（diffusion coefficient），它取决于气体分子本身的特性。CO_2 的扩散系数约为 O_2 的 20 倍，主要是因为虽然 CO_2 的分子量（44）略大于 O_2 的分子量（32），但 CO_2 在血浆中的溶解度（51.5）约为 O_2 的（2.14）24 倍。因此，临床上缺 O_2 比 CO_2 潴留更为常见。

表 5-1 海平面上空气、肺泡气、血液及组织中的 PO_2 和 PCO_2　　　　单位：mmHg

分压	空气	肺泡气	动脉血	混合静脉血	组织
PO_2	159.0	102.0	100.0	40.0	30.0
PCO_2	0.3	40.0	40.0	46.0	50.0

3. 温度 气体扩散速率与温度成正比。正常人体的体温相对恒定，温度因素可忽略不计。

4. 扩散面积与距离 气体扩散速率与扩散面积成正比，与扩散距离成反比。

二、肺换气

（一）肺换气过程

如图 5-7 所示，混合静脉血流经肺毛细血管时，肺泡气 PO_2（102mmHg）高于血液 PO_2（40mmHg），而肺泡气 PCO_2（40mmHg）低于血液 PCO_2（46mmHg），于是 O_2 在分压差的作用下由肺泡气向血液扩散，CO_2 则从血液向肺泡扩散，使血液 PO_2 逐渐升高，PCO_2 逐渐降低，最后接近肺泡气 PO_2 和 PCO_2。O_2 和 CO_2 在血液和肺泡间的扩散都极为迅速，不到 0.3s 即可达平衡。通常，血液流经肺毛细血管

的时间约0.7s,所以当血液流经肺毛细血管全长约1/3时,血液中PO_2和PCO_2接近肺泡气的PO_2和PCO_2,肺换气过程已基本完成。可见,肺换气有很大的储备能力。

正常安静状态下,经过肺换气过程,肺毛细血管血液的O_2含量由每100ml血液15ml升至20ml,CO_2含量则由每100ml血液52ml降至48ml。若按心输出量为5L/min计,则流经肺毛细血管的血流每分钟可自肺泡摄取O_2 250ml,并释出CO_2 200ml。正常情况下,体循环动脉血PO_2稍低于肺静脉血,主要是因为混入了来自支气管静脉的少量静脉血。

(二) 影响气体交换的因素

本节前已述及,气体分压差、扩散面积、扩散距离、温度和扩散系数等因素均可影响气体的扩散速率。这里进一步讨论扩散距离、扩散面积以及通气/血流比值对肺换气的影响。

1. 呼吸膜　肺泡壁非常薄,肺泡之间具有交互连接的血管网络。肺泡与血液进行气体交换须通过呼吸膜(respiratory membrane),即肺泡-毛细血管膜。气体扩散速率与呼吸膜厚度成反比,膜越厚,单位时间内交换的气体量就减少。呼吸膜由六层结构组成(图5-8):含PS的液体层、肺泡上皮细胞层、上皮基膜层、上皮基底膜和毛细血管基底膜之间的间隙(间质层)、毛细血管基底膜层及毛细血管内皮细胞层。呼吸膜虽有六层结构,却很薄,总厚度平均约0.6μm,有的部位只有0.2μm,如此短的扩散距离使气体交换可在正常的肺泡-毛细血管交界处快速而有效地进行。此外,肺毛细血管平均直径约5μm,血液层很薄,红细胞膜通常能接触到毛细血管壁,使O_2和CO_2可不经大量的血浆层即可到达红细胞或进入肺泡。病理情况如肺纤维化、肺水肿时,呼吸膜增厚或扩散距离增加都会降低扩散速率,减少扩散量,尤其运动时因血流加速而缩短气体在肺部的交换时间,此时呼吸膜厚度或扩散距离的改变对肺换气的影响更加明显。因此,肺纤维化和肺水肿患者在运动时气体交换明显降低,呼吸困难加重。

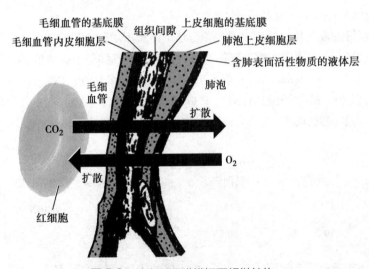

图5-8　肺泡呼吸膜横切面超微结构

气体的扩散速率与扩散面积成正比。正常成人两肺的总扩散面积约70m²,平静呼吸时,用于气体扩散的呼吸膜面积约为40m²,因此有很大的储备面积。劳动或运动时,心输出量增加,肺毛细血管开放数量和开放程度均增加。此外,运动时因潮气量增加而使肺泡扩张。两者都造成表面积增大,有效扩散面积大大增加,气体扩散量增多,以适应机体代谢的需要。病理情况如肺不张、肺实质、肺气肿、肺叶切除、肺毛细血管关闭或阻塞等,均可使呼吸膜扩散面积减小,气体交换减少。

2. 通气/血流比值(ventilation/perfusion ratio)　是指每分钟肺泡通气量($\dot{V}_A$)和每分钟肺血流量($\dot{Q}$)的比值($\dot{V}_A/\dot{Q}$)。正常成年人安静时,$\dot{V}_A/\dot{Q}$约为4.2/5 = 0.84,意味着最适宜的气体交换效率。

如果$\dot{V}_A/\dot{Q}$比值增大,表明通气过度或血流不足,使得部分肺泡气未能与血液进行充分的气体交换,造成肺泡无效腔增大。反之,$\dot{V}_A/\dot{Q}$ 下降,则意味着通气不足或血流相对过剩,造成部分血液流经通气不良的肺泡,混合静脉血中的气体未得到充分更新,未能成为动脉血就回到心脏,相当于功能性动 - 静脉短路。因此,$\dot{V}_A/\dot{Q}$ 增大或减小都将妨碍气体的有效交换,导致机体缺 O_2 或 CO_2 潴留,但以缺 O_2 更为明显。因为:①动、静脉血液间 PO_2 差远大于 PCO_2 差,所以当发生动 - 静脉短路时,动脉血 PO_2 下降的程度大于 PCO_2 升高的程度;② CO_2 扩散系数约为 O_2 的 20 倍,所以 CO_2 扩散比 O_2 快,不易潴留;③动脉血 PO_2 下降和 PCO_2 升高时,可刺激呼吸,增加肺泡通气量,有助于 CO_2 排出,却几乎无助于 O_2 摄取,这是由 O_2 解离曲线和 CO_2 解离曲线的特点所决定的。

临床上,肺气肿是造成肺通气功能障碍最常见的疾病,患者肺泡壁破坏致使吸入肺泡的空气不能与毛细血管内血液有效交换而出现生理无效腔增大;同时,因许多细支气管阻塞而发生功能性动 - 静脉短路,从而肺换气效率大大降低。可见,$\dot{V}_A/\dot{Q}$ 是反映肺换气效率的重要指标。

就整个肺而言,健康成年人的 $\dot{V}_A/\dot{Q}$ 为 0.84,但肺泡通气量和肺毛细血管血流量在肺内的分布是不均匀的,因此各个局部的 $\dot{V}_A/\dot{Q}$ 并不相同。人直立位时,肺尖部的通气和血流量都较肺底部的小,不过血流量减少更为显著,所以肺尖部的 $\dot{V}_A/\dot{Q}$ 较大,可高达 3.3,而肺底部的 $\dot{V}_A/\dot{Q}$ 较小,可低至 0.63(图 5-9)。虽然正常情况下肺泡通气量和血流量分布不均匀,导致肺不同部位的 $\dot{V}_A/\dot{Q}$ 比值有差异,但由于呼吸膜面积远超过肺换气的实际需要,所以并不明显影响正常的气体交换效率。

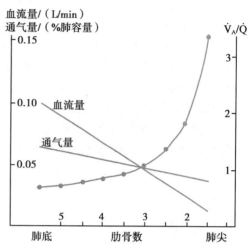

图 5-9 正常人直立时肺通气和血流量的分布

（三）肺扩散容量

肺扩散容量(pulmonary diffusion capacity,D_L)是指气体在 1mmHg 分压差作用下,每分钟通过呼吸膜扩散的气体毫升数。

$$D_L = \frac{V}{|\overline{P_A} - \overline{P_C}|} \tag{5-5}$$

式(5-5)中 V 是每分钟通过呼吸膜的气体容积(ml/min),$\overline{P_A}$ 是肺泡气中该气体的平均分压,$\overline{P_C}$ 是肺毛细血管血液内该气体的平均分压。肺扩散容量是衡量呼吸气通过呼吸膜能力的指标。正常成年人安静时 O_2 的 D_L 平均约为 20ml/(min·mmHg),CO_2 的 D_L 为 O_2 的 20 倍。D_L 因年龄、性别、体位、机体活动水平等而有不同。成年人的 D_L 大于老年人和儿童,男性大于女性,平卧位大于直立位,运动时大于安静时。体位差异可能与不同体位时肺血流量的变化及其分布的变化有关,而运动时 D_L 的增大是因为参与肺换气的呼吸膜面积和肺毛细血管血流量的增加,以及通气与血流的不均匀分布得到改善所致。肺疾病情况下,D_L 可因有效扩散面积减小或扩散距离增加而减小。

三、组织换气

组织换气发生的机制与肺换气相似,不同的是气体的交换发生于液相介质(血液、组织液、细胞内液)之间。在组织中,由于细胞有氧代谢不断消耗 O_2 并产生 CO_2,所以组织细胞内的 PO_2 可低至 30mmHg,PCO_2 可高达 50mmHg。动脉血流经组织毛细血管时,O_2 从血液向组织液和细胞扩散,CO_2 则从组织液和细胞向血液扩散,使动脉血变成含 O_2 较少,而含 CO_2 较多的静脉血(见图 5-7)。

影响肺组织换气的因素,主要是组织细胞代谢水平、血液供应情况及扩散距离。当组织细胞代谢活动增强时,O_2 耗量及 CO_2 产量增多,使动脉血与组织间的 O_2 及 CO_2 分压差增大,气体交换增多,同时组织代谢产生的酸性产物使毛细血管大量开放,血流量增多,也有利于气体交换。此外,组织细胞与毛细血管之间的距离也影响气体交换。例如组织水肿时,细胞与毛细血管间的距离增大,换气将减少。如果水肿组织间隙压力过高,压迫毛细血管,则将使气体交换进一步减少。

第三节　气体在血液中的运输

O_2 和 CO_2 在血液中的运输形式有两种,即物理溶解和化学结合。先有物理溶解才能进行化学结合。气体的物理溶解量取决于气体的溶解度与分压。温度为 38℃,1 个大气压下,O_2 和 CO_2 在 100ml 血液中溶解的量分别是 2.36ml 和 48ml。按此计算:动脉血 PO_2 为 100mmHg 时,每 100ml 血液含溶解的 O_2 为 0.3ml;静脉血 PCO_2 为 46mmHg 时,100ml 血液含溶解的 CO_2 为 2.9ml。但血液中实际的 O_2 和 CO_2 含量比这数字大得多,显然单靠溶解形式来运输血液中的 O_2 和 CO_2 不能满足机体代谢的需要,因此主要依靠化学结合的方式运输。在肺换气或组织换气时,进入血液的 O_2 或 CO_2 都是先溶解在血浆中,提高其分压,再发生化学结合;O_2 或 CO_2 从血液释放时,也是溶解的先逸出,降低各自的分压,然后化学结合的 O_2 或 CO_2 再解离出来溶解到血浆中。物理溶解和化学结合两者间处于动态平衡。

一、氧的运输

血液中 98.5% 的 O_2 与红细胞内的血红蛋白(hemoglobin,Hb)结合形成氧合血红蛋白(oxyhemoglobin,HbO_2)进行运输,仅约 1.5% 以物理溶解的形式运输。因此,O_2 运输的主要方式是 HbO_2。

(一) Hb 的分子结构

Hb 是红细胞内的色蛋白。Hb 分子由 1 个珠蛋白和 4 个血红素(又称亚铁原卟啉)组成。每个珠蛋白有 4 条多肽链,每条与 1 个血红素结合构成一个亚单位。每个血红素基团中心为一个二价铁(Fe^{2+}),Fe^{2+} 可与 O_2 结合,使 Hb 成为氧合血红蛋白 HbO_2,没有结合 O_2 的 Hb 称为去氧血红蛋白(deoxyhemoglobin),通常简写成 Hb。Hb 分子结构使其成为有效的运 O_2 载体,也参与 CO_2 的运输,故 Hb 具有重要的气体运输作用。

(二) O_2 与 Hb 结合的特征

1. O_2 与 Hb 结合迅速且可逆　O_2 与 Hb 的结合反应快,不到 0.01s,可逆,解离也快。结合和解离不需酶的催化作用,反应的方向取决于 PO_2 的高低。当血液流经 PO_2 高的肺部时,Hb 与 O_2 结合形成 HbO_2;当血液流经 PO_2 低的组织时,HbO_2 迅速解离释放出 O_2,成为 Hb,可用式(5-6)表示

$$Hb+O_2 \underset{PO_2 \text{低(组织)}}{\overset{PO_2 \text{高(肺部)}}{\rightleftharpoons}} HbO_2 \tag{5-6}$$

2. O_2 与 Hb 的结合反应是氧合而非氧化　Fe^{2+} 与 O_2 结合仍保持二价铁离子,故 O_2 和 Hb 的结合反应是氧合,而不是氧化。

3. O_2 与 Hb 结合的量　当 PO_2 足够高,1 分子 Hb 可结合 4 分子 O_2,成年人 Hb 的分子量为 64 458Da,因此在 100% O_2 饱和状态下,lg Hb 可结合的最大 O_2 量为 1.39ml。正常情况下,红细胞含有少量不能结合 O_2 的高铁 Hb 以及其他能影响 Hb 与 O_2 结合的因素,所以 lg Hb 实际结合的 O_2 量低于 1.39ml,通常按 1.34ml 计算。评价 Hb 结合 O_2 的量包括 Hb 氧容量、Hb 氧含量和 Hb 氧饱和度。

(1) Hb 氧容量(oxygen capacity of Hb):是指在 100ml 血液中,Hb 所能结合的最大 O_2 量。若以健康成年人的血液中 Hb 浓度为 15g/100ml,则 Hb 的氧容量为 $1.34 \times 15 = 20.1$ml(100ml 血液)。

（2）Hb 氧含量（oxygen content of Hb）：是指在 100ml 血液中，Hb 实际结合的 O_2 量。当动脉血 PO_2 为 100mmHg 时，Hb 氧含量为 19.4ml（100ml 血液），而当静脉血 PO_2 为 40mmHg 时，Hb 氧含量约为 14.4ml（100ml 血液）。

（3）Hb 氧饱和度（oxygen saturation of Hb，SO_2）：是指 Hb 氧含量与 Hb 氧容量的百分比，即血液中氧合 Hb 占 Hb 的百分数。如果 PO_2 达 150mmHg，动脉血的 Hb 氧含量也可达 20.1ml（100ml 血液），与 Hb 氧容量相等，则 Hb 氧饱和度是 100%，也称氧饱和；如果静脉血的 Hb 氧含量是 15ml，则 Hb 氧饱和度约为 75%。由于在常压下血液中溶解的 O_2 极少，可忽略不计，所以，通常将 Hb 氧容量、Hb 氧含量和 Hb 氧饱和度视为血氧容量（blood oxygen capacity）、血氧含量（blood oxygen content）和血氧饱和度（blood oxygen saturation）。

HbO_2 呈鲜红色，Hb 呈紫蓝色。当血液中 Hb 含量达 5g/100ml（血液）以上时，体表毛细血管丰富的部位如皮肤、指甲床、黏膜等处呈暗紫色，这种现象称为发绀（cyanosis）。出现发绀常表示机体缺氧，但也有例外。例如，红细胞增多时（如高原性红细胞增多症）或 Hb 浓度异常增高时，在不缺氧时也可以出现发绀。因此，发绀不一定是缺氧的标志。

4. 氧解离曲线呈 S 形　Hb 的 4 个单体之间和亚单位内部由离子键连接。Hb 与 O_2 的结合或解离将影响离子键的形成或断裂，使 Hb 发生变构效应，并使之与 O_2 的亲和力也随之改变，这是 Hb 氧解离曲线呈 S 形和波尔效应的基础。目前认为 Hb 有两种构型：去氧 Hb 为紧密型（T 型），氧合 Hb 为疏松型（R 型）。当 O_2 与 Hb 的 Fe^{2+} 结合后，离子键逐步断裂，Hb 分子逐步由 T 型变为 R 型，对 O_2 的亲和逐步增加，R 型 Hb 亲和力约为 T 型的 500 倍。也就是说，Hb 的 4 个亚基无论在结合 O_2 或释放 O_2 时，彼此间有协同效应，即 1 个亚单位与 O_2 结合后，由于变构效应，其他亚单位更容易与 O_2 结合；反之，当 HbO_2 的 1 个亚基释放 O_2 后，其他亚单位更容易释放 O_2。因此，Hb 氧解离曲线呈 S 形。

（三）氧解离曲线

氧解离曲线（oxygen dissociation curve）是表示血液 PO_2 与 Hb 氧饱和度关系的曲线（图 5-10），也称为氧合血红蛋白解离曲线（oxyhemoglobin dissociation curve）。该曲线呈 S 形，既表示在不同 PO_2 下 O_2 与 Hb 的解离情况，也反映在不同 PO_2 时 O_2 与 Hb 的结合情况。根据氧解离曲线的 S 形变化趋势及功能意义，该曲线分为三段。

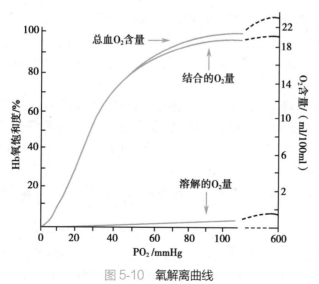

图 5-10　氧解离曲线

1. 氧解离曲线的上段　相当于血液 PO_2 在 60~100mmHg 时的 Hb 氧饱和度（见图 5-10 右段）。该曲线较平坦，是 Hb 与 O_2 结合的部分，表明 PO_2 在此范围内变化时对 Hb 氧饱和度或血氧含量影响不大。例如，PO$_2$ 为 100mmHg（相当于动脉血 PO$_2$）时，Hb 氧饱和度为 97.4%，血氧含量约为 19.4ml（100ml 血液）。如果将吸入气的 PO$_2$ 提高到 150mmHg，即提高了 50%，而 Hb 氧饱和度最多为 100%，只增加了 2.6%，物理溶解的 O$_2$ 量也只增加大约 0.5ml（100ml 血液），此时血氧含量约为 20.0ml（100ml 血液），增加不到 1ml。这就是为何 $\dot{V}_A/\dot{Q}$ 不匹配时，肺泡通气量的增加几乎无助于 O$_2$ 的摄取的原因。反之，当 PO$_2$ 从 100mmHg 下降到 60mmHg 时，Hb 氧饱和度为 90%，血氧含量下降并不多。因此，即使在高原、高空吸入气的 PO$_2$ 较低，或由于呼吸系统、心血管系统疾病影响肺换气功能时，只要动脉血 PO$_2$ 不低于 60mmHg，Hb 氧饱和度仍能维持在 90% 以上，血液仍可携带足够量的 O$_2$，不致引起明显的低氧血症，但这不利于发现呼吸系统和心血管疾病引起的早期缺氧。

2. **氧解离曲线的中段**   相当于血液 PO$_2$ 在 40~60mmHg 时 Hb 氧饱和度（见图 5-10 中段），其特点是曲线较陡，是 HbO$_2$ 释放 O$_2$ 的部分。当动脉血 PO$_2$ 为 100mmHg 时，Hb 氧饱和度为 97.4%，血氧含量约为 19.4ml/100ml。当 PO$_2$ 为 40mmHg（混合静脉血）时，Hb 氧饱和度约为 75%，血氧含量约为 14.4ml/100ml，即每 100ml 血液流经组织时释放 5ml O$_2$。这段曲线代表 O$_2$ 的储备。

3. **氧解离曲线的下段**   相当于血液 PO$_2$ 在 15~40mmHg 时 Hb 氧饱和度（见图 5-10 左段），其特点是曲线最为陡直，也是 HbO$_2$ 释放 O$_2$ 的部分，表明血液 PO$_2$ 稍有降低即可导致 Hb 氧饱和度明显改变。在组织代谢活动增强（如运动）时，组织中 PO$_2$ 可降至 15mmHg，HbO$_2$ 进一步解离，释放出更多的 O$_2$，Hb 氧饱和度也降至更低水平，血氧含量仅约 4.4ml/100ml。这样，每 100ml 血液能供给组织 15ml O$_2$（包括曲线中段部分的释放 O$_2$ 在内）。因此，这段曲线可反映血液供 O$_2$ 的储备能力。

(四) 影响氧解离曲线的因素

Hb 与 O$_2$ 的结合与解离可受多种因素影响，氧解离曲线的位置发生偏移意味着 Hb 对 O$_2$ 的亲和力发生变化。通常用 P$_{50}$ 作为表示氧合血红蛋白解离能力的指标，P$_{50}$ 是使 Hb 氧饱和度达到 50% 的 PO$_2$，正常为 26.5mmHg。P$_{50}$ 增大时氧解离曲线右移，表示 Hb 对 O$_2$ 的亲和力降低，需要更高的 PO$_2$ 才能使 Hb 氧饱和度达到 50%；P$_{50}$ 降低时氧解离曲线左移，表示 HbO$_2$ 的亲和力增加，Hb 氧饱和度达 50% 所需要的 PO$_2$ 降低。

1. **血液 pH 和 PCO$_2$ 的影响**   血液 pH 降低或 PCO$_2$ 升高时，Hb 对 O$_2$ 的亲和力降低，P$_{50}$ 增大，曲线右移（图 5-11）；反之，pH 升高或 PCO$_2$ 降低，Hb 对 O$_2$ 的亲和力增加，P$_{50}$ 降低，曲线左移。血液 pH 和 PCO$_2$ 对 Hb 与 O$_2$ 的亲和力的这种影响称为波尔效应（Bohr effect）。波尔效应机制与 H$^+$ 浓度变化引起 Hb 的构象发生变化有关。H$^+$ 增加时，H$^+$ 与 Hb 多肽链某些氨基酸残基结合，促进离子键形成，使 Hb 分子转变为 T 型，降低 O$_2$ 的亲和力；而 H$^+$ 降低时，则促使离子键断裂并释放出 H$^+$，Hb 变为 R 型，对 O$_2$ 的亲和力增加。PCO$_2$ 引起的氧解离曲线移位，一方面可通过 H$^+$ 浓度的变化产生间接效应，另一方面也通过 CO$_2$ 与 Hb 结合形成氨基甲酰血红蛋白，直接降低 Hb 与 O$_2$ 的亲和力，但这种作用很小。

波尔效应有重要的生理意义，它既可促进肺毛细血管内 Hb 的氧合，又有利于组织毛细血管血液释放 O$_2$。当血液流经肺时，血液中 CO$_2$ 扩散入肺泡，使血液中 PCO$_2$ 下降，H$^+$ 浓度也降低，两者均使 Hb 对 O$_2$ 的亲和力增加，曲线左移。当血液流经组织时，CO$_2$ 从组织扩散入血液，血液 PCO$_2$ 和 H$^+$ 升高，Hb 对 O$_2$ 的亲和力降低，曲线右移，促使 O$_2$ 释放。

运动中的肌肉细胞不只是 CO$_2$ 增加，此时细胞通过无氧呼吸，乳酸也会增加。因此肌肉附近的血液被酸化，帮助释放 O$_2$。

2. **温度**   温度升高，P$_{50}$ 增大，曲线右移，促使 O$_2$ 释放；反之，温度降低，曲线左移，不利于 O$_2$ 释放（图 5-11）。在恒温动物，这种温度效应的生物学意义不大。但在某些情况下，例如肌肉运动时，肌肉细胞会产热，局部温度升高可促进 HbO$_2$ 释放 O$_2$。温度对氧解离曲线的影响，可能与温度影响 H$^+$ 活度有关。温度升高 H$^+$ 活度增加，降低 Hb 对 O$_2$ 的亲和力。低温麻醉手术时，低温有利于降低组织耗 O$_2$ 量。当组织温度降至 20℃ 时，即使 PO$_2$ 仅 40mmHg，Hb 氧饱和度仍能维持在 90% 以上，O$_2$ 的释放量减少导致组织缺氧，而血液却因氧含量较高而呈现红色，因此容易疏忽组织缺氧的情况。

3. **2,3-二磷酸甘油酸(2,3-diphospoglyceric acid,2,3-DPG)**　是红细胞无氧酵解的产物。红细胞内 2,3-DPG 浓度升高,曲线右移,有利于组织毛细血管血液中 O_2 的释放;反之,2,3-DPG浓度降低,曲线左移(图 5-11)。红细胞中含有很多有机磷化物,特别是 2,3-DPG 在调节 Hb 和 O_2 的亲和力中起重要作用。2,3-DPG 的这种作用与其能和 Hb 的 β 链形成离子键,促使 Hb 变成 T 型有关。此外,2,3-DPG 可提高 H^+ 浓度,由波尔效应来影响 Hb 对 O_2 的亲和力。

高原低氧、贫血、慢性缺氧等使红细胞无氧酵解加强,2,3-DPG 生成增加,使氧解离曲线右移,有利于 O_2 的释放,改善组织缺氧。在血库中用抗凝剂柠檬酸 - 葡萄糖液保存 3 周后的血液,糖酵解停止,红细胞的 2,3-DPG 含量下降,导致 Hb 与 O_2 的亲和力增加,O_2 不容易解离出来。

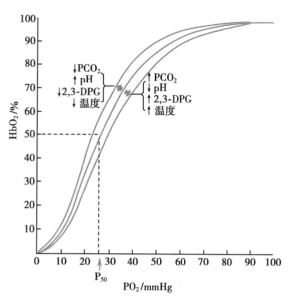

图 5-11　影响氧解离曲线的主要因素

所以临床上给患者输入大量经过长期储存的血液时,应考虑到这种血液在组织中释放 O_2 的能力。

4. **其他因素**　除上述因素外,Hb 与 O_2 的结合还受自身性质的影响。亚硝酸盐中毒或氰化物中毒时,Hb 的 Fe^{2+} 氧化成 Fe^{3+},失去了运 O_2 能力。胎儿血红蛋白与 O_2 的亲和力高,有助于从母体摄取 O_2。CO 可与 Hb 结合,占据了 O_2 的结合位点,严重影响血液对 O_2 的运输能力。CO 与 Hb 的亲和力是 O_2 的 250 倍,这意味着在极低的 PCO 下,CO 就可以从 HbO_2 中取代 O_2,阻断其结合位点。此外,CO 尚有极为有害的效应,即当 CO 与 Hb 分子中某个血红素结合后,将增加其余 3 个血红素对 O_2 的亲和力,使氧解离曲线左移,妨碍 O_2 的解离。所以 CO 中毒既妨碍 Hb 与 O_2 的结合,又妨碍 O_2 的解离,危害极大。

二、二氧化碳的运输

血液中所含的 CO_2 约 95% 以化学结合的形式运输。化学结合的形式有碳酸氢盐(bicarbonate,HCO_3^-)和氨基甲酰血红蛋白(carbaminohemoglobin,$HHbNHCOOH$ 或 $HbCO_2$)两种,前者约占总运输量的 88%,后者约占 7%。

(一) CO_2 的运输形式

1. **碳酸氢盐**　在血浆或红细胞内,溶解的 CO_2 与 H_2O 结合生成碳酸(H_2CO_3),H_2CO_3 解离成 H^+ 和 HCO_3^-［式(5-7)］。该反应是可逆的,需要碳酸酐酶,反应的方向取决于 PCO_2 的高低,在组织中,反应向右进行,在肺部,反应向左进行。

$$CO_2 + H_2O \rightleftharpoons H_2CO_3 \rightleftharpoons H^+ + HCO_3^- \tag{5-7}$$

CO_2 从组织进入血浆后,首先溶解于血浆,其中少量 CO_2 经上述反应生成 H^+ 和 HCO_3^-,HCO_3^- 主要与血浆中的 Na^+ 结合,以 $NaHCO_3$ 的形式运输 CO_2,产生的 H^+ 由血浆缓冲系统缓冲。溶解于血浆的 CO_2 绝大部分扩散进入红细胞,在碳酸酐酶的作用下,CO_2 与 H_2O 结合成大量的 H_2CO_3,H_2CO_3 又解离为 H^+ 和 HCO_3^-。红细胞内碳酸酐酶含量丰富,该反应极为迅速,不到 1s 即可达平衡。CO_2 不断进入红细胞,使红细胞中 HCO_3^- 逐渐增多,造成红细胞膜内外两侧的浓度差,因 HCO_3^- 易透过红细胞膜,故 HCO_3^- 向血浆扩散,血浆中 Cl^- 则向红细胞内转移,以恢复两侧的电平衡(图 5-12)。Cl^- 转移造成红细胞渗透压略微升高,并导致红细胞轻微肿胀。但在肺部,上述反应向相反方向进行,Cl^- 则扩散出红细胞,红细胞肿胀的情况被恢复。

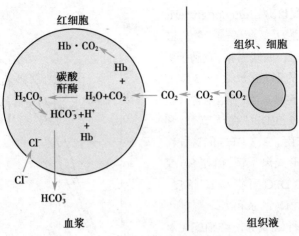

图 5-12　CO_2 在血液中的运输示意图

2. 氨基甲酰血红蛋白　一部分 CO_2 与血红蛋白的氨基结合,形成氨基甲酰血红蛋白,并能迅速解离。反应式如下

$$HbNH_2O_2 + H^+ + CO_2 \underset{\text{肺部}}{\overset{\text{组织}}{\rightleftharpoons}} HHbNHCOOH + O_2 \qquad (5\text{-}8)$$

该反应迅速、可逆、无需酶的催化作用,其主要调节因素是氧合作用。HbO_2 与 CO_2 结合生成 $HHbNHCOOH$ 的能力比 Hb 小。在组织中,HbO_2 解离释放 O_2 变成 Hb,Hb 与 CO_2 结合生成大量 $HHbNHCOOH$;而在肺部,PO_2 较高,Hb 与 O_2 结合生成 HbO_2,促使 $HHbNHCOOH$ 解离并释放 CO_2 扩散入肺泡。虽然以氨基甲酰血红蛋白运输的 CO_2 仅占 CO_2 运输总量的 7%,但占肺部 CO_2 释放量的 17.5%,可见该运输形式对 CO_2 排出具有重要意义。

(二) CO_2 解离曲线

CO_2 解离曲线(carbon dioxide dissociation curve)是指反映血液中 CO_2 含量与 PCO_2 关系的曲线(图 5-13)。在生理范围内,二者关系基本上成线性,不存在饱和现象。因此,CO_2 解离曲线的纵坐标不用饱和度,而用浓度表示。

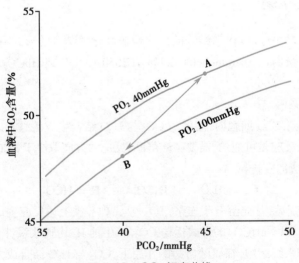

图 5-13　CO_2 解离曲线

A. 静脉血;B. 动脉血。

A 点是静脉血 PO_2 为 40mmHg、PCO_2 为 45mmHg 时的 CO_2 含量,约为 52ml/100ml 血液;B 点是动脉血 PO_2 为 100mmHg、PCO_2 为 40mmHg 时的 CO_2 含量,约为 48ml/100ml 血液,每 100ml 血液流经肺时通常释出 4ml CO_2。

从图 5-13 可以看出,在相同 PCO_2 下,动脉血(HbO_2)携带的 CO_2 比静脉血少。这主要是因为 HbO_2 酸性较强,而去氧 Hb 酸性较弱的缘故。所以去氧 Hb 易和 CO_2 结合生成氨基甲酰血红蛋白,也易于和 H^+ 结合,使 H_2CO_3 解离过程中产生的 H^+ 被及时移去,有利于反应向右进行,提高血液运输 CO_2 的量。O_2 与 Hb 结合将促使 CO_2 释放,这一效应称作何尔登效应(Haldane effect)。因此,在组织中,由于 HbO_2 释出 O_2 而形成去氧 Hb,经何尔登效应促使血液摄取并结合 CO_2;在肺部,则因 Hb 与 O_2 结合促使 CO_2 释放。

可见 O_2 和 CO_2 的运输不是孤立进行的,而是相互影响。CO_2 通过波尔效应影响 O_2 的结合和释放,O_2 又通过何尔登效应影响 CO_2 的结合和释放。两者都与 Hb 的理化特性有关。

第四节　呼吸运动的调节

呼吸运动的特点一是节律性,二是其频率和深度随机体代谢水平而改变。呼吸肌属于骨骼肌,本身没有自动节律性。呼吸肌的节律性活动是来自中枢神经系统。呼吸运动的深度和频率随机体活动(运动、劳动)水平而改变,以适应机体代谢的需要。例如运动时,肺通气量增加供给机体更多的 O_2,同时排出 CO_2,维持内环境的相对稳定,即维持血液中 PO_2、PCO_2 及 H^+ 浓度的相对稳定。这些是通过神经和体液调节而实现的。

一、呼吸中枢与呼吸节律

(一)呼吸中枢

呼吸中枢(respiratory center)是指在中枢神经系统内产生呼吸节律和调节呼吸运动的神经元细胞群。它们分布在大脑皮质、间脑、脑桥、延髓、脊髓等部位。脑的各级部位在呼吸节律的产生和调节中所起的作用不同,正常呼吸运动有赖于它们之间的相互协调,以及对各种传入冲动的整合。

1. **脊髓**　在早期哺乳动物实验中,用横断脑干的不同部位或损毁、电刺激脑的某些部位等研究方法来了解各级中枢在呼吸调节中的作用。如果在猫的脊髓和延髓之间进行横切(图 5-14,D 平面),呼吸立即停止,并不再恢复,说明节律性呼吸运动来源于脊髓以上的脑组织。神经冲动传到脊髓前角运动神经元,并发出传出冲动,经膈神经、肋间神经到达呼吸肌,控制呼吸肌的活动。在前角运动神经元受到损害时,呼吸肌麻痹,呼吸运动停止。

2. **低位脑干**　是指脑桥和延髓。在猫的中脑和脑桥之间横断脑干(图 5-14,A 平面),呼吸无明显变化。结合脊髓和延髓之间横切的实验结果,提示呼吸节律产生于低位脑干,高位脑对节律性呼吸不是必需的。如果在脑桥上、中部之间横切(图 5-14,B 平面),呼吸将变慢、变深,如再切断双侧迷走神经,吸气便大大延长,仅偶尔为短暂的呼气所中断,这种形式的呼吸称为长吸呼吸(apneusis)。该结果提示脑桥上部有抑制吸气的中枢结构,称为呼吸调整中枢(pneumotaxic center,PC);脑桥下部为长吸中枢(apneustic center),对吸气活动产生紧张性易化作用,使吸气延长。来自肺部的迷走传入冲动也有抑制吸气的作用,当延髓失去来自这两方面对吸气活动的抑制作用后,吸气活动不能及时中断,便出现长吸呼吸。再在脑桥和延髓之间横切(图 5-14,C 平面),不论迷走神经是否完整,长吸呼吸都消失,呈现喘息样呼吸(gasping),表现为不规则的呼吸运动,提示延髓为喘息中枢(gasping center),产生最基本的呼吸节律。Jeffrey C.Smith 等研究进一步发现,呼吸节律主要产生于延髓的前包钦格复合体(pre-Bötzinger complex,Pre-Böt C)。脑桥下部是否存在长吸中枢未能得到证实。

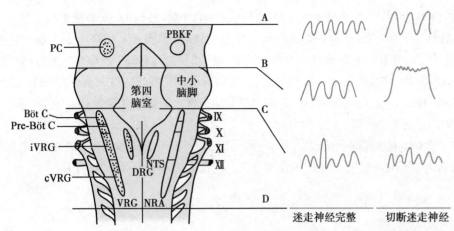

图 5-14　脑干呼吸有关核团(左)和在不同平面横切脑干后呼吸的变化(右)示意图
PC. 呼吸调整中枢;PBKF. 臂旁内侧核和 KF 核;Böt C. 包钦格复合体;Pre-Böt C. 前包钦格
复合体;iVRG. 中段腹侧呼吸组;cVRG. 尾段腹侧呼吸组;NTS. 孤束核;DRG. 背侧呼吸组;
VRG. 腹侧呼吸组;NRA. 后疑核;Ⅸ、Ⅹ、Ⅺ、Ⅻ分别为第 9、10、11、12 对脑神经;A、B、C、D 为
在脑干不同平面横切。

　　应用微电极等新技术研究揭示,在中枢神经系统内,有的神经元呈节律性放电,并和呼吸周期相
关,这些神经元被称为呼吸相关神经元(respiratory-related neuron)或呼吸神经元(respiratory neuron)。
这些呼吸神经元有不同类型,就其自发放电的时间而言,在吸气相放电的为吸气神经元,在呼气相放
电的为呼气神经元,在吸气相放电并延续至呼气相的为吸气 - 呼气神经元,在呼气相放电并延续到吸
气相者,为呼气 - 吸气神经元,后两类神经元均系跨时相神经元。

　　在低位脑干,呼吸神经元主要集中分布于左右对称的三个区域(见图 5-14):①延髓背内侧的背侧
呼吸组(dorsal respiratory group,DRG)。该区相当于孤束核腹外侧部,主要为吸气神经元,其作用是兴
奋膈肌和肋间外肌运动神经元,为吸气肌提供主要的兴奋来源。②延髓腹外侧的腹侧呼吸组(ventral
respiratory group,VRG)。位于延髓的腹外侧部,从尾端到头端相当于后疑核、疑核和面神经后核以
及它们的邻近区域,含有多种类型的呼吸神经元。平静呼吸时没有明显作用,机体代谢增强(如运
动)时,它们的活动使脊髓呼吸运动神经元兴奋,进而加强吸气并引起主动呼气,因而增加肺通气量。
此外,它们还可调节咽喉部辅助呼吸肌的活动,进而调节气道阻力。③脑桥头端背侧的脑桥呼吸组
(pontine respiratory group,PRG)。该区相当于臂旁内侧核(medial parabrachial nucleus,MPBN)及与其
相邻的 Kölliker-Fuse(KF)核,两者合称为 PBKF 核,为呼吸调整中枢所在部位,主要含呼气神经元,其
作用是限制吸气,促使吸气向呼气转换。

　　3. 高位脑　呼吸还受脑桥以上部位的影响,如大脑皮质、边缘系统、下丘脑等。大脑皮质可以随
意控制呼吸,发动说、唱等动作,在一定限度内可以随意屏气或加强、加快呼吸。大脑皮质对呼吸的调
节系统是随意呼吸调节系统,低位脑干的呼吸调节系统是自主节律呼吸调节系统。这两个系统的下
行通路是分开的。临床上有时可观察到自主呼吸和随意呼吸分离的现象。例如在脊髓前外侧索下行
的自主呼吸通路受损后,自主节律呼吸甚至停止,但患者仍可进行随意呼吸。患者靠随意呼吸或人工
呼吸来维持肺通气,如未进行人工呼吸,一旦患者入睡,可能发生呼吸停止。

　　(二) 呼吸节律的形成

　　关于呼吸节律的形成机制目前尚未完全阐明,目前比较公认的有两种学说。

　　1. 起搏细胞学说(theory of pacemaker)　认为呼吸节律是延髓内某些神经元的固有特性,具有自
发性的节律性活动,可驱动其他呼吸神经元的活动,前包钦格复合体可能就是起搏神经元所在部位。

　　2. 神经元网络学说(theory of neuronal network)　认为呼吸节律的产生依赖于延髓内呼吸神
经元之间复杂的相互联系和相互作用。这些联系包括兴奋性和抑制性突触联系,因此提出多种呼吸

节律产生的模型,其中最有影响的是 20 世纪 70 年代提出的中枢吸气活动发生器(central inspiratory activity generator)和吸气切断机制(inspiratory off-switch mechanism)模型。该模型认为延髓内存在一些起中枢吸气活动发生器和吸气切断机制作用的神经元。当中枢吸气活动发生器神经元自发兴奋时,其冲动传至脊髓吸气肌运动神经元,引起吸气肌收缩,产生吸气。中枢吸气活动发生器神经元的活动还能增强脑桥 PBKF 神经元和延髓吸气切断机制神经元的活动。吸气切断机制神经元在接受来自吸气神经元、PBKF 神经元和迷走神经中肺牵张感受器的传入信息时活动增强,当其活动增强到一定阈值时,就能抑制中枢吸气活动发生器神经元的活动,使吸气活动及时终止,转入呼气。如此周而复始,形成正常呼吸节律(图 5-15)。迄今为止尚未有模型得到公认。

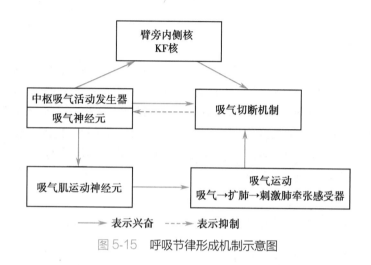

图 5-15　呼吸节律形成机制示意图

二、呼吸的反射性调节

起源于脑的节律性呼吸运动受到来自各种感受器传入信息的反射性调节,使呼吸运动的频率、深度和型式等发生相应的变化。这些反射可分为机械感受性反射、化学感受性反射和防御性反射等。下面讨论几种重要的呼吸反射。

(一) 化学感受性反射

化学因素对呼吸的调节也是一种呼吸的反射性调节。化学因素是指动脉血或脑脊液中的 O_2、CO_2 和 H^+。机体通过呼吸调节血液中的 O_2、CO_2 和 H^+ 的水平,动脉血中 O_2、CO_2 和 H^+ 水平的变化又通过化学感受器调节呼吸,如此形成的控制环维持着内环境这些因素的相对稳定。

1. **化学感受器**　是指适宜刺激为化学物质的感受器。参与呼吸调节的化学感受器因其所在部位的不同,分为外周化学感受器(peripheral chemoreceptor)和中枢化学感受器(central chemoreceptor)。

(1)外周化学感受器:颈动脉体和主动脉体是外周化学感受器。它们感受动脉血中的 PO_2、PCO_2 和 H^+ 浓度变化。当动脉血中的 PO_2 下降、PCO_2 升高或 H^+ 浓度增加时,颈动脉体和主动脉体受到刺激产生兴奋,冲动分别沿窦神经(舌咽神经的分支,分布于颈动脉体)和迷走神经(分支分布于主动脉体)传入延髓孤束核,反射性地引起呼吸加深、加快和血液循环的变化。虽然颈动脉体和主动脉体二者均参与呼吸和循环的调节,但颈动脉体主要参与呼吸调节,而主动脉体在循环调节中起重要作用。颈动脉体含 I 型细胞(球细胞)和 II 型细胞(鞘细胞),I 型细胞起感受器作用。窦神经的传入纤维末梢分支穿插于 I、II 型细胞之间,与 I 型细胞形成特化接触,包括单向突触、交互突触、缝隙连接等,传入神经末梢可以是突触前和 / 或突触后成分。交互突触构成 I 型细胞与传入神经之间的一种反馈环路,通过释放递质调节化学感受器的敏感性。颈动脉体还有传出神经支配,通过调节血流量和感受细胞的敏感性来改变化学感受器的活动。

对颈动脉体的研究表明,外周化学感受器敏感因素是动脉血 PO_2 下降、PCO_2 升高或 H^+ 浓度增加,而对动脉血中 O_2 含量降低不敏感。因此,临床上贫血或 CO 中毒时,血 O_2 含量虽然下降,但其 PO_2 仍正常,在血流量充足的情况下,感受器传入冲动并不增加,组织缺 O_2 也不引起呼吸反射。

当动脉血 PO_2 下降、PCO_2 升高或 H^+ 浓度增加时,细胞质内 Ca^{2+} 浓度升高,触发递质释放,引起传入神经纤维兴奋。PO_2 下降与 PCO_2 或 H^+ 浓度升高引起细胞内 Ca^{2+} 浓度升高的机制不同。PO_2 降低可抑制细胞钾通道的开放,K^+ 外流减少,细胞膜去极化,从而促使电压门控钙通道开放,Ca^{2+} 进入细胞。而 PCO_2 或 H^+ 浓度升高时,进入细胞内的 H^+ 增多,激活细胞的 Na^+-H^+ 交换机制,Na^+ 进入细胞,使细胞 Na^+ 浓度升高,进而加强细胞 Na^+-Ca^{2+} 交换活动,Na^+ 出细胞,Ca^{2+} 进入细胞内,引起细胞质内 Ca^{2+} 浓度升高。还有资料表明,少部分胞质内 Ca^{2+} 可能来自细胞内的 Ca^{2+} 贮器。CO_2 较容易扩散进入外周化学感受器细胞,使细胞内的 H^+ 浓度增加;而血液中的 H^+ 则不易进入细胞。因此,相对而言,CO_2 对外周化学感受器的刺激作用较 H^+ 强。

(2)中枢化学感受器:大量实验表明在延髓有一个不同于呼吸中枢,但可影响呼吸的化学感受器,称为中枢化学感受器。中枢化学感受器位于延髓腹外侧浅表部位,左右对称,可以分为头、中、尾三个区(图 5-16)。头端和尾端区都有化学感受性,中间区不具有化学感受性,但局部阻滞或损伤中间区可使动物通气量降低,并使头端、尾端区受刺激时的通气反应消失,提示中间区可能是头端区和尾端区传入冲动向脑干呼吸中枢投射的中继站。应用胆碱受体激动药和阻滞药的研究表明,在中枢化学感受器传递环节中可能有胆碱能机制参与。

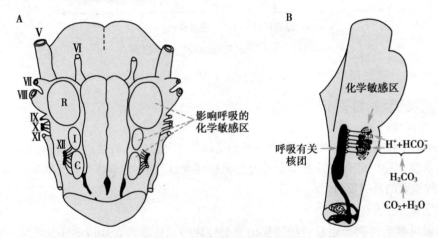

图 5-16　中枢化学感受器示意图

A. 延髓腹外侧浅表部位的中枢化学感受区;B. 血液或脑脊液 PCO_2 升高刺激呼吸运动的中枢机制。R:头区;I:中区;C:尾区;V~XII 分别为第 5~12 对脑神经。

中枢化学感受器的生理刺激是脑脊液和局部细胞外液的 H^+。在动物实验中,如果保持人工脑脊液的 pH 不变,用含高浓度 CO_2 的人工脑脊液灌流脑室时所引起的通气增强反应消失,可见有效刺激不是 CO_2 本身,而是 CO_2 引起的 H^+ 浓度增加。在体内,血液中的 CO_2 能迅速通过血 - 脑屏障,使化学感受器周围液体中的 H^+ 浓度升高,从而刺激中枢化学感受器,引起呼吸中枢兴奋(见图 5-16)。但脑脊液中碳酸酐酶含量很少,CO_2 与水的反应很慢,所以对 CO_2 的反应有一定的时间延迟。血液中的 H^+ 不易通过血液屏障,故血液 pH 变化对中枢化学感受器的直接作用不大,也较缓慢。

中枢化学感受器与外周化学感受器不同,它不感受缺 O_2 的刺激,但对 CO_2 的敏感性比外周化学感受器高,反应潜伏期较长。中枢化学感受器的作用可能是调节脑脊液 H^+ 浓度,使中枢神经系统有稳定的 pH 环境,而外周化学感受器的作用主要是在机体低 O_2 时,维持对呼吸的驱动。

2. CO_2、H^+ 和 O_2 对呼吸的影响

(1)CO_2 对呼吸运动的调节:动脉血液中必须保持一定的 PCO_2,呼吸中枢才能保持正常的兴奋性。

因此,CO_2是调节呼吸最重要的生理性化学因素。如果机体过度通气,可发生呼吸暂停。这是由于过度通气能排出过多的CO_2,动脉血中PCO_2下降,低于40mmHg,对呼吸中枢的刺激减弱。正常人动脉血中PCO_2兴奋呼吸中枢的阈值大约为40mmHg。吸入气中CO_2浓度适量增加,使动脉血中PCO_2增加,使呼吸加深、加快,肺通气量增加。吸入气中CO_2含量增加到4%时,肺通气量加倍;但吸入气中CO_2浓度进一步增加并超过一定水平时,肺通气量不再相应增加,CO_2堆积在体内,反而抑制中枢神经系统(包括呼吸中枢)的活动,产生呼吸困难、头痛、头晕,甚至昏迷,出现CO_2麻醉。

在密闭环境中,如太空舱、潜水艇,整个环境中的CO_2必须持续地排出,也必须供应O_2,否则体内CO_2可能积累而产生呼吸性酸中毒及呼吸抑制。

CO_2对呼吸的刺激作用通过两条途径实现:①刺激外周化学感受器(颈动脉体和主动脉体),冲动分别沿窦神经和迷走神经传入延髓呼吸中枢;②刺激中枢化学感受器,兴奋延髓呼吸中枢。二者反射性引起呼吸加深、加快,肺通气量增加。实验表明,切断颈动脉体和主动脉体化学感受器的传入神经后,CO_2引起的通气反应下降约20%。动脉血PCO_2只需升高2mmHg即可刺激中枢化学感受器,出现肺通气加强的反应;而刺激外周化学感受器,则需要升高10mmHg。可见中枢化学感受器在CO_2引起呼吸兴奋反应中起主要作用。但中枢化学感受器对CO_2的反应较慢,因此,当动脉血中PCO_2突然升高时,外周化学感受器在引起快速呼吸反应中起重要作用。当中枢化学感受器受到抑制,对CO_2的敏感性降低或产生适应后,则外周化学感受器起主要作用。

(2)H^+对呼吸运动的调节:血液中H^+浓度增加时呼吸加深、加快,肺通气量增加。H^+对呼吸运动的调节是通过外周化学感受器和中枢化学感受器实现的。中枢化学感受器对H^+的敏感性约为外周化学感受器的25倍,但由于H^+不易透过血脑屏障,因此,血液中H^+对呼吸运动的调节主要是通过刺激外周化学感受器起作用,而脑脊液中的H^+是中枢化学感受器最有效的刺激物。

在很多情况下,PCO_2虽然正常,但血液中的H^+会因为其他酸性物质的变化而有所波动。如糖尿病患者血液中H^+浓度升高,刺激外周化学感受器,促进肺换气。

(3)低O_2对呼吸运动的调节:吸入气中PO_2稍降低时,对呼吸无明显影响。只有当动脉血PO_2下降到80mmHg以下时,通过外周化学感受器反射性地增强呼吸运动,肺通气量才出现可察觉的增加。动脉PO_2只有在严重肺部疾病或者大气PO_2很低时才会低于80mmHg,所以动脉血PO_2的改变对正常呼吸运动调节作用不大,只有在严重缺氧时才有意义。这是因为氧解离曲线氧分压在60mmHg以上大致是平坦的,且血氧饱和度超过90%,提升换气量无任何意义。在某些特殊情况下,如严重肺气肿、肺源性心脏病患者,因肺换气功能障碍导致低O_2和CO_2潴留,长时间CO_2潴留使中枢化学感受器对CO_2的刺激作用产生适应;而外周化学感受器对低O_2刺激的适应很慢,此时低O_2对外周化学感受器的刺激成为兴奋呼吸运动的主要刺激因素。因此,慢性肺通气或肺换气功能障碍所引起低O_2的患者进行氧疗时,如果吸入纯氧,会导致低O_2对外周化学感受器的刺激作用解除,反而引起呼吸暂停,故在临床上应采用低浓度持续给O_2。

低O_2对呼吸运动的调节完全是通过外周化学感受器实现的。切断动物外周化学感受器的传入神经或摘除颈动脉体后,急性低O_2的呼吸刺激作用消失。低O_2对中枢的直接作用是抑制,并且这种抑制作用随低O_2程度的加重而加强。但低O_2可通过刺激外周化学感受器兴奋呼吸中枢,从而对抗低O_2对呼吸中枢的直接抑制效应。但严重缺O_2时,外周化学感受器的传入冲动不能对抗低O_2对呼吸中枢的直接抑制作用,呼吸减弱甚至停止。

综上所述,动脉血PCO_2和H^+浓度升高,以及PO_2降低,均能刺激呼吸,且它们之间存在相互影响。因此必须全面分析,综合考虑。例如,当血液中CO_2增加时,H^+浓度也随之升高,两者对呼吸的刺激产生协同效应,使肺泡通气效应比CO_2增加的单因素作用更明显;当H^+浓度增加时,刺激呼吸运动引起肺通气量增加,呼出的CO_2增加,使血液中的CO_2减少,从而部分抵消H^+浓度增加引起的肺通气量增加;在缺O_2引起呼吸加强的过程中,由于呼吸加强,呼出的CO_2增加,使动脉血中PCO_2和H^+浓度下降,从而减弱缺O_2引起的呼吸加强作用。

（二）肺牵张反射

由肺扩张或缩小所引起的反射性呼吸变化,称为肺牵张反射(pulmonary stretch reflex),又称黑 - 伯反射(Hering-Breuer reflex)。主要分为以下两种。

1. **肺扩张反射**(pulmonary inflation reflex)　是指肺扩张时抑制吸气活动的反射。肺扩张反射的感受器主要分布在支气管和细支气管的平滑肌层中,为慢适应感受器。吸气时,当肺扩张到一定程度时感受器兴奋,发放冲动增加,经迷走神经传入延髓,使吸气切断机制兴奋,抑制吸气,转入呼气。这个反射起负反馈作用,防止吸气过长、过深,它和脑桥的调整中枢共同调节呼吸的频率和深度。动物切断迷走神经后呼吸变深、变慢。肺扩张反射的敏感性有种系差异,正常人平静呼吸时该反射不明显,要在潮气量明显增加至 1 500ml 以上时才能引起。在中度到剧烈运动时,该反射在调节呼吸运动的深度和频率中起重要作用。在病理情况时,肺顺应性降低的患者用力吸气时也可引起该反射,使呼吸变浅、变快。

2. **肺萎陷反射**(pulmonary deflation reflex)　是指在肺萎陷时增强吸气活动或促进呼气转换为吸气的反射。感受器同样位于气道平滑肌内,传入神经纤维走行于迷走神经干中。肺萎陷反射在明显肺缩小才出现,所以它在平静呼吸时并不重要,但对防止呼气过深以及在肺不张等情况下可能起一定作用。

（三）防御性呼吸反射

呼吸道黏膜受到刺激时所引起的一系列保护性呼吸反射,称为防御性呼吸反射,主要有咳嗽反射和喷嚏反射。

1. **咳嗽反射**(cough reflex)　是很常见也是很重要的防御性反射。当咽、喉、气管和支气管的黏膜受到物理、化学刺激时,位于这些部位的呼吸膜下的感受器兴奋,冲动沿迷走神经传入延髓,反射性地引起深吸气,继而紧闭声门,呼吸肌强烈收缩,使肺内压迅速升高,然后突然开启声门,气体快速由肺内冲出,将呼吸道内的异物或分泌物排出。

2. **喷嚏反射**(sneeze reflex)　类似于咳嗽反射,不同的是刺激作用于鼻黏膜的感受器,冲动由三叉神经传入中枢,反射性引起腭垂下降,舌压向软腭,呼出气从鼻腔喷出以清除鼻腔中的刺激物。

（四）呼吸肌本体感受性反射

肌肉、肌腱和关节中的本体感受器以及肌肉和皮肤中的痛觉感受器受到刺激可反射性引起呼吸运动加强,这种反射属于本体感受性反射。在人类,呼吸肌本体感受性反射对正常呼吸运动有一定的调节作用,在呼吸肌负荷增加时其作用较为明显。

三、特殊条件下的呼吸生理

（一）运动时的呼吸调节

运动时呼吸加深、加快,肺通气量增大,增加的程度随运动量大小和时间而异。潮气量可由安静时的 500ml 增加到 2 000ml,呼吸频率可从 12~18 次 /min 加快到 50 次 /min,每分通气量可高达 100L 以上,O_2 的吸入量和 CO_2 的排出量均相应增加。运动开始时,肺通气量骤升,随后增加趋于平缓达到一定水平。运动停止后,肺通气量先骤降,随后缓慢下降,最后恢复到运动前的水平。运动开始时通气骤升与条件反射有关,是在运动锻炼过程中形成的。运动时,一方面肌肉和关节内本体感受器受到刺激,反射性刺激呼吸,另一方面也可能与化学感受性反射有关。运动停止后通气量并不立即恢复到安静水平,这是因为运动时欠下了"氧债",必然有一个偿还的过程。

（二）低气压(高海拔)条件下的呼吸调节

在高原低气压地区,海拔增高引起的大气中 PO_2 降低,称为低氧,也称为低压性低氧,此时对人体的生理影响主要是低氧因素的作用,并与低氧持续程度和持续时间有关,而其低压作用则不明显。吸入气 PO_2 降低,最初刺激外周化学感受器,进而兴奋呼吸中枢,使呼吸加深、加快,肺通气量增加,称为急性低氧反应(2~3min)。随后数十分钟,因低氧的持续而通气反应下降,称为持续性低氧下的通气衰竭,严重时可引起急性高原疾病、高原性脑水肿、高原性肺水肿等。但长期生活在高原环境下的人,对缺 O_2 的耐受性会逐渐增强以适应低氧环境,这一过程称为习服。因此,高海拔低氧时的通气反应包含兴奋性和抑制性,很大程度上取决于低氧程度和低氧持续时间。

（三）高气压(潜水)条件下的呼吸调节

潜水时海水深度每增加 10m,环境压力将增加 1 个大气压。人体重的 60% 为不可压缩的液体,但肺内的空气可被压缩。例如,人在潜入20m深的海水时,肺内气体的容积将被压缩至海平面的 1/3,使肺容积相当于或小于余气量容积,没有气体再能被呼出,造成肺泡塌陷。同时随着压力增加,呼吸运动将变为深而慢,其机制可能与气体压力升高后密度增加,使呼吸阻力增加有关。

四、临床监控呼吸状态的生理参数及意义

医院里的重症监护病房(intensive care unit,ICU)是专门收治危重症患者并给予精心监测和精准治疗的单位。在 ICU,除监测体温、呼吸、血压和心电等生命体征和血液生化指标外,还有呼吸系统指标的检测和治疗。

1. **动脉血氧饱和度(arterial oxygen saturation,SaO_2)** 是反映呼吸循环功能的一个重要生理参数,正常 SaO_2 为 95%~98%,可作为缺氧和低氧血症的客观指标。临床上常采用指套式光电传感器方法进行连续监测,以便及早、及时发现低氧血症,但在某些情况下 SaO_2 并不能完全反映机体缺氧的情况。如果在不吸氧的情况下,患者的 SaO_2(指套式)低于 92% 时,则需要及时对患者进行动脉血气分析。

2. **动脉血气分析** 是指对动脉血不同类型的气体和酸碱物质进行分析的过程,临床上常用于判断机体是否存在缺氧和 CO_2 潴留、酸碱失衡,也是重要的重症监护参数。采血部位常取肱动脉、股动脉、前臂桡动脉等动脉血,能真实反映体内的氧化代谢和酸碱平衡状态。测定动脉血气的仪器主要由专门的气敏电极分别测定出三类指标:动脉血氧分压(PaO_2)、动脉血二氧化碳分压($PaCO_2$)、pH 和碱性物质等。

(1)PaO_2:是指物理溶解于动脉血中的 O_2 所产生的张力。正常成年人 PaO_2 正常值为 80~100mmHg。年龄 >70 岁时,PaO_2>70mmHg 为正常。肺通气或换气功能障碍、氧供应不足等都可导致 PaO_2 降低。PaO_2<60mmHg 提示存在缺氧,PaO_2<20mmHg 时患者往往昏迷,提示有生命危险。

(2)$PaCO_2$:是指物理溶解于动脉血中的 CO_2 所产生的张力,正常值为 35~45mmHg。$PaCO_2$<35mmHg 为通气过度,CO_2 排出过多;$PaCO_2$>45mmHg 为通气不足,CO_2 潴留。因此,$PaCO_2$ 是判断各型酸、碱中毒的主要指标。

(3)pH 和碱性物质:pH 是血液酸碱的指标,受呼吸和机体代谢的双重影响。正常动脉血 pH 为 7.35~7.45。pH<7.35 为酸血症,pH>7.45 为碱血症。但 pH 即使正常也不能完全排除酸碱失衡,还需要结合其他指标进行综合分析。碱性物质包括:实际 HCO_3^- 含量、标准 HCO_3^- 含量、实际碱储备、标准碱储备等。

3. **机械通气** 呼吸器官不能维持正常的气体交换,发生(或可能发生)呼吸衰竭时,以机械装置代替或辅助呼吸肌的工作,称为机械通气。所用的机械装置为呼吸机(ventilator)。根据呼吸机的类型不同,机械通气分为正压通气、负压通气和高频通气,正压通气是目前最普遍应用的通气技术。病情危重的严重呼吸衰竭患者,需要及时采取确切、有效的通气方法和准确、可靠的监测指标,如呼吸频率、潮气量、吸气流速、吸气时间、气道峰压、平均气道压、呼吸末正压、气道阻力、肺顺应性等。机械通气的生理学目标是支持或增加肺的气体交换、增加肺容量、减少呼吸功从而减轻呼吸肌负荷,实现纠正严重低氧血症和急性呼吸性酸中毒、缓解呼吸窘迫、预防或治疗肺不张、逆转呼吸肌疲劳等临床目标。

(李建华)

思考题

1. 一名 18 岁女孩在家饲养宠物狗后发生呼吸困难,医生怀疑其患有过敏性哮喘,用你学的知识解释哪些肺通气功能指标发生了改变? 为什么?

2. 一名 40 岁男性患者因外伤造成胸膜破裂,患者的呼吸和循环会发生什么变化? 为什么?

3. 一名 25 岁女性患有慢性贫血,是否存在缺氧现象? 为什么?

4. 一名 29 岁居住在海平面高度的男性去拉萨旅游,到达后除出现头痛、恶心等症状外,呼吸可能会有什么变化? 为什么?

5. 切断家兔双侧迷走神经,呼吸有何变化? 机制如何?

第六章
消化和吸收

机体需要从外界摄入蛋白质、脂肪、糖类、维生素、无机盐和水等营养物质,其中前三类属于天然大分子物质,不能被机体直接利用,需要在消化道内被分解为可吸收的小分子物质,这个过程称为消化(digestion)。食物的消化有两种方式:一是机械性消化(mechanical digestion),即通过消化道肌肉的收缩和舒张,将食物磨碎,并使之与消化液充分混合,同时把食物不断向消化道的远端推送;二是化学性消化(chemical digestion),即通过消化腺分泌消化液,由消化液中的酶分别将蛋白质、脂肪和糖类等大分子物质分解为可被吸收的小分子物质。经消化后的小分子物质、水、无机盐和维生素透过消化道黏膜进入血液或淋巴液的过程,称为吸收(absorption)。而未被吸收的食物残渣则以粪便的形式被排出体外。

第一节　消化生理概述

一、消化道平滑肌的特性

除口、咽和食管上端的肌组织以及肛门外括约肌为骨骼肌外,消化道其余部分的肌组织均属于平滑肌。消化道平滑肌的活动是机械性消化的基础,并帮助消化液与食物充分混合,这有利于化学性消化并促进吸收。在整个消化过程中还能将食物推向前进,而这些功能依赖于消化道平滑肌的生理特性。

(一)消化道平滑肌的一般生理特性

消化道平滑肌纤维长 200~500μm,宽 2~10μm,排列成束,通过紧密连接相互连接,形成功能性的合胞体。它具有如下特点。

1. **兴奋性较低,舒缩缓慢**　消化道平滑肌的兴奋性较骨骼肌低,收缩的潜伏期、收缩期和舒张期所占的时间均比骨骼肌长很多,可达 20s 以上,且变异较大。

2. **具有自律性**　离体消化道平滑肌置于适宜的人工环境时仍能自动进行节律性收缩和舒张,但节律较慢,不如心肌规则。

3. **具有紧张性**　消化道平滑肌经常处于一种微弱的持续收缩状态,即具有一定的紧张性,这是平滑肌各种收缩活动的基础,有利于消化道各部分(如胃、肠等)保持一定的形状和位置,还能使消化道内经常保持一定的基础压力,有助于消化液向食物中渗透。

4. **富有伸展性**　进食后胃可容纳数倍于其原始体积的食物,而胃内压力却不明显升高。因此,作为中空容纳性器官来说,消化道平滑肌能进行很大的伸展,以增加其容积,具有重要生理意义。

5. **对不同刺激的敏感性不同**　消化道平滑肌对电刺激较不敏感,而对温度变化、化学和机械或牵张刺激却特别敏感。这一特性与它所处的生理环境及其生理功能密切相关。

（二）消化道平滑肌的电生理特性

消化道平滑肌细胞有三种电位变化。

1. 静息电位　消化道平滑肌静息电位为 $-60\sim-50mV$，不稳定，存在一定波动。很多因素可使其发生去极化或超极化，引起兴奋性改变。静息电位主要因 K^+ 平衡电位而产生，但 Na^+、Cl^-、Ca^{2+} 和生电性钠泵等也都参与静息电位的形成，这可能是其绝对值略小于骨骼肌和神经细胞静息电位的原因。

2. 慢波电位　在静息电位的基础上，消化道平滑肌细胞自发产生的慢而周期性的轻度去极化和复极化，称为慢波（slow wave）。慢波不是动作电位，但当其去极化到大部分内脏平滑肌细胞的阈电位水平（约 $-40mV$）时，会引发动作电位，进而引起平滑肌细胞收缩，因此，慢波被称为起搏波（pacemaker wave）。反复产生的动作电位可引起平滑肌细胞发生节律性收缩，可见，慢波频率对平滑肌的收缩节律起决定性作用，故又称基本电节律（basic electrical rhythm，BER）。消化道不同部位平滑肌的慢波频率不同，人的慢波频率在胃约每分钟 3 次，在十二指肠约每分钟 12 次，回肠末端为每分钟八九次。

慢波起源于消化道纵行肌和环行肌之间的 Cajal 间质细胞（interstitial cell of Cajal，ICC），因此 ICC 被认为是胃肠运动的起搏细胞。慢波的出现不依赖外来神经的支配，但慢波的幅度和频率可接受自主神经的调节。产生慢波的离子机制尚不清楚，目前认为与细胞内的钙波有关，当细胞内 Ca^{2+} 浓度增高时，激活细胞膜上钙激活的氯通道，Cl^- 外流，膜电位去极化。慢波电位通过 ICC 与平滑肌细胞间的缝隙连接扩布到平滑肌细胞，引起平滑肌细胞电压门控钙通道开放，Ca^{2+} 内流。

3. 动作电位　消化道平滑肌细胞动作电位的去极化主要由慢钙通道介导的 Ca^{2+} 内流引起，因此锋电位上升较慢，持续时间较长；复极化也由 K^+ 外流所致，且 K^+ 的外向电流与 Ca^{2+} 的内向电流在时间过程上几乎相同。因此，锋电位的幅度较低，且大小不等。

当慢波去极化到阈电位水平时会引起消化道平滑肌产生动作电位而引起收缩，但慢波去极化水平不到阈电位水平也有可能引起平滑肌收缩，这是因为平滑肌细胞存在机械阈（mechanical threshold）和电阈（electrical threshold）两个临界膜电位值。当慢波去极化达到或超过机械阈时，细胞内 Ca^{2+} 浓度增加到足以激活肌细胞收缩的水平，平滑肌细胞出现小幅度收缩，收缩幅度与慢波幅度成正相关（图 6-1）；当慢波去极化达到或超过电阈时，可引发动作电位，更多 Ca^{2+} 内流，平滑肌细胞收缩增强；慢波上出现的动作电位数目越多，平滑肌细胞收缩越强（图 6-1）。可见，动作电位与收缩之间存在很好的相关性，每个慢波上所出现的动作电位数目可作为衡量收缩力大小的指标。

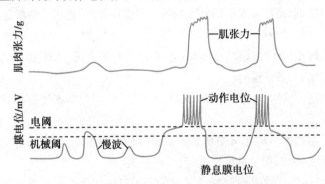

图 6-1　消化道平滑肌电活动和收缩的关系

平滑肌慢波、动作电位和收缩之间的关系可归纳为：在慢波的基础上产生动作电位，动作电位引起平滑肌细胞收缩。因此，慢波被认为是平滑肌收缩的起步电位，是平滑肌收缩节律的控制波，它决定消化道运动的方向、节律和速度。

二、消化腺的分泌功能

消化腺包括存在于消化道黏膜的许多腺体和附属于消化道的唾液腺、胰腺和肝脏。人每日由各种消化腺分泌的消化液总量可达 6~8L。消化液主要由水、离子、有机物(主要含多种消化酶、黏液、抗体等)组成。消化液的主要功能为:①润湿、稀释食物,使胃肠内容物与血浆渗透压接近,以利于吸收;②为消化酶提供适宜的 pH 环境;③由多种消化酶水解食物中的大分子营养物质;④黏液、抗体和大量液体能保护消化道黏膜,以防物理性和化学性损伤。

消化腺分泌消化液包括腺细胞从血液内摄取原料,在细胞内合成分泌物,以酶原颗粒和囊泡等形式存储以及将分泌物由细胞排出等一系列复杂过程。腺细胞膜中存在着多种受体,不同的刺激物可与相应的受体结合,引起细胞内一系列的生化反应,最终导致分泌物的释放。消化腺的分泌受到神经、体液因素及消化道血供的调节。

三、消化道的神经支配及其作用

消化道除口腔、咽、食管上段及肛门外括约肌接受躯体神经的支配外,都受交感和副交感神经的双重支配,它们组成了外来神经系统(extrinsic nervous system),与消化道壁内的内在神经系统(intrinsic nervous system)共同调节消化腺的分泌、平滑肌的运动和消化道的血流。

（一）外来神经

1. 副交感神经 支配消化道的副交感神经除了支配口腔和咽部的少量纤维外,主要走行于迷走神经和盆神经中。迷走神经纤维分布于横结肠及其以上的消化道,盆神经支配降结肠及其以下的消化道。其节前纤维与壁内神经元形成突触,发出节后纤维支配消化道的腺细胞、上皮细胞和平滑肌细胞。副交感神经的大部分节后纤维释放 ACh,通过激活 M 受体,兴奋平滑肌和促进消化腺的分泌,但对消化道的括约肌则起抑制作用。少数副交感神经节后纤维释放某些肽类物质,如血管活性肠肽(vasoactive intestinal polypeptide,VIP)、P 物质、脑啡肽和生长抑素等,因而有肽能神经之称,在胃的容受性舒张、机械刺激引起的小肠充血等过程中起调节作用。

2. 交感神经 支配消化道的交感神经指内脏大、小神经及腹下神经。其节前纤维来自第 5 胸段至第 2 腰段脊髓侧角,在腹腔神经节和肠系膜神经节或腹下神经节内换元后,节后纤维分布到胃、小肠和大肠各部。节后纤维末梢释放的递质为去甲肾上腺素,一般情况下,交感神经兴奋可抑制胃肠运动和分泌,但兴奋黏膜下平滑肌和消化道括约肌。

交感神经和副交感神经都是混合神经,既含有传入纤维也含有传出纤维。

（二）内在神经

从食管中段到肛门的绝大部分消化道管壁内,含有两层内在的神经结构,称为壁内神经丛或肠神经系统(enteric nervous system,ENS)。它们由大量感觉神经元、运动神经元、中间神经元组成并通过神经纤维组成复杂的神经网络,与外来神经共同调节消化道的功能。其中位于黏膜下层的为黏膜下神经丛(submucosal plexus),主要调节腺细胞和上皮细胞的功能,同时调节局部血流,也调节局部黏膜下肌肉的收缩和黏膜的折叠,控制吸收;分布于环行肌与纵行肌之间的为肌间神经丛(myenteric plexus),主要调节平滑肌的活动。肠神经系统可释放多种神经递质,完成局部反射,独立地调节胃肠运动、分泌、血流量以及水、电解质的转运。在整体情况下,外来神经可通过纤维联系对内在神经系统发挥调节作用(图 6-2)。

四、消化系统的内分泌功能

（一）APUD 细胞和胃肠激素

消化道从胃到大肠的黏膜层内存在 40 多种内分泌细胞,内分泌细胞的总数远超过体内其他内分泌细胞的总和,因此消化道被认为是体内最大也是最复杂的内分泌器官。这些细胞都具有摄取胺的前体进行脱羧而产生肽类或活性胺的能力,通常将这类细胞统称为 APUD 细胞(amine precursor uptake and decarboxylation cell)。现已知道,神经系统、甲状腺、肾上腺髓质、腺垂体等组织中也含有 APUD 细胞。由于这些内分泌细胞合成和释放的多种激素主要在消化道内发挥作用,所以把这些激素合称为胃肠激素(gastrointestinal hormone)。又因这些激素几乎都是肽类,故又称之为胃肠肽(gastrointestinal peptides)。

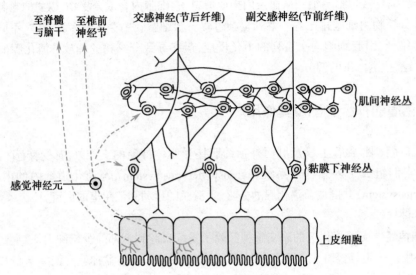

图 6-2　消化道内在神经丛与外来自主神经的关系示意图

消化道主要内分泌细胞的名称、分布和分泌的物质列于表 6-1 中。

表 6-1　消化道主要内分泌细胞的种类、分布及分泌物

细胞名称	分泌物质	细胞所在部位
α 细胞	胰高血糖素	胰岛
β 细胞	胰岛素	胰岛
δ 细胞	生长抑素	胰岛、胃、小肠、大肠
G 细胞	促胃液素	胃窦、十二指肠
I 细胞	缩胆囊素	小肠上部
K 细胞	抑胃肽	小肠上部
Mo 细胞	胃动素	小肠
N 细胞	神经降压素	回肠
PP 细胞	胰多肽	胰岛、胰腺外分泌部、胃、小肠、大肠
S 细胞	促胰液素	小肠上部

　　消化道的内分泌细胞有开放型和闭合型两类。大多数为开放型细胞,其细胞呈锥形,顶端有微绒毛突起伸入胃肠腔内,直接感受胃肠腔内食物成分及 pH 等化学刺激。闭合型细胞较少,主要分布在胃底和胃体的泌酸区和胰腺,这种细胞无微绒毛,顶端不直接接触胃肠腔内环境,而是被相邻的非内分泌细胞所覆盖,其分泌受神经和周围体液环境变化的调节。

　　胃肠激素分泌后作用于其靶细胞的方式有多种(图 6-3):多种胃肠激素通过经典的内分泌方式到达靶细胞;有些胃肠激素通过旁分泌(如生长抑素)或神经分泌(如血管活性肠肽)的方式发挥作用;有的胃肠激素(如促胃液素)可直接分泌入胃肠腔,这种方式是腔分泌;或者分泌的激素扩散到细胞间隙再反过来调节分泌该激素的细胞活动,称为自分泌(autocrine)。

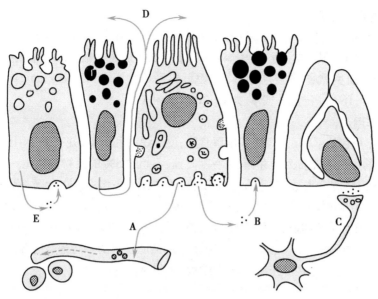

图 6-3　胃肠激素分泌方式示意图

A：内分泌；B：旁分泌；C：神经分泌；D：腔分泌；E：自分泌。

胃肠激素的生理作用极为广泛，但主要在于调节消化器官的功能，总体来讲有以下三个方面：

1. 调节消化腺分泌和消化道运动　是胃肠激素的主要作用。

2. 调节其他激素的释放　在消化过程中，各种胃肠激素互相影响，例如，在血糖浓度升高时，抑胃肽可刺激胰岛素释放，这对防止餐后血糖升高具有重要的意义。

3. 营养作用　有些胃肠激素可促进消化系统组织的生长，例如，促胃液素和缩胆囊素能分别促进胃黏膜上皮和胰腺外分泌部组织的生长。

（二）脑 - 肠肽

一些被认为是胃肠激素的肽类物质也存在于中枢神经系统，而原来认为只存在于中枢神经系统的神经肽也在消化道中被发现。这些在消化道和中枢神经系统内双重分布的肽类物质统称为脑 - 肠肽（brain-gut peptide）。目前已知的这些肽类物质有 20 多种，如促胃液素、缩胆囊素、胃动素、生长抑素、神经降压素等。脑 - 肠肽概念的提出揭示神经系统与消化道之间存在密切的内在联系。

第二节　口腔内消化和吞咽

食物的消化从口腔开始，食物在口腔内停留的时间为 15~20s，通过咀嚼和唾液中酶的作用，初步消化食物，再通过吞咽将被唾液浸润和混合的食团推送入食管，进入胃内。

一、唾液的分泌

人的口腔内有三对大唾液腺，即腮腺、颌下腺和舌下腺，此外还有无数散在分布的小唾液腺。腮腺分泌浆液，颌下腺、舌下腺既分泌浆液也分泌黏液，而口腔内的腺体只分泌黏液。唾液（saliva 或 salivary juice）就是由这些大小唾液腺分泌的混合液。

(一) 唾液的性质和成分

唾液为无色无味近于中性(pH 6.6~7.1)的低渗液体。唾液中99%为水分,无机物有HCO_3^-、K^+、Na^+、Ca^{2+}、Cl^-和SCN^-(硫氰酸盐)等,其中Na^+、Cl^-浓度低于血浆数倍,而K^+浓度高于血浆7倍。有机物主要为黏蛋白、血型物质、免疫球蛋白、溶菌酶、α-唾液淀粉酶(salivary amylase)、激肽释放酶、氨基酸、尿素等。此外,还有一定量的气体,如O_2、N_2、NH_3和CO_2。

(二) 唾液的作用

唾液的生理作用包括:①润湿口腔和溶解食物,便于说话和吞咽,并有助于引起味觉。②消化作用。α-唾液淀粉酶可水解淀粉为麦芽糖,在吞咽之前,不超过5%的淀粉被消化。该酶的最适pH为中性,pH低于4.5时将完全失活,因此随食物入胃后不久便失去作用。在食糜、唾液淀粉酶和胃酸完全混合前,有30%~40%的淀粉被水解为麦芽糖。③清洁和保护口腔。清除口腔内食物残渣,溶菌酶、免疫球蛋白、SCN^-具有杀菌和杀病毒作用。④排泄功能。某些进入体内的重金属(如铅、汞)、氰化物、狂犬病毒、药物可通过唾液分泌而被排泄。⑤唾液中的激肽释放酶参与激肽的合成,后者可扩张局部血管,因此唾液分泌本身可直接舒张血管以增加唾液腺的血流量。

(三) 唾液分泌的调节

在安静情况下,唾液约以0.5ml/min的速度分泌,量少、稀薄,称为基础分泌(basic secretion),其主要功能是湿润口腔。进食时通过条件反射和非条件反射明显增加唾液分泌,因此属于神经调节。条件反射是指食物的性状、颜色、气味、进食环境、进食信号,甚至与食物和进食有关的第二信号(言语)等,均可引起明显的唾液分泌。条件反射的传入神经纤维在第Ⅰ、Ⅱ、Ⅷ对脑神经中。进食时,食物对舌、口腔和咽部黏膜的机械性、化学性和温热性刺激引起的唾液分泌为非条件反射,其传入神经纤维在第Ⅴ、Ⅶ、Ⅸ、Ⅹ对脑神经中。信号传入至延髓的上涎核和下涎核(唾液分泌的基本中枢),然后通过第Ⅶ、Ⅸ对脑神经的副交感和交感神经纤维到达唾液腺(以副交感神经为主),分别引起唾液分泌。副交感神经兴奋通过Ach作用于腺细胞M受体,引起细胞内IP_3(肌醇三磷酸)生成,触发细胞内钙库释放Ca^{2+},收缩腺体的肌上皮细胞,使腺细胞分泌量多而固体成分少的稀薄的唾液,其作用可被M受体阻滞药阿托品(atropine)拮抗。迷走神经末梢还可释放VIP,舒张腺体血管,增加腺体血流量和细胞代谢,最终使唾液分泌增多(图6-4)。支配唾液腺的交感神经由脊髓胸1~2节段发出,在颈上神经节换元,节后纤维支配唾液腺的腺泡及导管,其末梢释放去甲肾上腺素,作用于腺细胞β受体,引起细胞内cAMP增高,使唾液腺分泌量少而固体成分多的黏稠唾液。刺激交感神经引起的唾液分泌远弱于刺激副交感神经引起的唾液分泌,且随不同的腺体而异。此外,唾液分泌还受来自下丘脑和大脑皮质的嗅觉、味觉感受区等高级中枢神经系统信号的调节。来自食管、胃和十二指肠上部的反射也能引起唾液分泌。

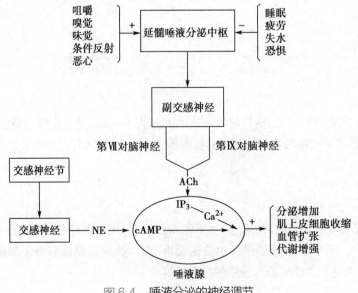

图6-4　唾液分泌的神经调节

二、咀嚼

咀嚼（mastication）是由咀嚼肌按一定顺序收缩所组成的复杂的节律性动作，属于随意运动，为机械性消化过程。大多数咀嚼肌由第Ⅴ对脑神经的运动支配。当食物触及齿龈、硬腭前部和舌表面时，刺激口腔内感受器和咀嚼肌的本体感受器，产生传入冲动，引起节律性的咀嚼活动。

在正常咀嚼时，切牙用于咬切，尖牙适于撕碎，磨牙用于研磨。通过咀嚼将食物切割或磨碎，以避免食物对消化道黏膜的损伤，增加消化酶与食物的接触面积，利于消化。切碎的食物与唾液混合形成食团（bolus）以便吞咽。咀嚼还能加强食物对口腔内各种感受器的刺激，反射性地引起胃、胰、肝和胆囊的活动加强，为下一步消化和吸收做好准备。

三、吞咽

吞咽（deglutition 或 swallowing）是指食团由舌背推动，经咽和食管进入胃的过程。咽壁和食管上三分之一的肌肉是横纹肌，食管下三分之二是平滑肌，受迷走神经支配，迷走神经与肌间神经丛有纤维联系。吞咽动作由一系列高度协调的反射活动组成。根据食团在吞咽时经过的解剖部位，可将吞咽动作分为三个时期。

1. **口腔期（oral phase）**　是指食团从口腔进入咽的时期。主要通过舌的运动把食团由舌背推入咽部。这是一种随意运动，受大脑皮质控制。

2. **咽期（pharyngeal phase）**　是指食团从咽部进入食管上端的时期。其基本过程是，食团刺激咽部和软腭的触觉感受器，冲动经迷走神经和舌下神经传到位于延髓和脑桥下端网状结构的吞咽中枢，立刻发动一系列快速反射动作，即软腭上举，咽后壁前突封闭鼻咽通路，声带内收关闭声门，喉头上移贴紧会厌，以封闭鼻与气管之间的通路，防止食物反流到鼻腔或进入气管，咽肌收缩，食管上括约肌舒张，食团从咽部进入食管。

3. **食管期（esophageal phase）**　是指食团由食管上端经贲门进入胃的时期，主要通过食管的蠕动实现。蠕动（peristalsis）由平滑肌的顺序舒缩引起，形成一种向前推进的波形运动，是空腔器官平滑肌普遍存在的一种运动形式。食管蠕动时，食团前的食管出现舒张波，食团后的食管收缩，从而挤压食团，使食团向食管下端移动。蠕动波起源于咽上缩肌，为原发性蠕动（primary peristalsis），在吞咽的第二期传到食管上段并向胃传播，而食物对食管的扩张刺激也可通过局部肌间神经丛及迷走-迷走反射再次发动继发性蠕动（secondary peristalsis）。当切断迷走神经后，食管肌层的反射冲动足够兴奋以引起强有力的继发性蠕动，因此，即使脑干吞咽中枢瘫痪，通过插管输送的营养物质也可经由继发性蠕动进入胃内。

食管下端近胃贲门处虽然在解剖上并不存在括约肌，但此处有一段长 3~5cm 的高压区，其内压力比胃内压高 5~10mmHg。在正常情况下，这一高压区能阻止胃内容物反流入食管，起类似括约肌的作用，故将其称为食管下括约肌（lower esophageal sphincter，LES）。食管下括约肌受迷走神经抑制性和兴奋性纤维的双重支配。食物进入食管后刺激食管壁上的机械感受器，反射性地引起迷走神经的抑制性纤维末梢释放 VIP 和 NO，引起食管下括约肌舒张，允许食团入胃；食团进入胃后，迷走神经的兴奋性纤维兴奋，末梢释放 ACh，使食管下括约肌收缩，恢复其静息张力，防止胃内容物反流。体液因素也能影响食管下括约肌的活动，如：食物入胃后可引起促胃液素和胃动素等释放，使食管下括约肌收缩；而促胰液素、缩胆囊素和前列腺素 A_2 等则使其舒张。此外，妊娠、过量饮酒和吸烟等可使食管下括约肌的张力降低。另一个阻止胃食管反流的因素是食管入胃处因为腹内压压迫食管形成的瓣膜样结构。

在食管上段起始部和食管下段与胃交接处，包含复合黏液腺，其他部分的食管含有单一黏液腺。

上部的黏液主要是润滑食管,防止食物擦伤,下部的黏液主要是防止反流的胃内容物对食管黏膜的损伤。

第三节　胃内消化

胃是消化道中最膨大的部分,成年人胃的容量为 1~2L,具有储存和初步消化食物的功能。食物入胃后,经过胃的机械性和化学性消化,形成食糜(chyme)。胃的运动还使食糜逐次、少量地通过幽门,进入十二指肠。

一、胃液的分泌

胃黏膜中有三种外分泌腺:①贲门腺,位于胃与食管连接处宽 1~4cm 的环状区,分泌黏液;②泌酸腺,为混合腺,存在于胃底的大部及胃体的全部,包括壁细胞(parietal cell)、主细胞(principal cell)和颈黏液细胞(neck mucous cell);③幽门腺,分布于幽门部,分泌碱性黏液。每种腺体颈区还含有干细胞(stem cell),分裂后的子代细胞可迁移到黏膜表面,分化成为上皮细胞;或向腺体下端迁移,分化为壁细胞、黏液细胞和 G 细胞。在胃腺开口之间的胃黏膜表面,分布着表面黏液细胞,能分泌黏稠的黏液,是构成胃表面黏液层的主要成分。另外,胃黏膜内还含有多种内分泌细胞,可分泌胃肠激素来调节消化道和消化腺的活动。常见的内分泌细胞有:① G 细胞,分泌促胃液素和促肾上腺皮质激素(adrenocorticotropic hormone,ACTH)样物质,分布于胃窦;②δ 细胞,分泌生长抑素,分布于胃底、胃体和胃窦;③肠嗜铬样细胞(enterochromaffin-like cell,ECL cell),合成和释放组胺,分布于胃泌酸区内。

(一)胃液的性质、成分和作用

纯净的胃液(gastric juice)是一种无色的酸性液体,pH 0.9~1.5,正常成年人每日分泌 1.5~2.5L,其主要成分有盐酸、胃蛋白酶原、黏液和内因子,其余为水、HCO_3^-、Na^+、K^+ 等无机物。

1. **盐酸**　胃液中的盐酸(hydrochloric acid,HCl)也称胃酸(gastric acid),由壁细胞分泌。胃酸有游离酸和结合酸两种形式,两者在胃液中的总浓度称为胃液总酸度。空腹 6h 后,在无任何食物刺激的情况下,也有少量胃酸分泌,称为基础胃酸分泌。基础胃酸分泌在不同群体及不同时间有所不同,平均 0~5mmol/h,且有昼夜节律性,即早晨 5 时至 11 时分泌率最低,下午 6 时至次晨 1 时分泌率最高。基础胃酸分泌量受迷走神经的紧张性和少量促胃液素自发释放的影响。在食物或药物的刺激下,胃酸分泌量大大增加。正常人最大胃酸分泌量可达 20~25mmol/h。HCl 分泌量与壁细胞的数目和功能状态直接相关。

(1)盐酸分泌的机制:胃液 H^+ 浓度为 150~170mmol/L,比血浆 H^+ 浓度高 3×10^6 倍。胃液 Cl^- 浓度为 170mmol/L,约 1.7 倍于血浆 Cl^- 浓度。因此,壁细胞分泌 H^+ 是逆巨大的浓度梯度而进行的主动过程。

壁细胞分泌盐酸的基本过程如图 6-5 所示:壁细胞分泌的 H^+ 来自细胞内水的解离($H_2O \rightarrow H^+ + OH^-$)。在分泌小管膜中质子泵($H^+$-$K^+$-ATP 酶)的作用下,$H^+$ 从胞内主动转运到分泌小管中。质子泵每水解 1 分子 ATP 所释放的能量驱使一个 H^+ 从胞内进入分泌小管,同时驱动一个 K^+ 从分泌小管腔进入胞内。H^+ 与 K^+ 的交换是 1 对 1 的电中性交换。在顶端膜主动分泌 H^+ 和换回 K^+ 时,顶端膜中的钾通道和氯通道也开放。进入细胞的 K^+ 又经钾通道进入分泌小管腔,细胞内的 Cl^- 通过氯通道进入分泌小管腔,并与 H^+ 形成 HCl。当机体需要时,HCl 由壁细胞分泌小管腔进入胃腔。留在壁细胞的 OH^- 在碳酸酐酶(carbonic anhydrase,CA)的催化下与 CO_2 结合成 HCO_3^-,HCO_3^- 通过壁细胞基

底侧膜上的 Cl^--HCO_3^- 交换体被转运出细胞，而 Cl^- 则被转运入细胞内，补充被分泌入分泌小管中的 Cl^-，使 Cl^- 能源源不断地经顶端膜分泌入小管腔。此外，壁细胞基底侧膜上的钠泵将细胞内的 Na^+ 泵出细胞，同时将 K^+ 泵入细胞，以补充由顶端膜丢失的部分 K^+。在消化期，由于胃酸大量分泌的同时有大量 HCO_3^- 进入血液，使血液暂时碱化，形成所谓的餐后碱潮（postprandial alkaline tide）。临床上用于治疗消化性溃疡的奥美拉唑就是质子泵选择性抑制药，可抑制胃酸分泌。

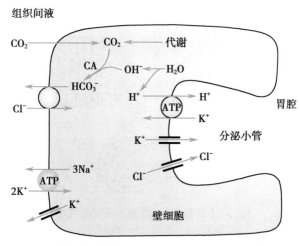

图 6-5　胃黏膜壁细胞分泌盐酸的基本过程模式图

水在细胞内分解成 OH^- 和 H^+，H^+ 通过 H^+-K^+-ATP 酶主动转运至分泌小管腔；CA：碳酸酐酶。

（2）盐酸的作用：①激活胃蛋白酶原，并为胃蛋白酶提供适宜的酸性环境；②变性食物中的蛋白质，有利于蛋白质的水解；③杀灭随食物进入胃内的细菌，对维持胃及小肠内的无菌状态具有重要意义；④盐酸随食糜进入小肠后，可促进促胰液素和缩胆囊素的分泌，进而引起胰液、胆汁和小肠液的分泌；⑤盐酸造成的酸性环境有利于小肠吸收铁和钙。由于盐酸属于强酸，若分泌过多，将损伤胃和十二指肠黏膜，诱发或加重溃疡病。

2. **胃蛋白酶原**（pepsinogen）　主要由胃泌酸腺的主细胞合成和分泌。颈黏液细胞、贲门腺和幽门腺的黏液细胞以及十二指肠近端的腺体也能分泌胃蛋白酶原。胃蛋白酶原以无活性的酶原形式储存在细胞内，进食、迷走神经兴奋及促胃液素等刺激可促进其释放。胃蛋白酶原进入胃腔后，在 HCl 作用下，从酶原分子中脱去一个小分子肽段后，转变成有活性的胃蛋白酶（pepsin），已被激活的胃蛋白酶也可激活胃蛋白酶原。胃蛋白酶可水解食物中的蛋白质，产生胨和腖、少量多肽及游离氨基酸，其最适 pH 为 1.8~3.5。当 pH 值超过 5.0 时，胃蛋白酶便完全失活。

3. **内因子**　壁细胞在分泌盐酸的同时，也分泌一种被称为内因子（intrinsic factor）的糖蛋白。内因子有两个活性部位，一个活性部位与进入胃内的维生素 B_{12} 结合，形成内因子-维生素 B_{12} 复合物，以保护维生素 B_{12} 免遭肠内水解酶的破坏。当内因子-维生素 B_{12} 复合物运行至远端回肠后，内因子的另一活性部位与回肠黏膜细胞膜上相应受体结合，促进维生素 B_{12} 吸收。若缺乏内因子，可因维生素 B_{12} 吸收障碍而影响红细胞生成，引起巨幼细胞贫血。能促使胃酸分泌的各种刺激因素均可使内因子分泌增多；而萎缩性胃炎、胃酸缺乏者内因子分泌减少。

4. **黏液和碳酸氢盐**　泌酸腺、贲门腺和幽门腺的黏液细胞及胃黏膜表面的表面黏液细胞共同分泌大量的黏液，其主要成分是糖蛋白。由于黏液具有较高的黏滞性和形成凝胶的特性，分泌后即覆盖于胃黏膜表面，形成一层厚约 $500\mu m$ 的保护层。这个保护层可润滑黏膜表面，减少粗糙食物对胃黏膜的机械损伤。胃黏膜内的非泌酸细胞分泌的 HCO_3^- 和组织液中少量的 HCO_3^- 渗入胃腔内，与胃黏膜表面的黏液联合形成一个抗胃黏膜损伤的屏障，称为黏液-碳酸氢盐屏障（mucus-bicarbonate barrier）。黏液的黏稠度为水的 30~260 倍，可显著减慢离子在黏液层中的扩散速度。当胃腔内的 H^+ 通过黏液层向黏膜细胞方向扩散时,其移动速度明显减慢,并不断与从黏液层近黏膜细胞侧向胃腔扩散的 HCO_3^- 发生中和,从而在黏液层中形成一个 pH 梯度。黏液层近胃腔侧呈酸性,pH 约 2.0,而近黏膜细胞侧呈中性,pH 约 7.0,使胃蛋白酶原在上皮细胞侧不能被激活(图 6-6)。因此,胃黏膜表面的黏液层可有效防止胃内 H^+ 对胃黏膜的直接侵蚀和胃蛋白酶对胃黏膜的消化作用。

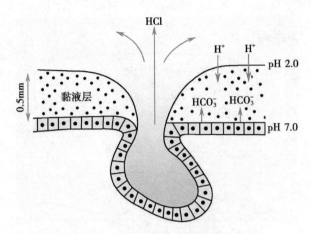

图 6-6　胃黏液 - 碳酸氢盐屏障模式图

　　如果有 H^+ 扩散到黏膜细胞表面,会被胃黏膜上皮细胞的顶端膜和相邻细胞侧膜之间存在的紧密连接阻止,这种结构称为胃黏膜屏障(gastric mucosal barrier)。此外,胃和十二指肠黏膜具有很强的细胞保护作用(cytoprotection),即胃和十二指肠黏膜能合成和释放某些可防止或减轻有害刺激对细胞损伤和致坏死的物质,比如前列腺素(如 PGE_2 和 PGI_2)和表皮生长因子(EGF)。它们能抑制胃酸和胃蛋白酶原的分泌,刺激黏液和碳酸氢盐的分泌,扩张胃黏膜微血管,增加黏膜的血流量,这些都有助于胃黏膜的修复和完整性的维持。而胃内食物、胃酸、胃蛋白酶以及倒流的胆汁等可经常对胃黏膜构成弱刺激,使胃黏膜持续少量释放前列腺素和生长抑素等,这能有效地减轻或防止强刺激对胃黏膜的损伤,被称为适应性细胞保护作用。此外,某些胃肠激素,如铃蟾肽、神经降压素、生长抑素和降钙素基因相关肽等对胃黏膜具有直接的保护作用。

　　各种理化因素可破坏上述保护机制而损伤胃黏膜,比如:大量饮酒或大量服用吲哚美辛、阿司匹林等药物,不但可抑制黏液及 HCO_3^- 的分泌,破坏黏液 - 碳酸氢盐屏障,还能抑制胃黏膜合成前列腺素,降低细胞保护作用;应激可减弱胃黏膜屏障,从而损伤胃黏膜。目前已公认,消化性溃疡的发病是由幽门螺杆菌感染所致。幽门螺杆菌能产生大量活性很高的尿素酶,将尿素分解为氨和 CO_2,氨能中和胃酸,从而使这种细菌能在酸度很高的胃内生存。尿素酶和氨的积聚还能损伤胃黏液层和黏膜细胞,破坏黏液 - 碳酸氢盐屏障和胃黏膜屏障,致使 H^+ 向黏膜逆向扩散,从而导致消化性溃疡的发生。而临床治疗消化性溃疡常用的硫糖铝等药物能与胃黏膜黏蛋白络合,并具有抗酸作用,对胃黏液 - 碳酸氢盐屏障和胃黏膜屏障都有保护和加强作用。

　　(二)消化期的胃液分泌

　　空腹时,胃液的分泌量很少。进食可刺激胃液大量分泌,称为消化期的胃液分泌。根据消化道感受食物刺激的部位,消化期的胃液分泌可分为头期、胃期和肠期三个时相。

　　1. 头期　进食时,食物的颜色、性状、气味、声音以及咀嚼、吞咽动作,可刺激眼、耳、鼻、口腔、咽等处的感受器,通过传入冲动反射性地引起胃液分泌,称为头期胃液分泌。引起头期胃液分泌的机制包括条件反射和非条件反射。前者是指食物的颜色、性状、气味、声音等对视、听、嗅觉器官的刺激引起的反射;后者则是当咀嚼和吞咽时,食物刺激口腔、舌和咽等处的机械和化学感受器,这些感受器的传入冲动传到位于延髓、下丘脑、边缘叶和大脑皮质的反射中枢后,再由迷走神经传出引起胃液分泌。迷走神经兴奋刺激胃液分泌可通过直接刺激壁细胞,也可通过刺激 G 细胞、ECL 细胞,分别释放促胃液素和组胺,以及抑制 D 细胞释放生长抑素,间接促进胃液分泌(图 6-7),其中以直接促进胃液分泌更重要。

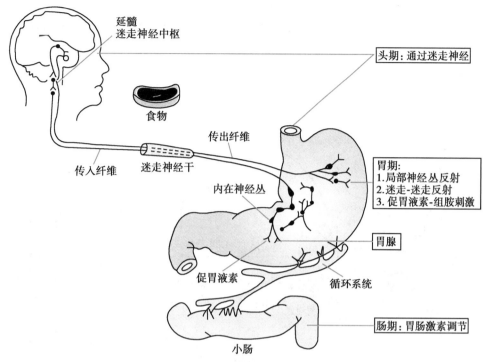

图 6-7　消化期胃液分泌的时相及其调节

头期胃液分泌的特点是持续时间长(2~4h),分泌量多(约占消化期分泌总量的 30%),酸度及胃蛋白酶原的含量均很高,但明显受情绪和食欲的影响。

2. **胃期**　将食糜、肉的提取液、蛋白胨液等通过瘘管直接注入胃内,可直接刺激胃壁上的机械和化学感受器,促进胃液大量分泌,其主要机制是:①食物直接扩张胃,刺激胃底、胃体的感受器,冲动沿迷走神经传入纤维传至中枢,再通过迷走神经传出纤维引起胃液分泌,这一反射称为迷走 - 迷走反射(vago-vagal reflex)。食物扩张胃也能引起壁内神经丛短反射,直接或通过促胃液素间接引起胃腺分泌(见图 6-7)。②扩张刺激幽门部的感受器,通过壁内神经丛作用于 G 细胞,引起促胃液素释放。③食物的化学成分,主要是蛋白质的消化产物肽和氨基酸,可直接作用于 G 细胞,引起促胃液素分泌。糖和脂肪本身并不直接刺激促胃液素分泌。其他化学物质,如咖啡、茶、牛奶、乙醇、Ca^{2+} 等也能引起胃液大量分泌。

胃期分泌的胃液量约占进食后总分泌量的 60%,酸度和胃蛋白酶的含量也很高。

3. **肠期**　胃液分泌主要通过体液调节机制实现,神经调节可能并不重要。当食物进入小肠后,通过对小肠黏膜的机械性和化学性刺激,可使之分泌一种或几种胃肠激素,通过血液循环再作用于胃。在食糜的作用下,十二指肠黏膜除能释放促胃液素外,还能释放一种称为肠泌酸素(entero-oxyntin)的激素来刺激胃酸分泌。切除胃窦的患者进食后血浆促胃液素水平仍升高,说明十二指肠释放的促胃液素是肠期胃液分泌的体液因素之一。

肠期分泌的胃液量少(约占总分泌量的 10%),酸度不高,消化力(指酶的含量)也不很强。这可能与酸、脂肪、高张溶液进入小肠后对胃液分泌的抑制作用有关。

(三) 调节胃液分泌的神经和体液因素

1. **促进胃液分泌的主要因素**

(1)迷走神经:传出纤维直接到达胃黏膜泌酸腺中的壁细胞,通过末梢释放 ACh 而引起胃酸分泌;也有纤维支配胃泌酸区黏膜内的 ECL 细胞和幽门部 G 细胞,使它们分别释放组胺和促胃液素,间接引起壁细胞分泌胃酸。其中支配 ECL 细胞的纤维末梢释放 ACh,而支配 G 细胞的纤维释放促胃液素释放肽(gastrin-releasing peptide,GRP,又称铃蟾肽,bombesin),作用于铃蟾肽受体。另外,迷走神经传出纤维还支配胃和小肠黏膜 δ 细胞,通过释放 ACh 抑制 δ 细胞释放生长抑素,消除或减弱生长抑素对 G 细胞释放促胃液素的抑制作用(图 6-8)。上述 ACh 对靶细胞的作用是通过激活靶细胞的 M_3 受体而产生的。

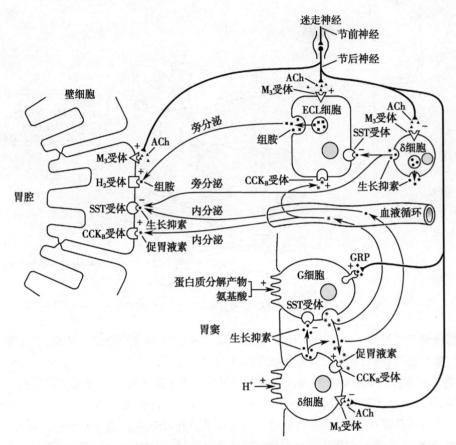

图 6-8　刺激和抑制胃酸分泌的内源性物质相互作用示意图
ACh:乙酰胆碱;GRP:促胃液素释放肽。

　　(2)组胺:ECL 细胞分泌的组胺(histamine)以旁分泌的方式作用于邻旁壁细胞的 H_2 受体,通过受体 -Gs-AC-PKA 信号通路,使包括质子泵在内的有关蛋白磷酸化,引起壁细胞分泌胃酸。组胺促胃酸分泌的作用极强,临床上常用的抑酸药物西咪替丁(cimetidine)及其类似物可阻断组胺与 H_2 受体结合而抑制胃酸分泌,有助于消化性溃疡的愈合。ECL 细胞膜中还存在促胃液素 / 缩胆囊素(CCK_B)受体和 M_3 受体,促胃液素和 ACh 可分别与相应受体结合而引起组胺释放,间接调节胃液分泌,因此抑制 H_2 受体也能部分抑制促胃液素和 Ach 的促胃酸分泌作用。ECL 细胞膜中还有生长抑素受体,由 δ 细胞释放的生长抑素可通过激活此受体而抑制组胺释放,间接抑制胃液分泌(见图 6-8)。

　　(3)促胃液素(gastrin):是由胃窦及十二指肠和空肠上段黏膜中 G 细胞分泌的一种胃肠激素,迷走神经兴奋时释放 GRP 促进促胃液素的分泌。促胃液素释放后进入循环血液,被运送到靶细胞发挥作用,其作用较为广泛。促胃液素可强烈刺激壁细胞分泌胃酸,该效应通过 CCK_B 受体 -Gq 蛋白(Gq)-磷脂酶 C(PLC)-IP_3-Ca^{2+} 和二酰甘油 - 蛋白激酶 C(DAG-PKC)信号通路实现(与 ACh 对壁细胞的效应相同,只是受体不同)(图 6-9)。促胃液素也能作用于 ECL 细胞上的 CCK_B 受体,促进 ECL 细胞分泌组胺,再通过组胺刺激壁细胞分泌盐酸。促胃液素的这种作用可能比它直接刺激壁细胞分泌盐酸的作用更为重要。如前所述,生长抑素可抑制 G 细胞分泌促胃液素(见图 6-8)。促胰液素、胰高血糖素、抑胃肽和 VIP 也可抑制促胃液素的分泌。胃酸对促胃液素的分泌具有负反馈调节作用。

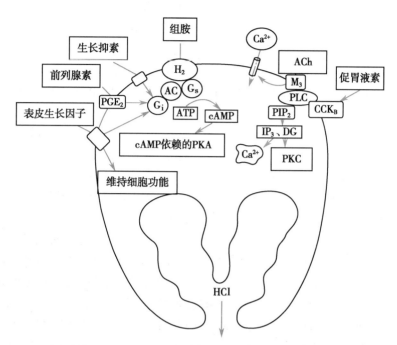

图 6-9 乙酰胆碱(ACh)、组胺、促胃液素等刺激壁细胞分泌胃酸的细胞机制示意图
G_i:抑制性 G 蛋白;G_s:兴奋性 G 蛋白;PIP_2:磷脂酰肌醇 4,5- 双磷酸。

此外,Ca^{2+}、低血糖、咖啡因和酒精等也可刺激胃酸分泌。

引起壁细胞分泌胃酸的大多数刺激物均能促进主细胞分泌胃蛋白酶原及黏液细胞分泌黏液。十二指肠黏膜中的内分泌细胞分泌的促胰液素和缩胆囊素也能刺激胃蛋白酶原分泌。胃酸本身也刺激胃蛋白酶原分泌。

2. 抑制胃液分泌的主要因素

(1)盐酸:当 HCl 分泌过多时,可负反馈抑制胃酸分泌。通常胃窦内 pH 降到 1.2~1.5 时胃酸分泌即受到抑制。其原因是 HCl 可直接抑制胃窦黏膜 G 细胞,使促胃液素释放减少;也能刺激胃黏膜 δ 细胞分泌生长抑素,间接抑制促胃液素和胃酸的分泌。当十二指肠内 pH 降到 2.5 以下时,也能抑制胃酸分泌,其机制可能是胃酸刺激小肠黏膜细胞释放促胰液素和球抑胃素(bulbogastrone)。促胰液素能明显抑制促胃液素引起的胃酸分泌;而球抑胃素是一种能抑制胃酸分泌的肽类激素,但其化学结构尚未确定。

(2)脂肪:消化期当食物中的脂肪及其消化产物进入小肠后,可刺激小肠黏膜分泌多种胃肠激素,如促胰液素、缩胆囊素、抑胃肽、神经降压素和胰高血糖素等,这些具有抑制胃液分泌和胃运动作用的激素,统称为肠抑胃素(enterogastrone)。

20 世纪 30 年代,我国生理学家林可胜等在证明脂肪在小肠内抑制胃液分泌和胃运动的机制时发现并提出了肠抑胃素,但肠抑胃素至今未能提纯。现认为它可能不是一个独立的激素,而是若干具有此类作用的激素的总称。

(3)高张溶液:消化期当食糜进入十二指肠后,可使肠腔内出现高张溶液,高张溶液可刺激小肠内的渗透压感受器,通过肠 - 胃反射(entero-gastric reflex)抑制胃液分泌,也能通过刺激小肠黏膜释放若干种胃肠激素抑制胃液分泌。

3. 影响胃液分泌的其他因素

(1)缩胆囊素(cholecystokinin,CCK):是由小肠黏膜 I 细胞分泌的一种胃肠激素。CCK 可因结合不同的受体而对胃酸分泌产生完全不同的效应。已被鉴定的 CCK 受体有 CCK_A 和 CCK_B 受体。

CCK_B 受体对促胃液素和 CCK 的亲和力相同,而 CCK_A 受体对 CCK 的亲和力约 3 倍于对促胃液素的亲和力。在体实验中,CCK 既可刺激禁食动物的胃酸分泌(即基础胃酸分泌),又可竞争性抑制促胃液素引起的胃酸分泌。在整体情况下,CCK 还可与 δ 细胞的 CCK_A 受体结合,引起生长抑素释放而抑制胃酸分泌。所以,CCK 对胃酸的分泌主要表现为抑制效应。

(2)血管活性肠肽(vasoactive intestinal peptide,VIP):可抑制食物、组胺和促胃液素等引起的胃酸分泌,并使 δ 细胞分泌生长抑素;同时,VIP 又能刺激壁细胞内 cAMP 增加而促进胃酸分泌。因此,VIP 既可刺激也可抑制胃酸分泌。

(3)铃蟾肽:即促胃液素释放肽,是一种由胃壁非胆碱能神经元分泌的神经递质,能直接作用于 G 细胞上的铃蟾肽受体而强烈刺激促胃液素释放,进而促进胃液大量分泌。中枢内注射铃蟾肽能减少胃酸分泌,但静脉注射铃蟾肽后,血液促胃液素水平很快上升,基础和餐后胃酸分泌量随之增加。

(4)缬酪肽(valosin):是新近从猪小肠分离出来的一种胃肠肽,对基础胃酸分泌有刺激作用,该作用不依赖于促胃液素的分泌。

(5)生长抑素(somatostatin):是由胃肠黏膜 δ 细胞分泌的一种胃肠激素,分泌后通过旁分泌的方式作用于壁细胞、ECL 细胞和 G 细胞,对胃的分泌和运动都有很强的抑制作用。生长抑素通过活化生长抑素 2 型受体($SSTR_2$),经受体 - 抑制性 G 蛋白(Gi)-AC 通路抑制细胞内 cAMP 的生成而调节胃酸分泌。它不仅抑制 G 细胞分泌颗粒中促胃液素的释放,还抑制促胃液素基因的表达和转录。促胰液素、抑胃肽、酪酪肽(peptide tyrosine tyrosine,peptide YY)等均是胃酸分泌的抑制剂,而生长抑素很可能是它们发挥作用的共同介质。生长抑素还能抑制组胺、ACh、铃蟾肽等对胃酸分泌的刺激效应。此外,胃酸能直接作用于胃黏膜 δ 细胞,促进生长抑素分泌,负反馈抑制胃酸分泌,这种效应不受神经因素的影响。

(6)表皮生长因子(epidermal growth factor,EGF):具有抑制胃酸分泌的作用,但其抑酸作用可能仅在胃上皮受损时才出现,故有利于胃黏膜的修复。EGF 抑酸作用的机制与其抑制细胞内 cAMP 生成有关。

(7)抑胃肽(gastric inhibitory peptide,GIP):可抑制组胺和胰岛素性低血糖所引起的胃酸分泌,其作用由生长抑素介导。大剂量抑胃肽还能抑制胃蛋白酶原的释放。

二、胃的运动

根据胃壁肌层的结构和功能特点,可将胃分为头区和尾区两部分。头区包括胃底和胃体的上 1/3,它的运动较弱,主要功能是储存食物;尾区为胃体的下 2/3 和胃窦,它的运动较强,主要功能是磨碎食物,使之与胃液充分混合,形成食糜,并将食糜逐步排入十二指肠。

(一)胃的运动形式

1. **紧张性收缩**　胃壁平滑肌经常处于一定程度的缓慢持续收缩状态,称为紧张性收缩(tonic contraction)。紧张性收缩在空腹时即已存在,充盈后逐渐加强。进食后,头区的紧张性收缩加强,可协助胃内容物向幽门方向移动。

2. **容受性舒张**　进食时食物刺激口腔、咽、食管等处的感受器,可反射性引起胃底和胃体(以头区为主)舒张,称为容受性舒张(receptive relaxation)。正常人空腹时,胃的容量仅约 50ml,进餐后可达 1.5L,容受性舒张能使胃容量大大增加,以接纳大量食物入胃,而胃内压却无显著升高。容受性舒张是通过迷走 - 迷走反射实现,迷走神经传出纤维的节后纤维释放的递质可能是 VIP 和 NO。另外,食物对胃壁的机械刺激及食糜对十二指肠的机械、化学刺激均能通过迷走 - 迷走反射和肠神经丛反射引起胃底和胃体平滑肌的舒张,因此胃容受性舒张可能有多种机制参与。

3. **蠕动**　以尾区为主。空腹时基本上不出现蠕动,食物入胃后约 5min,蠕动便开始。胃的蠕动始于胃中部,并向幽门方向推进(图 6-10)。蠕动波约需 1min 到达幽门,频率约每分钟 3 次,表现为一波未平,一波又起。蠕动波开始时较弱,在传播途中逐渐加强,速度也明显加快,一直传到幽门。当幽门括约肌舒张时,在蠕动波产生的压力下,胃窦内少量食糜(1~2ml)被排入十二指肠;当幽门括约肌收缩时,食糜将被反向推回。食糜的这种后退有利于食物和消化液的混合,也对块状食物起碾磨、粉碎作用。

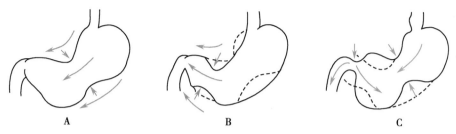

图 6-10　胃蠕动示意图
A. 胃蠕动始于胃的中部,向幽门方向推进;B. 胃蠕动可将食糜推入十二指肠;
C. 强有力的蠕动波可将部分食糜反向推回到近侧胃窦或胃体,使食糜在胃内进一步被磨碎。

胃蠕动频率受胃平滑肌慢波节律的控制,胃的慢波起源于胃大弯上部,沿纵行肌向幽门方向传播。胃平滑肌的收缩通常发生在慢波出现后 6~9s 内,动作电位出现后 1~2s 内。

胃蠕动的生理意义在于磨碎进入胃内的食团,使之与胃液充分混合,形成糊状食糜,并将食糜逐步推入十二指肠。

(二) 胃排空及其控制

1. **胃排空**　食物由胃排入十二指肠的过程称为胃排空(gastric emptying)。食物入胃后 5min 左右就开始胃排空,排空速度与食物的物理性状及化学组成有关。液体食物较固体食物排空快,小颗粒食物比大块食物快,等渗液体较非等渗液体快,三大营养物质中糖类食物排空最快,蛋白质次之,脂肪最慢。混合食物需要 4~6h 完全排空。

2. **胃排空的控制**

(1)胃内因素促进胃排空:食物对胃的扩张刺激可通过迷走-迷走反射和壁内神经丛局部反射加强胃运动,促进胃排空。此外,食物对胃的扩张刺激和食物中某些化学成分可引起胃幽门部 G 细胞释放促胃液素。促胃液素既能促进胃的运动,也能增强幽门括约肌收缩,其总效应是延缓胃排空。

(2)十二指肠内因素抑制胃排空:一方面,当食糜进入十二指肠后,食糜中的酸、脂肪和高渗性以及对肠壁的机械扩张均可刺激十二指肠壁上的多种感受器,通过肠-胃反射抑制胃运动,减慢胃排空;另一方面,食糜中的酸和脂肪还可刺激小肠黏膜释放促胰液素、抑胃肽等,抑制胃运动,延缓胃排空。

胃排空的直接动力是胃和十二指肠内的压力差,而其原动力则为胃平滑肌的收缩。当胃运动加强使胃内压大于十二指肠内压时,便发生一次胃排空;在食糜进入十二指肠后,受十二指肠内因素的抑制,胃运动减弱而使胃排空暂停;随着胃酸被中和,食物的消化产物逐渐被吸收,对胃运动的抑制消除,胃的运动又逐渐增强,胃排空再次发生。如此反复,直至食糜全部由胃排入十二指肠。可见,胃排空是间断进行的。胃内因素促进胃排空,而十二指肠内因素抑制胃排空,两个因素互相消长,互相更替,自动控制着胃排空,使胃内容物的排空能较好地适应十二指肠内消化和吸收的速度。

(三) 消化间期胃的运动

胃在空腹状态下除存在紧张性收缩外,也出现以间歇性强力收缩伴有较长时间的静息期为特点的周期性运动,称为消化间期移行性复合运动(migrating motor complex,MMC)。这种运动开始于胃体上部,并向肠道方向传播。MMC 的每一周期约为 90~120min,分为四个时相(图 6-11)。Ⅰ 相内只能记录到慢波电位,不出现胃肠收缩,称为静息期,持续 45~60min。Ⅱ 相内出现不规律的锋电位,并开始出现不规则的胃肠蠕动,持续 30~45min。Ⅲ 相内每个慢波电位上均出现成簇的锋电位,并有规则的高幅胃肠收缩,持续 5~10min,然后收缩停止,转入Ⅳ相。Ⅳ相实际上是向下一周期Ⅰ相的短暂过渡期,持续约 5min。Ⅰ相的产生可能与 NO 释放有关,Ⅲ相的形成则与胃动素的分泌有关。

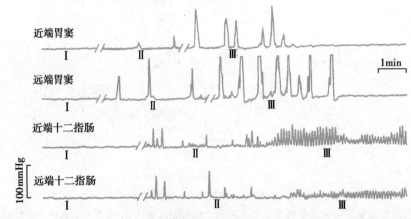

图 6-11　从胃窦和十二指肠记录到的消化间期移行性复合运动(MMC)的时相变化
Ⅰ、Ⅱ、Ⅲ 为 MMC 时相,图中未显示Ⅳ相。

消化间期 MMC 使胃肠保持断续的运动,特别是Ⅲ相的强力收缩可起“清道夫”的作用,能将胃肠内容物,包括上次进食后的食物残渣、脱落的细胞碎片和细菌、空腹时吞下的唾液以及胃黏液等清扫干净。若消化间期的这种 MMC 减弱,可引起功能性消化不良及肠道内细菌过度繁殖。

(四) 呕吐

呕吐(vomiting)是将胃内容物,有时有肠内容物,从口腔强力驱出的动作。当舌根、咽部、胃、肠、胆总管、泌尿生殖器官、视觉和前庭器官(如晕船时)等处的感受器受到刺激时均可引发呕吐。呕吐前常有恶心、流涎、呼吸急促和心跳加快而不规则等表现,呕吐时先深吸气,接着声门和鼻咽通道关闭,胃窦部、膈肌和腹壁肌强烈收缩,胃上部和食管下端舒张,使胃内容物经食管从口腔驱出。剧烈呕吐时,十二指肠和空肠上段也强烈收缩,使十二指肠内容物倒流入胃,故呕吐物中有时混有胆汁和小肠液。

呕吐是一系列复杂的反射活动。传入冲动由迷走神经、交感神经、舌咽神经中的感觉纤维传入中枢,传出冲动沿迷走神经、交感神经、膈神经和脊神经到达胃、小肠、膈肌和腹壁肌等。呕吐中枢位于延髓网状结构的背外侧缘,颅内压升高时可直接刺激呕吐中枢,引起喷射性呕吐。呕吐可将胃肠内有害物质排出,因而具有保护意义;但持续剧烈的呕吐可导致水、电解质和酸碱平衡紊乱。

第四节　小肠内消化

食糜在小肠内经过胰液、胆汁和小肠液的化学性消化及小肠运动的机械性消化后,消化过程基本完成。食物在小肠内停留的时间随食物的性质而有不同,混合性食物一般在小肠内停留 3~8h。

一、胰液的分泌

胰腺是兼有外分泌和内分泌功能的腺体。胰液由胰腺外分泌腺的腺泡细胞和小导管管壁细胞分泌,具有很强的消化能力。

（一）胰液的性质、成分和作用

胰液（pancreatic juice）为无色无臭碱性液体,pH 7.8~8.4,渗透压与血浆大致相等。人每日分泌的胰液量为 1~2L。

胰液中含 97.6% 的水,胰腺内的小导管细胞分泌无机物,主要的阴离子是 HCO_3^- 和 Cl^-。HCO_3^- 的主要作用是中和进入十二指肠的胃酸,使肠黏膜免受强酸的侵蚀,同时也为小肠内多种消化酶活动提供最适的 pH 环境（pH 7~8）。胰液中的 Cl^- 浓度随 HCO_3^- 浓度的变化而变化,当 HCO_3^- 浓度升高时,Cl^- 浓度下降。而胰液中阳离子如 Na^+、K^+、Ca^{2+} 等浓度与血浆中的浓度非常接近,不随分泌速度的改变而改变。

胰液中的有机物主要是由腺泡细胞分泌的多种消化酶,含量从 0.1%~10% 不等,随分泌速度的不同而有所不同。胰液中还含有一些抑制因子。

1. 胰淀粉酶（pancreatic amylase）　是一种 α- 淀粉酶,对生淀粉和熟淀粉水解效率都很高,消化产物为糊精、麦芽糖,但不水解纤维素。胰淀粉酶作用的最适 pH 为 6.7~7.0。在食糜从胃排空到十二指肠的 15~30min 内,糖类即被完全消化。通常在食糜完全通过十二指肠与上段空肠前,几乎所有的糖类被水解为麦芽糖和其他小的多糖。

2. 胰脂肪酶（pancreatic lipase）　可分解三酰甘油为脂肪酸、一酰甘油和甘油,最适 pH 为 7.5~8.5。胰液中还含有一定量的胆固醇酯酶和磷脂酶 A_2,分别水解胆固醇酯和卵磷脂。

目前认为,胰脂肪酶只有在胰腺分泌的另一种小分子蛋白质,即辅脂肪酶（colipase）存在的条件下才能发挥作用。胆盐的去垢剂特性可将附着于胆盐微胶粒（micelle）（即乳化的脂滴）表面的蛋白质清除下去,而辅脂肪酶对胆盐微胶粒具有较高的亲和力,通过形成胰脂肪酶、辅脂肪酶和胆盐的三元络合物,可防止胆盐将脂肪酶从脂滴表面清除下去。

3. 胰蛋白酶和糜蛋白酶　均以无活性的酶原形式存在于胰液中,肠液中的肠激酶（enterokinase）是激活胰蛋白酶原（trypsinogen）的特异性酶,可使胰蛋白酶原变为有活性的胰蛋白酶（trypsin）,胰蛋白酶也能自身激活胰蛋白酶原而形成正反馈。此外,酸、组织液等也能使胰蛋白酶原活化。胰蛋白酶可激活糜蛋白酶原（chymotrypsinogen）为有活性的糜蛋白酶（chymotrypsin）,它们的作用极为相似,都能分解蛋白质为胨和䏡。当两者共同作用于蛋白质时,可将蛋白质消化为小分子多肽和游离氨基酸;糜蛋白酶还有较强的凝乳作用。

此外,正常胰液中含有以酶原形式存在的羧基肽酶、核糖核酸酶、脱氧核糖核酸酶等水解酶,也能被胰蛋白酶激活。激活后,羧基肽酶可作用于多肽末端的肽键,释放出具有自由羧基的氨基酸,核酸酶则可使相应的核酸部分水解为单核苷酸。

正常情况下,胰液中的蛋白水解酶并不消化胰腺本身,因为它们以无活性的酶原形式分泌,同时,腺泡细胞分泌的少量胰蛋白酶抑制物（trypsin inhibitor）可结合胰蛋白酶和糜蛋白酶形成无活性的化合物。当某种因素引起胰腺分泌急剧增加时,胰管内压力升高导致腺泡和胰小管破裂,渗入胰腺间质的胰蛋白酶原被组织液激活,再激活其他酶原,而磷脂酶 A_2 激活后还可破坏细胞膜,这些导致胰腺组织自身消化,发生急性胰腺炎。在正常情况下,只有少量胰淀粉酶和胰蛋白酶进入血液,但在急性胰腺炎时血液中的胰酶水平显著升高,因此检测血浆中胰淀粉酶或胰蛋白酶浓度是诊断急性胰腺炎的一个有价值的指标。

胰液由于含有水解糖、脂肪和蛋白质三类营养物质的消化酶,因而是最重要的消化液。当存在胰液分泌障碍时,即使其他消化液分泌都正常,食物中的脂肪和蛋白质仍不能完全消化和吸收,常可引起脂肪泻,但糖的消化和吸收一般不受影响。

（二）胰液分泌的调节

在非消化期,胰液几乎不分泌或很少分泌。进食后,胰液便开始分泌。所以,食物是刺激胰液分泌的自然因素。进食时胰液分泌受神经和体液双重调节,但以体液调节为主。

1. 神经调节   食物的性状、气味以及食物对口腔、食管、胃和小肠的刺激都可通过神经反射（包括条件反射和非条件反射）引起胰液分泌。反射的传出神经主要是迷走神经，通过其末梢释放 ACh 直接作用于胰腺腺泡细胞，或通过引起促胃液素的释放，间接引起胰腺分泌（图 6-12）。切断迷走神经或静脉注射阿托品阻滞迷走神经的作用均可显著减少胰液分泌。因为迷走神经对小导管细胞的作用较弱，所以迷走神经兴奋引起胰液分泌的特点是水和碳酸氢盐含量很少，而酶的含量却很丰富。

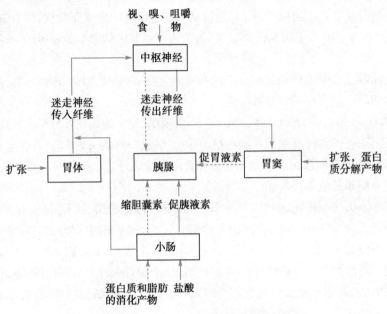

图 6-12   胰液分泌的神经和体液调节示意图
实线表示引起水样分泌；虚线表示引起酶的分泌。

内脏大神经（属交感神经）对胰液分泌的影响不明显。一方面，内脏大神经中的胆碱能纤维可促进胰液分泌，另一方面，由于去甲肾上腺素能纤维可促使胰腺血管收缩，导致胰液分泌的水源明显不足而影响胰液分泌。

2. 体液调节   调节胰液分泌的体液因素主要有促胰液素和缩胆囊素。

（1）促胰液素：是历史上第一个被发现的激素，当酸性食糜进入小肠后，可刺激小肠黏膜 S 细胞释放促胰液素。小肠上段黏膜含促胰液素较多，距幽门越远，含量越少。促胰液素主要作用于胰腺小导管上皮细胞，引起含水和 HCO_3^- 较多的胰液分泌，而酶的含量却很低。

引起促胰液素释放的因素中，盐酸是最强的刺激因素，其次为蛋白质分解产物和脂酸钠，糖类几乎没有刺激作用。引起小肠内促胰液素释放的 pH 在 4.5 以下。迷走神经兴奋不引起促胰液素释放。切除小肠的外来神经后，盐酸在小肠内仍能引起胰液分泌，说明促胰液素的释放不依赖于肠外来神经。

（2）缩胆囊素：食物中的蛋白和脂肪分解产物可刺激十二指肠及上段小肠黏膜的 I 细胞释放缩胆囊素，缩胆囊素作用于胰腺腺泡细胞 CCK_A 受体，引起含酶多的胰液分泌。因此缩胆囊素也称促胰酶素（pancreozymin，PZ）。引起缩胆囊素释放的因素按由强至弱的顺序为蛋白质分解产物、脂酸钠、盐酸、脂肪；糖类没有刺激作用。

缩胆囊素的另一重要作用是促进胆囊强烈收缩，排出胆汁。此外，缩胆囊素可促进胰腺组织蛋白质和核糖核酸的合成，发挥对胰腺组织的营养作用。

促胰液素和缩胆囊素间存在协同作用，促胃液素和 VIP 的作用也分别与缩胆囊素和促胰液素类似。迷走神经对促胰液素的分泌也有增强作用，而胰高血糖素和生长抑素可抑制促胰液素和缩胆囊素引起的胰液分泌，有活性的胰酶或碳酸氢钠可反馈性抑制胰酶分泌。因此，刺激因素与抑制因素之间的相互平衡，激素之间以及激素与神经之间的相互增强作用，对进餐时胰液的大量分泌具有重要意义。

二、胆汁的分泌和排出

肝细胞能持续分泌胆汁(bile),直接从肝细胞分泌的胆汁称为肝胆汁,在非消化期,肝胆汁大部分储存于胆囊内,称为胆囊胆汁。进食后,食物及消化液可刺激胆囊收缩,将储存于胆囊内的胆汁排入十二指肠。

(一)胆汁的性质、成分和作用

1. 胆汁的性质和成分 胆汁是一种有色、味苦、较稠的液体。成年人每日分泌胆汁 0.8~1.0L。肝胆汁呈金黄色,透明清亮,呈弱碱性(pH 7.4)。胆囊胆汁因水被重吸收发生浓缩而颜色加深,为深棕色,因 HCO_3^- 被吸收而呈弱酸性(pH 6.8)。胆汁中除 97% 的水外,还含有胆盐、卵磷脂、胆固醇和胆色素等有机物和 Na^+、K^+、Ca^{2+}、HCO_3^- 等无机物。胆汁是唯一不含消化酶的消化液。胆汁中最重要的成分是胆盐,其主要作用是促进脂肪的消化和吸收。胆固醇是肝脏脂肪代谢的产物,胆色素是血红素的分解产物,其主要成分胆红素为金黄色,是决定胆汁颜色的主要成分。

胆盐与卵磷脂都是双嗜性分子,胆盐的疏水性表面朝向内部,而亲水性一面朝外与水接触,围成圆筒状,因而可聚合成微胶粒,胆固醇可溶入微胶粒中。卵磷脂是胆固醇的有效溶剂,胆固醇的溶解量取决于胆汁中它与卵磷脂的适当比例。当胆固醇含量过多或卵磷脂含量过少时,胆固醇便从胆汁中析出而形成胆固醇结石。胆汁中胆固醇含量部分与脂肪的摄入量有关,长期高脂饮食者易发生胆结石。另外,胆汁中绝大部分胆红素在正常情况下以溶于水的结合形式(双葡萄糖醛酸胆红素)存在,仅约 1% 以不溶于水的游离形式存在,后者能与 Ca^{2+} 结合成胆红素钙而发生沉淀,在某些情况下游离型胆红素增多,便有可能形成胆红素结石。

2. 胆汁的作用 主要是促进脂肪的消化和吸收。

(1)促进脂肪的消化:胆汁中的胆盐、卵磷脂和胆固醇等均可作为乳化剂,包围脂肪颗粒,降低脂肪的表面张力,使脂肪乳化成 3~10μm 的微滴分散在水性的肠液中,因而可增加胰脂肪酶的作用面积,促进脂肪的分解消化。

(2)促进脂肪和脂溶性维生素的吸收:脂肪分解产物不易穿过小肠绒毛表面覆盖着的不流动静水层到达肠黏膜表面被上皮细胞吸收,但脂肪分解产物可掺入由胆盐聚合成的微胶粒中,形成水溶性的混合微胶粒(mixed micelle),进而容易穿过静水层而到达肠黏膜表面被吸收。该作用也有助于脂溶性维生素 A、D、E、K 的吸收。

(3)中和胃酸及促进胆汁自身分泌:胆汁排入十二指肠后,可中和一部分胃酸。进入小肠的胆盐绝大部分由回肠黏膜吸收入血,通过门静脉回到肝脏再形成胆汁,这一过程称为胆盐的肠肝循环(enterohepatic circulation)。返回到肝脏的胆盐可刺激肝胆汁分泌,称为胆盐的利胆作用(图 6-13)。

(二)胆汁分泌和排出的调节

食物对胆汁分泌的刺激以高蛋白食物刺激作用最强,高脂肪和混合食物次之,而糖类食物作用最弱。胆汁的分泌和排出受神经和体液因素的调节,以体液调节为主。

1. 神经调节 进食动作或食物对胃、小肠黏膜的刺

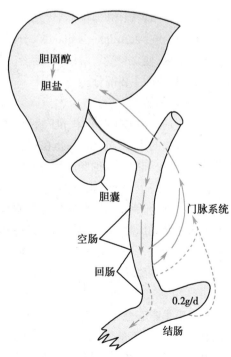

图 6-13 胆盐的肠肝循环示意图
实线表示来自肝脏的胆盐,虚线表示由细菌作用产生的胆盐,合成胆盐的正常速率是 0.2g/d 左右。

胆固醇
胆盐
胆囊
门脉系统
空肠
回肠
0.2g/d
结肠

激均可通过神经反射引起肝胆汁分泌少量增加,胆囊收缩轻度加强。反射的传出途径是迷走神经,通过其末梢释放的 ACh 直接作用于肝细胞和胆囊,增加胆汁分泌和引起胆囊收缩,也可通过促胃液素的释放,间接引起胆汁分泌增加。

2. **体液调节**　有多种体液因素参与调节胆汁的分泌和排出。

(1)促胃液素:可通过血液循环作用于肝细胞和胆囊,引起肝胆汁分泌和胆囊收缩;也可先引起盐酸分泌,然后由盐酸作用于十二指肠黏膜,引起促胰液素分泌,进而促进胆汁分泌。

(2)促胰液素:主要作用是促进胆管上皮分泌大量的水和 HCO_3^-,对肝胆汁的分泌也有一定的刺激作用,而刺激肝细胞分泌胆盐的作用不显著。

(3)缩胆囊素:可通过血液循环作用于胆囊平滑肌和壶腹括约肌,引起胆囊收缩,壶腹括约肌舒张,促使胆汁排出;此外,也有较弱的促胆汁分泌的作用。

(4)胆盐:通过肠 - 肝循环返回肝脏的胆盐可刺激肝胆汁分泌,每天肝胆汁的分泌量高度依赖于肠 - 肝循环中胆盐的回收量。胆盐是临床上常用的利胆药之一,但胆盐对胆囊的运动并无明显影响。

(三)胆囊的功能

胆囊的主要功能是:①储存和浓缩胆汁。在非消化期,壶腹括约肌收缩而胆囊舒张,因而肝胆汁经胆囊管流入胆囊内储存;在储存期,胆囊黏膜能吸收其中的水和无机盐类,使胆汁浓缩 4~10 倍。慢性胆囊炎时,黏膜炎症影响黏膜的吸收能力,从而易于增加胆固醇的浓度,形成晶体。胆囊被摘除后,小肠内消化和吸收并无明显影响,这是因为肝胆汁可直接流入小肠。②调节胆管内压和排出胆汁。胆囊的收缩和舒张可调节胆管内压力。当壶腹括约肌收缩时,胆囊舒张,肝胆汁流入胆囊,胆管内压无明显升高;当胆囊收缩时,胆管内压力升高,壶腹括约肌舒张,胆囊内胆汁排入十二指肠。

三、小肠液的分泌

小肠内有两种腺体,即位于十二指肠黏膜下层的十二指肠腺和分布于整个小肠黏膜层的小肠腺。前者又称布伦纳腺(Brunner's glands),分泌含黏蛋白的碱性液体,黏稠度很高,其主要作用是保护十二指肠黏膜上皮,使之免受胃酸侵蚀;后者又称李氏腺(crypts of Lieberkühn),分泌成分接近细胞外液的液体,为小肠液的主要部分。

(一)小肠液的性质、成分和作用

小肠液是一种弱碱性液体,pH 约为 7.6,渗透压与血浆相等。成年人每日分泌量为 1~3L。小肠液的成分为大量的水、无机盐及黏蛋白,肠上皮细胞分泌入肠腔的 IgA(免疫球蛋白 A),潘氏细胞分泌的溶菌酶,肠上皮细胞分泌的肠激酶等有机物。小肠分泌的液体很快被吸收,这个过程为小肠内营养物质的吸收提供一个大容量媒介。

近年来认为,真正由小肠腺分泌的酶只有肠激酶一种,但在小肠上皮细胞的刷状缘和上皮细胞内含有分解寡肽的肽酶、分解双糖的蔗糖酶和麦芽糖酶等,这些酶可分别将胰酶消化产生的寡肽和双糖进一步分解为氨基酸和单糖,因此,小肠本身对食物的消化是在小肠上皮细胞的纹状缘或上皮细胞内进行。但当这些酶随脱落的肠上皮细胞进入肠腔后,则对小肠内消化不再起作用。

(二)小肠液分泌的调节

小肠液呈常态性分泌,但在不同条件下,分泌量和性状可有很大变化。小肠黏膜对扩张性刺激最为敏感,小肠内食糜的量越多,分泌也越多。食糜对局部黏膜的机械性刺激和化学性刺激均可通过肠神经丛的局部反射引起小肠液分泌。刺激迷走神经可引起十二指肠腺分泌,但对其他部位的肠腺作用并不明显。只有切断内脏大神经(阻滞交感神经的抑制性影响)后,刺激迷走神经才能引起小肠液分泌。

此外,促胃液素、促胰液素、缩胆囊素和血管活性肠肽等都能刺激小肠液分泌。

四、小肠的运动

(一) 小肠的运动形式

1. **紧张性收缩** 是小肠进行其他运动的基础,并使小肠保持一定的形状和位置。当小肠紧张性增高时,肠内容物的混合与运送速度增快;而当小肠紧张性降低时,肠内容物的混合与运送速度减慢。

2. **分节运动**(segmental motility) 是一种以环行肌为主的节律性收缩和舒张交替进行的运动。这种形式的运动表现为食糜所在肠道的环行肌以一定的间隔交替收缩,把食糜分割成许多节段;随后,原收缩处舒张,原舒张处收缩,使原来节段的食糜分成两半,邻近的两半合在一起,形成新的节段。如此反复,食糜得以不断分开,又不断混合(图 6-14)。空腹时分节运动几乎不存在,食糜进入小肠后逐步加强。由上至下,小肠的分节运动存在频率梯度,小肠上部频率较高,在十二指肠约为 11 次 /min,向小肠远端逐步降低,至回肠末端减为 8 次 /min。分节运动的意义在于:①使食糜与消化液充分混合,有利于化学性消化;②增加食糜与小肠黏膜的接触,并不断挤压肠壁以促进血液和淋巴回流,有助于吸收;③分节运动本身对食糜的推进作用很小,但分节运动的频率梯度对食糜有一定推进作用。

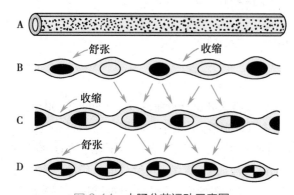

图 6-14 小肠分节运动示意图
A. 肠管表面观;B、C、D. 肠管纵切面观,表示不同阶段的
食糜节段分割与合拢的情况。

3. **蠕动** 可发生在任何部位,推进速度为 0.5~2.0cm/s,行进数厘米后消失。其作用是将食糜向小肠远端推进一段后,在新的肠段进行分节运动。此外,有一种传播很快(2~25cm/s)、很远的运动,称为蠕动冲(peristaltic rush),可一次把食糜从小肠始段推送到末端,有时可推送到大肠。蠕动冲由进食时的吞咽动作或食糜进入十二指肠引起。有时在回肠末段可出现一种与一般蠕动方向相反的逆蠕动,其作用是防止食糜过早通过回盲瓣进入大肠,增加食糜在小肠内的停留时间,以便于对食糜进行更充分的消化和吸收。小肠蠕动时,用听诊器在腹部可听诊到咕噜声(或气过水声),称为肠鸣音,它的强弱可反映肠蠕动的状况:当腹泻时,肠蠕动增强,肠鸣音亢进;相反,肠麻痹时,肠鸣音减弱或消失。因此,肠鸣音可作为临床手术后肠运动功能恢复的一个客观指标。

小肠在非消化期也存在与胃相同的周期性 MMC,它是胃 MMC 向下游传播而形成的,其意义与胃 MMC 相似。

(二) 小肠运动的调节

小肠的运动主要受肌间神经丛的调节,食糜对肠黏膜的机械、化学性刺激,可通过局部反射使运动加强。一般副交感神经兴奋时肠壁的紧张性升高,蠕动加强,而交感神经的作用则相反。高级中枢也影响小肠的运动,比如情绪影响肠道运动。体液因素中,促胃液素、P 物质、脑啡肽、5- 羟色胺可促进小肠的运动,促胰液素、生长抑素和肾上腺素则起抑制作用。

（三）回盲括约肌的功能

回肠末端与盲肠交界处的环行肌明显加厚,称为回盲括约肌。该括约肌平时保持轻度的收缩状态,使回肠末端内压力升高,高于大肠内压力：一方面可防止小肠内容物过快排入大肠,有利于小肠的完全消化和吸收；另一方面能防止大肠内容物倒流,防止结肠内细菌进入回肠。食物入胃后,可通过胃-回肠反射使回肠蠕动加强,当蠕动波到达近回盲括约肌数厘米处时括约肌舒张,这样,当蠕动波到达时,约有 4ml 内容物被推入大肠。肠内容物对盲肠的机械性扩张刺激也可通过壁内神经丛的局部反射,使回盲括约肌收缩。

第五节　肝脏的消化功能和其他生理作用

肝脏是人体内最大的内脏器官和消化腺,也是体内新陈代谢的中心站,被称为"人体化工厂"。肝脏具有丰富的生理功能,对于维持生命活动必不可少。

一、肝脏的功能特点

（一）肝脏的血液供应

肝脏的血液供应极为丰富,成年人肝每分钟血流量有 1 500~2 000ml,其所含血液量相当于人体血液总量的 14%。肝脏有两条入肝的血管,一条来自收集腹腔内脏血液的门静脉,另一条来自富含 O_2 的肝动脉,占肝血供的 1/4,两种血液在窦状隙内混合。肝动脉的 O_2 被肝细胞摄取利用,而消化道吸收的丰富营养物质经门静脉入肝,被加工、储存或转运；同时,门静脉血中的有害物质及微生物抗原性物质也在肝内被解毒或清除。流经肝脏的血液最后由肝静脉进入下腔静脉而回到心脏。正常时肝内静脉窦可储存一定量的血液,机体失血时可从窦内排出较多的血液,补充循环血量。

（二）肝脏的代谢特点

肝脏的主要功能是进行三大营养物质的代谢,包括糖的分解和糖原合成、蛋白质及脂肪的分解与合成,以及维生素和激素的代谢等。这些活跃的代谢活动依赖于肝脏丰富的肝血窦、细胞器、酶类和酶体系。肝脏内的酶蛋白含量约占肝内总蛋白量的 2/3,大体可分为两类：①肝内和肝外组织均有的酶,如磷酸化酶、碱性磷酸酶、氨基转移酶和胆碱酯酶等；②仅存在于肝内的酶,如组氨酸酶、山梨醇脱氢酶、精氨酸酶、鸟氨酸氨基甲酰基转移酶等。

二、肝脏主要的生理功能

肝脏具有分泌胆汁,吞噬和防御,制造凝血因子,调节血容量及水电解质平衡,产生热量等多种功能。在胚胎时期肝脏还有造血功能。

（一）肝脏分泌胆汁的功能

如前所述,肝细胞分泌的胆汁可促进脂肪在小肠内的消化和吸收。若无胆汁,食入的脂肪将有40% 从粪便中丢失,且伴有脂溶性维生素吸收不良。有害物质也伴随着胆汁的分泌被排泄。

（二）肝脏在物质代谢中的功能

1. 肝与糖代谢　单糖经小肠黏膜吸收后,由门静脉到达肝脏,在肝内转变为肝糖原储存。在空腹时,肝糖原可以分解以维持血糖浓度；在饥饿时,肝脏可以通过糖异生将非糖物质转化为糖。因此,肝脏对于维持血糖浓度的稳定有很重要的作用。

2. 肝与蛋白质代谢 肝脏是合成蛋白质、分解氨基酸、清除血氨及胺类的重要场所。除了 γ 球蛋白主要在肝外由免疫细胞合成外,约 90% 的血浆蛋白在肝脏合成,而血浆蛋白对于体内各种组织蛋白的更新、血浆胶体渗透压的维持、物质的转运等非常重要。肝脏将氨基酸代谢产生的氨或肠道内细菌产生的氨合成尿素,经肾脏排出体外,所以肝病时血浆蛋白减少,血氨升高。

3. 肝与脂肪代谢 脂肪的消化、吸收、分解、合成和运输离不开肝脏:肝分泌胆汁促进脂肪吸收,分解、氧化脂肪酸;胆固醇可在肝脏进行合成、代谢及酯化。肝脏还是体内脂肪酸、磷脂合成的主要器官之一,肝细胞调节人体内血脂各种成分的比例。当脂肪代谢紊乱时,可使脂肪堆积于肝脏内形成脂肪肝。

4. 肝与维生素代谢 肝脏是维生素 A、C、D、E、K、B_1、B_6、B_{12},烟酸,叶酸等多种维生素储存和代谢的场所,人体 95% 的维生素 A 储存在肝内。多种维生素参与辅酶的合成,而维生素 K 参与合成凝血因子 Ⅱ、Ⅶ、Ⅸ、Ⅹ,肝脏疾病(如肝硬化)时凝血因子合成减少,可能引起凝血功能障碍。

5. 肝与激素代谢 正常情况下多种激素在发挥调节作用后,主要在肝中转化、降解和失去活性。肝病患者可出现雌激素灭活障碍,引起男性乳房发育、女性月经不调及性征改变等。如果出现醛固酮和血管升压素灭活障碍,则可引起水钠潴留而发生水肿。

(三)肝脏的解毒功能

门静脉收集来自腹腔的血液,血液中的有害物质及微生物抗原性物质在肝内被解毒和清除。肝脏是机体的主要解毒器官,通过解毒作用使有毒物质的毒性丧失或降低,或增加其溶解度,随胆汁或尿液排出体外。肝脏解毒主要有以下四种方式。

1. 化学作用 如氧化、还原、分解、结合和脱氧作用。例如,氨是一种有毒的代谢产物,它可在肝内被合成尿素,随尿排出体外。有毒物质与葡糖醛酸、硫酸、氨基酸等结合可变成无毒物质。

2. 分泌作用 一些重金属如汞,以及来自肠道的细菌可随胆汁分泌排出。

3. 蓄积作用 某些生物碱(如士的宁、吗啡等)可蓄积于肝脏,然后肝脏逐渐少量释放这些物质,以减少中毒。

4. 吞噬作用 肝细胞中含有大量的有很强吞噬能力的库普弗细胞(Kupffer cell),能吞噬病菌、保护肝脏。

(四)肝脏的防御和免疫功能

肝脏是最大的网状内皮细胞吞噬系统。肝静脉窦内皮层含有大量的库普弗细胞,能吞噬血液中的异物、细菌、染料及其他颗粒物质。肠黏膜受损时,致病性抗原物质可穿过肠黏膜而进入肠壁内的毛细血管和淋巴管,其中大分子抗原可经淋巴液至肠系膜淋巴结,而小分子抗原则主要经过门脉微血管至肝脏,被肝脏内的单核-巨噬细胞吞噬,经过处理的抗原物质可刺激机体的免疫反应。

三、肝脏功能的储备及肝脏的再生

肝脏具有巨大的功能储备。动物实验证明,当肝脏被切除 70%~80% 后,并不出现明显的生理功能紊乱,且残余的肝脏可在 3 周(大鼠)至 8 周(狗)内生长至原有大小,这称为肝脏的再生。由此可见,肝脏的功能储备和再生能力相当惊人。

肝脏在部分切除后能迅速再生,并在达到原有大小时便停止再生,其机制尚不清楚。近年来从肝脏内分离出两种与肝脏再生有关的物质:一种物质能刺激肝脏再生(如肝细胞生长因子),引起 DNA 和蛋白质合成增加;另一种则抑制肝细胞再生(如转化生长因子 β)。可以推想,对于正常动物,抑制性物质的作用可能较强;而对于肝脏被部分切除的大鼠,促进再生的物质作用较强。

某些激素对肝再生也有重要作用:摘除动物的垂体或肾上腺,均可降低肝细胞的再生能力;而给予生长激素或肾上腺皮质激素,则可恢复其再生能力;若在食料中加入甲状腺浸膏,也可促进肝细胞再生。胰岛素对肝再生也有重要作用。

第六节　大肠的功能

大肠的功能主要是吸收水、无机盐及细菌合成的维生素 B、维生素 K、叶酸等物质,形成和储存粪便。从食物摄入到消化残渣大部分被排出体外约需 72h。

一、大肠液的分泌

大肠液由肠黏膜表面的柱状上皮细胞和杯状细胞分泌,富含黏液,还含有水、K^+ 和 HCO_3^-,pH 为 8.3~8.4,主要作用在于其中的黏液蛋白能保护肠黏膜和润滑粪便。

大肠液的分泌主要由食物残渣对肠壁的机械性刺激引起,某些因素也可刺激大肠黏膜引起肠液分泌,比如当大肠黏膜受到严重的细菌感染时,大肠黏膜会分泌大量的水和电解质来稀释和冲刷肠道内的刺激因子,引起腹泻。副交感神经(盆神经)兴奋可使分泌增加,而刺激交感神经可使正在进行的分泌减少。尚未发现重要的体液调节因素。

二、大肠的运动和排便

大肠的运动少而慢,对刺激的反应也较迟缓,这些特点与大肠主要形成和储存粪便的功能相适应。

(一) 大肠运动的形式

1. 袋状往返运动　多发生于近端结肠,是在空腹和安静时最常见的一种运动形式。当结肠环行肌收缩时,纵行肌(结肠带)也收缩,这样使邻近未收缩的结肠段形成许多呈袋状的节段,因此这种收缩称为袋状收缩(haustral contraction)。袋状收缩在不同结肠段间反复发生,将大肠内容物不断混合,形成袋状往返运动(haustral shuttling),可使肠内容物与肠黏膜充分接触,以利于水和无机盐的吸收。

2. 分节推进和多袋推进运动　分节推进运动是指环行肌有规律地收缩,将一个结肠袋内容物推移到邻近肠段,收缩结束后,肠内容物不返回原处。如果一段结肠上同时发生多个结肠袋的收缩,并且其内容物被推移到下一段,则称为多袋推进运动。进食后或副交感神经兴奋时可见这种运动。

3. 蠕动　由一些稳定向前的收缩波所组成。收缩波前方的肌肉舒张,往往充有气体;收缩波的后面则保持在收缩状态,使这段肠管闭合并排空。短距离的蠕动常见于远端结肠,传播速度约为 5cm/h。大肠还有一种进行很快且前进很远的蠕动,称为集团蠕动(mass peristalsis)。它通常始于横结肠,可将一部分肠内容物推送至降结肠或乙状结肠。集团蠕动常见于餐后,最常发生在早餐后 1h 内,可能是食物入胃或十二指肠,通过内在神经丛引起胃 - 结肠反射和十二指肠 - 结肠反射引起。当结肠黏膜发生肠炎时也可引起持续的集团蠕动。

结肠平滑肌的运动受到外来神经和肠神经系统的调节。

(二) 排便

随着大肠内容物中的部分水、无机盐等被大肠黏膜吸收,大肠内的细菌也对未消化和不消化的食物残渣进行发酵和腐败,分解后的食物残渣、大量的细菌、脱落的肠上皮细胞等形成粪便。粪便中还含有肝排出的胆色素衍生物,是粪便呈现颜色的原因。此外,由血液通过肠壁排至肠腔中的某些金属,如钙、镁、汞等的盐类也随粪便排出体外。

正常情况下,直肠内通常没有粪便,粪便主要储存于结肠下部。当肠蠕动将粪便推入直肠时,可扩张直肠,刺激壁内的感受器,冲动沿盆神经和腹下神经传至腰、骶段脊髓的初级排便中枢,同时上传到大脑皮质引起便意。若条件许可,即可发生排便反射(defecation reflex)。排便反射时冲动由盆神经传出,使降结肠、乙状结肠和直肠收缩,肛门内括约肌舒张;阴部神经传出冲动减少,使肛门外括约肌舒张,同时腹肌和膈肌收缩,腹内压增加,盆底肌舒张,粪便被排出体外。大脑皮质可发出冲动抑制排便反射,以抑制排便,此时还可出现直肠逆蠕动,使粪便退回降结肠。正常人的直肠对粪便的机械性扩张刺激具有一定的感觉阈,达到阈值可引起便意。若经常制止便意,直肠对粪便刺激的敏感性会逐渐降低,加之粪便在结肠内停留过久,水分吸收过多而变得干硬,引起排便困难,这是产生功能性便秘最常见的原因。

通过深吸气增加腹压的方式可帮助排便,但会引起胸膜腔负压升高,导致一过性血压升高,随后静脉回流减少,回心血量减少而使血压下降,可引起心血管疾病患者或老年人发生脑卒中或心脏病急性发作。多糖纤维能与水结合形成凝胶,限制水的吸收,增加粪便体积,刺激肠运动,缩短粪便在大肠内停留的时间,以减少有害物质对胃肠和整个机体的影响,因此适当增加食物中纤维素的含量可预防便秘、痔疮、结肠癌等疾病的发生。膳食纤维还可吸收胆汁酸,增加其在粪便中的含量,减少通过肠 - 肝循环回收的胆盐,肝脏需要利用血浆胆固醇合成新的胆汁酸,分泌胆汁时有1~2g胆固醇会从血液中清除,因此有利于降低血浆胆固醇水平。

（三）大肠内细菌的活动

大肠内酸碱度和温度较适合于一般细菌的繁殖和活动,定植着大量来自食物和空气中的细菌,这些细菌通常不致病。粪便中细菌量约占粪便固体重量的 20%~30%。细菌分解糖及脂肪的发酵作用产生乳酸、乙酸、CO_2、甲烷、脂肪酸、甘油、胆碱等;对蛋白质的腐败作用产生胨、氨基酸、NH_3、H_2S、组胺、吲哚等,其中有的成分经由肠壁吸收后到肝脏进行解毒。此外,大肠内的细菌还能利用肠内较为简单的物质来合成维生素 B_1、B_2、B_{12} 和维生素 K,这些维生素可被人体吸收利用,特别是细菌合成的维生素 K,对于补充维持人体正常血液凝固功能所需的维生素 K 非常重要。

第七节 吸　　收

食物经过消化后,其消化产物及水、无机盐、维生素等需要通过消化道黏膜上皮细胞进入血液和淋巴液,才能被运送到全身各处而被机体利用。

一、吸收的部位和途径

消化道不同部位的结构和功能特点,以及食物在消化道各部位被消化的程度和停留时间的不同决定了消化道不同部位具备不同的吸收能力和吸收速度(图 6-15)。除了一些脂溶性药物能透过口腔黏膜入血外,食物在口腔和食管内一般不被吸收。在胃内,只有乙醇、少量水和某些药物被吸收。如本章第六节"大肠的功能"所述,大肠主要吸收食物残渣中的水和无机盐。小肠是吸收的主要部位,这是因为:①糖、脂肪、蛋白质已在小肠内被消化为小分子物质。②吸收面积大。正常成年人的小肠长 4~5m,小肠内面有许多环状皱襞,皱襞上有大量长 0.5~1.5mm 的绒毛,每一条绒毛的外表面覆盖着一层柱状上皮细胞,而每一个柱状上皮细胞的顶端膜上约有 1 700 条微绒毛。这些结构使小肠的吸收面积比同样长短的简单圆筒的面积增加约600 倍,可达 200~250m²。③小肠绒毛内部含有丰富的毛细血管、毛细淋巴管(中央乳糜管)、平滑肌纤维和神经纤维网,消化期内,小肠绒毛节律性地伸缩和摆动可促进毛细血管和毛细淋巴管内的液体回流入血或淋巴液。④食物在小肠内停留的时间长,一般为 3~8h,有利于充分吸收。

　　小肠内的营养物质和水主要经过两条途径进入淋巴液或血液:①跨细胞途径(transcellular pathway)是指肠腔内物质由小肠绒毛柱状上皮细胞顶端膜进入细胞,再通过细胞基底侧膜进入细胞外间隙,再进入血液和淋巴;②细胞旁途径(paracellular pathway),即肠腔内物质通过小肠上皮细胞间的紧密连接进入细胞间隙,再进入血液和淋巴液(图 6-16)。营养物质通过质膜的机制包括被动转运、主动转运及胞饮等,有些物质需要几种方式配合才能被吸收,同一种物质也可同时经两条途径被吸收。

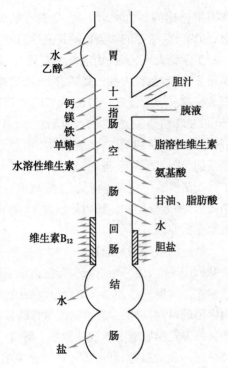

图 6-15　各种物质在小肠的吸收部位示意图

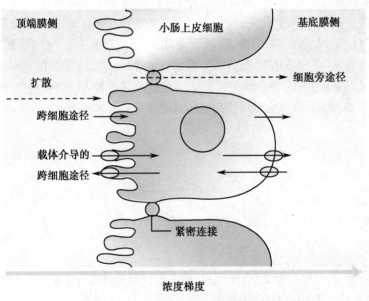

图 6-16　小肠黏膜吸收水和小的溶质的途径示意图

二、小肠内主要物质的吸收

(一) 水的吸收

　　正常情况下,人体每天摄入的水几乎完全被吸收,随粪便排出的水仅为 100~200ml。肠内营养物质和电解质的吸收,特别是 NaCl 的主动吸收所产生的渗透压梯度是水吸收的主要动力。水分子很小,能自由通过细胞膜和细胞间的紧密连接,在渗透作用下通过跨细胞途径和细胞旁途径被吸收入血。在十二指肠和空肠上部,水从肠腔进入血液和从血液进入肠腔的量都很大,因此肠腔内液体的减少并不明显。在回肠,离开肠腔的液体量比进入的多,因而肠内容物量大为减少。

（二）无机盐的吸收

1. 钠的吸收 成年人每天经口摄入的 Na^+ 是 5~8g,每天分泌入消化液中的 Na^+ 为 20~30g,而每日大肠吸收的总 Na^+ 为 25~35g,说明 95%~99% 的 Na^+ 被吸收。

小肠绒毛上皮顶端膜上存在着多种 Na^+ 与有机溶质(葡萄糖、氨基酸等)或 Cl^-、H^+ 共同结合的同向转运或逆向转运体。小肠上皮细胞的基底侧膜上的钠泵是小肠绒毛上皮顶端膜吸收 Na^+ 的动力。钠泵的活动造成细胞内低 Na^+,且小肠绒毛上皮细胞内的电位较膜外肠腔内负约 40mV,Na^+ 借助顶端膜转运体顺电 - 化学梯度以易化扩散的形式进入细胞;进入细胞内的 Na^+ 在基底侧膜经钠泵主动转运出细胞,进入组织间液,随后进入血液。在 Na^+ 顺电 - 化学梯度通过转运体进入肠上皮细胞的同时也将葡萄糖和氨基酸等转运入细胞。因此,Na^+ 的吸收为葡萄糖和氨基酸的吸收提供动力,而葡萄糖和氨基酸的存在也促进 Na^+ 吸收。在临床进行口服补液治疗时,加入葡萄糖的目的即在于促进 Na^+ 吸收,进而促进渗透压梯度的建立,增加水的吸收。

2. 铁的吸收 成年人每日吸收铁约 1mg,主要吸收部位是十二指肠和空肠。铁的吸收与机体对铁的需要量有关,当服用相同剂量的铁后,缺铁患者可比正常人的铁吸收量高 2~5 倍。食物中的铁分为血红素铁和非血红素铁(Fe^{2+},Fe^{3+}),非血红素铁绝大部分是 Fe^{3+},不易被吸收,当它还原为 Fe^{2+} 时则较易被吸收,因此还原剂(如维生素 C)能促进铁的吸收。铁在酸性环境中易溶解而便于被吸收,故胃液中的盐酸有促进铁吸收的作用,胃大部切除的患者可伴发缺铁性贫血。食物中的草酸等可与铁形成不溶性的化合物而妨碍铁的吸收。

肠腔中的血红素以入胞方式进入细胞,在胞质中经血红素加氧酶的作用释放出 Fe^{2+}。小肠上皮细胞顶端膜上存在的二价金属转运体 1(divalent metal transporter 1,DMT1)能将 Fe^{2+}(细胞纹状缘上的铁还原酶能将 Fe^{3+} 还原为 Fe^{2+})转运入细胞内,进入细胞内的 Fe^{2+} 一部分与细胞基底侧膜中存在的铁转运蛋白 1(ferroportin 1,FP1)结合转运出细胞,进入血液。另一部分 Fe^{2+} 被氧化为 Fe^{3+},并与细胞内的脱铁铁蛋白(apoferritin)结合成铁蛋白(ferritin,Fe-BP),暂时储存在细胞内。肠黏膜吸收铁的能力取决于黏膜细胞内的含铁量。当铁缺乏时,脱铁铁蛋白含量减少,铁的储存减少,可刺激铁的吸收。这样,存积在黏膜细胞内的铁量就成为再吸收铁的抑制因素。这种平衡吸收机制既保证肠黏膜对铁的吸收能力,又能防止铁的过量吸收而形成铁超载(iron overload)。

3. 钙的吸收 食物中的钙大部分随粪便排出,仅 20%~30% 被吸收。食物中的钙须成为 Ca^{2+} 形式才能被吸收。肠内容物 pH 为 3 时,钙呈离子状态,最易被吸收;但肠内容物中磷酸过多时,钙成为不溶解的磷酸钙则不能被吸收。Ca^{2+} 吸收可被维生素 D 和机体对钙的需要量调节。1,25- 二羟维生素 D_3 可通过调控与 Ca^{2+} 吸收相关的蛋白质的基因表达来影响 Ca^{2+} 吸收。儿童和哺乳期妇女对钙的需要量增大,从而 Ca^{2+} 吸收增多。此外,脂肪分解释放的脂肪酸可与 Ca^{2+} 结合成钙皂,后者可和胆汁酸结合形成水溶性复合物而被吸收。

小肠黏膜对 Ca^{2+} 的吸收以跨上皮细胞及细胞旁途径进行。十二指肠是跨上皮细胞主动吸收 Ca^{2+} 的主要部位,小肠各段都可通过细胞旁途径被动吸收 Ca^{2+},但经细胞旁途径吸收的 Ca^{2+} 更多,部位以空肠和回肠为主。Ca^{2+} 吸收的跨上皮细胞途径包括以下三个步骤:①肠腔内的 Ca^{2+} 经上皮细胞顶端膜中特异性钙通道顺电 - 化学梯度进入细胞;②进入胞质内的 Ca^{2+} 迅速与钙结合蛋白(calcium-binding protein,CaBP 或 calbindin)结合,以维持胞质中低水平的游离 Ca^{2+} 浓度,避免扰乱细胞内的信号转导和其他功能;③与钙结合蛋白结合的 Ca^{2+} 被运送到基底侧膜处时,与 CaBP 分离,通过基底侧膜中的钙泵和 Na^+-Ca^{2+} 交换体被转运出细胞,然后进入血液。

4. 阴离子的吸收 小肠内的主要阴离子 Cl^- 和 HCO_3^- 的吸收依赖于由钠泵产生的电位差(肠腔内为负电位,细胞内为正电位),但负离子也可独立进行跨膜移动。

（三）糖的吸收

肠道中的单糖主要是葡萄糖、半乳糖和果糖。各种单糖的吸收速率有很大差异,其中己糖的吸收很快,戊糖很慢。在己糖中又以半乳糖和葡萄糖的吸收最快,果糖次之,甘露糖最慢。大部分单糖的吸收是逆浓度差的主动转运过程。在小肠黏膜上皮细胞刷缘膜中存在 Na^+ - 葡萄糖、Na^+ - 半乳糖的同向转运体,能利用 Na^+ 顺电 - 化学梯度扩散释放的势能将葡萄糖或半乳糖从肠腔转运入细胞内,属继发性主动转运,进入细胞的单糖则以经载体易化扩散的方式离开细胞进入组织间液(图 6-17)。果糖通过易化扩散进入肠绒毛上皮细胞,不伴随 Na^+ 的同向转运,因此其吸收速率比葡萄糖和半乳糖低。

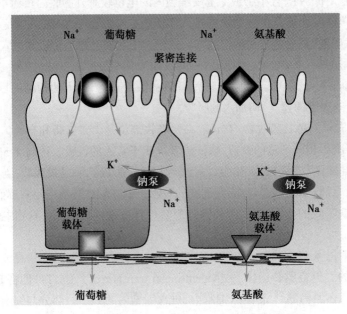

图 6-17　葡萄糖和氨基酸在小肠黏膜的吸收示意图

(四) 蛋白质的吸收

食物中的蛋白质经消化分解为氨基酸后,几乎全部被小肠吸收。蛋白质经加热处理后因变性而易于被消化,未经加热处理的蛋白质则较难被消化,须到达回肠后才基本被吸收。

氨基酸的吸收与单糖相似,自肠腔进入上皮细胞的过程也属于继发性主动转运(见图 6-17)。小肠绒毛上皮细胞刷状缘上目前已确定有分别转运中性、酸性或碱性氨基酸的三种氨基酸转运体。中性氨基酸的转运速度快于酸性或碱性氨基酸。进入上皮细胞的氨基酸以易化扩散方式进入组织间液,经血液为机体利用。当蛋白质被小肠吸收后,门静脉血液中的氨基酸含量会即刻增高。

小肠黏膜上皮细胞刷状缘膜中还存在二肽和三肽转运系统,进入细胞内的二肽和三肽可被细胞内的二肽酶和三肽酶进一步分解为氨基酸,再进入循环血液。

此外,少量小分子食物蛋白可通过胞饮作用完整地进入血液。婴幼儿可通过这种方式吸收母体初乳中的 IgA,产生被动免疫。但随年龄增长,未经消化的蛋白质吸收后可作为抗原引起过敏反应或中毒反应。

(五) 脂肪的吸收

在小肠内,脂类被消化为脂肪酸、甘油单酯、胆固醇等。含少于 10~12 个碳原子的中、短链脂肪酸脂溶性高,可直接经绒毛上皮细胞扩散入血。含 10~12 个碳原子以上的长链脂肪酸和甘油单酯、胆固醇等不溶于水,通过淋巴途径被吸收,当脂肪消化产物与胆盐形成的混合微胶粒通过小肠绒毛上皮细胞表面的静水层到达上皮细胞顶端膜后,甘油单酯、脂肪酸和胆固醇等释出并进入细胞。长链脂肪酸及甘油单酯在滑面内质网中大部分重新合成为甘油三酯,并与细胞中生成的载脂蛋白和磷脂结合形成乳糜微粒(chylomicron),随后进入高尔基复合体中,被质膜结构包裹而形成囊泡。当囊泡移行至细胞底侧膜时便与细胞膜融合,以出胞的方式释出其中的乳糜微粒,进入细胞间液的乳糜微粒以扩散方式进入淋巴循环(图 6-18)。膳食中的动、植物油中长链脂肪酸较多,故吸收以淋巴途径为主。

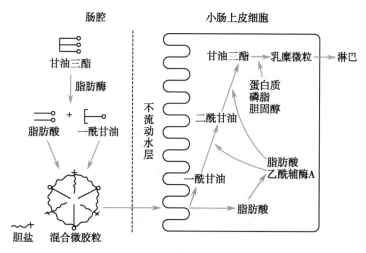

图 6-18 脂类在小肠内被消化和吸收的示意图

(六) 胆固醇的吸收

进入肠道的胆固醇主要来自食物的酯化胆固醇和来自胆汁的游离胆固醇。酯化胆固醇被胰液中的胆固醇酯酶分解为游离胆固醇。游离胆固醇的吸收与长链脂肪酸及甘油单酯类似,也是经由淋巴途径进入循环血液。

胆固醇的吸收受很多因素影响,食物中胆固醇的含量越高,吸收也越多,但两者不成线性关系。食物中的脂肪和脂肪酸可促进胆固醇的吸收,而各种植物固醇(如豆固醇、β- 谷固醇)则可竞争性抑制其吸收。食物中不能被利用的纤维素、果胶、琼脂等易与胆盐结合而形成复合物,可阻碍微胶粒的形成,从而降低胆固醇的吸收。抑制细胞载脂蛋白合成的物质可妨碍乳糜微粒的形成而减少胆固醇的吸收。

(七) 维生素的吸收

大部分维生素在小肠上段被吸收,只有维生素 B_{12} 是在回肠被吸收。大多数水溶性维生素(如维生素 B_1、B_2、B_6、PP)是通过依赖于 Na^+ 的同向转运体被吸收。脂溶性维生素 A、D、E、K 的吸收与脂类的吸收相同。

三、大肠的吸收

大肠主要吸收肠内容物中的大部分水和电解质,仅约 150ml 的水和少量的 Na^+、Cl^- 随粪便排出。粪便在大肠内停留时间过长,水分可被进一步吸收,粪便变得干硬而引起便秘;进入大肠的液体过多或大肠的吸收能力下降时,水的吸收减少可引起腹泻。大肠还可吸收肠内细菌合成的维生素及细菌分解食物残渣而产生的短链脂肪酸。临床上直肠给药的方式可作为给药途径。

四、肠道微生态的概念及生理意义

肠道中存在上千种微生物,被统称为肠道微生物群。正常的肠道微生物群与其所处的宿主微环境共同构成肠道微生态。肠道微生物通过协同进化与机体形成互相依赖的共生复合体,能直接或间接地影响多种生理功能:除了前文提及的分解食物、合成维生素和氨基酸之外,机体和其肠道微生物的相互作用也是免疫系统发育和成熟的重要根源之一;肠道微生态影响脂肪的储存,改善线粒体的活性,调节能量代谢;可通过肠 - 脑轴与中枢神经系统进行信息交换而对其产生调控,影响宿主的脑行为；可促进血管生成；参与骨密度调节。肠道微生态的稳定还对保持肠道上皮的完整性、抵抗肠道病原菌引起的感染性疾病具有极其重要的作用。

（罗　彦）

思考题

1. 胃黏膜的保护机制有哪些？请运用生理学知识分析胃溃疡患者的发病机制，并给出可能的治疗方法。
2. 从空腹到下一次进餐之后的 4~6h，请分析胃可能的运动形式及胃液分泌的特点。
3. 行胃大部切除术或回肠切除术后的患者可能出现什么类型的贫血？为什么？
4. 对于上段小肠部分切除术患者，哪些物质的消化和吸收受到了影响？

第七章
能量代谢与体温

糖、脂肪和蛋白质等物质蕴藏着大量化学能,经体内氧化分解后释放出能量,供机体生命活动所利用。最终,其产生的大部分能量均转化为热能,热能部分用于维持体温,其余通过各种途径散发到体外。机体通过对产热和散热过程的调节来维持体温恒定,为生理功能活动提供相对稳定的内环境。

第一节 能 量 代 谢

新陈代谢包括合成代谢和分解代谢两个方面。合成代谢又称同化作用,是指机体将从外界摄取的营养物质及分解代谢的部分产物用来构筑和更新自身组织,并储存能量的过程。分解代谢又称异化作用,是指将摄入的营养物质及自身的组成成分分解,并释放能量的过程。可见,机体的新陈代谢既有物质的转变,又有能量的转化,通常将生物体内物质代谢过程中伴随发生的能量的释放、转移、储存和利用称为能量代谢(energy metabolism)。

一、机体能量的来源与利用

(一) 能量的来源

1. **糖类(carbohydrate)** 是机体生命活动的主要供能物质。一般情况下,人体所需能量的50%~70%由糖的氧化分解供能。糖的分解供能以有氧氧化为主,1mol葡萄糖完全氧化所释放的能量可合成30~32mol腺苷三磷酸(adenosine triphosphate,ATP)。在缺氧的情况下,葡萄糖进行无氧氧化,生成乳酸,1mol葡萄糖经无氧氧化只能合成2mol ATP。糖的无氧氧化虽然只能释放少量能量,但在人体处于缺氧状态时极为重要。如当人进行剧烈运动时,骨骼肌的耗氧量剧增,机体摄O_2的速度暂时不能满足骨骼肌的需要,通常将这部分亏欠的O_2量称为氧债(oxygen debt),在这种情况下机体需通过葡萄糖无氧氧化及动用储备在磷酸肌酸分子中的高能键提供能量。在骨骼肌活动停止后的一段时间内,循环、呼吸活动仍维持在较高水平,摄取较多的O_2以偿还氧债,补充能量的储备。人体内成熟红细胞由于缺乏有氧氧化的酶系,所以主要依靠糖的无氧氧化来供能。机体内一部分糖以糖原的形式贮存在肝脏和肌肉中。肌糖原是骨骼肌中随时可动用的贮备能源,用来满足骨骼肌在工作情况下的需要。肝糖原也是一种贮备能源,贮存量不大,主要用于维持血糖水平的相对稳定。一般情况下机体饥饿24~48h仍可以糖氧化为主要供能方式。

2. **脂肪(fat)** 也称甘油三酯或中性脂肪,是体内重要的贮存和供给能量的物质。体内脂肪量约占体重的20%。一般情况下机体所消耗的能源有30%~50%来自脂肪,当机体需要时,储存的脂肪首先在脂肪酶的催化下分解为甘油和脂肪酸。甘油主要在肝脏被利用,脂肪酸可直接供给很多组织利用,也可在肝脏转化成丙酮酸再供给其他组织利用。骨骼肌、心肌等可利用脂肪酸和酮体,由于酮体分子小且溶于水,易于透过血脑屏障,所以在糖供应不足时酮体也是脑组织的主要能源物质。然而,当肝脏酮体生成量超过肝外组织的利用能力时,则可导致酮症酸中毒,对机体造成严重的危害。脂肪氧化时产能较多,在体内每克脂肪氧化所释放的能量约为糖的 2 倍,通常成年人储存的脂肪所提供的能量可供机体使用 10 余天至 2 个月之久。

3. 蛋白质(protein)　在特殊情况下参与体内供能。蛋白质由氨基酸构成,机体主要利用氨基酸进行合成和分解代谢。体内氨基酸有两个来源:一是来自食物蛋白质消化所产生的氨基酸;二是来自机体新陈代谢过程中组织、细胞蛋白质分解所产生的氨基酸。这两部分氨基酸主要用于合成细胞成分以实现自我更新,也用于合成酶、激素等生物活性物质。氨基酸也可以作为能源物质,但只有在某些特殊情况下,如长期不能进食或体力极度消耗时,机体才依靠蛋白质分解供能,以维持基本的生理功能活动。氨基酸在体内经过脱氨基作用或氨基转换作用,分解为非氮成分和氨基。其中非氮成分(α- 酮酸)可以氧化供能,氨基则在经过处理后主要经肾脏排出体外。由于蛋白质在体内的氧化分解不完全,所以所释放的能量低于在体外燃烧时释放的能量。

(二) 能量的利用

机体利用的能量来源于食物中糖、脂肪和蛋白质分子结构中所蕴藏的化学能,当这些营养物质被氧化分解时,碳氢键断裂,释放出化学能。释放的能量 50% 以上直接转化为热能,用以维持体温,其余部分主要以化学能的形式储存于高能化合物 ATP 的高能磷酸键中,供机体利用以完成各种功能活动。当需要能量时 ATP 水解为腺苷二磷酸(adenosine diphosphate,ADP)及磷酸,同时释放出能量。人体在生命活动过程中不断消耗 ATP,同时营养物质氧化分解释放的能量又将 ADP 磷酸化重新生成 ATP,形成 ATP 循环。可见体内 ATP 既是直接的供能物质,又是能量储存的重要形式。除 ATP 外,体内还有其他的高能化合物,如磷酸肌酸(creatine phosphate,CP)等。CP 主要存在于肌肉和脑组织中,当物质氧化分解释放的能量过剩时,ATP 将高能磷酸键转移给肌酸,在肌酸激酶催化下合成 CP,CP 是体内 ATP 的储存库。ATP 还可通过高能磷酸基团的转移生成 UTP(尿苷三磷酸)、CTP(胞苷三磷酸)、GTP(鸟苷三磷酸),这些高能化合物为糖原、磷脂、蛋白质的合成提供能量。ATP 所释放的能量主要为了满足机体合成代谢以及各种生理活动需要,如细胞生长过程中各种物质的合成、肌肉收缩、神经传导、细胞膜对各种物质的主动转运、腺体分泌等,除骨骼肌收缩做一定量的机械功(简称外功)外,其他所利用的能量最终都将转变为热能。产生的热能除用于维持体温外,主要由体表散发到外界环境,较少部分通过呼出气、排泄物等被带出体外。

(三) 能量平衡

人体的能量平衡是指摄入的能量与消耗的能量之间的平衡,若在一段时间内体重保持不变,可认为此时人体的能量达到"收支"平衡。若摄入的能量少于消耗的能量,机体即动用储存的能源物质,因而体重减少,称为能量的负平衡;反之,若摄入的能量多于消耗的能量,多余的能量则转变为脂肪组织等,因而体重增加,称为能量的正平衡。过度消瘦会降低机体抵抗各种不利因素刺激的能力,肥胖则可引发多种疾病,如心脑血管疾病、高脂血症、糖尿病等。临床常用体重指数(body mass index,BMI)和腰围作为判断肥胖的简易诊断指标。体重指数是指体重(kg)除以身高(m)的平方所得之商,体重指数过大主要反映全身性超重和肥胖。我国成人体重指数为 24 可视为超重界限、28 为肥胖界限。腰围主要反映腹部脂肪的分布,成人的腰围在男性不宜超过 85cm,女性不宜超过 80cm。

二、能量代谢的测定

(一) 能量代谢的测定原理

机体的能量代谢水平通常用能量代谢率(energy metabolism rate)作为评价指标,即测定机体在单位时间内的能量消耗量。根据能量守恒定律,在整个能量转化过程中,机体所利用的蕴藏于食物中的化学能与最终转化成的热能和所做的外功,按能量来折算是完全相等的。因此,测定在一定时间内机体所消耗的食物,或者测定机体所产生的热量与所做的外功,都可测算出整个机体的能量代谢率。

(二)能量代谢的测定方法

根据机体能量代谢的测定原理,测定能量代谢率一般采用直接测热法和间接测热法两种方法。

1. **直接测热法**(direct calorimetry)　是直接测定受试者安静状态下在一定时间内的散热量的方法。测定时让受试者居于一个特殊的隔热小室内并保持安静状态,通过测定一定时间内流经隔热室的水温变化及水的流量,计算出受试者单位时间内散发的总热量。由于直接测热法所使用的装置结构较为复杂,操作也很烦琐,故该方法一般主要用于科学研究。

2. **间接测热法**(indirect calorimetry)　是根据受试者安静状态下一定时间内的耗氧量和CO_2产生量,推算消耗的能源物质的量,进而计算出产热量的方法。这种方法是依据化学反应的定比定律,即反应物与产物的量之间成一定的比例关系,例如,氧化$1mol$葡萄糖时,需要消耗$6mol\ O_2$,并将产生$6mol\ CO_2$和$6mol\ H_2O$,同时释放一定的热量(ΔH)。其反应式如下

$$C_6H_{12}O_6+6O_2=6CO_2+6H_2O+\Delta H \qquad (7\text{-}1)$$

各种营养物质的分子组成不同,其反应物和产物之间呈现不同的定比关系。利用糖、脂肪和蛋白质在体内氧化分解时的耗氧量、CO_2产生量以及释放的热量之间的比例关系,可推算出机体在一定时间内所消耗的各种营养物质的量,计算出其产生的热量。

利用间接测热法测算单位时间内机体的产热量需要应用以下几个基本概念和数据。

(1)食物的热价(thermal equivalent of food):是指$1g$某种食物氧化时所释放的能量,通常用焦耳(J)作为计量单位($1J=0.239cal$)。食物的热价分为生物热价和物理热价,前者指食物在体内氧化时释放的能量,后者指食物在体外燃烧时释放的能量。三种主要营养物质的热价见表7-1。从表中可见,糖和脂肪的生物热价和物理热价相同,而蛋白质的生物热价则小于它的物理热价,这是因为蛋白质在体内不能被彻底氧化分解,有一部分主要以尿素的形式从尿中排泄。

表7-1　糖、脂肪和蛋白质氧化时的热价、氧热价和呼吸商

营养物质	产热量 /(kJ/g)		耗氧量 /(L/g)	CO_2产量 /(L/g)	氧热价 /(kJ/L)	呼吸商
	物理热价	生物热价				
糖	17.15	17.15	0.83	0.83	21.00	1.00
蛋白质	23.43	17.99	0.95	0.76	18.80	0.80
脂肪	39.75	39.75	2.03	1.43	19.70	0.71

(2)食物的氧热价(thermal equivalent of oxygen):指某种食物氧化时消耗$1L\ O_2$所产生的热量,用于表示某种物质氧化时耗氧量和产热量之间的关系。由于各种营养物质分子组成不同,所以同样消耗$1L\ O_2$氧化时所释放的热量也不相同(见表7-1)。

(3)呼吸商(respiratory quotient,RQ):营养物质在细胞内进行氧化供能的过程中,需要消耗O_2,并产生CO_2。呼吸商是机体在一定时间内呼出的CO_2量与吸入的O_2量的比值。严格地说,应以CO_2和O_2的摩尔数来计算呼吸商,但由于在同一温度和气压条件下,摩尔数相同的不同气体,其容积相等,所以也可以采用CO_2与O_2的容积数(ml或L)来计算呼吸商,即

$$RQ=\frac{产生的\ CO_2\ mol\ 数}{消耗的\ O_2\ mol\ 数}=\frac{产生的\ CO_2\ ml\ 数}{消耗的\ O_2\ ml\ 数} \qquad (7\text{-}2)$$

物质氧化时的需O_2量和产生的CO_2量与其分子中所含C、H和O元素的比例有关,糖、脂肪和蛋白质氧化时各自的呼吸商见表7-1。由于葡萄糖氧化时产生的CO_2量与消耗的O_2量相等,所以,糖氧化时的呼吸商为1.00,蛋白质和脂肪氧化时的呼吸商分别为0.80和0.71。如果某人的呼吸商接近于1.00,说明此人在这段时间内所利用的能量主要来自糖的氧化。糖尿病患者因葡萄糖利用障碍,机体

主要依靠脂肪代谢供能,所以呼吸商偏低,接近 0.71。在长期饥饿的情况下,人体的能量主要来自自身蛋白质的分解,故呼吸商接近 0.80。正常人进食混合食物时,呼吸商在 0.85 左右。因为营养物质在体内可以互相转变,所以呼吸商并不能完全反映体内营养物质氧化分解的比例。例如,当营养摄入过多,一部分糖转化为脂肪时,糖分子中的氧就有剩余,这些氧可参加机体代谢过程中的氧化反应,相应减少从外界摄取的 O_2 量,从而使呼吸商变大,甚至可超过 1.0。另外,还有其他一些代谢反应也能影响呼吸商。例如:肌肉剧烈活动时由于出现氧债,糖无氧氧化加强,所以产生的大量乳酸与体内碳酸氢盐发生作用,使 CO_2 排出量明显增加,呼吸商变大;反之,肺通气不足时呼吸商则变小。

通常情况下,体内能量主要来自糖和脂肪的氧化,蛋白质的代谢量可忽略不计,由糖和脂肪氧化时产生的 CO_2 量和消耗的 O_2 量的比值称为非蛋白呼吸商(non-protein respiratory quotient, NPRQ)。表 7-2 显示不同比例的糖和脂肪氧化时的非蛋白呼吸商及相应的氧热价,利用这些数据可使能量代谢的测算更为简便。

表 7-2　非蛋白呼吸商和氧热价

呼吸商	糖所占百分比 /%	脂肪所占百分比 /%	氧热价 /(kJ/L)
0.78	26.30	73.70	19.99
0.79	29.00	70.10	20.05
0.80	33.40	66.60	20.10
0.81	36.90	63.10	20.15
0.82	40.30	59.70	20.20
0.83	43.80	56.20	20.26
0.84	47.20	52.80	20.31

测定机体耗氧量和 CO_2 产生量的方法如下。

1)开放式测定法:即气体分析法。该方法一般是让受试者正常呼吸空气,收集受试者一定时间内的呼出气,通过气体检测仪测出呼出气量,并分析呼出气的容积百分比。由于空气中 O_2 和 CO_2 的容积百分比是已知的,所以可根据吸入气和呼出气中 O_2 和 CO_2 的容积百分比的差值及呼出气量,计算出受试者这段时间内的耗氧量和 CO_2 产生量。

2)闭合式测定法:传统测定方法是用肺量计来测定耗氧量及 CO_2 产生量,在肺量计上部的气缸内充有一定量的 O_2,让受试者通过呼吸口瓣吸入装置中的 O_2,呼出气中的 CO_2 和水则被气体回路中的钠石灰吸收。记录装置与气缸上盖相连,呼吸过程中肺量计内气体容积改变可引起上盖移动,吸气时上盖下降,呼气时则上盖上升,由此记录出呼吸曲线。由于每次呼吸会摄取一定量的 O_2,呼出气中的 CO_2 又被吸收,所以随着呼吸的持续进行,气缸中的 O_2 逐渐减少,呼吸曲线的基线逐渐下降。在一定时间内(通常测试 6min),以基线下降的高度与容器的换算系数相乘,即为该时间内的耗氧量。根据实验前、后 CO_2 吸收剂的重量改变,即能算出单位时间内 CO_2 产生量。

应用间接测热法测定能量代谢水平简单易行。在临床、运动生理及劳动卫生工作实践中,能量代谢率的测定通常采用以下两种简化的方法:①蛋白质的氧化量忽略不计,将测得的一定时间内的耗氧量和 CO_2 产生量所求得的呼吸商视为非蛋白呼吸商,经查表得到相对应的氧热价,耗氧量与氧热价相乘,便可计算出一定时间内的产热量;②更为简便的方法是仅测定一定时间内的耗氧量,然后直接乘以 20.20kJ/L,即可得出这段时间内的产热量。20.20kJ/ 是将受试者食用混合膳食时的非蛋白呼吸商视为 0.82 时相对应的氧热价,实际上用简化方法所获得数值与上述经典测算方法所得的数值非常接近,仅相差 1%~2%。

以上介绍的直接测热法和间接测热法通常是在受试者保持安静状态,不做外功的条件下进行的。应用双标记水法(doubly labeled water, DLW)可以测定受试者在自由活动状态下的能量代谢率。

三、影响能量代谢的因素

(一) 整体水平影响能量代谢的主要因素

1. 肌肉活动　对能量代谢的影响最为显著,机体任何轻微的活动即可提高代谢率。人在运动或劳动时,肌肉活动消耗大量的能量,需要通过营养物质的氧化来补充,因而耗氧量显著增加。机体耗氧量的增加与肌肉活动的强度成正比,在进行体育运动或劳动时耗氧量可达安静时的 10~20 倍,机体的产热量也随之增加。因此,通常可用能量代谢率作为评估肌肉活动强度的指标。从表 7-3 可以看到不同劳动强度或运动时的能量代谢率。

表 7-3　机体不同状态下的能量代谢率

活动形式	产热量 / [kJ/(m²·min)]	活动形式	产热量 / [kJ/(m²·min)]
睡眠	2.52	散步	7.75
清醒、静卧	2.98	骑自行车	11.62
静立	3.87	游泳	19.37
穿衣	4.57	划船(20 周/min)	31.72
打字	5.42	步行上楼	42.57

2. 环境温度　当人处于安静状态,环境温度在 20~30℃时(裸体或只穿薄衣),其能量代谢最为稳定。当环境温度低于 20℃时,能量代谢率便开始增加;在 10℃以下时,因为寒冷刺激反射性地引起机体出现肌紧张增强甚至战栗,所以能量代谢率显著增加。当环境温度超过 30℃时,代谢率也逐渐增加,这时体内化学反应加快,出汗增多,呼吸、循环功能增强,都会增加能量代谢。

3. 精神活动　脑的重量占体重的 2%,但安静状态下有 15% 左右的循环血量进入脑循环系统,这说明脑组织的代谢水平是很高的。在安静状态下,100g 脑组织的耗氧量为 3~3.5ml/min(氧化的葡萄糖量为 4.5mg/min),约为安静肌肉组织耗氧量的 20 倍,但不同精神活动状态下脑组织本身的能量代谢率变化不大。据测定,在睡眠和活跃的精神活动情况下,脑中葡萄糖的代谢率几乎无差异。人在平静地思考问题时,产热量增加一般不超过 4%。但在精神处于紧张状态(如烦恼、恐惧或强烈情绪波动)时,随之出现的无意识的肌紧张以及刺激代谢的激素释放增多等原因使产热量显著增加。因此,测定基础代谢率时,受试者必须摒除精神紧张的影响。

4. 食物的特殊动力效应(specific dynamic effect)　安静状态下摄入食物后,人体释放的热量比摄入的食物本身氧化后所产生的热量要多。一般从进食后 1h 左右开始,延续 7~8h。进食能刺激机体额外消耗能量的作用,称为食物的特殊动力效应。在三种主要营养物质中,进食蛋白质产生的特殊动力效应最为显著,当机体摄入可提供 100kJ 能量的蛋白质时,人体实际产热量可达 130kJ,即蛋白质的特殊动力效应约为 30%。糖和脂肪分别为 6% 和 4%,而混合性食物约为 10%。这种额外增加的热量不能被利用来做功,只能用于维持体温。因此,机体必须多进食一些食物补充这份多消耗的能量。有关食物的特殊动力效应产生的机制目前尚不清楚,动物实验表明,静脉注入氨基酸后可出现与进食后相同的代谢率增加现象,但在切除肝脏后此现象即消失,因而认为食物的特殊动力效应与食物在消化道内的消化和吸收无关,可能主要与肝脏处理氨基酸的过程有关。

(二) 调控能量代谢的神经和体液因素

1. 下丘脑对摄食行为的调控　成年动物和人的体重取决于一定时间内能量的摄入量和消耗量之间的平衡。实验证实,下丘脑存在摄食中枢(feeding center)和饱中枢(satiety center),该中枢根据体内血糖水平、胃的牵张刺激程度等调节机体的摄食行为,维持能量平衡。

2. 激素对能量代谢过程的调节　甲状腺激素对能量代谢的影响最为显著,可提高绝大多数组织的耗氧量和产热量。此外,胰岛素、胰高血糖素、生长激素、糖皮质激素和肾上腺素等参与糖、脂肪和蛋白质的代谢,因而影响能量代谢。

四、基础代谢

基础代谢(basal metabolism)是指机体在基础状态下的能量代谢。基础状态是指人体处在清醒、安静,不受肌肉活动、环境温度、精神紧张及食物等因素影响时的状态。基础代谢率(basal metabolic rate,BMR)是指机体在基础状态下单位时间内的能量代谢。测定 BMR 要在餐后 12~14h,室温保持在 20~25℃,受试者保持清醒,静卧,肌肉放松,至少 2h 以上无剧烈运动,无精神紧张。此时,机体能量消耗主要用于维持血液循环、呼吸等基本生命活动,代谢水平比较稳定。BMR 是人体在清醒时的最低能量代谢水平,熟睡时能量代谢率更低。

不同身材的个体能量代谢量存在较大差异,若以每千克体重的产热量进行比较,身材矮小的人每千克体重的产热量要高于身材高大的人。研究表明,若以每平方米体表面积的产热量进行比较,则不论高矮胖瘦,单位时间的产热量非常接近。即能量代谢率的高低与体重不成比例关系,而是与体表面积成正比。因此,能量代谢率常以单位时间(每天或每小时)单位体表面积的产热量作为计量单位,用 $kJ/(m^2 \cdot d)$ 或 $kJ/(m^2 \cdot h)$ 来表示。

人体的体表面积可应用 Stevenson 公式进行测算,即

$$体表面积(m^2)=0.006\ 1 \times 身长(cm)+0.012\ 8 \times 体重(kg)-0.152\ 9 \tag{7-3}$$

近年来对国人体表面积的测算结果显示,利用 Stevenson 公式的计算值略小于实际测量所得的数值,但目前尚无公认的更准确的计算公式。

另外,体表面积还可以在体表面积测算图上直接读取。

BMR 除与体表面积有关外,还因受试者性别、年龄的不同而有差异(表 7-4),一般男性的平均值比同年龄组的女性高,儿童比成人高,年龄越大能量代谢率越低。

表 7-4　我国正常基础代谢率平均值　　　　　　　　　　　单位:$kJ/(m^2 \cdot h)$

性别	年龄分组						
	11~15 岁	16、17 岁	18、19 岁	20~30 岁	31~40 岁	41~50 岁	>50 岁
男性	195.5	193.4	166.2	157.8	158.7	154.1	149.1
女性	172.5	181.7	154.1	146.5	146.4	142.4	138.6

测定 BMR 时,一般将基础状态下的非蛋白呼吸商视为 0.82,采用简化的能量代谢测定法,只需测定受试者在基础状态下一定时间内的耗氧量和体表面积,即可计算出 BMR。

临床上在评价基础代谢水平时,通常将实测值和表 7-4 中对应的正常平均值进行比较,采用相对值来表示,即

$$基础代谢率(相对值) = \frac{实测值 - 正常平均值}{正常平均值} \times 100\% \tag{7-4}$$

一般认为 BMR 的正常范围是相对值在 ±15% 之内,相对值超过 20% 时,说明可能有病理性变化。临床上发现很多疾病都伴有 BMR 改变:甲状腺功能减退患者 BMR 比正常值低 20%~40%;甲状腺功能亢进患者 BMR 则比正常值高 25%~80%;肾上腺皮质功能低下、垂体性肥胖、肾病综合征、病理性饥饿等可出现 BMR 降低;糖尿病、红细胞增多症、白血病以及伴有呼吸困难的心脏疾病等可出现 BMR 升高。人体发热时 BMR 也会升高,一般情况下,体温每升高 1℃,BMR 升高 13% 左右。临床上 BMR 的测定可作为某些疾病的辅助诊断方法。另外,检测能量代谢还可指导营养支持。临床上对某些不能自由进食的患者,特别是对重症患者在制订营养支持方案时需要掌握实时能量的消耗情况,以

避免出现营养过剩或不足。通常进行静息能量消耗(resting energy expenditure,REE)测定,即在安静状态下维持机体组织细胞正常功能活动所消耗的能量。测定时受试者需禁食 2h 以上,在合适的温度下平卧或安坐 30min 以上。一般静息能量消耗比基础代谢水平高 10% 左右。目前已开发出多种便捷的能量代谢测定系统(又称代谢车)供临床使用,为患者提供合理、有效的营养支持。

第二节　体温及其调节

生物体生存的自然环境温度变化很大,机体相对稳定的温度是维持正常生命活动的重要保障。爬行类、两栖类动物的体温随环境温度的变化而变化,称为变温动物(poikilothermic animal)。而鸟类和哺乳类动物的体温是相对稳定的,故称为恒温动物(homeothermic animal)。变温动物的体温通常与环境温度相同或略高于环境温度,主要通过行为性体温调节与环境进行热交换。恒温动物是通过体内完善的体温调节机制,使机体的体温能够保持在一个相对稳定的水平。作为基本生命体征之一,人体的体温是判断健康状况的重要指标。

一、体温

人体皮肤各部位的温度有很大差异,但脑和躯干核心部位的温度能保持相对稳定。因此,研究体温时通常将人体分为核心与表层两个部分。核心部分的温度称为体核温度(core temperature);表层部分的温度称为体表温度(shell temperature)。生理学所说的体温(body temperature)通常是指机体核心部分的平均温度。

(一)体表温度和体核温度

人体的核心部分与表层部分没有明显的界线划分,而是随环境温度的变化而发生改变。如图 7-1 所示,环境温度降低,核心部分的区域缩小,主要集中在头部与胸、腹腔内脏,表层部分的区域相应扩大,表层与核心部分之间的温度梯度较大。相反,随着环境温度升高,核心部分的区域扩大,可扩展到四肢,表层部分的区域明显缩小,表层与核心部分之间的温度梯度减小。

1. **体表温度**　一般低于体核温度,体表层各部位的温度也有较大差异,且易受环境温度的影响。当环境温度为 23℃时,足部皮肤温度约 27℃,手部约 30℃,躯干部约 32℃,额部 33~34℃,即四肢末梢皮肤温度低,越近躯干、头部,皮肤温度越高。当气温达 32℃以上时,皮肤温度的部位差异将变小。与之相反,寒冷环境中随着气温下降,手、足部皮肤温度降低最为显著,而额头部皮肤温度的变化相对较小。皮肤温度与局部血流量密切相关,皮肤血管的舒缩能够改变皮肤温度。例如,人在寒冷环境中或情绪激动时,交感神经兴奋,皮肤血管收缩,血流量减少,皮肤温度降低,特别是手的皮肤温度显著降低,可从 30℃骤降至 24℃。

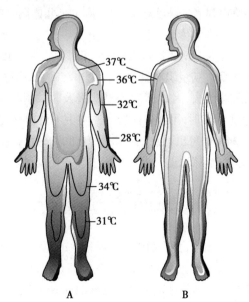

图 7-1　在不同环境温度下人体体温分布状态
A. 环境温度 20℃;B. 环境温度 35℃。

由于皮肤温度的变化在一定程度上可反映血管的功能状态,因此,临床上常用红外线热影像仪检测手的温度辅助诊断外周血管疾病。

2. **体核温度**　相对稳定,其中:肝和脑的代谢旺盛,在全身各器官中温度最高,约为38℃;肾、胰腺及十二指肠等器官温度略低;直肠温度更低,约为37.5℃。机体核心部分各个器官由于血液循环交换热量而使温度趋于一致,所以核心部分的血液温度可代表体核温度的平均值。体核温度不易测量,临床上通常用直肠、口腔和腋下等部位的温度来代表体核温度。直肠温度的正常值为36.9~37.9℃,测量时温度计应插入直肠6cm以上才能比较接近体核温度。口腔温度的正常值为36.7~37.7℃,测量时将温度计含于舌下,要注意避免张口呼吸和进食等干扰口腔温度的因素。此外,对于不能配合测量的患者,如哭闹的小儿和精神病患者,也不宜测量口腔温度。腋下温度的正常值为36.0~37.4℃,测量时需注意要让被测者将上臂紧贴胸廓,使腋窝紧闭,形成人工体腔。机体内部的热量经过一定的时间逐渐传导至腋下,使腋下的温度升高至接近于体核温度。因此,测量腋下温度的时间需要持续5~10min,同时注意保持腋下干燥。测量腋下温度方便易行,在临床上和日常生活中被广泛应用。此外,临床或实验研究中有时也检测食管温度和鼓膜温度。由于食管与右心房毗邻,所以食管温度可反映体核温度,一般食管温度比直肠温度低0.3℃左右。鼓膜的温度与下丘脑温度十分接近,用鼓膜温度可以反映脑组织的温度。

(二) 体温的生理性波动

1. **体温的日节律**　一昼夜之间,体温呈周期性波动,表现为清晨2至6时体温最低,午后1至6时最高。人体体温的昼夜周期性波动,称为体温的昼夜节律(circadian rhythm)或日节律。目前认为,体温的日节律主要受下丘脑视交叉上核控制,与精神活动或肌肉活动状态等无关。

2. **性别的影响**　通常情况下,成年女性的体温平均高于男性0.3℃。育龄期女性的基础体温随月经周期而变动。所谓基础体温是指在基础状态下的体温,一般在早晨起床前测定。月经周期中,体温在卵泡期较低,排卵后升高0.3~0.6℃。目前认为排卵后黄体期体温升高是黄体分泌的孕激素作用于下丘脑所致。

3. **年龄的影响**　儿童和青少年的体温较高,老年人因基础代谢率低而体温偏低。新生儿特别是早产儿,由于体温调节机制尚未发育完善,调节体温能力较差,体温易受环境因素的影响而发生变动,所以对新生儿应加强护理。

4. **运动的影响**　运动时肌肉活动使能量代谢增强,产热量增加导致体温升高。因此测量体温时应在受试者安静状态下进行,测量小儿体温时应防止哭闹。

(三) 人体体温的变化范围

正常情况下,人的体温是相对稳定的,当某种原因使体温异常升高或降低超过一定界限时,将危及生命。脑组织对温度的变化非常敏感,当脑部温度超过42℃时,脑功能将严重受损,诱发脑电反应可完全消失,因此,临床高热患者及时采用物理降温等方法防止脑温过度升高是至关重要的。当体温超过44℃时,可因体内蛋白质发生不可逆性变性而死亡。反之,当体温过低时神经系统功能异常,低于34℃时可出现意识障碍,低于30℃时可致神经反射消失,心脏兴奋传导系统功能异常,可发生心室纤颤。当体温进一步降低至28℃以下时,则可引起心脏活动停止。

二、机体的产热反应与散热反应

如前述,营养物质代谢所释放的化学能在体内经过转化与利用,除做外功外,最终都转变成热能,在维持机体体温的基础上,热能通过循环的血液被传送到体表散发到体外。恒温动物通过体温调节中枢来调节机体产热(heat production)和散热(heat loss)两个生理反应过程,维持体温相对稳定。

(一) 产热反应

1. **主要产热器官**　机体进行各种生理功能活动时伴随着热量产生,因此,代谢水平高的组织器官,其产热量也大,反之则产热量小。机体在安静时主要由内脏产热,约占机体总产热量的56%。在内脏各器官中肝脏的代谢最为旺盛,产热量最高,因此,肝脏血液温度比主动脉血液温度高0.4~0.8℃。当机体运动时,骨骼肌则成为主要的产热器官。骨骼肌的紧张度稍有增强,其产热量即可发生明显改变,运动时骨骼肌的产热量由总产热量的18%增加到73%,剧烈运动时可达总产热量的90%(表7-5)。此外,褐色脂肪组织在寒冷环境下发挥重要的产热作用,对新生儿尤为重要。

表7-5 几种组织、器官在不同状态下的产热量

器官、组织	重量占体重的百分比 /%	产热量占机体总热量的百分比 /%	
		安静状态	劳动或运动
脑	2.5	16	3
内脏	34.0	56	22
骨骼肌	40.0	18	73
其他	23.5	10	2

2. **产热的形式** 在舒适的环境温度下,机体的热量主要来源于全身各组织器官的基础代谢、食物特殊动力效应及骨骼肌舒缩活动等过程。人在寒冷环境下则主要依靠战栗产热(shivering thermogenesis)和加强非战栗产热(non-shivering thermogenesis)来增加产热量,以维持体热平衡,使体温保持稳定。

(1)战栗产热:在寒冷环境下,机体首先出现肌紧张,或称战栗前肌紧张(pre-shivering tone),此时代谢率有所增加,在此基础上出现战栗。战栗是指骨骼肌的屈肌和伸肌同时发生不随意的节律性收缩,其节律为9~11次/min,肌电图表现为成簇的高幅波群集放电。战栗产热的特点是肌肉收缩活动不做外功,能量全部转化为热量,使代谢率增加4~5倍,产热量明显增多,有利于在寒冷环境中迅速恢复体热平衡。

(2)非战栗产热:又称代谢性产热,是一种通过提高组织代谢率来增加产热的形式。非战栗产热作用最强的组织是褐色脂肪组织,主要分布在肩胛下区、颈部大血管周围、腹股沟等处。褐色脂肪组织细胞的线粒体内膜存在解偶联蛋白(uncoupling protein,UCP),在甲状腺激素、肾上腺素作用下,H^+顺浓度梯度沿UCP返回到线粒体基质中,使经线粒体呼吸链电子传递建立的质子跨膜电-化学势能以热能的形式释放出来,而不用于合成ATP。新生儿体温调节功能尚不完善,不能发生战栗,但体内褐色脂肪组织较多,故寒冷条件下主要依赖代谢性产热维持体温,而成年人体内褐色脂肪组织含量很少。

3. **产热活动的调节**

(1)神经调节:寒冷刺激兴奋位于下丘脑后部的战栗中枢,经传出通路到达脊髓前角运动神经元支配骨骼肌,引起战栗;也可兴奋交感神经系统,促进肾上腺髓质释放肾上腺素和去甲肾上腺素,通过神经-体液调节使代谢性产热增加。

(2)体液调节:甲状腺激素是调节非战栗产热活动最重要的体液因素,如果机体长时间暴露于寒冷环境,甲状腺的活动会明显增强,甲状腺激素大量分泌,通过调节线粒体功能、Na^+-K^+-ATP酶活性等使代谢率增加20%~30%。此外,肾上腺素、去甲肾上腺素和生长激素等也能促进代谢性产热。

(二)散热反应

1. **散热的部位** 人体的主要散热部位是皮肤。在安静状态下,当环境温度低于机体表层温度时,大部分体热通过辐射、传导和对流等方式向外界发散,小部分体热随呼出气、尿、粪等排出体外。当环境温度较高或者劳动、运动后,还会有汗腺分泌汗液,通过水分的蒸发散热。

2. **散热的方式**

(1)辐射散热(thermal radiation):是指机体通过热射线的形式将体热传给外界温度较低的物质

的一种散热方式。人体裸体情况下,在21℃的环境中,约有60%的热量通过辐射方式发散。辐射散热量的多少取决于皮肤与周围环境间的温度差和机体的有效散热面积。当皮肤温度高于环境温度时,温差越大,辐射散热量越多;反之,温差越小,辐射散热量越少。若环境温度高于皮肤温度,则机体不仅不能通过辐射散热,反而吸收周围环境中的热量。另外,机体有效散热面积越大,散热量越多。

(2)传导散热(thermal conduction):是指机体的热量直接传递给与之接触的温度较低物体的一种散热方式。传导散热量的多少取决于皮肤与接触物体间的温度差、接触面积以及与皮肤接触的物体的导热性能等。人体脂肪组织的导热性能较差,因而肥胖者身体深部的热量不易传向皮肤,炎热天气里容易出汗。由于水的导热性能较好,可利用冰帽、冰袋等给高热患者实施降温。

(3)对流散热(thermal convection):是指通过流体的流动而实现热量交换的一种散热方式。在人体周围有一薄层空气,当人体散发的热量将周围空气加温后,由于空气的流动而不断被冷空气替代,这样体热将不断被周围空气带走。对流散热量除取决于皮肤与周围环境间的温度差和机体的有效散热面积外,受风速的影响也较大。风速越大,散热量越多;反之,风速越小,散热量越少。

(4)蒸发(evaporation)散热:是指水分从体表气化时吸收热量而散发体热的一种方式。随着环境温度升高,皮肤和环境间的温度差变小,辐射、传导和对流的散热量减小,而蒸发的散热作用则增强;当环境温度等于或高于皮肤温度时,蒸发就成为机体唯一的散热方式。无汗症患者在冷环境中的反应与正常人无异,但在炎热环境中,由于不能借助于汗液蒸发散热,所以较容易中暑。

蒸发散热可分为不感蒸发和出汗两种形式。

1)不感蒸发(insensible perspiration):是指体内水分从皮肤和黏膜(主要是呼吸道黏膜)表面不断渗出而被气化的过程。由于这种蒸发不容易被察觉,且与汗腺活动无关,所以得名,其中水从皮肤表面的蒸发又称不显汗。当环境温度在30℃以下时,人体的不感蒸发量恒定为$12\sim15g/(h\cdot m^2)$。一般情况下,人体24h通过不感蒸发1 000ml左右的水分,其中从皮肤表面蒸发600~800ml,通过呼吸道黏膜蒸发200~400ml。婴幼儿不感蒸发的速率比成人大,因此,在缺水的情况下婴幼儿更容易发生严重脱水。不感蒸发是有些不能分泌汗液动物的一种有效的散热途径,如狗在炎热环境下常采取热喘呼吸(panting)的方式来增加散热。

2)出汗(sweating):是指汗腺主动分泌汗液的活动。人体通过汗液蒸发可有效带走大量体热,出汗可被感知到,故又称可感蒸发(sensible evaporation)。人体皮肤上分布有两种汗腺,即大汗腺和小汗腺。大汗腺位于腋窝和阴部等处,从青春期开始活动,可能和性功能有关。小汗腺分布于全身皮肤,手掌和足跖最多,额部和手背次之,四肢和躯干最少;但躯干的汗腺分泌能力最强。小汗腺是体温调节反应的效应器,在炎热环境下以及运动和劳动时对维持体热平衡起到关键作用。

汗液中水分约占99%,固体成分约占1%。固体成分中大部分为NaCl,也有乳酸及少量KCl和尿素等。汗液不是简单的血浆滤出物,而是由汗腺细胞主动分泌产生的。刚从汗腺分泌出来的汗液与血浆是等渗的,但流经汗腺管腔时,汗液中的Na^+和Cl^-被重吸收,最后排出的汗液是低渗的,汗液排出Na^+和Cl^-的量受醛固酮调控。当机体大量出汗时可导致血浆晶体渗透压升高,造成高渗性脱水,此时机体在丢失大量水分的同时,也丢失一部分NaCl,因此,短时间内大量出汗应注意在补充水分的同时补充NaCl,否则易引起水和电解质平衡紊乱,甚至导致神经系统和骨骼肌组织的兴奋性改变而发生热痉挛。

引起机体出汗的原因很多。由温热性刺激引起的机体出汗称为温热性出汗(thermal sweating),其生理意义是通过增加散热来调节体温恒定。精神紧张或情绪激动时也会引起出汗,称为精神性出汗(mental sweating)。调节精神性出汗的中枢位于大脑皮质的运动区,通过支配汗腺的交感神经胆碱能纤维引起汗腺分泌,出汗部位主要在掌心、足底及前额等处,是机体应激反应的表现之一。此外,辛辣食物刺激口腔内的痛觉神经末梢可反射性地引起头面部和颈部出汗,称为味觉性出汗(gustatory sweating)。

3. 散热反应的调节

（1）皮肤血流量改变对散热的影响：如前所述，机体通过辐射、传导和对流散失热量的多少主要取决于皮肤和环境间的温度差，而皮肤血流量决定皮肤温度的高低。皮肤血液循环的特点是：分布到皮肤的动脉穿透隔热层的脂肪组织等，在真皮乳头层下形成微动脉网，再经迂回曲折的毛细血管网延续为丰富的静脉丛；在皮下还有大量动-静脉吻合支。这些特点决定了皮肤血流量可在很大范围内发生变动。机体通过交感神经控制皮肤血管的口径，调节皮肤的血流量，使散热量满足当时条件下体热平衡的需要。如在炎热环境中，交感神经紧张性降低，皮肤小动脉舒张，动-静脉吻合支开放，皮肤血流量显著增多，较多的体热可从机体深部被带到表层，促进散热。另外，皮肤血流量增多也给汗腺分泌带来必要的水源。在寒冷环境中，交感神经紧张性增强，皮肤血管收缩，血流量减少，体热散失减少。此外，由于四肢深部的静脉和动脉相伴行，形成天然的逆流交换系统，从四肢远端回流的静脉血温度较低，可从与其伴行的动脉摄取热量，带回到机体深部，而动脉血在流向四肢远端的过程中温度逐渐降低，可以减少热量散失。

（2）影响蒸发散热的因素：支配汗腺的是交感胆碱能纤维，当交感神经兴奋时，末梢释放 ACh 作用于 M 受体促进汗腺分泌。出汗量和出汗速度还受环境温度、湿度及机体活动程度等因素的影响。人在安静状态下，当环境温度达到 30℃ 左右时便开始出汗；湿度较高时汗液不易被蒸发，体热不易散失，反射性地引起大量出汗。在劳动或运动时，肌肉收缩产热多，出汗量往往较多。但若在高温环境中停留时间过久，出汗速度可因汗腺疲劳而明显减慢。

三、体温调节

机体体温调节有自主性和行为性体温调节两种基本方式。自主性体温调节（autonomic thermoregulation）是指在体温调节中枢的控制下，通过调节产热过程和散热过程，维持体温相对稳定。行为性体温调节（behavioral thermoregulation）是指有意识地进行有利于维持体热平衡的行为活动，如扇扇子、增减衣物、人工改善气候条件等。

（一）自主性体温调节

自主性体温调节主要通过反馈控制系统实现。在这个控制系统中，下丘脑体温调节中枢属于控制部分，它的传出信息控制产热器官（如骨骼肌）以及散热器官（如皮肤血管、汗腺等）的活动，使受控对象——机体深部温度维持在稳定水平。存在于外周和中枢的温度感受器感知体温的波动，将信息反馈至下丘脑的体温调节中枢，经过中枢的整合作用，发出适当的调整受控部分活动的信息，从而使机体产热量和散热量保持平衡。此外，通过前馈系统及时启动体温调节机制，避免体温出现大幅波动（图 7-2）。

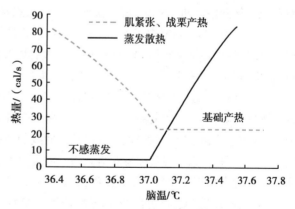

图 7-2　下丘脑温度对肌紧张、战栗产热和蒸发散热的影响

1. 温度感受器

（1）外周温度感受器（peripheral thermoreceptor）：是存在于皮肤、黏膜和内脏中对温度变化敏感的游离神经末梢，分为冷感受器和热感受器。热感受器和冷感受器有各自特定的敏感温度范围，热感受器的敏感温度较高，冷感受器的敏感温度较低。温度感受器在各自的敏感温度放电频率最高（图 7-3）。在一定温度范围内，当局部温度升高时，热感受器放电频率增加；反之，当温度降低时，冷感受器放电频率增加。皮肤的冷感受器较多，是热感受器的 5~11 倍，因此对冷刺激较为敏感，另外，皮肤的

温度感受器表现为对温度的变化速率更为敏感。

（2）中枢温度感受器（central thermoreceptor）：是存在于中枢神经系统内对温度变化敏感的神经元，包括热敏神经元和冷敏神经元。在一定范围内，热敏神经元（warm-sensitive neuron）随着局部组织温度升高，发放冲动频率增加；冷敏神经元（cold-sensitive neuron）则随着局部组织温度降低，发放冲动频率增加。动物实验表明，下丘脑、脑干网状结构和脊髓等中枢神经系统中都含有温度敏感神经元，其中视前区 - 下丘脑前部（preoptic-anterior hypothalamus，PO/AH）热敏神经元居多，而脑干网状结构和下丘脑弓

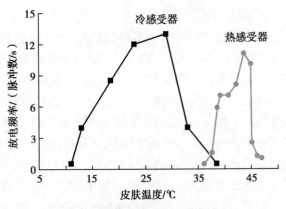

图 7-3　大鼠阴囊皮肤不同温度下冷、热感受器放电频率

状核中冷敏神经元较多。温度敏感神经元对温度的变化十分敏感，可感知局部组织温度 0.1℃的变动，且不出现适应现象。

2. **体温调节中枢**　对恒温动物进行脑分段横断实验证明，只要保持下丘脑及以下的神经结构完整，动物虽可能在行为等方面出现异常，但仍具有维持恒定体温的能力，说明调节体温的中枢主要位于下丘脑。现已证明，PO/AH 是机体最重要的体温调节中枢，PO/AH 的温度敏感神经元不仅能感受局部脑温的变化，还接受下丘脑以外的部位（如中脑、延髓、脊髓以及皮肤、内脏等处）传递的温度变化信息。此外，PO/AH 的温度敏感神经元还接受多种物质的刺激，包括一些致热原（pyrogen）、5- 羟色胺、去甲肾上腺素和一些肽类物质，诱发体温调节反应。若破坏 PO/AH，与体温调节有关的产热和散热反应都将明显减弱或消失。这说明 PO/AH 是体温调节中枢整合机构的中心部位。

3. **体温调节过程**　体温调节的调定点学说（set point theory）认为体温调节过程类似于恒温器的工作原理。人的正常体温调定点为 37℃，体核温度作为控制变量，其变化信息反馈到体温调节中枢，与中枢的调定点设定的参考温度值进行比较，如果二者之间存在差值，即为误差信号，然后机体据此对产热和散热活动进行调节，使体温向接近调定点水平的方向变化，以维持体温恒定。当体温高于调定点水平时，体温调节中枢促使机体产热活动减弱，散热活动加强；反之，当体温低于调定点水平时，促使机体产热活动加强，散热活动减弱，直到体温回到调定点水平。虽然更详细的分子机制尚不清楚，但该学说基本上可以解释整体水平的体温调节过程。关于调定点具体温度值，目前认为主要取决于热敏神经元和冷敏神经元的温度敏感特性，即两种温度敏感神经元放电频率随温度变化的特性。如图 7-4 所示：当热敏神经元放电活动曲线的斜率减小，或冷敏神经元放电活动曲线的斜率增大时，调定点上移；反之，热敏神经元放电活动曲线的斜率增大，或冷敏神经元放电活动曲线的斜率减小时，调定点下移。这种现象称为重调定（resetting），此时的产热和散热活动要在新的调定点水平达到平衡。机体的发热现象就是致热原作用引起调定点上移而出现的调节性体温升高。当环境温度过高引起中暑时，虽体温调定点正常，但由于机体散热能力不足或体温调节中枢功能障碍，出现非调节性体温升高。

（二）行为性体温调节

恒温动物和变温动物都具有行为性体温调节的能力。例如，人能根据环境温度变化增减衣物，使用冷暖空调改变局部气候环境等。变温动物蜥蜴从阴凉处至阳光下来回爬动以尽量减小体温变动的幅度。当环境温度变化时，行为性体温调节是变温动物的重要体温调节手段。而恒温动物一般首先采取行为性体温调节，行为性体温调节和自主性体温调节互相补充，以维持体温的相对稳定。

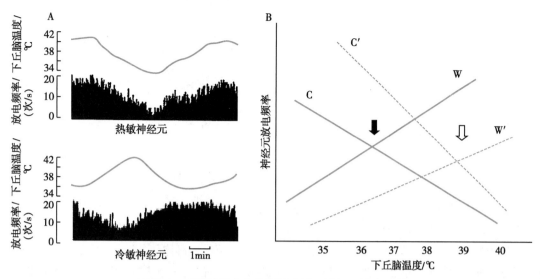

图 7-4　下丘脑温度变化及温度敏感神经元放电活动

A. 下丘脑温度变化及温度敏感神经元放电活动实时记录曲线；B. 下丘脑温度敏感神经元放电频率决定调定点水平模式图。其中，W、W' 表示正常及发热时热敏神经元放电特性。同样，C、C' 表示冷敏神经元放电特性。箭头表示体温调定点水平。

四、特殊环境温度下的体温调节

机体长期处于低温或高温环境下，逐渐产生对温度变化的适应性增加，体温调节能力增强的现象称为温度习服（thermal acclimation），包括热习服和冷习服。热习服（heat acclimation）是指机体反复或持续暴露于高温环境下产生的适应性变化，表现为引起出汗的体温阈值降低，出汗反应的潜伏期缩短，出汗量增加，汗液中钠盐含量减少，以及引起皮肤血管扩张的体温阈值降低，皮肤血流量增加等。冷习服（cold acclimation）是指机体反复或持续暴露于冷环境后逐渐出现的适应性改变。例如，基础代谢率增加，非战栗性产热增加，细胞膜流动性改变，细胞骨架重新构建，Na^+-K^+-ATP 酶活性增高，热绝缘层（皮下脂肪层或动物的羽毛密度）增大等。

（倪月秋）

思考题

1. 发汗过程是如何调节的？它受哪些因素的影响？
2. 简述人体体温相对恒定的原理。

第八章
尿液的生成与排出

　　肾是尿产生及排放的重要器官之一。通过尿液生成和排出代谢物,调节机体中的水和电解质,对于稳定内环境的渗透压、体液量和酸碱平衡等具有重要意义。机体在新陈代谢中产生的终产物(肌酐、尿素、尿酸等),机体摄入的过量物质(电解质、水等),以及进入机体的各种外环境成分大都经血液循环通过肾脏以尿的形式排出体外。肾同时也是内分泌器官,合成和分泌多种生物活性物质。

第一节　肾的功能解剖和肾血流量

一、肾的功能解剖

(一) 肾的解剖结构

　　肾分为皮质和髓质两部分。皮质位于表层,富有血管,主要由肾小体和肾小管组成;髓质位于深部,血管较少,由15~20个肾锥体组成。肾单位生成的原尿以及集合管最后生成的终尿在肾乳头处进入肾小盏,汇集于肾大盏和肾盂,最后经输尿管储存于膀胱。

(二) 肾单位和集合管

　　1. **肾单位**(nephron)　是尿生成的基本功能单位,它与集合管(collecting duct)共同完成尿液的生成及排泄。人类单肾约有100万个肾单位,每个肾单位由肾小体和肾小管构成。传统上集合管不属于肾单位的组成部分,但在功能上集合管与远端小管有很多相同之处,因而有时又将集合管与远端小管合称为远端肾单位(distal nephron),图8-1为肾单位结构示意图。

　　2. **肾小体**　呈球囊结构,由肾小球和肾小囊组成。肾小球(renal glomerulus)是位于入球小动脉和出球小动脉之间的毛细血管网(图8-2)。入球小动脉(afferent glomerular arteriole)发出分支后再进一步分成毛细血管袢,最终汇

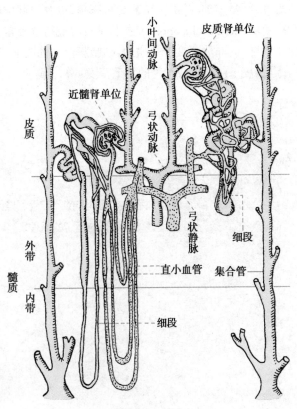

图 8-1　肾单位结构示意图

合成出球小动脉（efferent glomerular arteriole）。肾小球的包囊称为肾小囊（renal capsule），为双层上皮细胞结构，分脏层和壁层。脏层紧贴于毛细血管壁上，壁层延伸至肾小管，两层之间的腔隙构成肾小囊腔，与肾小管腔相通。肾小囊脏层上皮细胞、肾小球毛细血管内皮细胞和基底膜共同构成滤过膜（filtering membrane）（详见本章第二节），血浆中的成分流经肾小球毛细血管网时在压力作用下经滤过膜向肾小囊腔滤出，形成超滤液（图 8-2）。可通过微细玻璃管取样来分析并了解肾小囊中超滤液的成分。

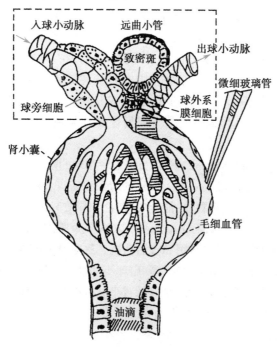

图 8-2　肾小球及附属结构示意图
虚线方框内为球旁器的基本结构。

3. **肾小管**（renal tubule）　包括近端小管（proximal tubule）、髓袢（loop of Henle）和远端小管（distal tubule）。

肾单位的具体结构如下：

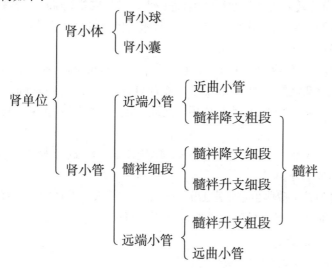

4. **集合管**　主要由连接小管、皮质集合管、髓质集合管及乳头管构成，其上皮细胞主要由主细胞（principal cell）及闰细胞（intercalated cell）构成。管壁细胞顶端膜的微绒毛具有毛状突起，细胞膜可接受激素作用。集合管与肾皮质外层的肾小管相连，主要功能为重吸收水分及收集尿液并最终输送至肾盏。集

合管经过肾髓质时,间质中高浓度的 Na^+ 形成高渗,管腔中的水借助渗透压以扩散方式跨管壁而被重吸收,直至集合管内外渗透压达到平衡。这一过程既是尿液浓缩的重要过程也是机体保水的过程。钙化物沉积、病毒、细菌、真菌、寄生虫感染以及结晶物质、肿瘤可引起集合管的扩张或堵塞而影响重吸收功能。

集合管重吸收及分泌功能受醛固酮及抗利尿激素(ADH)的调节。

5. 肾单位的分类　肾单位分为皮质肾单位和近髓肾单位两大类(见图8-1)。

(1)皮质肾单位(cortical nephron):位于外皮质和中皮质层,约占肾单位总数的80%~90%。其特点为:①肾小体较小;②肾小管较短,只延伸至外髓质层而不达髓质;③入球小动脉口径大于出球小动脉;④出球小动脉分支形成肾小管周围毛细血管网,有利于肾小管的重吸收。

(2)近髓肾单位(juxtamedullary nephron):占肾单位总数的10%~15%,其肾小体位于靠近髓质的内皮质层,特点是:①肾小球大;②髓袢长,可深达内皮质层,甚至到达肾乳头部;③入球小动脉口径与出球小动脉无明显差异;④出球小动脉进一步分支,形成缠绕于邻近的近曲和远曲小管周围的网状小血管(利于肾小管重吸收),以及U形直小血管(维持肾髓质的高渗透压状态)。

(三) 球旁器

球旁器又称近球小体(juxtaglomerular apparatus),是肾小球的附属结构(见图8-2),由球旁细胞、球外系膜细胞(extraglomerular mesangial cell 或 Lacis cell)和致密斑(macula densa)三部分组成,主要分布于皮质肾单位。球旁细胞内含分泌颗粒,能合成、储存和释放肾素。球旁细胞膜含大量 α 及 β$_1$ 肾上腺素受体,受去甲肾上腺素及肾上腺素作用显著。球外系膜细胞位于入球小动脉和出球小动脉间,其功能尚不明确,但一般认为具有吞噬作用和收缩功能。致密斑是髓袢升支粗段的远端部一小块由特殊分化的高柱状上皮细胞构成的组织,与入球、出球小动脉密切接触,能感受肾小管液中 Na^+ 的变化,当 Na^+ 浓度上升时能引起入球小动脉收缩,降低肾小球血流及肾小球滤过率(管球反馈),同时还能将信息传递给球旁细胞,调节球旁细胞对肾素的分泌。

(四) 肾脏的基本功能

1. 泌尿功能　正常人两侧肾脏24h排出的尿量为 1 000~2 000ml。尿量的多少取决于机体摄入的水量及由其他途径排出的水量。大量饮水时,体内水分过多,尿量即增加。24h尿量超过 2 500ml 称为多尿(polyuria),少于 400ml 为少尿(oliguria),而少于 100ml 则为无尿(anuria)。

2. 内分泌功能

(1)促红细胞生成素:是一种酸性糖蛋白,分子量为 30~34kD,可刺激骨髓造血干细胞转变为原红细胞,并可加速细胞分化转变为各类幼红细胞,进一步转变为成熟红细胞。正常人 90% 的 EPO 是由肾皮质和外髓间质细胞产生,10% 由肝细胞和巨噬细胞产生。EPO 在血浆中保持一定浓度,从而使红细胞数量保持相对稳定。

(2)活性维生素 D_3:肝生成的 25(OH) 维生素 D_3(又称 calcifediol,骨化二醇)进入肾脏,被 1α- 羟化酶转变成具有高生物活性的 1,25-(OH)$_2$ 维生素 D_3(1,25-dihydroxy-vitamin D_3),又称 1,25- 二羟胆骨化醇,即活性维生素 D_3。其主要的生理作用是促进小肠上皮细胞及肾小管对钙的重吸收,并具有调节钙、磷代谢的作用。

(3)肾素(renin):由入球小动脉壁平滑肌样颗粒细胞(即球旁细胞)所分泌,是肾素 - 血管紧张素 - 醛固酮系统的重要组成部分。

(4)前列腺素:最初是由瑞典生理学家 Ulf von Euler 在精液中发现的一组有效成分。肾分泌的前列腺素主要是 PGE$_2$ 和 PGI$_2$,具有较强的舒张血管作用,进而增加肾血流量、排 Na^+ 和降低血压。

二、肾血流量的特点及其调节

(一) 血液循环特点

肾脏血供丰富,正常机体静息时双侧肾血流量约为 1 200ml/min,占心输出量的20%。肾血流量中 94% 分布于肾皮质,5%~6% 分布于外髓质层,内髓质层仅占 1%。在肾单位功能方面,肾血流量的 92% 分布于肾小球以利于超滤液(原尿)的生成,仅有 8% 用于肾组织代谢。

肾脏血管分布的功能特点是具有两套互通的毛细血管网,即肾小球毛细血管网(renal glomerular capillary network)和肾小管周围毛细血管网(renal peritubular capillary network),两者之间由出球小动脉相连。肾小球毛细血管网与入球小动脉连接,毛细血管血压较高,约为主动脉平均压的 40%~60%,利于肾小球滤过;肾小管周围毛细血管网由出球小动脉分支组成,毛细血管血压较低,而胶体渗透压高,有利于肾小管的重吸收。近髓肾单位的管周毛细血管网除分支出网状小血管缠绕于邻近的近曲和远曲小管周围外,还另分支出一种细而长的 U 形直小血管(vasa recta),直小血管的结构特点可参考图 8-1 中的近髓肾单位部分。网状血管有利于肾小管的重吸收,而直小血管则在维持髓质高渗中起重要作用。

(二)肾血流量特点及调节

肾小球毛细血管血压较高,有利于血浆的滤过;肾小管周围毛细血管管内的血浆胶体渗透压较高,有利于肾小管的重吸收;直小血管的双向流动有利于肾髓质高渗透压的维持。肾血流量的另一特点是不同部位的血供不均,约 94% 的血流供应肾皮质,约 5% 供应外髓部,剩余不到 1% 供应内髓。

肾血流量(renal blood flow,RBF)的调节在于使肾血流量能满足肾泌尿功能的需要,同时在全身血液循环改变时,又能调节全身血液循环。这种调节通过两个方面来完成。

1. 肾血流量的自身调节　在安静情况下,当肾动脉灌注压在一定范围内(80~180mmHg)变动时,肾血流量可维持相对稳定。当在一定范围内灌注压降低时,肾血管阻力下降,血流量上调;而当压力升高时,肾血管阻力相应增加,血流量下调,肾血流量因此能保持相对恒定(图 8-3)。这种肾血流量不受外来神经支配,即使动脉血压变动而能保持恒定的现象,称为肾血流量的自身调节。肾血流量的自身调节还能使肾小球滤过率保持相对恒定,防止尿的生成及排泄因血压变动而出现大幅度波动。但是,当肾动脉灌注压超出生理范围时,肾血流量将发生相应的变化。

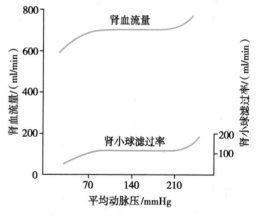

图 8-3　肾血流量与平均动脉压及肾小球滤过率间的关系

肾血流量自身调节的机制目前可用肌源性学说和管球反馈学说加以解释。

(1)肌源性学说:认为灌注压增高使肾入球小动脉壁牵张刺激增强,有更多的 Ca^{2+} 进入平滑肌细胞内,入球小动脉平滑肌紧张度增加,入球小动脉口径变小,阻力增加以对抗灌注压的增高,因而维持了肾血流量的相对恒定。当灌注压超出 80~180mmHg 的范围时,小动脉的舒张及收缩均达到极限而不能发挥肾血流量的自身调节作用。

(2)管球反馈学说:肾血流量及肾小球滤过率增加时,到达远曲小管致密斑的小管液流量增加,Na^+、K^+、Cl^- 转运速率增加,致密斑将信息反馈至肾小球,入球小动脉和出球小动脉收缩,促使肾血流量和肾小球滤过率恢复正常;反之,肾血流量和肾小球滤过率减少时,流经致密斑的小管液流量减少,致密斑反馈信息至肾小球,肾血流量和肾小球滤过率增加至正常水平。这种由小管液流量变化而影响肾小球滤过率和肾血流量的现象称为管球反馈(tubuloglomerular feedback)。

管球反馈机制与肾脏局部的肾素 - 血管紧张素系统调节有关,此外肾组织产生的腺苷、一氧化氮和前列腺素等也参与管球反馈调节。

2. 肾血流量的神经、体液调节　入球小动脉和出球小动脉的血管平滑肌受肾交感神经支配。正常情况下,当体位改变或剧烈运动时交感神经兴奋,血管平滑肌 α 受体激活,入球小动脉收缩,肾血流量及肾小球滤过率减少,这样大量血流能分配到骨骼肌等对血液需求较多的组织。反之,当血容量增加或心肺容量感受器、动脉压力感受器受刺激时,将反射性抑制交感神经的活动,使肾血流量增加。

一般认为肾脏无副交感神经末梢分布。

在体液调节方面,肾上腺髓质释放的儿茶酚胺作用于近球细胞 β 受体,肾素分泌增加,进而肾素 - 血管紧张素系统上调,引起血管收缩,肾血流量减少。此外肾组织中合成的 PGI_2、PGE_2、NO 和缓激肽等,可引起肾血管舒张,肾血流量增加;而腺苷则引起入球小动脉收缩,肾血流量减少。

在大出血、手术、强烈的精神刺激、缺氧、中毒性休克等异常情况下,肾脏通过减少肾血流量和肾小球滤过率以保证脑、心脏等重要器官的血液供应,此时除交感 - 肾上腺素系统的作用外,还有血管升压素、血管紧张素等其他体液因素参与调节。

第二节　肾小球的滤过功能

尿的生成包括三个互相衔接的基本过程:①血浆在肾小球毛细血管滤过,形成超滤液;②超滤液在肾小管和集合管选择性重吸收;③肾小管和集合管分泌,最后形成尿液。

一、肾小球的滤过作用

(一) 肾小球滤过

当血液流经肾小球毛细血管时,血浆成分中除大分子蛋白质外的小分子物质及水均可通过肾小球滤过膜进入肾小囊腔内,形成超滤液(ultrafiltrate),又称原尿。用微穿刺法抽取肾小囊腔内液体进行微量化学分析,发现除蛋白质含量极少外,其他成分及酸碱度与血浆基本相同,表明超滤液即血浆的滤过液。

(二) 肾小球滤过率

肾小球滤过率可反映肾小球的滤过功能。单位时间内(每分钟)两肾生成的超滤液量称为肾小球滤过率(glomerular filtration rate,GFR),与体表面积成正比。体表面积为 $1.73m^2$ 的成年人,其 GFR 为 125ml/min 左右,每天两肾的肾小球滤过液总量可达 180L,即成人体内每 24h 全身血浆约被超滤 60 次。

(三) 滤过分数

每分钟流经两肾的总血浆量称为肾血浆流量(renal plasma flow,RPF)。由肾血流量和血细胞比容可计算肾血浆流量。若肾血流量为 1 200ml,血细胞比容为 45%,则肾血浆流量为 1 200 × (1–45%)= 660ml/min。肾小球滤过率与肾血浆流量的比值(GFR/RPF)称滤过分数(filtration fraction,FF)。滤过分数正常值为 125/660 × 100%=19%,即当血液流经肾脏时,19% 的血浆经滤过而进入肾小囊腔,形成超滤液。滤过分数越大,血浆流经肾小球后被浓缩的程度越高。

(四) 肾小球滤过膜

肾小球毛细血管壁与肾小囊之间的结构称为滤过膜,从里向外由三层结构组成(图 8-4),即毛细血管内皮细胞、基底膜、肾小囊脏层足细胞(podocyte)的足突构成。滤过膜的内层为毛细血管内皮细胞,内皮细胞结构不完整,有许多称为窗孔(fenestrae)的结构贯穿细胞;外层为肾小囊的脏层上皮细胞层(足细胞),有足突,足突之间为裂孔(slit),裂孔上有一层滤过裂孔膜,膜上有许多微孔;内、外两细胞层之间为基底膜(basement membrane),由胶原和蛋白多糖微纤维网组成。

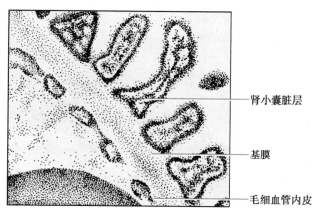

肾小囊脏层

基膜

毛细血管内皮

图 8-4　肾小球滤过膜示意图

滤过膜三层结构形成的肾小球滤过屏障（glomerular filtration barrier）有效地将血液过滤成为超滤液。肾小球滤过屏障的三层表面都含有带负电荷的糖蛋白，形成肾小球滤过膜的电荷屏障，血浆蛋白因带负电荷而通常不易被滤过。肾小球滤过膜内皮细胞层上的窗孔允许水、溶质以及大分子蛋白质自由通过，但阻止血细胞通过；中层基底膜的缝隙是防止大分子蛋白质滤过的主要屏障；而外层的足细胞滤过裂孔膜上的微孔（直径 4~14nm）可阻止由内、中两层滤出的大分子蛋白通过，成为后一道屏障。滤过膜上这些大小不同的滤过孔道形成的机械屏障可将有效半径小于 1.8nm 的物质完全滤过，而有效半径大于 3.6nm 的大分子物质则几乎完全不能滤过。

（五）肾小球滤过率的决定因素

GFR 大小取决于肾小球有效滤过压（glomerular effective filtration pressure，P_{efp}）和滤过系数（filtration coefficient，K_f）。

1. **滤过系数**　取决于肾小球滤过膜的通透性（也称导水率）及滤过面积。血浆经滤过膜进入肾小囊，滤过膜因其特殊结构而具有极大的通透性，滤过膜通透性是影响 K_f 的第一个因素。滤过膜因其机械 - 电化学屏障特性对物质分子的大小及电荷性质具有很高的选择性。不同物质通过滤过膜的能力取决于滤过物质分子的大小及其所带电荷的性质。

此外，滤过膜的有效面积也对肾小球滤过率有直接影响，是影响 K_f 的第二个因素。人两侧肾脏全部肾小球毛细血管总面积约为 $1.5m^2$，正常情况下保持稳定，这有利于血浆的滤过。因肾小球炎症导致毛细血管内皮细胞增生、肿胀，滤过面积减少，可出现少尿；当炎症导致滤过膜通透性增加时，则尿液成分发生变化，表现为蛋白尿或血尿。

2. **肾小球有效滤过压**　是滤过的动力，是促进超滤的动力与对抗超滤的阻力之差。促进超滤的动力有肾小球毛细血管压（glomerular blood pressure，GBP）与肾小囊内胶体渗透压（glomerular capsular colloid osmotic pressure，GCOP）；对抗超滤的阻力有血浆胶体渗透压（blood colloid osmotic pressure，BCOP）与肾小囊内静水压（glomerular capsular hydrostatic pressure，GCHP）。

$$P_{efp} = (GBP + GCOP) - (BCOP + GCHP) \tag{8-1}$$

肾小球毛细血管不同部位的有效滤过压不同，越靠近入球小动脉端，有效滤过压越大。这主要是因为当毛细血管血液从入球小动脉端流向出球小动脉端时不断生成超滤液，越接近出球小动脉，血浆中蛋白质浓度越高，滤过阻力逐渐增大，有效滤过压逐渐减小。当滤过阻力等于滤过动力时有效滤过压降低至零，即达到滤过平衡（filtration equilibrium）。

二、影响肾小球滤过的因素

血浆在肾小球毛细血管的超滤过程受诸多因素影响，如有效滤过压、滤过系数和滤过平衡的血管长度等。图 8-5 为肾小球有效滤过压示意图。

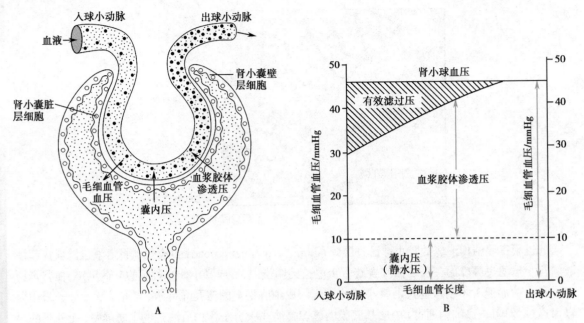

图 8-5　肾小球有效滤过压示意图

A. 箭头示意影响肾小球毛细血管网超滤的各种压力,其中粗黑点为胶体颗粒,颗粒密度大
表示胶体渗透压高;B. 血液流经肾小球毛细血管网时各段时的压力变化特点。

(一) 肾小球毛细血管血压

在正常情况下,动脉血压在 80~180mmHg 范围内波动时,肾血流量通过自身调节能维持相对稳定,此时肾小球毛细血管血压相对稳定,滤过率无明显改变。肾小球毛细血管血压是滤过的主要动力。肾小球毛细血管血压如超出自身调节范围,会造成有效滤过压和肾小球滤过率的相应改变。例如,血容量减少、剧烈运动、强烈的伤害性刺激或情绪激动等情况可使交感神经活动加强,入球小动脉强烈收缩,导致肾血流量、肾小球毛细血管血量和毛细血管血压下降,从而影响肾小球滤过率。在高血压晚期,由于入球小动脉发生器质性病变而狭窄,肾小球毛细血管血压可明显降低,肾小球滤过率下降,出现少尿。

(二) 肾小囊内压

肾小囊内压又称囊内静水压,是肾小球滤过的阻力(见图 8-5A)。正常情况下肾小囊内压较为稳定。但肾盂或输尿管结石、肿瘤压迫等引起尿路梗阻时,在梗阻上端发生尿液潴留,小管液或终尿不能排出,可引起逆行性压力升高,最终导致肾小囊内压也逐渐升高,从而降低有效滤过压和肾小球滤过率。

(三) 血浆胶体渗透压

正常机体血浆胶体渗透压变化很小,是滤过的阻力因素。生理情况下对肾小球有效滤过压以及滤过率总体影响不大。但血浆胶体渗透压在肾小球毛细血管的入球小动脉与出球小动脉有所不同。肾小球毛细血管中由于水的滤过主要集中在入球小动脉段,血浆胶体渗透压在出球小动脉段表现为显著上升(见图 8-5A)。因此正常情况下有效滤过压在入球小动脉段显著高于出球小动脉段(见图 8-5B)。

此外,当全身血浆蛋白浓度降低时,血浆胶体渗透压降低,肾小球有效滤过压增加,肾小球滤过率也增加,尿量增多。例如大量饮水、快速静脉输注生理盐水或毛细血管通透性增大、血浆蛋白丢失,都会导致血浆蛋白浓度下降,胶体渗透压下降,使有效滤过压和肾小球滤过率增大。

(四) 肾血浆流量

如前所述,肾血浆流量与肾小球滤过率呈正变关系。肾血浆流量对肾小球滤过率的影响并非通过改变有效滤过压,而是改变滤过平衡点。血液在流经肾小球毛细血管的过程中,随血浆中水分不断被滤出,血浆胶体渗透压逐渐升高,有效滤过压逐渐下降至滤过平衡点,所以并不是肾小管毛细血管的全长都有滤过。

当肾血浆流量增大时,流向出球小动脉的血浆胶体渗透压上升速度减缓,有效滤过压的下降速度随之减慢,滤过平衡点向出球小动脉端移动,甚至不出现滤过平衡的情况,此时肾小球滤过率增加,尿量增多;反之,剧烈运动、大失血、休克等各种原因引起肾交感神经兴奋,儿茶酚胺、血管紧张素等缩血管物质大量分泌,引起入球小动脉收缩,肾血流量及肾血浆流量减少,肾小球毛细血管血压下降,肾小球毛细血管内血浆胶体渗透压升高,且升高速度加快,滤过平衡点则靠近入球小动脉端,使具有有效滤过作用的毛细血管长度缩短,引起肾小球滤过率减少。

（五）滤过系数

滤过系数（K_f）是指在单位有效滤过压的驱动下,单位时间内经过滤过膜的滤液量。$K_f=k \times s$,k 是滤过膜的有效通透系数,s 为滤过膜的面积。因此,凡能影响滤过膜通透系数和滤过面积的因素都能影响肾小球滤过率。

肾小球滤过率受多种因素调节,安静时通过自身调节能维持相对稳定,而应激状态下则受到神经和体液因素调节,其调节机制与肾血流量的调节基本相同。

第三节　肾小管和集合管的物质转运功能

肾小管及集合管的重吸收及分泌机制属于跨膜物质转运。重吸收是指肾小管上皮细胞将物质从小管液转运至血液的过程,而分泌则为肾小管上皮细胞将自身代谢产生的物质或血液中的物质转运至小管液中的过程。

正常人每天两肾生成的超滤液达 180L,而终尿量仅 1.5L 左右,表明超滤液的 99% 均被肾小管和集合管重吸收。

将肾对正常血浆成分的滤过量、终尿中排泄量和重吸收率进行比较,发现肾小管和集合管各段对物质的重吸收能力不同:葡萄糖在近端小管全部被重吸收;水、Na^+、Cl^-大部分（约 99%）被重吸收;尿素在远端小管及集合管被部分重吸收;肌酐则完全不被重吸收。

一、肾小管和集合管中物质转运的方式

肾小管和集合管重吸收及分泌所涉及的物质转运的途径可分为两类。

（一）细胞旁途径（paracellular pathway）

小管液中水分子和 Cl^-、Na^+ 可直接通过小管上皮细胞间的紧密连接进入细胞间隙而被重吸收,有些物质如 K^+ 和 Ca^{2+} 也可通过这一途径以溶剂拖曳（solvent drag）的方式被重吸收。

（二）跨细胞途径（transcellular pathway）

跨细胞途径包括两个步骤:小管液中的溶质通过管腔膜进入小管上皮细胞内;进入细胞内的物质通过一定的方式跨过基底侧膜进入组织间隙液。

在跨细胞途径中肾小管和集合管的重吸收及分泌的机制属于物质的被动转运和主动转运过程。

1. **被动转运**　包括单纯扩散、渗透和易化扩散。

2. **主动转运**　包括原发性主动转运和继发性主动转运。

（1）原发性主动转运:包括钠泵、质子泵和钙泵等。

（2）继发性主动转运:包括 Na^+-葡萄糖、Na^+-氨基酸同向转运,Na^+-K^+-$2Cl^-$ 同向转运;还有 Na^+-H^+

和 Na^+-K^+ 逆向转运等。

（3）入胞作用：肾小管上皮细胞还可通过入胞方式重吸收少量小管液中的小分子蛋白质。

肾小管上皮细胞的各种转运体在管腔侧［即细胞顶端膜（apical membrane）与细胞基底侧膜（basolateral membrane）］上的分布显著不同，因此上皮细胞管腔面与基底侧膜对各种物质的转运机制也有所不同。

二、肾小管和集合管中各种物质的重吸收与分泌

（一）重吸收

1. 有机物的重吸收　有机物的大部分在近端小管的前段被重吸收，重吸收机制如图 8-6A 所示，图中 X 为各类有机物。

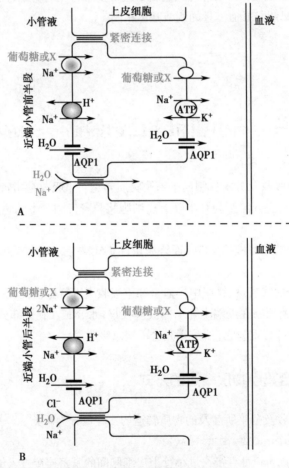

图 8-6　近端小管的重吸收示意图

A. X 为葡萄糖、氨基酸、磷酸盐；AQP1 为水通道蛋白 1；图中
Na^+- 葡萄糖转运体结合 1 个 Na^+，葡萄糖及 X 经基底膜载体进
入管周毛细血管网。B. X 为葡萄糖、氨基酸、磷酸盐，图中 Na^+-
葡萄糖转运体结合 2 个 Na^+。

（1）葡萄糖的重吸收：肾小囊超滤液中葡萄糖浓度与血浆中基本相等。终尿中几乎不含葡萄糖，表明葡萄糖全部被重吸收。这种重吸收依赖于近曲小管壁上皮细胞基底侧膜上的钠 - 钾泵持续转运而在其细胞膜内外形成的 Na^+ 浓度梯度，葡萄糖是逆浓度差进行的，属于继发性主动转运。葡萄糖、Na^+ 均与管腔上皮细胞顶端膜上的同向转运体结合而进入上皮细胞，进入细胞内的 Na^+ 通过肾小管基

底侧膜上的钠泵移入组织间液,葡萄糖即顺浓度差通过基底侧膜上的葡萄糖转运体进入组织间液,再进入管周毛细血管网。

葡萄糖重吸收的饱和性:因同向转运体与葡萄糖的结合及转运存在饱和性,近端小管对葡萄糖的重吸收有一定限度,当血液中葡萄糖浓度超过 180mg/100ml 时,部分肾小管上皮细胞对葡萄糖的吸收已达极限,此时尿中即可出现葡萄糖。

肾糖阈:尿中刚开始出现葡萄糖时的血糖浓度,称为肾糖阈。每个肾单位的肾小管上皮细胞重吸收葡萄糖的极限不同,随着血糖浓度持续升高,更多的肾小管上皮细胞对葡萄糖的重吸收达到极限,尿中排泄的葡萄糖含量也将随之增加。当血糖浓度升至 300mg/100ml 时,全部肾小管上皮细胞对葡萄糖的重吸收均已达到或超过近端小管对葡萄糖的最大转运率。此时,葡萄糖每分钟的滤过量达两肾葡萄糖重吸收的极限量,葡萄糖的排泄率则会随血浆葡萄糖浓度及葡萄糖滤过率升高而呈现平行增加。葡萄糖的最大转运率也称葡萄糖吸收极限量,男性平均为 375mg/min,女性平均为 300mg/min。

(2)氨基酸的重吸收:超滤液中的氨基酸几乎全部在近端小管被重吸收,重吸收的原理与葡萄糖基本相同,其吸收方式也是继发性主动转运,即依赖于 Na^+ 的转运。肾小管腔膜上有多种转运载体,分别转运酸性、碱性和其他氨基酸。

(3)蛋白质的重吸收:超滤液中少量小分子蛋白质,在近端肾小管以入胞方式全部被主动重吸收。蛋白质进入上皮细胞后立即被酶分解为氨基酸,然后进入血液。

2. 无机物的重吸收 无机物的大部分也在近端小管的前半段被重吸收,重吸收机制如图 8-6A 所示,图中 AQP1 为水通道蛋白 1(aquaporin 1,AQP1),图 8-6B 为近端小管后半段重吸收机制。

(1)Na^+、Cl^- 的重吸收:肾小球滤过液中 65%~70% 的 Na^+、Cl^- 在近端小管被重吸收,约 25% 在髓袢,约 7% 在远端小管和集合管重吸收。

肾小管各段(髓袢细段除外)及集合管对 Na^+ 的重吸收以主动重吸收为主。肾小管上皮之间有细胞间隙,细胞间隙靠近肾小管腔一侧紧密连接着,称为紧密连接,它将细胞间隙与肾小管腔隔开。肾小管细胞的基底膜和细胞间隙都与肾小管外的毛细血管相邻接,其间为组织间液。肾小管上皮细胞基底膜及侧膜上富含钠泵,不断将 Na^+ 泵入肾小管周围组织间液,并进入管周毛细血管。管壁细胞内 Na^+ 浓度降低,小管液中的 Na^+ 可通过多种不同方式顺浓度差进入肾小管上皮细胞。

1)近端小管:肾小管液中的 Na^+ 通过钠通道扩散,Na^+ 与葡萄糖,或与氨基酸等其他有机物的同向转运,以及通过 Na^+-H^+ 交换(反向转运)等转运方式进入细胞内。由于 Na^+ 的主动重吸收,肾小管液 Cl^- 浓度增加、正电位降低,Cl^- 便顺浓度差和电位差被动重吸收。还有一部分 Na^+ 和 Cl^- 通过紧密连接被动重吸收(见图 8-6B)。近端小管还对水具有通透作用(见图 8-6A),水伴随着溶质的重吸收通过渗透作用经水通道而被重吸收。由于近端小管对于溶质及水均通透,此段的重吸收属于等渗重吸收。

因上述电解质的重吸收在管周组织间液中形成了高渗状态,而髓袢降支细段对水通透,因此髓袢降支细段主要表现为对水的重吸收(图 8-7A);髓袢降支细段的上皮细胞顶膜及基底膜表达尿素转运体(UT-A2)而引起尿素的重吸收,是尿素再循环中的一个环节(详见本章第四节“尿液的浓缩与稀释”中的“内髓部高渗梯度”部分)。髓袢升支粗段表现为对电解质的重吸收及对水的不通透。如图 8-7B 所示,Na^+ 的重吸收通过髓袢粗段管腔膜上 Na^+-K^+-$2Cl^-$ 同向转运体,并在基底侧膜钠泵的协同作用下实现。Na^+ 与顶端膜上的同向转运体结合,通过顺浓度差进入细胞内,同时将 Cl^-、K^+ 转入细胞。进入细胞内的 Na^+ 由基底侧膜上的钠泵泵入组织间液;Cl^- 因浓度差经基底侧膜上的氯通道扩散进入管周组织间液;K^+ 因浓度差经管腔膜(对 K^+ 通透性较高)而返回管腔内。此外,部分 K^+、Cl^- 还可通过基底侧膜上的 K^+-Cl^- 同向转运体而被重吸收进入管周组织间液。髓袢利尿药如呋塞米(furosemide)可抑制髓袢升支粗段 Na^+-K^+-$2Cl^-$ 同向转运体而抑制 NaCl 的重吸收,由此增加 NaCl 的排泄,产生强效利尿作用。

Cl^- 进入组织间液,K^+ 返回管腔内,导致管腔内出现正电位,又可使管腔内的部分 Na^+、K^+、Ca^{2+}、Mg^{2+} 等正离子顺电位差经旁细胞途径进入管周组织间液。

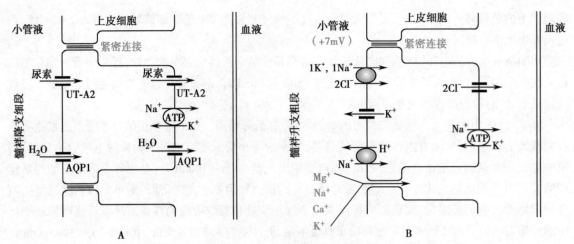

图 8-7　髓袢的物质转运示意图

A. 髓袢降支细段重吸收水及尿素;B. 髓袢升支粗段重吸收电解质而对水及尿素不通透。

2)远曲小管和集合管: 如图 8-8A 所示,小管液中的 Na^+ 通过 Na^+-Cl^- 同向转运体或钠通道转运进入细胞,Na^+ 经基底侧膜上的钠泵泵入组织间液,Cl^- 则通过氯通道扩散而被重吸收。噻嗪(thiazine)类利尿药可抑制 Na^+-Cl^- 同向转运体,降低 NaCl 的重吸收,减少水的重吸收而利尿。集合管闰细胞顶膜上的氢泵将 H^+ 泵入管腔(图 8-8B)。

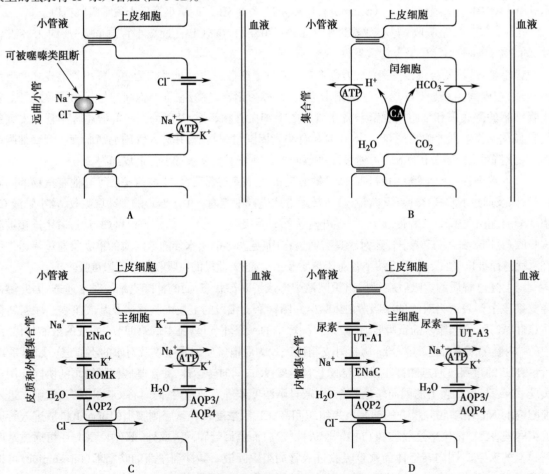

图 8-8　远端小管及集合管的物质转运示意图

A. 远曲小管对 Na^+ 及 Cl^- 的重吸收;B. 集合管上皮细胞(闰细胞)的泌 H^+;C. 皮质和外髓集合管对 Na^+、水、Cl^- 的重吸收及泌 K^+,其中 ENaC 为上皮细胞钠通道,ROMK 为肾脏外髓钾通道;D. 内髓集合管对尿素、Na^+、水、Cl^- 的重吸收,UT-A1 及 UT-A3 为 1 型及 3 型尿素转运体。

(2)K⁺ 的重吸收:从胃肠道吸收入血的 K^+ 90%~95% 经肾排泄,且排泄量与吸收量处于动态平衡。小管液中的 K^+ 有 65%~70% 在近端小管被重吸收,25%~30% 在髓袢被重吸收,远端小管和集合管重吸收的 K^+ 分别为 3% 和 9%,因此肾小管滤过的 K^+ 几乎全部被肾小管和集合管的主细胞所重吸收,其重吸收机制如图 8-8C 和图 8-8D 所示。尿中排出的 K^+ 主要由远端小管和集合管分泌(图 8-8C),其分泌量的多少取决于血 K^+ 浓度,并受醛固酮调节。

(3)Ca²⁺ 的重吸收:约 50% 的血浆 Ca^{2+} 呈游离状态,其余部分与血浆蛋白结合,只有离子钙才能从肾小球滤过。经肾小球滤过的 Ca^{2+} 约 99% 被肾小管重吸收:约 70% 在近端小管被重吸收;20% 在髓袢被重吸收;9% 在远端小管和集合管被重吸收;少于 1% 的 Ca^{2+} 随尿排出。

肾小管中的 Ca^{2+} 可通过细胞旁途径被动扩散进入细胞间隙和通过跨细胞途径主动转运。多种因素可影响 Ca^{2+} 重吸收,最重要的是甲状旁腺激素(parathyroid hormone,PTH),它通过促进髓袢升支粗段和远端小管对 Ca^{2+} 的重吸收,使尿 Ca^{2+} 排泄减少。

血浆酸碱度(pH)的改变也影响远端小管和集合管对 Ca^{2+} 的重吸收,代谢性酸中毒时 Ca^{2+} 重吸收降低,代谢性碱中毒时 Ca^{2+} 重吸收增加。

(4)HCO₃⁻ 的重吸收:正常情况下,从肾小球滤过的 HCO_3^- 几乎全部被肾小管和集合管重吸收,80% 的 HCO_3^- 是由近端小管重吸收的。

近端小管的重吸收机制如图 8-9 所示,血液中的 HCO_3^- 是以钠盐($NaHCO_3$)的形式存在,当滤过液进入肾小囊后解离为 Na^+ 和 HCO_3^-。近端小管上皮细胞通过 Na^+-H^+ 交换使 H^+ 进入小管液,进入小管液的 H^+ 与 HCO_3^- 结合生成 H_2CO_3,很快生成 CO_2 和 H_2O,这一反应由上皮细胞顶端膜的碳酸酐酶催化。CO_2 为高脂溶性物质,很快以单纯扩散方式进入上皮细胞内,CO_2 和水在碳酸酐酶的催化下形成 H_2CO_3,后者很快解离成 H^+ 和 HCO_3^-。H^+ 则通过顶端膜上的 Na^+-H^+ 交换逆向转运进入小管液,再次与 HCO_3^- 结合形成 H_2CO_3。细胞内的大部分 HCO_3^- 与其他离子以联合转运方式进入细胞间隙;小部分通过 Cl^--HCO_3^- 逆向转运方式进入细胞外液。两种转运方式所需的能量均由基底侧膜上的钠泵提供。由此可见,近端小管重吸收 HCO_3^- 是以 CO_2 的形式进行,HCO_3^- 的重吸收优先于 Cl^- 的重吸收。碳酸酐酶在 HCO_3^- 重吸收过程中起重要作用,碳酸酐酶抑制药如乙酰唑胺可抑制 H^+ 的分泌。

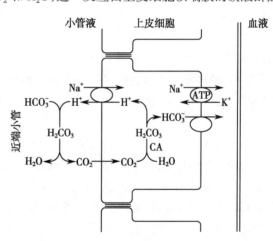

图 8-9 近端小管 HCO_3^- 重吸收示意图
CA. 碳酸酐酶。

集合管对 HCO_3^- 的重吸收特点是:具有饱和现象,受 pH 值影响较大,且不受管腔碳酸酐酶的影响。

(5)水的重吸收:正常成人的肾小管和集合管对水的重吸收量大,滤液中 99% 的水分都被重吸收,仅有 1% 排出体外。当水的重吸收率减少 1% 时,尿量可增加 1 倍。由此可见,尿量多少固然与肾小球滤过率有关,但主要还是取决于肾小管和集合管对水的重吸收率。肾小球超滤液中的水约 67% 在近曲小管、15% 在髓袢、8%~17% 在远曲小管和集合管被重吸收。水的重吸收属于被动重吸收。

肾小管和集合管对水的重吸收可分为两部分。

1)近端小管重吸收:是伴随溶质的重吸收而吸收,与体内是否缺水无关。近端小管在 Na^+、Cl^-、HCO_3^- 和葡萄糖被重吸收后,小管液的渗透压下降,水在渗透压作用下通过水通道蛋白进入管壁上皮细胞,然后出细胞基底膜,再经由组织间液进入管周毛细血管网(见图 8-6A)。部分在细胞间隙中的水和溶质还可通过紧密连接返回近端小管。因此,近端小管对水的重吸收是一种渗透性重吸收。

2)远曲小管和集合管的重吸收:可因体内水的需求而变化,属于调节性重吸收。当机体缺水时,水的重吸收增多;反之,水的重吸收减少,即可调节体内的水平衡。抗利尿激素调节远曲小管和集合管对水的重吸收。

（二）分泌

肾小管和集合管的分泌是指管壁上皮细胞将细胞内的代谢物质分泌到小管液中的过程。排泄是指管壁细胞将血液中的物质(如肌酐)直接排入小管液中的过程。

1. K^+ 的分泌　原尿中的 K^+ 基本在肾小管全部重吸收,在髓袢升支粗段也有分泌(见图 8-7B),而尿中排出的 K^+ 主要为远曲小管和集合管分泌。因此,肾对 K^+ 的排泄主要取决于远曲小管和集合管分泌 K^+ 的量。

（1）Na^+-K^+ 交换:如图 8-8C 所示,远曲小管后段与集合管壁的主细胞上 K^+ 分泌与 Na^+ 主动重吸收有密切联系。一方面,由于基底侧膜上钠泵的作用,组织间液中的 K^+ 被泵入细胞内,使细胞内 K^+ 浓度明显高于小管液中 K^+ 浓度,K^+ 便顺浓度差从细胞内通过主细胞顶端膜上的钾通道进入小管液;另一方面基底膜上的钠泵造成细胞内的 Na^+ 浓度降低,小管液中的 Na^+ 顺浓度差通过顶端膜的钠通道进入上皮细胞并不断经基底膜钠泵泵出。远曲小管和集合管的这种 K^+ 分泌是与 Na^+ 重吸收偶联进行的,称为 Na^+-K^+ 交换。

（2）Na^+-H^+ 交换:在近端小管、髓袢升支粗段、远曲小管和集合管管腔还存在 Na^+-H^+ 交换(见图 8-6、图 8-7B)。

上述两种交换过程相互之间存在竞争作用,即:Na^+-K^+ 交换增多时,Na^+-H^+ 交换减少;Na^+-K^+ 交换减少时,Na^+-H^+ 交换增多。这是由于进行交换的 Na^+ 量有一定的限度。例如:在酸中毒时,肾小管细胞内的碳酸酐酶活性增强,H^+ 生成增多,Na^+-H^+ 交换增强,从而限制 Na^+-K^+ 交换,所以酸中毒时,尿排 K^+ 减少,以致常伴有血钾过高的现象;相反,碱中毒时,血浆 H^+ 浓度降低,Na^+-H^+ 交换减少,Na^+-K^+ 交换增加,尿排 K^+ 增多,血 K^+ 浓度降低。

2. H^+ 的分泌　实验表明,超滤液的 pH 与血浆相同(pH ≈ 7.4),但流经肾小管和集合管后,尿液 pH 发生显著变化,pH 最大范围可达 4.5~8.2,说明肾小管和集合管对尿液酸碱度的改变起着很重要的调节作用。

几乎整个肾小管(除髓袢细段外)及集合管都能分泌 H^+(见图 8-6、图 8-7B、图 8-8B)。H^+ 的分泌主要通过 Na^+-H^+ 交换(属继发性主动转运)进行,集合管的闰细胞还以氢泵方式排 H^+。在肾小管上皮细胞碳酸酐酶的作用下,细胞代谢产生的 CO_2 或从组织间液、小管液进入细胞的 CO_2,与细胞内的 H_2O 结合生成 H_2CO_3,后者再解离成 H^+ 和 HCO_3^-。H^+ 在肾小管管腔膜上通过 Na^+-H^+ 交换逆向转运进入小管腔,同时 Na^+ 从小管腔顺浓度差进入细胞。肾小管基底侧膜上的钠泵不断将上皮细胞中的 Na^+ 泵入组织间液,从而维持细胞内低 Na^+,使小管液中的 Na^+ 能不断地扩散进入上皮细胞内。由于肾小管管腔膜对 HCO_3^- 不通透,而其基底侧膜对 HCO_3^- 通透,故肾小管上皮细胞内生成的 HCO_3^- 顺电 - 化学梯度扩散入组织间液,然后进入血液。进入小管腔的 H^+ 又可与小管液中的 HCO_3^-、HPO_4^{2-} 和 NH_3 发生反应,分别生成 H_2CO_3、$H_2PO_4^-$ 和 NH_4^+ 而被排泄,从而降低小管液中 H^+ 浓度,使 H^+ 分泌能持续进行。

肾小管上皮细胞每分泌一个 H^+ 进入管腔,同时就有一个 Na^+ 和一个 HCO_3^- 被重吸收至血液,补充血浆的碱储。肾小管和集合管的这种排酸保碱作用对于维持体内的酸碱平衡具有十分重要的作用。

3. NH_3 的分泌　近曲小管、髓袢升支粗段和远曲小管上皮细胞内的谷氨酰胺,在谷氨酰胺酶的作用下脱氨,生成谷氨酸根和 NH_4^+;谷氨酸根又在谷氨酸脱氢酶作用下生成 α- 酮戊二酸和 NH_4^+。α- 酮戊二酸代谢用去 2 个 H^+ 生成 2 分子 HCO_3^-。在这一反应过程中,谷氨酰胺酶是生成 NH_3 的限速酶。

肾小管上皮细胞的 NH_4^+ 与 NH_3、H^+ 三者处于一定的平衡状态。如图 8-10 所示,NH_4^+ 通过上皮细胞顶端膜逆向转运体(Na^+-H^+ 转运体)进入小管液(由 NH_4^+ 代替 H^+)。另一方面,NH_3 是脂溶性分子,可通过细胞膜单纯扩散进入小管腔,还可通过基底侧膜进入细胞间隙。HCO_3^- 及 Na^+ 通过各自途径跨过基底侧膜进入组织间液。因此,1 分子谷氨酰胺被代谢生成 2 个 NH_4^+ 进入小管液,机体获得 2 个 HCO_3^-(新生成的 HCO_3^-)。这一反应过程主要发生在近端小管。

集合管 NH_3 的分泌机制有所不同。集合管顶端膜对 NH_3 高度通透,而对 NH_4^+ 的通透性较低,故细胞内生成的 NH_3 通过扩散方式进入小管液,与分泌的 H^+ 结合形成 NH_4^+,并随尿排出体外。在这一反应过程中,尿中每排出 1 个 NH_4^+ 就有 1 个 HCO_3^- 被重吸收回血液。

NH_3 的分泌与 H^+ 的分泌密切相关。如果集合管 H^+ 分泌被抑制,尿中 NH_4^+ 排出也就减少。生理情况下,肾脏分泌的 H^+ 约 50% 由 NH_3 缓冲。慢性酸中毒可刺激肾小管和集合管上皮细胞谷氨酰胺的代谢,增加 NH_4^+ 和 NH_3 的分泌和生成 HCO_3^-。因此,NH_3 分泌也是肾脏调节酸碱平衡的重要机制之一。

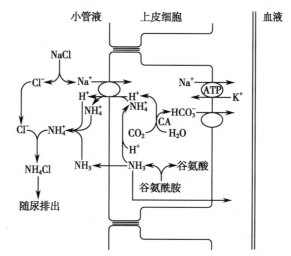

图 8-10　肾小管上皮细胞的 NH_4^+ 与 NH_3、H^+ 分泌示意图
CA. 碳酸酐酶。

三、影响肾小管和集合管重吸收与分泌的因素

(一)小管液中溶质浓度

小管液中溶质所形成的渗透压是对抗肾小管重吸收水分的力量。肾小管和集合管重吸收水的动力是小管液和上皮细胞间的渗透压梯度。当小管液中某些溶质因未被重吸收而留在小管液中,使小管液溶质浓度升高,水的重吸收减少,小管液中保留的水增多,Na^+ 浓度梯度降低,从而使尿量和 NaCl 排出量增多,这种现象称为渗透性利尿。例如糖尿病患者、静脉注射高渗葡萄糖或甘露醇后的多尿。

(二)肾小管周围毛细血管血压及血浆胶体渗透压

肾小管周围毛细血管压(即静水压)增加和 / 或其血浆胶体渗透压降低,将阻碍水及其溶质(NaCl)的重吸收;反之,将促进水及 NaCl 的重吸收。肾小管周围毛细血管血压主要受肾小球出球小动脉舒缩状态影响:出球小动脉舒张,肾小管周围毛细血管血压升高;反之,肾小管周围毛细血管血压降低。肾小管周围毛细血管血浆胶体渗透压主要受全身血浆胶体渗透压和肾小球滤过分数影响。滤过分数增加,肾小管周围毛细血管血浆胶体渗透压增加。

(三)球管平衡

近端小管对溶质(特别是 Na^+)和水的重吸收随肾小球滤过率的变化而改变,表现为定比重吸收,即近端小管中 Na^+ 和水的重吸收率总是占肾小球滤过率的 65%~75%。当肾小球滤过率增大时,近端

小管对 Na^+ 和水的重吸收率也增大;而当肾小球滤过率减小时,近端小管对 Na^+ 和水的重吸收率也减小。这种定比重吸收现象,称为球管平衡。其生理意义在于尿中排出的 Na^+ 和水不会随肾小球滤过率的增减而出现大幅度的变化,从而保持尿量和尿钠的相对稳定。

第四节　尿液的浓缩和稀释

一、肾小管各段的浓缩及稀释特点

肾排泄浓缩尿液或稀释尿液有助于维持体液的正常渗透压,对维持机体的水平衡起重要作用。肾小球超滤液在流经肾小管各段时,其渗透压发生变化:在近端小管和髓袢中,渗透压的变化是固定的,但经过远端小管后段和集合管时,渗透压可随体内缺水或水过多等不同情况出现大幅度的变动。

1. **近端小管**　为等渗重吸收,近端小管末端的小管液渗透压与血浆相等。

2. **髓袢降支细段**　对水有高度通透性,而对 NaCl 和尿素则不易通透。在小管外组织间液高渗透压作用下,水被重吸收,故小管液在流经髓袢降支细段时,渗透浓度逐渐升高,直至与髓质组织间液渗透浓度相近。

3. **髓袢升支细段**　对水不通透,对 NaCl 和尿素通透。由于小管液 NaCl 的浓度高于同一平面髓质间液中的浓度,故 NaCl 被重吸收。另一方面尿素浓度则低于髓质间液,尿素则由组织间隙扩散进入小管。在此过程中,小管液渗透浓度逐渐降低。

4. **髓袢升支粗段**　对水和尿素不通透,但能主动重吸收 NaCl。当小管液流经髓袢升支粗段时,由于 NaCl 不断被重吸收,渗透浓度逐渐下降,至升支粗段末端,小管液为低渗(与血浆渗透浓度相比)。

5. **尿的渗透压**　单位通常用重量克分子渗透(压)浓度 [$mOsm/(kg \cdot H_2O)$]表示。正常成年人终尿的排出量约为 1.5L/d,其渗透浓度可在 50~1 200mOsm/(kg·H_2O) 范围内变动。终尿的渗透浓度高于血浆渗透浓度称为高渗尿,低于血浆渗透浓度的尿液则称为低渗尿。尿量和尿的渗透浓度可受多种因素影响而发生很大变化。

二、尿液的浓缩

尿液的浓缩主要发生在远端小管和集合管。肾单位对水的重吸收方式属于渗透方式,其动力来自肾髓质部肾小管和集合管内外的渗透浓度梯度,小管周围组织间液的高渗状态是水重吸收的主要动力(图 8-11)。而远端小管后半段和集合管对水的通透性受抗利尿激素调节。

(一) 肾皮质

肾皮质的渗透浓度与血浆相等,但由髓质外层向乳头部逐渐升高,内髓质部的渗透浓度为血浆渗透浓度的 4 倍,约 1 200mOsm/(kg·H_2O)。肾髓质渗透浓度梯度是尿浓缩的必要条件。

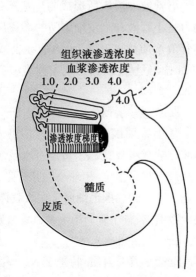

图 8-11　肾髓质渗透压梯度的形成

（二）肾髓质

尿液的浓缩过程主要在肾髓质内进行。髓质内的肾小管髓袢及其周围的直小血管在形态上都呈 U 形，尿液和血液在其中流动的方向相反（即逆流，图 8-12A～图 8-12C）。

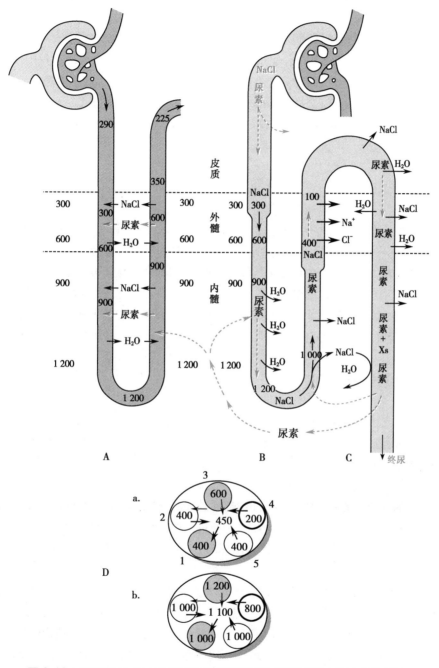

图 8-12　肾髓质 NaCl 的重吸收及尿素再循环与渗透压梯度的形成示意图

A. 直小血管在维持肾髓质渗透压梯度中的作用机制（冠状面图）。B、C. 髓袢、集合管在维持肾髓质渗透压梯度中的作用机制（冠状面图）。D. 直小血管、髓袢、集合管与组织间液之间的渗透压关系水平面图（1. 直小血管降支；2. 髓袢降支；3. 直小血管升支；4. 髓袢升支粗段；5. 集合管；a. 外髓部；b. 内髓部）。A、B、C 的实线箭头为 Na^+、Cl^- 及 H_2O 的移动方向，虚线箭头为尿素移动方向。a,b 的箭头方向代表溶质转移方向。数字表示该处的渗透浓度，单位为 mOsm/(kg·H_2O)。

(三) 逆流倍增学说

逆流倍增学说认为尿液浓缩与肾髓质的组织间液经常保持高渗状态和呈现渗透压梯度(即从肾皮质到髓质,渗透压逐渐增加,越接近乳头部其渗透压越高)的现象有密切关系。因此当小管液最后流经集合管时,在抗利尿激素作用下水分可由于管内外的渗透压差而透过集合管壁被重吸收,形成浓缩尿(图 8-12C)。

如图 8-12B 所示,肾髓质组织间液的高渗状态是由于肾小管各段和集合管对 H_2O、NaCl 和尿素(urea)的通透性和重吸收机制不同,使小管液在流经 U 形髓袢和集合管的过程中,通过逆流倍增(counter-current multiplication)机制建立起外髓部至内髓部的渗透浓度梯度。而髓质组织间液高渗状态的保持有赖于直小血管的逆流交换(counter-current exchange)作用(图 8-12A)。

失水、禁水导致血浆晶体渗透压升高,可引起尿量减少、尿液浓缩,终尿的渗透浓度可高达 1 200mOsm/(kg·H_2O)。

三、尿液的稀释

尿液的稀释主要发生在远曲小管和集合管(见图 8-12B、C)。小管液在到达髓袢升支粗段时为低渗液。如果体内水分过多,造成血浆晶体渗透压降低,可使血管升压素的释放被抑制,远曲小管和集合管对水的通透性降低,水不能被重吸收。而小管液中的 NaCl 将继续被主动重吸收,这种溶质重吸收大大超过水的重吸收,使小管液渗透压浓度进一步降低,形成低渗尿。终尿的渗透浓度最低可至 50mOsm/(kg·H_2O)。大量饮用清水后,血浆晶体渗透压降低可引起血管升压素释放减少,导致尿量增加,尿液被稀释。若血管升压素完全缺乏,可出现尿崩症,每天可排出高达 20L 的低渗尿。

四、肾髓质渗透梯度的形成

肾髓质髓袢升支粗段对 NaCl 的重吸收和内髓部集合管对尿素的高通透性,使小管液中的溶质进入肾髓质组织间液,造成肾髓质的高渗状态,形成髓质高渗梯度。肾髓质高渗梯度的形成与肾小管各段的不同生理特性有关。

(一) 外髓部高渗梯度的形成

如图 8-12B 的外髓及图 8-12Da 所示,外髓部的髓袢升支粗段可主动重吸收 NaCl,而对水不易通透,故升支粗段小管液向皮质方向流动时 NaCl 不断进入周围组织间液,小管液渗透压逐渐降低,从而造成外髓部组织间液的高渗状态,而且愈近内髓部渗透压愈高,形成渗透梯度。

(二) 内髓部高渗梯度的形成

1. 当小管液流经远曲小管和外髓部集合管时水被重吸收,由于管壁对尿素不易通透使小管液内尿素浓度逐渐升高(图 8-12B、C 的外髓部),到达内髓部集合管时,由于管壁上皮细胞对尿素通透性增高,尿素从小管液向内髓部组织间液扩散,使组织间液的尿素浓度升高,同时使内髓部的渗透浓度进一步增加(图 8-12B、C 的内髓部及图 8-12Db)。所以内髓部组织高渗是由 NaCl 和尿素共同构成的。

血管升压素可增加内髓部集合管对尿素的通透性,从而增高内髓部的渗透浓度。严重营养不良时,尿素生成减少,可使内髓部高渗的程度降低,从而减弱尿的浓缩功能。由于髓袢升支细段对尿素有一定通透性,且小管液中的尿素浓度比管外组织间液低,故髓质组织间液中的尿素扩散进入髓袢升支细段小管液,并随小管液重新进入内髓集合管,再扩散进入内髓组织间液。这一尿素循环过程称为尿素的再循环(urea recycling)。

2. 髓袢升支细段对水不通透,但对 NaCl 通透而对尿素有中等通透性(图 8-12B 内髓)。当小管液从内髓部向皮质方向流动时,NaCl 不断向组织间液扩散,小管液的 NaCl 浓度逐渐降低,小管外组织间液的 NaCl 浓度升高。内髓组织间液中的尿素可部分扩散入髓袢升支细段,经远曲小管、外髓部集合管至内髓部集合管时再扩散入组织间液,形成尿素再循环,这将促进内髓组织间液中高渗梯度的形成。

3. 小管液经髓袢升支粗段向皮质方向流动时,由于该段上皮细胞主动重吸收 NaCl,而对水又不通透,所以小管液在向皮质方向流动时渗透浓度逐渐降低,使等渗的近端小管液流入远端小管时变为低渗。而小管周围组织中由于 NaCl 的堆积,渗透浓度升高,形成髓质高渗。因此外髓部组织间隙液高渗是 NaCl 主动重吸收而形成的,髓袢升支粗段上皮细胞膜对水不通透亦是形成外髓质高渗的重要条件。如前所述,呋塞米可抑制髓袢升支粗段的 Na^+-K^+-$2Cl^-$ 同向转运,通过降低外髓组织的高渗程度,从而降低管内外的渗透浓度梯度,使水重吸收减少,产生利尿效应。

4. 髓袢降支细段对水通透,对 NaCl 相对不通透,管腔对尿素的浓缩程度有限而扩散驱动力相对不足。由于髓质间质中存在从外髓部向内髓部的渗透浓度梯度,降支中的水不断进入组织间隙,使小管液从上至下形成逐渐升高的浓度梯度,至髓袢折返处渗透浓度达到峰值。

综上所述,各段肾小管对水、NaCl 和尿素的通透性不同是肾髓质高渗梯度形成的前提,外髓部的高渗梯度主要由髓袢升支粗段对 NaCl 的主动重吸收形成,而内髓部的高渗梯度主要由尿素和 NaCl 共同形成。其中髓袢升支粗段对 NaCl 的主动重吸收是形成整个肾髓质渗透梯度的主要动力。

(三) 尿素在肾髓质渗透梯度中的作用

尿素在肾小管的转运是以被动扩散的方式进行的,但不同部位对尿素的通透性不同。整个肾单位中水的重吸收显著大于尿素。小管液越向肾小管远端移动,浓缩程度越高,因此,远端小管的尿素浓度最高。尿素转运调节的主要位点是集合管的髓质段,尿素的浓缩及重吸收量取决于该段管周尿素的渗透性及管内浓度,而这两个因素都受 ADH 影响。

近端小管对尿素有轻度渗透性,约 50% 的尿素在此段被重吸收。但因水的重吸收比例高于尿素,所以此段的尿素呈浓缩状态。

髓袢细段对尿素具有一定的渗透性,当细段深入至肾乳头周围时,周围间质的尿素浓度大于髓袢内的尿素浓度。此时尿素向髓袢细段管腔内分泌,分泌量取决于肾皮质与肾乳头间的尿素梯度。髓袢粗段对尿素不通透,且因此段水重吸收量大而尿素呈浓缩状态。

集合管的髓质部分对尿素的通透性最高,尿素在此段肾髓质组织间液的浓度最为集中,是肾皮质-肾乳头间渗透浓度梯度倍增的主要原因。集合管远端对尿素的通透性高还引起尿素在远端集合管中被动重吸收的驱动力呈现最大。髓质集合管受 ADH 的作用,通透性显著增加,ADH 使得尿素转运体(urea transporter,UT)更多地在上皮细胞膜表达,促进此段尿素的重吸收。

ADH 缺乏时,远端集合管中的水增多,管内的尿素被稀释,尿素被动重吸收驱动力下降。此外,ADH 缺乏还使髓质集合管对尿素的通透性降低。这些因素均可减少远端集合管中尿素的重吸收,减少肾皮质-肾乳头间的渗透梯度。当 ADH 增多时,远端小管大量重吸收水,尿素被高度浓缩,尿素重吸收的驱动力显著增强,也使髓质集合管对尿素产生高度通透。这些共同作用导致大量尿素从髓质集合管被重吸收,增加了肾皮质-肾乳头间的渗透梯度。

(四) 肾髓质高渗梯度的保持

肾髓质高渗梯度的保持有赖于直小血管的作用。如图 8-12 所示,直小血管由近髓肾单位出球小动脉延续而来,与髓袢平行,呈 U 形,对水及小分子溶质(NaCl 与尿素等)具有通透性。当血液流经直小血管降支时,周围组织间液中的 NaCl 和尿素浓度较高,不断顺浓度差向血管内扩散,而水则不断渗出,使血管内 NaCl 和尿素的浓度不断升高,至转折处达最高值。转向升支后,由于血管内 NaCl 和尿素的浓度高于同一水平组织间液内的浓度,发生与降支相反的扩散过程,NaCl 和尿素不断顺浓度差向组织间液扩散,使形成髓质高渗的溶质不被血液大量带走。同时由于细而长的直小血管对血流阻力较大,血压不断降低,有效滤过压也不断降低,促进水向血管内转移,这样就使重吸收的水随血流返回体循环,从而保持肾髓质的高渗状态(见图 8-12A)。

五、影响尿液浓缩和稀释的因素

尿液的浓缩和稀释取决于肾小管和集合管对小管液中水和溶质重吸收的比率,而水的重吸收更易受到影响。水的重吸收主要取决于两个基本条件:①肾小管内外的渗透浓度梯度;②远端小管后半段和集合管对水的通透性。因此尿液的浓缩和稀释一方面取决于肾髓质高渗的形成和大小,另一方面取决于远端小管和集合管对水的通透性。后者主要受血液中 ADH 浓度影响。

(一) 影响肾髓质高渗形成的因素

1. 影响 NaCl 主动重吸收的因素   髓袢升支粗段主动重吸收 Na^+、Cl^- 是形成肾髓质高渗的重要因素。凡能影响髓袢升支粗段主动重吸收 Na^+、Cl^- 的因素都能影响髓质高渗的形成。如袢利尿药呋塞米可抑制髓袢升支粗段的 Na^+-K^+-$2Cl^-$ 同向转运,减少 Na^+ 和 Cl^- 的主动重吸收,降低外髓质高渗,阻碍尿液浓缩。

2. 尿素   内髓部高渗的建立依赖于 NaCl 和尿素的共同作用。尿素是影响肾髓质高渗的另一重要因素。尿素通过尿素再循环进入肾髓质,尿素进入髓质的数量取决于尿素的浓度和集合管对尿素的通透性。

3. 髓袢结构的完整性   肾髓质受损可影响尿液浓缩。尿液浓缩和稀释主要是在近髓肾单位进行的。老年人及肾衰竭患者有效近髓肾单位减少,主动重吸收 NaCl 的髓袢升支粗段减少,尿液浓缩能力降低,因此存在夜间尿液增多现象。髓袢结构的完整性也是逆流倍增的重要基础。

(二) 影响远端小管末端和集合管对水通透性的因素

远端小管末端和集合管对水的通透性主要受血液中 ADH 浓度影响,其调节机制见图 8-13。尿崩症患者由于神经垂体分泌不足,或远端小管不能对 ADH 产生正常的反应,肾对水的重吸收减少,尿液浓缩能力降低,从而排出大量稀释尿。前者称为中枢性尿崩症,后者称为肾性尿崩症。

(三) 直小血管血流量和速度对髓质高渗维持的影响

直小血管的逆流交换作用对维持肾髓质高渗极为重要。直小血管血流过快,过多的髓质溶质被带走,渗透压梯度不能维持,使尿液浓缩能力减弱。

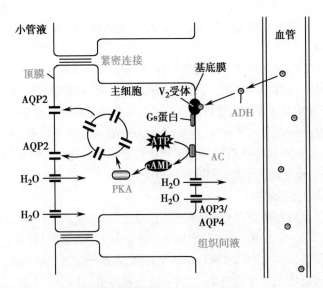

图 8-13   抗利尿激素在远曲小管后段及集合管的作用机制示意图

ADH:抗利尿激素;AC:腺苷酸环化酶;

AQP2、AQP3、AQP4:水通道蛋白 2、3、4;PKA:蛋白激酶 A。

第五节　尿生成的调节

尿生成的过程包括肾小球滤过、肾小管和集合管的重吸收及分泌。机体对尿生成的调节就是通过影响尿生成的这三个基本过程而实现的。两肾每天生成的超滤液量可达 180L，而终尿量仅 1.5L，表明约 99% 以上的水被重吸收。肾的泌尿功能受到神经和体液因素调控，以便更好地维持内环境的稳定。

一、神经调节

肾脏无副交感神经支配，所谓神经调节是指肾交感神经的作用。肾交感神经不仅支配肾血管，还支配肾小管上皮细胞和近球小体，对肾小管的支配以近端小管、髓袢升支粗段和远端小管为主。肾交感神经兴奋时，可通过下列方式影响肾脏的功能：①通过兴奋肾血管平滑肌的 α 受体，引起肾血管收缩而导致肾血流量减少。由于入球小动脉比出球小动脉收缩更明显，肾小球毛细血管血浆流量减少，毛细血管血压下降，肾小球滤过率下降。②通过激活 β 受体，使近球小体的球旁细胞释放肾素，导致血液循环中血管紧张素 II 和醛固酮浓度增加，血管紧张素 II 可直接促进近端小管重吸收 Na^+，醛固酮可使髓袢升支粗段、远端小管和集合管重吸收 Na^+，并促进 K^+ 分泌。③可直接刺激近端小管和髓袢（主要是近端小管）对 Na^+、Cl^- 和水的重吸收。

肾交感神经活动受许多因素影响，如血容量改变（通过心肺感受器反射）和血压改变（通过压力感受器反射）等均可引起肾交感神经活动改变，从而调节肾脏功能。

二、体液调节

（一）抗利尿激素

抗利尿激素也称血管升压素（VP），是下丘脑视上核和室旁核的大细胞神经元胞体内合成的一种激素，经下丘脑 - 垂体束的轴突运输到神经垂体（垂体后叶）。在运输过程中，VP 与运载蛋白分离并储存在颗粒中，直至释放入血。

VP 受体有 V_1 和 V_2 两种受体，前者分布于血管平滑肌，激活后引起平滑肌收缩，血压升高。如图 8-13 所示：ADH 作用于远曲小管和集合管上的 ADH 受体（V_2 受体），激活 Gs 蛋白并在腺苷酸环化酶（AC）的作用下，经 cAMP-PKA 蛋白激酶系统，使上皮细胞内合成的水通道蛋白 2（AQP2）镶嵌在上皮细胞的管腔膜上，从而增加管腔膜对水的通透性，促进水的重吸收；ADH 也可增加集合管对尿素的通透性，促进髓袢升支粗段、远端小管和集合管对 NaCl 的重吸收。ADH 释放受多种因素的调节和影响。

1. 血浆晶体渗透压　血浆晶体渗透压的改变是调节 ADH 分泌的最重要因素，主要通过刺激渗透压感受器而实现。

下丘脑的视上核或其周围区域有渗透压感受器，对血浆晶体渗透压的改变敏感。渗透压感受器对不同溶质引起的血浆晶体渗透压升高的敏感性不同。Na^+、Cl^- 形成的渗透压是引起 ADH 释放最有效的刺激。大量出汗、严重腹泻等情况使机体失水时，血浆晶体渗透压升高，对渗透压感受器的刺激增强，通过轴突联系使 ADH 神经元兴奋，神经垂体中的神经末梢释放 ADH 增加，促进远曲小管和集合管对水的重吸收,尿量减少。反之,饮用大量清水后血液被稀释,血浆晶体渗透压降低,则上述反射减弱,ADH 释放减少或停止,肾小管和集合管对水的重吸收减少,尿量增加。大量饮水后尿量增多的现象称为水利尿。

2. 循环血量   当循环血量增多,回心血量增加时,可刺激心肺感受器,反射性地引起 ADH 释放减少,使远曲小管和集合管对水的重吸收减少,尿量增加而维持正常循环血量。反之,当循环血量减少时,对心肺感受器的刺激减弱,对 ADH 释放的抑制作用减弱,ADH 释放增多,尿量减少。

人体由卧位转为坐位或立位时,胸腔内血容量减少可通过心肺感受器反射性地使肾血流量减少,同时 ADH 释放也增加,使尿量减少。

3. 其他因素   缺氧、恶心、呕吐、疼痛及其他因素引起的情绪紧张和低血糖可促进 ADH 释放,使尿量减少。弱的冷刺激和某些药物(如尼古丁和吗啡)可减少 ADH 释放,使尿量增多。乙醇抑制ADH 释放,饮酒后尿量增多可能与之有关。

(二) 醛固酮

醛固酮作用于远曲小管和集合管的上皮细胞,其作用主要是促进集合管和远曲小管重吸收 Na^+ 和排泄 K^+,同时也间接促进水及 HCO_3^- 的重吸收和 H^+ 的分泌,因而产生"保钠、保水和排钾"的作用。

醛固酮的分泌主要受肾素 - 血管紧张素 - 醛固酮系统和血 Na^+、K^+ 浓度调节。

1. 肾素 - 血管紧张素 - 醛固酮系统   肾素主要由肾脏的近球细胞合成、储存及释放,为一种酸性蛋白酶,能催化血管紧张素原分解,生成血管紧张素 I(Ang I),Ang I 可刺激肾上腺髓质分泌肾上腺素,其本身只有较弱的缩血管作用。Ang I 经血管紧张素转换酶 II(ACE2)的催化作用,生成血管紧张素 II(Ang II)。Ang II 有很强的缩血管作用,并能刺激肾上腺皮质球状带合成和分泌醛固酮。此外,还能直接刺激近端小管重吸收 Na^+。Ang II 再在氨基肽酶的作用下,生成血管紧张素 III(Ang III)。Ang III 可刺激醛固酮分泌,对肾血管也有收缩作用。但血液中 Ang III 浓度较低,一般以 Ang II 作用为主。Ang II 还能直接作用于脑,使血压升高,促进 ADH 分泌和引起渴觉。ACE2 由于在体内的各种组织细胞中均有广泛的分布,并作为冠状病毒感染正常细胞的表面受体而受到广泛关注。冠状病毒造成的肾脏侵袭性更是研究的重要课题。

肾素 - 血管紧张素 - 醛固酮系统(RAAS)对尿生成的调节通过对肾素分泌的调节来实现,肾素分泌受到多种因素调控,包括肾内机制、神经和体液机制。

(1)肾内机制:是指可在肾内完成的调节,其感受器是位于入球小动脉的牵张感受器和致密斑。牵张感受器能感受肾动脉的灌注压(对动脉壁的牵张程度),致密斑能感受流经该处小管液中的 Na^+量。当肾动脉灌注压降低时,入球小动脉壁受牵拉的程度减小,可刺激肾素释放;反之,当灌注压升高时,肾素释放减少。当肾小球滤过率减少或其他因素导致流经致密斑的小管液中的 Na^+ 量减少时,肾素释放增加;反之,通过致密斑处的 Na^+ 量增加时,肾素释放减少。

(2)神经机制:肾交感神经兴奋时释放的去甲肾上腺素作用于颗粒细胞膜中的 β 受体,可直接刺激肾素释放。如急性失血时,血量减少,血压下降,可反射性兴奋肾交感神经,从而使肾素释放增加。

(3)体液机制:血液循环中的儿茶酚胺(肾上腺素和去甲肾上腺素)、PGE_2、PGI_2、低盐饮食均可刺激颗粒细胞释放肾素。血管紧张素 II、血管升压素、心房钠尿肽、内皮素和 NO 可抑制肾素释放。

2. 血 K^+ 浓度或血 Na^+ 浓度   血 K^+ 浓度升高或血 Na^+ 浓度降低均可直接刺激肾上腺皮质球状带分泌醛固酮,以促进肾保钠排钾,维持血 K^+、血 Na^+ 平衡。反之,血 K^+ 浓度降低、血 Na^+ 浓度升高,则抑制醛固酮的分泌。肾上腺皮质对血 K^+ 浓度的变化非常敏感,血 K^+ 浓度增加 0.5mmol/L 就能刺激醛固酮分泌,而血 Na^+ 浓度必须更大程度地降低才能引起同样的反应。

(三) 心房钠尿肽

心房钠尿肽(ANP)是由心房肌细胞合成和释放的肽类激素。当血量过多、中心静脉压过高、头低足高位及身体浸在水中等状况造成心房壁受到牵拉刺激时,即可刺激心房肌细胞释放 ANP。此外,乙酰胆碱、去甲肾上腺素、降钙素基因相关肽(CGRP)、血管升压素(VP)和高血钾也能刺激 ANP 释放。

ANP 能使血管平滑肌舒张和促进肾脏排钠、排水。ANP 对肾脏的作用主要有:①使肾小球滤过率增大;②对抗 ADH 的作用,抑制集合管对水的重吸收;③抑制肾素、醛固酮和 VP 的分泌。

三、尿生成调节的生理意义

(一)保持机体水平衡

细胞外液稳态的维持和液体容量的调节需要肾脏的参与,肾脏的调控机制包括自身调节、神经调节和体液调节。在诸多调节机制中,VP 在调节肾排水中所起的作用至关重要,此外心房钠尿肽、醛固酮也可参与机体水平衡的调节。

(二)保持机体电解质平衡

在尿生成的调节中,醛固酮是肾调节 Na^+ 和 K^+ 排出量重要的体液因素;ANP 可抑制肾重吸收 NaCl,使尿中的 NaCl 排出增多;肾小球滤过率的改变可通过球管平衡使尿钠和尿量保持稳定;肾脏对 Ca^{2+} 的排泄受甲状旁腺激素、降钙素、维生素 D_3 调控。

(三)保持机体酸碱平衡

维持体内酸碱平衡最重要的器官是肺和肾。肺主要通过排出 CO_2 缓冲体内的酸性物质。肾脏是体内缓冲酸碱最重要、作用最持久的器官,它可将体内除 CO_2 外的所有酸性物质(即固定酸)排出体外,从而保持细胞外液 pH 在正常范围。

第六节　清　除　率

一、清除率的概念及计算方法

血浆清除率(plasma clearance rate,C)是指双肾在单位时间(通常为 1min)内能将一定毫升血浆中的某种物质完全清除。双肾能完全清除某种物质所需的血浆毫升数,称为该物质的清除率,可用公式(8-2)表示,公式中下标的 X 为某溶质,U_X 为尿中该物质的浓度,P_X 为血浆中该物质的浓度,V 为每分钟尿量。

$$清除率(C_X) = \frac{U_X(mg/100ml) \times V(ml/min)}{P_X(mg/100ml)} \tag{8-2}$$

清除率能反映肾对不同物质的排泄能力,是理想的肾功能测定方法。但实际上肾不能将某一部分血浆中的某种物质完全清除,它作为一种推算数值,更能反映的是每分钟所清除的某种物质的量来自多少毫升血浆,或相当于多少毫升血浆中所含的某物质的量。

二、测定清除率的意义

(一)测定肾小球滤过率

肾小球滤过率可通过测定菊粉(inulin)清除率和内生肌酐清除率等方法测定。

1. **菊粉清除率**　如果某种物质可自由通过肾小球滤过膜,则该物质在肾小囊超滤液中的浓度与血浆浓度相同。同时,如果该物质在肾小管和集合管中既不被重吸收又不被分泌,则单位时间内该物质在肾小球处滤过的量应等于从尿中排出该物质的量,因此该物质的清除率就等于肾小球滤过率。

菊粉是一种可以自由滤过而不被重吸收和分泌的无毒多糖,因此可用来代表肾小球滤过率。

在进行菊粉清除率的测定时,给被测者静脉滴注一定量菊粉以保持血浆中的浓度恒定,然后测定单位时间内的尿量和尿中的菊粉浓度。如果血浆菊粉浓度维持在1mg/100ml,测得尿量为1ml/min,尿菊粉浓度为125mg/100ml,则菊粉清除率如公式(8-3)所示。

$$C_{菊粉} = \frac{125mg/100ml \times 1ml/min}{1mg/100ml} = 125ml/min \tag{8-3}$$

所以肾小球滤过率为125ml/min。

2. **内生肌酐清除率**　内生肌酐(endogenous creatinine, Cr)是指体内组织代谢所产生的肌酐。内生肌酐清除率的值很接近肾小球滤过率,故临床上常用它来推测肾小球滤过率。由于肉类食物中含肌酐以及剧烈肌肉活动可产生额外肌酐,故在进行内生肌酐测定前应禁食肉类食物,避免剧烈运动。内生肌酐清除率计算方式如下(式8-4)。

$$C_{Cr} = \frac{U_{Cr}(mg/L) \times V(L/24h)}{P_{Cr}(mg/L)} \tag{8-4}$$

由于肾小管和集合管能分泌少量肌酐,也可重吸收少量肌酐,所以如果要准确测定肾小球滤过率,不能直接用内生肌酐清除率的值来代替。

(二)测定肾血流量

如果血浆在流经肾脏后,肾静脉血中某种物质的浓度接近于零,则表示血浆中该物质经肾小球滤过和肾小管、集合管转运后,从血浆中全部被清除,因此该物质在尿中的排出量应等于每分钟肾血浆流量与血浆中该物质浓度的乘积。

如静脉滴注碘锐特或对氨基马尿酸(para-aminohippuric acid, PAH)的钠盐,使其血浆浓度维持在1~3mg/100ml,当血液流经肾一次后,血浆中的碘锐特和PAH可几近完全(约90%)被肾清除,因此碘锐特或PAH的清除率可用来代表有效肾血浆流量,即每分钟流经两肾全部肾单位的血浆量。因部分肾动脉的血液供应肾单位以外的组织,这部分血液不被肾小球滤过,也不被肾小管分泌,故实际肾静脉血中的碘锐特和PAH的浓度并不等于零。通过测定PAH的清除率可以计算肾血浆流量。如测得C_{PAH}为594ml/min,假定肾动脉血中的PAH有90%被肾脏清除,则每分钟肾血浆流量为660ml/min。

1. **推测肾小管功能**　通过对物质的血浆清除率的测定,可推测哪些物质能被肾小管净重吸收、哪些物质能被肾小管净分泌,从而推论肾小管对不同物质的转运功能。如果某一物质的清除率小于肾小球滤过率,表明肾小管能重吸收该物质,但不能排除该物质也被肾小管分泌的可能性,因为当重吸收量大于分泌量时,其清除率仍可小于肾小球滤过率。如果某一物质的清除率大于肾小球滤过率,则表明肾小管能分泌该物质,但不能排除该物质也被肾小管重吸收的可能性,因为当其分泌量大于重吸收量时,其清除率仍可大于肾小球滤过率。

2. **自由水清除率**(C_{H_2O})　是用清除率的方法定量测定肾排水情况的一项指标,即对肾产生无溶质水(又称自由水)能力进行定量分析的一项指标。无溶质水是指尿液在被浓缩的过程中,肾小管每分钟从小管液中重吸收的纯水量,或指尿液在被稀释的过程中,体内被肾排出到尿液中的纯水量。

第七节　尿的排放

尿在肾的生成过程是连续不断进行的。尿随压力差持续进入肾盂,由于压力差及肾盂的收缩,尿被送入输尿管,输尿管蠕动将尿排到膀胱。只有当膀胱内储量达到一定程度时,才可引起反射性排尿,尿液经尿道排出体外。

一、输尿管的运动

输尿管的主要功能是连接肾脏与膀胱,通过管壁运动将尿液从肾脏输送至膀胱。输尿管内膜的纤维、黏液和肌层对尿液的排出起着重要作用。

输尿管的另一个功能是保证尿液的单向流动,防止尿液倒流。这种功能的产生是由于输尿管远端具有输尿管膀胱连接(ureterovesical junction,UVJ),连接中具备逼尿肌和输尿管肌成分。输尿管各段非自主性的规律收缩(约 5 次 /min)所产生的蠕动推动尿液排出。在 UVJ 处每次可喷射出一定量尿液,并在重力的作用下进入膀胱。

输尿管腔内有三处生理性狭窄,内壁黏膜光滑。结石、感染和损伤是输尿管常见疾病。结石的形成通常发生在输尿管瓣膜结构,尤以 UVJ 处最为常见,结石阻碍尿液的正常排出,严重时可压迫肾脏结构,对尿液的生成产生严重影响。

二、膀胱和尿道的神经支配

膀胱是一个主要由平滑肌构成的中空器官。膀胱逼尿肌和内括约肌受副交感和交感神经的双重支配。副交感神经节前神经元的胞体位于脊髓第 2~4 骶段,节前纤维行走于盆神经中,在膀胱壁内换元后,节后纤维分布于逼尿肌和内括约肌,其末梢释放乙酰胆碱,能激活逼尿肌上的 M 受体,使逼尿肌收缩。盆神经中也含感觉纤维,能感受膀胱壁被牵拉的程度。后尿道的牵张刺激是诱发排尿反射的主要信号。除盆神经外,阴部神经支配膀胱外括约肌。阴部神经为躯体运动神经,膀胱外括约肌为骨骼肌,故膀胱外括约肌的活动可受意识控制。阴部神经兴奋时,外括约肌收缩;反之,外括约肌舒张。排尿反射时可反射性抑制阴部神经的活动。支配膀胱的交感神经起自腰段脊髓,经腹下神经到达膀胱。刺激交感神经可使膀胱逼尿肌松弛,内括约肌收缩(激动 α 受体)和血管收缩。交感神经亦含感觉传入纤维,可将引起痛觉的信号传入中枢。

三、排尿反射

膀胱的生理功能是储尿和排尿。

1. **储尿**　正常情况下,膀胱逼尿肌受副交感神经紧张性冲动影响,常处于轻微的持续收缩状态,使膀胱内压保持在 10cmH₂O 以下。当膀胱内尿量达一定充盈度(400~500ml)时,膀胱的牵张感受器受到刺激而兴奋,冲动沿盆神经传入纤维传至脊髓骶段的排尿反射初级中枢。同时冲动也上传到脑干和大脑皮质的排尿反射高级中枢,并产生排尿欲。高位中枢可发出强烈抑制或兴奋冲动控制骶段脊髓初级排尿中枢,脑桥可产生抑制和兴奋冲动,大脑皮质主要产生抑制性冲动。

2. 排尿　是在排尿反射下完成的,属于脊髓反射。即该反射在脊髓水平就能完成。但在正常情况下,排尿反射受脑的高级中枢控制,可有意识地抑制或加强其反射过程。

排尿时,脊髓排尿中枢的传出信号经盆神经传出,引起逼尿肌收缩,尿道内括约肌舒张,尿液排出。若排尿反射弧的任意一个部位受损,骶段脊髓初级排尿中枢与高位中枢失去联系,都将导致排尿异常。

四、排尿异常

排尿异常(abnormality of micturition)是多种病因引起的膀胱储尿或排尿障碍所出现的症状。

(一)储尿功能障碍(urinary storage disorders)

尿失禁(urinary incontinence)是成年人储尿障碍中的常见疾病。国际尿控协会(International Continence Society,ICS)对于尿失禁已建立了一套较为完善的理论体系。尿失禁根据病因分为压力性、急迫性尿失禁;而膀胱过度活动症(overactive bladder,OAB)又根据感受神经及支配神经损伤,分成神经因性及非神经因性等。若膀胱传入神经受损,膀胱充盈的传入信号不能传至骶段脊髓,则膀胱充盈时不能反射性引起张力增加,故膀胱充盈膨胀,膀胱壁张力下降,称无张力膀胱。当膀胱过度充盈时,可发生溢流性滴流,即从尿道溢出数滴尿液,称为充溢性尿失禁。

临床上尿流动力学检查作为膀胱功能障碍的鉴别诊断逐渐引起重视。药物对症治疗及手术治疗是目前的主流方法。

(二)排尿功能障碍(urinary voiding dysfunction)

广泛意义的排尿功能障碍类型包括无神经、解剖学、梗阻性或感染性尿路异常的儿童日间排尿障碍,是由正常排尿周期的功能紊乱引起。夜间遗尿症(nocturnal enuresis)属排尿障碍的一种形式,而临床常见的成年人排尿障碍则包括逼尿肌无抑制性收缩,盆底肌肉功能障碍导致的逼尿肌收缩力减弱等。

若支配膀胱的传出神经(盆神经)或骶段脊髓受损,无正常排尿反射,膀胱变得松弛、扩张,大量尿液滞留膀胱内,导致尿潴留。若高位脊髓受损,骶部排尿中枢的活动不能得到高位中枢的控制,虽然脊髓排尿反射的反射弧完好,此时可出现尿失禁,这种情况主要发生在脊休克恢复后。在脊休克期间,由于骶段脊髓排尿中枢处于休克状态,排尿反射消失,可发生充溢性尿失禁。

（王　杨）

思考题

1. 何谓肾小管重吸收? 其影响因素有哪些?
2. 肾素分泌的机制是什么? 对机体水盐平衡如何调节?
3. 何谓渗透性利尿及水利尿?

第九章
感觉器官的功能

感觉（sensation）是客观物质世界在脑的主观反映，是机体赖以生存的重要功能活动之一。感觉的产生是感受器、神经传导通路和感觉中枢三部分共同活动的结果。机体内的感受器多种多样，其中有些在结构和功能上都高度分化的感受细胞连同它们的附属结构一起构成感觉器官，如眼、耳、鼻、舌等。本章首先介绍感受器的一般生理特性以及感觉通路中的信息编码和处理，然后分别介绍产生视觉、听觉、平衡觉、嗅觉和味觉等各感觉器官的功能。

第一节 感 觉 概 述

一、感受器和感觉器官

感受器（receptor）是指分布在体表或组织内部专门感受机体内、外环境变化的结构或装置。感受器的结构多种多样，最简单的感受器是游离神经末梢，如痛觉和温度觉感受器；有些感受器是在裸露的神经末梢周围包绕一些由结缔组织构成的被膜样结构，如环层小体、肌梭等。此外，还有一些感受器则是结构和功能上都高度分化的感受细胞，如视网膜中的感光细胞、内耳中的毛细胞等。这些感受细胞连同它们的附属结构构成复杂的感觉器官（sense organ），如眼、耳、鼻、舌等，它们都分布在头部，感受特殊刺激，故称为特殊感觉器官。

感受器可按不同方法进行分类。根据所接受刺激性质的不同，感受器可分为化学感受器、机械感受器、光感受器、温度感受器等；根据分布部位的不同，感受器可分为内感受器和外感受器。内感受器感受机体内部环境变化，包括本体感受器和内脏感受器；而外感受器则感受外部环境变化，如触觉、压觉和温度觉感受器以及视觉、听觉和嗅觉感受器等。

二、感受器的一般生理特性

（一）感受器的适宜刺激

每种感受器通常只对某种特定形式的刺激最敏感，这种刺激称为该感受器的适宜刺激（adequate stimulus）。例如，一定波长的电磁波是视网膜感光细胞的适宜刺激，一定频率的声波是耳蜗毛细胞的适宜刺激。当适宜刺激作用于感受器时，只需极小的刺激强度就能引起相应感觉。当然，感受器对某些非适宜刺激也可发生反应，但是所需刺激强度明显增大。因此，机体内、外环境中各种刺激总是首先作用于和它们相对应的感受器，从而产生特定感觉。例如，一定频率的声波总是首先被耳蜗毛细胞所接受，从而产生听觉。

(二) 感受器的换能作用

感受器是一种生物换能器,可将作用于它们的特定形式的刺激能量(如光能、机械能等)转换为传入神经的动作电位,这种能量转换称为感受器的换能作用(transducer function)。在换能过程中,感受器一般不是直接将刺激能量转变为动作电位,而是先在感受器细胞或传入神经末梢产生一种过渡性的膜电位变化,前者称为感受器电位(receptor potential),后者称为发生器电位(generator potential)。感受器电位或发生器电位与终板电位一样,都具有局部电位的特征。因此,感受器电位或发生器电位可通过改变其幅度、持续时间和波动方向而真实地反映和转换外界刺激信号所携带的信息,并最终引起该感受器的传入神经产生动作电位。

(三) 感受器的编码功能

感受器在将外界刺激转换为传入神经动作电位时,不仅完成刺激能量的转换,更重要的是将刺激所包含的环境变化信息也转移到动作电位的序列中,这就是感受器的编码(coding)功能。关于编码的机制,目前认为感觉系统将刺激信号转变为可识别的感觉信号,主要包括刺激的类型、部位、强度等基本属性。

刺激类型是指刺激的能量形式。由于不同的感受器具有不同的适宜刺激,感受特殊形式能量的感受器只对特定范围的能量带宽敏感,所以就决定了感受器对刺激类型的识别。

刺激部位是指刺激作用于机体的部位。感受器对刺激部位的编码涉及感觉单位和感受野的概念。感觉单位(sensory unit)是指一个感觉轴突及其所有的外周分支。对一个感觉单位来说,它所有的分支末梢所分布的空间范围,就称为它的感受野(receptive field)。凡是落在感受野内的适宜刺激达到阈值,就能引起这个感觉单位兴奋,并产生相应的感觉传入冲动。

刺激强度与感受器电位的大小有关,后者又与感觉神经上动作电位频率的高低有关。如果将记录电极置于环层小体囊旁的感觉神经上,并在囊上施压,当施压较小时,可记录到一个去极化电位,此电位不能远传,即为感受器电位。随着施压加大,感受器电位也增大,当感受器电位达到阈电位时,感觉神经便产生动作电位。如果施压进一步加大,感受器电位也变得更大,动作电位可重复产生,即动作电位频率增加(图 9-1)。

(四) 感受器的适应现象

当恒定强度的刺激持续作用于感受器时,其传入神经纤维动作电位的频率会逐渐下降,这一现象称为感受器的适应(adaptation)现象。适应是所有感受器的一个共同特点,但在各类感受器中存在差别。通常根据感受器发生适应的快慢,将其分为快适应感受器和慢适应感受器。皮肤触觉感受器(如环层小体等)属于快适应感受器,当它们受到恒定的压力刺激时,仅在刺激开始后的短时间内有传入冲动发放,此后虽然刺激持续存在,但神经冲动频率会迅速下降直至为零。肌梭、颈动脉窦压力感受器和颈动脉体化学感受器等都属于慢适应感受器,它们在受到刺激持续作用时,一般仅在刺激开始后不久传入冲动频率稍有下降,此后可在较长时间内维持这一水平,直到刺激被撤除。感受器适应的快慢具有不同的生理意义:快适应感受器对刺激非常敏感,适于快速传递信息,有利于机体接受新的刺激;而慢适应感受器能使机体对某些功能状态进行长时间的持续监测,并根据变化进行经常性调节而维持其相对稳定性。

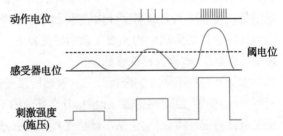

图 9-1　感受器对刺激强度编码的示意图
当刺激强度(施压)较小时,可产生较小幅度的感受器电位,但达不到阈电位水平,因而不能产生动作电位;当刺激强度(施压)加大时,感受器电位去极化达到阈电位水平,即可爆发动作电位;当刺激强度(施压)进一步加大时,动作电位可重复产生,即动作电位的频率增加。

感受器的适应不同于疲劳,因为对某一刺激产生适应后,如果再增加此刺激的强度,又可引起传入神经冲动频率的增加。感受器发生适应现象的机制十分复杂,可能与感受器的换能作用、离子通道的功能状态以及感受器细胞与传入神经纤维间的突触传递特性有关。

三、感觉通路中的信息编码和处理

(一)感觉通路对刺激类型的编码

感觉的引起除与刺激类型及其相对应的感受器有关外,还取决于传入冲动所经过的专用通路及其最终到达的大脑皮质的特定部位。因此,当刺激发生在一个特定感觉通路时,所引起的感觉总是该通路的感受器在生理情况下兴奋所引起的感觉。

(二)感觉通路中的感受野

感觉通路中的感受野是指由所有能影响某中枢感觉神经元活动的感受器所组成的空间范围。不同的感觉神经元,其感受野的大小也不相同。例如:视网膜中央凹和手指尖皮肤的分辨率高,感受器的分布密集,故其相应感觉神经元的感受野就很小;而视网膜周边部和躯干皮肤的分辨率低,感受器的分布稀疏,故其相应感觉神经元的感受野就很大。

(三)感觉通路对刺激强度的编码

在同一感觉系统内,感觉系统对刺激强度的编码可发生在感受器、传入通路和中枢水平。当刺激较弱时,阈值较低的感受器兴奋,随着刺激强度增大,阈值较高的感受器也兴奋,使感受野扩大,进而激活更多的传入通路,共同向中枢传递信息,使感觉得到增强。

(四)感觉通路中的侧向抑制

在感觉通路中,由于存在辐散式联系,一个局部刺激常可激活多个神经元,处于中心区的投射纤维直接兴奋下一个神经元;而处于周边区的投射纤维则通过抑制性中间神经元抑制其后续的神经元。这样,与来自刺激中心区感觉神经元的信息相比,来自刺激周边区的信息则是抑制的(图9-2)。可见,侧向抑制能加大刺激中心区和周边区之间神经元兴奋程度的差别,同时增强感觉系统的分辨能力。它也是空间(两点)辨别的基础。

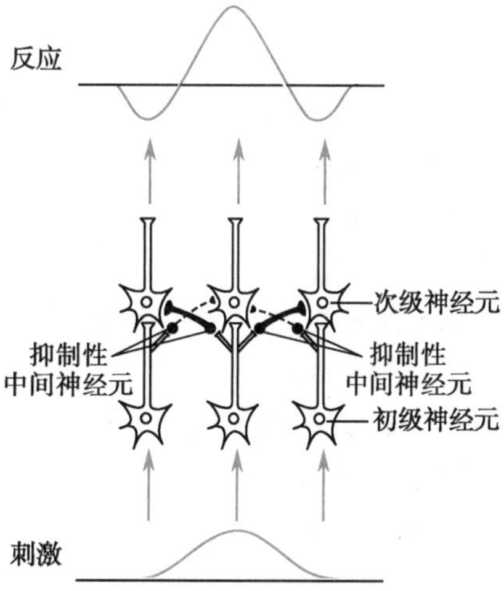

图 9-2　感觉传入通路中的侧向
抑制示意图

处于中间位置的初级神经元代表中心区,它所接受的刺激强度较大,通过其投射纤维使处于中间位置(中心区)的次级神经元兴奋,且兴奋程度较高,并通过抑制性中间神经元使处于两边位置(代表周边区)的次级神经元抑制,抑制程度也较高(抑制性中间神经元投射纤维用实线表示,意指其抑制作用很强);而周边区的初级神经元接受的刺激强度较小,因而对周边区次级神经元的兴奋作用和对中心区次级神经元的抑制作用均较弱(抑制性中间神经元投射纤维用虚线表示,意指其抑制作用较弱),结果将加大中心区和周边区之间的反应对比度。

四、感觉系统的神经通路

初级感觉神经元的中枢端进入脊髓和脑,并与其中的中间神经元以辐散和/或聚合形式构成突触联系(见第十章"神经系统的功能")。这种突触联系可以是一级或多级,直到传入信息到达大脑皮质,其意义在于使兴奋或抑制在传输过程中发生总和,使中枢神经系统活动集中。

第二节　视　　觉

视觉（vision）是人们从外部世界获得信息的最主要途径，至少有 70% 的外界信息来自视觉。引起视觉的外周感觉器官是眼，图 9-3 为人右眼的水平切面示意图。人眼的适宜刺激是波长为 380~760nm 的电磁波，即可见光。外界物体发出的光线经眼的折光系统成像于视网膜上，再通过眼的感光换能系统，将视网膜像所含的视觉信息转换为生物电信号，然后由视神经传入中枢，并在各级中枢尤其是大脑皮质被进一步分析处理，最终形成视觉。

一、眼的折光系统及其调节

（一）眼的折光系统

人眼的折光系统是一个复杂的光学系统。人眼光线依次经过角膜、房水、晶状体和玻璃体 4 种折射率不同的折光体（媒质），并通过 4 个屈光度不同的折射面，即角膜的前表面、后表面和晶状体的前表面、后表面，才能在视网膜上形成清晰的物像。其中，最主要的光折射发生在角膜的前表面。

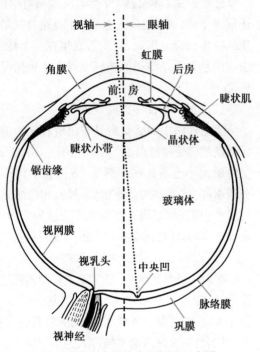

图 9-3　人右眼的水平切面示意图

由于眼内有多个折光体，若用一般几何光学原理画出光线在眼内的行进途径和成像情况，显得十分复杂。为此，有人设计出一种与正常眼的折光效果相同，但更为简单的假想模型，称为简化眼（reduced eye）。该模型假定眼球由一个前后径为 20mm 的单球面折光体构成，角膜的前表面相当于单球面，外界光线由空气进入球形界面时只折射一次，其折射率为 1.333。折射界面的曲率半径为 5mm，即节点（n）在折射界面后方 5mm 处，后主焦点恰好位于该折光体的后极（节点后方 15mm 处），相当于人眼视网膜的位置。

正常人眼在安静未进行调节时，其折光系统的后主焦点正好位于视网膜上，由远处物体各发光点发出的平行光线可在视网膜上形成清晰的像。简化眼模型和正常安静时的人眼一样，也正好能使平行光线聚焦在视网膜上（图 9-4）。

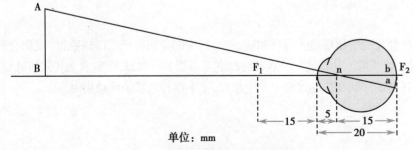

单位：mm

图 9-4　简化眼及其成像示意图

n 为节点；F_1 和 F_2 分别为前主焦点和后主焦点。

利用简化眼模型可方便地计算出不同远近的物体在视网膜上成像的大小。如图 9-4 所示，△ AnB 和△ anb 为两个相似直角三角形，由此可得

$$\frac{AB（物体的大小）}{Bn（物体至节点的距离）} = \frac{ab（物像的大小）}{nb（节点至视网膜的距离）} \tag{9-1}$$

公式中，nb 固定不变，为 15mm，那么，根据物体的大小（AB）和它至节点的距离（Bn），就可算出物像的大小（ab）。此外，利用简化眼也可以算出正常人眼所能看清的物体在视网膜上成像大小的限度。正常人眼在光照良好的情况下，一般所能看清的最小视网膜像约等于 5μm，大致相当于视网膜中央凹处一个视锥细胞的平均直径。

（二）眼的调节

正常人眼看 6m 以外的物体时，不需作任何调节就可在视网膜上形成清晰的物像。通常将人眼不作任何调节时所能看清眼前物体的最远距离称为远点（far point）。当人眼看 6m 以内的物体（近物）时，如果眼不作调节，那么从物体上发出的光线呈现不同程度的辐散，光线通过眼的折光系统将成像在视网膜之后，因而只能产生一个模糊的物像。但事实上，正常人眼也能看清一定距离的近处物体，这是由于眼在视近物时已进行调节。

1. 眼的近反射　眼视近物或被视物体由远移近时，眼将发生一系列调节，其中最主要的是晶状体变凸，同时发生瞳孔缩小和视轴会聚，这一系列调节称为眼的近反射（near reflex）。

（1）晶状体变凸：晶状体是一个富有弹性的双凸透镜形的透明体，其周边通过睫状小带（又称晶状体悬韧带）与睫状体相连，睫状体内有睫状肌。当眼视远物时，睫状肌处于松弛状态，睫状小带张力增大，牵引晶状体使之保持相对扁平；而当眼视近物时，视网膜上的物像模糊，这个模糊的视觉图像信息到达视觉中枢后，经分析整合发出指令并下行到中脑的正中核，继而传到动眼神经缩瞳核，再经动眼神经中的副交感神经节前纤维传到睫状神经节，最后经睫状短神经到达睫状肌，使其收缩，引起睫状小带松弛，由此促使晶状体因其自身弹性而向前方和后方凸出，尤以前凸更为明显。这样，晶状体前表面的曲率半径增大，折光能力增强，从而使物像前移而成像于视网膜（图 9-5）。

物体距眼睛越近，入眼光线的辐散程度越大，因此晶状体变凸的程度也更大，这时睫状肌也要做更强的收缩，因此长时间看近物时眼睛会感到疲劳甚至疼痛。临床上进行眼科检查时，常用扩瞳药后马托品点眼，由于睫状肌与瞳孔括约肌都受副交感神经支配，后马托品在阻断瞳孔括约肌收缩的同时也阻断了睫状肌收缩，所以可影响晶状体变凸，造成视网膜成像模糊，从而发挥扩瞳作用。

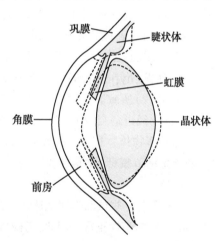

图 9-5　睫状体和晶状体在调节前、后的变化示意图

实线表示眼未作调节时的情况；虚线表示眼视近物时经过调节后的情况。

人眼看近物的能力，即晶状体的调节能力是有一定限度的，其最大调节能力可用眼所能看清物体的最近距离来表示，这个距离称为近点（near point）。近点越近，说明晶状体的弹性越大，即眼的调节能力越强。随着年龄的增长，晶状体的弹性逐渐减弱，导致近点逐渐远移。例如，10 岁儿童的近点平均约为 9cm，20 岁左右的青年人近点约为 11cm，而 60 岁左右的老年人近点可增至 83cm。老年人晶状体弹性减小（硬度增加），导致眼的调节能力下降，虽然视远物时与正常眼无明显差异，但视近物时则比较困难，这种现象称为老视（presbyopia），可配戴凸透镜矫正。

（2）瞳孔缩小：正常人眼瞳孔的直径约为 1.5~8.0mm。当眼视近物时，可反射性地引起双眼瞳孔缩小，称为瞳孔近反射（near reflex of the pupil）或瞳孔调节反射（pupillary accommodation reflex）。在上述晶状体变凸的反射中，由缩瞳核发出的副交感纤维也到达瞳孔括约肌，使之收缩，引起瞳孔缩小，这样一方面可减少进入眼内的光线，另一方面也能减少折光系统的球面像差（像呈边缘模糊的现象）和

色像差(像的边缘呈色彩模糊的现象),使视网膜成像更为清晰。

(3)视轴会聚:当双眼注视某一近物或被视物体由远移近时,两眼视轴向鼻侧会聚,这种现象称为视轴会聚或集合(辐辏)反射(convergence reflex)。在上述晶状体变凸的反射中,冲动经动眼神经到达两眼内直肌,使之收缩,导致视轴会聚,这样可使双眼同时看一近物时,物像始终能落在两眼视网膜的对称点上,产生单一的清晰视觉,从而避免复视。

2. 瞳孔对光反射　光线照射一侧瞳孔时,引起双眼瞳孔缩小的反射称为瞳孔对光反射(pupillary light reflex),其反射过程是:光线照射视网膜时,产生的冲动经视神经传到中脑的对光反射中枢,再经动眼神经中的副交感纤维传出,使瞳孔括约肌收缩,瞳孔缩小。瞳孔对光反射的效应是双侧性的,即光照一侧眼时,双眼瞳孔均缩小,故又称互感性对光反射(consensual light reflex)。瞳孔对光反射与眼视近物无关,而是眼的一种适应功能,其意义在于调节进入眼内的光量,使视网膜上的物像保持适宜的亮度,从而有效保护视网膜。临床上,常将瞳孔对光反射作为判断中枢神经系统病变部位、麻醉深度和病情危重程度的重要指标。

(三) 眼的折光异常

正常眼的折光系统无需作任何调节,就可使平行光线聚焦在视网膜上,因此可以看清远处的物体;经过调节的眼,只要物体离眼的距离不小于近点,也能看清 6m 以内的物体,这种眼称为正视眼(emmetropia)(图 9-6A)。若眼的折光能力异常或眼球的形态异常,则平行光线不能聚焦于安静未调节眼的视网膜上,这种眼称为非正视眼,也称屈光不正(ametropia),包括近视眼、远视眼和散光眼。

1. 近视(myopia)　是眼球前后径过长(轴性近视)或折光系统的折光能力过强(屈光性近视)所致。近视眼看远物时,来自远物的平行光线聚焦在视网膜的前方,因此物像模糊(图 9-6B)。但近视眼看近物时,由于近物发出的是辐散光线,故不需调节或只需作轻度调节,就能使光线聚焦在视网膜上。因此,近视眼的近点和远点都比正视眼近。近视眼可配戴凹透镜矫正。

2. 远视(hyperopia)　多数是由眼球的前后径过短(轴性远视)或折光系统的折光能力过弱(屈光性远视)所致。远视眼看远物时,来自远物的平行光线聚焦在视网膜之后,因此物像模糊(图 9-6C),需要经过适当调节才能形成清晰物像;远视眼看近物时,物像更加靠后,眼需作更大程度的调节才能看清物体。因此,远视眼的近点比正视眼远。由于远视眼看近物和远物都需要进行调节,故易产生调节疲劳,尤其在长时间近距离作业或阅读时可因调节疲劳而造成头痛。远视眼可配戴凸透镜矫正。

远视眼与老视虽然都用凸透镜矫正,但是两者不同,主要区别在于:老视的晶状体弹性下降,而远视眼的晶状体弹性正常。因此,老视只是在看近物时才佩戴凸透镜矫正,而远视眼看近物和远物都需佩戴凸透镜矫正。

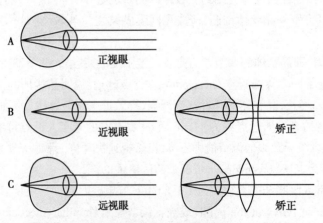

图 9-6　正视眼与近视眼和远视眼及其矫正的示意图

A. 正视眼;B. 近视眼及其矫正;C. 远视眼及其矫正。

3. **散光** 正视眼的折光系统的各折光面都是正球面,即球面上任何一点的曲率半径都相等,故经球面折射后的平行光线均能聚焦于视网膜上。散光(astigmatism)主要是由于角膜表面不同方向的曲率半径不相等所致,致使经折射后的光线不能聚焦成单一的焦点,而是形成焦线,造成视物不清或物像变形。此外,眼外伤造成的角膜表面畸形可产生不规则散光,但较少见。规则散光可用柱面镜加以矫正。

（四）房水和眼压

充盈于眼的前、后房中的无色透明液体称为房水(aqueous humor)。房水由睫状体脉络膜不断生成,又不断回流入静脉,保持动态平衡,称为房水循环。房水可为角膜、晶状体及玻璃体提供营养,并维持正常的眼压(intraocular pressure),又称眼内压。正常人眼压为10~21mmHg,一般双眼的压差≤ 5mmHg,24h眼压波动范围≤ 8mmHg。眼压的相对稳定对保持眼球特别是角膜的正常形状与折光能力具有重要意义。若眼球被刺破,会导致房水流失、眼压下降,引起眼球变形,角膜曲度改变。房水循环障碍时(如房水排出受阻)会造成眼压增高,临床上,病理性眼压增高是青光眼的主要危险因素。

二、眼的感光换能系统

来自外界物体的光线,通过眼的折光系统在视网膜上形成物像后,可刺激视网膜中的感光换能系统,将物像转换成视神经纤维上的动作电位,并完成对视觉信息的初步处理。

（一）视网膜的结构功能特点

视网膜(retina)是眼球壁的最内层,厚度约0.1~0.5mm。视网膜在组织学上可分成10层结构,根据主要的细胞层次可将视网膜分为4层,从外向内依次为色素上皮细胞层、感光细胞层、双极细胞层和神经节细胞层(图9-7)。

1. **色素上皮及其功能** 色素上皮细胞层不属于神经组织,细胞内含有黑色素颗粒和维生素A。当强光照射视网膜时,色素上皮细胞可伸出伪足样突起,包被视杆细胞外段,使其相互隔离;而当入射光线较弱时,伪足样突起缩回到胞体,暴露出视杆细胞外段,以充分接受光刺激。色素上皮细胞对相邻接的感光细胞具有营养和保护作用。

2. **感光细胞及其特征** 感光细胞层属于神经组织,含有视杆细胞(rod cell)和视锥细胞(cone cell)两种感光细胞,它们都含有特殊的感光色素,在形态上都分为外段、内段和突触部(即终足)三部分(图9-8),其中,外段是感光色素集中的部位,在视网膜的感光换能中起重要作用。视杆细胞的外段呈长杆状,胞质很少,内有排列整齐的圆盘状结构,称为膜盘(membranous disc),膜盘膜上面镶嵌着蛋白质,其中绝大部分是一种称为视紫红质(rhodopsin)的视色素,后者是接受光刺激产生视觉的物质基础(图9-9)。视锥细胞的外段呈短圆锥状,胞内也有膜盘,膜盘膜上有三种不同的视色素,分别存在于三种不同的视锥细胞中。正因为所含视色素不同,两种感光细胞的功能亦存在明显差异。

两种感光细胞在视网膜中的分布有所不同:在黄斑中央凹的中心只有视锥细胞,且密度最高;向周边视锥细胞逐渐减少,在视网膜的周边部主要是视杆细胞(图9-10)。视网膜由黄斑向鼻侧约**3mm**处,

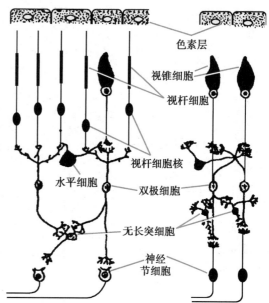

色素层
视锥细胞
视杆细胞
视杆细胞核
水平细胞
双极细胞
无长突细胞
神经节细胞

图9-7 视网膜的主要细胞层次及其相互联系模式图
左半部表示周围区域,右半部表示中央凹。中央凹处只有视锥细胞,而中央凹以外的部分主要是视杆细胞。

有一直径约 1.5mm 的境界清楚的淡红色圆盘状结构,称为视乳头,这是视神经纤维汇集穿出眼球的部位,是视神经的始端。因为该处无感光细胞,所以无感光作用,成为视野中的盲点(blind spot)。正常时,由于用双眼视物,一侧眼视野中的盲点可被对侧眼的视野所补偿,所以人们并不会感觉到自己的视野中有盲点存在。

　　3. 视网膜细胞的联系　　两种感光细胞都通过其突触终末与双极细胞建立突触联系,双极细胞再与神经节细胞相联系,神经节细胞发出的轴突构成视神经。已知视杆细胞与双极细胞和神经节细胞间的联系存在会聚现象;而视锥细胞与双极细胞和神经节细胞间的会聚程度却明显降低。在中央凹处常可见一个视锥细胞仅与一个双极细胞联系,而该双极细胞也只同一个神经节细胞相联系,呈现出一对一的"单线联系",这是视网膜中央凹具有较高敏感度的结构基础。

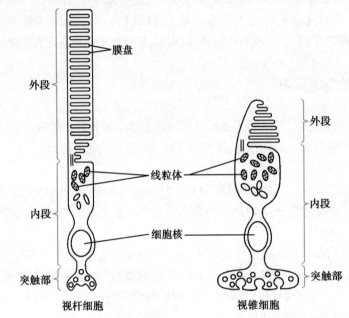

图 9-8　哺乳动物视杆细胞和视锥细胞模式图

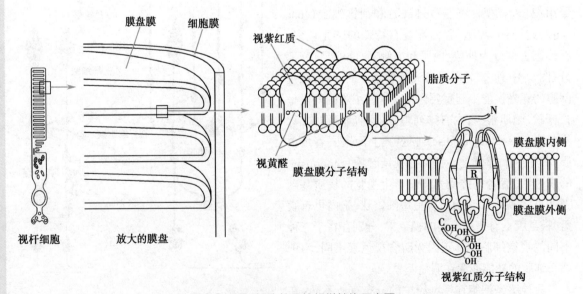

图 9-9　视杆细胞外段的超微结构示意图

视杆细胞外段内有许多膜盘,膜盘膜上镶嵌着视紫红质,视紫红质为 7 次跨膜的蛋白质,它所结合的视黄醛分子位于膜盘膜的中心附近,其长轴与膜平面平行;图中的 C 和 N 分别表示视紫红质的羧基末端和氨基末端;R 表示视黄醛分子。

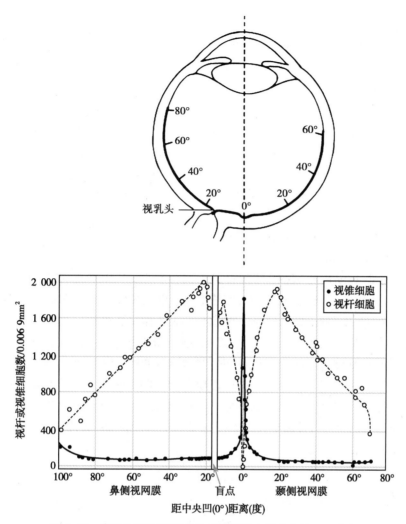

图 9-10 视杆细胞和视锥细胞在视网膜上的分布情况示意图

（二）视网膜的感光换能系统

在人和大多数脊椎动物的视网膜中存在两种感光换能系统，即视杆系统和视锥系统。视杆系统由视杆细胞和与其相联系的双极细胞、神经节细胞等组成，该系统对光的敏感度较高，能在暗环境中感受弱光刺激而引起视觉，故又称晚光觉或暗视觉（scotopic vision）系统。某些以夜间活动为主的动物（如猫头鹰等），其视网膜中主要含视杆细胞，故晚光觉敏锐。但由于视杆系统只含有一种感光色素，所以无色觉，对被视物的细节分辨能力较低。视锥系统由视锥细胞和与其相联系的双极细胞、神经节细胞等组成，该系统对光的敏感度较低，只有在强光条件下才能被激活，故又称昼光觉或明视觉（photopic vision）系统。某些只在白昼活动的动物（如鸡、鸽、松鼠等），其视网膜中主要含视锥细胞。由于视锥系统含有三种感光色素，所以可以辨别颜色，且对被视物体的细节分辨能力较高。

（三）视杆细胞的感光换能机制

1. 视紫红质的光化学反应 视紫红质呈紫红色，由 1 分子视蛋白（opsin）和 1 分子视黄醛（retinene）的生色基团组成。光照时，视紫红质可迅速分解为视蛋白和视黄醛（全反型视黄醛），在此过程中视紫红质失去颜色，称为漂白。光照后分解的视紫红质在暗处又可重新合成，这一反应可逆、高效。首先，全反型视黄醛在色素上皮细胞中异构酶的催化下转变为 11- 顺型视黄醛，然后 11- 顺型视黄醛再回到视杆细胞中与视蛋白结合成视紫红质。全反型视黄醛也可先转变为全反型视黄醇（维生素 A 的一种形式），然后在异构酶的催化下转变为 11- 顺型视黄醇，最后再转变为 11- 顺型视黄醛，后者与视蛋白结合形成视紫红质。此外，储存在视网膜色素上皮细胞中的全反维生素 A（全反型视黄醛）也可转变为 11- 顺型视黄醛,再参与视紫红质的合成(图 9-11)。

　　视紫红质的分解与合成是一种动态平衡,其平衡点取决于光照的强度:光线越暗,视紫红质的合成越多,使视网膜对弱光越敏感;相反,光线越强,视紫红质的分解越多,使视杆细胞暂时失去感光能力,而由视锥细胞代替完成。在视紫红质的分解与再合成过程中,部分视黄醛被消耗,最终需要食物中的维生素 A 来补充。如果长期摄入维生素 A 不足会影响人的暗视觉,引起夜盲症(nyctalopia)。

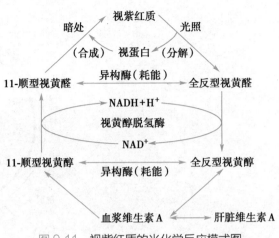

图 9-11　视紫红质的光化学反应模式图

　　2. 视杆细胞的感受器电位　视杆细胞在暗处的静息电位为 –40~–30mV,比一般细胞小得多。这是由于在暗处,胞质内的 cGMP 浓度较高,使外段膜上 cGMP 门控通道开放,造成持续的 Na^+ 内流(即暗电流),使膜发生去极化,所以视杆细胞的静息电位较低。与此同时,内段膜上的钠泵不停将 Na^+ 移出膜外,K^+ 经内段膜上的非门控钾通道外流,从而维持膜内外 Na^+、K^+ 浓度的相对稳定。当视网膜受到光照时,视紫红质在分解的同时激活膜盘膜上的转导蛋白(transducin,Gt),进而激活邻近的磷酸二酯酶,使外段胞质内的 cGMP 大量分解,导致 cGMP 浓度降低,使 cGMP 门控通道关闭,Na^+ 内流(暗电流)停止;而内段膜上的非门控钾通道仍继续允许 K^+ 外流,由此产生超极化型感受器电位(图 9-12)。视杆细胞没有产生动作电位的能力,但外段膜上产生的超极化型感受器电位能以电紧张的形式扩布到细胞的突触终末,并影响其递质(主要是谷氨酸)的释放,最终在神经节细胞产生动作电位,实现光 - 电换能作用。

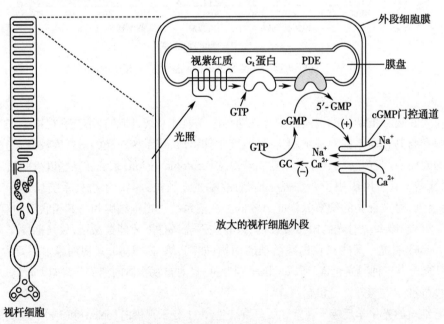

图 9-12　视杆细胞感受器电位的产生机制示意图
PDE:磷酸二酯酶。

(四)视锥系统的感光换能和颜色视觉

　　1. 视锥细胞的感光换能　视锥细胞的视色素也是由视蛋白和视黄醛结合而成。视色素分子分别对红、绿、蓝三种色光敏感。不同的视锥细胞含有不同的视锥色素。当光线作用于视锥细胞时,其外段膜也发生与视杆细胞类似的超极化型感受器电位,进而影响细胞突触部的递质释放,并最终在相应的神经节细胞产生动作电位。

2. **颜色视觉**　是指不同波长的可见光刺激人眼后在脑内产生的一种主观感觉,由视锥细胞来完成。正常人眼可分辨波长 380~760nm 的 150 多种颜色,其颜色视觉的形成主要用三色学说来解释。该学说认为在视网膜上含有三种不同的视锥细胞,分别对红、绿、蓝三种颜色的光敏感。当某种波长的光线作用于视网膜时,以一定的比例使三种不同的视锥细胞产生不同程度的兴奋,这样的信息传至中枢就会产生某种颜色的感受。三色学说可以较好地解释色盲和色弱的可能机制。色盲是一种对全部或部分颜色缺乏分辨能力的色觉障碍。如果某种视锥细胞缺乏,将导致红色盲、绿色盲或蓝色盲;如果三种视锥细胞都缺乏,则导致全色盲。此外,有些色觉异常的产生不是由于缺乏某种视锥细胞,而是由于某种视锥细胞的反应能力较正常人弱,其对某种颜色的识别能力较正常人差,这种色觉异常称为色弱,常由后天因素引起。

三、视觉信息的处理及机制

(一) 视网膜的信息处理

在视网膜中,视觉信息的处理主要分三个层次,即感光细胞、双极细胞和神经节细胞水平。在这些细胞间还有水平细胞和无长突细胞,这样就使视网膜的神经细胞形成复杂的网络联系,其中:感光细胞 - 双极细胞 - 神经节细胞构成视觉信息传递的直接通路;而水平细胞和无长突细胞分别对感光细胞 - 双极细胞和双极细胞 - 神经节细胞间的突触传递发挥调制作用。因此,视网膜可实现对视觉信息的初步处理功能。

(二) 中枢对视觉信息的分析

人大脑初级视皮质位于枕叶皮质内侧面距状沟的上、下缘(Brodmann 17 区),其中距状沟上缘接受视网膜上半部传入纤维投射,距状沟下缘接受视网膜下半部传入纤维投射,距状沟前部接受视网膜周边区的投射,距状沟后部接受视网膜中央凹黄斑区的投射。视皮质有 6 层结构:在浅表 4C 层的细胞能产生移动的、位置的和立体的视觉;在深部 4C 层的细胞则能产生颜色、形状、质地和细微结构的视觉;而在 2、3 层内的多簇状细胞也与色觉有关。

四、与视觉有关的几种生理现象

(一) 视力

视力又称视敏度(visual acuity),是指眼对物体细微结构的分辨能力,通常用视角的倒数来表示。视角(visual angle)是指从物体两端点发出的光线射入眼球后在节点交叉时所形成的夹角。眼能分辨的视角越小,表示视力越好。正常情况下,人眼能分辨出两点间最小距离的视角为最小视角,即 1 分(1′)角,此时在视网膜上的物像约为 4.5μm,大致相当于一个视锥细胞的平均直径。

(二) 暗适应和明适应

1. **暗适应**　当人长时间在亮光处而突然进入暗时,最初看不清任何物体,经过一段时间后,才能逐渐看清暗处的物体,这种现象称为暗适应(dark adaptation)。暗适应是人眼在暗处对光的敏感度逐渐提高的过程。如图 9-13 所示,通过连续测定进入暗处后不同时间人眼的视觉阈值(即人眼刚能感知的光刺激强度),可看到随时间推移,视觉阈值逐渐减小,即视觉敏感度逐渐提高:在进入暗处后最初 5~8min 内,视觉阈值出现一次明显降低,主要是与视锥细胞感光色素合成增加有关;到进入暗处后 25~30min 时,视觉阈值降至最低点并基本不变,为暗适应的主要阶段,与视杆细胞

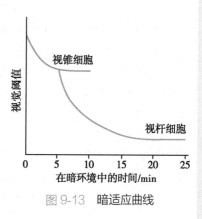

图 9-13　暗适应曲线

中视紫红质的合成增加有关。

2. 明适应   当人长时间在暗处而突然进入亮处时,最初感到一片耀眼的光亮,不能看清物体,稍待片刻后就能恢复视觉,这种现象称为明适应(light adaptation)。明适应的时间较短,通常在几秒钟内即可完成。其机制是视杆细胞在暗处蓄积大量的视紫红质,进入亮处时可迅速分解,因此产生耀眼的光感,稍后由对光相对不敏感的视锥色素在亮处感光而恢复视觉。

(三) 视野

单眼固定注视正前方一点不动时,该眼所能看到的最大空间范围,称为视野(visual field)。视野的最大界限以它与视轴所形成的夹角大小来表示。视野的大小可受所视物体颜色的影响。在同一光照条件下,用不同颜色的目标物测得的视野大小不一,白色视野最大,其次为黄色、蓝色,再次为红色,绿色视野最小。此外,由于面部结构(鼻和额)阻挡视线,也影响视野的大小和形状。如一般人颞侧与下方视野较大,而鼻侧与上方视野较小。临床上通过检查视野可帮助诊断视网膜或视觉传导通路的病变。

(四) 视后像和融合现象

当人注视一个光源或较亮的物体,一定时间后闭上眼睛,这时可感觉到一个光斑,其形状和大小均与该光源或物体相似,这种主观的视觉后效应称为视后像(visual afterimage)。如果用重复的闪光刺激人眼,当闪光频率较低时,主观上常能分辨出彼此分开的光感,而当闪光频率增加到一定程度时,重复的闪光刺激可引起主观上的连续光感,这称为融合现象(fusion phenomenon),是由闪光的间歇时间比视后像的时间更短造成的。

(五) 双眼视觉和立体视觉

人和灵长类动物的双眼都在头部的前方,视物时两眼视野大部分重叠,因此凡是落在此范围内的任何物体都能被两眼同时看见,两眼同时看某一物体时产生的视觉称为双眼视觉(binocular vision)。正常人双眼视物时,在两侧视网膜上各形成一个完整的物像,依靠眼外肌的精细协调运动,可使来自物体同一部分的光线成像于两眼视网膜的对称点上,从而产生单一物体的视觉。

当人用双眼视物时,在主观上可产生被视物体的厚度以及空间距离等感觉,称为立体视觉(stereoscopic vision)。这是因为用两眼注视同一物体时,在两眼视网膜上所形成的物像并不完全相同,左眼看到物体的左侧面较多,而右眼看到物体的右侧面较多,这些来自两眼的图像信息经过视觉中枢处理后形成立体感觉。

第三节   听   觉

听觉器官由外耳、中耳和内耳的耳蜗组成。人听觉器官的适宜刺激是由声源振动引起空气产生的疏密波,即声波。声波通过外耳和中耳的传递到达耳蜗,经耳蜗的感音换能作用,最终将声波的机械能转变为听神经纤维上的神经冲动,后者上传到大脑皮质的听觉中枢,产生听觉。听觉是人耳的主要功能之一,对人类认识自然、交流思想具有重要意义。

人耳能够感受的声压范围是 $0.000\ 2 \sim 1\ 000 \text{dyn/cm}^2$,声波频率范围是 $20 \sim 20\ 000 \text{Hz}$。对于每一种频率的声波,人耳都有一个刚能引起听觉的最小强度,称为听阈(hearing threshold)。在听阈以上继续增加强度,听觉的感受也相应增强,当强度增加到某一限度时将引起鼓膜的疼痛感觉,这一限度称为最大可听阈(maximal hearing threshold)。图 9-14 是以声波频率为横坐标,以声压为纵坐标绘制的人耳听力曲线,其中下方曲线表示不同频率的听阈,上方曲线表示其最大可听阈,两条曲线所包绕的面积称为听域。从图9-14中可见,人耳最敏感的声波频率在1 000~3 000Hz,人的语言频率主要分布在300~3 000Hz范围内。

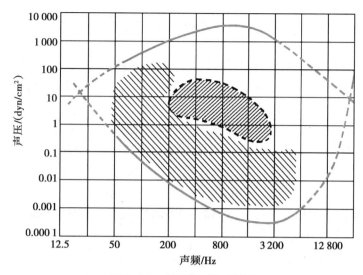

图 9-14 人耳的正常听域图

中央斜线区域是通常的语言听域区,其左下方较大的斜线区域为次要语言听域区。

一、外耳和中耳的功能

(一) 外耳的功能

外耳由耳廓和外耳道组成。耳廓具有集音作用。有些动物(如猫)能转动耳廓以探测声源的方向。人耳廓的运动能力已经退化,但可通过转动颈部来判断声源的方向。

外耳道是声波传导的通道,其一端开口于耳廓,另一端为鼓膜所封闭。根据物理学共振原理,一端封闭的充气管道对波长为其管长4倍的声波产生最大的共振,使声压增强。人的外耳道长约2.5cm,其最佳共振频率约为3 800Hz。当声波频率为3 000~5 000Hz的声音从外耳道传到鼓膜时,其强度可增加约12分贝(decibel,dB)。

(二) 中耳的功能

中耳由鼓膜、听骨链、鼓室和咽鼓管等结构组成,主要功能是将声波振动能量高效地传给内耳,其中鼓膜和听骨链在声音传递过程中还起增压作用。

鼓膜呈椭圆形,面积为50~90mm^2,厚约0.1mm,呈顶点朝向中耳的浅漏斗状。鼓膜很像电话机受话器中的振膜,是一个压力承受装置,其本身无固有振动,但具有较好的频率响应和较小的失真度。当频率低于2 400Hz的声波传至鼓膜时,鼓膜的振动可与声波振动同始同终,几乎没有残余振动。

听骨链由锤骨、砧骨及镫骨依次连接而成。锤骨柄附着于鼓膜内面的中心处,镫骨底板与卵圆窗膜相贴,砧骨居中。三块听小骨形成一个有固定角度的杠杆,锤骨柄为长臂,砧骨长突为短臂,杠杆的支点刚好在听骨链的重心上,因而在能量传递过程中惰性最小,效率最高。鼓膜振动时,如果锤骨柄内移,则砧骨长突和镫骨底板也作相同方向的内移。

当声波由鼓膜经听骨链到达卵圆窗膜时,其声压增强,而振幅略有减小。这是因为:①鼓膜的有效振动面积为55mm^2,而卵圆窗膜的面积只有3.2mm^2,两者之比为17.2:1。如果听骨链传递声波时的总压力不变,则作用于卵圆窗膜上的压强为鼓膜上压强的17.2倍。②听骨链杠杆的长臂与短臂之比为1.3:1,故通过杠杆的作用,在短臂一侧的压力将增大1.3倍。综合以上两方面的作用,声波在整个中耳传递过程中将增压22.4倍(17.2×1.3),而振幅约减小1/4。

　　中耳的增压效应具有重要意义。如果没有中耳的增压效应,那么当声波从空气传入耳蜗内淋巴液的液面时,约有 99.9% 的声能将被反射回空气中,仅约 0.1% 的声能可透射入淋巴液,由此造成声能的巨大损失。这是因为水的声阻抗明显高于空气的声阻抗。中耳的增压效应可使透射入内耳淋巴液的声能从 0.1% 增加到 46%,从而使声波足以引起耳蜗内淋巴液发生位移和振动。所以,中耳的作用就好比是一个阻抗匹配器。

　　此外,中耳鼓室内还有鼓膜张肌和镫骨肌。当声压达 70dB 以上时,可反射性引起这两块肌肉收缩,使鼓膜紧张,各听小骨之间的连接更为紧密,导致中耳传音效能降低,阻止较强的振动传到耳蜗,从而对内耳的感音装置起到保护作用。

　　咽鼓管为连接鼓室和鼻咽部的管道,其鼻咽部开口常处于闭合状态,当吞咽、打哈欠时开放,空气经咽鼓管进入鼓室,使鼓室内气压与外界大气压相同,以维持鼓膜的正常位置与功能。咽鼓管因炎症而被阻塞后,外界空气不能进入鼓室,鼓室内原有空气被吸收,使鼓室内压力下降,引起鼓膜内陷,致使患者出现鼓膜疼痛、听力下降、耳闷等症状。当人们乘坐飞机或潜水时,如果咽鼓管不及时开放,同样可因鼓室两侧出现巨大的压力差而发生鼓膜剧烈疼痛,严重者可造成鼓膜破裂。

(三) 声波传入内耳的途径

　　声波可通过气传导和骨传导两条途径传入内耳,正常情况下以气传导为主。

　　1. 气传导　声波经外耳道引起鼓膜振动,再经听骨链和卵圆窗膜传入耳蜗,此途径称为气传导(air conduction),简称气导,是声波传导的主要途径。此外,鼓膜的振动也可引起鼓室内空气振动,再经圆窗膜传入耳蜗,这一途径也属气导,但在正常情况下并不重要,仅在听骨链运动障碍时才发挥一定作用,此时的听力较正常时大为降低。

　　2. 骨传导　声波直接作用于颅骨,经颅骨和耳蜗骨壁传入耳蜗,此途径称为骨传导(bone conduction),简称骨导。骨导的效能远低于气导,因此在引起正常听觉中的作用极小。当鼓膜或中耳病变引起传音性耳聋时,气导明显受损,而骨导却不受影响,甚至相对增强。当耳蜗病变引起感音性耳聋时,音叉试验的结果表现为气导和骨导均异常。因此,临床上可通过检查患者的气导和骨导是否正常来判断听觉异常的产生部位和原因。

二、内耳耳蜗的功能

　　内耳又称迷路,位于颞骨岩部的骨质内,分为骨迷路和膜迷路。骨迷路为骨性隧道,膜迷路为膜性结构,套在骨迷路内,形状与之相似。骨迷路与膜迷路间充满外淋巴,膜迷路内充满内淋巴,内、外淋巴互不相通。迷路在功能上可分为耳蜗(cochlea)和前庭器官(vestibular apparatus)两部分。耳蜗的功能是将传到耳蜗的机械振动转变为听神经纤维的神经冲动。

(一) 耳蜗的功能结构要点

　　耳蜗形似蜗牛壳,由一条骨质管(蜗螺旋管)围绕一锥形骨蜗轴盘旋 $2\frac{1}{2} \sim 2\frac{3}{4}$ 周而构成。耳蜗管被前庭膜和基底膜分成三个管腔,上方为前庭阶,中间为蜗管(也称中阶),下方为鼓阶(图 9-15)。前庭阶在耳蜗底部与卵圆窗膜相接,蜗管是螺旋形的膜性盲管,鼓阶在耳蜗底部与圆窗膜相接。前庭阶和鼓阶内都充满外淋巴,它们在蜗顶部通过蜗孔相沟通;蜗管内充满内淋巴,内淋巴与外淋巴不相通。在基底膜上有听觉感受器,后者称为螺旋器(spiral organ)或柯蒂器(organ of Corti)。螺旋器由内、外毛细胞及支持细胞等组成,其上覆以盖膜,盖膜在内侧与蜗轴相连,外侧则游离于内淋巴中。在蜗管的近蜗轴侧有一行纵向排列的内毛细胞,约 3 500 个,靠外侧有 3~5 行纵向排列的外毛细胞,约 16 000 个。每个毛细胞顶部都有 50~150 条呈阶梯状排列的纤毛,最长的纤毛排在最外侧。外毛细胞中一些较长的纤毛埋植于盖膜的胶状质中。毛细胞的顶部与蜗管内淋巴接触,而其底部则与鼓阶外淋巴相接触。毛细胞的底部与来自螺旋神经节的双极神经元周围突形成突触,而双极神经元中枢突则穿出蜗轴形成听神经。

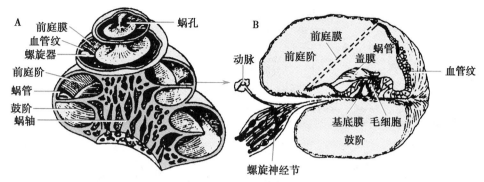

图 9-15　耳蜗纵切面和耳蜗管横切面示意图
A. 耳蜗纵切面；B. 耳蜗管横切面。

（二）耳蜗的感音换能作用

1. 基底膜的振动和行波理论　当声波振动通过听骨链到达卵圆窗膜时，压力变化立即传给耳蜗内的淋巴液和膜性结构。当卵圆窗膜内移时，液体的不可压缩性质导致前庭膜和基底膜下移，最后鼓阶的外淋巴压迫圆窗膜，使圆窗膜外移；而当卵圆窗膜外移时，整个耳蜗内的淋巴液和膜性结构又作相反方向的移动，如此反复，形成振动。振动从基底膜的底部（靠近卵圆窗膜处）开始，按照物理学中的行波（travelling wave）原理沿基底膜向蜗顶方向传播，就像人在抖动一条绸带时，有行波沿绸带向其远端传播一样。不同频率的声波引起的行波都是从基底膜的底部开始，但声波频率不同，行波传播的距离和最大振幅出现的部位有所不同。声波频率越高，行波传播越近，最大振幅出现的部位越靠近蜗底；相反，声波频率越低，行波传播越远，最大振幅出现的部位越靠近蜗顶（图 9-16）。因此，每一声波频率在基底膜上都有一个特定的行波传播范围和最大振幅区，位于该区的毛细胞受到的刺激最强，与这部分毛细胞相联系的听神经纤维的传入冲动也就最多。这样，来自基底膜不同部位的听神经纤维冲动传到听觉中枢的不同部位，就可产生不同音调的感觉。耳蜗底部受损主要影响高频听力，而耳蜗顶部受损主要影响低频听力。

2. 耳蜗的感音换能机制　如图 9-17 所示，外毛细胞顶部一些较长的纤毛埋植在盖膜的胶冻状物质中，由于盖膜与基底膜的附着点不在同一个轴上，故当声波刺激引起基底膜振动时，盖膜与基底膜便沿着各自的轴上、下移动，于是在盖膜和基底膜间产生剪切运动（shearing motion），使外毛细胞纤毛受到剪切力的作用而发生弯曲或偏转。由于内毛细胞顶部的纤毛较短，不与盖膜相接触，所以内毛细胞的纤毛随盖膜与基底膜间的内淋巴流动而发生弯曲或偏转。毛细胞纤毛的弯曲或偏转是引起毛细胞兴奋并将机械能转变为生物电的开始。

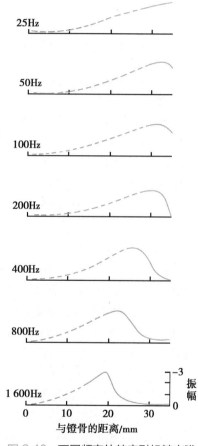

图 9-16　不同频率的纯音引起基底膜位移的示意图

随着声波频率增大，行波传播距离越近。

毛细胞纤毛间存在铰链结构，包括顶连（tip link）和侧连（side link）。侧连将全部纤毛连接在一起形成纤毛束，可使纤毛同时发生弯曲，顶连位于较短的纤毛顶部，此处有机械门控通道，属非选择性阳离子通道，生理状态下，K^+ 内流是其最主要的离子流。当基底膜上移时，短纤毛向长纤毛侧弯曲，引起通道开放，大量 K^+ 内流，由此产生去极化感受器电位；而当基底膜下移时，长纤毛向短纤毛侧弯曲，引起通道关闭，K^+ 内流终止而产生超极化感受器电位。

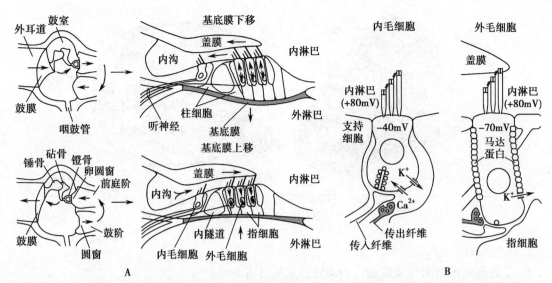

图 9-17　基底膜振动的产生和基底膜振动时内、外毛细胞的不同反应示意图

A. 基底膜振动的产生（详见正文）；A、B. 基底膜在振动（上、下移位）时，内、外毛细胞的纤毛与盖膜间产生剪切运动而引起纤毛弯曲或偏转，同时内、外毛细胞产生不同反应：当内毛细胞去极化时促进递质释放，而当外毛细胞去极化时则引起马达蛋白 prestin 收缩，增强基底膜振动。

　　毛细胞产生感受器电位后如何将信息传递给听神经的机制，在内、外毛细胞存在明显差异。在内毛细胞（也包括前庭器官中的毛细胞）中，当产生去极化感受器电位后，细胞基底侧膜上的电压门控钙通道被激活开放，引起 Ca^{2+} 内流，使细胞内 Ca^{2+} 浓度升高，触发递质释放，进而引起听神经纤维产生动作电位，并向听觉中枢传递。而在外毛细胞并不产生上述效应。当外毛细胞发生去极化时出现胞体缩短，发生超极化时则出现胞体伸长，外毛细胞的这种电 - 机械换能特性称为电能动性，是由膜上的马达蛋白（motor protein）prestin 所驱动（见图 9-17）。prestin 能感受细胞膜电位的变化，继而发生构象改变，导致外毛细胞缩短或伸长，从而增强基底膜的上移或下移。因此，内毛细胞和外毛细胞具有不同的作用。内毛细胞的作用是将不同频率的声波振动转变为听神经纤维动作电位，向中枢传送听觉信息；而外毛细胞则起到耳蜗放大器的作用，可感知并迅速增强基底膜的振动，从而有助于盖膜下内淋巴的流动，使内毛细胞更易受到刺激，提高对相应振动频率的敏感性。用实验方法使 prestin 失活，则外毛细胞失去耳蜗放大器作用，可引起动物耳聋。90%～95% 的听神经传入纤维分布到内毛细胞，仅有 5%～10% 分布到外毛细胞，表明这两种毛细胞在功能上存在差异。

（三）耳蜗的生物电现象

　　1. 耳蜗内电位　如前所述，前庭阶和鼓阶内充满外淋巴，蜗管内则充满内淋巴。外淋巴中含有较高浓度的 Na^+ 和较低浓度的 K^+，而内淋巴则正好相反。由于细胞间存在紧密连接，故蜗管中的内淋巴不能到达毛细胞的基底部。当耳蜗未受刺激时，如果以鼓阶外淋巴的电位为参考零电位，则可测得蜗管内淋巴的电位为 +80mV 左右，这一电位称为耳蜗内电位（endocochlear potential，EP）或内淋巴电位（endolymphatic potential）；而此时毛细胞的静息电位为 –80～–70mV。由于毛细胞顶部浸浴在内淋巴中，而周围和底部浸浴在外淋巴中，故毛细胞顶端膜内外的电位差可达 150～160mV，而毛细胞周围和底部膜内外的电位差仅约 80mV，这是毛细胞电位与一般细胞电位的不同之处。

　　现已证明，内淋巴中正电位的产生和维持与蜗管外侧壁血管纹（stria vascularis）的活动密切相关。血管纹边缘细胞通过钠泵和 Na^+-K^+-2Cl^- 同向转运体，将血管纹间液中的 K^+ 转运到边缘细胞内，再经边缘细胞膜上的钾通道，将 K^+ 转入内淋巴中，从而使内淋巴保持较高的正电位。血管纹对缺氧或钠泵抑制剂哇巴因非常敏感，缺氧可使 ATP 生成及钠泵活动受阻。临床上常用的依他尼酸和呋塞米等利尿药可通过抑制 Na^+-K^+-2Cl^- 同向转运体，使内淋巴正电位不能维持，导致听力障碍。

　　2. 耳蜗微音器电位　当耳蜗受到声音刺激时，在耳蜗及其附近结构可记录到一种与声波频率和幅度完全一致的电位变化,称为耳蜗微音器电位(cochlear microphonic potential,CMP)。耳蜗微音器电位呈等级式反应,其电位随刺激强度增加而增大。耳蜗微音器电位无真正的阈值,没有潜伏期和不应期,不易疲劳,不发生适应现象,并在人和动物的听域范围内能重复声波的频率。在低频范围内,耳蜗微音器电位的振幅与声压成线性关系,当声压超过一定范围时则产生非线性失真。

耳蜗微音器电位是多个毛细胞在接受声音刺激时所产生的感受器电位的复合表现。与听神经干动作电位不同,耳蜗微音器电位具有一定的位相性,即当声音的位相倒转时,CMP 的位相也发生倒转,而听神经干动作电位不发生倒转(图 9-18)。

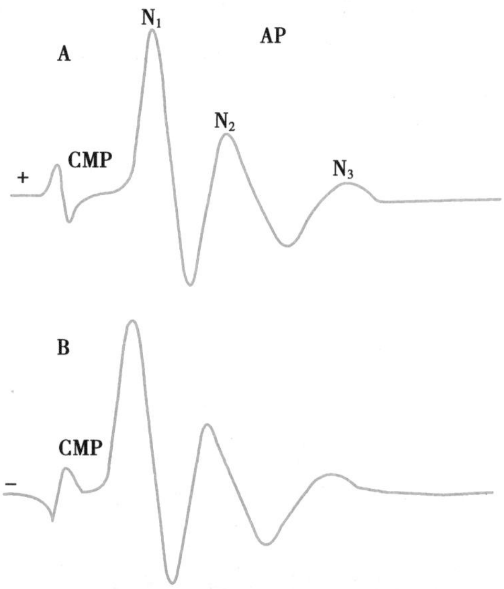

图 9-18 耳蜗微音器电位及听神经干动作电位
AP:听神经干动作电位,包括 N_1、N_2、N_3 三个负电位。A 与 B 对比表明,当声音的位相倒转时,CMP 的位相也倒转,但 AP 的位相不变。

三、听神经动作电位

听神经动作电位是耳蜗对声波刺激所产生的一系列反应中最后出现的电变化,是耳蜗对声波刺激进行换能和编码的总结果。根据引导方法不同,可分为听神经复合动作电位和单一听神经纤维动作电位。

(一)听神经复合动作电位

如图 9-18 所示,N_1、N_2 和 N_3 就是从听神经干上记录到的复合动作电位,是所有听神经纤维产生的动作电位的总和,反映整个听神经的兴奋状态,其振幅取决于声波的强度、兴奋的听纤维数目以及放电的同步化程度,但不能反映声波的频率特性。

(二)单一听神经纤维动作电位

如果将微电极刺入听神经纤维中,可记录到单一听神经纤维动作电位,为一种"全或无"式的反应,安静时有自发放电,声波刺激时放电频率增加。在记录单一听神经纤维动作电位时发现,某一特定频率的纯音只需很小的刺激强度就可使该听神经纤维产生动作电位,这个频率即为该听神经纤维的特征频率(characteristic frequency,CF)或最佳频率,其取决于该纤维末梢在基底膜上的分布位置,而这一位置正好是该频率的声音所引起的最大振幅行波的所在位置。不同频率的声波可兴奋基底膜上不同部位的毛细胞,并引起相应听神经纤维产生动作电位。随着声波强度的增加,单一听神经纤维放电频率增加,且有更多的神经纤维被募集参与相同频率的声波信息传导。这样,传向听觉中枢的动作电位就包含不同声波频率及其强度的信息。此外,对不同声波频率和强度的分析,还需要中枢神经系统活动的参与。

四、听觉传入通路和听皮质的听觉分析功能

听神经传入纤维首先在同侧脑干的蜗腹侧核和蜗背侧核换元,换元后的纤维大部分交叉到对侧,至上橄榄核的外侧折向上行,形成外侧丘系,少部分不交叉进入同侧的外侧丘系,外侧丘系的纤维直接或经下丘换元后抵达内侧膝状体,后者再发出纤维组成听放射,止于初级听皮质。由于外侧丘系内含有双侧传入纤维,故一侧通路在外侧丘系以上受损,不会产生明显的听觉障碍,但若损伤中耳、内耳或听神经,则将导致听觉障碍。

哺乳动物的初级听皮质位于颞叶上部(41 区),不同神经元对音频定位的组织形式如同被展开的耳蜗。人脑的初级听皮质位于颞横回和颞上回(41 和 42 区),对低音组分发生反应的神经元分布于听

皮质的前外侧,而对高音组分发生反应的神经元分布于后内侧。听皮质的各个神经元能对听觉刺激的激发、持续时间、重复频率等诸参数,尤其是对传来的方向作出反应,这与视皮质神经元的某些特性具有相似之处。

第四节 平衡感觉

内耳的前庭器官由半规管、椭圆囊和球囊组成,其主要功能是感受机体姿势和运动状态(运动觉)以及头部在空间的位置(位置觉),这些感觉合称为平衡感觉(equilibrium sensation)。

一、前庭器官的感受装置和适宜刺激

(一) 前庭器官的感受细胞

前庭器官的感受细胞也称为毛细胞,它们具有与耳蜗毛细胞类似的结构和功能。每个毛细胞顶部有两种纤毛:一种是动纤毛,为最长的一条,位于一侧边缘处;另一种是静纤毛,相对较短,呈阶梯状排列。毛细胞的底部分布有感觉神经末梢。各类毛细胞的适宜刺激都是与纤毛的生长面呈平行方向的机械力的作用。如图 9-19 所示:当纤毛都处于自然状态时,测得细胞的静息电位为 –80mV,同时毛细胞底部的传入神经纤维有一定频率的持续放电;此时如果用外力使静纤毛向动纤毛一侧弯曲或偏转时,细胞膜即发生去极化,当去极化达阈电位(–60mV)水平时,传入神经纤维放电频率增高,表现为兴奋效应;相反,如果用外力使动纤毛向静纤毛一侧弯曲或偏转时,则细胞膜发生超极化(–120mV),传入神经纤维放电频率降低,表现为抑制效应。这是前庭器官中所有毛细胞感受外界刺激的一般规律。因此,当机体的运动状态和头部在空间的位置发生改变时,都能以特定的方式改变前庭器官中毛细胞纤毛的倒向,通过与耳蜗内毛细胞相同的换能机制,使相应的传入神经纤维冲动发放频率发生改变,将这些信息传到中枢后,引起特殊的运动觉和位置觉,并出现相应的躯体和内脏功能的反射性变化。

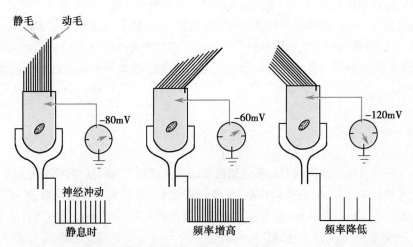

图 9-19 前庭器官中毛细胞顶部纤毛受力情况与电位变化关系示意图
当静纤毛向动纤毛一侧偏转时,毛细胞膜去极化,传入冲动增多;当动纤毛
向静纤毛一侧偏转时,毛细胞膜超极化,传入冲动减少。

人两侧内耳中各有上、外、后三个半规管(semicircular canal),分别代表空间的三个平面。当头前倾30°时,外半规管与地面平行,故又称水平半规管,其余两个半规管则与地面垂直。每个半规管在与椭圆囊连接处均有一个膨大的部分,称为壶腹(ampulla),壶腹内有一镰状隆起,称为壶腹嵴(crista ampullaris),其上有高度分化的感觉上皮,由毛细胞和支持细胞所组成。毛细胞顶部的纤毛埋植在一种胶质性的圆顶形壶腹嵴帽之中。毛细胞上动纤毛与静纤毛的相对位置是固定的。在水平半规管内,当内淋巴由管腔流向壶腹时,能使静纤毛向动纤毛一侧弯曲,引起毛细胞兴奋;而当内淋巴离开壶腹时,则使静纤毛向相反方向弯曲,引起毛细胞抑制。在上半规管和后半规管,由于毛细胞排列方向不同,内淋巴流动的方向与毛细胞反应的方式刚好相反,即内淋巴离开壶腹的流动引起毛细胞兴奋,朝向壶腹的流动则引起毛细胞抑制。

（二）前庭器官的适宜刺激和生理功能

1. **半规管**　壶腹嵴的适宜刺激是正、负角加速度运动,其感受阈为 $1°/s^2\sim3°/s^2$。人体三对半规管所在的平面互相垂直,因此可以感受空间任何方向的角加速度运动。当人体直立并绕身体纵轴旋转时,水平半规管受到的刺激最大。当头部以冠状轴为轴心进行旋转时,上半规管和后半规管受到的刺激最大。旋转开始时,半规管中的内淋巴因惯性作用,其启动将晚于人体和半规管本身的运动。当人体直立并绕身体纵轴向左旋转时,左侧水平半规管中的内淋巴将向壶腹方向流动,使左侧毛细胞兴奋而产生较多的神经冲动;而此时右侧水平半规管中内淋巴的流动方向则是离开壶腹,故右侧毛细胞产生的传入冲动减少。当旋转进行到匀速状态时,两侧壶腹中的毛细胞都处于不受刺激的状态,中枢获得的信息与不进行旋转时是相同的。当旋转突然停止时,由于内淋巴的惯性作用,两侧壶腹中毛细胞纤毛的弯曲方向和冲动发放情况正好与旋转开始时相反。其他两对半规管也接受与它们所处平面方向相一致的旋转变速运动的刺激。

2. **椭圆囊(utricle)和球囊(saccule)**　其内各有一个特殊的结构,分别称为椭圆囊斑和球囊斑,毛细胞位于囊斑上,其纤毛埋植在胶质状的耳石膜中,膜表面有许多细小的碳酸钙结晶,称为耳石,其比重大于内淋巴,因而具有较大的惯性。椭圆囊和球囊囊斑的适宜刺激是直线加速度运动。当人体直立而静止不动时,椭圆囊斑的平面与地面平行,耳石膜位于毛细胞纤毛的上方,而球囊斑的平面则与地面垂直,耳石膜悬于纤毛的外侧。在椭圆囊和球囊的囊斑上,几乎每个毛细胞的排列方向都不相同(图9-20)。毛细胞纤毛的这种排列有利于分辨人体在囊斑平面上所进行的变速运动的方向。例如,当人体在水平方向做直线变速运动时,总有一些毛细胞的纤毛排列方向与运动方向一致,使静纤毛朝向动纤毛一侧作最大的弯曲,由此产生的传入信息为辨别运动方向提供依据。另一方面,由于不同毛细胞纤毛排列的方向不同,当头的位置发生改变或囊斑受到不同方向的重力及变速运动刺激时,其中有的毛细胞兴奋,有的则抑制。不同毛细胞综合活动的结果可反射性地引起躯干和四肢不同肌肉的紧张度发生改变,从而使机体在各种姿势和运动情况下保持身体的平衡。

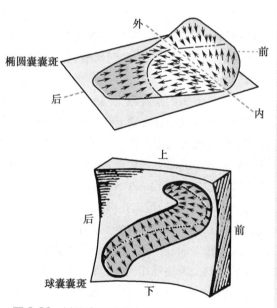

图 9-20　椭圆囊和球囊中囊斑的位置以及毛细胞顶部纤毛的排列方向

箭头所指方向是该处毛细胞顶部动纤毛所在位置,箭尾是同一细胞顶部静纤毛所在位置。当机体作直线加速度运动使纤毛弯曲的方向与某一箭头的方向一致时,该箭头所代表的毛细胞顶部静纤毛向动纤毛一侧弯曲最显著,与此同时与该毛细胞有关神经纤维有最大频率的冲动发放。

二、前庭反应

(一) 前庭姿势调节反射

来自前庭器官的传入冲动,除能引起运动觉和位置觉外,还可引起各种姿势调节反射。例如:人坐在车上,当车突然向前开动或加速时,由于惯性作用,身体将后仰,但在出现后仰之前,椭圆囊中的耳石由于惯性使毛细胞的纤毛向后弯曲,反射性地引起躯干部屈肌和下肢伸肌紧张增强,从而使身体前倾以保持身体平衡;人乘坐电梯上升时,球囊中的耳石使毛细胞的纤毛向下方弯曲,可反射性地抑制伸肌而发生下肢屈曲,而乘电梯下降时,则反射性地兴奋伸肌而发生下肢伸直。同样,当人绕身体纵轴向左旋转时,可反射性地引起:右侧颈部肌紧张增强,左侧减弱,头向右偏移;右侧上、下肢屈肌紧张增强,肢体屈曲,同时左侧伸肌紧张增强,肢体伸直,使躯干向右偏移,以防摔倒。由此可见,这些姿势反射都与引起反射的刺激相对抗,其意义在于使机体尽可能保持在原有空间位置上,以维持一定的姿势和身体平衡。

(二) 前庭自主神经反应

当前庭器官受到过强或过久的刺激时,可通过前庭神经核与网状结构的联系引起自主神经功能失调,导致皮肤苍白、恶心、呕吐、出汗、心率增快、血压下降、呼吸加快以及唾液分泌增多等现象,称为前庭自主神经反应(vestibular autonomic reaction)。前庭感受器过分敏感的人,即使一般的前庭刺激也会引起自主神经反应。晕船反应就是由船身上下颠簸及左右摇摆使上、后半规管的感受器受到过度刺激而造成的。

(三) 眼震颤

眼震颤(nystagmus)是指身体做正、负角加速度运动时出现的眼球不自主的节律性运动,是前庭反应中最特殊的一种。在生理情况下,两侧水平半规管受到刺激(如绕身体纵轴旋转)时可引起水平方向的眼震颤,上半规管受到刺激(如侧身翻转)时可引起垂直方向的眼震颤,后半规管受到刺激(如前、后翻滚)时可引起旋转性眼震颤。由于人类在地平面上的活动较多,如转身、头部向后回顾等,故下面以水平方向的眼震颤为例加以说明。当头前倾30°、身体绕纵轴开始向左旋转时,内淋巴的惯性作用使左侧半规管壶腹嵴上的毛细胞受刺激增强,而右侧半规管正好相反,这样的刺激可反射性地引起某些眼外肌的兴奋和另一些眼外肌的抑制,于是出现两侧眼球缓慢向右移动,这称为眼震颤的慢动相(slow component);当眼球移动到两睑裂右侧端而不能再移动时,又突然快速返回到睑裂正中,这称为眼震颤的快动相(quick component)。以后再出现新的慢动相和快动相,如此反复不已。当旋转变为匀速转动时,旋转虽仍在继续,但眼震颤停止。当旋转突然停止时,内淋巴因惯性而不能立刻停止运动,于是出现与旋转开始时方向相反的慢动相和快动相组成的眼震颤(图9-21)。眼震颤慢动相的方向与旋转方向相反,是由前庭器官受刺激引起的,而快动相的方向与旋转方向一致,则是中枢进行矫正的运动。因快动相便于观察,故临床通常将快动相所指方向作为眼震颤的方向。进行眼震颤试验时,通常是在20s内旋转10次后突然停止旋转,检查旋转后的眼震颤。眼震颤的正常持续时间为20~40s,频率为5~10次。如果眼震颤的持续时间过长,说明前庭功能过敏;如果眼震颤的持续时间过短,说明前庭功能减弱,某些前庭器官有病变的患者,眼震颤消失。此外,临床上可见脑干损伤的患者在未进行正、负角加速度运动的静息状态下出现眼震颤,这是病理性的眼震颤。

三、平衡感觉的中枢分析

人体的平衡感觉主要与头部的空间方位有关。头部的空间方位在很大程度上取决于前庭感受器的传入信息,但视觉的提示作用也很重要,传入信息也来自关节囊本体感受器的躯体传入冲动,它提供躯体不同部分相对位置的信息,传入信息还包括皮肤的外感受器,尤其是触 - 压觉感受器的传入冲动。以上四种传入信息在皮质水平进行综合,成为整个躯体连续的空间方位图像。

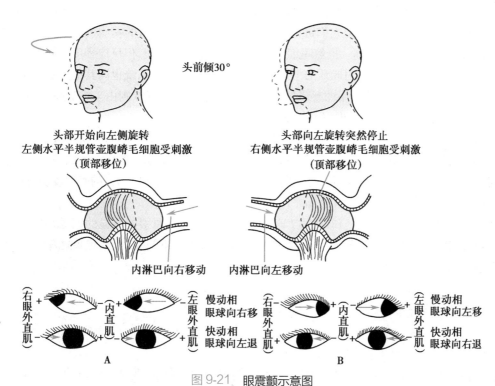

图 9-21 眼震颤示意图
A. 头前倾 30°、旋转开始时的眼震颤方向;B. 旋转突然停止时的眼震颤方向。

第五节 嗅觉和味觉

一、嗅觉感受器和嗅觉的一般性质

(一)嗅觉感受器及其适宜刺激

嗅觉(olfactory sensation)是人和高等动物对有气味物质的一种感觉。嗅觉感受器位于上鼻道及鼻中隔后上部的嗅上皮中,两侧总面积约 5cm²。嗅上皮由嗅细胞、支持细胞、基底细胞和 Bowman 腺(鲍曼腺)组成。嗅细胞是双极神经元,其树突伸向鼻腔,末端有 4~25 条纤毛,称为嗅毛,埋于 Bowman 腺所分泌的黏液中;其中枢突是由无髓纤维组成的嗅丝,穿过筛骨直接进入嗅球。

嗅觉感受器的适宜刺激是空气中有气味的化学物质,即嗅质(odorants)。吸气时,嗅质被嗅上皮中的黏液吸收,并扩散到嗅毛,与嗅毛表面膜上的特异性嗅觉受体(odorant receptor)结合,通过 G 蛋白引起第二信使类物质(如 cAMP)产生,导致膜上环核苷酸门控阳离子通道开放,Na^+ 和 Ca^{2+} 内流,使嗅细胞去极化,并以电紧张方式扩布至嗅细胞中枢突的轴突始段产生动作电位,动作电位沿轴突传向嗅球,继而传向更高级的嗅觉中枢,引起嗅觉。

(二)嗅觉的一般性质

自然界中的嗅质约 2 万余种,其中约 1 万种可被人类分辨和记忆。人类约有 1 000 个基因(约占人类基因总数的 3%)用来编码嗅细胞膜上的不同嗅觉受体。由于每个嗅觉受体基因结构不同,且每个嗅细胞几乎只表达这1 000种嗅觉受体基因中的一种,所以人的嗅上皮中大约有1 000种嗅细胞。嗅觉具有群体编码的特性,即一个嗅细胞可对多种嗅质发生反应,而一种嗅质又可激活多种嗅细胞。因此,虽然嗅细胞只有1 000种,但它们可以产生大量的组合,形成大量的嗅质模式,这就是人类能分辨和记忆1万种不同嗅质的基础。虽然嗅细胞可对多种嗅质发生反应,但反应程度不同。例如,某种嗅细胞对嗅质A有强烈反应,而对嗅质B仅有微弱反应。此外,嗅觉系统也同其他感觉系统相类似,不同性质的基本气味刺激有其专用的感受位点和传输线路,非基本气味则由于它们在不同线路上引起不同数量的神经冲动的组合,在中枢引起特有的主观嗅觉。

人与动物对嗅质的敏感程度,称为嗅敏度(olfactory acuity)。人类对不同嗅质具有不同的嗅觉阈值,如3-甲基吲哚为4×10^{-10}mg/L,人工麝香为5×10^{-9}~5×10^{-6}mg/L,乙醚为6mg/L。另外,即使同一个人,其嗅敏度也有较大的变动范围。有些疾病如感冒、鼻炎等可明显影响人的嗅敏度。有些动物的嗅觉十分灵敏,如狗对醋酸的敏感度比人高1 000万倍。

嗅觉的另一个明显特点是适应较快,当某种嗅质突然出现时,可引起明显的嗅觉,但如果这种嗅质持续存在,嗅觉便很快减弱甚至消失,所谓"入芝兰之室,久而不闻其香,入鲍鱼之肆,久而不闻其臭"就是嗅觉适应的典型例子。

二、味觉感受器和味觉的一般性质

(一) 味觉感受器及其适宜刺激

味觉(gustatory sensation)是人和动物对有味道物质的一种感觉。味觉感受器是味蕾(taste bud),主要分布在舌背部的表面和舌缘,少数散在于口腔和咽部黏膜表面。味蕾由味细胞、支持细胞和基底细胞组成。味细胞顶端有纤毛,称为味毛,从味蕾表面的味孔伸出暴露于口腔,是味觉感受的关键部位。味细胞周围有感觉神经末梢包绕。

味觉感受器的适宜刺激是食物中有味道的物质,即味质(tastant)。静息时,味细胞的膜电位是-60~-40mV,给予味质刺激可使不同离子的膜电导发生变化,从而产生去极化感受器电位。

(二) 味觉的一般性质

人类能区分4 000~10 000种味质,虽然这些味质的味道千差万别,但都是由咸、酸、甜、苦和鲜五种基本的味觉组合形成。咸味通常由NaCl所引起,酸味由H^+所引起,引起甜味的主要味质是糖,苦味通常由毒物或有害物质所引起,鲜味(umami)一词来自日语,是由谷氨酸钠所产生的味觉。

这五种基本味觉的换能或跨膜信号转导机制不完全相同。引起咸味的Na^+可通过味毛膜上特殊的上皮钠通道进入细胞内,使膜发生去极化而产生感受器电位。这种钠通道可被利尿药阿米洛利(amiloride)所阻滞而使咸味感觉消失。引起酸味的H^+也能通过这种钠通道进入细胞而抑制咸味感觉,这可以解释为何将酸(如柠檬汁)加在咸的食物上会使其咸味变淡。H^+可通过味毛膜上的瞬时感受器电位(transient receptor potential, TRP)家族成员TRPP3进入细胞内,使膜发生去极化而产生感受器电位。甜味、苦味和鲜味分别由两个味觉受体蛋白家族(T1R和T2R)所介导,它们都是G蛋白偶联受体。引起甜味的糖分子结合于由T1R2和T1R3蛋白组成的二聚体味觉受体,再依次激活G蛋白和磷脂酶C,使细胞内IP_3水平增高,然后由IP_3触发细胞内钙库释放Ca^{2+},使胞质内Ca^{2+}浓度升高,最后激活味细胞上特异的TRPM5(TRP家族成员之一),引起细胞膜去极化,继而触发味细胞释放神经递质,作用于味觉初级传入纤维,将味觉信息传入中枢神经系统。引起苦味的毒物等结合于由T2R蛋白家族组成的G蛋白偶联受体,其信号转导过程与上述甜味觉的完全相同,但作用的味细胞不同,最终经不同的初级传入纤维传入不同的中枢部位,所以苦味和甜味间不会发生混淆。引起鲜味的G蛋白偶联受体是由T1R1和T1R3蛋白组成的二聚体。感受鲜味和甜味的味觉受体共享T1R3蛋白,而T1R1蛋白为鲜味受体所特有,因此对引起鲜味特别重要,缺乏T1R1的小鼠失去分辨谷氨酸和其他氨基酸的能力,但仍能感受甜味。鲜味觉的信号转导过程与甜味觉和苦味觉的过程相同,但从实验分离到的含有鲜味受体的味细胞并不表达甜味受体和／或苦味受体,所以鲜味同样不可能与甜味和／或苦味相混淆。中枢神经系统能根据不同的传入通路来区分不同的味觉。

人舌不同部位的味蕾对不同味质的敏感程度存在差异,一般来说,舌尖对甜味比较敏感,舌两侧对酸味比较敏感,舌两侧的前部对咸味比较敏感,而软腭和舌根部则对苦味比较敏感。味觉的敏感度往往受食物或刺激物本身温度的影响,在 20~30℃间,味觉的敏感度最高。此外,味觉的分辨力和对某些食物的偏爱也受血液中化学成分的影响,例如肾上腺皮质功能低下的患者,因其血液中 Na^+ 减少,故喜食咸味食物。动物实验证实,摘除肾上腺的大鼠辨别 NaCl 溶液的敏感性显著提高。

味觉强度与味质的浓度有关,浓度越高所产生的味觉越强。此外,味觉强度也与唾液的分泌有关,唾液可稀释味蕾处的味质浓度,从而改变味觉强度。

味觉的敏感度随年龄增长而下降。60 岁以上的人对食盐、蔗糖和硫酸奎宁的检知阈比 20~40 岁的人高 1.5~2.2 倍。味觉感受器也是一种快适应感受器,在受到某种味质长时间刺激时,味觉的敏感度便迅速下降。如果通过舌的运动不断移动味质,则可使适应变慢。

三、嗅觉和味觉的中枢分析

在生物进化过程中,嗅皮质逐渐趋于缩小,在高等动物中仅存在于边缘叶前底部,包括梨状区皮质的前部和杏仁核的一部分。嗅觉信号可通过前连合从一侧脑传向另一侧脑。由于前底部皮质的活动右侧较左侧强,所以两侧嗅皮质代表区并不对称。此外,通过与杏仁核、海马的纤维联系可引起嗅觉记忆和情绪活动。

味觉信息的处理可能在孤束核、丘脑和味觉皮质等不同区域进行。味觉皮质位于中央后回底部(43 区),其中有些神经元仅对单一味质发生反应,有些神经元还对别的味质或其他刺激发生反应,表现为一定程度的信息整合。

（王爱梅）

思考题

1. 人眼看近物时会进行哪些调节？各有何生理意义？
2. 近视眼的人到了中年以后是否会出现老视(老花眼)？为什么？
3. 机体缺乏维生素 A 时,视力会有何变化？为什么？
4. 内耳受损后可出现哪些功能障碍？为什么？

第十章
神经系统的功能

神经系统(nervous system)是人体最重要的调节系统,由中枢神经系统(central nervous system)和周围神经系统(peripheral nervous system)两部分构成。神经系统的主要功能可概括为"对机体内、外环境的变化进行感觉和分析,并通过其传出信息的变化调控整个机体予以应对"。按照过程,神经系统的调节功能可分为信息接受(感觉)、处理(分析)和输出(如运动调控)三个阶段或环节;按接受调控机体功能的类型,又可大致分为躯体功能调节和内脏功能调节。相较于其他动物,人类神经系统更为发达,还可对语言、艺术、科学以及个体和族群历史等复杂抽象信息进行学习、记忆、思维和判断,并产生心理、情绪、创造等复杂反应。本章从细胞组成和功能活动原理、躯体和内脏感觉分析、躯体和内脏运动调控以及脑高级功能等几个方面介绍神经系统的功能。

第一节　神经系统功能活动的基本原理

一、神经元和神经胶质细胞

构成神经系统的细胞主要有神经元(neuron)和神经胶质细胞(neuroglia)两类,后者也简称胶质细胞(glial cell 或 glia)。人类中枢神经系统约有神经元 10^{11} 个,胶质细胞 1×10^{12}~5×10^{12} 个,后者为前者的 10~50 倍。神经元是神经系统的基本结构和功能单位。

(一) 神经元

1. 神经元的一般结构和功能　神经元是一类形态和功能上高度分化的特殊细胞,执行多样化调节功能。尽管各类神经元的大小和形态相差很大,但都具有特征性的突起,即树突(dendrite)和轴突(axon)。一个神经元通常只有一条轴突,但树突的数目则不止一条,且在不同神经元差异很大。树突和轴突在结构上为神经元赋予区域性或极性,为神经元的区域性功能分化提供结构基础,也为神经元的形态分类(图 10-1)提供依据。

在树突分支上,树突膜突起而形成众多的多形性树突棘(dendritic spine),与其他神经元的轴突末梢形成突触。在大脑皮质,约 98% 的突触由树突参与形成,仅约 2% 由胞体参与形成。树突的分支及树突棘使细胞膜面积大幅扩展,从而提高神经元信息接受的范围和敏感性。树突棘在数量和形态上都具有易变性,被认为是脑功能可塑性的基础。在脑发育期,树突棘数量的不断增加与智力发育有关。

胞体发出轴突的部位膨大并向外突起,称为轴丘(axon hillock)。轴突起始部分一般略为粗大,且无髓鞘包裹,称为始段(initial segment)。轴突通常在投射神经元较长,在中间神经元较短,差异极大。轴突的直径往往与其长度成正比,但在同一轴突则全长较均匀一致。在轴突主干常有侧支成直角发出。轴突末段分成许多分支,完全无髓鞘包裹,称为神经末梢(nerve terminal),其最末端常膨大为球

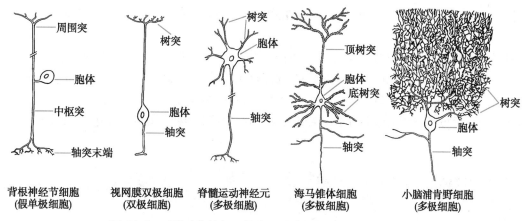

| 背根神经节细胞
(假单极细胞) | 视网膜双极细胞
(双极细胞) | 脊髓运动神经元
(多极细胞) | 海马锥体细胞
(多极细胞) | 小脑浦肯野细胞
(多极细胞) |

图 10-1   哺乳动物神经系统中几种不同类型的神经元模式图

状、纽扣状或柄状，称为突触小扣（synaptic button）、终扣（terminal button）或突触小结（synaptic knob），内有高密度贮存神经递质的突触囊泡（synaptic vesicle）聚集。

神经元的主要功能是接受、整合、传导和传递信息：胞体和树突主要负责接收和整合信息；轴突始段主要负责产生动作电位，也参与信息整合；轴突负责传导信息；轴突末梢则负责向效应细胞或其他神经元传递信息。

2. 神经纤维及其功能　轴突和感觉神经元的周围突都称为神经纤维（nerve fiber）：它们有些被胶质细胞形成的髓鞘（myelin sheath）或神经膜反复卷绕，严密包裹，形成有髓神经纤维（myelinated nerve fiber）；另一些则被胶质细胞稀疏包裹，髓鞘单薄或不严密，形成所谓的无髓神经纤维（unmyelinated nerve fiber）。构成髓鞘或神经膜的胶质细胞在周围神经系统主要是施万细胞（Schwann cell），在中枢则为少突胶质细胞（oligodendrocyte）。当轴突和感觉神经元周围突穿过多段髓鞘，就如同串起串珠的绳索，故轴突和感觉神经元周围突两者被统称为轴索（neurite）。生理学上神经纤维的直径是指包括轴索和髓鞘在内的总直径。髓鞘的厚度往往远大于轴索自身的直径。神经纤维的主要功能是兴奋传导和物质运输。

（1）神经纤维的兴奋传导功能：轴突和感觉神经元周围突的主要功能是传导兴奋，亦即传导动作电位。神经纤维上传导的兴奋或动作电位也称为神经冲动（nerve impulse），简称冲动。

兴奋在神经纤维上的传导具有以下特征：①完整性。指神经纤维只有在其结构和功能都完整的情况下才能传导兴奋。如果神经纤维局部受损、被施以麻醉药或完全离断，局部电流受阻，兴奋传导也即受阻。②绝缘性。一条神经干内含多条神经纤维，但它们同时传导兴奋时互不干扰，如同相互"绝缘"。这是因为神经纤维被相对大容量的细胞外液"浸泡"，单条神经纤维上传导神经冲动的局部电流又很微弱。当局部电流流经细胞外液时，一部分形成跨神经纤维膜的局部环路，其他部分则相对均匀地流向各个方向，并迅速衰减，效应如同接地。③双向性。这是指在神经纤维的一个局部发生的动作电位，会同时向相反的两个方向传导。这一特征在离体实验中易于见到：在神经纤维上任何一点施加足够强的人为刺激，其引起的兴奋可沿纤维同时向两端传播。但在在体情况下，由于神经元的极性关系，传导一般表现为单向性。多数轴突总是将神经冲动由胞体传向末梢；感觉神经周围突则将神经冲动传向胞体。④相对不疲劳性。这是指神经纤维能长时间保持其传导兴奋的能力。研究发现，神经纤维接受长时间（数小时至十几小时）连续电刺激后仍能传导兴奋。

不同类型的神经纤维传导兴奋的速度可因直径大小、髓鞘有无以及髓鞘厚度不同而有很大差别，还受温度等因素影响。一般来说，神经纤维总直径越大，传导速度越快。两者之间的关系大致符合经验公式：传导速度（m/s）≈6×直径（μm）。有髓神经纤维的传导速度比无髓神经纤维快。在一定范围内，有髓神经纤维的髓鞘愈厚，传导愈快。传导速度最快峰值出现在轴索直径与神经纤维总直径之比为 0.6∶1 时。在一定范围内，温度升高可加快传导速度。临床上通过测定神经传导速度，可辅助诊断神经纤维的疾病,如吉兰-巴雷综合征(Guillain-Barré syndrome,GBS),并评估神经损伤的程度和预后。

根据神经纤维兴奋传导速度的差异,Erlanger 和 Gasser 将哺乳动物的周围神经分为 A、B、C 三类,其中 A 类纤维又分为 α、β、γ、δ 四个亚类。根据纤维直径和来源,Lloyd 和 Hunt 进一步将感觉神经纤维分为 Ⅰ、Ⅱ、Ⅲ、Ⅳ 四类,其中 Ⅰ 类纤维再分为 Ⅰ$_a$ 和 Ⅰ$_b$ 两个亚类。目前,前一种分类方法多用于传出纤维,后一种分类方法则多用于传入纤维。表 10-1 列举了两种分类方式和它们之间的关联。

表 10-1　哺乳动物周围神经纤维的分类

Erlanger-Gasser 分类	对应的 Lloyd-Hunt 分类	功能	纤维直径 /μm	传导速度 /(m/s)
A(有髓鞘)				
α	Ⅰ$_a$、Ⅰ$_b$	本体感觉、躯体运动	13~22	70~120
β	Ⅱ	触-压觉	8~13	30~70
γ		支配梭内肌(引起收缩)	4~8	15~30
δ	Ⅲ	痛觉、温度觉、触-压觉	1~4	12~30
B(有髓鞘)		自主神经节前纤维	1~3	3~15
C(无髓鞘)				
后根	Ⅳ	痛觉、温度觉、触-压觉	0.4~1.2	0.6~2
交感		交感节后纤维	0.3~1.3	0.7~2.3

注:Ⅰ$_a$ 类纤维直径稍粗,为 12~22μm;Ⅰ$_b$ 类纤维直径略细,约 12μm。

(2)神经纤维的轴浆运输功能:轴浆(axoplasm)即充盈于轴突中的细胞质,具有运输物质的作用,称为轴浆运输(axoplasmic transport)。它可分为自胞体向轴突末梢的顺向轴浆运输(anterograde transport)和自末梢到胞体的逆向轴浆运输(retrograde transport)。轴浆运输通过转运神经元所需的重要细胞成分,对维持神经元形态和功能的完整性具有重要意义。轴浆运输障碍与多种神经退行性疾病的发生有关。

1)顺向轴浆运输:根据轴浆运输的速度可分为快速和慢速两种形式。快速顺向轴浆运输主要见于具有膜结构的细胞器,如线粒体、突触囊泡和分泌颗粒等的运输,速度较快,在猴、猫等动物的坐骨神经,其速度约为 410mm/d,是由一种类似于肌球蛋白的驱动蛋白(kinesin)执行。当驱动蛋白的头部结合于微管时,其 ATP 酶活性被激活,分解 ATP 而获能,细胞器便沿着微管被输送到轴突末梢。

与此同时,微管在其朝向轴突末梢一端不断形成,而在其朝向胞体一端不断分解,使微管不断由胞体向轴突末梢方向"移动"。在此过程中,轴浆内的可溶性胞质成分,主要指在胞体新合成以及刚从微管和微丝的分解端解离下来的微管蛋白、神经微丝蛋白等细胞骨架成分,均以较慢的速度(1~12mm/d)被顺向运输。这种较慢的轴浆运输方式称为慢速轴浆运输,其机制仍不清楚。

2)逆向轴浆运输:主要见于某些被轴突末梢摄取的物质,如神经营养因子、狂犬病病毒、破伤风毒素等的运输。这些物质在轴突末梢以吞噬方式被摄取入轴浆后,被逆向运输到神经元胞体,影响神经元活动和存活。逆向轴浆运输速度约为 205mm/d,由动力蛋白(dynein)及其众多辅助因子执行。神经科学研究中常用辣根过氧化物酶(horseradish peroxidase,HRP)等进行神经通路的逆向示踪,即是利用这一原理。

3. 神经对效应组织的营养性作用　神经通过末梢释放神经递质引起所支配的组织迅速执行其主要功能,如肌肉收缩、腺体分泌等,称为神经的功能性作用(functional action)。此外,神经末梢还释放某些营养因子,调节所支配组织的代谢活动,缓慢但持续地影响其结构和功能状态,这类作用称为神经的营养性作用(trophic action)。神经的营养性作用在正常情况下不易被察觉,短暂缺失时后果也不明显,但若长期缺失则后果严重,其作用也较易进行逆向判断。如神经被切断后,它所支配的肌肉内糖原合成减慢,蛋白分解加速,肌肉逐渐萎缩。脊髓灰质炎患者的肌肉萎缩,即主要由支配相应肌肉的脊髓中央灰质前角运动神经元变性死亡,对肌肉失去营养作用所致。

4. 神经营养因子对神经元的调控作用 神经营养因子(neurotrophic factor 或 neurotrophin,NT)是指一类由神经所支配的效应组织(如肌肉)和神经胶质细胞(主要是星形胶质细胞)产生,且为神经元生长与存活所必需的蛋白质或多肽分子。它们在神经元发生、迁移、分化和凋亡等过程中起着极为关键的作用。

(二) 神经胶质细胞

神经胶质细胞广泛分布于周围和中枢神经系统。中枢神经系统主要有星形胶质细胞(astrocyte)、少突胶质细胞和小胶质细胞(microglia)等;在周围神经系统则有施万细胞和卫星细胞(satellite cell)等。在结构上,胶质细胞也有突起,但无树突和轴突之分;细胞之间不形成化学性突触,但普遍存在缝隙连接;它们的膜电位也随细胞外 K^+ 浓度的变化而改变,但不能产生动作电位。在某些胶质细胞膜上还存在多种神经递质的受体。此外,胶质细胞具有终身分裂增殖的能力。因此,与神经元相比,胶质细胞在形态和功能上有很大差异。不同类型的胶质细胞具有不同的功能。

1. 星形胶质细胞 是脑内数量最多、功能最复杂的胶质细胞,其功能主要有以下几个方面。

(1)机械支持和迁移引导作用:在脑组织中,神经元和血管外的空间主要由星形胶质细胞充填。它们与神经元紧密相邻且胶合在一起,并以其长突起在脑和脊髓内交织成网,或互相连接而构成支架,对神经元的胞体和纤维构成机械支持。发育中的神经元还可沿着星形胶质细胞突起的方向迁移到它们最终的定居部位。

(2)隔离和屏障作用:胶质细胞具有隔离中枢神经系统内各个区域的作用。投射到同一神经元群的每一神经末梢可被星形胶质细胞的突起覆盖,以免来自不同传入纤维的信号相互干扰。胶质细胞的突起也可包裹终止于同一神经元树突干上的成群轴突末端,形成小球样结构,将它们与其他神经元及其突起分隔开来,以防止对邻近神经元产生影响。星形胶质细胞的血管周足(perivascular feet)与毛细血管内皮及内皮下基膜一起构成血脑屏障,使脑内毛细血管处的物质交换异于体内其他部位。

(3)物质代谢和营养作用:星形胶质细胞通过血管周足与毛细血管相连,通过其他突起与神经元相接,构成神经元和毛细血管之间的桥梁,为神经元运输营养物质和排出代谢产物。此外,星形胶质细胞还能通过其分泌的神经营养因子,对神经元的生长、发育、存活和功能维持起营养作用。

(4)修复和增生作用:脑和脊髓可因缺氧、外伤或疾病发生变性,在组织碎片被清除后,留下的组织缺损主要依靠星形胶质细胞的增生来充填。但星形胶质细胞增生过强往往可形成脑瘤,成为引起癫痫发作的病灶。

(5)免疫应答作用:星形胶质细胞作为中枢神经系统的抗原提呈细胞,其细胞膜上表达的特异性主要组织相容性复合分子Ⅱ(major histocompatibility complex molecule Ⅱ,MHC Ⅱ),能与经处理的外来抗原结合,并将其呈递给 T 淋巴细胞。

(6)细胞外液中 K^+ 浓度稳定作用:星形胶质细胞膜上的钠-钾泵可将细胞外液中过多的 K^+ 转运进入胞内,并通过缝隙连接将其分散到其他胶质细胞,形成 K^+ 的储存和缓冲池,从而有助于维持细胞外合适的 K^+ 浓度以及神经元的正常电活动。当增生的胶质细胞产生瘢痕时,其泵 K^+ 的能力减弱,可导致局部细胞外液高 K^+,形成癫痫病灶。

(7)对某些递质和活性物质的代谢作用:星形胶质细胞能摄取神经元释放的谷氨酸和 γ-氨基丁酸,将其转变为谷氨酰胺后再转运到神经元内。这一过程既可避免氨基酸类递质对神经元的持续作用,也能为神经元重新合成氨基酸类递质提供前体物质。此外,星形胶质细胞还参与多种活性物质的合成、分泌或转化。除前述多种神经营养因子外,还有血管紧张素原、前列腺素以及白细胞介素等。

2. 少突胶质细胞和施万细胞 可分别在中枢和周围神经系统形成髓鞘。在有髓神经纤维,髓鞘使动作电位跳跃式传导,可大大提高神经纤维传导兴奋的速度。此外,髓鞘还能引导神经元轴突生长并促进其与其他细胞建立突触联系。例如,在周围神经损伤变性后,轴突可沿施万细胞所构成的索道生长。

3. **小胶质细胞** 相当于中枢神经系统中的吞噬细胞。脑组织发生变性时,小胶质细胞能转变成巨噬细胞,与来自血液中的单核细胞和血管壁上的巨噬细胞一起清除变性的神经碎片。

此外,脉络丛上皮细胞和室管膜细胞作为中枢神经系统中的胶质细胞,通过形成紧密连接分别参与血 - 脑脊液屏障和脑 - 脑脊液屏障。在周围神经系统的脊神经节内存在卫星细胞,其作用可能是为神经元提供营养及形态支持,以及调节神经元外部的化学环境。

二、突触传递

突触(synapse)是指神经元与神经元之间、神经元与效应细胞之间信息传递的部位或装置。根据信息传递媒质的不同,可将突触分为电突触(electrical synapse)和化学性突触(chemical synapse)两大类。人类中枢神经系统中神经元约为 10^{11} 个,每个神经元与其他神经元形成的突触在数百个到数十万个之间。因此,中枢内数量巨大的突触联系可从一个侧面反映神经元之间信息传递的极端复杂性。

(一) 电突触传递

电突触传递的结构基础是缝隙连接,是以电流为传递媒质的突触。缝隙连接开放时,允许带电离子和许多有机小分子顺浓度梯度从一个细胞的胞质直接进入另一个细胞的胞质,同时形成细胞间的导电通道。在两个通过缝隙连接相连的神经元,当其中一个发生局部电位或动作电位时,已发生电位变化的神经元与另一个神经元之间都瞬间产生电势梯度。在该电势梯度或电场的驱动下,两个神经元胞质中的带电离子在神经元内和神经元间移动,产生跨神经元的电紧张电流。两个细胞之间以电突触相连接的关系称为电紧张偶联(electrotonic coupling)。当一个神经元发生动作电位时,如果使与其偶联的另一个神经元去极化至阈电位,则可在此基础上爆发动作电位。由于电势梯度是瞬间产生的,电突触的电导又较大,所以电突触传递一般具有双向性和快速性等特点。电突触传递普遍存在于无脊椎动物的神经系统,参与介导逃避反射中感觉神经元与运动神经元间的信号传递。

(二) 化学性突触传递

化学性突触是以神经元所释放的化学物质(即神经递质)为信息传递媒质的突触,是最多见的类型。化学性突触一般由突触前膜、突触间隙和突触后膜三部分组成。根据突触前、后两部分之间有无紧密的解剖学关系,可将化学性突触分为定向突触(directed synapse)和非定向突触(non-directed synapse)两种类型。

1. **定向突触传递** 是指突触末梢释放的递质仅作用于突触后范围极为局限的部分膜结构。

(1)经典突触的微细结构:神经系统内突触最常发生于突触前轴突末梢与突触后神经元的树突或胞体之间,形成经典的轴突 - 树突式或轴突 - 胞体式突触。两个神经元的轴突末梢也可形成轴突 - 轴突式突触(图 10-2)。

经典的突触由突触前膜、突触间隙和突触后膜三部分组成。突触前膜和突触后膜较一般神经元膜稍厚,约 7.5nm,两者之间是宽 20~40nm 的突触间隙。突触前末梢的轴浆内含有密集的线粒体和大量突触囊泡。在突触前末梢轴浆内紧邻突触前膜的一个特定膜结构区域,突触囊泡特别密集,称为活化区(active zone)。突触前末梢去极化后,位于活化区的突触囊泡优先与突触前膜融合并释放其内容物。紧邻突触后膜的膜下胞质区域致密度较高,称为突触后致密区(postsynaptic density,PSD),其中聚集着大量细胞骨架和信号蛋白分子。与突触前膜相对应的突触后膜密集分布着特异性受体或递质门控通道。当突触前膜释放的递质作用于突触后膜的特异性受体或化学门控通道后,致密区内的细胞骨架和信号蛋白分子参与介导这些受体或通道的转运、浓集和内化(见本节后述)等过程以及细胞内信号转导。突触囊泡直径为 20~80nm,内含高浓度神经递质。不同突触所含突触囊泡的大小和形

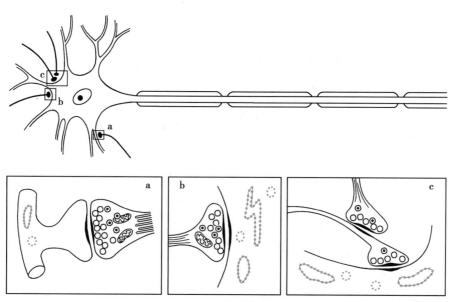

图 10-2　突触的基本类型模式图

a、b、c 分别表示轴突 - 树突式、轴突 - 胞体式和轴突 - 轴突式突触。

态不完全相同,一般分为三种:①小而清亮透明的囊泡,内含乙酰胆碱或氨基酸类递质;②小而具有致密中心的囊泡,内含儿茶酚胺类(catecholamines)递质;③大而具有致密中心的囊泡,内含神经肽类递质。前两种突触囊泡分布在活化区内,后一种则均匀分布于突触前末梢内(图 10-3A),并可从其任意部位释放。

(2)经典突触的传递过程:当突触前神经元的兴奋传到末梢时,突触前膜去极化。当去极化达一定程度时,膜上的电压门控钙通道开放,Ca^{2+} 内流,轴浆内 Ca^{2+} 浓度迅速升高,触发突触囊泡以出胞方式释放神经递质。递质的释放量与进入轴浆内的 Ca^{2+} 量成正相关。这一过程结束后,轴浆内积聚的 Ca^{2+} 主要经由 Na^+-Ca^{2+} 交换体迅速被转运到细胞外。神经递质以囊泡为单位释放,称为量子释放(quantal release)。

神经递质的释放机制十分复杂,须经历突触囊泡的动员、摆渡、着位、融合和出胞等步骤(见图 10-3B)。神经元处于静息状态时,突触囊泡被其膜上的突触蛋白(synapsin)锚定于细胞骨架丝。轴浆内 Ca^{2+} 浓度升高时,Ca^{2+} 与钙调蛋白(calmodulin,CaM)结合为 Ca^{2+}-CaM 复合物,激活 Ca^{2+}-CaM 依赖的蛋白激酶Ⅱ(CaMKⅡ)。活化的 CaMKⅡ 可促使突触蛋白发生磷酸化,使其与细胞骨架丝的结合力减弱并使突触囊泡从骨架丝上游离,这一步骤称为动员(mobilization)。游离的突触囊泡在小分子 G 蛋白 Rab3/Rab27 的帮助下向活化区摆渡(trafficking)。被摆渡到活化区的突触囊泡随后着位(docking)于突触前膜。着位需要囊泡膜上的囊泡蛋白(v-SNARE 或 synaptobrevin)和突触前膜上的靶蛋白(t-SNARE)参与。目前已鉴定的脑内靶蛋白有突触融合蛋白(syntaxin)和 SNAP-25 两种。着位完成后,在囊泡膜上作为 Ca^{2+} 传感器的突触结合蛋白(synaptotagmin,或称 p65)与 Ca^{2+} 结合并发生变构,其对融合的钳制(阻碍)作用被消除,于是突触囊泡膜和突触前膜发生融合(fusion),在突触囊泡膜和突触前膜上形成暂时的融合孔(fusion pore),神经递质便从突触囊泡释出,即出胞。出胞时,融合孔的孔径迅速由 1nm 左右扩大到 50nm 左右。在中枢神经系统,自 Ca^{2+} 进入突触前末梢至递质释放仅需 0.2~0.5ms。囊泡释出递质后,囊泡膜既可以完全坍塌(full collapse)方式融入突触前膜,也可以触 - 弹(kiss-and-run)方式迅速脱离突触前膜回到轴浆,并装载递质成为新的突触囊泡。

神经递质释放入突触间隙后,经扩散到达突触后膜并作用于其上的特异性受体或化学门控通道,引起突触后膜对某些离子的通透性发生改变,使某些带电离子进出后膜,或使其进出量发生改变,突触后膜由此可发生一定程度的去极化或超极化的电位变化。这种发生在突触后膜上的电位变化称为突触后电位(postsynaptic potential)。

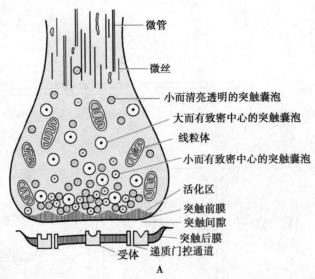

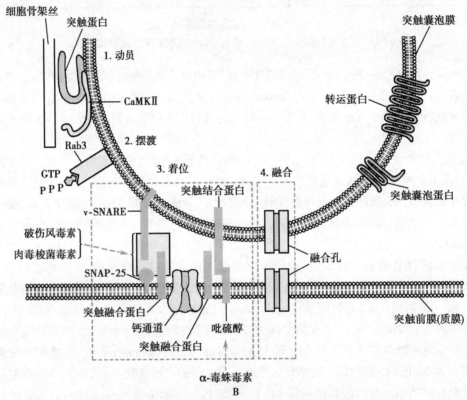

图 10-3　突触的微细结构模式图及突触囊泡释放递质的示意图

A. 突触的微细结构;B. 突触囊泡在 Ca²⁺ 触发下所经历的动员、摆渡、着位和融合等一系列步骤。突触囊泡借助突触蛋白附着于细胞骨架丝上,在激活的 Ca²⁺-CaM(钙调蛋白)依赖的蛋白激酶Ⅱ(CaMKⅡ)作用下被动员,然后在小 G 蛋白 Rab3/Rab27 的帮助下完成摆渡。着位和融合分别用两个虚线框分开;虚线箭头表示多种神经毒素(如破伤风毒素、肉毒杆菌毒素、α- 毒蛛毒素等)的作用靶点。

2. **非定向突触传递**　不具有经典突触的结构,其突触前末梢释放的递质可扩散至距离较远和范围较广的突触后成分,所以也称为非突触性化学传递(non-synaptic chemical transmission)。非定向突触在中枢神经系统中主要发生于单胺能神经元的纤维末梢部位,在周围神经系统的典型例子是自主神经节后纤维(主要是交感神经节后纤维)与效应细胞之间的接头。如在交感神经节后纤维的众多轴突末梢分支上,每隔约 5μm 出现一个内有大量突触囊泡的膨大结构,称为曲张体(varicosity)。曲张体在一个神经元上可多达 20 000 个，它并不与突触后效应细胞形成经典的突触联系，而是随分支抵达效应细胞的近旁（图 10-4）。当神经冲动传到曲张体时，递质从曲张体中的囊泡释放出来并向周围扩散。若邻近的组织细胞表达相应受体，即成为交感神经的效应细胞。通过这种形式的突触传递，少量神经纤维即能支配许多其他神经元或效应细胞。

　　与定向突触传递相比，非定向突触传递的特点有：①无特定的突触后成分，因而作用部位较分散；②递质扩散的距离较远，且远近不等，曲张体与效应器之间的距离一般大于 20nm，有的甚至超过 400nm，因此突触传递的时间较长，且长短不一；③释放的递质能否产生信息传递效应，取决于突触后成分上有无相应的受体。

　　3. 影响定向突触传递的因素　突触传递要经历递质释放、扩散、突触后受体激活以及递质消除等环节。因此，凡是能在突触前、后神经元或突触间隙影响这些环节的因素，均能影响突触传递。此外，对于某些突触来说，邻近的其他突触所释放的递质也可影响该处的突触传递。

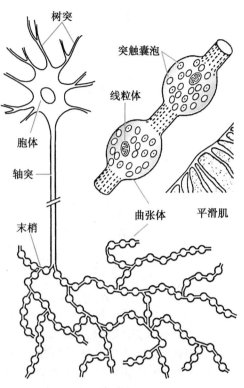

图 10-4　非定向突触的结构模式图
右上部分示放大的曲张体和平滑肌。

　　（1）影响递质释放的因素：如前所述，递质的释放量主要决定于进入突触前末梢的 Ca^{2+} 量。因此，凡能影响末梢处 Ca^{2+} 内流的因素都能改变递质的释放量，如：细胞外 Ca^{2+} 浓度升高或到达突触前末梢动作电位的频率加快、幅度增加、时程延长等都能使递质释放增多；而细胞外 Mg^{2+} 浓度升高、钙通道密度降低或各种钙通道阻滞剂等都可使递质释放减少。此外，突触前膜上还存在突触前受体，它可在某些神经递质或调质（见本节后述）的作用下改变进入末梢的 Ca^{2+} 量，进而影响递质的释放量。一些神经毒素也通过影响递质释放起作用。

　　（2）影响递质清除的因素：已释放的递质通常被突触前末梢重摄取（reuptake）或被酶解代谢而清除。因此，凡能影响递质重摄取和酶解代谢的因素也能影响突触传递，如：三环类抗抑郁药可抑制脑内去甲肾上腺素（NE）在突触前膜的重摄取，使递质滞留于突触间隙而持续作用于受体，从而使传递效率加强；在 NE 能神经元突触末梢内，利血平能抑制囊泡膜对 NE 的重摄取，使滞留在末梢轴浆内的 NE 被单胺氧化酶酶解，囊泡内递质减少以至耗竭；而新斯的明及有机磷农药等可抑制乙酰胆碱酯酶，阻碍乙酰胆碱水解使其持续发挥作用。

　　（3）影响突触后膜反应性的因素：在递质释放量发生改变时，突触后膜受体的密度及与递质结合的亲和力均可发生改变，即受体发生上调或下调（见本节后述），从而改变突触后膜的反应性而影响突触效能（synaptic efficacy）。突触后膜受体拮抗药能拮抗神经递质的作用。

　　4. 兴奋性和抑制性突触后电位　突触前膜释放的神经递质作用于突触后膜的相应受体，通过相应离子的跨膜移动，引起突触后膜产生去极化或超极化的突触后电位（包括接头电位）。

　　（1）兴奋性突触后电位：突触传递在突触后膜引起的去极化突触后电位称为兴奋性突触后电位（excitatory postsynaptic potential，EPSP）。根据电位时程的长短可分为快 EPSP、慢 EPSP 和迟慢 EPSP。快 EPSP 的典型例子是来自伸肌肌梭的传入冲动在脊髓前角伸肌运动神经元引起的去极化，其产生机制是兴奋性递质作用于突触后膜的相应受体，使某些离子通道开放，突触后膜对 Na^+ 和 K^+ 的通透性增大，但因 Na^+ 内流大于 K^+ 外流，故发生净内向电流，导致突触后膜去极化（图 10-5）。慢 EPSP 和迟慢 EPSP 主要与 K^+ 电导降低有关，分别由乙酰胆碱激活其 M 受体以及促性腺激素介导。

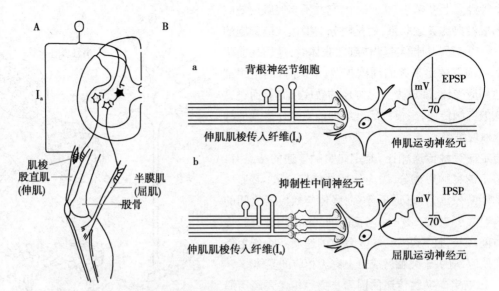

图 10-5　兴奋性突触后电位(EPSP)和抑制性突触后电位(IPSP)的产生示意图

A. 图示股直肌(伸肌)内肌梭的传入冲动沿 I_a 类纤维传入中枢(经后根进入脊髓),在脊髓前角一方面直接与支配该肌的运动神经元形成突触联系,产生兴奋作用,另一方面通过一个抑制性中间神经元(图中的黑色神经元)间接作用于支配半膜肌(屈肌)的运动神经元,产生抑制性作用;B. 伸肌肌梭传入冲动直接兴奋和间接抑制运动神经元的放大示意图,前者引起运动神经元产生 EPSP,后者引起运动神经元产生 IPSP,具体的产生机制见正文。

(2) 抑制性突触后电位:突触传递在突触后膜引起的超极化突触后电位称为抑制性突触后电位(inhibitory postsynaptic potential,IPSP)。IPSP 也可分为快、慢两种。快 IPSP 的典型例子是来自伸肌肌梭的传入冲动通过抑制性中间神经元在与该伸肌相拮抗的屈肌运动神经元所引起的超极化(见图 10-5),其产生机制是抑制性中间神经元释放的抑制性递质作用于突触后膜,使后膜上的氯通道开放,引起外向电流,结果使突触后膜发生超极化。慢 IPSP 通常由突触后膜 K^+ 电导增加而产生。

5. 突触后神经元动作电位的产生　一个突触后神经元往往与多个突触前神经末梢构成突触,既产生 EPSP 也产生 IPSP。突触后神经元胞体电位改变的总趋势取决于同时或几乎同时产生的 EPSP 和 IPSP 的总和。当其膜电位总趋势为超极化时,突触后神经元兴奋性降低;当其膜电位总趋势为去极化时,则易于达到阈电位而爆发动作电位,即兴奋性提高。多数神经元在作为突触后神经元时,其动作电位首先发生在轴突始段。这是因为电压门控钠通道在该段轴突膜上密度较大,而在胞体和树突膜上则很少分布(图 10-6)。动作电位一旦爆发,既可沿轴突传向末梢,也可逆向传到胞体。由于神经元在经历一次兴奋后即进入绝对不应期,只有当绝对不应期结束后,神经元才能接受新的刺激而再次兴奋,

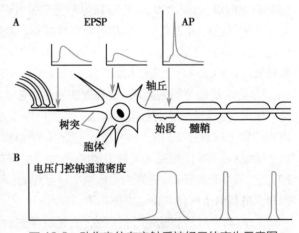

图 10-6　动作电位在突触后神经元的产生示意图

A. 当突触后神经元的树突接受突触前末梢的兴奋性传递时,在靠近该突触的树突膜和胞体膜上可记录到不同幅度的 EPSP,表明 EPSP 随传播距离增大而衰减,虽然 EPSP 在传到轴突始段时已较小(图中坡度较缓的部分),但 EPSP 只要去极化达到阈电位水平即可爆发动作电位;B. 在轴突始段和每个郎飞结处,电压门控钠通道的密度极高,因此传播过来的电位变化极易到达阈电位,使这些通道大量激活,从而爆发动作电位,而在胞体膜和树突,电压门控钠通道的密度极低,故一般只能产生和传播 EPSP。

所以逆向传导的意义可能在于消除神经元此次兴奋前不同程度的去极化或超极化的影响,使其状态得到一次"重启"。在感觉神经元,动作电位可爆发于其有髓周围突远端的第一个郎飞结处,或无髓周围突远端的未明确部位,然后向胞体方向传导。

6. **突触可塑性**(synaptic plasticity) 是指突触的形态和功能可发生较持久改变的特性。从生理学角度看,突触可塑性主要是指突触效能的改变。此外还包括突触形态和数量的变化,并由此使突触后反应的改变呈现持续性。突触可塑性在中枢神经系统普遍存在,与神经系统发育以及学习和记忆等脑的高级功能活动密切相关。

(1)强直后增强:给予突触前神经元一短串高频刺激(也称强直刺激)后,突触效能短时性增强的现象称为强直后增强(posttetanic potentiation,PTP),持续时间为数分钟到数小时量级。强直后增强的产生通常是由强直刺激使突触前末梢轴浆内 Ca^{2+} 浓度增加,导致递质释放量增加所致。这一方面是由于进入末梢内的 Ca^{2+} 需要较长时间才能进入细胞内的钙库,另一方面末梢内钙库可能由于大量细胞外 Ca^{2+} 的进入出现暂时性饱和,使轴浆内游离 Ca^{2+} 暂时蓄积。显然,强直后增强是一种在突触前发生的对突触效能的易化。

(2)习惯化和敏感化:都是学习的简单形式(见本章第六节"脑的高级功能")。反复的温和刺激后产生的短时间内突触后反应减弱或缩短的现象,称为习惯化(habituation)。典型的例子是无脊椎动物海兔的缩鳃反射,即用水流或毛笔轻触其喷水管可引起喷水管和呼吸鳃回缩。反复温和刺激喷水管后,缩鳃反射的幅度逐渐减小。习惯化是由突触前末梢钙通道逐渐失活,Ca^{2+} 内流减少,递质释放减少所致,可看作是一种在突触前发生的突触传递效能的抑制。

若在海兔尾部给予电击后再轻触其喷水管,则可使缩鳃反射幅度增大,时间延长。这种在伤害性刺激后,突触后反应短时间增强或延长的现象称为敏感化(sensitization)。敏感化是由突触前末梢钙通道开放时间延长,Ca^{2+} 内流增加,递质释放增加所致。敏感化的结构基础是在海兔缩鳃反射的突触前和突触后神经元之外,加入接受伤害性刺激的第三个神经元,是一种在突触相互作用基础上对一个突触后神经元兴奋性的易化,实质上是突触前易化(见本节后述)。一般认为,习惯化和敏感化都是短时程的,但有时也可持续数小时或数周,可能与某些蛋白的合成和突触结构的改变有关。

(3)长时程突触可塑性:包括以下两种。

1)长时程增强:给予突触前神经元强直刺激后,突触传递长时间(数天甚至数周)增强的现象称为长时程增强(long-term potentiation,LTP)。突触前神经元接受强直刺激后,开始出现的短时间突触传递增强是 PTP,之后突触传递长时程的增强为 LTP。LTP 的产生机制较复杂,有的依赖于谷氨酸的 N-甲基-D-天门冬氨酸(N-methyl-D-aspartate,NMDA)受体,有的则与 NMDA 受体无关。与短时程突触可塑性相比,LTP 的发生通常是由突触后神经元内 Ca^{2+} 浓度升高所致。

LTP 普遍存在于中枢神经系统,包括海马、大脑皮质运动区、视皮质、内嗅皮质、外侧杏仁核、小脑和脊髓等部位。目前对发生在海马的 LTP 的机制有较多研究,尤其是海马 CA3 区锥体神经元通过 Schaffer 侧支投射到 CA1 区锥体神经元通路(图 10-7A)的 LTP。刺激 Schaffer 侧支产生的 LTP 属于 NMDA 受体依赖的 LTP。其具体产生机制是:当给予 Schaffer 侧支低频刺激时,突触前末梢释放少量谷氨酸,激活海马 CA1 区神经元树突膜(突触后膜)上的 α-氨基-3-羟基-5-甲基-4-异噁唑丙酸(α-amino-3-hydroxy-5-methyl-4-isoxazolepropionic acid,AMPA)受体通道,Na^+ 内流,产生一定幅度的 EPSP。此时,NMDA 受体通道因 Mg^{2+} 阻塞于通道内而不能开放。当给予强直刺激时,突触前末梢释放大量谷氨酸,使突触后膜产生的 EPSP 增大,导致阻塞于 NMDA 受体通道中的 Mg^{2+} 移出,而使 Ca^{2+} 和 Na^+ 得以一起进入突触后神经元。进入突触后神经元的 Ca^{2+} 可激活 CaMK II,进而使 AMPA 受体通道磷酸化而增加其电导,也能使储存于胞质中的 AMPA 受体转移到突触后膜上而增加其密度,因而使突触后反应增强。此外,一旦诱发 LTP,某些化学信号(可能是一氧化氮)即由突触后神经元释放,逆向作用于突触前神经元,引起谷氨酸量子释放的长时间增加(图 10-7B)。

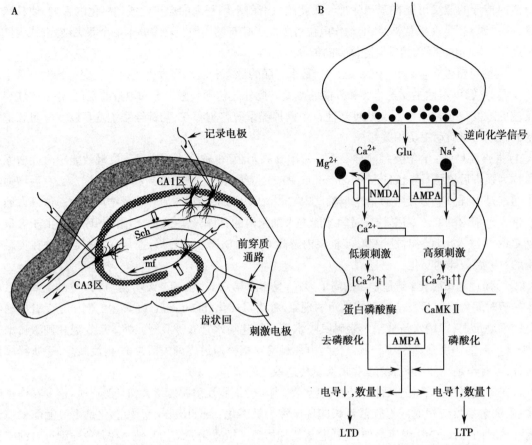

图 10-7　海马的神经通路及 Schaffer 侧支长时程增强和长时程抑制产生机制示意图

A. 图示海马的神经通路及长时程增强研究方法,在海马的前穿质通路、苔藓纤维和 Schaffer 侧支放置刺激电极进行电刺激,可分别在齿状回、CA3 区以及 CA1 区通过记录电极引导出刺激反应;B. 图示 Schaffer 侧支长时程增强和长时程抑制产生机制,解释见正文。Glu: 谷氨酸;LTD: 长时程抑制;mf: 苔藓纤维;Sch: Schaffer 侧支。

在海马有 Schaffer 侧支 LTP 和苔藓纤维 LTP 两种类型。海马苔藓纤维 LTP 主要是由突触前给予强直刺激,引起突触前(而不是突触后)神经元内 Ca^{2+} 水平增加所致,不依赖 NMDA 受体。突触前 Ca^{2+} 水平增加可能通过激活 Ca^{2+}-CaM 依赖的腺苷酸环化酶,增加细胞内 cAMP 所致。

2)长时程抑制(long-term depression,LTD):是指突触效能的长时程减弱。LTD 也广泛见于中枢神经系统,如海马、小脑皮质和新皮质等脑区。海马 LTD 可在产生 LTP 的同一突触被诱导产生,但所需刺激的频率是不同的。以较高频率(50Hz)刺激 Schaffer 侧支能使突触后胞质内 Ca^{2+} 浓度明显升高;而以等量的低频(1Hz)刺激则使突触后胞质内 Ca^{2+} 浓度轻度升高。胞质内大幅度升高的 Ca^{2+} 可激活 CaMK Ⅱ;但胞质内 Ca^{2+} 轻度升高则优先激活蛋白磷酸酶,结果使 AMPA 受体去磷酸化而电导降低,突触后膜上 AMPA 受体的数量也减少,从而产生 LTD(见图 10-7B)。LTD 有多种形式,且不同部位的 LTD 具有不同的发生机制。例如,小脑 LTD 的产生需要 AMPA 受体 GluR2 亚基的磷酸化。小脑 LTD 参与小脑学习的产生机制。

三、神经递质和受体

(一)神经递质

神经递质(neurotransmitter)是指由突触前神经元合成并释放,能特异性地作用于突触后神经元或效应细胞上的受体而产生一定效应的信息传递物质。神经递质可在数毫秒甚至更短时间内改变突触后神经元的离子通透性并引起突触后电位变化,是神经元之间或神经元与效应细胞间主要的信息传递物质。已知的哺乳动物的神经递质达 100 多种。根据其化学结构,可将其分成若干大类(表 10-2)。

表 10-2 哺乳动物神经递质的分类

分类	主要成员
胆碱类	乙酰胆碱
单胺类	去甲肾上腺素、肾上腺素、多巴胺、5- 羟色胺、组胺
氨基酸类	谷氨酸、门冬氨酸、γ- 氨基丁酸、甘氨酸
肽类	P 物质和其他速激肽*、阿片肽*、下丘脑调节肽*、血管升压素、缩宫素、脑肠肽*、钠尿肽*、降钙素基因相关肽、神经肽 Y 等
嘌呤类	腺苷、ATP
气体类	一氧化氮、一氧化碳
脂类	花生四烯酸及其衍生物(前列腺素等)*、神经活性类固醇*

注:* 为一类物质的总称。

1. **递质的鉴定** 一般认为,神经递质应符合或基本符合以下条件:①突触前神经元具有合成递质的前体和酶系统,并能合成递质;②合成后的递质储存于突触囊泡内,并能在冲动抵达末梢时释放入突触间隙;③能作用于突触后膜上的特异受体并发挥作用;④存在使递质失活的酶或其他失活方式(如重摄取);⑤存在能分别模拟或拮抗递质传递作用的特异性受体激动药和拮抗药。有些物质(如 NO、CO 等)虽不完全符合上述经典递质的条件,但所起的作用与递质完全相同,故也将它们视为神经递质。

2. **调质的概念** 神经调质(neuromodulator)是由神经元释放的一些化学物质,它们本身不直接在神经元之间起信息传递作用,但能调节神经递质的信息传递效应。调质所发挥的作用称为调制作用(modulation)。但实际上,递质和调质之间有时并无十分明确的界限。

3. **递质共存** 两种或两种以上递质(包括调质)共存于同一神经元内的现象称为递质共存(neurotransmitter co-existence)。

4. **递质的代谢** 包括递质的合成、储存、释放、降解、重摄取和再合成等步骤。ACh 和单胺类递质都在有关合成酶的催化下合成,且合成过程多在胞质中进行,然后储存于突触囊泡内。肽类递质则在基因调控下,通过核糖体的翻译和翻译后的酶切加工等过程而形成。递质与受体结合及生效后,很快通过酶促降解和突触前末梢重摄取等方式被消除。如乙酰胆碱酯酶能迅速水解 ACh 为胆碱和乙酸。生成的胆碱则被胆碱转运体重摄取回末梢内,用于重新合成新递质。NE 的消除主要通过末梢的重摄取,少量通过酶解失活。肽类递质的消除主要依靠酶促降解。

(二)受体的类型和分布

受体(receptor)是指位于细胞膜上或细胞内能与某些化学物质(如递质、调质、激素等)特异结合,并诱发特定生物效应的特殊生物分子。神经递质的受体多数为膜受体。与受体特异结合后能增强受体生物活性的化学物质,称为受体的激动剂(agonist)。与受体特异结合后不改变受体的生物活性,反因占据受体而产生对抗激动剂效应的化学物质,则称为受体的拮抗剂(antagonist)或阻滞剂(blocker)。激动剂和拮抗剂两者统称为配体(ligand),但在多数情况下配体主要指激动剂。

受体与配体的结合具有以下三个特点:①特异性。一定的受体只能与特定的配体结合,才能产生特定的生物效应。这种特异性并非绝对的,而是相对的。②饱和性。由于分布在细胞膜上的受体数量有限,所以能结合配体的数量也是有限的,这称为饱和性。③可逆性。配体与受体的结合是可逆的,两者可以结合,也可以解离,但不同配体的解离常数差别较大,有些拮抗剂与受体结合后很难解离,几乎为不可逆性结合。

1. **受体的种类和亚型**   根据分子结构、细胞内传递信息的方式以及引起效应的差异,目前已知的各种神经递质受体都有若干种类。许多种类的受体又可进一步分为多个甚至多级亚型,构成多种所谓受体家族或超家族。随着研究的深入,一些受体家族成员仍在不断增加。在表 10-3 列举的部分神经递质受体的种类和亚型中,受体的这种多样性得到部分体现。

2. **突触前受体**   分布于突触前膜的受体称为突触前受体(presynaptic receptor)。一般来说,突触的传递效应主要由突触后受体的作用体现,但突触前受体被激活后,可通过调制(抑制或易化)突触前末梢的递质释放来影响突触的传递效应。例如,突触前膜释放的 NE 作用于突触前 α_2 受体,可抑制突触前膜对该递质的进一步释放,这种类型的突触前受体因其配体可由该突触末梢自身释放,也称自身受体(autoreceptor)。NE 在中枢还可作用于其他受体,如谷氨酸能轴突末梢上的 α_1 或 α_2 受体,分别促进和抑制谷氨酸释放。对于该部位的 α_1 或 α_2 受体来说,因其配体源自其他种类的突触末梢,也称异源性受体(heteroreceptor)。

3. **受体的作用机制**   受体与递质发生特异性结合后被激活,然后通过一定的跨膜信号转导途径,使突触后神经元活动改变或使效应细胞产生效应。介导跨膜信号转导的受体绝大多数为 G 蛋白偶联受体(代谢型受体),少部分为离子通道型受体(离子型受体),还有一些受体是酶联型受体、招募型受体和核受体。部分受体及其主要的第二信使和离子效应列于表 10-3 中。

表 10-3   部分小分子递质及其受体的作用机制

递质	受体	第二信使	离子效应
乙酰胆碱	N_1、N_2	—	↑ Na^+、K^+
	M_1、M_3、M_5	↑ IP_3、DAG	↑ Ca^{2+}
	M_2、M_4	↓ cAMP	↑ K^+
多巴胺	D_1、D_5	↑ cAMP	
	D_2	↓ cAMP	↑ K^+、↓ Ca^{2+}
	D_3、D_4	↓ cAMP	
去甲肾上腺素	α_1(α_{1A}、α_{1B}、α_{1D})	↑ IP_3、DAG	↓ K^+
	α_2(α_{2A}、α_{2B}、α_{2C})	↓ cAMP	↑ K^+、↓ Ca^{2+}
	β_1、β_2、β_3	↑ cAMP	
5- 羟色胺	5-$HT_{1(1A、1B、1D、1E、1F)}$	↓ cAMP	↑ K^+
	5-$HT_{2(2A、2B、2C)}$	↑ IP_3、DAG	↓ K^+
	5-HT_3	—	↑ Na^+
	5-HT_4	↑ cAMP	↓ K^+
	5-$HT_{5(5A、5B)}$	↓ cAMP	↑ K^+
	5-HT_6	↑ cAMP	↓ K^+
	5-HT_7	↑ cAMP	↓ K^+
腺苷	A_1	↓ cAMP	↑ K^+、↓ Ca^{2+}
	A_{2A}、A_{2B}	↑ cAMP	
	A_3	↓ cAMP	
ATP	P2X	—	↑ Na^+、K^+、Ca^{2+}
	P2Y	↑ IP_3、DAG	↑ Ca^{2+}

续表

递质	受体	第二信使	离子效应
谷氨酸	mGluR$_1$、mGluR$_5$	↑ IP$_3$、DAG	↑ Ca^{2+}
	mGluR$_2$、mGluR$_3$	↓ cAMP	
	mGluR$_4$、mGluR$_6$、mGluR$_7$、mGluR$_8$	↓ cAMP	
	AMPK、KA	—	↑ Na$^+$、K$^+$
	NMDA	—	↑ Na$^+$、K$^+$、Ca^{2+}
γ- 氨基丁酸	GABA$_A$、GABA$_C$	—	↑ Cl$^-$
	GABA$_B$（突触前）	↑ IP$_3$、DAG	↑ K$^+$、↓ Ca^{2+}
	GABA$_B$（突触后）	↓ cAMP	↑ K$^+$
甘氨酸	甘氨酸受体	—	↑ Cl$^-$

　　注：本表内容较简要，表中所列递质和受体亚型并不齐全，作用机制也不全面；↑表示增加，↓表示减少；最后一列的"离子效应"对离子通道型受体（在第二信使列中出现"—"者）是指离子通透性改变，而对代谢型受体（在第二信使列中出现"cAMP"或"IP$_3$"和"DAG"者）也包括胞质内离子浓度改变。KA：海人藻酸；GABA：γ- 氨基丁酸。

　　4. 受体的浓集　在与突触前膜活化区相对应的突触后膜上有成簇的受体聚集，这种现象称为受体的浓集，原因是此处的突触后致密区存在受体的特异结合蛋白，如：骨骼肌神经肌肉接头处 N$_2$ 受体的特异结合蛋白是 rapsyn；谷氨酸受体和 γ- 氨基丁酸（γ-aminobutyric acid，GABA）A 型（GABA$_A$）受体的浓集分别与 PB2- 结合蛋白族和 gephyrin 蛋白有关；而在视网膜中的 GABA$_C$ 受体则通过微管相关蛋白 -1B（MAP-1B）结合于细胞骨架上。

　　5. 受体的调节　膜受体蛋白的数量及其与递质结合的亲和力在不同的生理或病理情况下均可发生改变。当递质分泌不足时，受体的数量将逐渐增加，亲和力也逐渐升高，称为受体的上调（up-regulation）；反之则称为受体的下调（down-regulation）。由于膜的流动性，储存于胞内膜结构上的受体蛋白可通过胞吐融合于细胞膜上，使发挥作用的受体数量增多；而细胞膜上的受体也可通过受体蛋白的内吞入胞，即内化（internalization），减少膜上发挥作用的受体数量。受体下调还有另一种形式——受体的脱敏（desensitization），即经过某种修饰过程（如发生磷酸化），受体蛋白反应性降低。

　　（三）主要神经递质及其受体

　　如前所述，神经递质及其受体都具有丰富的多样性，因此，由它们构成的信号系统极其复杂。以神经递质的结构分类（见表 10-3）为依据，下面介绍每类神经递质中的部分代表性递质及其受体。

　　1. 乙酰胆碱及其受体　ACh 是最早被发现的神经递质，以 ACh 为递质的神经元称为胆碱能神经元（cholinergic neuron），其神经纤维称为胆碱能纤维（cholinergic fiber）。能与 ACh 特异性结合的受体称为胆碱受体（cholinoceptor）。表达胆碱受体的神经元称为乙酰胆碱敏感神经元（acetylcholine-sensitive neuron）。由胆碱能神经元、胆碱受体以及表达胆碱受体的神经元或效应细胞一起构成胆碱能系统（cholinergic system）。

　　胆碱能神经元在中枢神经系统分布极为广泛，如脊髓前角运动神经元、脑干网状结构上行激动系统、丘脑特异性感觉投射神经元、纹状体、边缘系统的杏仁核、海马和大脑皮质等部位。脑内的 ACh 通路支配中枢神经系统的大部分区域，主要包括：纹状体内中间神经元的局部 ACh 通路；从中隔核向海马的投射；从基底核到大脑皮质和杏仁核的投射。

　　在外周神经系统中，骨骼肌运动神经纤维、自主神经节前纤维、大多数副交感节后纤维（少数释放肽类或嘌呤类递质的纤维除外）、少数交感节后纤维（如支配多数小汗腺的纤维和支配骨骼肌血管的舒血管纤维）都属于胆碱能纤维。

　　根据药理学特性，胆碱受体分为毒蕈碱型（M）胆碱受体和烟碱型（N）胆碱受体两类，它们分别能与天然毒蕈碱和烟碱结合并产生两类不同的生物效应。

　　M 受体为代谢型受体(metabotropic receptor),根据基因编码和氨基酸序列的差异分为 5 种(M_1~M_5)亚型。M 受体广泛分布于中枢神经系统,如大脑皮质、海马、纹状体、黑质、丘脑、中脑和延髓等部位,其中 M_1 受体含量丰富。在外周,M 受体主要存在于大多数副交感神经节后纤维支配的效应器细胞膜上,少数存在于交感节后纤维(支配汗腺和骨骼肌舒血管纤维)支配的效应器细胞膜上。如 M_2 受体主要分布于心脏,M_3 和 M_4 受体主要分布于平滑肌,M_1 和 M_3 受体主要分布于外分泌腺。当 ACh 与 M 受体结合,会产生一系列自主神经节后胆碱能纤维兴奋的效应,如心脏活动抑制、胃肠道及膀胱平滑肌收缩、瞳孔括约肌收缩、消化腺分泌增加,以及汗腺分泌增加和骨骼肌血管舒张等。这些作用统称为毒蕈碱样作用(muscarine-like action),简称 M 样作用,可被 M 受体阻滞药阿托品拮抗。在临床上,毛果芸香碱(pilocarpine)作为激动药对 M_3 受体有选择性,能缩小瞳孔,可用于治疗青光眼;而噻托溴铵(tiotropium bromide)可阻滞 M_3 受体,松弛气道平滑肌,其雾化吸入剂被用作强效、持久型平喘药。

　　N 受体是离子通道型受体(ionotropic receptor),具有递质门控特性。N 受体可分为 N_1 和 N_2 受体两种亚型,它们均是由 5 个亚单位构成的五聚体:前者分布于中枢神经系统和自主神经节后神经元,又称为 N_N 受体;后者位于骨骼肌神经 - 肌肉接头处的终板膜上,又称为 N_M 受体。N_2 受体异常是重症肌无力的重要发病机制。小剂量 ACh 在自主神经节能激活 N_1 受体而兴奋节后神经元,也能在骨骼肌激活 N_2 受体而使其收缩。大剂量 ACh 则可能因 N_1 受体脱敏、神经元过度去极化导致的钠通道失活等原因而产生自主神经节阻滞作用。所有这些作用统称为烟碱样作用(nicotine-like action),简称 N 样作用,它不能被阿托品拮抗,但能被筒箭毒碱(tubocurarine)拮抗。在 N 受体拮抗药中,六烃季铵(hexamethonium)和美卡拉明(mecamylamine)对 N_1 受体有一定选择性,作为神经节阻滞药可用于控制严重高血压;十烃季铵(decamethonium)和阿曲库铵(atracurium)对 N_2 受体有阻滞作用,常被用作肌松药。

　　2. **单胺类递质及其受体**　单胺类递质包括 NE、肾上腺素、多巴胺(dopamine,DA)、5- 羟色胺(5-hydroxytryptamine,5-HT)和组胺等。它们的共同特点是神经元胞体在中枢分布相对集中,但纤维投射及受体分布的范围却非常广泛,如:NE 能神经元胞体绝大多数位于低位脑干,尤其是中脑网状结构、脑桥的蓝斑以及延髓网状结构的腹外侧部分;多巴胺能神经元胞体主要集中在中脑黑质;5- 羟色胺能神经元胞体主要集中于低位脑干的中缝核内;组胺能神经元的胞体集中于下丘脑后部的结节乳头核内。

　　(1)NE 和肾上腺素及其受体:NE 和肾上腺素均属儿茶酚胺类物质,即含邻苯二酚结构的胺类。以 NE 为递质的神经元称为去甲肾上腺素能神经元(noradrenergic neuron);以肾上腺素为递质的神经元称为肾上腺素能神经元(adrenergic neuron)。在不特意区分时,肾上腺素能神经元常包括 NE 能神经元在内。以肾上腺素或 NE 为递质的神经纤维均称为肾上腺素能纤维(adrenergic fiber)。中枢 NE 能纤维投射分上行部分、下行部分和支配低位脑干部分,其中:上行部分投射到大脑皮质、边缘前脑和下丘脑;下行部分投射至脊髓后角的胶质区、侧角和前角。在外周,NE 是多数交感节后纤维(除支配汗腺和骨骼肌血管的交感胆碱能纤维外)释放的递质。肾上腺素能神经元和以肾上腺素为递质的肾上腺素能纤维目前仅见于中枢神经系统内,其胞体主要分布在延髓,纤维投射也有上行和下行部分。肾上腺素在外周仅作为一种内分泌激素,由肾上腺髓质合成和分泌。所谓外周肾上腺素能纤维,其递质实际上是 NE。

　　能与 NE 和肾上腺素结合的受体称为肾上腺素受体(adrenoceptor)。它们均属 G 蛋白偶联受体,可分为 α 型(简称 α 受体)和 β 型(简称 β 受体)两类(见表 10-3)。其中 α 受体又可再分为 $α_1$ 和 $α_2$ 两个亚型,β 受体又分为 $β_1$、$β_2$ 和 $β_3$ 三个亚型。

　　肾上腺素受体广泛分布于中枢和周围神经系统。在外周,多数交感节后纤维末梢支配的效应细胞膜都有肾上腺素受体。但在某一特定的效应器官上,受体表达的类型(亚型)和密度则有差异,如:

心肌主要表达 β 受体；血管平滑肌有 α 和 β 两种受体，但皮肤、肾、胃肠的血管平滑肌以 α 受体为主，而骨骼肌和肝脏的血管则以 β 受体为主。酚妥拉明（phentolamine）可非选择拮抗 α 受体，但以对 α_1 受体的拮抗作用为主。哌唑嗪（prazosin）和育亨宾（yohimbine）作为 α 受体拮抗药，分别对 α_1 和 α_2 受体有一定选择性。普萘洛尔（propranolol，心得安）能拮抗 β 受体，但对 β_1 和 β_2 受体无选择性。阿替洛尔（atenolol）和美托洛尔（metoprolol）主要阻断 β_1 受体，而布他沙明（butoxamine，心得乐）则主要拮抗 β_2 受体。

　　NE 和肾上腺素具有广泛且相似的生理调节作用。但由于 NE 和肾上腺素对各受体类（亚）型的亲和力不同，它们各自在不同浓度下对不同类（亚）型受体的激活程度（比例）也不相同，且各脑区和各效应器官的受体表达类（亚）型和密度存在差异，所以 NE 和肾上腺素的作用往往存在差异。在中枢，肾上腺素的效应主要是参与心血管活动的调节，而 NE 的效应则更广泛。在外周，NE 对 α 受体的作用较强，对 β 受体的作用较弱。一般而言，NE 和肾上腺素与 α 受体结合后产生的平滑肌效应主要是兴奋性的（由 α_1 受体介导），包括血管、子宫、虹膜辐射状肌等收缩，但也有抑制性的（由 α_2 受体介导），如小肠舒张；NE 和肾上腺素与 β 受体结合后产生的平滑肌效应是抑制性的（由 β_2 受体介导），包括血管、子宫、小肠、支气管等的舒张，但与心肌 β_1 受体结合所产生的效应却是兴奋性的。β_3 受体主要分布于脂肪组织，与脂肪分解有关。在外周作为内分泌激素的肾上腺素也通过 α 和 β 受体发挥作用，与 NE 不同的是它对这两类受体的作用都很强。

　　（2）多巴胺及其受体：多巴胺也属儿茶酚胺类，其受体已被发现并克隆出 5 种（见表 10-3）。脑内多巴胺能神经元胞体主要集中在中脑的黑质致密带（substantia nigra pars compacta，SNc）、中脑腹侧被盖区（ventral tegmental area，VTA）和下丘脑及脑室周围。中枢神经系统主要有如下四条多巴胺通路：黑质 - 纹状体系统，与运动调控有关；中脑 - 边缘系统，与奖赏行为和成瘾相关；中脑 - 皮质系统，与精神活动相关；结节 - 漏斗系统，参与垂体内分泌活动调节。正常人基底神经节内多巴胺受体数量随年龄的增长而逐渐减少，在男性更为显著。黑质 - 纹状体通路多巴胺能神经元的大量减少，目前被公认是帕金森病主要的发病机制。

　　（3）5- 羟色胺及其受体：5- 羟色胺又名血清素（serotonin），其受体有 7 类 14 个亚型（见表 10-3）。5-HT 在血小板及胃肠道的肠嗜铬细胞和肌间神经丛浓度最高，主要涉及消化系统和血小板聚集等功能活动。在中枢，5-HT 能纤维可上行至下丘脑、边缘系统、新皮质和小脑；也可下行到脊髓，还有一部分纤维分布在低位脑干内部，主要功能是调节痛觉、精神、情绪、睡眠、体温、性行为、垂体内分泌等活动。

　　（4）组胺及其受体：组胺能纤维可到达中枢几乎所有部位。组胺的 H_1、H_2 和 H_3 受体广泛存在于中枢和周围神经系统中。在中枢，多数 H_3 受体为突触前受体。中枢组胺系统可能与觉醒、性行为、腺垂体激素的分泌、血压、饮水和痛觉等调节有关。组胺还存在于非神经组织的肥大细胞和胃黏膜的肠嗜铬细胞中，其上表达 H_4 受体。H_4 受体还高表达于其他众多类型的外周组织或细胞。

3. 氨基酸类递质及其受体

　　（1）兴奋性氨基酸类递质及其受体：谷氨酸（glutamic acid 或 glutamate，Glu）和门冬氨酸（aspartic acid 或 aspartate，Asp）对神经元有较强的兴奋效应，故称为兴奋性氨基酸。前者是脑和脊髓内主要的兴奋性递质，在大脑皮质和脊髓背侧部分含量相对较高；后者则多见于视皮质的锥体细胞和多棘星状细胞，目前研究资料较少。

　　谷氨酸受体广泛分布于中枢神经系统中，可分为离子通道型受体和代谢型受体两种类型。离子通道型谷氨酸受体是由 4 个或 5 个亚基组成的阳离子通道，可进一步分为 NMDA 受体、海人藻酸（kainic acid 或 kainate，KA）受体和 AMPA 受体 3 种类型，每种类型又有多种亚型。KA 受体和 AMPA 受体过去合称为非 NMDA 型受体，它们对谷氨酸的反应较快，其通道的电导却较低，尤其是 KA 受体。KA 受体主要对 Na^+ 和 K^+ 通透。AMPA 受体有两种常见类型，一种是单一的钠通道，另一种也允许 Ca^{2+} 通透。NMDA 受体对谷氨酸的反应较慢，其通道的电导却相对较高，对 Na^+、K^+、Ca^{2+} 都通透。此外，NMDA 受体还具有以下特点：①需要甘氨酸作为共激动剂（co-agonist）。即只有当受体上的 NMDA

受点和甘氨酸受点都与激动剂结合时,通道才可能开放。②在静息电位水平通道被 Mg^{2+} 阻塞。只有当膜电位因其他因素(如 AMPA 或 KA 受体通道开放)去极化达一定水平时,Mg^{2+} 从通道内移出,阻塞方可解除。多数谷氨酸敏感神经元上同时存在 NMDA 和 AMPA 受体。③通道分子上有与多种物质结合的调制位点,可受内源性物质或药物影响。如通道内某些位点可与苯环利定(phencyclidine,PCP)和氯胺酮(ketamine)等致精神障碍的药物结合而使通道变构,从而降低对 Na^+、K^+、Ca^{2+} 等的通透性。如前所述,在海马表达的 NMDA 受体与 LTP 的产生密切相关。代谢型谷氨酸受体已有多种亚型被鉴定。它们一般通过降低胞内 cAMP 或升高胞内 IP_3 和 DAG 水平发挥作用(见表 10-3)。

(2)抑制性氨基酸类递质及其受体:抑制性氨基酸类包括 GABA、甘氨酸(glycine,Gly)、β- 丙氨酸(β-alanine,Ala)、牛磺酸(taurine,Tau)和 γ- 氨基己酸(γ-aminocaproic acid)。

GABA 是脑内主要的抑制性递质,脑内有 30% 的突触以 GABA 作为神经递质传递信息。GABA 能递质系统是中枢神经系统许多药物作用的靶点,其中包括抗焦虑药、镇静催眠药、抗惊厥药等。

GABA 受体可分为 $GABA_A$、$GABA_B$ 和 $GABA_C$ 受体三种类型。$GABA_A$ 和 $GABA_B$ 受体广泛分布于中枢神经系统,而 $GABA_C$ 受体主要存在于视网膜和视觉通路中。$GABA_A$ 和 $GABA_C$ 受体属于离子通道型受体,激活后允许 Cl^- 通过。$GABA_B$ 受体属于代谢型受体,在突触前、后均有分布。突触前 $GABA_B$ 受体被激活后可增加 K^+ 外流,减少 Ca^{2+} 内流而使递质释放减少,是突触前抑制发生的可能机制之一;突触后 $GABA_B$ 受体激活后,则可抑制腺苷酸环化酶,激活钾通道,增加 K^+ 外流。在突触后,无论是 Cl^- 内流增加(通过激活 $GABA_A$ 和 $GABA_C$ 受体)还是 K^+ 外流增加(通过激活 $GABA_B$ 受体),一般都能引起突触后膜超极化而产生 IPSP。

甘氨酸主要分布于脑干和脊髓中。甘氨酸受体亦为离子通道型受体,其通道也是氯通道,通道开放时通常允许 Cl^- 和其他单价阴离子进入细胞内,引起突触后膜超极化而产生 IPSP。甘氨酸受体可被士的宁(strychnine)拮抗。

4. 神经肽及其受体　神经肽(neuropeptide)是指分布于神经系统的起信息传递或调节信息传递效应的肽类物质。它们可以以递质、调质或激素等形式发挥作用,但以调质作用为主。神经肽主要有以下几类。

(1)速激肽及其受体:哺乳类动物的速激肽(tachykinin)包括 P 物质(substance P)、神经激肽 A(neurokinin A)、神经肽 K(neuropeptide K)、神经肽 γ(neuropeptide γ)、神经激肽 A(3-10)[neurokinin A(3-10)]和神经激肽 B(neurokinin B)6 个成员。已有 3 种神经激肽受体被克隆,即 NK-1、NK-2 和 NK-3 受体,都是 G_q 和 / 或 G_{11} 型 G 蛋白偶联受体,分别对 P 物质、神经肽 K 和神经激肽 B 敏感。P 物质广泛存在于中枢神经系统和外周组织,作为神经递质、神经调质或神经营养样因子,参与机体多种生理和病理过程。例如,脊髓初级传入纤维中含有丰富的 P 物质,很可能是慢痛传入通路的调质。在外周,P 物质可引起肠平滑肌收缩、血管舒张和血压下降等效应。其余速激肽的功能尚不十分清楚。

(2)阿片肽及其受体:目前已鉴定出 20 多种有活性的阿片肽,其中最主要的是内啡肽(endorphin)、脑啡肽(enkephalin)和强啡肽(dynorphin)三大类。内啡肽中主要是 β- 内啡肽,分布于腺垂体、下丘脑、杏仁核、丘脑、脑干和脊髓等处,对缓解机体应激反应具有重要作用。脑啡肽主要有甲硫脑啡肽和亮脑啡肽两种形式。脑啡肽在纹状体、下丘脑、苍白球、杏仁核、延髓和脊髓中浓度较高。强啡肽主要有强啡肽 A 和强啡肽 B 两种分子,在脑内的分布与脑啡肽有较多的重叠,但其浓度低于脑啡肽。

根据药理学特性可将阿片肽受体分为 μ、κ 和 δ 受体。阿片肽受体都属于 G 蛋白偶联受体,均可抑制腺苷酸环化酶活性,降低细胞内 cAMP 水平。激活 μ 受体可增加 K^+ 电导,而激活 κ 和 δ 受体可关闭钙通道。阿片肽在体内参与调节感觉(尤其是痛觉)、运动、内脏活动、内分泌、体温和摄食等多种功能。近年来又相继发现阿片肽的孤儿受体(orphan receptor)及其内源性配体孤啡肽(orphanin FQ,OFQ),两者结合后的效应是对抗吗啡的镇痛效应,但孤儿受体与已知所有阿片肽亲和力都很低。

(3)下丘脑和垂体神经肽及其受体:下丘脑调节肽(hypothalamic regulatory peptide,HRP)中许多(或全部)激素及其受体可见于下丘脑以外的脑区和周围神经系统,很多资料提示它们可能以神经递质或调质的方式发挥调节作用。例如生长抑素通过激活其 G 蛋白偶联受体,降低胞内 cAMP 水平,参与调节感觉和运动等功能活动。

(4)脑-肠肽及其受体:脑-肠肽是双重分布于胃肠道和脑的肽类物质(见第六章"消化和吸收")。脑肠肽主要包括缩胆囊素(CCK)、促胃液素、食欲刺激素(ghrelin)、神经降压素、甘丙肽、促胃液素释放肽和血管活性肠肽(VIP)等。脑内含多种不同肽链长度的 CCK,以 CCK-8(八肽)为主。CCK-8 主要分布于大脑皮质、纹状体、杏仁核、下丘脑和中脑等处。脑内有 CCK_A 和 CCK_B 两种 CCK 受体,以后者为主,均为 G 蛋白偶联受体。CCK-8 可作用于上述两种 CCK 受体,发挥抑制摄食行为等多种作用。已知 VIP 存在于血管运动神经纤维并具有舒血管作用。VIP 和 ACh 共存于许多胆碱能神经元中以协调某些腺体的分泌。此外,引起胃容受性舒张的迷走神经纤维释放的递质也可能是 VIP。

(5)其他肽类递质及其受体:中枢神经系统中还发现多种其他肽类物质,如缓激肽、内皮素、心房钠尿肽、降钙素基因相关肽、神经肽 Y 等。它们都可参与神经系统功能活动的调节,因而可被认为是神经递质。

5. 嘌呤类递质及其受体　嘌呤类递质主要有腺苷和 ATP。腺苷受体在中枢和周围神经系统均有分布,可分为 A_1、A_2 和 A_3 三种类型,均为 G 蛋白偶联受体,其中 A_2 受体可再分为 A_{2A} 和 A_{2B} 两种亚型。A_1 和 A_3 受体激活时,胞内 cAMP 水平降低,A_1 受体在突触前使 Ca^{2+} 内流减少,而在突触后使 K^+ 外流增加,从而产生抑制效应。A_{2A} 和 A_{2B} 受体激活时,cAMP 水平增高,与 A_1 受体激活后的效应正相反。腺苷在中枢既有 A_1 受体介导的抑制性作用,又有 A_2 受体介导的兴奋作用,但以前者为主。咖啡和茶对中枢的兴奋作用就是由于其中的咖啡因和茶碱能拮抗腺苷受体以抑制为主的作用。腺苷还能舒张脑血管和心脏冠状小动脉。

ATP 受体可分为 P2X 和 P2Y 两种亚型,其分布以在周围神经系统居多。P2X 受体为配体门控通道,又分为 $P2X_1 \sim P2X_7$ 7 种亚型,遍布于体内几乎所有组织,激活后产生兴奋性效应。而 P2Y 受体全都是 G 蛋白偶联受体,又分为 $P2Y_1$、$P2Y_2$、$P2Y_4$、$P2Y_6$、$P2Y_{11}$、$P2Y_{12}$、$P2Y_{13}$ 和 $P2Y_{14}$ 8 种亚型。ATP 具有广泛的突触传递效应:在自主神经系统中常与其他递质共存和共释放,参与对血管、心肌、膀胱、肠平滑肌等活动的调节;在脑内常共存于含单胺类或氨基酸类递质的神经元中。$P2X_1$ 和 $P2X_2$ 受体存在于脊髓后角,提示 ATP 在感觉传递尤其是痛觉传入中起作用。

6. 气体分子类递质　目前比较公认的气体分子类神经递质主要有 NO、CO 和硫化氢。NO 具有神经递质的某些特征,在神经系统中起信息传递作用。某些神经元含有一氧化氮合酶,能催化 L- 精氨酸生成 NO 和瓜氨酸。NO 作为气体分子,与经典递质有显著不同,它不储存于突触囊泡中,也不依赖于出胞作用,而是通过弥散方式从一个细胞弥散到邻近细胞。NO 到达靶细胞后,与胞质内的可溶性鸟苷酸环化酶(sGC)结合,激活 sGC,促使细胞内产生第二信使 cGMP,进而产生各种生物效应。

四、反射活动的基本规律

(一)反射的定义和分类

反射是神经活动的基本方式。反射的结构基础为反射弧(reflex arc),由五个基本成分组成,即感受器(receptor)、传入神经(afferent nerve)、中枢(center)、传出神经(efferent nerve)和效应器(effector)。反射弧任何一个部分受损,反射活动将无法进行。俄罗斯著名生理学家、首届诺贝尔生理学或医学奖获得者 Pavlov 将人和高等动物的反射分为非条件反射和条件反射两类。非条件反射(unconditioned reflex)是指生来就有、数量有限、比较固定和形式低级的反射活动,如防御反射、食物反射、性反射等。非条件反射是人和动物在长期的种系发展中形成的,其建立无须大脑皮质的参与,通过皮质下各级中枢就能形成。它使人和动物能够初步适应环境,对于个体生存和种系生存具有重要意义。条件反射(conditioned reflex)是指通过后天学习和训练而形成的反射。它是反射活动的高级形式,是人和动物在个体生活过程中按照所处的生活环境,在非条件反射的基础上不断建立起来的,其类型和数量并无定数,可以建立,也能消退。人和高等动物形成条件反射的主要中枢部位在大脑皮质。与非条件反射相比,条件反射使人和高等动物对各种环境具有更加完善的适应性。

（二）反射的中枢整合

反射的基本过程是刺激信息经反射弧各个环节序贯传递的过程。中枢是反射弧中最复杂的部位,不同反射的中枢范围可相差很大。传入神经元和传出神经元之间在中枢只经过一次突触传递的反射,称为单突触反射(monosynaptic reflex)。腱反射是体内唯一仅通过单突触反射即可完成的反射。在中枢经过多次突触传递的反射称为多突触反射(polysynaptic reflex)。人和高等动物体内的大部分反射都属于多突触反射。

（三）中枢神经元之间的联系方式

在多突触反射中,以数量众多的中间神经元为桥梁,中枢神经元相互连接成网。神经元之间的联系方式多种多样,归纳起来主要有以下几种。

1. **单线式联系**(single-line connection)　是指一个突触前神经元仅与一个突触后神经元发生突触联系(图 10-8A),例如视网膜视锥系统的联系方式。这种联系方式可使视锥系统具有较高的分辨能力。绝对的单线式联系其实很少见,会聚程度较低的突触联系也通常被视为单线式联系。

2. **辐散和聚合式联系**　辐散式联系(divergent connection)是指一个神经元通过其轴突侧支或末梢分支与多个神经元形成突触联系(图 10-8B),这在传入通路中较多见。如在脊髓中央灰质后角,传入神经元既有纤维分支与本节段脊髓的中间神经元及传出神经元发生联系,又有上升与下降的分支在邻近或远隔的脊髓节段与中间神经元发生突触联系。聚合式联系(convergent connection)是指一个神经元可接受来自许多神经元轴突末梢的投射而建立突触联系(图 10-8C),这在传出通路中较多见。如脊髓中央灰质前角运动神经元接受不同轴突来源的突触传入。

3. **链锁式和环式联系**　在神经通路中,若由中间神经元构成的辐散与聚合式联系同时存在,则可形成链锁式联系(chain connection)或环式联系(recurrent connection)(图 10-8D、图 10-8E)。神经冲动通过链锁式联系,可扩大空间作用范围。环式联系的特征是后一级的神经元会通过其侧支再次与前一级神经元发生突触联系,从而在结构和功能联系上都形成闭合的环路。在环式联系中,即使最初的刺激已经停止,传出通路上的冲动发放仍能继续一段时间,这种现象称为后发放或后放电(after discharge)。

（四）中枢兴奋传播的特征

在多突触反射中,兴奋在反射中枢的传播需经多次突触接替,且许多突触为化学性突触,故中枢兴奋传播的特征亦即突触兴奋传递的特征。突触兴奋传递主要表现为以下几个方面的特征。

1. **单向传播**　在反射活动中,兴奋经化学性突触传递,只能从突触前末梢传向突触后神经元,这一现象被称为单向传播(one-way propagation)。化学性突触传递限定了神经兴奋传导所携带的信息只能沿着指定的路线运行,具有重要意义。而电突触由于其结构无极性,所以一般可双向传播兴奋。

2. **中枢延搁**　在一个反射活动中,从感受器接受刺激到出现效应的时间,称为反应时间(reaction time)。因为反射的传入与传出距离和神经传导速度都是可测的,所以从反应时间中减去兴奋在传入与传出途中所需的传导时间以及兴奋在效应器传递所需的时间,剩余的时间即为中枢延搁(central delay)。它是指兴奋在中枢传播时,比在相同长度的神经纤维上传导所额外花费的时

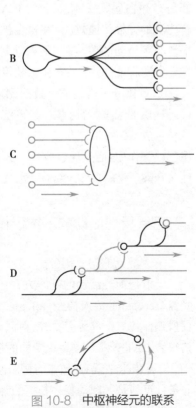

图 10-8　中枢神经元的联系方式模式图

A. 单线联系;B. 辐散式联系;C. 聚合式联系;D. 链锁式联系;E. 环式联系。

间,本质上是在反射过程中花费在反射中枢的所有化学性突触传递上的时间。由于化学性突触传递须经历递质释放,递质在突触间隙内扩散并与突触后膜受体结合,以及突触后膜离子通道开放、信号转导等多个环节,兴奋通过一个化学性突触至少需要 0.5ms。在人类,完成一次腱反射的反应时间为 19~24ms,测定出的中枢延搁为 0.6~0.9ms,所以腱反射被认为是单突触反射。在多突触反射中,兴奋跨越的突触数目越多,中枢延搁越长。兴奋通过电突触传递时则几乎没有时间延搁,因而可在多个神经元的同步活动中起重要作用。

3. 兴奋的总和   在反射活动中,单条神经纤维的传入冲动一般不能使中枢发出传出效应,需有若干神经纤维的传入冲动同时或几乎同时到达同一中枢,才可能产生传出效应。这是因为单根纤维单个传入冲动引起的 EPSP 是局部电位,其去极化幅度较小(明显小于骨骼肌单个终板电位),一般不能引发突触后神经元出现动作电位;但若干传入纤维引起的多个 EPSP 发生空间与时间总和,则容易达到阈电位水平而爆发动作电位。如果总和后未到达阈电位,此时突触后神经元虽未出现兴奋,但膜电位去极化程度加大,接近于阈电位水平,后续的传入冲动就更容易引起中枢传出反应,表现为易化(facilitation)。

4. 兴奋节律的改变   即反射过程中某一反射弧的传入神经(突触前神经元)和传出神经(突触后神经元)在兴奋传递过程中的放电频率往往不同。这是因为突触后神经元常同时接受多个突触前神经元的突触传递,突触后神经元自身的功能状态也可能不同,且反射中枢常经过多个中间神经元接替,所以,最后传出冲动的频率取决于各种影响因素的综合效应。

5. 后发放与反馈   如前所述,后发放可发生在环式联系的反射通路中。此外,后发放也可见于各种神经反馈的活动中。反射从感受器接受刺激至产生效应似乎为一开环通路,但实际上常为一闭合回路,因效应器所引起的变化可再次作为刺激因素被感受器感受并引起反射效应,如此循环往复,因而具有自动控制能力。

6. 对内环境变化敏感和易疲劳   因为突触间隙与细胞外液相通,所以内环境理化因素的变化,如缺氧、CO_2 分压升高、麻醉药以及某些药物等均可影响化学性突触传递。另外,用高频电脉冲长时间连续刺激突触前神经元,突触后神经元的放电频率将逐渐降低;而将同样的刺激施加于神经纤维,则神经纤维的放电频率在较长时间内不会降低。说明突触传递相对容易发生疲劳,其原因可能与递质的耗竭有关。

（五）中枢抑制和中枢易化

神经系统的功能是以反射方式进行的。在反射中,中枢的各类神经元通过在空间和时间上的多重复杂组合,可产生中枢神经活动抑制和易化两种效应。在任何反射中,其中枢活动总是既有抑制又有易化,即中枢抑制(central inhibition)和中枢易化(central facilitation)。两者均为主动过程,且具有同样重要的生理意义。正因为如此,反射活动才得以协调进行。

1. 突触后抑制(postsynaptic inhibition)   是指由抑制性中间神经元释放抑制性递质,通过产生 IPSP 对突触后神经元产生的抑制效应,有传入侧支性抑制和回返性抑制两种形式。哺乳动物的突触后抑制都是这种方式。

(1)传入侧支性抑制(afferent collateral inhibition):也称交互性抑制(reciprocal inhibition),其神经联系方式是感觉传入纤维进入中枢后,一方面与反射通路上的某一中枢神经元形成兴奋性突触,另一方面通过侧支与一个抑制性中间神经元也形成兴奋性突触,这个抑制性中间神经元再与另一个中枢神经元形成抑制性突触。例如,伸肌肌梭的传入纤维兴奋伸肌运动神经元,同时发出侧支兴奋一个抑制性中间神经元,转而抑制屈肌运动神经元,导致伸肌收缩而屈肌舒张(见图 10-5)。这种抑制的意义在于保证伸肌和屈肌活动的协调控制。

(2)回返性抑制(recurrent inhibition):是指神经元通过轴突侧支和抑制性中间神经元对自身的抑制,其神经联系方式是神经元兴奋时,传出冲动沿轴突向末梢传导,同时又经轴突侧支兴奋一个抑制性中间神经元,后者释放抑制性递质,反过来抑制原先发生兴奋的神经元及同一中枢的其他神经元。

例如:脊髓前角运动神经元的轴突支配骨骼肌,同时通过其轴突侧支与闰绍细胞构成突触联系;闰绍细胞再通过其短轴突回返性地抑制该运动神经元和同类的其他运动神经元(图 10-9)。回返性抑制的意义在于及时终止神经元的活动,并使同一中枢内许多神经元的活动同步化。

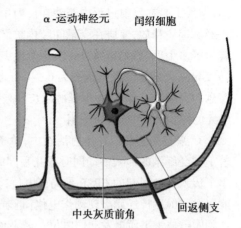

图 10-9　回返性抑制的示意图

2. **突触前抑制**　如果一个神经元的轴突末梢与第二个兴奋性神经元的轴突末梢形成轴突 - 轴突式突触,前者兴奋时释放的递质就可影响后者兴奋时在其突触后的第三个神经元的胞体产生的兴奋性突触后电位。相对于第二个神经元单独兴奋时对第三个神经元兴奋性的影响,第一个神经元对第三个神经元兴奋性的影响既是间接的,也是相对的。在以上突触联系模式中,若第一个神经元兴奋时释放的递质相对地降低了第二个神经元兴奋时在第三个神经元的胞体产生的兴奋性突触后电位,就称为突触前抑制(presynaptic inhibition)。如图 10-10 所示:在脊髓灰质后角,源自脊神经后根感觉神经纤维的轴突末梢 A 与脊髓内第一级感觉上行投射神经元 C 构成轴突 - 胞体式突触;后角内中间神经元的轴突末梢 B 与末梢 A 构成轴突 - 轴突式突触,但与神经元 C 不直接形成突触。若仅兴奋末梢 A,则引起神经元 C 产生 EPSP;若仅兴奋末梢 B,则神经元 C 不发生反应。若末梢 B 先兴奋,短时间后末梢 A 兴奋,则神经元 C 产生的 EPSP 将明显减小,即发生在 A 和 C 之间突触的突触前抑制。目前认为这种突触前抑制有三种可能的机制:①末梢 B 兴奋时,释放 GABA 作用于末梢 A 上的 $GABA_A$ 受体,该受体激活时引起末梢 A 的 Cl^- 电导增加,细胞膜发生去极化。膜去极化时,由于钠通道不完全处于备用状态,产生动作电位的幅度变小,时程缩短,使进入末梢 A 的 Ca^{2+} 减少,引起递质释放量减少,最终导致神经元 C 的 EPSP 减小。②末梢 B 兴奋时,释放 GABA 作用于末梢 A 上的 $GABA_B$ 受体,该受体激活时通过 G 蛋白偶联受体介导的信号转导途径,使膜上的钾通道开放,引起 K^+ 外流,使膜复极化加快,动作电位时程缩短。结果也使进入末梢 A 的 Ca^{2+} 内流减少而产生抑制效应。也可能有其他神经递质通过 G 蛋白偶联受体途径影响钙通道和钾通道的功能而介导突触前抑制。③末梢 B 兴奋时,通过某些神经递质激活末梢 A 上的某些代谢型受体,直接抑制递质释放,而与 Ca^{2+} 内流无关,这可能与递质释放过程中的一个或多个步骤对末梢 A 轴浆内 Ca^{2+} 增多的敏感性降低有关。突触前抑制广泛存在于中枢,尤其在感觉传入通路中,对调节感觉传入活动具有重要意义。

$GABA_A$ 受体作为氯通道,一般认为其激活引起神经元(如大脑皮质神经元)超极化。而在前述突触前抑制中,GABA 作用于上述末梢 A 上的 $GABA_A$ 受体时却引起去极化。两者看似相互矛盾,其实不然。因为在离子通道开放时,任一离子的跨膜流动方向都取决于该离子的电荷属性及其电化学驱动力,即细胞实际静息膜电位(E_m)与该离子理论平衡电位之差。目前尚未发现任何细胞存在 Cl^- 的原发主动转运系统,因此细胞内外的 Cl^- 浓度差主要是在 E_m 的驱动下被动形成的。然而,体内众多细胞都表达可对 Cl^- 进行继发主动转运的转运体,可以介导 Cl^- 跨细胞膜流动,如:Na^+-K^+-$2Cl^-$ 同向转运体、Cl^--HCO_3^- 交换体可利用胞外高浓度 Na^+ 或 HCO_3^- 的驱动向胞内转运 Cl^-;而 K^+-Cl^- 同向转运体可利用胞内高 K^+ 驱动向胞外驱离 Cl^-。若细胞内 Cl^- 浓度较一般细胞高,如感觉神经元、交感神经节细胞、内皮细胞、白细胞、平滑肌和心肌细胞等,通过 Nernst 方程计算出来的 Cl^- 理论平衡电位(E_{Cl})绝对值小于 E_m。在这些细胞,静息时比 E_{Cl} 更负的 E_m 使胞内 Cl^- 受到一个向外的电化学驱动力。一旦氯通道开放,将因 Cl^- 外流(内向电流)而发生膜的去极化。反之,若细胞内 Cl^- 浓度较一般细胞低,如大脑皮质和前庭外侧核的神经元等,E_{Cl} 比 E_m 更负,胞外 Cl^- 受到一个由膜外流向膜内的、来自浓度梯度和电位梯度的双重驱动力。当作为氯通道的神经递质受体被 GABA、甘氨酸等递质激活而开放时,则产生 Cl^- 内流(外向电流),使膜发生超极化。

3. **突触前易化**(presynaptic facilitation)　与突触前抑制具有相同的结构基础。如图 10-10 所示,如果末梢B兴奋使到达末梢A的动作电位时程延长,则钙通道开放的时间延长,进入末梢A的Ca^{2+}量增多,末梢A释放递质就增多,最终使神经元C的EPSP增大,即产生突触前易化。至于末梢A动作电位时程延长的原因,可能是轴突-轴突式突触的突触前末梢释放某种递质(如5-羟色胺),使末梢A内cAMP水平升高,钾通道发生磷酸化而关闭,结果导致动作电位的复极化过程延缓,Ca^{2+}因动作电位时程延长而内流增多,使递质释放增加。前文在突触可塑性中所述的敏感化的发生机制就是突触前易化。

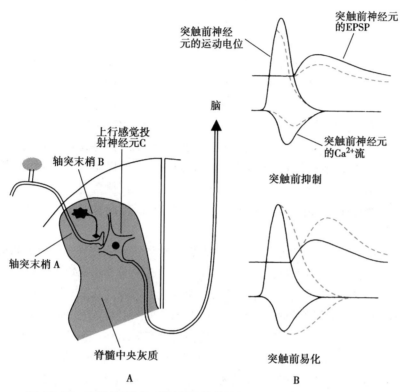

图 10-10　突触前抑制和突触前易化的神经元联系方式及机制示意图
A.神经元联系方式;B.机制解释。虚线表示发生突触前抑制和突触前易化时的情况。

4. 突触后易化(postsynaptic facilitation)　表现为EPSP的总和,使EPSP幅度增大而更接近于阈电位水平,如果在此基础上给予一个刺激,就更容易达到阈电位水平而爆发动作电位。

第二节　神经系统的感觉分析功能

躯体通过遍布身体的各种感受器接受不同的刺激,产生各种类型的感觉,称为躯体感觉(somatic sensation)。躯体感觉包括浅感觉和深感觉两大类:浅感觉有触-压觉、温度觉和痛觉;深感觉即本体感觉,主要包括位置觉和运动觉。分布在内脏器官上的各种感受器在感受到各种理化刺激时所引起的传入冲动会产生内脏感觉(visceral sensation)。内脏感觉主要是痛觉,包括内脏痛和牵涉痛等形式。

一、中枢对躯体感觉的分析

(一) 躯体感觉的传导通路

躯体感觉的传入通路一般有三级神经元接替。初级传入神经元胞体位于后根神经节或脑神经的神经节中,其周围突与感受器相连;中枢突(轴突)进入脊髓和脑干。感觉神经元的中枢突进入中枢后发出两类分支:一类在脊髓或低位脑干直接与运动(传出)神经元相连,或通过中间神经元与运动神经元相连,从而构成反射弧完成各种反射;另一类经多级神经元接替后,向大脑皮质投射而构成感觉传入通路,从而在皮质产生各种不同感觉。

1. 丘脑前的传入系统   躯体深感觉(即本体感觉)和精细触-压觉的传入纤维进入脊髓后沿后索的薄束和楔束上行至延髓下方的薄束核和楔束核更换神经元(简称换元),第二级神经元发出纤维交叉至对侧组成内侧丘系,继续上行投射到丘脑的后外侧腹核并在此处更换第三级神经元。这条通路称为后索-内侧丘系传入系统(图 10-11A)。浅感觉的传入纤维进入脊髓后在中央灰质后角换元,第二级神经元发出纤维经白质前连合交叉至对侧,在脊髓前外侧部上行,形成前外侧索传入系统,其中:传导痛觉和温度觉的纤维走行于外侧并形成脊髓丘脑侧束;传导粗略触-压觉的纤维走行于腹侧并形成脊髓丘脑前束。小部分传导粗略触-压觉的纤维不交叉并在同侧脊髓丘脑前束上行。前外侧索传入系统中大部分纤维终止于丘脑的特异感觉接替核,少部分纤维投射到丘脑中线区和髓板内的非特异投射核。

由于传导痛觉、温度觉和粗略触-压觉的纤维先交叉后上行,而传导本体感觉和精细触-压觉的纤维则先上行后交叉,所以在一侧脊髓发生横断损伤的情况下,损伤平面以下同侧发生本体感觉和精细触-压觉障碍,而对侧则发生痛觉、温度觉和粗略触-压觉障碍。脊髓空洞症患者如果仅中央管前交叉的感觉传导纤维受到较局限的损害,可出现病变节段以下双侧皮节的痛觉和温度觉障碍,而粗略触-压觉基本正常,即痛觉、温度觉和粗略触-压觉障碍分离的现象。这是因为:痛觉、温度觉传入纤维进入脊髓后,在进入水平的上、下一两个节段内即全部换元并经前连合交叉到对侧;而粗略触-压觉传入纤维进入脊髓后可分成上行和下行纤维,其换元可发生在多个节段范围,故中央管前交叉纤维在局限节段内的空洞病变不致影响粗略触-压觉。

此外,上述两个传入系统内的上行纤维都有一定的空间分布。来自骶、腰、胸、颈区域的轴突在前外侧索依次由外到内加入;而在后索则依次由内到外加入(图 10-11B)。因此,如果肿瘤从脊髓外压迫和侵蚀脊髓丘脑束,首先波及的是来自骶、腰部的纤维,病变早期可出现骶部或腰部痛觉和温度觉的缺失;如果在高位脊髓中央发生肿瘤,则首先发生颈部或胸部的浅感觉缺失。

头面部浅感觉的第一级神经元位于三叉神经节内。感觉纤维进入中枢后,触-压觉通路的纤维在脑桥三叉神经主核换元,而痛觉和温度觉通路的纤维在三叉神经脊束核换元。由这些核团发出的纤维大部分交叉到对侧并沿三叉丘系上行至丘脑后内侧腹核换元,最终投射到大脑皮质中央后回的下部。头面部深感觉也由三叉神经传导,其第一级神经元可能位于三叉神经中脑核,但其上行途径仍不太清楚。

2. 丘脑的核团   除嗅觉外,各种感觉传入通路都以丘脑为重要传入中继站。丘脑还能对感觉传入信息进行初步的分析和综合。丘脑的核团或细胞群可分为以下三大类。

(1)第一类细胞群:统称为特异感觉接替核(specific sensory relay nucleus)。第二级感觉神经元的投射纤维在此类核团换元后,再发出纤维投射到大脑皮质感觉区。丘脑后腹核是躯体感觉的中继站,其中的第三级感觉神经元纤维投射到中央后回;内侧膝状体和外侧膝状体分别是听觉和视觉传导通路的中继站,其中的第三级感觉神经元纤维分别投射到听皮质和视皮质。

(2)第二类细胞群:统称为联络核(associated nucleus)。它们接受来自特异感觉接替核和其他皮质下中枢的纤维,换元后投射到大脑皮质的特定区域。联络核的功能主要是协调各种感觉在丘脑和大

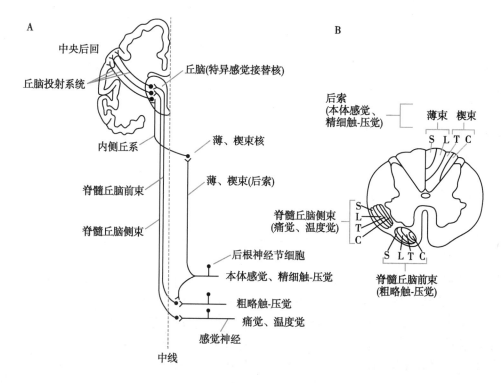

图 10-11　躯体感觉传导路（A）和感觉通路的横断面（B）示意图
S：骶；L：腰；T：胸；C：颈。

脑皮质的联系，如：丘脑前核接受来自下丘脑乳头体的传入纤维，其传出纤维投射到大脑皮质扣带回，参与内脏活动的调节；丘脑外侧核主要接受来自小脑、苍白球和后腹核的传入纤维，其传出纤维投射到大脑皮质运动区，参与运动调节；丘脑枕核接受内、外侧膝状体的传入纤维，其传出纤维投射到皮质顶叶、枕叶和颞叶联络区，参与各种感觉的联系功能。

（3）第三类细胞群：统称为非特异投射核（nonspecific projection nucleus），主要包括内髓板内的中央中核、束旁核、中央外侧核等。这些细胞群的细胞通过多次换元接替后弥散地投射到整个大脑皮质，具有维持和改变大脑皮质兴奋状态的作用。此外，束旁核可能与痛觉传导有关，刺激人类丘脑束旁核可加重痛觉，而毁损该区则疼痛得到缓解。

3. **感觉投射系统**　丘脑各部分向大脑皮质的投射称为感觉投射系统（sensory projection system）。根据其不同特征可分为两类。

（1）特异投射系统（specific projection system）：是指丘脑特异感觉接替核和联络核及其投射至大脑皮质的神经通路。来自躯体各部位和各种类型的感觉传入以点对点的方式投向大脑皮质的特定区域。投射纤维主要终止于皮质的第四层，其末梢形成丝球样结构与该层内神经元构成突触联系，引起特定感觉。另外，在灵长类或猫、狗等低等哺乳动物，这些投射纤维还通过若干中间神经元接替，与运动区或感觉运动皮质内的大锥体细胞构成突触联系，从而激发大脑皮质发出传出冲动。联络核也与大脑皮质有特定的投射关系，因此也归入该系统。

（2）非特异投射系统（nonspecific projection system）：是指丘脑非特异投射核及其投射至大脑皮质的神经通路。该系统弥散性投射到大脑皮质的广泛区域，且在投射途中经多次换元，因而与皮质不具有点对点的投射关系。另一方面，该系统接受由感觉传导通路第二级神经元经过脑干网状结构多次换元后的纤维传入。由于该系统没有专一的感觉传导功能，所以不能引起各种特定感觉。该系统的皮质投射纤维在进入皮质后分布于各层内，以游离末梢的形式与皮质神经元的树突构成突触联系。其功能在于维持和改变大脑皮质兴奋状态。非特异投射系统维持大脑皮质兴奋状态的这一功能十分重要，它是特异投射系统产生特定感觉的基础。非特异投射系统的功能缺失既是某些脑外伤和脑疾病患者感觉和意识障碍的基础,亦是某些麻醉药产生麻醉作用的部分机制。

(二) 躯体感觉的皮质代表区及感觉信息处理

躯体感觉神经上传的感觉信息经丘脑后腹核中继后,由特异投射系统所投射的大脑皮质的特定区域称为躯体感觉代表区(somatosensory area),主要包括体表感觉区和本体感觉区。

1. 体表感觉代表区及感觉信息处理　人的体表感觉代表区主要分为以下两个部分。

(1)第一感觉区:位于中央后回,相当于 Brodmann(布罗德曼)分区的 3-1-2 区。其感觉投射有以下特点:①躯干和四肢部分的感觉为交叉性投射,即躯体一侧的传入冲动向对侧皮质投射,但头面部感觉的投射则为双侧性的。②体表感觉皮质的投射区域的大小主要取决于其感觉分辨的精细程度,而非躯体感受区域的面积,分辨越精细的部位,代表区越大,如拇指、示指和嘴唇的代表区。相反,躯干的代表区却很小。③体表不同区域在中央后回的投射区域具有一定的分野,且总体安排是倒置的,即:下肢上段在顶部;膝以下在半球内侧面;上肢在中部;而头面部则在底部。但在头面部的代表区内部,其排列却是正立的。

在大脑皮质,负责处理相同或相似功能的神经元一般呈纵向柱状排列,相互间通过密切的突触联系形成一个功能处理单位,构成所谓皮质柱(cortical column)或皮质功能柱(cortical functional column),它在不同的皮质有各自的名称。在感觉皮质,接受同一感受野内同一类感觉刺激的细胞所形成的皮质柱又称感觉柱(sensory column),柱内的神经元处理相应感受野的感觉传入信息并产生感觉,同时产生传出信息并向相关的运动皮质投射,从而构成感觉皮质内一个最基本的传入 - 传出信息整合处理的功能单位。相邻感觉柱形成兴奋和抑制镶嵌模式,一个感觉柱兴奋时,其相邻感觉柱则受抑制。感觉柱内细胞的这种结构和功能的组织形式也同样存在于第二感觉区、视区、听区和运动区中。

感觉皮质具有可塑性,表现为感觉区神经元之间的联系可发生较快的改变。若猴子的一个手指被截去,则它在皮质的感觉区将被其邻近手指的代表区所占据。反过来,若切除皮质上某手指的代表区,则该手指的感觉投射将移向被切除的代表区的周围皮质。人类的感觉皮质也有类似的可塑性改变。例如,盲人在接受触觉和听觉刺激时,其视皮质的代谢活动增加,提示视皮质的功能已参与处理触觉和听觉信息。而聋人对刺激视皮质周边区域的反应比正常人更为迅速而准确。这种可塑性改变也发生在其他感觉皮质和运动皮质。皮质的可塑性表明大脑具有较好的适应能力。

(2)第二感觉区:位于大脑外侧沟的上壁,由中央后回底部延伸到岛叶的区域,面积远小于第一感觉区。身体各部分向第二感觉区的感觉投射很不完善,定位也不太具体。切除人脑第二感觉区不会引起显著的感觉障碍。头部在第二感觉区的代表区位于和中央后回底部相连的区域,足部的代表区则位于外侧沟上壁的最深处。第二感觉区还接受痛觉传入的投射。

温度觉和触 - 压觉是体表感觉的重要类型。丘脑的温度觉投射纤维到达中央后回形成温度觉,同时还投射到可能是温度觉的初级皮质的岛叶皮质。目前对丘脑和大脑皮质在温度信息加工中的具体机制和作用尚不清楚。

丘脑的触 - 压觉投射纤维主要投射到第一感觉区形成触 - 压觉。精细触 - 压觉和粗略触 - 压觉的传入冲动分别在后索 - 内侧丘系和前外侧索传入系统两条通路中上行。因此,中枢损伤时,除非范围非常广泛,触 - 压觉通常不会完全消失。经后索 - 内侧丘系传导的精细触 - 压觉与刺激的具体定位、空间和时间的形式等有关。该通路损伤时,振动觉和肌肉本体感觉功能减退,触觉阈升高,感受野面积减小,触 - 压觉定位也受损。经前外侧索传入系统中的脊髓丘脑束传导的粗略触 - 压觉仅有粗略定位的功能。该通路受损也会有触觉阈升高和感受野面积减小的表现,但触 - 压觉的缺损较轻微,触 - 压觉定位仍正常。

2. 本体感觉区及感觉信息处理　躯体的空间位置和运动状态的感觉经脊髓后索上行,一部分经内侧丘系和丘脑的特异性投射系统投射到本体感觉代表区形成本体感觉(proprioception),在人脑本体感觉代表区即运动区,位于中央前回(4 区)。此外,本体感觉的传入也进入小脑,参与躯体平衡感觉和空间位置觉的形成,并参与协调躯体运动(见本章第三节"神经系统对躯体运动的调控")。

(三)躯体痛觉

1. **痛觉的定义**　痛觉(pain)是一种与组织损伤有关的感觉、情感、认知和社会维度的痛苦体验。它是由体内外伤害性刺激所引起的一种主观感觉,常伴有情绪变化、防卫反应和自主神经反应。引起痛觉的组织损伤可为实际存在的或潜在的。痛觉感受器不存在适宜刺激,任何形式(机械、温度、化学)的刺激只要达到对机体伤害的程度均可使痛觉感受器兴奋,因此痛觉感受器又称伤害性感受器(nociceptor)。痛觉感受器不易发生适应,属于慢适应感受器,因而痛觉可成为机体遭遇危险的警报信号,对机体具有保护意义。

2. **痛觉信息的感受和传导**

(1)致痛物质:能引起疼痛的外源性和内源性化学物质,统称为致痛物质。机体组织损伤或发生炎症时,由受损细胞释放的内源性致痛物质有 K^+、H^+、5-羟色胺、缓激肽、前列腺素、降钙素基因相关肽和 P 物质等。这些物质的细胞来源虽不完全相同,但都能激活伤害性感受器或使其阈值降低,例如:从损伤细胞释出的 K^+ 可直接激活伤害性感受器;在损伤和炎症部位,由激肽释放酶降解血浆激肽原生成的缓激肽可通过缓激肽 B_2 受体起作用;由肥大细胞释放的组胺在低浓度时引起痒觉,而高浓度时可引起痛觉。这些致痛物质不仅参与疼痛的发生,也参与疼痛的发展,导致痛觉过敏。

(2)痛觉感受器的激活与换能:痛觉感受器是游离神经末梢,主要有机械伤害性感受器、机械温度伤害性感受器和多觉型伤害性感受器(polymodal nociceptor)。与其他躯体感受器类似,在痛觉感受器上也分布有许多受体或离子通道,可被各种伤害性刺激所激活,产生感受器电位;进而触发可传导的动作电位,将伤害性信息传至脊髓背角;经接替后再传至高级中枢,形成痛感觉和情绪反应。

(3)痛觉信息的传导:痛觉传入纤维有 A_δ 有髓纤维和 C 类无髓纤维两类,由于它们的传导速度不等,所以产生两种不同性质的痛觉,即快痛(fast pain)和慢痛(slow pain)。快痛是一种尖锐和定位明确的"刺痛",发生快,消失也快,一般不伴有明显的情绪改变;慢痛则表现为一种定位不明确的"烧灼痛",发生慢,消退也慢,常伴有明显的不愉快情绪。快痛主要经特异投射系统到达大脑皮质的第一和第二感觉区;慢痛则主要投射到扣带回。此外,许多痛觉纤维经非特异投射系统投射到大脑皮质的广泛区域。

3. **中枢对躯体痛觉的信息处理**　大脑皮质对来自躯体浅表和深部的各种伤害性信息进行整合,形成躯体痛,包括体表痛和深部痛。发生在体表某处的疼痛称为体表痛;发生在躯体深部,如肌肉、关节、肌腱、韧带、骨和骨膜等处的痛感觉称为深部痛。深部痛的特点是定位不明确,可伴有恶心、出汗和血压改变等自主神经反应。出现深部痛时,可反射性地引起邻近的骨骼肌收缩而导致局部组织缺血,而缺血又使疼痛进一步加剧。缺血性疼痛的发生可能是由于肌肉收缩时局部组织释放某些致痛物质,当肌肉持续收缩而发生痉挛时,血流受阻而致痛物质在局部堆积,持续刺激伤害性感受器导致疼痛加重。

躯体痛觉的感觉传入除了向第一和第二感觉区投射外,许多痛觉纤维经非特异投射系统投射到大脑皮质的广泛区域。另外,痛觉的感觉分析发生于感觉通路在不同中枢水平的各个环节。在感觉传入通路中,后根进入后索的上行纤维有侧支进入后角,这些侧支可通过其与后角内的抑制性胶质细胞形成突触联系来调节皮肤的感觉(痛觉)传入冲动。

二、中枢对内脏感觉的分析

内脏感觉是指由内脏感受器受到刺激所引起的传入冲动,经内脏神经传至各级中枢神经系统所产生的主观感受。也就是说,内脏的化学、温度和机械刺激等,由内脏神经末梢感受器换能,转变成内脏传入信息的神经冲动,经内脏神经传至各级中枢神经网络加工处理,形成内脏感觉。例如,适度扩张膀胱、直肠和胃的传入信息,被高级中枢解读成尿意、便意和胃饱满等内脏感觉。

(一) 内脏感受器

按形态结构来分类,内脏感受器有三种类型:游离神经末梢、神经末梢形成的缠络和环层小体。按其功能来分,主要有化学感受器(如颈动脉体、主动脉体)、机械感受器(如颈动脉窦、主动脉弓)、伤害性感受器和温热感受器。内脏黏膜、肌肉、浆膜的游离神经末梢被认为是伤害性感受器,可接受机械、化学和热刺激而出现反应。另外,有些感受器是多觉型感受器,可对一种类型以上的刺激发生反应。

(二) 内脏感受器的适宜刺激

内脏感受器的适宜刺激是体内的自然刺激,如肺的牵张、血压的升降、血液的酸度等。由心血管、肺、消化道等组织器官而来的内脏感受器传入冲动,能引起多种反射活动,对内脏功能的调节起重要作用。

(三) 内脏感觉的传导通路

内脏感觉的传入神经(图 10-12)为自主神经,包括交感神经和副交感神经的感觉传入。交感传入神经的胞体主要位于脊髓第 7 胸段 ~ 第 2 腰段(T_7~L_2)后根神经节;骶部副交感传入神经的胞体主要位于第 2~4 骶段(S_2~S_4)后根神经节。走行于后根神经的内脏感觉传入纤维进入脊髓后,主要沿着躯体感觉的同一通路,即脊髓丘脑束和感觉投射系统上行到达大脑皮质。脑神经内的内脏感觉神经元胞体主要位于第 Ⅶ、Ⅸ、Ⅹ 对脑神经(也可能包括第 Ⅴ 对脑神经)的感觉神经节内,其中:枢突均投射到延髓孤束核,换元后的下一级神经元的轴突大部分跨越中线加入内侧丘系,伴随躯体感觉纤维上行,终止于丘脑的特异感觉接替核;少部分纤维投射到脑干网状结构,终止于丘脑的非特异投射核。最终,这些纤维都经过感觉投射系统到达大脑皮质内脏感觉代表区。

(四) 内脏感觉代表区及内脏痛觉信息处理

各种性质的感受器广泛分布于内脏器官,它们在接受不同刺激后,在相应的传入神经纤维产生冲动,再传入脊髓或脑干产生反射,以控制和调节各种机体功能,特别是内脏器官活动。同时,这些冲动也可上行到达大脑皮质,产生内脏感觉。内脏传入有两种主要功能:一种是对内环境失衡的无意识反射性调节,以确保脏器的正常活动;另一种是脏器受到的刺激经换能转变成传入信息,传至高级中枢形成内脏感觉。

内脏感觉在大脑皮质并没有专一代表区,而是混杂在体表第一感觉区中,第二感觉区和辅助运动区也与内脏感觉有关。此外,边缘系统皮质也接受内脏感觉的投射。

(五) 内脏痛和牵涉痛

内脏中有痛觉感受器,但无本体感受器,所含温度觉和触 - 压觉感受器也很少。因此,内脏感觉主要是痛觉,包括内脏痛和牵涉痛两种形式。

1. **内脏痛**   是临床常见症状,常由机械性牵拉、痉挛、缺血或炎症等刺激所引起。内脏痛具有以下特点:①定位不准确,这是内脏痛最主要的特点,如腹痛时患者常不能说清楚发生疼痛的明确位置,这是因为痛觉感受器在内脏的分布密度要比在躯体的分布稀疏得多;②发生缓慢,持续时间较长,常呈渐进性增强,但有时也可迅速转为剧烈疼痛;③中空内脏器官如胃、肠、胆囊和胆管等,这些器官壁上的感受器对扩张性刺激和牵拉性刺激十分敏感,而对针刺、切割、烧灼等通常易引起体表痛的刺激却不敏感;④常伴有情绪和自主神经活动的改变。内脏痛特别能引起不愉快的情绪活动,并伴有恶心、呕吐和心血管及呼吸活动的改变,这可能与内脏痛信号可到达引起情绪和自主神经反应的中枢部位有关。

内脏痛可分为真脏器痛和体腔壁痛,前者是脏器本身的活动状态或病理变化所引起的疼痛,如痛经、分娩痛、肠绞痛、膀胱过胀痛等。后者是指内脏疾病引起的邻近体腔壁浆膜受刺激或骨骼肌痉挛而产生的疼痛。如胸膜或腹膜炎症时可发生体腔壁痛。这种疼痛与躯体痛相似,也由躯体神经,如膈神经、肋间神经和腰上部脊神经传入。

2. **牵涉痛**(referred pain)   是指由某些内脏疾病引起的特殊远隔体表部位发生疼痛或痛觉过敏的现象,例如:心肌缺血时常发生心前区、左肩和左上臂疼痛;胆囊炎、胆石症发作时常有右肩胛区疼痛;胃溃疡和胰腺炎时有左上腹和肩胛间疼痛;阑尾炎早期有上腹部或脐周疼痛;肾或输尿管结石可引起腹股沟区疼痛等。牵涉痛对内脏疾病的诊断具有临床意义。

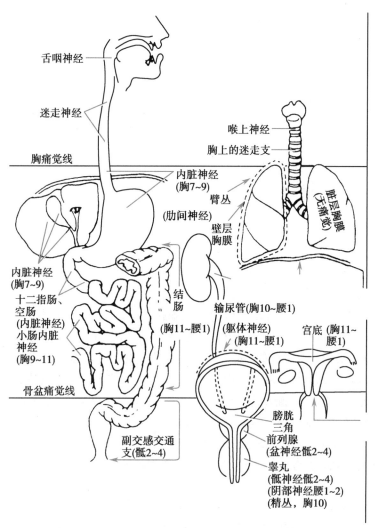

图 10-12　内脏感觉传入通路的示意图

位于胸痛觉线和骨盆痛觉线之间的器官,其痛觉通过交感神经纤维传入;在胸痛觉线以上和骨盆痛觉线以下的器官,其痛觉通过副交感神经纤维传入。

发生牵涉痛的部位与疼痛原发内脏具有相同胚胎节段和皮节来源,它们都受同一脊髓节段的背根神经支配。即患病内脏的传入神经纤维和引起牵涉痛的皮肤部位的传入神经纤维由同一背根神经进入脊髓。关于牵涉痛的发生机制,通常用会聚学说和易化学说加以解释(图 10-13)。

会聚学说认为,来自内脏和体表的痛觉传入纤维在感觉传导通路的某处(如脊髓、丘脑或皮质)相会聚,终止于共同的神经元,即两者通过共同的通路上传。当内脏痛觉纤维受到强烈刺激,冲动经此通路上传时,由于中枢更习惯于识别体表信息,所以常将内脏痛误判为体表痛。

易化学说则认为,来自内脏和体表的感觉传入纤维,若投射到脊髓背角同一区域内相邻近的不同神经元,由患病内脏传来的冲动可提高邻近躯体感觉神经元的兴奋性,从而对体表传入冲动产生易化作用,使平常不至于引起疼痛的刺激信号变为致痛信号,从而产生牵涉痛。

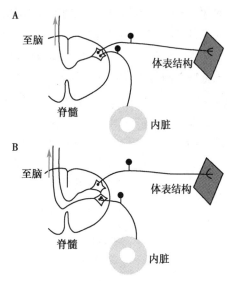

图 10-13　牵涉痛产生机制示意图
A. 会聚学说;B. 易化学说。

第三节   神经系统对躯体运动的调控

运动是人和动物维系生命最基本的功能活动之一,从简单的站立行走到高难度复杂的空翻转体等躯体运动,都是在神经系统的控制下进行的,一旦骨骼肌失去神经系统的调控作用,就会出现相应的运动障碍。

一、运动的中枢调控概述

(一) 运动的分类
根据运动的复杂程度和受意识控制的程度,可将躯体运动大体上分为三类。

1. 反射运动(reflex movement)   是指机体受到刺激后所产生的形式比较简单、轨迹固定的无意识的运动,如各种肌腱反射。反射运动一般不受意识控制,反射时程较短。

2. 随意运动(voluntary movement)   是指在大脑皮质的参与下进行的为达到某种目的而进行的有意识的运动,其运动的方向、轨迹、速度和时程都可随意选择和改变,如学习和劳动。

3. 节律性运动(rhythmic movement)   是指按照一定的节奏和力度重复而持续进行的运动,是一种介于反射运动和随意运动之间的运动形式,如呼吸和行走。节律性运动可随意地开始和停止,运动一旦开始便不需要有意识的参与而自动地有节律地进行,但在进行过程中能被感觉信息调制和干扰。

(二) 运动调控中枢的基本结构和功能
控制躯体运动的神经系统可分为三级水平:大脑皮质联络区、基底神经节和皮质小脑居于最高水平,负责运动的总体策划;运动皮质和脊髓小脑居于中间水平,负责运动的协调、组织和实施;而脑干和脊髓则处于最低水平,负责运动的执行。一般认为,随意运动的指令起源于大脑皮质联络区,并且信息需要在大脑皮质和皮质下的两个重要运动脑区基底神经节和皮质小脑之间不断进行交流和运动编程。大脑皮质联络区、基底神经节和皮质小脑将策划好的运动指令传送到大脑皮质运动区(中央前回和运动前区),并由皮质运动区发出运动指令,经皮质脊髓束和皮质丘脑束到达脊髓和脑干运动神经元,最终到达它们所支配的骨骼肌而产生运动。在随意运动过程中,各级中枢都需要不断接受感觉信息传入以调整其功能活动。运动开始前,在基底神经节和皮质小脑策划运动以及编制程序时都需要感觉信息的传入,如:外界物体和运动目标的空间位置等信息;在运动过程中,脊髓小脑将来自肌肉、关节等处的感觉信息与皮质运动区发出的运动指令信息反复进行比较,并将运动执行和运动指令的信息偏差反馈给大脑皮质运动区,以修正皮质运动区的活动;在脊髓和脑干,感觉信息可引起反射,调整运动前和运动中的身体姿势,以配合运动的发起和执行(图 10-14)。

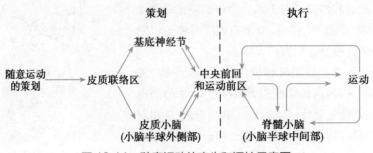

图 10-14   随意运动的产生和调控示意图

二、脊髓对躯体运动的调控作用

（一）脊髓前角运动神经元与运动单位

1. **脊髓运动神经元**　在脊髓前角灰质中存在大量运动神经元，即 α、β 和 γ 运动神经元。α 运动神经元接受来自躯干、四肢皮肤、肌肉和关节感受器的外周信息传入，同时又接受来自脑干到大脑皮质各级高位运动中枢的下传信息，会聚到 α 运动神经元的信息经整合后，由 α 运动神经元发出传出冲动到达其所支配骨骼肌的梭外肌纤维，使其收缩并产生张力，完成躯体运动。因此，α 运动神经元是躯体运动反射的最后公路（final common path）。

脊髓 γ 运动神经元胞体较 α 运动神经元小，散在分布于 α 运动神经元之间，只接受来自大脑皮质和脑干等高位中枢的下行调控，它发出的纤维支配骨骼肌的梭内肌纤维。γ 运动神经元的兴奋性较 α 运动神经元高，常以较高频率持续放电，其作用是调节肌梭对牵拉刺激的敏感性（见本节后述）。β 运动神经元发出的纤维对骨骼肌梭内肌和梭外肌纤维都有支配，但其功能尚不十分清楚。

2. **运动单位**　脊髓 α 运动神经元轴突末梢在肌肉中分成许多小分支，每个分支支配一根骨骼肌纤维。由一个 α 运动神经元及其所支配的全部肌纤维所组成的功能单位称为运动单位（motor unit），其大小取决于神经元轴突末梢分支数目的多少。较大的运动单位，如一个支配三角肌的运动神经元，其轴突分支可支配多达 2 000 根肌纤维，当其兴奋时可产生较大的肌张力；较小的运动单位，如一个支配眼外肌的运动神经元，仅支配 6~12 根肌纤维，有利于肌肉进行精细的运动。由于一个运动单位的肌纤维与其他运动单位的肌纤维交叉分布，所以，即使只有少数运动神经元兴奋，肌肉收缩所产生的张力也是均匀的。

（二）脊休克

脊髓是许多躯体运动反射的初级中枢，但由于其反射活动受高位中枢的控制，其本身的功能不易表现出来，所以通常采用将动物的脊髓与高位中枢离断的实验来研究脊髓本身的功能。当人和动物在脊髓与高位中枢离断后将出现暂时丧失反射活动的能力而进入无反应状态的现象，称为脊髓休克（spinal shock），简称脊休克。在动物实验中为了保持动物的呼吸功能，常在第五颈髓水平以下横断脊髓，这种脊髓与高位中枢离断的动物称为脊髓动物（spinal animal），简称脊动物。

脊休克主要表现为横断面以下的脊髓所支配的躯体与内脏反射减退以至消失，如骨骼肌紧张性降低甚至消失，外周血管扩张，血压下降，发汗反射消失，粪、尿潴留。脊休克发生后，一些以脊髓为中枢的反射活动可以逐渐恢复，反射恢复的速度和程度与动物的进化程度和脊髓反射对高位中枢的依赖程度有关。但反射往往不能很好地满足机体生理功能的需要，如伸肌反射减弱而屈肌反射增强，排尿排便反射不完全等，而且离断面水平以下的感觉和随意运动能力将永久丧失。脊休克恢复的动物在第一次离断水平下方进行第二次脊髓横断后并不能使脊休克重现，说明脊休克的产生并不是由脊髓切断损伤的刺激本身引起的，而是由离断的脊髓突然失去了高位中枢的调控所致。

（三）脊髓对姿势反射的调节

中枢神经系统通过反射改变骨骼肌的肌紧张或产生相应的动作，以保持或改变身体在空间的姿势维持身体平衡，称为姿势反射（postural reflex）。如人站立时，通过姿势反射对抗地球重力场的作用来维持身体的平衡。通过脊髓完成的姿势反射主要有对侧伸肌反射、牵张反射和节间反射等。

1. **屈肌反射和对侧伸肌反射**　当脊动物的皮肤受到伤害性刺激时，可反射性引起受刺激一侧肢体发生屈曲，这一反射称为屈肌反射（flexor reflex）。屈肌反射具有躲避伤害的保护意义，但不属于姿势反射。如果加大刺激强度，在引起同侧肢体发生屈肌反射的基础上，出现对侧肢体伸直的反射活动，称为对侧伸肌反射（crossed extensor reflex）。对侧伸肌反射是一种姿势反射，在保持身体平衡中具有重要意义。

2. **牵张反射**（stretch reflex）　是指有神经支配的骨骼肌在受到外力牵拉伸长时，引起被牵拉的同一肌肉发生收缩的反射。

（1）牵张反射的类型

1）腱反射（tendon reflex）：是指快速牵拉肌腱时发生的牵张反射，如叩击股四头肌肌腱引起的膝反射、叩击跟腱引起的跟腱反射等。腱反射的潜伏期很短（0.7ms），只够一次突触接替的时间。因此，腱反射是单突触反射，传入神经纤维经背根进入脊髓灰质直接与脊髓前角运动神经元发生突触联系。

2）肌紧张（muscle tonus）：是指缓慢持续牵拉肌腱时发生的牵张反射，表现为受牵拉的肌肉发生持续性收缩，如人在直立体位时抗重力肌的收缩。肌紧张属于多突触反射，产生的收缩力量并不大，只是抵抗肌肉被牵拉，常表现为同一肌肉的不同运动单位交替进行收缩而不是同步收缩，故不表现明显的动作，但能持久进行而不易疲劳。肌紧张是维持身体姿势的最基本的反射活动，也是随意运动的基础。

牵张反射受高位中枢调节，且能建立条件反射。临床上常通过检查腱反射和肌紧张（肌张力）来了解神经系统的功能状态。腱反射和肌紧张减弱或消失常提示反射弧损害或中断；而腱反射和肌紧张亢进则提示高位中枢发生病变。

（2）牵张反射的机制：牵张反射的感受器是肌梭（muscle spindle），它是分布在骨骼肌内的一种感受肌肉长度变化的梭形感受装置，属于本体感受器。肌梭长 4~10mm，其外层为一结缔组织囊，囊内有 6~12 根肌纤维，称为梭内肌纤维（intrafusal fiber），而囊外的一般骨骼肌纤维称为梭外肌纤维（extrafusal fiber）。肌梭附着于梭外肌纤维旁，两者呈并联关系。梭内肌纤维的收缩成分位于肌梭的两端，而感受长度变化的感受装置（非收缩成分）位于中间，两者呈串联关系。梭内肌纤维分为核袋纤维（nuclear bag fiber）和核链纤维（nuclear chain fiber）两类。核袋纤维的细胞核多集中在肌纤维中央部，肌纤维中段膨大，对快速牵拉刺激较敏感；而核链纤维的细胞核则较分散，在肌纤维中段纵行排列成链，且中段不膨大，对静止持续的牵拉刺激较敏感。肌梭的传入神经纤维有 I_a 和 II 类纤维。I_a 类纤维的末梢呈螺旋状缠绕于核袋纤维和核链纤维的感受装置部位；II 类纤维的末梢呈花枝状，分布于核链纤维的感受装置部位。两类纤维都终止于 α 运动神经元。γ 运动神经元发出的传出纤维支配梭内肌纤维的收缩成分，其末梢有两种：一种是板状末梢，支配核袋纤维；另一种为蔓状末梢，支配核链纤维（图 10-15A）。

当肌肉受外力牵拉而使肌梭感受装置被拉长时，螺旋形末梢发生变形而引起 I_a 类纤维传入冲动增加，肌梭的传入冲动增加可引起支配同一肌肉的 α 运动神经元兴奋，使梭外肌收缩，从而完成一次牵张反射。相反，当 α 运动神经元兴奋使梭外肌纤维缩短时，由于肌梭与梭外肌纤维呈并联关系，所以肌梭也缩短，肌梭感受装置所受到的牵拉刺激减少，I_a 类传入纤维放电减少或消失（图 10-15B）。由此可见，肌梭是一种长度感受器。当 γ 运动神经元兴奋使梭内肌纤维发生收缩时，可牵拉肌梭感受装置，引起 I_a 类传入纤维的传入冲动增加。在整体情况下，即使肌肉不活动，α 运动神经元无放电时，有些 γ 运动神经元仍持续放电。α 和 γ 运动神经元往往在高位中枢的控制下同时被激活，这种现象称为 α-γ 共同激活。当 α 运动神经元兴奋引起梭外肌发生收缩的同时，γ 运动神经元也兴奋，引起梭内肌收缩，使肌梭的传入冲动维持在一定水平，防止肌梭因梭外肌收缩受到的牵拉刺激减弱而停止放电，所以 γ 运动神经元的作用是调节肌梭对牵拉刺激的敏感性。

（3）腱器官与反牵张反射：在肌腱的胶原纤维之间还存在一种能感受肌肉张力变化的感受器，称为腱器官（tendon organ），是一种张力感受器，与梭外肌纤维呈串联关系。当梭外肌纤维发生等长收缩时，腱器官的传入冲动增加，肌梭的传入冲动不变；而当梭外肌纤维发生等张收缩时，腱器官的传入冲动不变，而肌梭的传入冲动减少。腱器官的传入冲动对支配同一肌肉的 α 运动神经元起抑制作用，而肌梭的传入冲动对支配同一肌肉的 α 运动神经元起兴奋作用。当肌肉受到外力牵拉而被拉长时，首先兴奋肌梭的感受装置引起牵张反射，使被牵拉的肌肉发生收缩以对抗牵拉。当牵拉力量过强时，则可兴奋腱器官抑制牵张反射。这种由腱器官兴奋引起的牵张反射抑制，称为反牵张反射（inverse stretch reflex），可防止牵张反射过强而拉伤肌肉，具有保护意义。

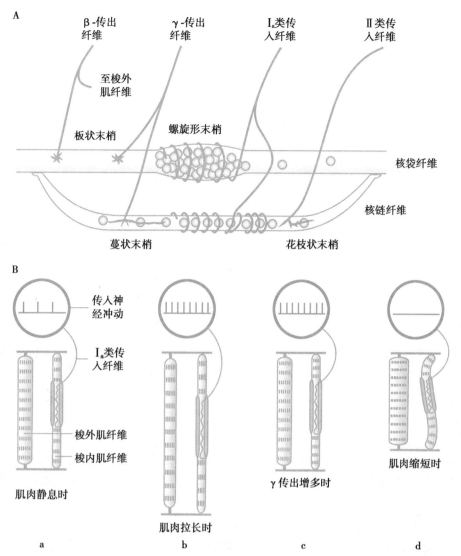

图 10-15　肌梭的主要成分及肌梭在不同长度状态下传入神经纤维放电示意图
A.肌梭的主要成分;B.肌梭在不同长度状态下传入神经纤维放电情况。a.静息时,
肌梭长度和 I_a 类传入纤维放电背景;b.当肌肉受牵拉而伸长时, I_a 类传入纤维放电
频率增加;c.肌梭长度不变而 γ 传出增多时, I_a 类传入纤维放电频率增加;d.当梭外
肌收缩而肌梭松弛时, I_a 类传入纤维放电频率减少或消失。

3. **节间反射**(intersegmental reflex)　是指脊髓相邻节段的神经元之间存在突触联系,通过上、下节段之间神经元的协同活动所进行的一种反射活动,如搔扒反射(scratching reflex)。

三、脑干对肌紧张和姿势的调控

(一)脑干对肌紧张的调控

1. **脑干网状结构抑制区和易化区**　脑干网状结构中存在抑制或加强肌紧张和肌运动的区域,分别称为抑制区(inhibitory area)和易化区(facilitatory area),其下行纤维支配脊髓 γ 运动神经元,通过降低或增加肌梭的敏感性来发挥作用。抑制区位于延髓网状结构的腹内侧部分,范围较小,易化区范围较大,分布于脑干中央区域,包括延髓网状结构的背外侧部分、脑桥的被盖、中脑的中央灰质及被盖,也包括脑干以外的下丘脑和丘脑中线核群等部位(图 10-16)。与抑制区相比,易化区的活动较强,在肌紧张的平衡调节中略占优势。脑干以外的其他结构如大脑皮质运动区、纹状体、小脑前叶蚓部等部位具有抑制肌紧张的作用,而前庭核、小脑前叶两侧部和后叶中间部等部位具有易化肌紧张的作用。这些部位对肌紧张的调节可能是通过脑干网状结构抑制区和易化区来实现的。

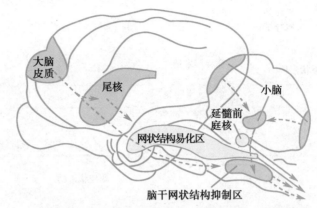

图 10-16　猫脑内与肌紧张调节有关的脑区及其下行路径示意图
图中深灰色区域为抑制区,浅灰色区域为易化区;图中虚线箭头
表示下行抑制作用路径,实线箭头表示下行易化作用路径。

2. 去大脑僵直　脑干抑制区和易化区对肌紧张的调节作用可通过去大脑僵直现象加以说明。

(1)去大脑僵直现象:将动物麻醉后,在中脑上、下丘之间横断脑干,动物出现肌紧张明显亢进的现象,表现为四肢伸直,坚硬如柱,头尾昂起,脊柱挺硬,呈角弓反张状态,这一现象称为去大脑僵直(decerebrate rigidity)(图 10-17)。

(2)去大脑僵直的发生机制:去大脑僵直是抗重力肌(伸肌)紧张增强的表现。如用局麻药肌内注射或切断相应的脊髓背根以消除肌梭的传入冲动,则该伸肌僵直的现象便消失,说明去大脑僵直是一种增强的牵张反射。

脑干网状结构的易化区能自发产生放电,而抑制区则不能,其对脊髓功能的调控需要来自大脑皮质等部位的始动作用。去大脑僵直的发生主要是由于在中脑水平切断脑干后中断了大脑皮质、纹状体等部位与脑干网状结构之间

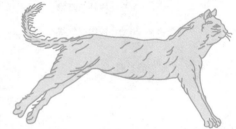

图 10-17　猫去大脑僵直示意图

的功能联系,使大脑皮质和纹状体的下行抑制作用被中断,不能激活网状结构抑制区的活动,使抑制区的活动减弱,易化区的活动明显占优势的结果。

人类在某些疾病中也可出现类似去大脑僵直现象,例如蝶鞍上囊肿引起皮质与皮质下结构失去联系时,可出现明显的下肢伸肌僵直及上肢的半屈状态,称为去皮质强直(decorticate rigidity)。因为人的正常体位是直立的,所以上肢的半屈状态也是抗重力肌紧张增强的表现。人类在中脑疾病时也可出现去大脑僵直现象,表现为头后仰,上、下肢均僵硬伸直,上臂内旋,手指屈曲(图 10-18)。患者出现去大脑僵直往往提示病变已严重侵犯脑干,是预后不良的信号。

(3)去大脑僵直的类型:从牵张反射的机制分析,可将去大脑僵直分为 α 僵直和 γ 僵直两种类型。

1)γ 僵直:高位中枢的下行作用首先提高 γ 运动神经元的活动,使肌梭的敏感性增加,肌梭的传入冲动也增多,转而使 α 运动神经元的活动增强,导致肌紧张增强而出现的僵直,称为 γ 僵直(γ-rigidity)。实验证明,去大脑僵直的猫,如果切断其腰骶部脊髓背根以消除肌梭传入冲动的影响,可使猫后肢的僵直消失,说明经典的去大脑僵直属于 γ 僵直。γ 僵直主要是通过网状脊髓束实现的,因为当刺激完整动物网状结构易化区时,肌梭的传入冲动增加,所以认为,当去大脑僵直易化区活动增强时,下行纤维首先改变 γ 运动神经元的活动(图 10-19)。

2)α 僵直:高位中枢的下行作用直接或通过脊髓中间神经元间接提高 α 运动神经元的活动,引起

肌紧张增强而出现的僵直，称为 α 僵直（α-rigidity）。上述发生 γ 僵直的猫，在切断后根消除相应脊髓节段肌梭传入冲动的基础上，进一步切除小脑前叶蚓部，可使僵直再次出现，这种僵直就属于 α 僵直，因为此时后根已切断，不可能再发生 γ 僵直。若进一步切断第Ⅷ对脑神经，以消除从内耳半规管等前庭器官传到前庭核的冲动，则上述 α 僵直消失，说明 α 僵直主要是通过前庭脊髓束实现的（图 10-19）。

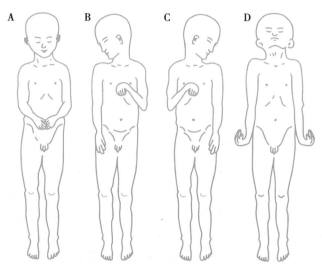

图 10-18　人类去皮质强直及去大脑僵直示意图

A、B、C 为去皮质强直。A. 仰卧，头部姿势正常时，上肢半屈；B 和
C. 转动头部时的上肢姿势；D. 为去大脑僵直，上、下肢均僵直。

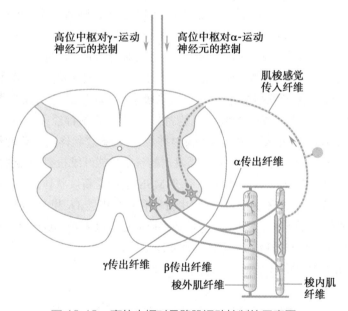

图 10-19　高位中枢对骨骼肌运动控制的示意图

（二）脑干对姿势的调控

通过脑干参与的姿势反射主要有状态反射和翻正反射。状态反射（attitudinal reflex）是指当头部的空间位置改变以及头部与躯干的相对位置改变时，反射性地引起躯体肌肉紧张性的改变，包括迷路紧张反射（tonic labyrinthine reflex）和颈紧张反射（tonic neck reflex）。迷路紧张反射是指内耳迷路的椭圆囊和球囊的传入冲动对躯体伸肌紧张性的反射性调节，其反射中枢主要是前庭核。颈紧张反射是指颈部扭曲时，颈椎关节韧带和肌肉本体感受器的传入冲动对四肢肌肉紧张性的反射性调节，其

反射中枢在颈部脊髓。正常人由于高级中枢的存在,状态反射常被抑制而不易表现出来。翻正反射(righting reflex)是指正常动物可保持站立姿势,将其推倒则可翻正过来的反射。如将猫四脚朝天从高空落下,可观察到猫在坠落过程中,头颈先扭转,然后是前肢和躯干,最后是后肢。

四、基底神经节对躯体运动的调控

基底神经节(basal ganglia)是大脑皮质下的一组神经核团,包括尾状核、壳核和苍白球,在调节躯体运动中起重要作用。苍白球在发生上较古老,称为旧纹状体,分为苍白球内侧部和外侧部;尾核和壳核在发生上较新,称为新纹状体。此外,中脑黑质和丘脑底核在功能上与基底神经节密切相关,亦属于基底神经节的范畴。

(一)基底神经节的纤维联系

1. 基底神经节与大脑皮质之间的神经回路　基底神经节的新纹状体接受大脑皮质广泛区域的纤维投射,而其传出纤维从苍白球内侧部发出,经丘脑前腹核和外侧腹核接替后再回到大脑皮质的运动前区和前额叶。在此神经回路中,从新纹状体到苍白球内侧部的投射有两条通路,即直接通路和间接通路。直接通路(direct pathway)是指新纹状体直接向苍白球内侧部的投射路径;间接通路(indirect pathway)则为新纹状体先后经过苍白球外侧部和丘脑底核中继后间接到达苍白球内侧部的投射路径(图 10-20)。大脑皮质对新纹状体的作用是兴奋性的,释放的递质是谷氨酸,而从新纹状体到苍白球内侧部以及从苍白球内侧部再到丘脑前腹核和外侧腹核的纤维投射都是抑制性的,递质均为 GABA。因此,当大脑皮质发放的神经冲动激活新纹状体 - 苍白球内侧部的直接通路时,苍白球内侧部的活动被抑制,其对丘脑前腹核和外侧腹核的抑制性作用减弱,丘脑的活动增加,这种现象称为去抑制(disinhibition)。丘脑对大脑皮质的作用是兴奋性的,因此,直接通路的活动最终易化大脑皮质发动运动。在间接通路中同样存在去抑制现象,即新纹状体到苍白球外侧部和苍白球外侧部到丘脑底核的纤维投射都是抑制性的,而由丘脑底核到苍白球内侧部的纤维投射是兴奋性的,递质为谷氨酸。因此,当间接通路兴奋时,苍白球外侧部的活动被抑制,使之对丘脑底核的抑制作用减弱,导致苍白球内侧部的活动增强,结果使丘脑和大脑皮质的活动减少,因此,间接通路的活动最终抑制大脑皮质发动运动。正常情况下,两条通路相互拮抗,但平时以直接通路的活动为主,并保持平衡状态。

2. 黑质 - 纹状体投射系统　新纹状体内细胞密集,主要由投射神经元和中间神经元组成。中型多棘神经元(medium spiny neuron, MSN)属于投射神经元,是新纹状体内主要的信息整合神经元,释放的递质主要是 GABA。MSN 除接受大脑皮质发出的谷氨酸能纤维投射外,还接受来自黑质致密部的多巴胺能纤维投射,构成黑质 - 纹状体投射系统;MSN 也接受新纹状体内 GABA 能和胆碱能中间神经元的纤维投射。MSN 有两种类型,细胞膜中分别含有多巴胺 D_1 和 D_2 受体,其传出纤维分别投射到苍白球内侧部和苍白球外侧部。黑质 - 纹状体多巴胺能纤维末梢释放的多巴胺通过激活 D_1 受体可增强直接通路的活动,而通过激活 D_2 受体则抑制间接通路的活动。多巴胺对两条通路传出效应的影响是相同的,最终都能使大脑皮质活动加强(图 10-20)。

(二)基底神经节的功能

基底神经节在运动控制中的一个主要作用是与皮质脊髓系统共同控制复杂的运动模式。例如书写,当基底神经节受到严重损伤时,控制运动的皮质系统将不能再提供这种运动模式,取而代之的是书写动作变得粗糙,就像第一次学习写字一样。记录清醒猴子的苍白球单个神经元的放电活动,可观察到:当肢体进行随意运动时神经元的放电频率发生明显的变化,其放电发生于运动开始之前;新纹状体内的 MSN 很少或没有自发放电活动,仅在大脑皮质有冲动传来时才有活动。根据这些观察,结合人类基底神经节损害后的临床表现及其发生机制、药物治疗效应等(见本节后述),认为基底神经节可能参与运动的策划和程序编制,即将一个抽象的策划转换为一个随意运动。基底神经节还参与肌紧张的调节以及本体感受传入信息的处理等过程。

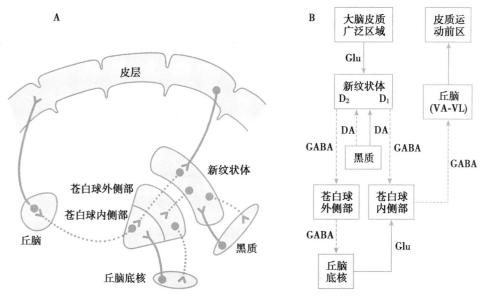

图 10-20　基底神经节与大脑皮质之间神经回路的模式图

A. 基底神经节与大脑皮质的神经回路；B. 直接通路和间接通路。DA: 多巴胺；GABA: γ- 氨基丁酸；Glu: 谷氨酸。实线投射和箭头: 兴奋性作用；虚线投射和箭头: 抑制性作用；图中未显示新纹状体内以 γ- 氨基丁酸和乙酰胆碱为递质的中间神经元及其突触联系。

（三）与基底神经节损伤有关的疾病

基底神经节病变可产生两类运动障碍性疾病: 一类是肌紧张过强而运动过少, 如帕金森病（Parkinson's disease）；另一类是肌紧张不全而运动过多, 如亨廷顿病（Huntington's disease）和手足徐动症（athetosis）。

1. 帕金森病　又称震颤麻痹（paralysis agitans）, 主要表现为全身肌紧张增高, 肌肉强直, 随意运动减少, 动作缓慢, 面部表情呆板, 常伴有静止性震颤（static tremor）。这种震颤精神紧张时加重, 随意运动时减轻, 入睡后停止。运动障碍症状主要发生在动作的准备阶段, 而动作一旦发起, 则可继续进行, 其产生是由于双侧黑质多巴胺能神经元变性所致。由于多巴胺可通过 D$_1$ 受体增强直接通路的活动, 亦可通过 D$_2$ 受体抑制间接通路的活动, 所以该递质系统受损时, 可引起直接通路活动减弱而间接通路活动增强, 使运动皮质活动减少, 从而导致上述症状。临床上给予多巴胺的前体左旋多巴（L-dopa）能明显改善帕金森病患者的症状。此外, 应用 M 受体阻滞药东莨菪碱或苯海索等也能改善帕金森病的症状。黑质 - 纹状体多巴胺递质系统的功能在于抑制纹状体内乙酰胆碱递质的功能, 当黑质多巴胺能神经元受损后, 对纹状体内胆碱能神经元的抑制作用减弱, 导致乙酰胆碱递质系统功能亢进, 进而影响新纹状体传出神经元的活动而引起一系列症状, 因此, 黑质多巴胺系统与纹状体乙酰胆碱系统之间的功能失衡可能是帕金森病发病的原因之一。左旋多巴和 M 受体阻滞药对静止性震颤均无明显疗效, 但帕金森病患者丘脑外侧腹核的某些神经元放电的周期性节律与患者肢体震颤的节律同步, 破坏丘脑外侧腹核则静止性震颤消失, 因而静止性震颤可能与丘脑外侧腹核等结构的功能异常有关。

2. 亨廷顿病　也称舞蹈病（chorea）, 主要表现为不自主的上肢和头部的舞蹈样动作, 伴肌张力降低等症状。其病因是双侧新纹状体发生病变, 其内 GABA 能神经元变性或遗传性缺损, 使新纹状体对苍白球外侧部的抑制作用减弱, 进而加强对丘脑底核活动的抑制, 引起间接通路活动减弱而直接通路活动相对增强, 易化大脑皮质发动运动, 从而出现运动过多的症状。临床上用利血平耗竭多巴胺可缓解此症状。

五、小脑对躯体运动的调控

根据小脑的传入、传出纤维联系,可将小脑分为前庭小脑、脊髓小脑和皮质小脑三个功能部分(图 10-21)。

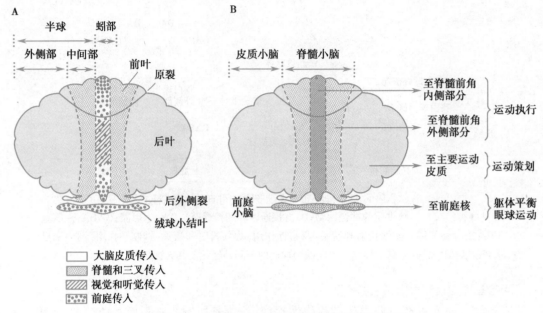

图 10-21　小脑的分区与传入、传出纤维联系示意图

A. 小脑的分区和传入纤维联系:以原裂和后外侧裂可将小脑横向分为前叶、后叶和绒球小结叶三部分,也可纵向分为蚓部、半球的中间部和外侧部三部分,小脑各种不同的传入纤维联系用不同的图例表示;B. 小脑的功能分区(前庭小脑、脊髓小脑和皮质小脑)及其不同的传出投射,脊髓前角内侧部的运动神经元控制躯干和四肢近端的肌肉运动,与姿势的维持和粗大的运动有关,而脊髓前角外侧部的运动神经元控制四肢远端的肌肉运动,与精细的、技巧性的运动有关。

(一)前庭小脑

前庭小脑(vestibulocerebellum)主要由绒球小结叶构成,与之邻近的小部分蚓垂也可归入此区,主要功能是调节躯体的平衡和眼球运动。前庭小脑接受前庭器官的信息传入,其传出纤维又经前庭核换元,再通过前庭脊髓束抵达脊髓前角内侧部的运动神经元,控制躯干和四肢近端肌肉的活动。切除绒球小结叶的猴子,或第四脑室附近患肿瘤压迫绒球小结叶的患者,不能保持身体平衡,出现步基宽(站立时两脚之间的距离增宽)、站立不稳、步态蹒跚和容易跌倒等症状,主要原因就是不能利用前庭信息来调节躯体平衡的功能,但其随意运动的协调不受影响。动物实验还证明,狗在切除绒球小结叶后不再出现运动病(如晕船、晕车等)。

前庭小脑还接受视觉的信息传入,调节眼外肌的活动。切除绒球小结叶的猫可出现位置性眼震颤(positional nystagmus),即当头部固定于某一特定位置凝视某一场景时出现的眼震颤。

(二)脊髓小脑

脊髓小脑(spinocerebellum)由小脑前叶和后叶的中间带区(包括蚓部和半球中间部)组成,其主要功能是协调随意运动和调节肌紧张。脊髓小脑能够对来自大脑皮质的运动指令信息和肌肉、关节等处的外周反馈信息进行比较和整合,并向大脑皮质发出矫正信号,修正运动皮质的活动,同时又通过脑干 - 脊髓下行通路调节肌肉的活动,纠正运动的偏差。可见,脊髓小脑主要是调节进行过程中的运动,协助大脑皮质对随意运动进行适时的控制。脊髓小脑受损后,运动变得笨拙而不准确,表现为随意运动的力量、方向及限度发生紊乱,例如:患者不能完成精巧动作,肌肉在动作进行过程中抖动而把握不住方向,尤其在精细动作的终末出现震颤,称为意向性震颤(intention tremor);行走时跨步过大而躯干落后,以致容易倾倒,或走路摇晃呈酩酊蹒跚状,沿直线行走则更不平稳;不能进行拮抗肌轮替快复动作(如上臂不断交替进行内旋与外旋),且动作越迅速则协调障碍越明显,但在静止时则无肌肉运动异常的表现。以上这些动作协调障碍统称为小脑性共济失调(cerebellar ataxia)。

脊髓小脑还具有调节肌紧张的功能,主要是通过脑干网状结构的抑制区和易化区发挥作用。小脑前叶蚓部具有抑制肌紧张的作用,而小脑前叶两侧部和后叶中间部具有易化肌紧张的作用。人类小脑易化肌紧张的作用占优势,故脊髓小脑受损后常伴有肌张力减退、四肢乏力等症状。

(三)皮质小脑

皮质小脑(corticocerebellum)是指小脑半球外侧部,其主要功能是参与随意运动的设计和程序的编制。皮质小脑不接受外周感觉的传入,主要与大脑皮质构成回路,在随意运动的产生过程中参与运动的策划和运动程序的编制。当精巧动作逐渐熟练完善后,皮质小脑内就储存起一整套程序。当大脑皮质发动精巧运动时,首先通过大脑-小脑回路从皮质小脑提取程序,并将它回输到运动皮质,再通过皮质脊髓束发动运动。这样,运动就变得非常协调、精巧和快速。在人类,小脑半球外侧部受损后无明显临床表现。因此,皮质小脑调节运动的机制还有待进一步研究。

综上所述,小脑与基底神经节都参与运动的调控,但两者的作用并不完全相同。基底神经节主要在运动的准备和发动阶段起作用,而小脑则主要在运动进行过程中发挥作用。另外,基底神经节主要与大脑皮质之间构成回路,而小脑除与大脑皮质形成回路外,还与脑干及脊髓有大量的纤维联系。因此,基底神经节可能主要参与运动的策划,而小脑除参与运动的策划外,还参与运动的执行。

六、大脑皮质对躯体运动的调控

大脑皮质是运动调控的最高级中枢,对运动的策划和发动起重要作用。

(一)大脑皮质运动区

1. 主要运动区　在灵长类动物,大脑皮质运动区主要包括中央前回和运动前区。它们接受本体感受器和前庭器官的冲动,并进行分析整合,调节机体的运动状态。其对躯体运动的调控是交叉性支配,损伤后主要表现为对侧肢体相应部位瘫痪。

2. 其他运动区　运动辅助区位于大脑半球纵裂的内侧壁,对肢体运动的调节一般为双侧性,破坏该区域的猴子复杂动作变得笨拙,双手协调性动作难以完成。第一感觉区以及后顶叶皮质也与运动有关。

(二)运动传出通路

1. 皮质脊髓束和皮质脑干束　由皮质发出,经内囊、脑干下行,到达脊髓前角运动神经元的传导束,称为皮质脊髓束(corticospinal tract);而由皮质发出,经内囊到达脑干内各脑神经运动神经元的传导束,称为皮质脑干束(corticobulbar tract)。皮质脊髓束中约80%的纤维在延髓锥体跨越过中线,在对侧脊髓外侧索下行形成皮质脊髓侧束,其功能主要是控制四肢远端肌肉的活动,与精细的、技巧性的运动有关;其余20%的纤维在脊髓同侧前索下行形成皮质脊髓前束,其功能主要是控制躯干和四肢近端肌肉的活动,与姿势的维持和粗略的运动有关。

2. 运动传出通路损伤时的表现　运动传出通路损伤后,临床上常出现弛缓性瘫痪(flaccid paralysis)和痉挛性瘫痪(spastic paralysis)两种表现。两者虽然都有随意运动的丧失,但弛缓性瘫痪表现为牵张反射减弱或消失,肌肉松弛,并逐渐出现肌肉萎缩,巴宾斯基征(Babinski sign)阴性,常见于脊髓和脑运动神经元损伤,如脊髓灰质炎;而痉挛性瘫痪则表现为牵张反射亢进,肌肉萎缩不明显,巴宾斯基征阳性,常见于中枢性损伤,如内囊出血引起的脑卒中。

人类脊髓侧束损伤将出现巴宾斯基征阳性,即用钝物划足跖外侧,出现踇趾背屈和其他四趾外展呈扇形散开的体征(图10-22A),是一种异常的跖伸肌反射,而成年人的正常表现是所有足趾均发生跖屈,称为巴宾斯基征阴性(图 10-22B),是一种屈肌反射。正常成人由于脊髓受高位中枢的控制,这一原始反射被抑制而不表现出来,而婴儿因皮质脊髓束发育尚不完全,或成年人在深睡或麻醉状态下,可出现巴宾斯基阳性体征。

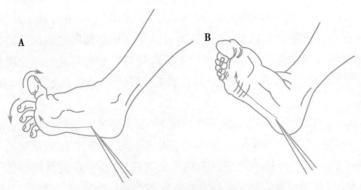

图 10-22　巴宾斯基征阳性和阴性体征示意图
A. 阳性体征;B. 阴性体征。

(三) 大脑皮质对姿势的调节

大脑皮质对姿势反射也有调节作用。前文已述,皮质与皮质下失去联系时可出现去皮质强直,说明大脑皮质也具有抑制伸肌紧张的作用。在去皮质动物中还可观察到两类姿势反应,即跳跃反应(hopping reaction)和放置反应(placing reaction)受到严重损害,这两类姿势反应的整合都需要大脑皮质参与。

第四节　神经系统对内脏活动、本能行为和情绪的调控

机体的内脏活动不受意识直接控制,主要接受自主神经系统的调控。本能行为受下丘脑和边缘系统其他结构等神经中枢的调控。情绪由脑内奖赏系统和惩罚系统调控,并引起自主神经系统活动的改变。

一、自主神经系统

自主神经系统(autonomic nervous system)是指调节内脏功能活动的神经系统,曾被称为植物神经系统或内脏神经系统。自主神经系统主要包括交感神经系统(sympathetic nervous system)和副交感神经系统(parasympathetic nervous system),它们均受中枢神经系统控制。

(一) 自主神经系统的结构特征

自主神经系统由节前神经元和节后神经元组成。节前神经元胞体位于脊髓和低位脑干内,发出的神经纤维称为节前纤维(preganglionic fiber)。自主神经节前纤维在抵达效应器官前进入神经节内换元,由节内神经元发出节后纤维(postganglionic fiber)支配效应器官。交感神经起自脊髓胸、腰段(T_1~L_3)侧角的神经元,副交感神经起自脑干的脑神经核和脊髓骶段(S_2~S_4)侧角的神经元。交感神经节位于椎旁节和椎前节内,离效应器官较远,因此节前纤维短而节后纤维长;副交感神经节通常位于效应器官壁内,因此节前纤维长而节后纤维短(图 10-23)。

交感神经兴奋时产生的效应较广泛,而副交感神经兴奋时的效应则相对局限。其主要原因是:①交感神经分布广泛,几乎支配所有内脏器官;而副交感神经分布相对较局限,有些器官没有副交感神经支配,如皮肤和骨骼肌内的血管、一般的汗腺、竖毛肌、肾上腺髓质和肾脏只有交感神经支配。②交感神经在节前与节后神经元换元时的辐散程度较高,一个节前神经元往往与多个节后神经元发生突触联系,而副交感神经在节前与节后神经元换元时的辐散程度较低。

哺乳动物交感神经节后纤维除直接支配效应器官细胞外,还有少量纤维支配器官壁内的神经节细胞,对副交感神经发挥调节作用。

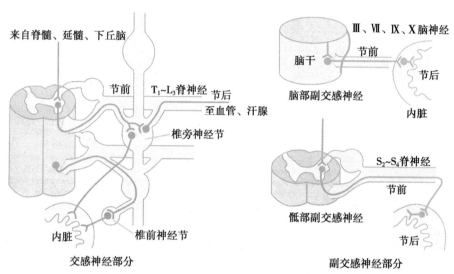

图 10-23 自主神经系统结构模式图

(二) 自主神经系统的功能

自主神经系统的主要功能是调节心肌、平滑肌和腺体(消化腺、汗腺、部分内分泌腺)的活动,以维持内环境的稳态。交感和副交感神经系统主要的递质是去甲肾上腺素和乙酰胆碱,这些神经递质均通过与相应的受体结合发挥效应(表 10-4)。此外,自主神经系统还存在少量其他种类的递质,如血管活性肠肽、脑啡肽、P 物质、生长抑素、5- 羟色胺和一氧化氮等,通过结合相应的受体发挥作用。

表 10-4 自主神经系统胆碱受体和肾上腺素受体的分布及其生理功能

效应器	胆碱能系统		肾上腺素能系统	
	受体	效应	受体	效应
自主神经节	N_1	神经节的兴奋传递		
心脏				
窦房结	M	心率减慢	β_1	心率增快
房室传导系统	M	传导减慢	β_1	传导增快
心肌	M	收缩力减弱	β_1	收缩力增强
血管				
冠状血管	M	舒张	α_1	收缩
			β_2	舒张(为主)
骨骼肌血管	M	舒张[1]	α_1	收缩
			β_2	舒张(为主)
腹腔内脏血管			α_1	收缩(为主)
			β_2	舒张
皮肤黏膜、脑和唾液腺血管	M	舒张	α_1	收缩

续表

效应器	胆碱能系统		肾上腺素能系统	
	受体	效应	受体	效应
支气管				
平滑肌	M	收缩	β_2	舒张
腺体	M	促进分泌	α_1	抑制分泌
			β_2	促进分泌
胃肠				
胃平滑肌	M	收缩	β_2	舒张
小肠平滑肌	M	收缩	α_2	舒张[2]
			β_2	舒张
括约肌	M	舒张	α_1	收缩
腺体	M	促进分泌	α_2	抑制分泌
胆囊和胆道	M	收缩	β_2	舒张
膀胱				
逼尿肌	M	收缩	β_2	舒张
三角区和括约肌	M	舒张	α_1	收缩
输尿管平滑肌	M	收缩(?)	α_1	收缩
子宫平滑肌	M	可变[3]	α_1	收缩(有孕)
			β_2	舒张(无孕)
眼				
虹膜环形肌	M	收缩(缩瞳)		
虹膜辐射状肌			α_1	收缩(扩瞳)
睫状肌	M	收缩(视近物)	β_2	舒张(视远物)
唾液腺	M	分泌大量稀薄唾液	α_1	分泌少量黏稠唾液
皮肤				
汗腺	M	促进温热性发汗[1]	α_1	促进精神性发汗
竖毛肌			α_1	收缩
内分泌				
胰岛	M	促进胰岛素释放	α_2	抑制胰岛素和胰高血糖素释放
	M	抑制胰高血糖素释放	β_2	促进胰岛素和胰高血糖素释放
肾上腺髓质	N_1	促进肾上腺素和去甲肾上腺素释放		
甲状腺	M	抑制甲状腺激素释放	α_1、β_2	促进甲状腺激素释放
代谢				
糖酵解			β_2	加强糖酵解
脂肪分解			β_3	加强脂肪分解

注:[1]为交感节后胆碱能纤维支配。

　　[2]可能是突触前受体调制递质的释放所致。

　　[3]因月经周期、循环中雌激素、孕激素以及其他因素而发生变动。

（三）自主神经系统功能活动的基本特征

1. **紧张性活动** 在安静状态下，自主神经系统持续发放一定频率的冲动，使所支配的器官处于一定程度的活动状态，称为自主神经系统的紧张性。这一现象可通过切断神经后观察其所支配器官的活动是否改变加以证实，例如：切断心迷走神经后心率增快，说明正常情况下心迷走神经通过紧张性传出冲动，对心脏具有抑制作用；而切断心交感神经，则心率减慢，说明心交感神经有兴奋心脏的紧张性传出冲动。自主神经系统的紧张性来源于其中枢神经元的紧张性活动，而中枢神经元的紧张性活动则与神经反射和局部环境中的体液因素等多种机制有关。

2. **对同一效应器的双重支配** 许多组织、器官都受交感神经和副交感神经的双重支配，两者的作用往往相互拮抗，例如：心迷走神经抑制心脏活动，而心交感神经则增强心脏活动；迷走神经增强小肠的运动和分泌，而交感神经则起抑制作用。这种相互拮抗的双重神经支配，可使器官的活动状态快速调整以满足机体的需要。交感和副交感神经支配有时对某一器官的作用也可以是一致的，例如，交感和副交感神经都有促进唾液腺分泌的作用，但交感神经促使少量黏稠唾液分泌，而副交感神经则引起大量稀薄唾液分泌。此外，交感神经系统与副交感神经系统间存在交互抑制，即交感神经系统活动增强时，副交感神经系统活动则处于相对抑制状态，反之亦然。

3. **受效应器所处功能状态的影响** 自主神经系统的活动与效应器本身的功能状态有关。例如，刺激交感神经可抑制未孕动物的子宫平滑肌，却兴奋有孕动物的子宫平滑肌。这是因为未孕子宫和有孕子宫表达的受体不同（见表10-4）。胃幽门处于收缩状态时，刺激迷走神经能使之舒张，而幽门处于舒张状态时，刺激迷走神经则使之收缩。

4. **作用范围和生理意义不同** 交感神经系统的活动一般比较广泛，在环境急剧变化时可动员机体许多器官的潜在力量，促使机体适应环境的急剧变化。例如，在肌肉剧烈运动、窒息、失血或寒冷环境等情况下，交感神经系统活动增强，机体出现心率增快、皮肤与腹腔内脏血管收缩、体内血库释放血液、红细胞计数增加、支气管扩张、肝糖原分解加速、血糖升高、肾上腺素分泌增加等，从而动员各器官的潜力以适应机体或环境的急剧变化。

副交感神经系统的活动相对比较局限，其意义主要在于保护机体、休整恢复、促进消化、积蓄能量以及加强排泄和生殖功能等。例如，心脏活动的抑制、瞳孔缩小避免强光的进入、消化道功能增强以促进营养物质吸收和能量补充等。

二、中枢对内脏活动的调节

在中枢神经系统的各级水平都存在调节内脏活动的区域，调节主要通过反射完成。较简单的内脏反射通过脊髓即可实现，而复杂的内脏反射则需要延髓及以上的中枢参与。

（一）脊髓对内脏活动的调节

脊髓是多种内脏反射的初级中枢，在动物的脊休克恢复后，发汗反射、排尿反射、排便反射、阴茎勃起反射和血管张力反射逐渐恢复，表明一些内脏反射在脊髓水平可以完成，但脊髓水平的内脏反射功能是初级的，不能很好地满足正常生理功能的需要。例如，脊髓离断患者在脊休克恢复后，血压可恢复到一定水平，但这类患者由平卧位转为直立位时常感头晕，这是因为脊髓本身的调节功能虽恢复，但失去高位中枢的调控，此时体位性血压反射的调节能力差。此外，这类患者虽有一定的反射性排尿能力，但不能通过意识控制排尿，因而会出现尿失禁，排尿也不完全。

（二）脑干对内脏活动的调节

延髓发出的副交感神经传出纤维支配头面部的腺体、心、支气管、喉、食管、胃、胰腺、肝和小肠等。脑干网状结构中存在许多与内脏功能活动有关的神经元，其下行纤维支配并调节脊髓水平的自主神经功能。许多基本生命现象（如循环、呼吸等）的反射调节在延髓水平已基本完成，因此延髓有"生命中枢"之称。此外，中脑是瞳孔对光反射的中枢，中脑和脑桥对心血管、呼吸、排尿等内脏活动也有调节作用。

（三）下丘脑对内脏活动的调节

下丘脑通过整合和调控体温、水平衡、内分泌、情绪活动及生物节律等多种生理功能而间接影响内脏活动，是调节内脏活动的较高级中枢。

1. 自主神经系统活动调节　下丘脑通过其传出纤维到达脑干和脊髓，改变自主神经系统节前神经元的紧张性，从而调控多种内脏功能。动物实验中，刺激下丘脑后部和外侧部引起血压升高、心率增快；刺激视前区引起血压下降和心率减慢；刺激灰结节外侧部引起血压升高、呼吸加快、胃肠蠕动减弱和瞳孔扩大；刺激灰结节内侧部则引起心率减慢、胃肠蠕动增强；刺激漏斗后部引起显著的交感神经系统兴奋表现，如心率增快、血压升高、呼吸加快、胃肠蠕动减弱、瞳孔扩大、基础代谢率升高等。

2. 体温调节　视前区 - 下丘脑前部（PO/AH）是基本体温调节中枢，此处存在温度敏感神经元，可感受所在部位的温度变化，还接受其他部位传来的温度信息，发挥整合作用，并发出指令调节散热和产热活动，使体温保持相对稳定（见第七章"能量代谢与体温"）。

3. 水平衡调节　水平衡包括水的摄入和排出两个方面。下丘脑在渴觉形成和控制水的摄入与排出机制中发挥重要作用。一般认为，下丘脑控制摄水的区域与控制血管升压素分泌的核团在功能上相互联系，两者协同调节水平衡（见第八章"尿液的生成与排出"）。

4. 对垂体激素分泌的调节　下丘脑通过垂体门脉系统（hypophyseal portal system）和下丘脑垂体束（hypothalamohypophyseal tract）调节腺垂体和神经垂体内分泌激素的合成、贮存和分泌，间接影响内脏功能（见第十一章"内分泌"）。

5. 生物节律控制　下丘脑视交叉上核（suprachiasmatic nucleus，SCN）是哺乳动物控制日节律的关键部位，其主要作用是使内源性日节律适应外界环境的昼夜节律，并使体内各组织、器官的节律与视交叉上核的节律同步化，其机制与调控松果体合成和分泌褪黑素有关。实验毁损大鼠 SCN 可消除其各种内源性的行为和激素分泌的昼夜节律，包括破坏正常的夜间活动、白天睡觉的行为和促肾上腺皮质激素及褪黑素分泌的节律。

（四）大脑皮质对内脏活动的调节

1. 边缘叶和边缘系统　大脑半球内侧面皮质与脑干连接部和胼胝体旁的环周结构，曾被称为边缘叶（limbic lobe）。边缘叶和大脑皮质的岛叶、颞极、眶回，以及皮质下的杏仁核、隔区、下丘脑、丘脑前核等结构，统称为边缘系统（limbic system）。随着我们对边缘系统功能的了解越来越多，边缘系统这个术语已经扩展到指控制情绪、行为和动机驱动的整个神经回路。边缘系统对内脏活动的调节作用复杂而多变，例如：刺激扣带回前部的不同部位可分别引起呼吸抑制或加速、血压下降或上升、心率减慢或增快、瞳孔扩大或缩小等变化；刺激杏仁核中央部可引起咀嚼、唾液和胃液分泌增加、胃蠕动增强、排便、心率减慢、瞳孔扩大等变化；刺激隔区不同部位可出现阴茎勃起、血压下降或上升、呼吸暂停或加强等变化。

2. 新皮质　是指在系统发生上出现较晚、分化程度最高的大脑半球外侧面结构。在哺乳动物大脑中，大脑新皮质是指除了古皮质和旧皮质之外的皮质区域，约占皮质的96%。大脑新皮质是调控内脏活动的高级中枢。如果切除动物的新皮质，除感觉和躯体运动功能丧失外，很多自主性功能（如血压、排尿、体温等调节）均发生异常。动物实验中，电刺激新皮质 Brodmann 第 4 区的内侧面，引起直肠与膀胱活动的变化；刺激其外侧面，可产生呼吸、血管活动的变化；刺激其底部，可导致消化道活动及唾液分泌的变化；刺激 Brodmann 第 6 区则引起竖毛与出汗及上、下肢血管的舒缩反应；刺激第 8 区和第 19 区除引起眼外肌运动外，还能引起瞳孔的反应。

三、本能行为和情绪的神经调控

本能行为（instinctive behavior）是指动物在进化过程中形成，并经遗传固定下来的对个体和种属生存具有重要意义的行为,如摄食、饮水和性行为等。情绪(emotion)是指人类和动物对环境刺激所表达的一种特殊的心理体验和某种固定形式的躯体行为表现。情绪有积极情绪和消极情绪两类,包括恐惧、焦虑、发怒、平静、愉快、痛苦、悲哀和惊讶等多种表现形式。在本能行为和情绪活动过程中,常伴有自主神经系统和内分泌系统功能活动的改变。本能行为和情绪主要受边缘系统和下丘脑控制,并受新皮质和意识调控。此外,后天学习和社会因素也影响本能行为和情绪。

（一）本能行为

1. **摄食行为**　是动物维持个体生存的基本活动。用植入电极刺激下丘脑外侧区可引起动物多食,毁损该区则导致拒食,提示该区内存在摄食中枢(feeding center);刺激下丘脑腹内侧核可引起动物拒食,毁损此核则导致动物食欲和体重均增加,提示该区内存在饱中枢(satiety center)。用微电极分别记录下丘脑外侧核和腹内侧核的神经元放电,观察到:动物在饥饿情况下,前者放电频率较高而后者放电频率较低;静脉注射葡萄糖后,则前者放电频率减少而后者放电频率增多。说明摄食中枢和饱中枢之间存在交互抑制的关系。

杏仁核(amygdala)也参与摄食行为的调节。电刺激杏仁中央核,促进摄食,毁损该核,则出现摄食抑制或厌食;电刺激或毁损杏仁基底外侧核,则分别引起摄食抑制或促进。同时记录杏仁核基底外侧核群和下丘脑外侧区(摄食中枢)的神经元放电,可见到两者的自发放电成相互制约的关系。此外,隔区也具有调控摄食行为的作用。

大脑新皮质可在一定程度上控制摄食中枢活动,影响摄食行为。如某些人发生厌食、过多进食喜欢的食物或者主观上强制自己节食等,均与新皮质对摄食中枢的调制有关。

目前的研究表明,脑内多种递质介导摄食行为的调控。例如,神经肽 Y、阿片肽、食欲肽(orexin)、胰多肽、去甲肾上腺素、多巴胺等促进摄食,瘦素、神经降压素、缩胆囊素等则抑制摄食行为。

2. **饮水行为**　主要通过渴觉而引起,下丘脑和边缘系统其他结构在渴觉形成和饮水行为的控制中发挥重要作用。大脑皮质可主动控制饮水行为,习惯、文化和精神因素等也会影响饮水行为。

渴觉的产生主要与血浆晶体渗透压升高和细胞外液量明显减少有关,前者通过刺激下丘脑前部的渗透压感受器而起作用,后者则主要由肾素 - 血管紧张素系统所介导。低血容量能刺激肾素分泌增加,此时血液中血管紧张素 Ⅱ 含量增高,作用于间脑的特殊感受区穹窿下器(subfornical organ,SFO)和终板血管器(organum vasculosum of the lamina terminalis,OVLT),引起渴觉和饮水行为。

3. **性行为(sexual behavior)**　是动物和人类维持种系生存的基本活动。性器官受交感神经、副交感神经和躯体神经支配,中枢神经系统在不同水平对性行为进行调控。性交由一系列的反射在脊髓水平初步整合,但伴随它的行为和情绪成分则受到下丘脑、边缘系统和大脑皮质调控。实验表明:刺激大鼠、猫、猴等动物的下丘脑内侧视前区,雄性或雌性动物均可出现性行为的表现,毁损该部位,则出现对异性的冷漠和性行为的丧失;刺激杏仁外侧核及基底外侧区抑制性行为,而刺激杏仁内侧核则兴奋性行为。大脑皮质对性行为具有很强的控制作用。在各种性刺激信号的作用下,大脑皮质兴奋,并将信息传递到皮质下中枢,引起一系列的性兴奋反应。在人类,大脑皮质对性行为的控制起主导作用。

（二）情绪

1. **恐惧和发怒**　动物在恐惧(fear)时表现为出汗、瞳孔扩大、蜷缩、左右探头、企图寻机逃跑等;而在发怒(rage)时则常表现出攻击行为,如竖毛、张牙舞爪、发出咆哮声等。引发恐惧和发怒的环境刺激具有相似之处,一般都是对动物的机体或生命可能或已经造成威胁和伤害的信号。当危险信号出现时,动物通过快速判断后作出抉择,或者逃避,或者进行格斗。因此,恐惧和发怒是一种本能的防御反应(defense reaction),也称格斗 - 逃避反应(fight-flight reaction)。

电刺激清醒动物的下丘脑近中线两旁的腹内侧区,可诱发防御反应。刺激麻醉动物的该区域,则引起骨骼肌血管舒张、皮肤和内脏血管收缩、血压升高、心率增快等交感神经系统兴奋效应。因此,下丘脑近中线两旁的腹内侧区被称为防御反应区(defense area)。此外,电刺激下丘脑外侧区可引起动物的攻击、格斗行为;刺激下丘脑背侧区则引起动物的逃避行为。人类下丘脑疾病常伴有不正常的情绪反应,表明下丘脑与防御反应密切相关。脑内其他结构也参与情绪调节,例如:电刺激中脑中央灰质背侧部也能引起防御反应;电刺激杏仁核外侧部,动物出现恐惧和逃避反应;而刺激杏仁核内侧部和尾部,动物则出现攻击行为。

2. **愉快和痛苦**　愉快(pleasure)是一种积极的情绪,通常由那些能够满足机体需要的刺激所引起,如在饥饿时得到食物;而痛苦(agony)则是一种消极的情绪,一般由躯体和精神受伤害的刺激或机体的需要得不到满足而产生,例如创伤、疼痛、饥饿、寒冷等引起的情绪表现。

在动物实验中,预先在脑内植入刺激电极,并在动物笼内安装一个可自我控制刺激器电源的杠杆,一旦动物踩上杠杆,刺激器通过刺激电极对特定脑区施加刺激,这种实验方法称为自我刺激(self-stimulation)。如果将电极置于大鼠脑内从中脑被盖腹侧区延伸到额叶皮质的近中线部分,包括中脑被盖腹侧区、内侧前脑束、杏仁核、伏隔核和额叶皮质等结构,动物只要在无意中有过一次自我刺激的体验后,就会反复地进行自我刺激,很快发展到长时间连续自我刺激。表明刺激这些脑区能引起动物的自我满足和愉快,这些脑区被归属于奖赏系统(reward system)。奖赏效应可能与从中脑腹侧被盖区到伏隔核的多巴胺能通路有关。而将电极置于大鼠下丘脑后部的外侧部分、中脑的背侧或内嗅皮质等部位,则无意中的一次自我刺激将使动物出现退缩、回避等表现,且以后不再进行自我刺激。表明刺激这些脑区可使动物感到恐惧、痛苦或畏惧。这些脑区则归属于惩罚系统(punishment system)或回避系统(avoidance system)。在一些患有精神分裂症、癫痫或肿瘤伴有顽固性疼痛的患者中进行自我刺激试验,其结果也极为相似。

3. **焦虑和抑郁**　焦虑(anxiety)是人类对现实的潜在挑战或威胁的一种复杂的情绪反应,其特点是焦虑的强度与现实的威胁程度相一致,并随现实威胁的消失而消失,因而具有适应性意义。抑郁(depression)是一种以情绪低落为主的精神状态,偶然的抑郁是正常的情绪波动,经过适度自我调适,可恢复心理平稳。

(三) 情绪生理反应

情绪生理反应(emotional physiological reaction)是指在情绪活动中伴随发生的一系列生理变化,主要包括自主神经系统和内分泌系统功能活动的改变。

1. **自主神经系统功能活动的改变**　在多数情况下,情绪生理反应表现为交感神经系统活动的相对亢进。例如,在动物发动防御反应时,可出现瞳孔扩大、出汗、心率增快、血压升高、骨骼肌血管舒张、皮肤和内脏血管收缩等交感神经活动增强的改变。其意义在于重新分配各器官的血流量,使骨骼肌在格斗或逃跑时获得充足的血供。在某些情况下也可表现为副交感神经系统活动的相对亢进,如:食物性刺激可增强消化液分泌和消化道运动;性兴奋时生殖器官血管舒张;焦急不安引起排尿、排便次数增加;悲伤时表现为流泪等。

2. **内分泌系统功能活动的改变**　情绪生理反应常引起多种激素分泌改变,例如:在创伤、疼痛等原因引起应激而出现痛苦、恐惧和焦虑等情绪反应中,血液中促肾上腺皮质激素和肾上腺糖皮质激素浓度明显升高,肾上腺素、去甲肾上腺素、血管升压素、生长激素和催乳素浓度也升高;情绪波动时往往出现性激素分泌紊乱,性欲亢进或冷淡,并引起育龄期女性月经失调和性周期紊乱。

第五节　脑电活动及睡眠与觉醒

觉醒与睡眠是脑的重要功能活动之一,二者不仅存在行为上的差异,还可根据脑电图等电位变化对觉醒和睡眠进行客观判定。

一、脑电活动

(一) 自发脑电活动

自发脑电活动(spontaneous cerebral electrical activity)是在无明显刺激情况下,大脑皮质自发产生的节律性电位变化。利用脑电图仪在头皮表面记录到的自发脑电活动,称为脑电图(electroencephalogram,EEG)。

1. **脑电图的波形** 脑电波主要有 α、β、θ 和 δ 四种基本波形(图 10-24)。α 波的频率为 8~13Hz,幅度为 20~100μV,是成人处于安静状态时的主要脑电波,在枕叶皮质最为显著。α 波在成年人清醒、安静并闭眼时出现,常表现为波幅由小变大、再由大变小的反复变化的梭形波。当睁眼或接受其他刺激时立即消失而呈快波(β 波),这一现象称为 α 波阻断(alpha block)。β 波的频率为 14~30Hz,幅度为 5~20μV,在额叶和顶叶较显著,是新皮质处于紧张活动状态的标志。θ 波的频率为 4~7Hz,幅度为 100~150μV,是成年人困倦时的主要脑电活动表现,可在颞叶和顶叶记录到。δ 波的频率为 0.5~3Hz,幅度为 20~200μV,常出现在成人入睡后,或处于极度疲劳或麻醉时,在颞叶和枕叶比较明显。

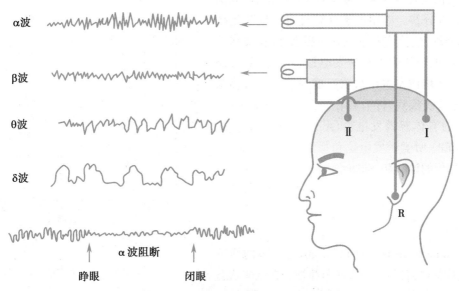

图 10-24 脑电图记录方法与正常脑电图波形
Ⅰ、Ⅱ: 引导电极放置位置(分别为枕叶和额叶);R: 无关电极放置位置(耳廓)。

2. **脑电波形的变动** 脑电波的振幅和频率可因记录部位及人体所处状态不同而有明显差异。在睡眠时脑电波呈高幅慢波,称为脑电的同步化(synchronization),而在觉醒时呈低幅快波,称为脑电的去同步化(desynchronization)。

人在安静状态下,脑电图的主要波形可随年龄而发生改变。儿童期脑电波频率较低,到青春期开始时才出现成人型 α 波。此外,在不同生理情况下脑电波也可发生改变,如在血糖、体温和糖皮质激素水平较低时,以及当动脉血 PCO_2 水平较高时,α 波的频率减慢,反之则加快。

临床上,癫痫患者或皮质有占位病变(如脑瘤等)的患者,其脑电波可出现棘波(频率大于 12.5Hz,幅度 50~150μV,升支和降支均极陡峭)、尖波(频率为 5~12.5Hz,幅度为 100~200μV,升支极陡,波顶较钝,降支较缓)、棘慢综合波(在棘波后紧随一个慢波或次序相反,慢波频率为 2~5Hz,波幅为 100~200μV)等变化。因此,可根据脑电波的改变特征,并结合临床资料,用于肿瘤发生部位或癫痫分类等疾病的诊断。

3. **脑电波形成的机制** 利用微电极记录皮质神经元细胞内的电位变化,见到皮质表面出现类似

α 波节律的电位变化时,细胞内记录到的突触后电位变化也出现节律相一致的改变,而且单个神经元的突触后电位显然不足以引起皮质表面的电位改变,因此认为,脑电波是由大量神经元同步发生的突触后电位经总和后形成的。锥体细胞在皮质分布排列整齐,其顶树突相互平行,并垂直于皮质表面,因此其同步活动较易发生总和而形成强大的电场,从而改变皮质表面电位。大量皮质神经元的同步电活动依赖于皮质和丘脑非特异投射系统之间的交互作用,丘脑非特异投射系统的同步化活动促进了皮质电活动的同步化。

(二) 皮质诱发电位

皮质诱发电位(evoked cortical potential)是指刺激感觉传入系统或脑的某一部位时,在大脑皮质某一局限区域引出的电位变化,一般包括主反应、次反应和后发放三部分(图 10-25)。主反应为一先正后负的电位变化,在大脑皮质的投射有特定的中心区,有一定的潜伏期,即与刺激有锁时关系,与感觉的特异投射系统活动有关。次反应是主反应之后的扩散性续发反应,可见于皮质的广泛区域,与刺激无锁时关系,与感觉的非特异投射系统活动有关。后发放则为在主反应和次反应之后的一系列正相周期性电位波动,是非特异感觉传入和中间神经元引起的皮质顶树突去极化和超极化交替作用的结果。

诱发电位是在自发脑电波背景上产生的,其波幅较小,故难以分辨。应用电子计算机将电位变化叠加和平均处理,能使诱发电位突显出来,经叠加和平均处理后的电位称为平均诱发电位(average evoked potential)。平均诱发电位目前已成为研究人类感觉功能、神经系统疾病、行为和心理活动的方法之一。临床常用的有体感诱发电位(somatosensory evoked potential,SEP)、听觉诱发电位和视觉诱发电位等,对中枢损伤部位的诊断有一定价值。

二、觉醒与睡眠

觉醒(wakefulness)与睡眠(sleep)是人体的两种不同功能状态,具有明显的昼夜节律性。在觉醒状态下机体能进行各种体力和脑力活动,并适应环境的变化。睡眠时机体对各种刺激的反应能力暂时减弱或消失,但睡眠能促进精力和体力得到恢复,并能增强免疫、促进生长发育和学习记忆等。

(一) 睡眠的两种状态及生理意义

睡眠是人类生存的必要条件,一般情况下,随着年龄增长,所需睡眠时间逐渐减少。正常成人每天需要睡眠 7~9h,儿童和新生儿需要更长的睡眠时间,而老年人的睡眠时间则较少。人类睡眠可分为非快眼动睡眠(non-rapid eye movement sleep,NREM sleep)和快眼动睡眠(rapid eye movement sleep,REM sleep)两个时相。

1. 非快眼动睡眠　根据脑电波变化的特点,可将 NREM 睡眠分为四个时期:①Ⅰ期(入睡期)。脑电波表现为 α 波逐渐减少,呈现若干低幅 θ 波,脑电波

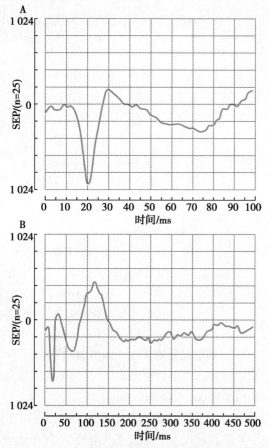

图 10-25　电刺激家兔腓总神经引发的体感诱发电位(SEP)

A. 刺激后 0~100ms 内的 SEP 描记,即 B 图中前 100ms 的展宽;B. 刺激后 0~500ms 内的 SEP 描记,刺激后约 12ms 出现先正(向下)后负(向上)的主反应,随后出现次反应,约 300ms 后出现后发放。横坐标为描记时间,纵坐标为计算机数字量,n 为计算机叠加次数。

趋于平坦,这一阶段很快过渡到Ⅱ期。②Ⅱ期(浅睡期)。脑电波表现为在θ波背景上呈现睡眠梭形波(即σ波,是α波的变异,频率13~15Hz,幅度20~40μV)及若干κ-复合波(是δ波和σ波的复合)。③Ⅲ期(中度睡眠期)。脑电波中出现高幅δ波(>75μV),占20%~50%。④Ⅳ期(深度睡眠期)。脑电波中δ波超过50%(图10-26)。在NREM睡眠中,脑电波呈现同步化慢波,因而也称慢波睡眠(slow wave sleep,SWS)。NREM睡眠一般表现为各种感觉功能减退,骨骼肌反射和肌紧张减弱,并伴有自主神经功能的改变,如血压降低、心率和呼吸频率减慢、体温下降、尿量减少、胃液分泌增多而唾液分泌减少、发汗功能增强等。此期腺垂体分泌生长激素明显增多,因而NREM睡眠有利于体力恢复和促进生长发育。

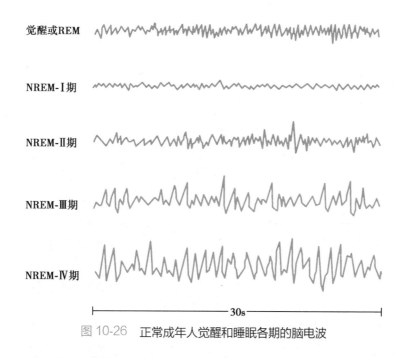

图 10-26 正常成年人觉醒和睡眠各期的脑电波

2. 快眼动睡眠 NREM睡眠之后进入REM睡眠时相,脑电波呈现与觉醒时相类似的去同步化快波(β波),但行为上却表现为睡眠状态,故又称快波睡眠(fast wave sleep,FWS)或异相睡眠(paradoxical sleep,PS)。在REM睡眠期,机体的各种感觉进一步减退,以致唤醒阈提高,骨骼肌反射和肌紧张进一步减弱,肌肉几乎完全松弛,交感神经活动进一步降低,表明其睡眠深度要比慢波睡眠更深。此外,REM睡眠阶段尚有躯体抽动、眼球快速运动及血压升高、心率增快、呼吸加快而不规则等间断的阵发性表现。若在此期间被唤醒,74%~95%的人会诉说正在做梦。REM睡眠中的上述阵发性表现可能与梦境有联系。REM睡眠期间,脑的耗氧量和血流量增多,脑内蛋白质合成加快,而生长激素分泌减少。REM睡眠与幼儿神经系统的发育成熟以及建立新的突触联系密切相关,因而能促进学习与记忆以及精力的恢复。但REM睡眠期间出现的上述阵发性表现可能与某些疾病易于在夜间发作有关,如哮喘、心绞痛、阻塞性肺气肿缺氧发作等。

睡眠是NREM睡眠和REM睡眠两个时相互相交替的过程。成年人入睡后,一般先进入NREM睡眠,持续80~120min后转入REM睡眠,REM睡眠持续20~30min,而后又转入NREM睡眠,NREM睡眠和REM睡眠在整个睡眠过程中反复交替四五次。越接近睡眠后期,REM持续时间越长(图10-27)。NREM睡眠和REM睡眠均可直接转为觉醒状态,但由觉醒状态转为睡眠时,通常先进入NREM睡眠,而不能直接进入REM睡眠。

(二)觉醒与睡眠的产生机制

1. 与觉醒有关的脑区 觉醒状态的维持与感觉的非特异投射系统有关。刺激猫的中脑网状结构可将其从睡眠中唤醒,脑电波呈去同步化快波;如果在中脑头端切断网状结构或选择性破坏中脑被盖中央区的网状结构,动物便进入持久的昏睡状态,脑电波呈同步化慢波(图10-28)。可见,觉醒的产生与脑干网状结构的活动有关,故称之为网状结构上行激动系统(ascending reticular activating system, ARAS),由起源于脑干和下丘脑的神经元和神经通路构成,通过感觉的非特异投射系统投射到大脑皮质,维持和改变大脑皮质的兴奋状态,具有上行唤醒作用。此外,大脑皮质感觉运动区、额叶、眶回、扣带回、颞上回、海马、杏仁核和下丘脑等部位也有下行纤维到达网状结构并使之兴奋。

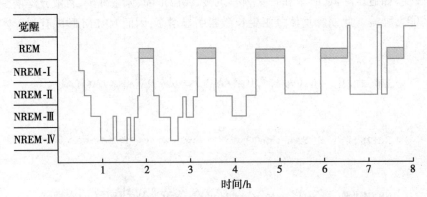

图 10-27　正常成年人整夜睡眠中两个睡眠时相交替的示意图

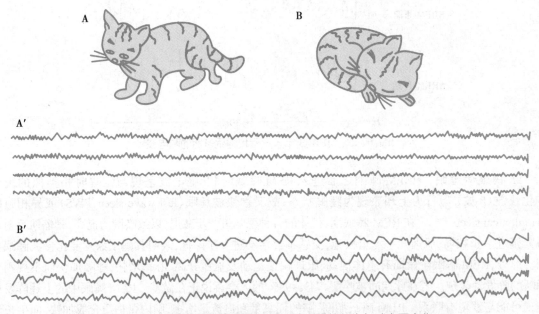

图 10-28　切断特异和非特异传导通路后猫的行为与脑电图变化

A. 切断特异性传导通路而不损伤非特异性传导通路的猫,处于觉醒状态,A′为其脑电图;

B. 切断非特异性传导通路的猫,处于昏睡状态,B′为其脑电图。

在动物实验中观察到静脉注射阿托品能阻断脑干网状结构对脑电的唤醒作用,此外,与觉醒有关的部位还包括脑桥蓝斑核去甲肾上腺素能系统、低位脑干中缝背核 5-羟色胺能系统、脑桥头端被盖胆碱能神经元、中脑黑质多巴胺能系统、前脑基底部胆碱能系统、下丘脑结节乳头体核组胺能神经元和下丘脑外侧区食欲肽能神经元等,如发作性睡病与食欲肽及其受体缺乏有关。脑干和下丘脑内与觉醒有关的脑区之间存在广泛的纤维联系,它们可能经丘脑和前脑基底部上行至大脑皮质而产生和维持觉醒。

2. 与睡眠有关的脑区

(1)促进 NREM 睡眠的脑区:脑内存在多个促进 NREM 睡眠的部位,其中最重要的是下丘脑视前区腹外侧部(ventrolateral preoptic area,VLPO)。VLPO 神经元发出的神经纤维投射到脑内上述与觉醒有关的部位,通过释放 GABA 抑制促觉醒脑区的活动,促进觉醒向睡眠转化,产生 NREM 睡眠。临床上地西泮对睡眠的诱导作用就是通过增强 GABA 的抑制作用来实现的。有研究表明,视交叉上核纤维通过其他核团中继后投射到下丘脑外侧部的食欲肽能神经元和 VLPO,将昼夜节律的信息传递给促觉醒和促睡眠脑区,调节觉醒与睡眠的相互转换。此外,促进 NREM 睡眠的脑区还包括位于延髓网状结构的脑干促眠区(也称上行抑制系统,ascending inhibitory system)、下丘脑后部、丘脑髓板内核群邻旁区和丘脑前核的间脑促眠区,以及位于下丘脑或前脑视前区和 Broca(布罗卡)斜带区的前脑基底部促眠区。

(2)促进 REM 睡眠的脑区:位于脑桥头端被盖外侧区的胆碱能神经元被称为 REM 睡眠启动(REM-on)神经元,其电活动在觉醒时停止,而在 REM 睡眠期间则明显增加。它们不仅能引起脑电发生去同步化快波,还能激发脑桥网状结构、外侧膝状体和枕叶皮质出现一种棘波,称为脑桥 - 外侧膝状体 - 枕叶锋电位(ponto-geniculo-occipital spike,PGO 锋电位)。PGO 锋电位是 REM 睡眠的启动因素,它一方面通过视觉中枢产生快速眼球运动,另一方面通过传出纤维兴奋延髓巨细胞核,再经网状脊髓腹外侧束兴奋脊髓的抑制性神经元,引起四肢肌肉松弛和放电停止。此外,蓝斑核的去甲肾上腺素能神经元和中缝背核的 5- 羟色胺能神经元既能启动和维持觉醒,也可终止 REM 睡眠,因而称为 REM 睡眠关闭(REM-off)神经元。因此,REM 睡眠的发生和维持可能受控于 REM-off 神经元和 REM-on 神经元之间的相互作用。

3. 调节觉醒与睡眠的内源性物质　以下仅介绍几种主要的内源性促眠物质。

(1)腺苷:是 ATP 的代谢产物,脑内腺苷的含量随觉醒时间的延长而升高,高水平的腺苷可促进 NREM 睡眠,而在睡眠期其含量随睡眠时间的延长而降低,由此引发觉醒。腺苷的促眠作用一方面可通过腺苷 A_1 受体抑制前脑基底部胆碱能神经元而促进睡眠,另一方面可作用于 VLPO 的腺苷 A_2 受体,激活 GABA 能神经元,通过抑制多个促觉醒脑区的活动而促进睡眠。咖啡因增强觉醒作用就是通过拮抗腺苷受体实现的。

(2)前列腺素 D_2(PGD$_2$):是目前已知的重要内源性促眠物质。PGD$_2$ 在脑脊液中的浓度呈节律变化,与睡眠 - 觉醒周期一致,并可随剥夺睡眠时间的延长而增高。PGD$_2$ 可通过影响腺苷的释放而促进睡眠。

(3)生长激素:生长激素的释放发生于 NREM 睡眠时相,因此 NREM 睡眠具有促进机体生长和体力恢复的作用,而生长激素的释放又能促进 NREM 睡眠。生长激素释放激素和生长抑素不仅通过影响生长激素的释放而参与睡眠的调节,也能直接影响睡眠。脑室内注射生长激素释放激素既可增加 NREM 睡眠,也能增加 REM 睡眠,而脑室内注射生长激素释放激素的抗体则引起相反的结果。

第六节　脑的高级功能

一、学习和记忆

学习和记忆是脑的高级功能之一,是一切认知活动的基础。学习(learning)是指人和动物从外界环境获取新信息或新技能的过程,而记忆(memory)是指大脑将获取的信息进行编码、储存及提取的过程。学习是记忆的前提和基础,而记忆是学习的结果,两者是密切相关的神经活动过程。

（一）学习的形式

1. 非联合型学习（non-associative learning） 是对重复进行的单一刺激或相似刺激产生的反应，包括习惯化和敏感化（见本章第一节"神经系统功能活动的基本原理"），例如：当某种刺激最初存在时，机体会对一个新的刺激产生反应；然而，当刺激反复重复时，它引起的反应会越来越小，甚至消失，通过习惯化使人们能避免对许多无意义的信息产生应答；相反，当某种痛刺激重复出现时，会使机体对平和的刺激产生痛觉，通过敏感化则可使人们避开伤害性刺激。

2. 联合型学习（associative learning） 是一种需要在两个或多个刺激之间建立联系的学习方式，它们在时间上很接近地重复发生，最后在脑内逐渐形成联系。人类的学习方式多数是联合型学习。

（1）经典条件反射（classical conditioning）：是在20世纪初由俄国生理学家Pavlov首先建立的，也称为巴甫洛夫反射。条件反射是无关刺激与非条件反射在时间上多次结合建立起来的高级反射活动，需要大脑皮质的参与。非条件反射若不通过激动奖赏系统，则很难建立条件反射，而建立起来的条件反射如不反复强化，也会逐渐减弱或消失。

（2）操作式条件反射（operant conditioning）：是一种受意志控制的、更为复杂的条件反射，它要求人或动物必须完成某种动作或操作，并在此操作基础上建立条件反射。

（二）记忆的分类

1. 根据记忆储存和提取方式分类

（1）陈述性记忆（declarative memory）：是指对所学经历的记忆，如与特定的时间、地点和任务有关的事实或事件的记忆。它能进入人的主观意识，可以用语言表述出来，或作为影像形式保持在记忆中，但容易遗忘。日常所说的记忆通常是指陈述性记忆。陈述性记忆的形成依赖于海马、等脑区。陈述性记忆又可分为情景式记忆（episodic memory）和语义式记忆（semantic memory）。前者是对一件具体事物或一个场面的记忆，后者则是对文字和语言等的记忆。

（2）非陈述性记忆（nondeclarative memory）：也称为程序性记忆（procedural memory），是指对所学运动技能或行为的一系列规律性操作程序的记忆。它独立于意识和认知过程，是在重复多次的训练中逐渐形成，并且一旦形成则不容易遗忘，如对学习游泳、开车、演奏乐器等技巧性动作的记忆，参与非陈述性记忆的主要脑区是感觉运动皮质、基底神经节和小脑。

陈述性和非陈述性记忆可相互转化，例如在学习驾车技能的过程中，开始需要陈述性记忆，一旦形成技巧性动作，记忆便由陈述性转化为非陈述性。有些疾病情况下亦可能出现陈述性记忆严重缺陷，但却有完整的非陈述性记忆。

2. 根据记忆保留时程的长短分类

（1）短时程记忆（short-term memory）：特点是对信息的保留时间短，仅几秒到几分钟，容易受干扰，不稳定，记忆容量有限。额叶是短时程记忆的重要部位。短时程记忆可有多种表现形式，如影像记忆和工作记忆或操作记忆，它需要对时间上分离的信息加以整合，如在房间内搜寻遗失物品时的短暂记忆。

（2）长时程记忆（long-term memory）：特点是信息保留时间长，可持续数天到数年，甚至可保持终生。长时程记忆的形成是海马等脑区对信息进行分级加工处理的动态过程。短时程记忆经过强化可转变成长时程记忆，其容量几乎没有限度。

（三）人类的记忆过程和遗忘

1. 人类的记忆过程 可细分成四个阶段，即感觉性记忆、第一级记忆、第二级记忆和第三级记忆（图10-29）。前两个阶段相当于短时程记忆，后两个阶段相当于长时程记忆。感觉性记忆是指由感觉系统获取的外界信息在脑内感觉区短暂储存的阶段，时程一般不超过1s。这种记忆大多数来自于视觉和听觉，记忆很快就会消失。如果在这阶段把不连续的、先后进来的信息进行整合加工，就会形成新的连续印象，即进入了第一级记忆。第一级记忆的保留时间也很短，从数秒到数分钟，易受外界因素干扰。如果通过反复学习和运用，信息在第一级记忆中循环，延长其停留的时间，便转入第二级记忆中。第二级记忆是一个大而持久的储存系统，储存的信息可因先前的或后来的信息干扰而遗忘。

有些记忆,如自己的名字,通过长年累月的运用则不易遗忘,便储存在第三级记忆中,成为永久记忆。

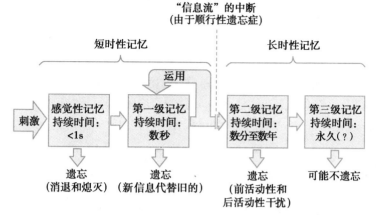

图 10-29　从感觉性记忆至第三级记忆的信息流示意图

图示在每一级记忆内储存的持续时间以及遗忘的可能机制,只有一部分的储存材料能够到达最稳定的记忆之中,复习(运用)使第一级记忆转入第二级记忆更容易。

2. **遗忘**(forgetting)　是指部分或完全失去记忆和再认的能力。大脑可通过感觉系统接受来自外界的大量信息,但只有少量信息能被保留在记忆中,大部分信息都被遗忘。因此,遗忘是一种不可避免的生理现象。遗忘并不意味着记忆痕迹(memory trace)的完全消失,例如复习已经遗忘的知识比学习新的知识容易得多。产生遗忘的主要原因:一是条件刺激久不予强化所引起的消退抑制;二是后来信息的干扰。

临床上把由于脑部疾病引起的记忆障碍称为遗忘症(amnesia),分为顺行性遗忘症和逆行性遗忘症。顺行性遗忘症(anterograde amnesia)指患者不能再形成新的记忆,而已形成的记忆则不受影响,多见于慢性酒精中毒患者。边缘系统和相关结构(包括海马、丘脑和下丘脑)损伤患者以及脑自然衰老最早出现的记忆功能减退症状,均表现为新近记忆和短时记忆障碍,但对早年经历的记忆却保持完好,其发生机制可能是由于信息不能从第一级记忆转入第二级记忆。逆行性遗忘症(retrograde amnesia)是指患者不能回忆发生记忆障碍之前一段时间的经历,但仍可形成新的记忆,一些非特异性脑疾病(如脑震荡、电击等)和麻醉等均可引起逆行性遗忘症,其发生机制可能是由于第二级记忆发生紊乱,而第三级记忆却不受影响。

(四)学习和记忆的机制

1. **参与学习和记忆的脑区**　学习和记忆在脑内有一定的功能定位。目前已知的脑区包括大脑皮质联络区、海马及其邻近结构、杏仁核、丘脑及脑干网状结构等。这些脑区相互间有着密切的纤维和功能联系,如:短时程陈述性记忆的形成需要大脑皮质联络区及海马回路的参与,而非陈述性记忆主要由大脑皮质 - 纹状体系统、小脑、脑干等中枢部位来完成;前额叶协调短时程记忆的形成,加工后的信息转移至海马,海马在长时程记忆中发挥重要作用(如海马环路),海马受损则短时程记忆不能转变成长时程记忆。

2. **突触的可塑性**　是学习和记忆的神经生理学基础(见本章第一节"神经系统功能活动的基本原理")。突触结构(如新突触形成、已有突触体积变大等)和生理功能的改变(通道敏感性的变化、受体数目的变化等)都可引起其传递效能的改变。突触效能的短时程改变包括突触易化、突触抑制、强直后增强等形式。这些改变都与突触活动时 Ca^{2+} 在突触前神经元胞体及轴突末梢内积聚以及随后的清除密不可分。长时程改变包括长时程增强(LTP)和长时程抑制(LTD)两种形式,与突触后神经元内 Ca^{2+} 浓度改变进而引起突触后膜受体数目和受体敏感性发生改变有关。此外,学习记忆过程可改变相关脑区的形态,如生活在复杂环境中大鼠的大脑皮质要比生活在简单环境中大鼠的要厚,说明学习记忆与一些脑区新的突触联系的建立有关。

3. 脑内蛋白质和递质的合成   从神经生物化学的角度来看，长时程记忆与脑内蛋白质的合成和基因的激活有关。动物实验证明，在每次学习训练前或训练后的 5min 内给予阻断蛋白质合成的药物或抗体等，则长时程记忆不能建立。如在训练完成 4h 后给予这种干预，则长时程记忆的形成不受影响。离体脑片实验表明，维持时间在 3h 以上的晚时相长时程增强（late-phase long-term potentiation，L-LTP）依赖于蛋白质的合成。此外，中枢神经递质与学习和记忆也有关，包括乙酰胆碱、去甲肾上腺素、谷氨酸、GABA 以及血管升压素和脑啡肽等，这些神经递质的含量改变会引起学习和记忆障碍，如阿尔茨海默病（Alzheimer's disease，AD）患者的临床表现与脑内胆碱能神经元缺失密切相关。

二、语言和其他认知功能

语言是人类文化的重要组成部分，人类通过语言进行思想交流和信息传递。语言是一种复杂的编码，包括听、看、读、说和表达情感的行为，是脑的高级功能的体现。

（一）大脑皮质语言功能的一侧优势

人类的两侧大脑半球看似对称，但在功能上是不对等的，尤其在某些高级神经活动方面，左、右大脑半球表现出专门化的功能。习惯使用右手的成年人，其语言活动中枢主要在左侧大脑皮质，因此左侧大脑皮质为语言的优势半球（dominant hemisphere）。大脑半球一侧优势现象虽与遗传有关，但主要是在后天生活中逐步形成的。人类的左侧优势自 10~12 岁起逐步建立，如果在成年后左侧半球受损，将很难在右侧皮质再建语言中枢。右侧半球在非语词性的认知功能上占优势，如对空间辨认、深度知觉、触 - 压觉认识、图像视觉认识、音乐欣赏等。但这种优势是相对的，语言功能的实现有赖于两侧大脑半球相互协调，不同认知功能所具有的优势在语言加工中可互补，联合纤维是将两侧半球功能联系起来的结构基础。

（二）大脑皮质的语言中枢

左侧大脑皮质与语言有关的主要脑区沿大脑外侧裂及其附近排列。位于中央前回底部前方的 Broca 区域与说话有关，位于颞上回后部的 Wernicke（韦尼克）区与听觉和视觉信息的理解有关，其纤维通过弓状束投射到 Broca 区。Broca 区能把来自 Wernicke 区的信息处理为相应的发声形式，然后投射到运动皮质，引发唇、舌、喉的运动产生语音。图 10-30 显示当人们看到某一物体并说出该物体名称时，整个信号传递过程的顺序。Wernicke 区后方的角回可将阅读文字所传达的信息输入到 Wernicke 区。

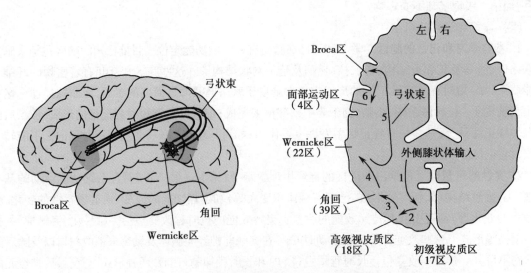

图 10-30   语言中枢传送和处理视觉传入信息的有关脑区和纤维联系示意图
看见某一物体后到能说出其名称时的语言信息传送路径（按图中 1~6 的顺序进行）。

大脑皮质不同的语言功能区损伤后,可引起相应的语言功能障碍(图 10-31):①感觉失语症(sensory aphasia)。颞上回后部损伤可引起感觉性失语:患者能讲话及书写,也能看懂文字,但听不懂别人的谈话;患者并非听不到别人的发音,而是听不懂谈话的含义。②运动失语症(motor aphasia)。由 Broca 区损伤引起,患者能看懂文字,也能听懂别人的说话,但自己却不会讲话,失去词语的组织搭配能力,不能用词语进行口头表达,但与发音有关的肌肉并不麻痹。③失写症(agraphia)。额中回后部接近中央前回手部代表区的部位损伤可出现失写症,患者虽能听懂别人的说话,能看懂文字,自己也会讲话,但不会书写,然而,其手部的其他运动功能并无缺陷。④失读症(alexia)。是由于角回损伤所引起,患者看不懂文字,但其视觉和其他语言功能(包括书写、说话、听懂别人谈话)活动均正常。⑤流畅失语症(fluent aphasia)。由 Wernicke 区损伤所引起,患者说话正常,有时说话过度,但词不达意,言语中充满杂乱语和自创词,患者无法理解别人说的话,对文字(阅读)的理解能力也有明显缺陷,但是他们的听觉和视觉是正常的。还有一种流畅失语症,表现为患者对语言的表达相对较好,也能很好地理解别人说的话,仅是对部分词不能很好地组织,这种失语症称为传导性失语症(conduction aphasia),可能由听觉皮质及其周围损伤所致。临床上,严重的失语症可同时出现多种语言功能活动的障碍。

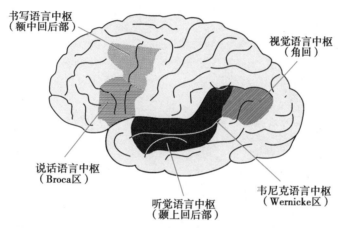

图 10-31　大脑皮质语言功能区域示意图

(三)大脑皮质的其他认知功能

大脑皮质除语言功能外,还有许多其他认知功能。如前额叶皮质参与短时程情景式记忆和情绪活动,颞叶联络皮质可能参与听、视觉的记忆,而顶叶联络皮质则可能参与精细躯体感觉和空间深度感觉的学习等。例如,右侧顶叶损伤的患者常表现为穿衣失用症(dressing apmxia),患者虽然没有肌肉麻痹,但穿衣困难。右侧大脑皮质顶叶、枕叶及颞叶结合部损伤的患者常分不清左、右侧,穿衣困难,不能绘制图表。额顶部损伤的患者常有计算能力缺陷,出现失算症(acalculia)。右侧颞中叶损伤常引起患者视觉认知障碍,患者不能分辨他人面貌,有的甚至不认识镜子里自己的面容,只能根据语音来辨认熟人,称为面容失认症(prosopagnosia)。

(四)两侧大脑皮质功能的相关

人类的两侧大脑皮质在功能上出现互补性专门化的分化,但并不互相隔绝,而是能够互通信息,相互配合的,未经学习的一侧在一定程度上能获得另一侧皮质经过学习而获得的某种认知功能。例如,右手学会某种技巧动作后,左手虽未经训练,但在一定程度上也能完成该动作。人类大脑两半球之间的胼胝体连合纤维对完成一般感觉、视觉及双侧运动的协调功能起重要作用,通过连合纤维一侧皮质的学习活动功能可传送到另一侧皮质。

（姜　宏　蒋淑君　葛敬岩）

思考题

1. 请描述突触前轴突末梢的结构以及神经递质释放的机制。
2. 试比较兴奋性突触和抑制性突触的突触后反应机制。
3. 试述丘脑在感觉形成中的作用。
4. 内脏痛与皮肤痛比较有哪些特点？
5. 人是如何熟练掌握开车、弹琴等复杂运动的？
6. 为什么抗过敏药物会引起嗜睡的副作用？

第十一章

内 分 泌

　　内分泌系统是除神经系统外机体内的又一大调节系统,它通过分泌各种激素全面调控与个体生存相关的基础功能。激素可分为胺类、多肽/蛋白质类及脂类激素三大类,具有相对特异性作用、信使作用、高效作用和复杂的相互作用,通过核外、核内信号途径引起效应。其分泌存在生物节律性,亦受下丘脑-垂体-靶腺-激素系统等因素综合调控。下丘脑大细胞分泌血管升压素、缩宫素,下丘脑小细胞分泌释放激素、释放抑制激素。腺垂体分泌作用于外周组织的腺垂体激素(生长激素、催乳素)和作用于外周靶腺的腺垂体促激素。体内还存在有散在分布于各种组织中的内分泌细胞,分泌组织激素。功能器官也多兼有内分泌功能。

第一节　内分泌与激素

一、内分泌与内分泌系统

(一)内分泌

　　内分泌(endocrine)是指腺细胞将其产生的物质(即激素)直接分泌到体液中,并以体液为媒介对靶细胞产生调节效应的一种分泌形式。具有这种功能的细胞称为内分泌细胞(endocrine cell)。典型的内分泌细胞集中位于垂体、甲状腺、甲状旁腺、肾上腺、胰岛等组织,形成内分泌腺(endocrine gland)。内分泌腺的分泌过程不需要类似外分泌腺的导管结构,因此也称为无管腺。神经元、心肌、血管内皮、肝、肾、脂肪以及免疫细胞等非典型的内分泌细胞也可产生激素。内分泌不仅仅是一种分泌形式的表述,实际是机体通过分泌激素发布调节信息的整合性功能活动。

　　激素(hormone)是由内分泌腺或器官、组织的内分泌细胞所合成和分泌的高效能生物活性物质,它以体液为媒介,在细胞之间递送调节信息。经典概念认为,激素通过血流将所携带的调节信息递送至机体远处的靶细胞,实现长距细胞通信(long-distance cell communication),所以内分泌也称远距分泌(telecrine 或血分泌,hemocrine)。激素还可通过旁分泌(paracrine)、神经内分泌(neuroendocrine)、自分泌(autocrine)、胞内分泌(intracrine)以及释放到体内管腔中,即腔分泌(solinocrine)等短距细胞通信(local-distance cell communication)方式传递信息(图 11-1)。

　　多数内分泌细胞只分泌一种激素,但也有少数可合成和分泌一种以上激素,如腺垂体的促性腺激素细胞可分泌卵泡刺激素和黄体生成素。同一内分泌腺(如腺垂体)可以合成和分泌多种激素;同种激素又可由多部位组织细胞合成和分泌,如生长抑素可分别在下丘脑、甲状腺、胰岛、肠黏膜等部位合成和分泌。

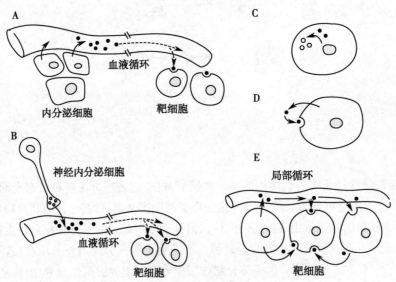

图 11-1   激素在细胞间传递信息的主要方式

A. 内分泌(远距分泌);B. 神经内分泌;C. 胞内分泌;D. 自分泌;E. 旁分泌。

(二) 内分泌系统

内分泌系统(endocrine system)由经典的内分泌腺与能产生激素的器官及组织共同构成,是发布信息整合机体功能的调节系统。内分泌系统可感受内、外环境的刺激,最终通过作为化学信使的激素产生调节效应。尽管激素原本含有"刺激"之意,但实际上,激素既产生兴奋性效应也产生抑制性效应,以适应多变的内、外环境。如血管升压素和心房钠尿肽都是直接调节肾脏泌尿功能的激素:前者促进肾脏重吸收水和 Na^+,保留细胞外液量;而后者却产生相反的调节效应,与前者的作用相抗衡,共同维护循环血量的相对稳定。

内分泌系统通过激素发挥调节作用。激素主要来源于以下三个方面(表 11-1):①经典内分泌腺,如垂体、甲状腺、甲状旁腺、胰岛、肾上腺、性腺等;②非内分泌腺器官的分泌,包括脑、心、肝、肾、胃肠道等器官的某些细胞,除自身固有的特定功能外,还兼有内分泌功能,如心肌细胞可生成心房钠尿肽等;③在一些组织、器官中转化而生成的激素,如血管紧张素 II 和 1,25- 二羟维生素 D_3 分别在肺和肾组织转化为具有生物活性的激素。

表 11-1   激素的主要来源与化学性质

主要来源	激素中文名称	激素英文名称(缩写)	化学性质
下丘脑	促甲状腺激素释放激素	thyrotropin-releasing hormone(TRH)	肽类
	促性腺激素释放激素	gonadotropin-releasing hormone(GnRH)	肽类
	生长激素抑制激素	growth hormone-inhibiting hormone(GHIH)	肽类
	生长抑素	somatostatin(SS)	肽类
	生长激素释放激素	growth hormone-releasing hormone(GHRH)	肽类
	促肾上腺皮质激素释放激素	corticotropin-releasing hormone(CRH)	肽类
	催乳素释放因子	prolactin-releasing factors(PRF)	肽类
	催乳素抑制激素	prolactin-inhibiting hormone(PIH)	多巴胺
	血管升压素 / 抗利尿激素	vasopressin(VP)/antidiuretic hormone(ADH)	肽类
	缩宫素	oxytocin(OT)	肽类

续表

主要来源	激素中文名称	激素英文名称（缩写）	化学性质
腺垂体	生长激素	growth hormone（GH）	肽类
	催乳素	prolactin（PRL）	肽类
	促甲状腺激素	thyrotropin（TSH）	蛋白质类
	促肾上腺皮质激素	adrenocorticotropic hormone（ACTH）	肽类
	卵泡刺激素	follicle stimulating hormone（FSH）	蛋白质类
	黄体生成素	luteinizing hormone（LH）	蛋白质类
	间质细胞刺激素	interstitial cell stimulating hormone（ICSH）	蛋白质类
松果体	褪黑素	melatonin（MT）	胺类
	8-精缩宫素	vasotocin（AVT）	肽类
甲状腺	甲状腺素	thyroxine（T_4）	胺类
	3,5,3′-三碘甲腺原氨酸	3,5,3′-triiodothyronine（T_3）	胺类
	降钙素	calcitonin（CT）	肽类
甲状旁腺	甲状旁腺激素	parathyroid hormone（PTH）	肽类
胸腺	胸腺素	thymosin	肽类
胰岛	胰岛素	insulin	蛋白质类
	胰高血糖素	glucagon	肽类
肾上腺皮质	皮质醇	cortisol	类固醇类
	醛固酮	aldosterone（Ald）	类固醇类
肾上腺髓质	肾上腺素	adrenaline, epinephrine	胺类
	去甲肾上腺素	noradrenaline（NA）/norepinephrine（NE）	胺类
睾丸	睾酮	testosterone（T）	类固醇类
	抑制素	inhibin	类固醇类
卵巢	雌二醇	estradiol（E_2）	类固醇类
	孕酮	progesterone（P）	类固醇类
	松弛素	relaxin	肽类
胎盘	绒毛膜生长催乳素	chorionic somatomammotropin（CS）	肽类
	绒毛膜促性腺素	chorionic gonadotropin（CG）	肽类
心脏	心房钠尿肽	atrial natriuretic peptide（ANP）	肽类
血管内皮	内皮素	endothelin（ET）	肽类
肝脏	胰岛素样生长因子	insulin-like growth factors（IGFs）	肽类
肾脏	钙三醇/1,25-二羟胆钙化醇/1,2,5-二羟维生素 D_3	calcitriol/1,25-dihydroxycholecalciferol/1,25-dihydroxy vitamin D_3	固醇类
胃肠道	促胰液素	secretin	肽类
	缩胆囊素	cholecystokinin（CCK）	肽类
	促胃液素	gastrin	肽类
血浆	血管紧张素Ⅱ	angiotensin Ⅱ（Ang Ⅱ）	肽类
脂肪组织	瘦素	leptin	肽类
各种组织	前列腺素	prostaglandin（PG）	类二十烷酸类

激素对机体整体功能的调节作用可归纳为以下几个方面：①维持机体稳态。激素参与调节水、电解质和酸碱平衡，以及维持体温和血压相对稳定等过程，还直接参与应激等，与神经系统、免疫系统协调、互补，全面调整机体功能，适应环境变化。②调节新陈代谢。多数激素都参与调节组织细胞的物质代谢和能量代谢，维持机体的营养和能量平衡，为机体的各种生命活动奠定基础。③促进生长发育。促进全身组织细胞的生长、增殖和分化，参与细胞凋亡过程等，调节各系统、器官的正常生长发育和功能活动。④调节生殖过程。促进生殖器官的正常发育成熟和生殖的全过程，维持生殖细胞的生成直到妊娠和哺乳过程，以保证个体生命的绵延和种系的繁衍。

内分泌系统既独立地行使自己的职能，也与神经和免疫系统相互作用，构成复杂的神经 - 内分泌 - 免疫调节网络，共同发挥整体性调节功能，以保持机体内环境稳定。这三个系统各司其职，又相互调节、优势互补，通过感受内、外环境的各种变化，全面加工、处理、储存信息，从而整合机体功能以保证生命活动的正常进行。

二、激素的化学性质

激素有多种分子形式，其化学性质直接决定激素对靶细胞的作用方式。根据激素的化学结构将其分为胺类、多肽或蛋白质类、脂类激素三大类（图 11-2）。肽或蛋白质类激素和大多数胺类激素属于含氮类亲水性激素，它们与靶细胞膜受体结合对靶细胞产生调节效应；类固醇激素等亲脂性激素可直接进入靶细胞内发挥作用。

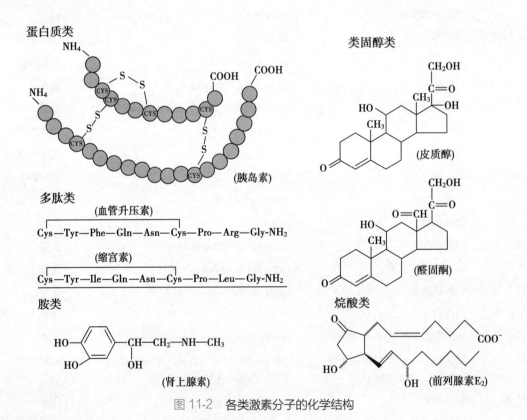

图 11-2　各类激素分子的化学结构

（一）胺类激素

胺类激素（amine hormone）多为氨基酸的衍生物，例如：属于儿茶酚胺的肾上腺素等由酪氨酸经酶修饰而成；甲状腺激素为由甲状腺球蛋白分子裂解而来的含碘酪氨酸缩合物。儿茶酚胺类激素在分泌前通常储存在胞内分泌颗粒中，而甲状腺激素则是以甲状腺胶质的形式大量储存在细胞外的甲状腺滤泡腔。儿茶酚胺类激素水溶性强，与靶细胞膜受体结合而发挥作用；甲状腺激素脂溶性强，与细胞内受体结合发挥作用。

(二)多肽或蛋白质类激素

多肽或蛋白质类激素(polypeptide or protein hormone)包括从最小的三肽分子到由近 200 个氨基酸残基组成的多肽链。这类激素种类多,分布广,遵循蛋白质合成的一般规律,先合成激素前体分子,再经酶切加工而生成激素。这类激素往往经高尔基复合体进行糖基化等修饰后包装储存在囊泡中。多肽或蛋白质类激素属于亲水激素(hydrophilic hormone),主要与靶细胞膜受体结合而发挥作用。下丘脑、垂体、甲状旁腺、胰岛、胃肠道等部位分泌的激素大多属于此类。

(三)脂类激素

脂类激素(lipid hormone)指以脂质为原料合成的激素,主要为类固醇激素(steroid hormone)和脂肪酸衍生的类二十烷酸(eicosanoid)物质。

1. 类固醇激素　因其共同前体是胆固醇而得名,典型代表是孕酮、醛固酮、皮质醇、睾酮、雌二醇和 1,25- 二羟胆钙化醇(图 11-3)。前五种激素分子结构均为 17 碳环戊烷多氢菲母核(四环结构)和侧链分支。类固醇激素的分子量小,且因属于亲脂激素(lipophilic hormone),血液中 95% 以上的类固醇激素与相应的运载蛋白结合而被运输。此类激素多直接与胞质或核受体结合发挥调节效应。钙三醇(calcitriol)即 1,25- 二羟维生素 D_3,因其四环结构中的 B 环被打开,故也称固醇激素(sterol hormone)。

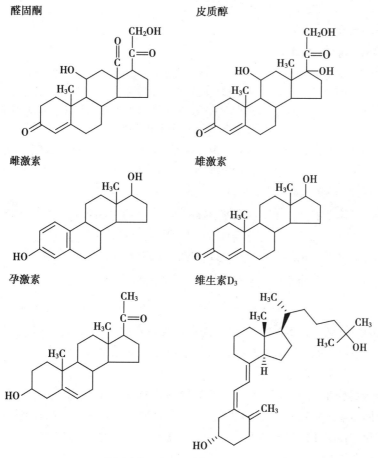

图 11-3　类固醇激素的化学结构

2. 类二十烷酸　包括由花生四烯酸(arachidonic acid)转化而成的前列腺素类(prostaglandins,PGs)、血栓烷类(thromboxanes,TXs)和白三烯类(leukotrienes,LTs)等。它们均可作为短程信使参与细胞活动的调节,因而也被视为激素。这类物质的合成原料来源于细胞膜中的磷脂,所以几乎所有组织细胞都能生成。它们既可通过细胞膜受体也可通过胞内受体发挥作用。

三、激素的作用机制

激素对靶细胞产生调节作用主要经历以下几个环节：①受体识别。靶细胞受体从体液众多化学物质中识辨出能与之结合的激素。②信号转导。激素与靶细胞的特异性受体结合后便启动细胞内信号转导系统。③细胞反应。激素诱导终末信号改变细胞固有功能，即产生调节效应。④效应终止。通过多种机制终止激素所诱导的细胞生物反应。

（一）激素受体

激素受体位于靶细胞膜或细胞内（包括胞质和胞核），其性质一般为大分子蛋白质。激素对靶细胞作用的实质就是通过与相应受体结合，从而启动靶细胞内一系列信号转导程序，最终改变细胞的活动状态，引起该细胞固有的生物效应。依据激素作用的机制，可将激素分成 I 组与 II 组两大组群（表 11-2）。

表 11-2　以细胞作用机制归类的部分激素

作用机制归类	激素实例
I 组激素——与胞内受体结合的激素	皮质醇、醛固酮、孕激素、雄激素、雌激素、钙三醇、甲状腺素、三碘甲腺原氨酸
II 组激素——与膜受体结合的激素	
A. G 蛋白偶联受体介导作用的激素	
a. 以 cAMP 为第二信使的激素	促肾上腺皮质激素释放激素、生长激素抑制激素、促甲状腺激素、促肾上腺皮质激素、卵泡刺激素、黄体生成素、胰高血糖素、促黑素细胞激素、促脂素、血管升压素、绒毛膜促性腺素、阿片肽、降钙素、甲状旁腺激素、血管紧张素 II、儿茶酚胺（β 肾上腺素能、α 肾上腺素能）
b. 以 IP$_3$、DAG、Ca^{2+} 为第二信使的激素	促性腺激素释放激素、促甲状腺激素释放激素、血管升压素、缩宫素、儿茶酚胺、血管紧张素 II、促胃液素、血小板衍生生长因子
B. 以酶联型受体介导作用的激素	
a. 以酪氨酸激酶受体介导	胰岛素、胰岛素样生长因子（IGF-1、IGF-2）、血小板衍生生长因子、上皮生长因子、神经生长因子
b. 以酪氨酸激酶结合型受体介导	生长激素、催乳素、缩宫素、促红细胞生成素、瘦素
c. 以鸟苷酸环化酶受体介导（以 cGMP 为第二信使）	心房钠尿肽、一氧化氮（受体在胞质）

膜受体蛋白的胞外域含有多种糖基结构，是识别与结合激素的位点。激素与受体的结合力称为亲和力（affinity）。受体对激素的亲和力也会受到一些因素的影响而发生变化。

（二）激素受体介导的细胞内机制

1. 膜受体介导的作用机制　膜受体是一类跨膜蛋白质分子，根据膜受体蛋白质分子跨膜次数可分为七次跨膜受体和单次跨膜受体，前者主要指 G 蛋白偶联受体，后者则包括酪氨酸激酶受体、酪氨酸激酶相关受体和鸟苷酸环化酶受体等。膜受体与表 11-2 所列的 II 组激素结合，激活后相继通过细胞内不同的信号通路产生调节效应。

膜受体介导的作用机制是基于 1965 年由 Earl Wilbur Sutherland Jr. 学派提出的第二信使学说（second messenger hypothesis）。该学说认为：①携带调节信息的激素作为第一信使，先与靶细胞膜中的特异受体结合；②激素与受体结合后，激活细胞内腺苷酸环化酶；③在 Mg^{2+} 存在的条件下，腺苷酸环化酶催化 ATP 转变成 cAMP；④ cAMP 作为第二信使，继续使胞质中无活性的蛋白激酶等下游功能蛋白质逐级磷酸化，最终引起细胞的生物效应。除 cAMP 外，细胞内 cGMP、肌醇三磷酸（IP$_3$）、二酰甘油（DAG）以及 Ca^{2+} 等也可作为第二信使,但有一些膜受体介导的反应过程中没有明确的第二信使产生。

2. 胞内受体介导的作用机制 Elwood V.Jensen 和 Jack Gorski 于 1968 年提出的基因表达学说（gene expression hypothesis）认为,类固醇激素进入细胞后,先与胞质受体结合形成激素受体复合物,后者再进入细胞核产生效应,即经过两个步骤调节基因转录及表达,改变细胞活动,故又称二步作用原理。

细胞内受体是指定位在细胞质或细胞核中的受体。即使激素受体定位在细胞质,最终也要转入细胞核内发挥作用,因此,这类受体统称为核受体。核受体种类繁多,包括类固醇激素受体、甲状腺激素受体、维生素 D 受体和维甲酸受体等。核受体多为单肽链结构,都含有共同的功能区段,在与特定的激素结合后作用于 DNA 分子的激素应答元件（hormone response element,HRE）,通过调节靶基因转录及其表达的产物,引起细胞生物效应。因此,核受体是激素调控的一大类转录因子,发挥作用所需时间较长。

激素作用所涉及的细胞信号转导机制较复杂,有些激素可能通过多种机制产生不同的调节效应。

（三）激素作用的终止

激素产生的效应须及时终止,才能保证靶细胞接收新信息,适时产生精确的调节功能。终止激素生物效应是许多环节综合作用的结果:①完善的激素分泌调节系统能使内分泌细胞适时终止分泌激素,如下丘脑 - 垂体 - 靶腺轴;②激素与受体解离,其下游的系列信号转导过程也随即终止;③通过控制细胞内某些酶活性等,如磷酸二酯酶分解 cAMP 为无活性产物,终止细胞内信号转导;④激素受体被靶细胞内吞,如发生内化,并经溶酶体酶分解灭活;⑤激素在肝、肾等器官和血液循环中被降解为无活性的形式,如以氧化还原、脱氨基、脱羧基、脱碘等方式被清除,也可通过甲基化或其他方式灭活。

四、激素作用的一般特征

各种激素对靶细胞的调节效应不尽相同,但仍表现出一些共同的作用特征。

（一）相对特异性作用

激素作用的特异性主要取决于分布于靶细胞的相应受体。尽管多数激素均可通过血液循环广泛接触机体各部位的器官、腺体、组织和细胞,但各种激素只选择性作用于与其亲和力高的特定目标——靶（target）,故分别称为该激素的靶器官、靶腺、靶组织和靶细胞,以及靶蛋白、靶基因等。各种激素的作用范围有很大差异,有些激素作用非常局限,如腺垂体分泌的促激素主要作用于外周靶腺;而有些激素作用却极为广泛,如生长激素、甲状腺激素等的作用可遍及全身各器官、组织,这取决于激素受体的分布范围。激素作用的特异性并非绝对,有些激素可与多个受体结合,即有交叉现象,只是与不同受体的亲和力有所差异。如胰岛素既可与其受体结合,也可与胰岛素样生长因子结合等。激素特异性作用除与其受体的分布有关外,也与其代谢酶的分布有关。

（二）信使作用

激素是一种信使物质或信号分子,它携带某种特定含义的信号,仅起传递某种信息的作用。由内分泌细胞发布的调节信息以分泌激素这种方式递送给靶细胞,启动靶细胞固有的、内在的一系列生物效应。在发挥作用的过程中,激素对其所作用的细胞,既不赋予新功能,也不提供额外能量,仅起着"信使"作用。例如,生长激素促进细胞增殖与分化,甲状腺激素增强多数细胞的能量与物质代谢,胰岛素降低血糖等,这些都是通过诱导靶细胞的固有功能而实现的。

（三）高效作用

激素在血液中的生理浓度很低,一般在 pmol/L 至 nmol/L 的数量级,但信号转导环节具有生物放大效应。激素与受体结合后,引发细胞内的一系列酶促放大作用,经逐级放大后可产生效能极高的效应。因此,体液中激素含量虽低,但其作用十分强大,如 1 分子肾上腺素与 1 分子 G 蛋白偶联受体结合后,可活化 10^2 个 G 蛋白分子,使胞内生成 10^4 个 cAMP 分子,继而活化 10^6 个糖原磷酸化酶分子,生成 10^8 个 1- 磷酸葡萄糖,其生物效应约放大 10 000 万倍(图 11-4)。可见,一旦激素水平偏离生理范围,无论过多或过少,势必影响机体一系列功能的正常进行。

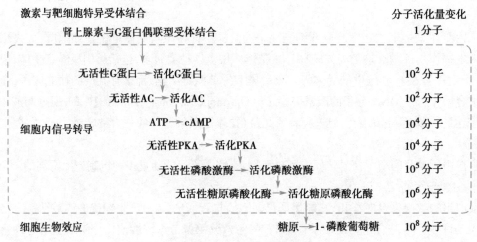

图 11-4　激素(肾上腺素)的生物放大效应

(四) 相互作用

内分泌腺体和分泌激素的细胞分布于全身,各种激素又都以体液为媒介递送信息,所产生的效应总会相互影响、彼此关联。激素间的相互作用有以下几种形式。

1. **协同作用**(synergism)　是指多种激素联合作用时所产生的总效应大于各激素单独作用所产生效应的总和(图 11-5)。例如,肾上腺素、糖皮质激素和胰高血糖素都具有升高血糖的作用,它们共同作用时,在升高血糖的效应上远远超过它们各自单独的作用,所以它们有着协同作用。

2. **拮抗作用**(antagonism)　是指不同激素对某一生理功能产生相反的作用。例如,上述升糖激素的升血糖效应与胰岛素的降血糖效应相拮抗。

3. **允许作用**(permissive action)　是指某种激素对其他激素的支持作用。有些激素虽然本身不影响组织、器官的某些功能,但其存在却是其他激素作用的必要条件,这种支持性的作用称为允许作用。例如糖皮质激素本身无缩血管作用,但其缺乏或不足时,儿茶酚胺类激素对心血管的作用就难以充分发挥,这可能是由于糖皮质激素可调节儿茶酚胺类受体的表达或者调节受体后的信号转导通路,而表现出对儿茶酚胺类激素作用的调节和支持。

4. **竞争作用**(competitive action)　是化学结构类似的激素竞争结合同一受体。一些化学结构上类似的激素能竞争同一受体的结合位点。如盐皮质激素(醛固酮)与孕激素在结构上有相似性,均可结合盐皮质激素受体,但盐皮质激素与盐皮质激素受体的亲和力远高于孕激素,所以,盐皮质激素在较低浓度就可发挥作用。当孕激素浓度较高时,可竞争结合盐皮质激素受体而减弱盐皮质激素的作用。

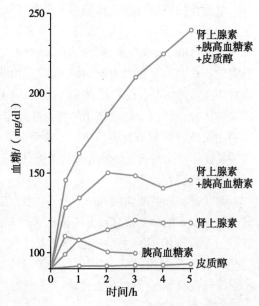

图 11-5　胰高血糖素、肾上腺素与糖皮质激素
升高血糖的协同作用

五、激素分泌节律及其分泌的调控

激素是内分泌系统发挥调节作用的介质,其分泌活动也受到神经、体液的调控,可因机体的需要适时启动、适量分泌和及时终止。激素分泌有自然的节律性,同时也受到下丘脑 - 腺垂体 - 靶腺 - 激素系统、激素作用的效应物等因素的综合调控。

(一) 生物节律性分泌

许多激素具有节律性分泌的特征:短者以分钟或小时为周期脉冲式分泌,多数表现为昼夜节律性分泌;长者以月、季等为周期分泌。如:有些腺垂体激素为脉冲式分泌,且与下丘脑调节肽的分泌同步;生长激素和皮质醇等的分泌具有明显的昼夜节律性(图 11-6);女性的性激素呈月周期性分泌;甲状腺激素甚至存在季节性周期波动。激素分泌的这种节律性受到体内生物钟(biological clock)控制,取决于自身生物节律。下丘脑视交叉上核可能是生物钟的关键部位。

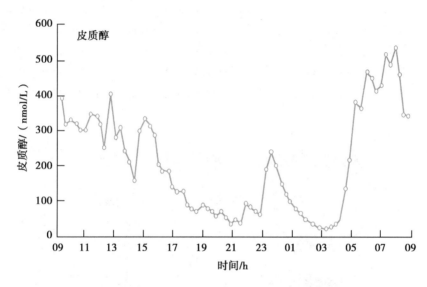

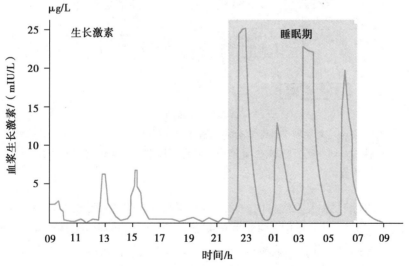

图 11-6　血中糖皮质激素和生长激素水平的日周期变化

(二) 激素分泌的调控

1. 体液调节

(1)直接反馈调节:许多激素都参与体内物质代谢的调节,这些物质代谢导致的血液理化性质的变化,又反过来调节相应激素的分泌水平,形成直接反馈效应。如:甲状旁腺激素可促进骨钙入血,引起血钙升高;而血钙升高则可通过负反馈引起甲状旁腺激素分泌减少,从而维持血钙水平的稳态(图 11-7A)。

有些激素的分泌受自我反馈的调控,如钙三醇生成增加到一定程度即可抑制其合成细胞内的 1α-羟化酶系活性,限制钙三醇的生成和分泌,从而使血中钙三醇水平维持稳态。此外,有些激素的分泌直接受功能相关联或相抗衡的激素影响,如胰高血糖素和生长抑素可通过旁分泌作用分别刺激和抑制胰岛 β 细胞分泌胰岛素,它们的作用相互抗衡、相互制约,共同维持血糖的相对稳定。

(2)轴系反馈调节:下丘脑 - 垂体 - 靶腺轴(hypothalamus-pituitary-target gland axis)在激素分泌稳态中具有重要作用。轴系是一个有等级层次的调节系统,一般而言,系统内高位激素对下位内分泌活动具有促进性调节作用,而下位激素对高位内分泌活动有抑制性作用(图 11-7B),从而形成具有自动控制能力的反馈环路。长环反馈(long-loop feedback)是指调节环路中的终末靶腺或组织分泌的激素对上位腺体活动的反馈影响;短环反馈(short-loop feedback)是指垂体分泌的激素对下丘脑分泌活动的反馈影响;超短环反馈(ultrashort-loop feedback)则为下丘脑肽能神经元活动受其自身分泌的调节肽影响。通过这些调节方式维持血中各级激素水平的相对稳定。轴系中任何一个环节发生障碍都将破坏该轴系的激素分泌稳态。此外,轴系还受中枢神经系统(如大脑皮质、海马等脑区)调控。轴系中也有正反馈调控,但较少。例如,卵泡在成熟发育的进程中,卵巢所分泌的雌激素在血液中达到一定水平后,可正反馈地引起黄体生成素(luteinizing hormone,LH)分泌出现高峰,最终促发排卵(图 11-7C)。

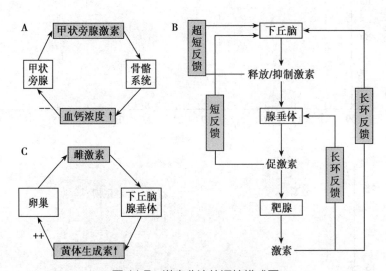

图 11-7 激素分泌的调控模式图
A. 血钙浓度对甲状旁腺激素分泌的直接反馈调控;B. 下丘脑 - 垂体 - 靶腺轴的多轴系反馈调节;C. 卵泡成熟发育过程中雌激素对 LH 分泌的正反馈调节。

2. 神经调节 下丘脑是神经系统与内分泌系统活动相互联络的重要枢纽。下丘脑的传入和传出神经通路复杂而又广泛,内、外环境中各种形式的刺激都可能经这些神经通路影响下丘脑神经内分泌细胞的分泌活动,发挥其对内分泌系统和整体功能活动的高级整合作用。神经活动对激素分泌的调节具有特殊意义。胰岛、肾上腺髓质等腺体及器官都接受神经纤维支配,例如,在应激状态下,交感神经系统活动增强,肾上腺髓质分泌儿茶酚胺类激素增加,协同交感神经广泛动员整体功能,增加能量释放以满足活动需求。夜间睡眠时迷走神经活动占优势,可促进胰岛 β 细胞分泌胰岛素,有助于机体积蓄能量和休养生息。再如婴儿吸吮母亲乳头通过神经反射引起母体催乳素和缩宫素释放,发生射乳反射等。

第二节　下丘脑 - 垂体及松果体内分泌

下丘脑（hypothalamus）与垂体（hypophysis 或 pituitary）位于大脑底部，两者在结构和功能上的联系非常密切，可视作下丘脑 - 垂体功能单位（hypothalamus-hypophysis unit）。包括下丘脑 - 腺垂体系统和下丘脑 - 神经垂体系统两部分。下丘脑的一些神经元具有内分泌功能，其分泌的信息物质（神经激素）通过血液运输到达靶细胞，发挥生物学效应。下丘脑接收中枢神经系统其他部位传来的信息，通过调节体内激素的分泌，使神经调节和体液调节紧密联系来共同调节机体活动。此外，居于中枢部位的松果体所分泌的激素也参与机体的高级整合活动。

一、下丘脑 - 腺垂体系统内分泌

下丘脑与腺垂体间没有直接的神经结构联系，但存在独特的血管网络，即垂体门脉系统（hypophyseal portal system）。这种血管网络可经局部血流直接实现下丘脑与腺垂体间的双向沟通，无需通过体循环（图 11-8）。下丘脑的内侧基底部，包括正中隆起、弓状核、腹内侧核、视交叉上核、室周核和室旁核内侧等，都分布有神经内分泌细胞，这些神经元胞体较小，又称为小细胞神经元（parvocellular neuron）或神经内分泌小细胞（parvocellular neuroendocrine cell，PvC）。它们发出的轴突多终止于下丘脑基底部正中隆起，与垂体门脉中的初级毛细血管丛密切接触，其分泌物可直接释放到垂体门脉血液中。这些小细胞神经元能产生多种调节腺垂体分泌的激素，故又将这些神经元胞体所在的下丘脑内侧基底部称为下丘脑的促垂体区（hypophysiotropic area），或称为小细胞神经分泌系统。

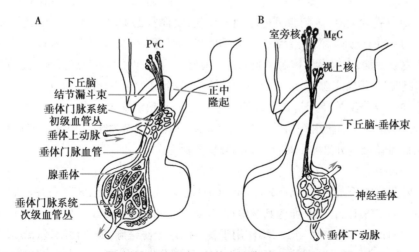

图 11-8　下丘脑 - 垂体之间的联系示意图

A. 下丘脑小细胞神经元（PvC）短轴突形成下丘脑结节漏斗束投射，末梢终止在垂体门脉系统的初级毛细血管丛，所分泌的神经激素经垂体门脉血管进入次级毛细血丛，调节腺垂体的内分泌活动；B. 下丘脑大细胞神经元（MgC）发出的长轴突形成下丘脑垂体束投射，末梢终止在神经垂体，所储备的神经激素直接分泌进入该部毛细血管，经体循环产生调节效应（箭头示血流方向）。

(一) 下丘脑调节激素

1. **下丘脑调节激素种类**   下丘脑调节激素是指由下丘脑促垂体区小细胞神经元分泌的能调节腺垂体活动的激素。下丘脑促垂体区神经分泌细胞分泌的各种激素在功能上可分为两类：促释放激素 (releasing hormone) 以及释放抑制激素 (inhibiting hormone，也称抑制激素)。它们分别从促进与抑制两方面调节腺垂体相关细胞的内分泌活动。已经明确结构的下丘脑调节激素大多为多肽类物质，因此称为下丘脑调节肽 (hypothalamic regulatory peptide，HRP)，尚未明确的活性物质称为调节因子 (表 11-3)。

表 11-3   下丘脑调节肽 (因子)、相应的垂体激素以及靶腺激素

下丘脑调节肽 (因子)	垂体激素	靶腺激素
生长激素释放激素 (GHRH)	生长激素	
生长抑素 (SS)	生长激素	
促甲状腺激素释放激素 (TRH)	促甲状腺激素	甲状腺激素
促肾上腺皮质激素释放激素 (CRH)	促肾上腺皮质激素	糖皮质激素
促性腺激素释放激素 (GnRH)	卵泡刺激素 黄体生成素	性激素
催乳素释放因子 (PRF)	催乳素	
催乳素释放抑制激素 (PIH)	催乳素	

下丘脑调节肽除调节腺垂体活动外还具有广泛功能。下丘脑神经内分泌细胞还可向中枢神经系统其他部位投射，而其他部位的神经元甚至外周组织也可合成和分泌这些肽类物质。

2. **下丘脑调节激素分泌的调节**   大多数下丘脑调节激素的分泌活动受到神经调节和激素反馈调节这两种机制调控。

下丘脑与许多脑区有纤维联系，各种传入刺激都通过神经系统的活动将信息传输到下丘脑，影响下丘脑激素的分泌，因此，机体可根据内、外环境的变化，通过神经系统有序地调节下丘脑激素分泌。如机体受到应激刺激时，该刺激可传输到下丘脑，使促肾上腺皮质激素释放激素 (corticotrophin releasing hormone，CRH) 分泌增加，后者促进腺垂体释放促肾上腺皮质激素 (ACTH)，ACTH 增强肾上腺皮质分泌糖皮质激素，以提高机体对应激刺激的应对能力。神经调节是通过神经递质实现的，许多神经递质如多巴胺、去甲肾上腺素、5- 羟色胺、乙酰胆碱等都可参与下丘脑激素分泌活动的调节。

下丘脑的神经内分泌神经元与其下级的内分泌腺体和靶组织之间在功能上构成一个严密的轴系调节环路，下级腺体以及靶组织所分泌的激素常对下丘脑调节肽的合成和分泌进行负反馈调节 (见图 11-7)，从而维持激素分泌的平衡状态和内环境的稳定。

(二) 腺垂体激素

腺垂体主要分泌生长激素 (growth hormone，GH)、催乳素 (prolactin，PRL)、促甲状腺激素 (thyroid-stimulating hormone，TSH)、ACTH、卵泡刺激素 (follicle-stimulating hormone，FSH) 和黄体生成素 (LH)。在上述激素中，TSH、ACTH、FSH 与 LH 均作用于各自的内分泌靶腺，属于促激素 (tropic hormone)，参与构成下丘脑 - 腺垂体 - 靶腺轴系统。而 GH 和 PRL 等则分别直接作用于其各自的靶细胞或靶组织。在腺垂体中间部含有的阿黑皮素原 (proopiomelanocortin，POMC) 是垂体多种激素的共同前体，包括 ACTH、β- 促脂素 (β-lipotropin，LPH) 及促黑 (细胞) 激素 (melanocyte stimulating hormone，MSH) 等。

1. **生长激素**   人生长激素 (hGH) 由 191 个氨基酸残基组成。循环血液中 75% 的 GH 分子量为 22.65kD，也称 22K-hGH。此外还有 5%~10% 为 20K-hGH。人 GH 的化学结构与人催乳素 (hPRL) 有较高的同源性，两者作用有一定的交叉重叠，即 GH 有较弱的泌乳始动作用，而 PRL 也有较弱的促生长作用。GH 具有种属特异性，不同种属动物的 GH 化学结构及免疫学特性等差别较大。除猴的 GH

外,从其他动物垂体中提取的 GH 对人类没有作用。

GH 日分泌量为 500~800μg/d。在安静空腹状态下,正常成年男性血清中 hGH 的基础水平不超过 5μg/L,女性稍高于男性。GH 的基础分泌呈节律性脉冲式释放,脉冲波峰在青年期最高,随年龄的增长而逐渐减少。青年女性 GH 的连续分泌比男性明显,最高可达 60μg/L。血清中 hGH 水平还受睡眠、体育锻炼、血糖及性激素水平等多种因素影响。入睡后 GH 分泌明显增加,60min 左右达到高峰,以后逐渐降低。50 岁后睡眠期间的 GH 峰逐渐消失,至 60 岁时仅约青年时的 50%。血中 GH 以结合型与游离型两种形式存在,前者与特异性高亲和力生长激素结合蛋白(GH-binding protein,GHBP)结合,一分子 GH 可结合两分子 GHBP,形成更大的分子复合物。结合型 GH 占 GH 总量的 40%~45%,是 GH 的外周储运库,与游离型 GH 保持动态平衡,以维持血中游离型 GH 水平以及进入组织和到达细胞膜表面的量。循环血中 GH 主要在肝和肾进行降解,其半衰期为 6~20min。

(1)生物作用:GH 具有即时效应(acute effect)和长时效应(long-term effect),两者分别与调节物质代谢和生长有关。此外,生长激素还参与机体的应激,是机体重要的应激激素之一。除自身的生物效应外,GH 的许多作用也通过胰岛素样生长因子(insulin-like growth factor,IGF)实现。

1)促进生长:GH 对几乎所有组织和器官的生长都有促进作用,尤其对骨骼、肌肉和内脏器官的作用最为显著,故也被称为促生长素(somatotropin)。GH 的促生长作用主要是由于 GH 促进骨、软骨、肌肉和其他组织细胞增殖以及增加细胞中蛋白质的合成,促进全身多数器官细胞的大小和数量增加。GH 的作用在青春期达高峰,在长骨骺闭合前,GH 直接刺激骨生长板前软骨细胞分化为骨细胞,同时加宽骺板,骨基质沉积,促进骨的纵向生长。幼年期 GH 分泌不足,患儿生长停滞,身材矮小,称为侏儒症(dwarfism);相反,幼年期 GH 分泌过多则表现为巨人症(gigantism)。成年后若 GH 分泌过多,由于骨骺已闭合,长骨不再生长,但结缔组织中的透明质酸和硫酸软骨素聚集则会使面部和内脏器官肥大,肢端短骨、颅骨及软组织异常生长,表现为手足粗大、指趾末端如杵状、鼻大唇厚、下颌突出及内脏器官增大等现象,称为肢端肥大症(acromegaly)。

2)调节新陈代谢:相对于对生长的调节,GH 对肝、肌肉和脂肪等组织新陈代谢的作用在数分钟内即可出现,表现为即时效应。

GH 对蛋白质代谢的总体效应是促进合成代谢,主要促进氨基酸向细胞内转运,并抑制蛋白质分解,增加蛋白质含量。GH 能加速软骨、骨、肌肉、肝、肾、肺、肠、脑及皮肤等组织的蛋白质合成。GH 促进蛋白质合成的效应与其促进生长的作用相互协调。GH 可促进脂肪降解,为脂解激素。GH 可激活对胰岛素敏感的脂肪酶,促进脂肪分解,增强脂肪酸氧化,提供能量,最终使机体的能量来源由糖代谢向脂肪代谢转移,有助于促进生长发育和组织修复。GH 对糖代谢的影响多继发于其对脂肪的动员。血中游离脂肪酸增加可抑制骨骼肌与脂肪组织摄取葡萄糖,减少葡萄糖消耗,使血糖水平升高,表现为抗胰岛素样效应。GH 也可通过降低外周组织对胰岛素的敏感性而升高血糖。GH 分泌过多时可造成垂体性糖尿。

此外,GH 可促进胸腺基质细胞分泌胸腺素,刺激 B 淋巴细胞产生抗体,提高自然杀伤细胞(NK细胞)和巨噬细胞的活性,因而参与机体免疫系统功能调节。GH 还具有抗衰老、调节情绪与行为活动等效应。

(2)作用机制:GH 可通过激活靶细胞上生长激素受体(growth hormone receptor,GHR)和诱导靶细胞产生 IGF 实现其生物学效应。

GHR 属于催乳素/红细胞生成素/细胞因子受体超家族成员,是由 620 个氨基酸残基构成的跨膜单链糖蛋白,分子量约 120kD。GHR 广泛分布于肝、软骨、骨、脑、骨骼肌、心、肾以及脂肪细胞和免疫细胞等。GH 分子具有两个与 GHR 结合的位点,能与两分子 GHR 结合,使受体二聚化(dimerization),成为同源二聚体(homodimer)。受体二聚化是 GHR 活化所必需的环节,二聚化后 GHR 的胞内结构域随即招募邻近胞质中具有酪氨酸蛋白激酶活性的分子,如 JAK 激酶 2(Janus kinase 2,JAK2)等,继而通过 JAK2-信号传导与转录激活子(STATs)、JAK2-SHC 等多条下游信号转导通路,调节靶细胞基因转录、物质转运以及胞质内某些蛋白激酶活性的变化等,产生多种生物效应。

GH 的部分效应可通过诱导肝细胞等靶细胞产生 IGF 而实现。目前已分离出的 IGF 有 IGF-1(也被称为 somatomedin C,SMC,生长调节肽 C)和 IGF-2(也被称为 somatomedin A,SMA,生长调节肽 A),两者肽链的氨基酸序列有 62% 相同。循环中 95% 的 IGF 由肝脏产生,此外在软骨、肌肉、脊髓等许多组织广泛合成。血液中的 IGF-1 含量依赖于 GH 的水平,IGF-2 的生成对 GH 的依赖性较低。GH 刺激肝、肾、肌肉、软骨和骨等器官、组织分泌 IGF-1。IGF-1 可作用于软骨和软组织,促进机体生长,与 GH 共同形成 GH-IGF-1 轴(图 11-9)。目前认为,GH 可能通过诱导前软骨细胞由静止期向增殖期转化,并提高软骨细胞对 IGF-1 的应答而调节骨的生长。

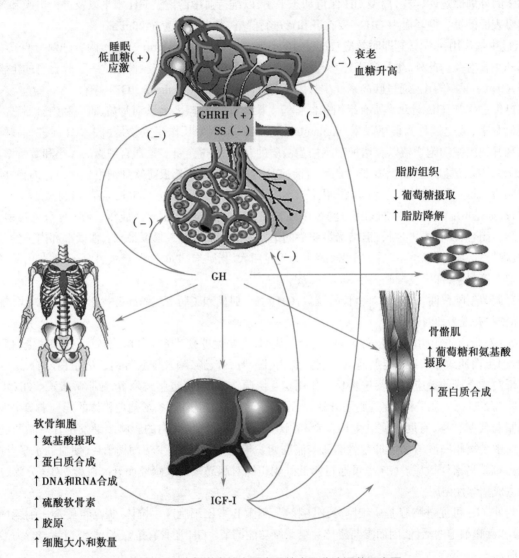

图 11-9 生长激素的主要生理效应及分泌调节示意图

(3)分泌调节:GH 的分泌主要受下丘脑分泌的 GHRH 与 SS 的双重调节。GHRH 可特异性地刺激腺垂体合成和分泌 GH,并诱导 GH 细胞增殖。SS 则不仅抑制 GH 的基础分泌,也抑制其他因素(如运动、GHRH、胰岛素致低血糖、精氨酸等)引起的 GH 分泌,但没有直接抑制 GH 细胞增殖的作用。一般认为,GHRH 对 GH 的分泌起经常性的调节作用,而 SS 则主要在应激等刺激引起 GH 分泌过多时才发挥抑制 GH 分泌的作用(见图 11-9)。与其他垂体激素一样,GH 对下丘脑和腺垂体有负反馈调节作用。GH 又可间接地通过刺激 IGF-1 释放来抑制 GH 分泌。下丘脑内还有其他多种激素也对生长激素的分泌起调节作用。例如,TRH 和血管升压素具有促进 GH 分泌的作用。食欲刺激素是最先在胃黏膜中发现的 28 肽,具有类似 GHRH 的作用,能促进腺垂体 GH 细胞释放 GH,但不能刺激 GH 合成。除下丘脑外,食欲刺激素在胃肠道、垂体、肝、胰、肾等部位也有表达。

饥饿、运动、低血糖、应激等使能量供应缺乏或消耗增加时,均可引起 GH 分泌增多,其中尤以急性低血糖对 GH 分泌的刺激效应最为显著。反之,血糖升高则可通过促进 SS 和抑制 GHRH 分泌而使 GH 分泌水平降低。夜间 GH 分泌量约占全天分泌量的 70%。人在觉醒状态下,GH 分泌较少,进入慢波睡眠后 GH 分泌陡增并延续一定时间,入睡后 1h 左右血中 GH 浓度达高峰。转入异相睡眠(又称快波睡眠)后,GH 分泌又迅速减少(见图 11-6)。这种现象在青春期尤为显著,50 岁以后消失。此外,甲状腺激素、胰高血糖素、雌激素、睾酮以及应激刺激均能促进 GH 分泌。在青春期的早期和中期,血中雌激素或睾酮浓度增高,均显著促进腺垂体分泌 GH,从而引起青春期身高突长。

2. **催乳素** 人催乳素(human prolactin,hPRL)是含 199 个氨基酸残基的蛋白质,分子量为 22kD。成人垂体中的 PRL 含量极少,仅为生长激素的 1/100。血浆中 PRL 的基础浓度为 0.5~0.8μg/dL,女性高于男性,在青春期、排卵期均升高。在妊娠期,垂体 PRL 分泌细胞数目和体积均显著增加,PRL 也有类似 GH 的昼夜节律和分泌脉冲。PRL 主要经肝脏及肾脏清除,半衰期约为 20min。PRL 受体在垂体外组织也有广泛分布。

(1)生物作用:尽管 PRL 以催乳作用被发现和命名,但其作用十分广泛。

1)调节乳腺活动:PRL 可促进乳腺发育,发动并维持乳腺泌乳,但在女性青春期、妊娠期和哺乳期,其作用有所不同。青春期女性乳腺的发育主要依赖于 GH 对乳腺间质和脂肪组织的作用。乳腺的腺泡等分泌组织只在妊娠期才发育,而且需要多种激素共同作用:雌激素与孕激素起基础作用,PRL 与糖皮质激素、胰岛素和甲状腺激素等起协同作用。妊娠 10 周后,血浆 PRL 水平逐渐增高,分娩时可达最高峰。在妊娠过程中,随着 PRL、雌激素及孕激素分泌增多,乳腺组织进一步发育,但此时血中雌激素和孕激素水平很高,可抑制 PRL 的泌乳作用,因此乳腺虽已具备泌乳能力却并不泌乳。分娩后,由于血中雌激素和孕激素水平明显降低,加之分娩后乳腺 PRL 受体数目增加约 20 倍,PRL 才发挥始动和维持泌乳的作用。PRL 作用于成熟的乳腺小叶,使腺体向腺泡腔内分泌乳汁。

2)调节性腺功能:PRL 对性腺的调节作用错综复杂。低水平、小剂量的 PRL 可促进卵巢雌、孕激素分泌,而大剂量则有抑制作用。PRL 刺激卵巢 LH 受体表达,进而促进黄体形成并维持孕激素分泌,减少孕激素降解;但高水平 PRL 可抑制孕激素生成。患闭经泌乳综合征的妇女临床表现为闭经、泌乳与不孕,这些症状是高 PRL 血症所致,而高浓度 PRL 还可反馈抑制下丘脑分泌 GnRH,减少垂体分泌 FSH 和 LH,结果导致无排卵和雌激素水平低下。

在睾酮存在的条件下,PRL 能促进前列腺和精囊生长,增加睾丸间质细胞 LH 受体的数量,提高睾丸间质细胞对 LH 的敏感性,增加睾酮的生成量,促进雄性性成熟。但是慢性高催乳素血症时血中睾酮水平下降,不仅精子生成减少而造成不育症,而且性兴奋也减弱。

3)参与应激反应:在应激状态下,血中 PRL 水平可有不同程度升高,并与 ACTH 和 GH 的水平同时升高。应激刺激停止后,PRL 逐渐恢复到正常水平。PRL 很可能是应激反应中的重要激素之一。

4)调节免疫功能:单核细胞、淋巴细胞、胸腺上皮细胞以及红细胞表达 PRL 受体。PRL 可协同一些细胞因子,共同促进淋巴细胞增殖,促进 B 淋巴细胞分泌 IgM 和 IgG。一些淋巴细胞和单核细胞能产生 PRL,以旁分泌或自分泌方式调节免疫细胞功能。

此外,PRL 也参与生长发育和物质代谢的调节。

(2)分泌调节:PRL 的分泌受下丘脑催乳素释放因子(PRF)与催乳素释放抑制激素(PIH)的双重调控,两者分别起促进和抑制 PRL 分泌的作用。切断垂体柄可使血中 PRL 水平升高,因而认为以 PIH 的效应占优势。现已明确,PIH 主要是多巴胺。此外,生长激素抑制激素(GHIH)、GABA、糖皮质激素、甲状腺激素等也有抑制 PRL 分泌的作用。有研究认为下丘脑产生的 31 肽催乳素释放肽(PrRP)就是 PRF,但 TRH、血管活性肠肽、5-羟色胺、内源性阿片肽和甘丙肽等也可促进 PRL 分泌,即也具有 PRF 的作用。血中 PRL 升高后,经其受体还可易化下丘脑多巴胺能神经元,多巴胺继而直接抑制下丘脑 GnRH 和腺垂体 PRL 的分泌,降低血中 PRL 水平,产生负反馈效应。

哺乳期,吸吮乳头的刺激经传入神经传至下丘脑,一方面减少正中隆起释放多巴胺,解除多巴胺对 PRL 细胞的抑制,另一方面可直接刺激 PRF 释放增多。

3. **促激素**　腺垂体分泌的 TSH、ACTH、FSH 及 LH 这四种激素,分泌入血后都特异性地作用于外周各自的下级内分泌靶腺,再经靶腺激素调节全身组织细胞的活动。TSH 的靶器官是甲状腺;ACTH 的靶器官是肾上腺皮质;FSH 与 LH 的靶器官是两性的性腺(卵巢或睾丸)。腺垂体与其上级的下丘脑和下级的外周内分泌靶腺分别构成下丘脑 - 腺垂体 - 甲状腺轴、下丘脑 - 腺垂体 - 肾上腺皮质轴和下丘脑 - 腺垂体 - 性腺(卵巢或睾丸)轴。

二、下丘脑 - 神经垂体内分泌

神经垂体为下丘脑的延伸结构,不含腺细胞,不能合成激素。神经垂体的内分泌,实际是指下丘脑视上核和室旁核等部位大细胞神经元轴突延伸投射终止于神经垂体,形成下丘脑 - 垂体束。这些神经内分泌大细胞可合成血管升压素(VP)和缩宫素(oxytocin,OT)。VP 和 OT 都是由六肽环和三肽侧链构成的九肽,两者区别只是第 3 与第 8 位的氨基酸残基不同。由于人 VP 肽链的第 8 位氨基酸为精氨酸,所以常被称为精氨酸升压素(arginine vasopressin,AVP)。

VP 与 OT 分别同各自的运载蛋白一起被包装于神经分泌颗粒囊泡中,通过轴浆运输的方式以 2~3mm/d 的速度沿神经轴突(下丘脑 - 垂体束)运送至神经垂体。视上核和室旁核受到刺激后,神经元兴奋,神经冲动传至位于神经垂体的轴突末梢,囊泡以出胞的方式将其中的 VP 或者 OT 与其运载蛋白一起释放入血。

此外,VP 和 OT 也存在于下丘脑正中隆起与第三脑室附近的神经轴突中。神经垂体激素也可能影响腺垂体的分泌活动。

(一)血管升压素

1. **生物作用**　VP 也称抗利尿激素。在正常饮水情况下,血浆 VP 浓度很低,仅 0.1~0.4ng/dl。VP 在肾脏和肝脏内经蛋白水解酶降解,在循环中的半衰期仅 6~10min。VP 是调节机体水平衡的重要激素之一,通过对肾集合管重吸收水的调节维持细胞外液量的平衡。生理水平 VP 可促进肾重吸收水,发挥抗利尿作用。在机体脱水或失血等情况下,VP 释放量明显增加,其血中浓度可增至 1ng/dl 以上,可使皮肤、肌肉、内脏等处的血管广泛收缩。

VP 缺乏可致尿崩症,排出大量低渗尿,引起严重口渴,如不能及时补充水分可造成机体脱水;相反,某些脑、肺等部位的肿瘤细胞则可异位分泌 VP,从而使患者产生 VP 分泌失调综合征,结果尿量大减且高度浓缩,体内却水潴留,出现低钠血症。VP 除参与体液平衡的调控外,对心血管功能也有调节作用。在神经系统,VP 还具有增强记忆、加强镇痛等效应。

VP 受体为 G 蛋白偶联受体,已知至少有 V_{1A}、V_{1B}(又称 V_3 受体)和 V_2 三种亚型。V_1 受体主要分布于肝脏、平滑肌、脑及腺垂体 ACTH 分泌细胞等肾外组织;而 V_2 受体主要分布于肾内集合管上皮细胞的基底侧膜。在生理状态下,VP 与肾脏集合管上皮细胞膜上的 V_2 受体结合,通过 Gs 蛋白激活 AC-cAMP-PKA 信号通路,从而促使胞质中的水通道蛋白 2(aquaporin 2,AQP2)镶嵌到上皮细胞顶端膜,形成水通道(water channel),增大上皮细胞对水的通透性,促进水的重吸收,从而使尿液浓缩、减少尿量,产生抗利尿效应。

2. **分泌调节**　VP 的分泌受到多种因素调节,其中血浆晶体渗透压升高和血容量减少是刺激 VP 分泌的最重要因素,尤其是前者(图 11-10)。渗透压感受神经元(osmoreceptive neuron)位于下丘脑室周器,其轴突支配视上核与室旁核的大细胞神经元。血浆渗透压仅 1% 的变化就可通过渗透感受神经元调节 VP 分泌。有效血容量降低时也可通过心肺感受器反射性引起 VP 分泌。血容量等因素对 VP 分泌的刺激作用不如渗透浓度升高的作用明显,需要血容量降低达 5%~10% 甚至更大程度时才显著影响 VP 分泌。VP 的分泌还受生物节律调控,清晨最高,以后逐渐降低,至傍晚最低。

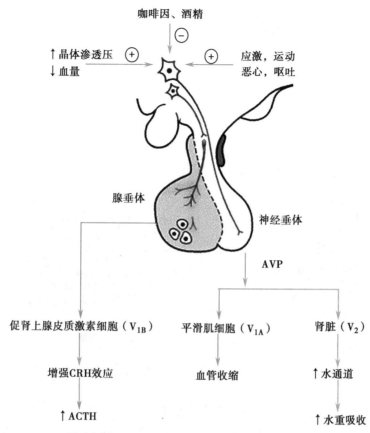

图 11-10　VP 的生理作用及其分泌调控示意图

(二) 缩宫素

缩宫素的化学结构与血管升压素相似,生理作用也有部分交叉重叠。例如,OT 对狗的抗利尿作用相当于 VP 的 1/200,而 VP 对大鼠离体子宫平滑肌的收缩作用为 OT 的 1/500 左右。与 VP 不同,人体 OT 没有明显的基础分泌,只在分娩、哺乳、性交等状态下才通过神经反射引起分泌。OT 经缩宫素酶降解,其半衰期为 3~4min。

1. 生物作用　OT 的主要作用是在妇女分娩时刺激子宫平滑肌强烈收缩和在哺乳期促进乳腺排乳(图 11-11)。

(1) 促进子宫收缩:OT 促进子宫平滑肌收缩的作用与子宫功能状态和雌激素有关。OT 对非孕子宫平滑肌的作用较弱,而对妊娠末期子宫作用较强,因妊娠末期子宫开始表达 OT 受体。低剂量 OT 引起子宫平滑肌发生节律性收缩,大剂量则导致强直性收缩。

(2) 促进乳腺排乳:OT 是分娩后刺激乳腺排放乳汁的关键激素。妇女哺乳期乳腺可不断分泌乳汁,储存于腺泡中。分娩后,子宫肌 OT 受体减少,但乳腺内 OT 受体明显增加。OT 可促进乳腺腺泡周围的肌上皮细胞收缩,使腺泡内压力增高,乳汁由腺泡腔经输乳管从乳头射出。

2. 分泌调节　OT 的分泌受下丘脑调控,属于典型的神经内分泌调节。最经典的有以下两个反射:①催产反射。分娩时胎儿对子宫颈的机械性扩张,通过反射正反馈地促进 OT 神经元分泌,引起强有力的子宫平滑肌收缩,起到催产的作用。胎儿对子宫颈的机械性扩张是促进 OT 分泌的最有力的刺激。②排乳反射(milk-ejection reflex)。婴儿吸吮乳头及触觉等刺激均可作用于分布在乳头和乳晕的感觉神经末梢,感觉信息经传入神经传至下丘脑,兴奋 OT 神经元,促使 OT 释放入血,引起乳腺肌上皮细胞等发生收缩,乳腺排乳,这个反射过程称为排乳反射。排乳很容易建立条件反射,如母亲见

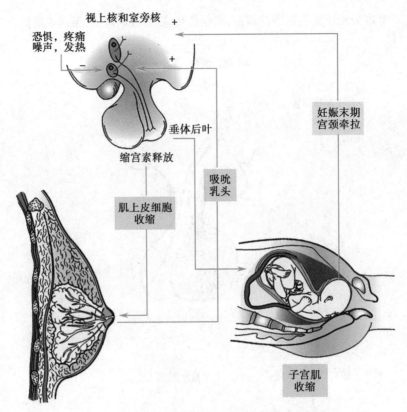

图 11-11　缩宫素的生物学作用和分泌调节示意图

到自己的婴儿、抚摸婴儿或听到婴儿的哭声等，均可引起排乳。OT 还有类似 PRF 的作用，能刺激腺垂体分泌催乳素，因此在排乳时泌乳功能也同步增强。在哺乳过程中，OT 释放增加对加速产后子宫复原也有一定的作用。因此，母乳喂养对保护母婴健康有积极的意义。

除上述因素外，许多能刺激 VP 分泌的因素也可促进 OT 分泌；而忧虑、恐惧、剧痛、高温、噪声以及肾上腺素等则能抑制 OT 分泌。

三、松果体内分泌

松果体因形似松果而得名，位于丘脑后上部，也称松果腺（pineal gland）。松果体合成和分泌的主要激素是褪黑素（melatonin，MT）。

MT 因最初被发现能使青蛙皮肤变浅而得名。MT 由色氨酸经羟化酶和脱羧酶的催化生成 5- 羟色胺，再经乙酰化和甲基化而生成 MT。人松果体细胞从青春期开始钙沉积，MT 的合成和分泌量也随年龄递减。1~3 岁时约 25ng/dl，而 67~84 岁仅为 3ng/dl。

1. **生物学作用**　MT 具有广泛的生理作用。对于神经系统，其作用主要有镇静、催眠、镇痛、抗抑郁等。生理剂量的 MT 可促进睡眠。MT 对生殖和内分泌系统功能也有显著影响，如可抑制下丘脑 - 垂体 - 性腺轴和下丘脑 - 垂体 - 甲状腺轴的活动，对肾上腺皮质和髓质活动也有抑制作用。MT 还可清除体内自由基，调节机体免疫功能，具有抗衰老作用。此外，MT 可影响心血管、消化、呼吸、泌尿等系统功能。

2. **分泌调节**　MT 合成和分泌与光照有关，呈现出明显的昼夜节律变化，白天分泌减少，而黑夜分泌增加，凌晨 2 点达高峰。视交叉上核是控制 MT 分泌昼夜节律的神经中枢，中枢内的神经元有 MT 受体。MT 可作为一个内源性因子作用于视交叉上核，调整生物节律，使环境周期与机体生物节律保持一致。

第三节　组织激素及功能器官内分泌

一、组织激素

除经典内分泌器官外,体内存在一些散在分布于各种组织中的内分泌细胞,它们也能分泌一些激素。通常将这些分布广泛,而又不专属于某个特定功能系统、器官的组织所分泌的激素,称为组织激素。

（一）前列腺素

前列腺素(prostaglandin,PG)因最先在精液中发现,误以为由前列腺分泌而得名,实际上,几乎所有的机体组织都可合成 PG。PG 是一族含 20 个碳原子的多不饱和脂肪酸衍生物,故属于类二十烷酸类激素,结构中含有一个五碳环和两条侧链。依据 PG 的五碳环构造,PG 可分成 A~I 等九种主型和多种亚型。

1. PG 的生成　在磷脂酶 A_2 的作用下,细胞膜的磷脂生成 PG 的前体物质花生四烯酸,后者在环加氧酶(COX)的催化下,形成不稳定的环过氧化合物 PGG_2（前列腺素 G_2）,随即又转变为 PGH_2（前列腺素 H_2）。PGH_2 可在血栓烷合成酶的作用下生成血栓素 A_2(thromboxane A_2, TXA_2),也可在前列环素合成酶的作用下转变为 PGI_2。

COX 是催化花生四烯酸转变为二十烷酸衍生物的关键酶,因而成为临床多种药物的治疗靶点。如阿司匹林可抑制 COX 活性,故能抑制 PGH_2、TXA_2 等合成,发挥抗血小板作用,是临床应用较广泛的抗血小板药物。对乙酰氨基酚和布洛芬也可通过抑制 COX 活性而抑制 PG 合成,是临床常用的解热镇痛抗炎药。

2. PG 的生物学作用　PG 是典型的组织激素,其分布广泛、作用复杂、代谢快（半衰期仅 1~2min）。例如：血管内皮产生的 PGI_2 在舒血管的同时也能抑制血小板聚集;而由血小板产生的 TXA_2 却能使血小板聚集,并有缩血管作用。PGE_2 除有舒血管作用外,还能明显抑制胃酸分泌,可能是胃液分泌的负反馈抑制物;同时能增加溶酶体的稳定性,保护胃黏膜。PGE_2 还可增加肾血流量,促进排钠、利尿;抑制某些活性物质所致的气道阻力增加。此外,PGE_2 对体温调节、神经系统以及内分泌与生殖系统活动均有影响。

已发现前列腺素类受体(prostanoid receptor)成员有多种,这些受体可经与之偶联的 G_q、G_i 或 G_s 蛋白等调节 AC 或 PLC 活性启动细胞内信号转导,也可经胞核受体调节基因转录引起靶细胞效应。

PG 对机体各个系统功能活动的影响简要列于表 11-4 中。

表 11-4　前列腺素对机体各系统的基本作用

器官系统	主要作用
神经系统	调节神经递质的释放和作用,影响下丘脑体温调节,参与睡眠活动,参与疼痛与镇痛过程
内分泌系统	↑皮质醇的分泌,↑组织对激素的反应性,参与神经内分泌调节
循环系统	使血管平滑肌收缩（$PGF_{1\alpha}$ 等）或舒张（PGI_2 等）
呼吸系统	使气管平滑肌收缩（$PGF_{2\alpha}$）或舒张（PGI_2、PGE_2）
消化系统	↓胃腺分泌,保护胃黏膜,↑小肠运动
泌尿系统	刺激肾素分泌;调节肾血流量,促进水、钠排出

续表

器官系统	主要作用
血液系统	↑或↓血小板聚集、影响血液凝固与血栓形成
生殖系统	调节生殖道平滑肌活动，↑精子在男、女性生殖道的运行，参与调节月经、排卵、胎盘及分娩等生殖活动
免疫系统	参与炎症反应，如发热和疼痛的发生等
脂代谢	↓脂肪分解

(二)瘦素

瘦素(leptin)是由 6 号染色体的肥胖基因(obese gene)表达的蛋白质激素，因能降低体重而得名。瘦素主要由白色脂肪组织合成和分泌，褐色脂肪组织、胎盘、肌肉和胃黏膜也可少量合成。人循环血中的瘦素为 146 肽，分子量为 16kD。瘦素的分泌具有昼夜节律，在夜间分泌水平较高。体内脂肪储量是影响瘦素分泌的主要因素。在机体能量摄入与消耗平衡的情况下，瘦素分泌量可反映体内储存脂肪量的多少。血清瘦素水平在摄食时升高，禁食时降低。

瘦素可抑制机体摄食，抑制脂肪合成，并动员脂肪，促进其储存的能量转化、释放，避免肥胖发生。瘦素主要作用于下丘脑弓状核，通过抑制神经肽 Y(neuropeptide Y, NPY)神经元活动，减少摄食量，与参与摄食平衡调节的兴奋性因素相抗衡。此外，瘦素还具有其他较广泛的生物效应，不但可影响下丘脑-垂体-性腺轴的活动，还对 GnRH、LH 和 FSH 的释放有双相调节作用，也影响下丘脑-垂体-甲状腺轴和下丘脑-垂体-肾上腺皮质轴的活动。

二、功能系统器官内分泌

功能系统器官主要指直接发挥维持内环境稳态作用的循环、呼吸、营养和排泄等系统的器官及其组织。这些器官不仅是激素的靶器官，而且多兼有内分泌功能，并在机体宏观活动的整合中发挥重要的调节作用。例如，心血管系统在输送血液的同时具有活跃的内分泌功能。心脏是推动血液循环的动力器官——血泵，而普通心房肌细胞还能分泌心房钠尿肽，参与机体水平衡调节。肝在机体新陈代谢中具有重要作用，同时也能产生 IGF，参与促进全身组织细胞的生长。胃肠黏膜分泌的各种胃肠激素、脂肪组织产生的瘦素等参与机体营养和能量平衡的调节。肾是排泄器官，但在肾内活化的维生素 D_3 可参与调节钙、磷代谢和骨代谢；肾生成的促红细胞生成素可调节骨髓的红系细胞造血功能；肾素激活的血管紧张素参与血容量的调节。松果体不仅参与整体生物节律调控，还分泌激素参与内分泌活动的平衡。性腺能产生成熟的生殖细胞，其分泌的各种性激素还调节机体的成熟发育等过程；妊娠过程中的胎盘分泌激素维持胎儿的生长发育。作为免疫系统器官的胸腺，不仅分泌多种肽类激素参与免疫调节，还与其他内分泌腺或系统间保持功能联系。

(余华荣)

思考题

1. 试述激素的基本生物学作用及其作用特征。

2. 举例说明直接反馈调节与神经调节在激素分泌中的作用方式及其意义。

3. 下丘脑促垂体区和腺垂体各分泌哪种激素？二者有什么功能联系？

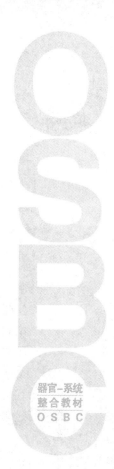

器官-系统
整合教材
OSBC

第二篇
人体功能异常与基本病理生理过程

第十二章
水、电解质代谢紊乱

水是机体的重要组成成分和生命活动的必需物质,主要以体液形式存在。体液由水和溶解于其中的电解质、非电解质、蛋白质以及低分子有机化合物等组成,广泛分布于组织细胞内外,是人体新陈代谢的场所。细胞内液(intracellular fluid, ICF)容量和成分与细胞的代谢和生理功能紧密关联。组织间液与血浆(血管内液)共同构成细胞外液(extracellular fluid, ECF)。体液容量、化学成分、渗透压和分布保持相对恒定,称为水和电解质平衡(water and electrolyte balance)。水、电解质代谢紊乱(disturbances of water and electrolyte metabolism)是临床上常见的病理过程,常由全身性或某些重要器官疾病的病理变化、外界环境剧烈变化以及某些医源性因素等引起。如得不到及时纠正,水、电解质代谢紊乱会促发疾病进展,甚至危及生命。

第一节　水、钠代谢紊乱

一、正常水、钠平衡

(一) 体液的容量及分布

正常成人体液总量的分布与年龄、性别、胖瘦密切相关。随年龄增长,体液量占体重的比例逐渐减少。成人体液总量约占体重60%。细胞膜将体液分为两部分,其中细胞内液约占体重的40%,细胞外液约占体重的20%。细胞外液又被血管壁分为两部分,其中血浆约占体重的5%,组织间液约占体重的15%。组织间液中有极少一部分分布于密闭的腔隙中,如胃肠道消化液、颅腔脑脊液、关节囊液、胸膜腔液、腹膜腔液等,又称为第三间隙液。由于这部分组织间液是由上皮细胞分泌产生,故又称为透细胞液或跨细胞液(transcellular fluid)。

(二) 体液的电解质成分

体液中主要的电解质有 Na^+、K^+、Ca^{2+}、Mg^{2+}、Cl^-、HCO_3^-、HPO_4^{2-}、SO_4^{2-}、有机酸根和蛋白质阴离子等。细胞内液和细胞外液在电解质成分上有很大差异。细胞内液中,K^+是最重要的阳离子,其次是Na^+、Ca^{2+}、Mg^{2+}等,Na^+的浓度远低于细胞外液,主要阴离子是HPO_4^{2-}和蛋白质,其次是HCO_3^-、Cl^-、SO_4^{2-}等。细胞外液中组织间液和血浆在电解质的构成和数量上很相似,在功能上可被认为是一个体系。细胞外液阳离子主要是Na^+,其次是K^+、Ca^{2+}、Mg^{2+}等。阴离子主要是Cl^-,其次是HCO_3^-、HPO_4^{2-}、SO_4^{2-}及有机酸和蛋白质等。不同部分体液中所含阴、阳离子数的总和相等,并保持电中性,如果以总渗透压计算,细胞内液和细胞外液也基本相等。绝大多数电解质在体液中呈游离状态。组织间液和血浆电解质的主要区别在于血浆蛋白浓度较高,为7%,而组织间液的蛋白质含量仅为0.05%~0.35%,这与蛋白质分子较大,不易透过毛细血管壁有关。蛋白质对维持血浆胶体渗透压、稳定血容量、防止组织间液增多具有重要意义。

(三) 体液的渗透压

溶液中电解质和非电解质类溶质颗粒对水的吸引力或所产生的张力，称为渗透压。溶液的渗透压取决于溶质分子或离子的数目，体液的溶质包括电解质和非电解质两大类，后者在水溶液中不发生电离，因而是不带电荷的溶质，包括尿素、葡萄糖、氧和二氧化碳等。

体液的渗透压分为两种，由 Na^+、K^+ 等晶体物质形成的渗透压为晶体渗透压（crystal osmotic pressure），由蛋白质等大分子形成的渗透压称为胶体渗透压（colloid osmotic pressure）。血浆总渗透压中 90%~95% 是晶体渗透压。Na^+ 是细胞外液含量最高的物质，血钠浓度变化往往会影响血浆渗透压，故临床上常用血钠浓度的变化间接反映血浆渗透压的高低。血浆胶体渗透压只占血浆总渗透压的 5%~10%。血浆中晶体物质质量很小，但其数目比蛋白质多，故血浆渗透压主要取决于晶体渗透压。血浆蛋白质所产生的胶体渗透压较小，但由于蛋白质不能自由通过毛细血管壁，因此其形成的胶体渗透压对维持血管内外液体的分布，尤其对细胞外液减少时血容量的维持具有十分重要的作用。血浆渗透压在 280~310mOsm/L 之间：在此范围内称为等渗；低于 280mOsm/L 为低渗；高于 310mOsm/L 为高渗。

(四) 水的生理功能及水平衡

1. 水的生理功能　水是机体中含量最多的组成成分，是维持人体正常生理活动的重要营养物质之一。水的生理功能主要有以下几个方面。

（1）促进物质代谢：水既为一切生化反应提供场所，又是良好的溶剂，能使许多物质溶解，加速化学反应，而且具有黏度小、易流动的特性，有利于消化、吸收、运输营养物质和排泄体内的代谢废物。水本身也参与重要的化学反应，比如水解、水化、加水脱氢等。

（2）调节体温：水对调节体温和维持产热、散热平衡均有重要作用。水的比热大，能吸收代谢过程中产生的大量热能而使体温不至于超过正常范围。水的蒸发热大，1g 水在 37℃条件下完全蒸发需要吸收 2.4kJ 热量，所以少量汗液蒸发就能带走大量热量。水的流动性强，能随血液迅速分布全身，而且细胞内液、组织间液和血浆这三部分体液中水的交换速度非常快，使得物质在代谢过程中所产生的热量能在体内迅速均匀分布。

（3）润滑作用：泪液可防止眼球干燥而有利于眼球转动，唾液可保持口腔和咽部湿润而有利于吞咽，关节囊滑液有利于关节转动，胸膜腔和腹膜腔的浆液可减少组织间摩擦，这些都与水的润滑作用有关。

（4）结合水：体内的水有相当大的一部分是以结合水的形式存在，结合水主要与蛋白质、黏多糖和磷脂等相结合，发挥其复杂的生理功能。各种组织器官所含结合水和自由水的比例不同，因而坚实程度也不同。

2. 水平衡　正常人每天摄入的水和排出的水处于动态平衡。机体内水的来源有饮水、食物水和代谢水。成人每天饮水量在 1 000~1 300ml 之间波动，食物水含量为 700~900ml。代谢水是指糖、脂肪、蛋白质等营养物质在体内氧化生成的水，每天约 300ml（每 100g 糖氧化时产生 60ml，每 100g 脂肪可产生 107ml，每 100g 蛋白质可产生 41ml）。当严重创伤时，如挤压综合征时大量组织破坏可使体内迅速产生大量内生水，每破坏 1kg 肌肉可释放水 850ml。

机体排出水分的途径有四个，即消化道（粪）、皮肤（显性汗和非显性蒸发）、肺（呼吸蒸发）和肾（尿）。每天由皮肤通过非显性汗蒸发的水约 500ml，通过呼吸道蒸发的水分约 350ml。前者仅含少量的电解质，而后者几乎不含电解质。故这两种形式蒸发排出的水分可以看作是纯水。显性汗液是一种低渗溶液，含约 0.2%NaCl，以及少量的 K^+。因此，在炎热的夏天或高温环境下作业导致大量出汗时，会伴随电解质的丢失。健康成人每天经粪便排出的水分约为 150ml，由尿排出的水分在 1 000~1 500ml。必须指出的是，正常成人要清除体内的代谢废物，至少每天要排出 500ml 的尿液。因为每天成人从尿液中排出的固体物质（主要是蛋白质代谢终产物及电解质）一般不少于 35g，而尿液最大浓度为 60~70g/L，所以每天必须要排出的最低尿量为 500ml，再加上非显性汗和呼吸道蒸发以及随粪便排出的水量，则每天最低排出的水量为 1 500ml。要维持水分出、入量的平衡，水的日需要量为 1 500~2 000ml。正常情况下每日水的出、入量保持平衡，尿量则与水分的摄入情况及其他途径排水量的多少有关。

（五）电解质的生理功能及钠平衡

机体的电解质由有机电解质（如蛋白质）和无机电解质（即无机盐）两部分构成。形成无机盐的金属阳离子主要是 K^+、Na^+、Ca^{2+} 和 Mg^+ 等，主要阴离子是 Cl^-、HCO_3^- 和 HPO_4^{2-} 等。无机电解质的主要功能为：①维持体液的渗透压平衡和酸碱平衡；②维持神经、肌肉和心肌细胞的静息电位并参与其动作电位的形成；③促进新陈代谢和生理功能活动。

正常成人体内含钠总量为 40~50mmol/kg 体重，其中 60%~70% 是可交换的，约 40% 是不可交换的，主要与骨骼的基质结合。血清 Na^+ 浓度的正常范围为 135~145mmol/L，细胞内液中 Na^+ 浓度约为 10mmol/L。天然食物中几乎不含钠，故摄入的钠主要来自食盐。摄入的钠几乎全部由小肠吸收，Na^+ 的排泄主要经肾脏随尿排出体外。摄入多，排出也多；摄入少，排出也少。正常情况下，排出钠量和摄入钠量几乎相等。此外，随汗液的分泌亦可有少量的钠排出，如果大量出汗，亦可丢失较多的钠，而且钠的排出通常伴有氯的排出。

二、水、钠代谢紊乱的分类

水、钠代谢紊乱是临床上常见的基本病理过程，严重影响疾病的发生发展、治疗效果及预后。水、钠代谢紊乱常同时或相继发生，并相互影响，关系密切，故临床上常将两者同时考虑。根据体液容量和渗透压，水、钠代谢紊乱分类如下。

1. **脱水**
（1）低渗性脱水。
（2）高渗性脱水。
（3）等渗性脱水。

2. **水过多**
（1）低渗性水过多（水中毒）。
（2）高渗性水过多（盐中毒）。
（3）等渗性水过多（水肿）。

三、脱水

脱水（dehydration）是指人体由于饮水不足或病变消耗大量水分（体液丢失量超过体重的 2%），如不能及时补充，则会导致细胞外液减少而引起新陈代谢障碍的一组临床综合征，严重时会造成虚脱，甚至有生命危险，临床上常需要依靠补充体液及相关电解质来纠正和治疗。脱水常伴有血钠和渗透压的改变，根据其伴有的血钠或渗透压的变化，脱水可分为：低容量性低钠血症，又称低渗性脱水，即细胞外液减少合并低血钠；低容量性高钠血症，又称高渗性脱水，即细胞外液减少合并高血钠；等渗性脱水，即细胞外液减少而血钠正常。

（一）低渗性脱水（低容量性低钠血症）

低渗性脱水（hypotonic dehydration）是指失 Na^+ 多于失水，血清 Na^+ 浓度 <135mmol/L，血浆渗透压 <280mOsm/L，并以伴有细胞外液量减少为特征的病理过程，又称为低容量性低钠血症（hypovolemic hyponatremia）。

1. **病因和发病机制**　常见原因是肾内或肾外丢失大量的液体或液体积聚在"第三间隙"（third space）后处理措施不当所致，如只补充水而未给予电解质平衡液。

（1）经肾丢失钠

1）长期连续使用排钠利尿药，如呋塞米、依他尼酸、噻嗪类利尿药等，这些利尿药能抑制髓袢升支对 Na^+ 的重吸收。

2）肾上腺皮质功能不全：由于醛固酮分泌减少，肾小管对钠的重吸收减少。

3）肾实质性疾病：如慢性间质性肾疾病，可使肾髓质正常间质结构破坏，使肾髓质正常的浓度梯度不能维持及造成髓袢升支功能受损，均可致 Na^+ 重吸收减少。

4）肾小管酸中毒（renal tubular acidosis, RTA）：是一种以肾小管排酸障碍为主的疾病。其主要发病环节是集合管分泌 H^+ 功能下降，H^+-Na^+ 交换减少，导致 Na^+ 随尿排出增加，或醛固酮分泌不足也可导致 Na^+ 排出增加。经肾丢失钠时，若只补充水而未补充钠盐，即可导致低渗性脱水。

（2）肾外丢失钠

1）经消化道失液：经消化道丢失大量体液而只补充水分，这是最常见的原因。如：严重的呕吐、腹泻导致大量含 Na^+ 的消化液丢失；或因胃、肠引流丢失体液而只补充水分或静脉滴注葡萄糖溶液。

2）液体在第三间隙积聚：如胸膜炎形成大量胸腔积液，腹膜炎、胰腺炎形成大量腹水等。大量反复抽放胸腔或腹腔的积液，易引起急性的水、钠丢失。

3）经皮肤丢失：汗液虽为低渗液，但大量出汗也可伴有明显的钠丢失（每小时可丢失钠约 30~40mmol/L），若只补充水分则可导致细胞外液低渗；大面积烧伤、严重创伤等可使大量血浆渗出，导致液体和 Na^+ 的大量丢失，若只补充水分，则可导致低渗性脱水。

2. 对机体的影响

（1）细胞外液减少，易发生休克：低容量性低钠血症的主要特点是细胞外液量减少。由于首先丢失的是细胞外液，所以严重者细胞外液量显著下降，同时失 Na^+ 多于失水导致低渗状态，水分可从渗透压低的细胞外液向渗透压相对较高的细胞内液转移，细胞外液量进一步减少。液体转移致使血容量进一步减少，故更易发生低血容量性休克。患者外周循环衰竭症状出现较早，有直立性眩晕、血压下降、四肢厥冷、脉搏细速、静脉萎陷、尿量减少等临床表现。

（2）血浆渗透压降低：由于细胞外液渗透压降低，可抑制口渴中枢，故机体虽然缺水，但却不思饮，无口渴感，很难自觉通过口服补充液体。同时，低渗性脱水早期，细胞外液量虽减少，但细胞外液渗透压降低可抑制 ADH 释放，ADH 分泌减少，远端小管和集合管对水的重吸收也相应减少，导致低比重尿和尿量无明显减少。但在晚期血容量降低显著时，ADH 释放增多，肾小管对水的重吸收将增加，可出现少尿。

（3）失水体征：由于细胞外液移向细胞内，血浆蛋白质不能自由通透血管壁，血浆胶体渗透压升高使组织间液明显减少，患者表现为皮肤弹性明显减退、眼窝及婴幼儿囟门凹陷等脱水貌。

（4）尿的变化：如果是由肾外原因引起的低渗性脱水，在轻症或早期，因 ADH 分泌减少，表现为尿量增多，同时低血钠和低血容量均可激活肾素 - 血管紧张素 - 醛固酮系统，使肾小管对钠的重吸收增加，所以尿钠含量减少（小于 10mmol/L）；但在晚期或严重的低渗性脱水时，严重的低血容量导致 ADH 分泌增加，导致尿量减少，尿钠含量有所回升。如果是经肾失钠，患者尿钠含量增加（大于 20mmol/L）。

3. 防治原则

（1）防治原发病，去除病因。

（2）适当补液：对轻度的低渗性脱水并伴有血容量减少的患者，首先要纠正其低容量血症，可口服或静脉输注等渗盐水，补充血容量；抑制 ADH 的释放，通过肾脏排出过量的水，纠正低钠血症。同时要注意血清钾的变化。

（3）病情严重者，如患者出现休克，可给予高渗盐水（3%NaCl 溶液），以恢复细胞外液容量和渗透压，使患者脱离危险。同时应注意，输高渗盐水速度不要过快，以免造成心、脑损伤。

（二）高渗性脱水（低容量性高钠血症）

高渗性脱水（hypertonic dehydration）是指失水多于失钠，血清 Na^+ 浓度 >145mmol/L，血浆渗透压

>310mOsm/L,细胞外液量和细胞内液量均减少,而以细胞内液量减少更明显为特征的病理过程,又称低容量性高钠血症(hypovolemic hypernatremia)。

1. 病因和发病机制

(1)水摄入减少　多见于水源断绝、不能进食或饮水困难等情况。某些中枢神经系统损害(如下丘脑病变、脑血管意外、昏迷或精神疾病等)的患者、严重疾病或年老体弱的患者也因无口渴感而造成摄入水减少。一日不饮水,可丢失水约 1 200ml(约为体重的 2%)。婴儿一日不饮水,则失水可达体重的10%,对水丢失更为敏感,所以临床上需要特别注意。

(2)水丢失过多

1)经呼吸道失水:任何原因引起的过度通气(如癔症、发热和代谢性酸中毒等)都会使呼吸道黏膜非显性蒸发加强,如果持续时间过长又未得到水分的补充,就可引起低容量性高钠血症。

2)经皮肤失水:高热、大汗淋漓和甲状腺功能亢进时,均可经皮肤丢失大量水或低渗液体,如发热时,体温每升高 1.5℃,皮肤的非显性蒸发每天约增加 500ml。

3)经肾失水:中枢性尿崩症因 ADH 产生和释放减少,肾性尿崩症因肾远端小管和集合管对 ADH 反应性降低及肾浓缩功能下降,肾脏可排出大量低渗性尿液。治疗时大量使用脱水药如甘露醇、高渗葡萄糖溶液或昏迷的患者鼻饲浓缩的高蛋白饮食时,均可因肾小管液渗透压增高而产生渗透性利尿,排出大量低渗尿。

4)经胃肠道失水:呕吐、腹泻及消化道引流可导致等渗或含钠量低的消化液丢失。

上述情况对口渴感正常的人来说,能够喝水和有水喝的情况下,很少发生高渗性脱水,因为水分丢失早期,血浆渗透压稍有升高即可刺激口渴中枢,饮水后血浆渗透压可恢复正常。但如果未及时补充水分,又因皮肤和呼吸道蒸发丧失纯水,体内水的丢失会大于钠的丢失,造成高渗性脱水。

2. 对机体的影响

(1)口渴:由于细胞外液高渗,通过渗透压感受器刺激下丘脑的口渴中枢(渴感障碍者除外),引起口渴感,这是重要的保护机制,但在衰弱的患者和老年人,口渴反应可能会不明显。

(2)细胞脱水:由于细胞外液高渗,渗透压相对较低的细胞内液向细胞外转移,这有助于机体循环血量的恢复,但同时引起细胞脱水皱缩,组织、器官体积缩小,导致功能代谢障碍,尤以脑细胞脱水的临床表现最为严重,可引起嗜睡、肌肉抽搐、昏迷等一系列中枢神经系统功能障碍,甚至导致死亡。由于颅腔容积固定,脑体积缩小可使介于颅骨与脑皮质间的血管张力增大,严重时可致连接颅骨与脑皮质间的静脉破裂而出现局部脑出血和蛛网膜下腔出血。

(3)脱水热:因高渗性脱水以水的丢失为主,通过汗液、尿液等排出水分而散热的体温调节功能受影响,导致体温升高。小儿因体温调节功能不完善,兼之细胞脱水,易出现体温升高,称为脱水热。

(4)尿量的变化:细胞外液丢失致细胞外液容量减少,同时失水多于失钠,细胞外液渗透压升高,通过刺激下丘脑渗透压感受器引起 ADH 分泌增加,使肾小管对水的重吸收加强,因而尿量减少而尿比重增高。尿崩症患者除外。

3. 防治原则

(1)防治原发病,解除病因。

(2)补充体内缺少的水分:不能口服者可由静脉输注 5%~10% 葡萄糖溶液,但要注意,输注不含电解质的葡萄糖溶液过多反而有引起水中毒的危险,输注过快则又会加重心脏的负担。

(3)补充适当的 Na^+:虽然患者血 Na^+ 浓度升高,但体内钠的总量减少,因失水多于失 Na^+,所以治疗过程中,缺水纠正后,应适当补充 Na^+,可给予生理盐水与 5%~10% 葡萄糖的混合液。

(4)补充适当的 K^+:由于细胞内脱水,K^+ 也同时从细胞内被转移到细胞外,引起血 K^+ 升高,导致尿排 K^+ 增加。特别是当患者醛固酮分泌增加时,肾脏排 K^+ 增多,补液若只补给盐水和葡萄糖溶液,增加 K^+ 向细胞内转运,易出现低钾血症,所以应适当补 K^+。

（三）等渗性脱水

等渗性脱水（isotonic dehydration）是指钠、水成比例丢失，血清钠浓度在 135~145mmol/L 的正常范围内，血浆渗透压在 280~310mOsm/L 的等渗状态，主要以细胞外液减少，细胞内液减少不明显为特征的病理过程。

任何等渗性体液大量丢失所造成的血容量减少，在短时间内均属于等渗性脱水，可见于经消化道和皮肤丢失，如呕吐、肠炎、小肠瘘、胃肠引流、大面积烧伤等，或见于体腔内大量液体潴留，如大量胸腔积液、腹水的形成及麻痹性肠梗阻，大量体液潴留于第三腔隙。等渗性脱水时机体的基本变化是细胞外液明显减少，渗透压正常。等渗性脱水常兼有低渗性脱水及高渗性脱水的临床表现，严重程度往往介于两者之间。等渗性脱水如未及时处理，患者可通过不感蒸发或呼吸等途径不断丢失水分而转变为高渗性脱水，如果只补水而不注意补钠，也可转变为低渗性脱水。

四、水过多

水过多（water excess）指水在体内过多潴留的一种病理状态。按照细胞外液渗透压不同可分为低渗性水过多、高渗性水过多和等渗性水过多。

（一）低渗性水过多

低渗性水过多（hypotonic water excess）为高容量性低钠血症（hypervolemic hyponatremia），主要特征是水在体内大量潴留，血清 Na^+ 浓度 <135mmol/L，血浆渗透压 <280mOsm/L 的病理过程，又称为水中毒（water intoxication）。

1. 病因和发病机制 过多的低渗性体液在体内潴留导致细胞内、外液量均增多，从而引起一系列的器官功能严重障碍。临床常见于肾脏病变或肾外病变引起的肾排水能力降低，或水分摄入过多，超过机体的调节能力，造成大量低渗液在体内潴留。

（1）水摄入过多：如用无盐水灌肠，肠道吸收水分过多或精神性饮水过量及持续性大量饮水等。此外，静脉输注含盐少或不含盐的液体过多、过快，超过肾脏排水能力。尤其是婴幼儿因对水、电解质的调节能力还不完善，更易发生水中毒。

（2）水排出减少：多见于急性肾功能不全，ADH 分泌过多，如恐惧、疼痛、休克、失血、外伤等，交感神经兴奋解除副交感神经对 ADH 分泌的抑制。

2. 对机体的影响

（1）细胞外液量增加，血液被稀释。

（2）细胞内水肿：血 Na^+ 浓度降低，细胞外液低渗，水从细胞外向细胞内转移，造成细胞内水肿，由于细胞内液容量大于细胞外液，过多的水分聚集在细胞内，所以，早期潴留在细胞间液中的水分尚不足以产生凹陷性水肿，在晚期或重症患者可出现凹陷性水肿。

（3）中枢神经系统症状：细胞内、外液容量增大对中枢神经系统产生严重后果，因中枢神经系统被限制在一定体积的颅腔和椎管中，脑细胞肿胀和脑组织水肿使颅内压升高，脑脊液压力增加，此时可引起各种中枢神经系统受压症状，如头痛、恶心、呕吐、记忆力减退、淡漠、失语、神志混乱、嗜睡、视乳头水肿等，重症病例可发生枕骨大孔疝或小脑幕裂孔疝致呼吸、心搏停止。轻度或慢性病例，症状常不明显，多被原发病所掩盖，一般当血钠浓度降低至 120mmol/L 以下时，症状较明显。

（4）实验室检查可见血液稀释，血红蛋白浓度、血细胞比容降低，早期尿量增加（肾功能不全者例外），尿比重下降。

3. 防治原则

（1）防治原发病，急性肾功能衰竭、术后及心力衰竭患者，应严格限制水的摄入，预防水中毒发生。

（2）轻、中度患者的治疗主要是严格限制水入量。

（3）急性重度患者，除严格限制水的摄入外，可给予高渗盐水，迅速纠正脑细胞水肿，或静脉给予甘露醇等渗性利尿药,促进体内水分排出。

(二)高渗性水过多

高渗性水过多(hypertonic water excess)为高容量性高钠血症(hypervolemic hypernatremia),主要特征是体内钠大量潴留多于水潴留,血清钠浓度大于145mmol/L,血浆渗透压大于310mOsm/L,又称为盐中毒(salt poisoning)。

1. 病因和发病机制　高渗性水过多临床上较少见。

(1)医源性盐摄入过多:临床治疗低渗性脱水时,过量使用高渗盐水溶液,可引起水钠潴留。

(2)原发性钠潴留:临床常见于原发醛固酮增多症或Cushing综合征(库欣综合征)患者,醛固酮持续过量分泌,导致肾小管水、钠重吸收增加,引起血钠含量和细胞外液容量增加。

2. 对机体的影响　高渗性水过多时细胞外液渗透压增高,水由细胞内向细胞外转移,导致细胞脱水,严重者因脑细胞脱水,可引起嗜睡、昏迷等中枢神经系统功能障碍。

3. 防治原则　防治原发病。肾功能正常者可使用高效利尿药,如呋塞米等,排出过量的钠。对利尿药反应差或肾功能低下者,可在连续监测血浆电解质水平的情况下,进行腹膜透析。

五、水肿

过多的液体在组织间隙或体腔内积聚的病理过程,称为水肿(edema)。水肿是等渗液的积聚,一般不伴有细胞内液体增多。正常体腔内只有少量液体,当体腔内液体过多积聚时,称为积水或积液(hydrops),如心包积液、腹腔积液(腹水)、胸腔积液(胸水)和脑积水等。

(一)水肿的分类及病因

根据水肿波及的范围可分为全身性水肿(anasarca)和局部性水肿(local edema)。根据水肿的发生原因可分为肾性水肿、肝性水肿、心性水肿、淋巴性水肿、营养不良性水肿、炎性水肿等。根据水肿的发生部位可分为皮下水肿、脑水肿、肺水肿等。

水肿由多种原因引起。全身性水肿多见于充血性心力衰竭(心性水肿)、肝脏疾病(肝性水肿)以及肾病综合征和肾炎(肾性水肿),也可见于营养不良(营养不良性水肿)以及某些内分泌疾病。有些不明原因全身性水肿,称为"特发性水肿"。局部性水肿多见于器官、组织的局部炎症(炎性水肿),静脉阻塞及淋巴管阻塞(淋巴性水肿)等情况,比较少见的血管神经性水肿也为局部水肿。

(二)水肿的发病机制

正常人体液和组织液容量相对恒定,这种恒定依靠于机体对体内外液体交换平衡和血管内外液体交换平衡的完善调节。当平衡失调时,就为水肿的发生奠定了基础。水肿的发病机制可概括为两个方面,即血管内外液体交换平衡失调(组织液的生成大于回流)和体内外液体交换平衡失调(水钠潴留)。

1. 血管内外液体交换平衡失调　正常情况下组织间液和血浆间不断进行液体交换(图12-1),使组织液的生成和回流保持动态平衡,这种平衡主要取决于有效流体静压、有效胶体渗透压和淋巴回流等几个因素的影响:①驱使血管内液体向外滤出的力量为有效流体静压。毛细血管的平均血压为23mmHg,组织间隙的流体静压为-2mmHg,两者差约为25mmHg,即是有效流体静压。②促使液体回流至毛细血管内的力量为有效胶体渗透压。正常人血浆胶体渗透压为25mmHg,组织间液的胶体渗透压为8mmHg,两者差为有效胶体渗透压,约17mmHg。平均有效滤过压等于有效流体静压减去有效胶体渗透压的差值。可见,正常时组织液的生成略大于回流。③淋巴回流。组织液回流剩余的部分须经淋巴系统回流进入血液循环,正常成人在安静状态下每小时大约有120ml液体经淋巴系统回流入血液循环,组织间隙流体静压升高时,淋巴液的生成速度也加快。此外,淋巴管壁的通透性较高,蛋白质易通过,故淋巴回流不仅可把略多生成的组织液送回体循环,而且可把毛细血管漏出的蛋白质及细胞代谢产生的大分子物质回吸收入体循环。当上述一个或几个因素同时或相继失调,都可能发生水肿。

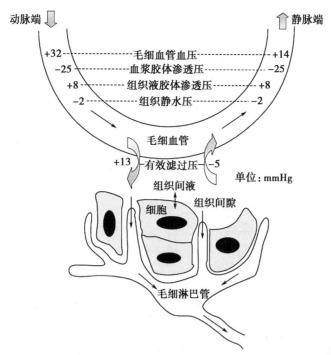

图 12-1　血管内外液体交换示意图
→：代表液体流动方向。

（1）毛细血管流体静压升高：可致有效流体静压升高，平均有效滤过压增大，组织液生成增多，当后者超过淋巴回流的代偿能力时，则可引发水肿。毛细血管流体静压升高主要见于全身和/或局部静脉压升高。如右心衰竭时体静脉压升高可导致全身性水肿。左心衰竭时肺静脉压升高可导致肺水肿。肝硬化、静脉血栓形成或肿瘤压迫静脉导致局部水肿。动脉充血也可使毛细血管内流体静压升高，是导致炎性水肿的重要原因之一。

（2）血浆胶体渗透压下降：血浆胶体渗透压主要取决于血浆中白蛋白的含量。当血浆中白蛋白含量下降时，血浆胶体渗透压下降，导致平均有效滤过压增大，组织液生成增多，超出淋巴回流的代偿能力，而引起水肿。导致血浆白蛋白含量下降的因素有：①蛋白质合成、吸收障碍，见于肝硬化和严重的营养不良；②蛋白质丢失过多，见于肾病综合征患者大量蛋白质从尿液中丢失；③蛋白质分解增强，常见于慢性消耗性疾病，大量蛋白质被消耗，如恶性肿瘤、慢性感染和烧伤等。

（3）微血管壁通透性增加：生理情况下，微量的蛋白质可以滤出毛细血管壁，以维持毛细血管内外的胶体渗透压梯度。当各种致病因素或炎性介质释放使微血管壁通透性增高时，血浆蛋白可从毛细血管和微静脉壁滤出，造成血浆胶体渗透压降低，组织间胶体渗透压增高，导致有效胶体渗透压下降，促使溶质分子和水分滤出。常见于：各种炎症性疾病，炎症灶内释放组胺、5-羟色胺、激肽、缓激肽、前列腺素等炎性介质，造成血管通透性增加；过敏性疾病，过敏局部产生组胺、激肽等物质；某些血管神经性疾病和毒物对血管的直接损害等，均可发生水肿。此类水肿的特点是水肿液蛋白含量较高，可达30~60g/L。

（4）淋巴回流受阻：正常情况下，通过淋巴回流不仅能把组织液及其所含蛋白回流入血液循环，而且在组织液生成增多时还能代偿回流，具有重要的抗水肿作用。但病理情况下，当淋巴干道被堵塞，淋巴回流受阻或不能代偿性回流增加时，就会使含蛋白的水肿液在组织间隙中积聚，导致淋巴性水肿。常见的原因有：乳腺癌根治术等淋巴结摘除及恶性肿瘤侵入并堵塞淋巴管，可导致患侧上肢水肿；丝虫病时淋巴管道被成虫堵塞，可引起下肢及阴囊的慢性水肿，临床典型表现为下肢增粗，所以又被形象地称为"象皮腿"。

2. 体内外液体交换平衡失调——钠、水潴留　正常人体液量保持相对恒定，取决于机体钠、水的摄入量和排出量处于动态平衡状态。这种平衡的维持依赖于肾脏正常的结构和功能,以及体内容量感受器和渗透压感受器的调节。肾脏在机体调节钠、水平衡中起着非常重要的作用,生理情况下,经肾小球滤过的钠、水有 99%~99.5% 被肾小管重吸收,仅有 0.5%~1% 由尿排出,其中 60%~70% 由近曲小管主动重吸收,远端小管和集合管对钠、水吸收主要受激素的调节,即肾小管重吸收率始终随着肾小球滤过率的高低而相应变化,被称为球管平衡。病因作用下,肾小球或肾小管功能失调,引起管球平衡失调,则可导致钠、水排出减少而发生水肿(图 12-2)。

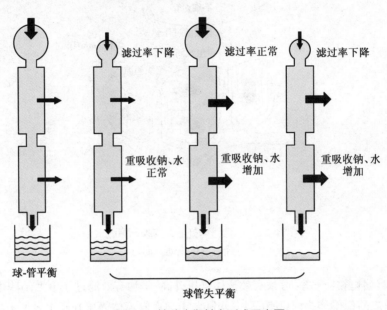

图 12-2　管球失衡基本形式示意图

(1) 肾小球滤过率下降:当肾小球滤过钠、水减少,在不伴有肾小管重吸收相应减少时,就会导致钠、水潴留。引起肾小球滤过率下降的常见原因有:①广泛的肾小球病变,如急性肾小球肾炎、炎性渗出物和内皮细胞肿胀或慢性肾小球肾炎肾单位严重破坏,肾小球滤过面积明显减少等;②有效循环血量明显减少,如充血性心力衰竭、肾病综合征等使有效循环血量减少、肾血流量下降,以及继发的交感 - 肾上腺髓质系统和肾素 - 血管紧张素系统兴奋,使入球小动脉收缩,肾血流量进一步减少,肾小球滤过率下降,导致钠、水潴留。

(2) 近曲小管重吸收钠、水增多:当有效循环血量减少时,近曲小管对钠、水的重吸收增加使肾排水减少,成为某些全身性水肿发病的重要原因。

1) 心房钠尿肽分泌减少:正常人血液循环中存在低浓度的 ANP,表明平时就有 ANP 从心肌细胞储存的颗粒中释放出来。当血容量、血压、血 Na^+ 含量等影响 ANP 释放的因素发生变化时,就会影响 ANP 分泌和释放。如有效循环血量明显减少时,心房的牵张感受器兴奋性降低,ANP 分泌减少,近曲小管对钠、水的重吸收增加,促进水肿发生。

2) 肾小球滤过分数(FF)增加:是肾内物理因素的作用。正常时约有 20% 的肾血流量经肾小球滤过。充血性心力衰竭或肾病综合征时,肾血流量随有效循环血量的减少而下降,由于出球小动脉收缩比入球小动脉收缩明显,肾小球滤过率相对增高,肾小球滤过分数增加,使血浆中非胶体成分滤过量相对增多,所以血液流经肾小球后,流入肾小管周围毛细血管血流的血浆胶体渗透压增高,流体静压下降,促进近曲小管重吸收钠、水,导致钠、水潴留。

(3) 远曲小管和集合管重吸收钠、水增多:远曲小管和集合管重吸收钠、水主要受激素调节。

1) 醛固酮分泌增加:醛固酮的分泌作用是促进远曲小管对钠的重吸收,继而引起钠、水潴留。醛固酮增加的常见原因有:①分泌增加。当有效循环血量减少或其他原因使肾血流量减少时,肾血管灌注压降低,可激活入球小动脉壁的牵张感受器,同时因肾小球滤过率降低使流经致密斑的钠量减少,均可使近球细胞分泌肾素增多,肾素 - 血管紧张素 - 醛固酮系统被激活,醛固酮分泌增加,促进远曲小管和集合管重吸收钠。临床常见于肾病综合征、充血性心力衰竭及肝硬化腹水。②灭活减少。肝硬化患者肝细胞灭活醛固酮能力减弱,也是血中醛固酮含量增高的原因,使钠、水重吸收增多。

2)抗利尿激素分泌增加:ADH 的作用是促进远曲肾小管和集合管重吸收水,血浆晶体渗透压下降,又促进钠重吸收。引起 ADH 分泌增加的原因有:①充血性心力衰竭时,有效循环血量减少,使左心房和胸腔大血管的容量感受器所受到的刺激减弱,反射性地引起 ADH 分泌增加;②肾素 - 血管紧张素 - 醛固酮系统激活导致醛固酮分泌增多,促使肾小管对钠的重吸收增加,血浆渗透压升高,刺激下丘脑渗透压感受器,使 ADH 的分泌与释放增多,从而促进远曲小管和集合管重吸收水。

(4)肾血流重新分布:生理情况下,约有 90% 的肾血流流经靠近肾表面外 2/3 的皮质肾单位,皮质肾单位约占肾单位总数的 85%,其对钠、水的重吸收能力较弱,主要具有滤过功能。近髓肾单位约占 15%,其对钠、水的重吸收能力较强。病理情况下,如有效循环血量减少时,皮质肾单位的血流量会明显减少,近髓肾单位的血流量增多,此现象称为肾血流重新分布。引起肾血流重新分布的机制可能是,肾皮质交感神经丰富,肾素含量较高,形成的血管紧张素 II 也较多,易引起肾皮质小血管收缩,血流量显著减少,导致近髓肾单位血流量增加,肾小管髓袢重吸收钠、水增加而致钠、水潴留。

水肿是多种因素参与的复杂病理过程。在各种不同类型的水肿发生、发展中,通常是多种因素先后或同时发挥作用。同一因素在不同的水肿发病机制中所居的地位也不同。因此,在医疗实践中必须针对不同患者进行具体分析,这对于选择合适的治疗方案具有重要意义。

(三)水肿的特点和对机体的影响

1. 水肿的特点

(1)水肿液的性状。根据水肿液蛋白含量的不同可将水肿液分为漏出液和渗出液:①漏出液(transudate)的特点是水肿液的比重小于 1.015,蛋白质的含量小于 25g/L,细胞数少;②渗出液(exudate)的特点是水肿液的比重大于 1.018,蛋白质含量可高达 30~50g/L,可见大量的白细胞。

(2)水肿的皮肤特点。皮下水肿是全身或躯体局部水肿常见的体征。当皮下组织有过多液体积聚时,皮肤肿胀、皱纹变浅、弹性差,手指按压时可有凹陷,称为凹陷性水肿(pitting edema),又称为显性水肿(frank edema)。实际上,全身性水肿的患者在出现凹陷前已有组织液增多,并可达原体重的 10%,称为隐性水肿(recessive edema)。组织间隙中已有液体积聚而未出现凹陷的原因是在组织间隙中分布的胶体网状物(化学成分是透明质酸、黏多糖及胶原等)对液体有较强的吸附能力和膨胀性,所以只有当积聚的液体超过胶体网状物的吸附能力时,才形成游离的液体。游离的液体在组织间隙中移动度高,当液体积聚到一定量时,用手指按压该部位皮肤,游离的液体则从按压点向周围散开,形成凹陷(压痕),解压后数秒钟凹陷会自然平复。

(3)全身性水肿的分布特点。最常见的全身性水肿是心性水肿、肾性水肿及肝性水肿,其水肿的分布各有特点:心性水肿时,首先出现在低垂部位,立位时以下肢特别是足踝部最早出现且较为明显,卧床患者则以腰骶部为明显,严重时波及全身;肾性水肿时,水肿首先出现于面部,特别以眼睑部明显;肝性水肿时,则以腹水较为多见,而躯体其他部位不明显。水肿液的分布特点与以下因素有关:①重力效应。毛细血管流体静压受重力影响,所以距离心脏水平面垂直距离越远的部位,外周静脉压与毛细血管流体静压就越高。因此,右心衰竭时体静脉回流受阻,首先表现为下垂部位的流体静压增高和水肿。②组织结构特点。一般来说,组织结构疏松、皮肤伸展度大的部位易容纳水肿液,组织结构致密的部位如手指和足趾等,皮肤较厚而伸展度小,则不易发生水肿。因此,肾性水肿因不受重力的影响,首先发生在组织结构疏松的眼睑部。③局部血流动力学因素。以肝硬化引发肝性水肿为例,肝硬化时由于肝内广泛的结缔组织增生和收缩,以及再生肝细胞结节的压迫,肝静脉回流受阻,继而使肝静脉压及毛细血管流体静压升高,成为肝硬化伴发腹水的主要原因。

(4)体重变化。全身性水肿时,体重最能反映细胞外液容量的改变。因此动态监测体重的增减,是临床上观察水肿消长的最有意义的指标,较观察皮肤凹陷体征更有意义。

2. 水肿对机体的影响　除炎性水肿具有稀释毒素、运送抗体等抗损伤作用外,其他水肿对机体都有不同程度的不利影响。其影响大小取决于水肿部位、程度、发生速度及持续时间。

(1)细胞营养障碍:过量的液体在组织间隙中积聚,使细胞与毛细血管间的距离增大,增加营养物质在细胞间弥散的距离。受皮质坚实的包膜限制的器官和组织急速发生重度水肿时,压迫微血管使营养血流减少,可致细胞发生严重的营养障碍。

(2)水肿对器官、组织功能活动的影响:取决于水肿发生的速度及程度。急速发展的重度水肿因来不及适应及代偿,可能引起比慢性水肿更严重的功能障碍。若为生命活动的重要器官,可造成严重后果,如:脑水肿引起颅内压升高,甚至脑疝致死;喉头水肿可引起气道阻塞,严重者窒息死亡。

第二节　钾代谢紊乱

一、正常钾代谢

钾的主要生理作用是维持细胞的新陈代谢、调节渗透压与酸碱平衡、保持神经、肌肉的应激性和心肌的正常功能。正常成年男性体内钾总量为 50~55mmol/kg,女性为 40~50mmol/kg。血清钾浓度为 3.5~5.5mmol/L,体内 98% 的钾分布在细胞内,细胞外液中的钾仅占体内钾总量的 2%。细胞内液的钾为细胞外液的 30~50 倍,这主要依赖于细胞膜上的 Na^+-K^+-ATP 酶,因此 Na^+-K^+-ATP 酶是维持细胞钾代谢平衡的重要因素。

成人每日需钾约 0.4mmol/kg,即 3~4g 钾,主要来源于饮食,肉类、水果、蔬菜等均富含钾,普通膳食每日可提供钾 50~1 000mmol。进入体内的钾,90% 在肠道被吸收。被吸收的钾首先转移到细胞内,以防止高钾血症的发生。肾脏是排钾的主要器官,通过尿液排钾占85%,粪和汗液分别排钾 10% 和 5%。肾有较好的排钾功能,但保钾能力差,即使不摄入钾,每日仍排钾 30~50mmol,尿钾排出量受钾的摄入量、远端肾小管钠浓度、血浆醛固酮和皮质醇的调节。钾的代谢特点是多摄多排,少摄少排,不摄也排,因此临床上低钾血症较常见。

二、低钾血症

血清钾浓度低于 3.5mmol/L,称为低钾血症(hypokalemia)。除体内钾分布异常外,血清钾浓度降低常同时伴机体总钾含量减少。

(一) 病因和发病机制

低钾血症可由钾摄入不足、丢失过多和跨细胞分布异常所引起。

1. 钾摄入不足　见于长期不能进食(如消化道梗阻、昏迷及手术后长时间禁食)的患者。

2. 钾丢失过多　这是低钾血症最常见的原因,可经不同途径丢失。

(1)经消化道失钾:这是小儿低钾血症最常见的原因之一。主要见于严重呕吐、腹泻、胃肠减压及肠瘘等。消化道失钾的机制:①消化液含钾量比血浆高,故消化液大量丢失时必然丢失大量钾;②消化液大量丢失伴血容量减少时,可引起醛固酮分泌增加,促进肾排钾;③胃肠道功能紊乱可减少钾在小肠的吸收;④呕吐时丢失酸性胃液,细胞外液呈代谢性碱中毒,促进钾进入细胞。同时肾 H^+-Na^+ 交换减少,K^+-Na^+ 交换加强,排钾增加。

(2)经肾失钾:肾排钾增多是成人失钾最重要的原因。主要见于:①长期大量使用髓袢或噻嗪类利尿药。水、钠、氯的重吸收均受抑制，利尿药引起远曲肾小管钾分泌部位的原尿流速增加，冲刷作用加速肾小管分泌钾。②醛固酮分泌过多。见于原发性和继发性醛固酮增多症、Cushing 综合征或长期大量使用糖皮质激素，也可出现低钾血症。原发病（肝硬化、心力衰竭）或血容量减少引起的继发性醛固酮分泌增多，使肾保钠排钾作用增强而失钾。③各种肾疾病。特别是肾间质性疾病，如肾盂肾炎和急性肾衰竭多尿期，肾盂肾炎由于钠、水重吸收障碍使远端肾小管液流速增加，急性肾衰竭多尿期由于原尿中溶质增多产生渗透性利尿，两者均可使肾排钾增多。④肾小管酸中毒。可由遗传性因素、肾实质疾病或药物导致的肾损害引起，分为远曲小管性（Ⅰ型）酸中毒和近曲小管性（Ⅱ型）酸中毒。远曲小管性酸中毒是集合小管质子泵功能障碍使 H^+ 排泄和 K^+ 重吸收受阻，致酸潴留而钾丢失。近曲小管性（Ⅱ型）酸中毒，是由多种原因引起的以近曲小管重吸收多种物质障碍所致，表现为由尿中丧失 HCO_3^-、K^+ 和磷而出现代谢性酸中毒、低磷血症和低钾血症。⑤镁缺失。可使肾小管上皮细胞的 Na^+-K^+-ATP 酶失活，钾重吸收障碍，导致过多钾丢失。

（3）经皮肤失钾：汗液含钾不多，约为 5~10mmol/L，一般情况下出汗不易引起低钾血症。但在高温环境下进行体力劳动时，可因大量出汗丢失较多的钾，若未及时补充，可引起低钾血症。

3. 细胞外钾转入细胞内　钾由细胞外向细胞内转移时，可引起低钾血症，但机体的总钾量不减少。常见于以下情况。

（1）碱中毒：无论是代谢性还是呼吸性碱中毒，均可促使 K^+ 转入细胞内。发生机制：①血浆 H^+ 浓度降低，细胞内外 H^+ 浓度差促使 H^+-K^+ 交换增强，H^+ 出细胞，K^+ 入细胞，使血钾浓度降低；②细胞外碱中毒时，肾小管上皮细胞排 H^+ 减少，H^+-Na^+ 交换减弱，K^+-Na^+ 交换增加，排 K^+ 增多，也会造成低钾血症。

（2）过量胰岛素使用：应用大剂量胰岛素及葡萄糖治疗糖尿病酮症酸中毒，一方面可直接激活细胞膜上 Na^+-K^+-ATP 酶的活性，使细胞外钾转入细胞内，另一方面可促进细胞糖原合成，使细胞外钾随同葡萄糖转入细胞内。

（3）某些毒物中毒：如钡中毒、粗制棉籽油中毒（主要毒素为棉酚），原因是钾通道被阻滞，使 K^+ 外流减少。

（4）β 肾上腺素受体活性增加：如 β 受体激动药肾上腺素、沙丁胺醇等可通过 cAMP 途径激活 Na^+-K^+-ATP 酶，促进细胞外的钾向内转移。

（5）低钾性周期性麻痹：为少见的常染色体显性遗传病，发作时细胞外的钾进入细胞内，血浆钾急剧减少。剧烈运动、应激等是其常见的诱发因素，补钾有助于纠正骨骼肌麻痹，如不予治疗亦可自行缓解，血钾浓度和肌张力恢复正常，但发生机制目前尚不清楚。肌肉麻痹可能是由于骨骼肌膜电压依赖性钙通道基因位点突变，Ca^{2+} 内流受阻，肌肉兴奋 - 收缩偶联障碍所致。

（二）对机体的影响

低钾血症可引起机体多种功能和代谢变化，其临床表现与血钾降低的速度、程度以及机体的个体差异密切相关。低钾血症的临床表现也常被原发病和水、钠代谢紊乱所掩盖。低钾血症的主要临床表现是膜电位异常引发的一系列障碍和细胞代谢障碍引发的损害及酸碱平衡紊乱。

1. 与膜电位异常相关的障碍　静息电位和动作电位都与钾平衡关系密切，低钾血症导致膜电位异常引起的损害主要发生在可兴奋组织（神经、肌肉和心肌），主要表现为细胞膜电位的变化及细胞膜离子通透性的改变。

（1）低钾血症对神经 - 肌肉的影响：主要影响骨骼肌和胃肠道平滑肌，其中最常见的是下肢肌肉，严重时可累及躯干、上肢肌肉及呼吸肌。

1）急性低钾血症：轻症可无症状或仅表现为倦息和全身软弱无力，重症可发生弛缓性麻痹。其机制主要是超极化阻滞状态的发生。由于细胞外钾浓度急剧降低，$[K^+]_i$（细胞内钾浓度）和 $[K^+]_e$（细胞外钾浓度）的比值增大，静息状态下细胞内液的钾外流增加，使静息膜电位（Em）负值增大，与阈电位（Et）之间的距离（Em-Et）扩大，细胞处于超极化阻滞状态（图 12-3），所以细胞兴奋性降低，严重时甚至不能兴奋。

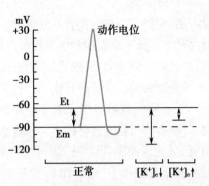

图 12-3　细胞外钾浓度与正常骨骼肌静息膜电位（Em）
与阈电位（Et）的关系

2）慢性低钾血症：由于病程较长，细胞内的钾逐渐转移到细胞外，$[K^+]_i/[K^+]_e$ 比值变化不大，所以静息电位基本正常，细胞兴奋性无明显改变，临床表现较不明显。

（2）低钾血症对心肌的影响：主要引起心肌电生理特性的改变及引发的心电图变化和心肌功能损害（图 12-4）。

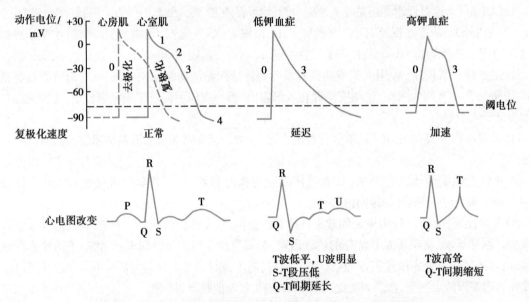

图 12-4　细胞外液钾浓度对心肌细胞动作电位和心电图的影响

1）心肌电生理特性的改变：①兴奋性增高。心肌兴奋性大小主要与 Em-Et 间距离的长短有关。低钾血症时，心肌细胞膜 K^+ 电导性下降，对 K^+ 的通透性降低，因而 Em 绝对值减小，Em-Et 间距离缩短，心肌兴奋性增高。②收缩性改变。轻度低钾血症对 Ca^{2+} 内流的抑制作用减弱，因而复极化 2 期时 Ca^{2+} 内流增加，心肌收缩性增强；但严重或慢性低钾血症者，可因细胞内缺钾，使心肌细胞代谢障碍而发生变性、坏死，心肌收缩性减弱。③自律性增高。心肌自律性的产生依赖于动作电位复极化 4 期的自动去极化。低钾血症时，心肌细胞膜对 K^+ 的通透性降低，因此复极化 4 期 K^+ 外流减慢，而 Na^+ 内流相对加速，快反应自律细胞的自动去极化加速，心肌自律性增高。④传导性下降。心肌传导性主要与动作电位 0 期去极化的速度和幅度有关。低钾血症使心肌细胞膜 Em 绝对值减小，去极化时 Na^+ 内流速度减慢，故动作电位 0 期去极化幅度降低、速度减慢，因而兴奋的扩布减慢，心肌传导性下降。

2）心电图的变化：与心肌细胞在低钾血症时电生理特性变化特点密切相关。典型的表现为：代表复极化 2 期的 ST 段压低；相当于复极化 3 期的 T 波低平和 U 波增高（超常期延长所致）；相当于心室动作电位时间的 Q-T（或 Q-U）间期延长；严重低钾血症时还可见 P 波增高、QRS 波群增宽和 P-Q 间期延长。

3）心肌功能的损害表现在两个方面，心律失常和心肌对洋地黄类强心药物的敏感性增加。①心律失常：由于自律性增高，可出现窦性心动过速；由于异位起搏的插入而出现期前收缩、阵发性心动过速等；特别是心肌兴奋性升高、3 期复极化延缓导致的超常期延长更容易发生心律失常。②心肌对洋地黄类强心药物的敏感性增加：低钾血症时，洋地黄与 Na^+-K^+-ATP 酶的亲和力增高而增强洋地黄的毒性作用，治疗效果显著降低。

2. 低钾血症对酸碱平衡的影响　低钾血症引起代谢性碱中毒，并发生反常性酸性尿（paradoxical acidic urine）。发生机制为：①细胞外液 K^+ 浓度降低，K^+ 向细胞外液转移，而 H^+ 向细胞内液转移，导致细胞外液碱中毒。②肾小管上皮细胞内 K^+ 浓度降低，H^+ 浓度增高，造成肾小管 H^+-Na^+ 交换增强而 K^+-Na^+ 交换减少，肾小管排 K^+ 减少，而排 H^+ 增多，加重代谢性碱中毒。③低钾时肾泌 H^+ 和重吸收 HCO_3^- 增多，同时排氯增多，机体缺氯可引起代谢性碱中毒。碱中毒时尿液一般呈碱性，但由低钾血症引起的碱中毒，肾小管上皮细胞 K^+-Na^+ 交换减少，H^+-Na^+ 交换增多，导致肾泌 H^+ 增多，尿液呈酸性，故又称为反常性酸性尿。

3. 与细胞代谢障碍相关的损害　钾是细胞内主要的金属阳离子，与细胞代谢密切相关。因此，体内缺钾可引起不同程度的细胞结构和功能损害，肾脏和骨骼肌常发生损害：①肾脏损害。形态学主要表现为髓质集合管上皮细胞肿胀、增生等，重者可波及各段肾小管，甚至肾小球，出现间质性肾炎样表现。功能学主要表现为尿浓缩功能异常而出现多尿，其发生机制主要为：远曲小管和集合管上皮细胞受损，cAMP 生成缺乏，对 ADH 的反应性下降；髓襻升支粗段对 NaCl 的重吸收减少，妨碍了肾髓质渗透压梯度的形成而影响其对水的重吸收。②骨骼肌损害。钾对骨骼肌的血流量有调节作用。严重缺钾患者，肌肉运动时钾释放不足，出现缺血缺氧性肌痉挛、坏死及横纹肌溶解。低钾血症引起的肌肉代谢障碍只是骨骼肌损害的原因之一。

此外，低钾血症时胰岛素分泌抑制，影响糖原的合成与利用，糖耐量减低，易致高血糖。缺钾可引起负氮平衡，成为儿童生长发育迟缓的原因之一。

（三）防治原则

（1）防治原发病，尽快恢复饮食和肾功能。

（2）补钾：对严重低钾血症或出现明显的并发症患者，如心律失常或肌肉瘫痪等，应及时补钾。补钾遵循以下原则：最好口服，不能口服者或病情严重时，才考虑静脉滴注补钾。一般静脉补钾的速度以 20~40mmol/h 为宜，不能超过 40mmol/h。对输注较高浓度钾溶液的患者，应持续心脏监护和每小时测定血钾，避免严重高钾血症和 / 或心脏停搏。钾进入细胞内较为缓慢，细胞内外钾平衡时间约需 15h 或更久，故应特别注意输注中和输注后的严密观察，防止发生一过性高钾血症。

（3）纠正水和其他电解质代谢障碍：引起低钾血症的原因常同时引起水和其他电解质代谢障碍，应及时检查并加以纠正。低钾血症易同时伴发低镁血症，由于缺镁可引起低钾，故在补钾的同时也要注意补镁。

三、高钾血症

血清钾浓度高于 5.5mmol/L，称为高钾血症（hyperkalemia）。

（一）病因和发病机制

高钾血症可由钾摄入过多、排出减少和跨细胞分布异常所引起。

1. 钾摄入过多　肾功能正常者因高钾饮食引起高钾血症极为少见。口服钾过多一般不会引起威胁生命的高钾血症，因胃肠道对钾的吸收有限，且大量口服钾盐还会引起呕吐或腹泻。钾摄入过多主要见于处理不当，如经静脉输入过多钾盐或输入大量库存血时，特别在肾功能低下时易发生高钾血症。

2. **钾排出减少**　这是高钾血症的最主要原因,钾排出减少,主要是肾脏排钾减少。常见于:①肾功能不全。急性肾衰竭少尿期、慢性肾衰竭晚期,因肾小球滤过率减少或肾小管排钾功能障碍,往往发生高钾血症。②盐皮质激素缺乏。包括相对缺乏和绝对缺乏两种情况。前者见于某些肾小管疾病(如间质性肾炎、狼疮肾、移植肾等),后者见于肾上腺皮质功能减退,对醛固酮的反应下降。两者均表现为肾远曲小管和集合管排钾减少,致使血钾升高。③长期应用保钾利尿药。螺内酯和氨苯蝶啶等具有对抗醛固酮保钠排钾的作用,故长期大量应用可引起高钾血症。

3. **钾的跨细胞分布异常**　细胞内的钾迅速转移到细胞外,超过肾的排钾能力,则血钾浓度升高。主要见于以下情况。

(1)酸中毒:易伴发高钾血症。其机制是:①酸中毒时细胞外液 H^+ 浓度升高,H^+-K^+ 交换增加,即 H^+ 进入细胞内被缓冲,而细胞内的 K^+ 转到细胞外以维持电荷平衡;②酸中毒还可引起肾小管上皮细胞 H^+ 浓度增加,致使 H^+-Na^+ 交换增强,而 K^+-Na^+ 交换减弱,导致高钾血症。

(2)高血糖合并胰岛素分泌不足:见于糖尿病患者,其发生机制为胰岛素不足妨碍钾进入细胞内,高血糖形成的血浆高渗透压以及糖尿病酮症酸中毒影响细胞膜 Na^+-K^+-ATP 酶功能,影响 K^+ 进入细胞内,导致血钾升高。血浆渗透压升高引起水向细胞外转移,细胞内脱水,同时细胞内钾浓度相对增高,为钾通过细胞膜钾通道的被动外移提供浓度梯度。

(3)某些药物的使用:β 肾上腺素受体拮抗药、洋地黄类药物中毒等通过干扰 Na^+-K^+-ATP 酶活性而影响细胞摄钾。骨骼肌松弛药(如氯化琥珀胆碱)增大骨骼肌细胞膜对 K^+ 的通透性,使细胞内的钾外移,导致暂时的血钾升高。

(4)组织分解:如血型不合的输血导致大量溶血,挤压综合征(crush syndrome)患者大量肌肉组织损伤,均可使细胞内的钾大量释放而引起高钾血症。

(5)组织缺氧:缺氧时细胞 ATP 生成减少,细胞膜 Na^+-K^+-ATP 酶功能障碍,细胞外液的 K^+ 不能泵入细胞,同时细胞内液的 K^+ 大量外流,引起高钾血症。

(6)高钾性周期性麻痹:是少见的常染色体显性遗传性疾病,主要表现为骨骼肌麻痹,时常伴有血钾浓度增高。目前机制尚不清楚,可能与肌细胞膜电位异常、激烈运动及应激后 K^+ 从细胞内释放有关。

4. **假性高钾血症**　指测得的血清钾浓度增高而实际上血浆钾浓度并未增高的情况。临床上多见于静脉穿刺造成的红细胞机械性损伤,还可见于血小板增多或白细胞增多的患者。

(二) 对机体的影响

高钾血症对机体的影响主要表现为由静息电位异常引发的心肌和骨骼肌功能障碍及酸碱平衡紊乱。

1. **高钾血症对神经肌肉的影响**

(1)急性高钾血症:①急性轻度高钾血症(血清钾 5.5~7.0mmol/L)表现为肌肉轻度震颤,手足感觉异常、刺痛等症状,但不明显,常被原发病症状所掩盖。其发生机制:细胞外液钾浓度增高后,$[K^+]_i$/$[K^+]_e$ 比值变小,静息期细胞内的钾外流减少,使 Em 绝对值减少,与 Et 间距离缩短,可兴奋组织细胞的兴奋性增高。②急性重度高钾血症(血清钾 7.0~9.0mmol/L)表现为四肢软弱无力,腱反射减弱甚或消失,出现弛缓性麻痹,常先累及四肢,然后向躯干发展,甚至波及呼吸肌。其机制在于细胞外液钾浓度急剧升高,$[K^+]_i$/$[K^+]_e$ 比值明显减小,Em 下降或几乎接近于 Et 水平,细胞膜上的快钠通道部分甚至全部失活,细胞处于去极化阻滞状态,心肌细胞兴奋性降低甚至消失。

(2)慢性高钾血症:很少表现神经、肌肉方面的症状,因为慢性高钾血症病程长,机体代偿使细胞内外钾浓度梯度变化不大,所以 $[K^+]_i$/$[K^+]_e$ 比值变化不明显。

2. **高钾血症对心肌的影响**　高钾血症对心肌的毒性作用极强,可引起致命性心搏骤停和心室纤颤。主要表现为心肌电生理特性的改变及引发的心电图改变和心肌功能损害。

(1)心肌电生理特性的改变

1)兴奋性改变:当急性高钾血症时,心肌兴奋性变化随血钾浓度升高程度不同而不同。急性轻度高钾血症时,心肌兴奋性增高;急性重度高钾血症时,心肌兴奋性降低;慢性高钾血症时,心肌兴奋性无明显改变。

2)传导性降低:由于心肌细胞 Em 绝对值变小,与 Et 水平接近,则 0 期钠通道不易开放,去极化速度下降、幅度减小,所以心肌兴奋扩布的速度减慢。严重高钾血症时,可因心肌兴奋性消失和严重传导阻滞而发生心搏骤停。

3)自律性降低:高钾血症时,快反应自律细胞膜对 K$^+$ 通透性增高,复极化 4 期 K$^+$ 外向电流增大而 Na$^+$ 内向电流相对减小,快反应自律细胞的自动去极化延迟,因而引起心肌自律性降低。

4)收缩性减弱:当高钾血症时,细胞外液 K$^+$ 浓度增高使复极化 2 期时 Ca^{2+} 内流减小,使心肌细胞内 Ca^{2+} 浓度下降,因此心肌收缩性减弱。

(2)心电图的改变:由于复极 3 期钾外流增加(由心肌细胞膜钾电导增加所致),所以 3 期复极时间和有效不应期均缩短,表现为复极化 3 期 T 波狭窄高耸,Q-T 间期(心室动作电位)轻度缩短。由于传导性下降,心房去极化的 P 波增宽、压低或消失;代表房室传导的 P-R 间期延长;相当于心室去极化的 R 波降低;相当于心室内传导的 QRS 波增宽。

(3)心肌功能损害:高钾血症时心肌传导性下降可引起传导延迟以及单向阻滞,同时有效不应期又缩短,所以易形成兴奋折返,引起严重心律失常。

3. 高钾血症对酸碱平衡的影响　　高钾血症可引起代谢性酸中毒,并表现为反常性碱性尿(paradoxical alkaline urine)。发生机制为:①高钾血症时,细胞外液的 K$^+$ 进入细胞内,而细胞内的 H$^+$ 移向细胞外,引起细胞外液酸中毒;②肾小管上皮细胞内的 K$^+$ 浓度增高,H$^+$ 浓度减低,造成肾小管 K$^+$-Na$^+$ 交换增强,而 H$^+$-Na$^+$ 交换减弱,肾排 K$^+$ 增加,排 H$^+$ 减少,加重代谢性酸中毒,且尿液呈碱性。

(三)防治原则

(1)防治原发病,去除引起高钾血症的原因。

(2)降低体内总钾量:减少钾摄入,用透析疗法(血液透析或腹膜透析)和其他方法(阳离子交换树脂口服或灌肠),增加肾脏和肠道的排钾量。

(3)降低血钾:应用葡萄糖和胰岛素静脉输入促进糖原合成,或输入碳酸氢钠提高细胞外液的 pH 及 Na$^+$ 浓度,促进钾向细胞内转移,降低血钾浓度。

(4)对抗钾的心肌毒性作用:应用钙剂后,一方面促使 Et 上移,使 Em-Et 间距离扩大接近正常,恢复心肌兴奋性;另一方面使复极化 2 期 Ca^{2+} 竞争性内流增加,提高心肌收缩力。应用钠盐后,细胞外液的 Na$^+$ 浓度增高,0 期 Na$^+$ 内流增加,0 期去极化的速度和幅度增加,可改善心肌的传导性。

(5)纠正其他电解质代谢紊乱:引起高钾血症的原因中,有些也可同时引起高镁血症,应及时检查、处理。

第三节　镁代谢障碍

一、正常镁代谢

镁是机体内具有重要生理、生化作用的阳离子,在含量上仅次于钠、钙、钾而居第四位。镁在细胞内的含量居第二位,仅次于钾。正常血清镁浓度为 0.75~1.25mmol/L。正常成人体内含镁总量约为 21~28g,分布在细胞内的镁约占总量的 99%,80%~90% 以结合形式存在于细胞内。细胞内的镁在不同组织中含量也不相同,浓度为 1~3mmol/L,其中 60% 存在于骨骼中,其余大部分在骨骼肌和其他组织、器官的细胞内,仅有约 1% 的镁存在于细胞外液。其中:以 Mg^{2+} 形式存在的约占 55%,这部分镁具有生物活性;与蛋白质结合的镁约占 32%;与 HCO_3^-、HPO_4^{2-} 等结合为含镁复合物的镁约占 13%,当血浆中 Mg^{2+} 的浓度下降时,结合的镁可解离来维持血浆中 Mg^{2+} 浓度的稳定。

镁的平衡主要靠肾调节,肾脏的保镁能力很强,通过肾小球超滤过的镁中大约 25% 在近曲小管被重吸收,50%~60% 在髓袢升支粗段被重吸收,只有 3%~6% 被肾排出。肾脏可根据镁摄入量调节排出量。机体肾小管对镁的重吸收主要受各种激素调节,甲状旁腺激素可增加肾小管对镁的重吸收,而高血钙、甲状腺素、降钙素及醛固酮则可降低肾小管对镁的重吸收,从而调节尿镁的排出量,维持镁的动态平衡。

二、低镁血症

血清镁浓度低于 0.75mmol/L,称为低镁血症(hypomagnesemia)。

(一) 病因和发病机制

1. 镁摄入不足　见于长期营养不良、禁食、恶心、厌食或长期胃肠外营养治疗未注意补充镁的患者。广泛小肠切除、严重腹泻、局限性肠炎、小肠或胆管瘘以及慢性酒精中毒、高磷膳食(如牛奶喂养的婴儿)、急性胰腺炎、长期使用某些药物(泼尼松、洋地黄类)等,均可导致镁吸收不良,但仍有少量镁随尿排出,故可发生低镁血症。

2. 镁排出过多

(1) 经胃肠道失镁:主要见于胃肠病变。如小肠手术切除、严重腹泻、呕吐或长期胃肠减压引流,使消化道对镁吸收减少,排出增多。

(2) 经肾排出过多:①大量应用利尿药。呋塞米、依他尼酸可抑制髓袢升支粗段对镁的重吸收;渗透性利尿药甘露醇、尿素或高渗葡萄糖导致渗透性利尿,也可使镁随尿液排出增多。②高钙血症。钙和镁在肾小管中被重吸收时有相互竞争作用,任何原因所引起的高钙血症(如甲状旁腺功能亢进、维生素 D 中毒时)均可使肾小管重吸收镁减少。虽然甲状旁腺激素(PTH)对镁的重吸收有促进作用,但可被高钙血症所抵消。③糖尿病酮症酸中毒。主要是肾对镁的排出过多,其原因是酸中毒能严重妨碍肾小管对镁的重吸收,高血糖又可引起渗透性利尿而使镁随尿排出增多。④严重甲状旁腺功能减退。由于 PTH 分泌减少,肾小管对镁和磷酸盐的重吸收减少,故肾排镁增多。⑤甲状腺功能亢进。甲状腺素可抑制肾小管对镁的重吸收。⑥肾疾病。急性器质性肾衰竭多尿期、慢性肾盂肾炎等,由于渗透性利尿和肾小管功能受损、肾小管酸中毒、肾积水及肾硬化等,所以肾排镁增多。⑦酒精中毒。酒精可抑制肾小管对镁的重吸收,且慢性酒精中毒者常伴营养不良和腹泻等。⑧原发性和继发性醛固酮增多症。醛固酮能抑制肾小管重吸收镁。⑨洋地黄类强心苷、ACTH 和糖皮质激素,可促进肾排镁。

(3) 透析失镁:尿毒症患者大量使用无镁透析液,不仅未补充镁,反而带走细胞外液的镁。

(4) 汗液失镁:高温作业及剧烈运动等大量出汗时,从汗液丢失镁。

3. 细胞外的镁转入细胞内　胰岛素治疗糖尿病酮症酸中毒时,因促进糖原合成,使镁过多向细胞内转运,导致细胞外的镁减少。

(二) 对机体的影响

1. 低镁血症对神经肌肉的影响　低镁血症时神经肌肉的应激性增高,表现为肌肉震颤,手足搐搦,叩打面部肌肉或面神经时引起面部肌肉痉挛,反射亢进等。主要发生机制为:① Mg^{2+} 和 Ca^{2+} 竞争进入轴突,低镁血症时 Ca^{2+} 进入轴突增多,轴突释放乙酰胆碱增加,神经肌肉接头处兴奋传递增强;② Mg^{2+} 抑制终板膜上乙酰胆碱受体对乙酰胆碱的敏感性,减弱低镁血症时的抑制作用;③低镁血症减弱 Mg^{2+} 对神经纤维和骨骼肌应激性的抑制作用。此外,镁对平滑肌也有抑制作用,所以低镁血症时胃肠道平滑肌兴奋,导致呕吐或腹泻。

2. 低镁血症对中枢神经系统的影响　镁对中枢神经系统具有抑制作用,血镁降低时抑制作用减弱,可出现易激动、焦虑等症状,严重时可引起癫痫发作、谵妄、精神错乱、惊厥、昏迷等。具体机制不详,可能与下列因素有关系:①低镁血症时,Mg^{2+}对中枢兴奋性 NMDA 受体拮抗作用减弱,导致癫痫发作;②低镁血症时,Mg^{2+}对中枢神经系统抑制作用减弱,引起惊厥、昏迷等;③低镁血症时,Na^+-K^+-ATP 酶活性改变及 cAMP 水平的异常可能也参与作用。

3. 低镁血症对心血管系统的影响

(1)心律失常:低镁血症时易发生快速型心律失常,主要为室性心律失常,严重者可引发室颤导致猝死。其主要机制有:①低镁血症时,心肌细胞 Em 绝对值变小,心肌兴奋性增高;②低镁血症时,Mg^{2+}对心肌快反应自律细胞的缓慢而恒定的钠内流阻断作用减弱,Na^+内流相对加速,自动去极化加快,自律性增高;③低镁血症时,Na^+-K^+-ATP 酶活性减弱,引起心肌细胞内缺钾,心肌细胞静息电位负值显著变小及相对去极化,心肌兴奋性升高而导致心律失常。

(2)高血压:低镁血症时易伴发高血压,其主要机制可能为血管平滑肌细胞内 Ca^{2+} 含量增高,血管收缩,外周血管阻力增大。此外,低镁可增强儿茶酚胺等物质的缩血管作用,引起血压升高。

(3)冠心病:低镁血症在冠心病发生、发展中起一定作用。其主要机制有:①心肌细胞代谢障碍;②冠状动脉痉挛,低镁时 Mg^{2+} 对 Ca^{2+} 的拮抗作用减弱;低镁时血管内皮细胞产生舒血管介质减少;低镁加强儿茶酚胺等缩血管物质的收缩血管作用。

4. 低镁血症对代谢的影响　包括:①低钾血症。中度至重度低镁血症,常伴低钾血症,其机制是髓袢升支对 K^+ 的重吸收依赖于肾小管上皮细胞 Na^+-K^+-ATP 酶活性,此酶需 Mg^{2+} 来激活。Mg^{2+} 缺乏降低 Na^+-K^+-ATP 酶活性,导致肾保钾功能减弱。②低钙血症。Mg^{2+} 缺乏降低 cAMP 活性,导致甲状旁腺分泌 PTH 减少,同时靶器官对 PTH 的反应性降低,肠道吸收钙、肾小管重吸收钙及骨钙动员均发生障碍,血钙浓度降低。

三、高镁血症

血清镁浓度高于 1.25mmol/L,称为高镁血症(hypermagnesemia)。

(一) 病因及发病机制

1. 镁摄入过多　主要常见于静脉内补镁过多、过快。特别是肾功能受损患者更易发生。

2. 镁排出过少　正常情况下,肾有很强的排镁能力,摄入大量镁也不到引发高镁血症,因此,高镁血症最重要的原因是肾排镁减少:①肾功能衰竭。多见于急、慢性肾衰竭并伴有少尿或无尿时,肾小球滤过率减少,肾排镁减少。②严重脱水伴有少尿。严重脱水使有效循环血量减少,肾小球滤过率降低,肾排镁减少。③甲状腺功能不足。甲状腺素合成和分泌减少,其抑制肾小管重吸收镁功能减弱,肾排镁减少。④肾上腺皮质功能减退。醛固酮分泌减少,肾保钠排镁功能减弱,肾排镁减少。

3. 细胞内的镁向细胞外转移　主要见于分解代谢占优势的疾病,如糖尿病酮症酸中毒,细胞内的镁移到细胞外。各种原因引起细胞严重损伤或分解代谢亢进时,细胞内的镁向细胞外转移,如糖尿病酮症酸中毒昏迷患者治疗前细胞内分解代谢占优势,细胞内的镁向细胞外释出,出现高镁血症。

(二) 对机体的影响

血清镁浓度升高但不超过 2mmol/L 时,在临床上很难察觉。只有当血清镁浓度升至 3mmol/L 或更高时,才有明显的临床表现。

1. 高镁血症对神经肌肉的影响　高镁血症患者表现为肌无力甚至弛缓性麻痹,严重者发生呼吸肌麻痹。主要机制为高浓度血镁使神经 - 肌肉接头处释放的乙酰胆碱量减少,抑制神经 - 肌肉兴奋的传递。

2. 高镁血症对中枢神经系统的影响　镁能抑制中枢神经系统的突触传递,从而抑制中枢神经系统的功能活动。高镁血症时常有腱反射减弱或消失,发生嗜睡、昏迷甚至死亡。

3. 高镁血症对心血管系统的影响　高镁血症时易发生心律失常,表现为心动过缓及传导阻滞。主要原因是高浓度血镁抑制房室和心室内传导,心肌兴奋性下降。心电图显示 P 波低平,P-R 间期延长,QRS 增宽,Q-T 间期延长及 T 波高尖。当血清镁浓度达 7.5~10mmol/L 时,可发生心搏骤停。

4. 高镁血症对平滑肌的影响　高镁血症对平滑肌有显著抑制作用。抑制血管平滑肌后血管扩张,外周阻力降低和动脉血压下降;抑制内脏平滑肌可引起嗳气、腹胀、便秘和尿潴留等症状。

第四节　钙、磷代谢紊乱

一、正常钙、磷代谢

钙(calcium)和磷(phosphorus)是人体内含量最丰富的无机元素,在维持人体正常结构和功能中发挥重要作用。日常钙、磷的摄入量和排出量经常发生变化,但人体细胞内、外液中钙、磷的浓度却相对稳定。

体内约 99% 的钙和 86% 的磷以羟基磷灰石的形式存在于骨和牙齿中,其余呈溶解状态分布于体液和软组织中。存在于细胞外液的钙仅占总钙量 0.1%。血钙是指血清中所含的总钙量,正常成人为 2.25~2.75mmol/L,儿童稍高。血磷指血浆中的无机磷,正常人为 1.1~1.3mmol/L,婴儿为 1.3~2.3mmol/L,血浆无机磷酸盐 80%~85% 以 HPO_4^{2-} 形式存在。血浆磷浓度不如血浆钙稳定。

正常成人体内钙含量 700~1 400g,磷总量 400~800g。牛奶、干果、乳制品、蔬菜及水果中钙含量丰富。儿童、妊娠及哺乳期妇女需钙量增加,约 10~15g。食物中的钙必须转变为游离钙(Ca^{2+})才能被肠道吸收。肠道 pH 偏碱时,Ca^{2+} 吸收减少;偏酸时吸收则增多。Ca^{2+} 吸收部位在酸度较强的十二指肠和空肠上段,吸收率约为 30%。磷在空肠吸收最快,吸收率达 70%。食物缺乏或生理需要增加时,两者吸收率均增高。

二、低钙血症

当血清蛋白浓度正常时,血钙浓度低于 2.25mmol/L,或血清 Ca^{2+} 浓度低于 1mmol/L,称为低钙血症(hypocalcemia)。

(一) 病因和发病机制

低钙血症常由肠道吸收不良、维生素 D 缺乏、甲状旁腺功能减退、钙丢失过多等原因所致。

1. 维生素 D 代谢障碍　①维生素 D 缺乏:食物中维生素 D 缺乏或紫外线照射不足,儿童发病典型,引起儿童营养性佝偻病;②肠吸收障碍:梗阻性黄疸、脂肪泻、慢性腹泻等疾病导致维生素 D 吸收障碍;③维生素 D 羟化障碍:肝硬化、肾衰竭、遗传性 1α - 羟化酶缺乏症时,活性维生素 D 减少,引起肠钙吸收减少和尿钙增加,导致血钙降低。

2. 甲状旁腺功能减退(hypoparathyroidism)　①PTH 不足:甲状旁腺或甲状腺手术误切除甲状旁腺,遗传因素或自身免疫导致甲状旁腺发育障碍或损伤等,PTH 不足使骨钙动员受阻,尿钙丢失增加;②PTH 抵抗:假性甲状旁腺功能减退患者,PTH 的靶器官受体异常,此时成骨增加而破骨减少,造成暂时性低钙血症。

3. 慢性肾衰竭　①肾排磷减少,血磷升高,因血液钙磷乘积为一常数(30~40),因此血钙降低;②肾实质破坏,维生素 D 羟化障碍,1,25-$(OH)_2D_3$ 生成不足,肠钙吸收减少;③血磷升高,肠道分泌磷酸根增多,与食物钙结合后形成难溶的磷酸钙随粪便排出体外;④肾毒物损伤肠道,影响肠道对钙、磷的吸收;⑤慢性肾衰竭时,骨骼对 PTH 敏感性下降,故骨动员减少。

4. **低镁血症** 可使 PTH 分泌减少,PTH 靶器官对 PTH 反应性下降,骨盐 Mg^{2+}-Ca^{2+} 交换异常。

5. **急性胰腺炎** 机体对 PTH 反应性下降,胰高血糖素和降钙素分泌亢进,胰腺炎症和坏死释放出的脂肪酸与钙结合形成钙皂而影响肠吸收。

6. **其他** 低白蛋白血症(肾病综合征)、大量输血、妊娠等也可导致低钙血症。

(二)对机体的影响

1. **对神经肌肉的影响** Ca^{2+} 与 Mg^{2+}、Na^+、K^+ 等共同维持神经肌肉兴奋性,因此低血钙时神经、肌肉兴奋性增高,可出现肌肉疼挛、手足搐搦、喉鸣与惊厥,严重者可致癫痫发作。

2. **对骨骼的影响** 维生素 D 缺乏引发骨质钙化障碍,导致小儿佝偻病,表现为囟门闭合迟缓、方头、鸡胸、念珠胸、手镯腕、O 形或 X 形腿等。成人表现为骨质软化、骨质疏松和纤维性骨炎等。

3. **对心肌的影响** 细胞外的 Ca^{2+} 对心肌细胞的 Na^+ 内流有竞争性抑制作用,称为膜屏障作用。低血钙时膜屏障作用减小,Na^+ 内流增加,心肌兴奋性和传导性均升高。但血钙降低,心肌细胞复极化 2 期 Ca^{2+} 内流减慢,从而使动作电位平台期延长,不应期亦延长,心肌收缩力减弱,易出现心律失常。

4. **其他** 婴幼儿缺钙时免疫力低下,易感染念珠菌或反复发生细菌感染。慢性缺钙可致皮肤干燥、脱屑、指甲易脆和毛发稀疏等。

三、高钙血症

当血清蛋白浓度正常时,血钙大于 2.75mmol/L,或血清 Ca^{2+} 大于 1.25mmol/L,称为高钙血症(hypercalcemia)。

(一)病因和发病机制

1. **甲状旁腺功能亢进** 原发性甲状旁腺功能亢进常见于甲状旁腺腺瘤、增生或腺癌,这是高血钙的主要原因。继发性甲状旁腺功能亢进见于维生素 D 缺乏或慢性肾衰竭等所致长期低血钙,甲状旁腺出现代偿性增生。PTH 分泌过多,促进溶骨、肾重吸收钙及维生素 D 活化,引起高钙血症。

2. **恶性肿瘤** 引起血钙升高最常见原因包括恶性肿瘤(白血病、多发性骨髓瘤等)和恶性肿瘤骨转移。65% 的乳腺癌患者有骨转移,多发性骨髓瘤和 Burkitt 淋巴瘤(伯基特淋巴瘤)也多有骨转移。这些肿瘤细胞可分泌破骨细胞激活因子,激活破骨细胞。此外肾癌、胰腺癌、肺癌等虽未发生骨转移亦可引起高钙血症,这与前列腺素(尤其是 PGE_2)增多导致溶骨作用有关。

3. **维生素 D 中毒** 常见于治疗甲状旁腺功能减退或预防佝偻病而长期服用大量维生素 D,导致高钙、高磷血症,可引起头疼、恶心等一系列症状及软组织和肾的钙化。

4. **甲状腺功能亢进** 甲状腺素和三碘甲腺原氨酸(T_3)具有溶骨作用,中度甲亢患者约 20% 伴高钙血症。

5. **其他** 肾上腺皮质功能不全(如艾迪生病)、类肉瘤病、维生素 A 摄入过量、应用噻嗪类利尿药(促进肾对钙的重吸收)等也可导致高钙血症。

(二)对机体的影响

1. **对神经肌肉的影响** Ca^{2+} 对 Na^+ 内流产生竞争性抑制,细胞外高钙竞争性抑制 Na^+ 内流。因此,高钙血症时神经肌肉兴奋性下降,表现为乏力、四肢松弛、表情淡漠、记忆力减退、易疲劳、腱反射减弱,严重患者可出现精神障碍、木僵和昏迷。

2. **对心肌的影响** 高血钙时膜屏障作用增强,心肌兴奋性和传导性均降低。Ca^{2+} 内流加速,动作电位平台期缩短,复极加速。心电图表现为 Q-T 间期缩短,房室传导阻滞。

3. **肾损害** 肾对血钙升高较敏感,主要损害肾小管,表现为肾小管水肿、坏死、基底膜钙化等。早期表现为肾浓缩功能障碍,晚期可发展为肾衰竭。

4. **其他** 血钙升高可导致多处异位钙化灶形成,如血管壁、关节、肾、软骨、胰腺、胆道、鼓膜等部位出现钙化,引起相应组织、器官功能损害。

当血清钙大于 4.5mmol/L 时可发生高钙血症危象,如严重脱水、高热、心律失常及意识不清等,如不及时抢救,患者常死于心搏骤停、肾衰竭和循环衰竭等。

四、低磷血症

血清无机磷浓度小于 0.8mmol/L,称为低磷血症(hypophosphatemia)。

（一）病因和发病机制

1. 小肠磷吸收减少　常见于饥饿、吐泻、1,25-$(OH)_2D_3$ 不足、吸收不良综合征、应用结合磷酸的制酸药(氢氧化铝凝胶、碳酸铝、氢氧化镁)等。

2. 尿磷排泄增加　常见于急性乙醇中毒、甲状旁腺功能亢进症(原发性、继发性)、肾小管酸中毒、Fanconi 综合征(范科尼综合征)、维生素 D 抵抗性佝偻病、代谢性酸中毒、糖尿病、糖皮质激素和利尿药的使用。

3. 磷向细胞内转移　常见于应用促进合成代谢的胰岛素和糖类(静注葡萄糖、果糖、甘油)、恢复进食综合征(refeeding syndrome)和呼吸性碱中毒(激活磷酸果糖激酶促使葡萄糖和果糖磷酸化)。

（二）对机体的影响

低磷血症通常无特异症状。低磷血症主要引起 ATP 合成和红细胞内 2,3-DPG 减少。轻者无症状,重者可有肌无力、感觉异常、肌病步态,骨痛、佝偻病、病理性骨折、易激惹、精神错乱、抽搐、昏迷。

五、高磷血症

血清无机磷成人大于 1.60mmol/L,儿童大于 1.90mmol/L,称高磷血症(hyperphosphatemia)。

（一）病因和发病机制

1. 急、慢性肾衰竭　当肾小球滤过率下降到 20ml/min 以下时,肾排磷减少,肠道吸收的磷超过肾排出磷的能力,血磷上升。继发性 PTH 分泌增多,骨盐释放增加。

2. 甲状旁腺功能减退　包括原发性、继发性和假性甲状旁腺功能减退,尿排磷减少,导致血磷上升。

3. 维生素 D 中毒　促进小肠及肾对磷的重吸收。尿磷减少而血磷上升。

4. 磷向细胞外移出　常见于急性酸中毒、骨骼肌破坏、高热、恶性肿瘤(化疗)、淋巴细胞白血病等。

5. 其他　甲状腺功能亢进促进溶骨。肢端肥大症活动期生长激素分泌增加,促进肠钙吸收和减少尿磷排泄。使用含磷缓泻药及磷酸盐输注。

（二）对机体的影响

急性严重高磷血症抑制肾 1α- 羟化酶,导致低钙血症,常发生迁移性钙化、心力衰竭、低血压、急性多发性关节痛等与低钙血症和异位钙化有关的临床表现。

(林 岩)

> 思考题
>
> 1. 水、钠代谢紊乱的分类及特征是什么?
> 2. 临床常见脱水有哪些类型? 简述其主要特点。
> 3. 简述水肿的发病机制及特点。
> 4. 简述临床发生低钾血症和高钾血症的常见原因,对机体的影响及防治原则。
> 5. 简述低钙血症和高钙血症发生的原因和机制以及对机体的影响。

第十三章
酸碱平衡和酸碱平衡紊乱

人体的体液环境必须具有适宜的酸碱度才能维持正常的生理和代谢功能,正常状态下,机体不断产生并摄入酸性和碱性物质,但体液的 pH 总是相对稳定,例如,人体血浆的酸碱度在范围很窄的弱碱性环境内变动,用动脉血 pH 表示是 7.35~7.45,平均值为 7.40,这依靠体内各种缓冲系统及肺和肾的调节功能来实现。机体自动调节酸碱物质的含量和比例,以维持体液 pH 值相对稳定的过程称为酸碱平衡(acid-base balance)。

病理情况下,因酸碱负荷过度或 / 和调节机制障碍导致体液酸碱度稳态的破坏,称为酸碱平衡紊乱(acid-base disturbance)。临床上,酸碱平衡紊乱常是某些疾病或病理过程的继发性变化,一旦发生酸碱平衡紊乱,会使病情更加严重和复杂,甚至威胁患者的生命。因此及时发现和正确处理酸碱平衡紊乱是临床诊断和治疗疾病的重要措施之一。

第一节　酸碱的概念及酸碱物质的来源

一、酸碱的概念

凡能释放出 H^+ 的化学物质称为酸,如 HCl、H_2SO_4、NH_4^+ 和 H_2CO_3 等;反之,能接受 H^+ 的化学物质称为碱,如 OH^-、NH_3、HCO_3^- 等。一个化学物质作为酸释放出 H^+ 时,必然有一个碱性物质形成;同样,当一个化学物质作为碱而接受 H^+ 时,也必然有一个酸性物质形成。因此,酸与相应的碱形成一个共轭体系。例如

$$\begin{array}{cc} 酸 & 碱 \\ H_2CO_3 & \rightleftharpoons\ H^+ + HCO_3^- \\ NH_4^+ & \rightleftharpoons\ H^+ + NH_3 \\ H_2PO_4^- & \rightleftharpoons\ H^+ + HPO_4^{2-} \\ HPr & \rightleftharpoons\ H^+ + Pr^- \end{array}$$

这就是 Bronsted 提出的共轭酸 - 碱对(conjugate acid-base pair)的概念。通常用 H^+ 浓度的负对数即 pH 来表示溶液的酸碱度,当溶液的 pH<7 时显酸性,当溶液的 pH>7 时显碱性。蛋白质(Pr^-)在体液中与 H^+ 结合成为蛋白酸(HPr),而且结合较牢固,所以 Pr^- 也是一种碱。

二、体液中酸碱物质的来源

体液中酸碱物质来自体内的分解代谢和体外摄入。酸性物质主要通过体内代谢产生,碱性物质

主要来自食物。在普通膳食条件下,体内代谢所产生的酸性物质远远超过碱性物质。

（一）酸的来源

1. 挥发酸（volatile acid）　糖、脂肪、蛋白质在其分解代谢中,氧化的最终产物是 CO_2,CO_2 与水结合生成碳酸（H_2CO_3）,是机体在代谢过程中产生最多的酸性物质。碳酸可释出 H^+,也可分解产生气体 CO_2,从肺排出体外,所以称之为挥发酸。碳酸是体内唯一的挥发酸。

$$CO_2+H_2O \xrightarrow{\text{CA}} H_2CO_3 \rightleftharpoons H^+ + HCO_3^-$$

CO_2 可以通过两种方式与水结合生成碳酸。一种方式是:CO_2 与组织间液和血浆中的水直接结合生成 H_2CO_3,即 CO_2 溶解于水生成 H_2CO_3；但主要是另一种方式:CO_2 在红细胞、肾小管上皮细胞、胃肠黏膜上皮细胞和肺泡上皮细胞内经碳酸酐酶（carbonic anhydrase,CA）的催化与水结合生成 H_2CO_3。

组织细胞代谢产生的 CO_2 量是相当可观的,正常成人在安静状态下每天可产生 CO_2 300~400L,如果全部与 H_2O 生成 H_2CO_3,可释放约 15mol H^+,成为体内酸性物质的主要来源。运动和代谢率增加时 CO_2 生成量显著增加,可通过肺的调节增加 CO_2 呼出。通过肺进行的 CO_2 呼出量的调节,称为酸碱平衡的呼吸性调节。

2. 固定酸（fixed acid）　是指不能变成气体由肺呼出,而只能通过肾由尿排出的酸性物质,又称非挥发酸（unvolatile acid）。主要包括:蛋白质分解代谢产生的硫酸、磷酸和尿酸；糖酵解生成的甘油酸、丙酮酸和乳酸,糖氧化过程生成的三羧酸；脂肪代谢产生的 β-羟丁酸和乙酰乙酸等。机体有时还会摄入一些酸性食物,或服用酸性药物氯化铵、水杨酸等,成为固定酸的另一来源。一般情况下,固定酸的主要来源是蛋白质的分解代谢,因此,体内固定酸的生成量与食物中蛋白质的摄入量成正比。

成人每日由固定酸释放出的 H^+ 仅有 50~100mmol,与每天产生的挥发酸相比要少得多。固定酸可以通过肾进行调节,这一调节过程也称酸碱平衡的肾性调节。

（二）碱的来源

体内碱性物质主要来自食物,特别是蔬菜、瓜果中所含的有机酸盐,如柠檬酸盐、苹果酸盐和草酸盐（主要是 Na^+ 和 K^+ 盐）,均可与 H^+ 起反应,分别转化为柠檬酸、苹果酸和草酸,经三羧酸循环代谢为 CO_2 和 H_2O,而 Na^+ 或 K^+ 则可与 HCO_3^- 结合生成碱性盐。体内代谢过程中也可产生碱性物质,如氨基酸脱氨基所产生的氨,可经肝代谢后生成尿素,故对体液的酸碱度影响不大。人体碱的生成量与酸相比则少得多（图 13-1）。

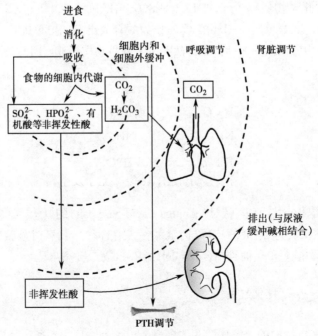

图 13-1　酸碱的生成及缓冲

第二节　酸碱平衡的调节

尽管机体在正常情况下不断生成和摄取酸或碱性物质,但血液 pH 却不发生显著变化,这是由于机体对酸碱负荷有强大的缓冲能力和有效的调节功能,保持了酸碱的稳态(表 13-1)。机体对体液酸碱平衡的调节主要通过体液的缓冲、肺及组织细胞和肾的调节来维持。

表 13-1　不同部位体液的 pH 值

体液	pH
胃液	1.00~3.00
尿液	5.00~6.00
动脉血	7.35~7.45
脑脊液	7.31~7.34
胰液	7.80~8.00
肠液	7.60~8.40

一、血液的缓冲作用

血液缓冲系统包括血浆缓冲系统和红细胞缓冲系统,都是由弱酸(缓冲酸)及其相对应的弱酸盐(缓冲碱)组成,主要有碳酸氢盐缓冲系统、磷酸盐缓冲系统、血浆蛋白缓冲系统、血红蛋白和氧合血红蛋白缓冲系统五种(表 13-2)。

表 13-2　血液的五种缓冲系统

缓冲酸		缓冲碱
H_2CO_3	$\rightleftharpoons$	$HCO_3^- + H^+$
$H_2PO_4^-$	$\rightleftharpoons$	$HPO_4^{2-} + H^+$
HPr	$\rightleftharpoons$	$Pr^- + H^+$
HHb	$\rightleftharpoons$	$Hb^- + H^+$
$HHbO_2$	$\rightleftharpoons$	$HbO_2^- + H^+$

当 H^+ 过多时,表 13-2 中的反应向左移动,使 H^+ 浓度不至于发生大幅度增高,同时缓冲碱浓度降低;当 H^+ 减少时,反应则向右移动,使 H^+ 浓度得到部分恢复,同时缓冲碱浓度增加。

1. **碳酸氢盐缓冲系统**　血液缓冲系统中以碳酸氢盐缓冲系统最为重要,这是因为该系统具有以下特点:①缓冲能力强,是含量最多的缓冲系统,占全血缓冲总量的 1/2 以上(表 13-3)。②可进行开放性调节。H_2CO_3 能转变为 CO_2,将血液的缓冲调节与呼吸调节联系在一起,HCO_3^- 能通过肾调控,由此与肾脏调节连为一体。因此,碳酸氢盐缓冲系统的缓冲能力远超出其化学反应本身所能达到的程度。③可以缓冲所有的固定酸,但不能缓冲挥发酸。体内挥发酸的缓冲主要靠非碳酸氢盐缓冲系统。

动脉血 pH 受血液缓冲对的影响,特别是 H_2CO_3 及 HCO_3^- 的影响。根据 Henderson-Hasselbalch 方

程式

$$pH = pKa + \lg \frac{[HCO_3^-]}{[H_2CO_3]} \tag{13-1}$$

H_2CO_3 由 CO_2 溶解量(dCO_2)决定,而 $dCO_2 =$ 溶解度(α)$\times PaCO_2$(Henry 定律)。所以式(13-1)可改写为

$$pH = pKa + \lg \frac{[HCO_3^-]}{\alpha \times PaCO_2} \quad (\alpha \text{ 为溶解度} = 0.03) \tag{13-2}$$

$$= 6.1 + \lg \frac{24}{0.03 \times 40} = 6.1 + \lg \frac{24}{1.2} = 7.40$$

式(13-1)和式(13-2)反映 pH、HCO_3^- 和 $PaCO_2$ 三个参数的相互关系。

血气分析仪可直接用 pH 和 CO_2 电极测出 pH 或 $[H^+]$ 及 $PaCO_2$,并根据 Henderson-Hasselbalch 方程式计算出 HCO_3^- 量。

Kassier 等将此方程式简化为式(13-3)

$$H^+ = 24 \frac{PaCO_2}{HCO_3^-} \tag{13-3}$$

从式(13-1)、式(13-2)和式(13-3)可得出 pH 主要取决于 HCO_3^- 与 H_2CO_3 的比值,而非 HCO_3^- 与 H_2CO_3 的绝对值。只要两者的比值维持在 20/1,血浆 pH 就不会发生明显变动。

2. **磷酸盐缓冲系统** 存在于细胞内、外液中,主要在细胞内液及肾小管中发挥缓冲作用,包括血浆的 NaH_2PO_4/Na_2HPO_4 和细胞内的 KH_2PO_4/K_2HPO_4,含量约占全血缓冲系统的 5%。

3. **蛋白质缓冲系统** 存在于血浆及红细胞内,只有当其他缓冲系统都被调动后,其作用才显示出来。血浆蛋白作为阴离子而存在,可以通过释放或结合 H^+ 而起缓冲作用,含量约占全血缓冲系统的 7%。而血红蛋白和氧合血红蛋白缓冲系统含量约占全血缓冲系统的 35%,主要在缓冲挥发酸中发挥作用。

表 13-3　血液各缓冲体系的含量与分布

缓冲体系	占全血缓冲系统的百分比 /%
血浆 HCO_3^-	35
红细胞 HCO_3^-	18
HbO_2 及 Hb	35
磷酸盐	5
血浆蛋白	7

二、肺在酸碱平衡中的调节作用

肺在酸碱平衡中的作用是通过改变 CO_2 的排出量来调节血浆碳酸(挥发酸)浓度,使血浆中 HCO_3^- 与 H_2CO_3 比值接近正常,以保持 pH 相对恒定。肺泡通气量受延髓呼吸中枢控制,呼吸中枢接受来自中枢化学感受器和外周化学感受器的刺激。

1. **呼吸运动的中枢调节** 由于呼吸中枢化学感受器对脑脊液和局部细胞外液中的 H^+ 变化敏感,一旦 H^+ 浓度升高,呼吸中枢兴奋,使呼吸运动加深、加快。但是,血液中的 H^+ 不易透过血 - 脑屏障,故血液 pH 变动对中枢化学感受器的作用较小,而血液中的 CO_2 能迅速透过血 - 脑屏障,使化学感受器周围 H^+ 浓度升高,从而使呼吸中枢兴奋。由于脑脊液中碳酸酐酶较少,所以对 CO_2 的反应有一定

延迟。$PaCO_2$ 的正常值为 40mmHg，$PaCO_2$ 只需升高 2mmHg，就可刺激中枢化学感受器，出现肺通气增强的反应，从而降低血中 H_2CO_3 浓度，实现反馈调节。但如果 $PaCO_2$ 进一步增加至超过 80mmHg 时，呼吸中枢反而受到抑制，产生 CO_2 麻醉（carbon dioxide narcosis）。

2. 呼吸运动的外周调节　呼吸中枢也能因外周化学感受器的刺激而兴奋，主动脉体特别是颈动脉体感受器，能感受低氧、H^+ 浓度和 CO_2 的刺激。$PaCO_2$ 需升高 10mmHg 才刺激外周化学感受器，所以外周化学感受器与中枢化学感受器相比，反应较不敏感。$PaCO_2$ 升高或 pH 降低时，主要是通过延髓中枢化学感受器发挥调节作用。外周化学感受器主要感受低氧，反射性引起呼吸中枢兴奋，使呼吸加深、加快，增加 CO_2 排出量。PaO_2 过低对呼吸中枢的直接效应是抑制效应。

三、组织细胞在酸碱平衡中的调节作用

组织细胞内液是酸碱平衡的重要缓冲池，机体主要通过离子交换以维持电中性的方式，发挥细胞的缓冲作用。红细胞、肌细胞和骨组织均能发挥这种作用。如 H^+-K^+、H^+-Na^+、Na^+-K^+ 交换，当细胞外液的 H^+ 过多时，H^+ 弥散入细胞内，而 K^+ 从细胞内移出；反之，当细胞外液的 H^+ 过少时，H^+ 由细胞内移出，而 K^+ 从细胞外移入。所以酸中毒时，往往可伴有高血钾，碱中毒时可伴有低血钾。Cl^--HCO_3^- 的交换也很重要，因为 Cl^- 是可以自由交换的阴离子，当 HCO_3^- 升高时，它的排出可由 Cl^--HCO_3^- 交换来完成。红细胞 Cl^--HCO_3^- 阴离子交换体对急性呼吸性酸碱紊乱的调节起重要作用。

此外，肝脏可通过合成尿素清除 NH_3 参与调节酸碱平衡，骨骼的钙盐分解也可对 H^+ 起到一定的缓冲作用。在甲状旁腺激素的作用下，沉积在骨骼中的磷酸盐、碳酸盐等均可释放入血，对 H^+ 进行缓冲，如：

$$Ca_3(PO_4)_2 + 4H^+ \longrightarrow 3Ca^{2+} + 2H_2PO_4$$

骨骼缓冲可能引起骨质脱钙、骨质软化等病理变化，因此，它并非是生理性的酸碱平衡调节方式。

四、肾在酸碱平衡中的调节作用

肾主要调节固定酸，具体是通过肾小管上皮细胞的排 H^+、排 NH_4^+ 和重吸收 Na^+、HCO_3^- 等来实现，其主要作用机制如下。

1. 近曲小管泌 H^+ 和对 $NaHCO_3$ 的重吸收　肾小球滤液中的 $NaHCO_3$ 含量与血浆相等，其中 85%~90% 在近曲小管被重吸收，其余部分在远曲小管和集合管被重吸收（图 13-2）。正常情况下，随尿液排出体外的 $NaHCO_3$ 仅为滤出量的 0.1%，即几乎无 $NaHCO_3$ 的丢失。HCO_3^- 重吸收是通过 H^+-Na^+ 交换机制：近曲小管细胞在主动分泌 H^+ 的同时，从管腔中回收 Na^+，两者转运方向相反，称 H^+-Na^+ 交换或 H^+-Na^+ 逆向转运，在这种 H^+-Na^+ 交换时常伴有 HCO_3^- 的重吸收。肾小管细胞内富含碳酸酐酶，能催化 H_2O 和 CO_2 结合生成 H_2CO_3，并解离出 H^+ 和 HCO_3^-。细胞内 H^+ 经管腔膜 Na^+-H^+ 载体与滤液中的 Na^+ 交换，并与滤过的 HCO_3^- 结合成 H_2CO_3，再迅速分解成 CO_2 和 H_2O，H_2O 则随尿排出，CO_2 又弥散回肾小管上皮细胞（图 13-2 上）。进入细胞内的 Na^+ 经基底膜侧钠泵主动转运入血，使细胞内 Na^+ 浓度维持在 10~30mmol/L 的低水平，有利于管腔内的 Na^+ 弥散入肾小管上皮细胞，并促进 H^+ 分泌。而肾小管上皮细胞内的 HCO_3^- 经基侧膜的 Na^+-HCO_3^- 转运体进入血液循环。

Na^+-H^+ 逆向载体和 Na^+-$3HCO_3^-$ 同向载体的转运属于钠依赖性继发性主动转运，是一个继发性耗能过程，所需能量来源于上皮细胞基底侧膜上的 Na^+-K^+-ATP 酶，即钠泵。Na^+-K^+-ATP 酶通过消耗 ATP 使细胞内 Na^+ 的泵出多于 K^+ 的泵入，使细胞内 Na^+ 浓度维持在 10~30mmol/L 的低水平，有利于管腔内的 Na^+ 弥散入肾小管上皮细胞，并促进 H^+ 分泌，进入上皮细胞内的 Na^+ 增多则有利于 Na^+ 和 HCO_3^- 的重吸收。

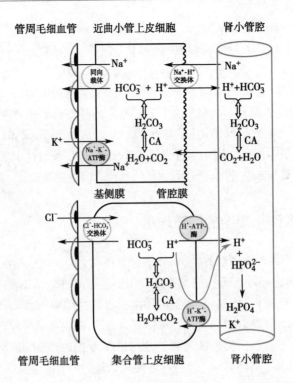

管周毛细血管　　近曲小管上皮细胞　　　　　　肾小管腔

基侧膜　　　管腔膜

管周毛细血管　　集合管上皮细胞　　　　肾小管腔

⬤ 表示主动转运；　◯ 表示继发性主动转运；CA：碳酸酐酶

图 13-2　近曲小管和集合管泌 H^+、重吸收 HCO_3^- 过程示意图

2. 远曲小管及集合管泌 H^+ 和对 $NaHCO_3$ 的重吸收　远曲小管和集合管的闰细胞也可分泌 H^+，此细胞又称泌氢细胞，它并不能转运 Na^+，是一种非 Na^+ 依赖性的泌氢，这种借助于 H^+-ATP 酶的作用向管腔泌氢，同时在基侧膜以 Cl^--HCO_3^- 交换的方式重吸收 HCO_3^-，称为远端酸化作用（distal acidification，图 13-2 下）。远端肾小管泌 H^+ 到集合管管腔后，可与管腔滤液中的碱性 HPO_4^{2-} 结合形成可滴定酸 $H_2PO_4^-$，使尿液酸化。HPO_4^{2-} 转变为 $H_2PO_4^-$ 的过程通常称为滴定，因此把 $H_2PO_4^-$ 称为可滴定酸。但这种缓冲是有限的，当尿液 pH 降至 4.8 左右时，两者比值由原来的 4：1 变为 1：99，几乎尿液中所有磷酸盐都已转变为 $H_2PO_4^-$，不能进一步发挥缓冲作用。

远端小管及集合管还存在 Na^+-H^+ 交换和 Na^+-K^+ 交换，尿中的 K^+ 主要是由远曲小管和集合管分泌。一般当有 Na^+ 主动吸收时，才会有 K^+ 分泌，两者的转运方向相反，称为 K^+-Na^+ 交换。H^+-Na^+ 交换和 K^+-Na^+ 交换有相互抑制现象。当机体发生酸中毒时，小管分泌 H^+ 浓度增加，Na^+-H^+ 交换加强，Na^+-K^+ 交换抑制，造成血中 K^+ 浓度增高。

3. NH_4^+ 的排出　铵（NH_4^+）的生成和排出具有 pH 依赖性，即酸中毒越严重，尿排 NH_4^+ 量越多。近曲小管上皮细胞是产 NH_4^+ 的主要场所，主要由谷氨酰胺酶水解谷氨酰胺产生，谷氨酰胺→NH_3+ 谷氨酸、谷氨酸→NH_3+α- 酮戊二酸。酸中毒越严重，谷氨酰胺酶活性也越高，产生 NH_3 和 α- 酮戊二酸也越多。α- 酮戊二酸的代谢用去 2 个 H^+，生成 2 个 HCO_3^-，由于 NH_3 是脂溶性分子，可通过细胞膜自由扩散进入小管腔，也可通过基侧膜进入细胞间隙；而 NH_3 与细胞内 H_2CO_3 解离的 H^+ 结合成 NH_4^+，通过 NH_4^+-Na^+ 交换进入管腔，由尿排出。Na^+ 又与 HCO_3^- 同向转运进入血液循环。酸中毒严重时，当磷酸盐缓冲系统不能缓冲时，不仅近曲小管分泌 NH_4^+ 增加，远曲小管和集合管也可泌 NH_3，中和尿液中的 H^+，并结合成 NH_4^+ 从尿中排泄（图 13-3）。

综上所述，上述四方面的调节因素共同维持体内的酸碱平衡，但作用时间和强度有差别，汇总如下（表 13-4）。

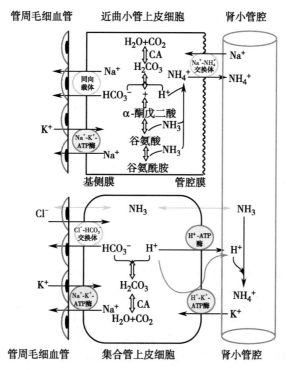

图 13-3 尿铵形成示意图

表 13-4 体液、呼吸和肾脏在酸碱平衡调节中的作用时间和特点

调节方式	发挥作用时间	特点
血浆缓冲	即刻	不持久,仅缓冲固定酸,对碱缓冲能力较弱
呼吸调节	数分钟开始,30min 达高峰	仅调节挥发酸
细胞内液缓冲	3~4h 后	继发血 K^+、血 Cl^- 浓度改变
肾脏调节	12~24h 起作用,3~5d 达最大效能	效率高、持久,调节固定酸和 HCO_3^-

第三节 反映酸碱平衡的常用指标及酸碱平衡紊乱的分类

一、常用指标及其意义

(一) pH

溶液的酸碱度取决于其中的 H^+ 的浓度。血液中 H^+ 浓度很低(4×10^{-8}mol/L),因此广泛使用 H^+ 浓度的负对数即 pH 来表示溶液的酸碱度。

动脉血 pH 本身不能区分酸碱平衡紊乱的类型,不能判定是代谢性还是呼吸性。pH 值在正常范围内,可以表示酸碱平衡正常,也可表示处于代偿性酸、碱中毒阶段,或同时存在程度相近的混合型酸、碱中毒,使 pH 变动相互抵消。

(二) 动脉血 CO₂ 分压

动脉血 CO_2 分压($PaCO_2$)是血浆中呈物理溶解状态的 CO_2 分子产生的张力。由于 CO_2 通过呼吸膜弥散快,$PaCO_2$ 相当于肺泡气 CO_2 分压($PACO_2$),所以测定 $PaCO_2$ 可了解肺泡通气量的情况,即,$PaCO_2$ 与肺泡通气量成反比通气不足 $PaCO_2$ 升高;通气过度 $PaCO_2$ 降低。因此 $PaCO_2$ 是反映呼吸性酸碱平衡紊乱的重要指标。正常值为 33~46mmHg,平均值为 40mmHg。$PaCO_2<33$mmHg,表示肺通气过度,CO_2 排出过多,见于呼吸性碱中毒或代偿后的代谢性酸中毒;$PaCO_2>46$mmHg,表示肺通气不足,有 CO_2 潴留,见于呼吸性酸中毒或代偿后代谢性碱中毒。

(三) 标准碳酸氢盐和实际碳酸氢盐

标准碳酸氢盐(standard bicarbonate,SB)是指全血在标准条件下,即 $PaCO_2$ 为 40mmHg,温度 38℃,血红蛋白氧饱和度为 100% 测得的血浆中 HCO_3^- 的量。由于标准化后 HCO_3^- 不受呼吸因素的影响,所以是判断代谢因素的指标。实际碳酸氢盐(actual bicarbonate,AB)是指在隔绝空气的条件下,在实际 $PaCO_2$、体温和血氧饱和度条件下测得的血浆 HCO_3^- 浓度,因而受呼吸和代谢两方面的影响。正常人 AB 与 SB 相等,正常范围是 22~27mmol/L,平均为 24mmol/L。两者数值均低表明有代谢性酸中毒;两者数值均高表明有代谢性碱中毒;AB 与 SB 的差值反映了呼吸因素对酸碱平衡的影响。若 SB 正常,而 AB>SB,表明有 CO_2 滞留,可见于呼吸性酸中毒;反之,若 AB<SB,则表明 CO_2 排出过多,见于呼吸性碱中毒。SB 在慢性呼吸性酸、碱中毒时,由于有肾脏代偿,也可发生继发性升高或降低。

(四) 缓冲碱

缓冲碱(buffer base,BB)是血液中一切具有缓冲作用的负离子碱的总和。包括血浆和红细胞中的 HCO_3^-、Hb^-、HbO_2^-、Pr^- 和 HPO_4^{2-},通常以氧饱和的全血在标准状态下测定,正常值为 45~52mmol/L(平均值为 48mmol/L)。缓冲碱也是反映代谢因素的指标,代谢性酸中毒时 BB 减少,而代谢性碱中毒时 BB 升高。

(五) 碱剩余

碱剩余(base excess,BE)是指标准条件下,用酸或碱滴定全血标本至 pH 7.4 时所需的酸或碱的量(mmol/L)。若用酸滴定使血液 pH 达 7.4,则表示碱过多,BE 用正值表示;如需用碱滴定,说明碱缺失,BE 用负值表示。全血 BE 正常值范围为 –3.0~+3.0mmol/L,BE 是反映代谢因素的指标:代谢性酸中毒时 BE 负值增加;代谢性碱中毒时 BE 正值增加。

以上指标均可通过血气分析仪测得。

(六) 阴离子隙

阴离子隙(anion gap,AG)是指血浆中未测定的阴离子(undetermined anion,UA)与未测定的阳离子(undetermined cation,UC)的差值,正常机体血浆中的阳离子与阴离子总量相等,均为 151mmol/L,从而维持电荷平衡。Na^+ 占血浆阳离子总量的 90%,称为可测定阳离子。HCO_3^- 和 Cl^- 占血浆阴离子总量的 85%,称为可测定阴离子。血浆中未测定的阳离子包括 K^+、Ca^{2+} 和 Mg^{2+}。血浆中未测定的阴离子包括 Pr^-、HPO_4^{2-}、SO_4^{2-} 和有机酸阴离子,即 AG = UA−UC。临床实际测定时,限于条件及需要,一般仅测定阳离子中的 Na^+,阴离子中的 Cl^- 和 HCO_3^-。因血浆中的阴、阳离子总当量数(或总电荷数)完全相等,故 AG 可用血浆中常规可测定的阳离子与常规可测定的阴离子的差值算出,即

$Na^+ + UC = HCO_3^- + Cl^- + UA$

$AG = UA − UC$

$= Na^+ − (HCO_3^- + Cl^-)$

$= 140 − (24 + 104) = 12$mmol/L,波动范围是 (12 ± 2)mmol/L(图 13-4)。

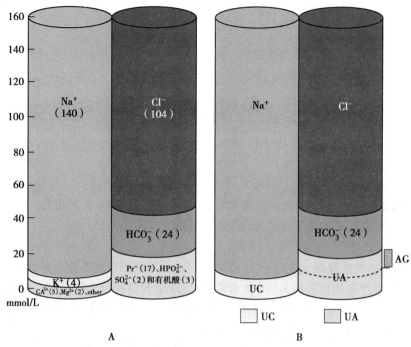

图 13-4　血浆阴离子隙图解（单位 mmol/L）

A. 血浆成分及浓度（Gamble 图）；B. 正常阴离子隙（AG = UA−UC）。

AG 可增高也可降低，但增高的意义较大，可帮助区分代谢性酸中毒的类型和诊断混合型酸碱平衡紊乱。目前多以 AG>16mmol/L 作为判断是否有 AG 增高代谢性酸中毒的界限，常见于固定酸增多的情况：如磷酸盐和硫酸盐潴留、乳酸堆积、酮体过多及水杨酸中毒、甲醇中毒等。AG 增高还可见于与代谢性酸中毒无关的情况，如脱水、使用大量含钠盐的药物和骨髓瘤患者释出本周蛋白过多的情况。

AG 降低在诊断酸碱失衡方面意义不大，仅见于未测定阴离子减少或未测定阳离子增多，如低蛋白血症等。

二、酸碱平衡紊乱的分类

尽管机体对酸碱负荷有很大的缓冲能力和有效的调节功能，但许多因素可以引起酸碱负荷过度或调节机制障碍导致酸碱平衡紊乱。血液 pH 值取决于 HCO_3^- 与 H_2CO_3 的浓度之比，pH 7.4 时其比值为 20∶1。根据血液 pH 的高低，可将酸碱平衡紊乱分为两大类，pH 降低称为酸中毒（acidosis），pH 升高称为碱中毒（alkalosis）。HCO_3^- 浓度含量主要受代谢性因素影响，由其浓度原发性降低或升高引起的酸碱平衡紊乱，称为代谢性酸中毒或代谢性碱中毒；H_2CO_3 含量主要受呼吸性因素的影响，由其浓度原发性增高或降低引起的酸碱平衡紊乱，称为呼吸性酸中毒或呼吸性碱中毒。另外，单纯型酸中毒或碱中毒时由于机体的调节，虽然体内酸性或碱性物质的含量已发生改变，但血液 pH 尚在正常范围内，称为代偿性酸或碱中毒。如果血液 pH 低于或高于正常范围，则称为失代偿性酸或碱中毒，反映机体酸碱平衡紊乱的代偿情况和严重程度。

临床上同一患者不但可以发生一种酸碱平衡紊乱，还可同时存在两种或三种酸碱平衡紊乱。若是单一的失衡，称为单纯型酸碱平衡紊乱（simple acid-base disturbance）；若是两种或三种酸碱平衡紊乱同时存在，称为混合型酸碱平衡紊乱（mixed acid-base disturbance）。

第四节　单纯型酸碱平衡紊乱

一、代谢性酸中毒

代谢性酸中毒(metabolic acidosis)是指固定酸增多和 / 或 HCO_3^- 丢失引起的 pH 下降,以血浆 HCO_3^- 原发性减少为特征,是临床上最常见的酸碱失衡类型。

(一) 病因和发病机制

1. 肾脏排酸保碱功能障碍　常见于:①肾功能衰竭。体内固定酸不能由尿排泄,特别是硫酸和磷酸在体内积蓄,H^+ 浓度增加导致 HCO_3^- 浓度降低,硫酸根和磷酸根浓度在血中增加。重金属(汞、铅等)及药物(磺胺类)的影响,使肾小管排酸障碍,而肾小球功能一般正常。②肾小管功能障碍。Ⅰ型肾小管酸中毒的发病环节是由于远曲小管的泌 H^+ 功能障碍,尿液不能被酸化,H^+ 在体内蓄积导致血浆 HCO_3^- 浓度进行性下降;Ⅱ型肾小管酸中毒是由于 Na^+-H^+ 转运体功能障碍,碳酸酐酶活性降低,HCO_3^- 在近曲小管重吸收减少,尿中排出增多导致血浆 HCO_3^- 浓度降低。肾小管酸中毒可引起"反常性碱性尿"。③应用碳酸酐酶抑制药。大量使用碳酸酐酶抑制药(如乙酰唑胺)可抑制肾小管上皮细胞内碳酸酐酶活性,使 H_2CO_3 生成减少,泌 H^+ 和重吸收 HCO_3^- 减少。

2. HCO_3^- 直接丢失过多　胰液、肠液和胆液中的碳酸氢盐含量均高于血浆,严重腹泻、肠道瘘管或肠道引流等均可引起 $NaHCO_3$ 大量丢失;大面积烧伤时大量血浆渗出,也伴有 HCO_3^- 丢失。

3. 代谢功能障碍　包括:①乳酸酸中毒(lactic acidosis)。任何原因引起的缺氧或组织低灌流时,都可使细胞内糖的无氧酵解增强而引起乳酸增加,产生乳酸性酸中毒。常见于休克、心搏骤停、低氧血症、严重贫血、肺水肿、一氧化碳中毒和心力衰竭等。此外严重的肝脏疾病造成的乳酸利用障碍也可引起血浆乳酸过高。②酮症酸中毒(keto-acidosis)。见于体内脂肪被大量动员的情况,多发生于糖尿病、严重饥饿和酒精中毒等。糖尿病时由于胰岛素不足,葡萄糖利用减少,脂肪分解加速,大量脂肪酸进入肝脏,形成过多的酮体(其中 β- 羟丁酸和乙酰乙酸为酸性物质),超过外周组织的氧化能力及肾排出能力时可发生酮症酸中毒。在饥饿或禁食情况下,当体内糖原消耗后,大量动用脂肪供能,也可出现酮症酸中毒。

4. 其他原因

(1)外源性固定酸摄入过多,HCO_3^- 缓冲消耗:①水杨酸中毒。大量摄入阿司匹林(乙酰水杨酸)可引起酸中毒,经缓冲后 HCO_3^- 浓度下降,水杨酸根潴留。②含氯的成酸性药物摄入过多。长期或大量服用含氯的盐类药物,如氯化铵、盐酸精氨酸或盐酸赖氨酸,在体内易解离出 HCl。如氯化铵,经肝合成尿素,并释放出 HCl。

$$2NH_4Cl+CO_2 \xrightarrow{\text{肝}} (NH_2)_2CO+2HCl+ H_2O。$$

(2)高钾血症:各种原因引起细胞外液 K^+ 增多时,K^+ 与细胞内的 H^+ 交换,引起细胞外的 H^+ 增加,导致代谢性酸中毒。这种酸中毒时体内 H^+ 总量并未增加,H^+ 从细胞内逸出,造成细胞内的 H^+ 减少,故细胞内呈碱中毒,在远曲小管由于小管上皮泌 H^+ 减少,也可引起"反常性碱性尿"。

(3)血液稀释使 HCO_3^- 浓度下降:快速输入大量无 HCO_3^- 的液体或生理盐水,使血液中 HCO_3^- 稀释,造成稀释性代谢性酸中毒。

(二) 分类

根据 AG 值的变化,将代谢性酸中毒分为两类:AG 增高型代谢性酸中毒和 AG 正常型代谢性酸中毒。

1. AG 增高型代谢性酸中毒 也称正常血氯型代谢性酸中毒,是指血浆中不含氯的固定酸浓度增高时的代谢性酸中毒,如乳酸酸中毒、酮症酸中毒、水杨酸中毒、磷酸和硫酸排泄障碍等。其固定酸的 H^+ 被 HCO_3^- 缓冲,其酸根(乳酸根、β-羟丁酸根、乙酰乙酸根、$H_2PO_4^-$、SO_4^{2-}、水杨酸根)增高。这部分酸根均属于未测定的阴离子,所以 AG 值增大,而 Cl^- 值正常(图13-5)。

2. AG 正常型代谢性酸中毒 也称高血氯型代谢性酸中毒,这类酸中毒是指 HCO_3^- 浓度降低,而同时伴有 Cl^- 浓度代偿性升高(图13-5)。常见于:消化道直接丢失 HCO_3^-,轻度或中度肾衰竭,泌 H^+ 减少;肾小管酸中毒,重吸收 HCO_3^- 减少或泌 H^+ 障碍,使用碳酸酐酶抑制药;高钾血症、含氯的酸性盐摄入过多和稀释性酸中毒等。

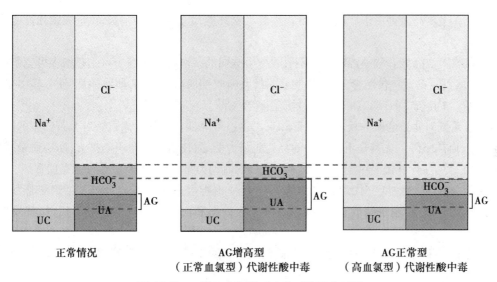

图 13-5 正常和代谢性酸中毒时的阴离子隙

(三) 机体的代偿调节

1. 血液的缓冲及细胞内外离子交换的缓冲代偿调节作用 代谢性酸中毒时,血液中增多的 H^+ 立即被血浆缓冲系统进行缓冲,HCO_3^- 及其他缓冲碱不断被消耗。细胞内的缓冲多在酸中毒 2~4h 后,约 1/2 的 H^+ 通过离子交换方式进入细胞内被细胞内缓冲系统缓冲,而 K^+ 从细胞内向细胞外转移,以维持细胞内外电平衡,故酸中毒易引起高血钾。

2. 肺的代偿调节作用 血液 H^+ 浓度增加可通过刺激颈动脉体和主动脉体化学感受器,反射性引起呼吸中枢兴奋,增加呼吸的深度和频率,明显改变肺的通气量。当 pH 由 7.4 降到 7.0 时,肺泡通气量由正常的 4L/min 增加到 30L/min 以上,呼吸加深、加快[也称为酸中毒大呼吸,又称库斯莫尔 (Kussmaul) 呼吸]是代谢性酸中毒的主要临床表现,其代偿意义是使血液中 H_2CO_3 浓度(或 $PaCO_2$)继发性降低,维持[HCO_3^-]/[H_2CO_3]的比值接近正常,使血液 pH 趋向正常。肺的代偿非常迅速,一般在酸中毒几分钟后就出现呼吸增强,30min 后即达代偿,12~24h 达代偿高峰,代偿最大极限时,$PaCO_2$ 可降到 10mmHg。呼吸代偿是急性代谢性酸中毒最重要的代偿方式。

3. 肾的代偿调节作用 在代谢性酸中毒时,肾小管上皮细胞中的碳酸酐酶和谷氨酰胺酶活性增强,使尿中可滴定酸和 NH_4^+ 排出增加,并重新生成 HCO_3^-。肾小管泌 NH_4^+ 增加是最主要的代偿机制,因为 H^+-Na^+ 交换增加,肾小管腔内 H^+ 浓度增加,降低肾小管细胞与管腔液 H^+ 的浓度差,使肾小管上皮细胞继续排 H^+ 受限。但管腔内 H^+ 浓度越高,NH_4^+ 的生成与排出越快,产生的 HCO_3^- 越多。可见,肾通过加强泌 H^+、泌 NH_4^+ 和重吸收及再生 HCO_3^-,使 HCO_3^- 在细胞外液的浓度有所恢复,由于从尿中排出的 H^+ 增多,尿液呈酸性。但肾的代偿作用较慢,一般要 3~5d 才能达高峰。在肾衰竭引起的代谢性酸中毒时,肾的纠酸作用几乎不能发挥。

代谢性酸中毒的血气分析参数如下:由于 HCO_3^- 降低,所以 AB、SB、BB 值均降低,BE 负值加大,pH 下降,通过呼吸代偿使 $PaCO_2$ 继发性下降,AB<SB。

（四）对机体的影响

代谢性酸中毒主要引起心血管系统和中枢神经系统的功能障碍,慢性代谢性酸中毒还可引起骨骼系统改变。

1. 心血管系统改变　严重的代谢性酸中毒能产生致死性室性心律失常,心肌收缩力降低以及血管对儿茶酚胺的反应性降低。

（1）室性心律失常。代谢性酸中毒时出现的室性心律失常与血钾升高密切相关,高血钾的发生除与细胞外的 H^+ 进入细胞内与 K^+ 交换,致 K^+ 逸出外,还与酸中毒时肾小管上皮细胞泌 H^+ 增加,而排 K^+ 减少有关。重度高血钾由于严重的传导阻滞和心室纤颤,心肌兴奋性消失,可造成致死性心律失常和心搏骤停。

（2）心肌收缩力降低。酸中毒时引起心肌收缩力减弱的机制可能是由于:①H^+ 增多可竞争性抑制 Ca^{2+} 与心肌肌钙蛋白亚单位结合,从而抑制心肌的兴奋收缩偶联,降低心肌收缩性,使心输出量减少;②H^+ 影响 Ca^{2+} 内流;③H^+ 影响心肌细胞肌质网释放 Ca^{2+}。

（3）血管系统对儿茶酚胺的反应性降低。H^+ 增多也可降低心肌和外周血管对儿茶酚胺的反应性,使血管扩张、血压下降。尤其是毛细血管前括约肌最为明显,使血管容量不断扩大,回心血量减少,血压下降。所以休克时,首先要纠正酸中毒,才能减轻血流动力学障碍,否则会导致休克加重。

2. 中枢神经系统改变　代谢性酸中毒时引起中枢神经系统的代谢障碍,主要表现为意识障碍、乏力、知觉迟钝,甚至嗜睡或昏迷,最后可因呼吸中枢和血管运动中枢麻痹而死亡,其发生机制如下。

（1）酸中毒时生物氧化酶类的活性受到抑制,氧化磷酸化过程减弱,致使 ATP 生成减少,因而脑组织能量供应不足。

（2）pH 值降低时,脑组织内谷氨酸脱羧酶活性增强,使 γ- 氨基丁酸增多,后者对中枢神经系统具有抑制作用。

3. 骨骼系统改变　慢性肾衰竭伴酸中毒时,由于不断从骨骼释放钙盐以进行缓冲,故不仅影响骨骼发育,延缓小儿生长,而且还可引起纤维性骨炎和肾性佝偻病。在成人则可导致骨软化症。

（五）防治原则

1. 预防和治疗原发病　治疗原发病和去除发病原因,是治疗代谢性酸中毒的基本原则和主要措施,如:糖尿病酮症酸中毒应以胰岛素治疗为主;严重肾衰竭引起的酸中毒,则需进行腹膜透析或血液透析纠正其水、电解质和酸碱平衡紊乱。

2. 碱性药物的应用　对轻症代谢性酸中毒患者可给予碳酸氢钠片口服,对严重的代谢性酸中毒患者需给予碱性药物治疗。如果患者的原发病因是 HCO_3^- 减少,首选的碱性药物是碳酸氢钠,因其可直接补充血浆缓冲碱,作用迅速,为临床治疗所常用。补碱的剂量和方法,应根据酸中毒的严重程度区别对待,一般主张在血气监护下分次补碱,补碱量宜小不宜大,一般轻度代谢性酸中毒 HCO_3^- >16mmol/L 时,可以少补,甚至不补,因为肾有排酸保碱的能力,约有 50% 的酸要靠非碳酸氢盐缓冲系统来调节。其他碱性药物(如乳酸钠等)也常被用来治疗代谢性酸中毒,通过肝可转化为 HCO_3^-,但肝功能不良或乳酸酸中毒时不宜使用。

3. 防治低血钾和低血钙　在纠正酸中毒的同时需要注意纠正水和电解质紊乱,如严重腹泻造成酸中毒时,由于细胞内的 K^+ 外流,往往掩盖了低血钾,补碱纠正酸中毒后,K^+ 又返回细胞内,可出现明显低血钾。酸中毒时游离钙增多,酸中毒纠正后,游离钙明显减少,有时可出现手足搐搦,因为 Ca^{2+} 与血浆蛋白在碱性条件下可生成结合钙,使游离钙减少,而在酸性条件下,结合钙又可解离为 Ca^{2+} 与血浆蛋白,使游离钙增多。

二、呼吸性酸中毒

呼吸性酸中毒（respiratory acidosis）是指 CO_2 排出障碍或吸入过多引起的 pH 下降，以血浆 H_2CO_3 浓度原发性升高为特征，是临床上较为常见的酸碱失衡。

（一）病因和发病机制

CO_2 排出障碍或吸入过多均可引起呼吸性酸中毒。临床上以肺通气功能障碍引起的 CO_2 排出受阻为主。

1. 肺通气障碍

（1）呼吸中枢抑制：包括颅脑损伤、脑炎、脑血管意外、呼吸中枢抑制药（吗啡、巴比妥类）及麻醉药用量过大或酒精中毒等。

（2）呼吸道阻塞：喉头痉挛和水肿、溺水、异物堵塞气管，常造成急性呼吸性酸中毒。而慢性阻塞性肺疾病（chronic obstructive pulmonary disease，COPD）、支气管哮喘等则是慢性呼吸性酸中毒的常见原因。

（3）呼吸肌麻痹：急性脊髓灰白质炎、脊神经根炎、有机磷中毒、重症肌无力、家族性周期性麻痹及重度低血钾时，呼吸运动失去动力，可造成 CO_2 排出障碍。

（4）胸廓病变：胸部创伤、严重气胸或胸膜腔积液、严重胸廓畸形等均可严重影响通气功能。

（5）肺部疾病：心源性急性肺水肿、重度肺气肿、肺部广泛性炎症、肺组织广泛纤维化、通气功能障碍合并急性呼吸窘迫综合征等，均可因通气障碍而发生呼吸性酸中毒。

（6）人工呼吸机管理不当，通气量过小而使 CO_2 排出困难。

2. CO_2 吸入过多　见于外环境 CO_2 浓度过高，较为少见。

（二）分类

呼吸性酸中毒按病程可分为两类。

1. 急性呼吸性酸中毒　常见于急性气道阻塞，中枢或呼吸肌麻痹引起的呼吸暂停等。

2. 慢性呼吸性酸中毒　见于气道及肺部慢性炎症引起的 COPD 及肺广泛性纤维化或肺不张，一般指 $PaCO_2$ 高浓度潴留持续达 24h 以上。

（三）机体的代偿调节

当体内 CO_2 排出受阻产生大量 H_2CO_3 时，由于碳酸氢盐缓冲系统不能缓冲挥发酸，血浆其他缓冲碱含量较低，所以缓冲 H_2CO_3 的能力极为有限。而且呼吸性酸中毒发生的最主要的环节是肺通气功能障碍，所以呼吸系统往往不能发挥代偿作用，主要靠血液非碳酸氢盐缓冲系统，细胞内外离子交换和肾代偿。

1. 急性呼吸性酸中毒的代偿调节　由于肾的代偿作用十分缓慢，细胞内外离子交换和细胞内缓冲作用是急性呼吸性酸中毒时的主要代偿方式。血红蛋白系统是呼吸性酸中毒时较重要的缓冲体系。

急性呼吸性酸中毒时由于 CO_2 在体内潴留，血浆 H_2CO_3 浓度不断升高，而 HCO_3^- 对 H_2CO_3 并无缓冲能力，所以 H_2CO_3 解离为 H^+ 和 HCO_3^- 后，H^+ 与细胞内的 K^+ 进行交换，进入细胞内的 H^+ 可被细胞内缓冲系统（K_2HPO_4、KPr）缓冲，血浆 HCO_3^- 浓度可有所增加，有利于维持 $[HCO_3^-]$ 与 $[H_2CO_3]$ 的比值，同时 K^+ 外移可诱发高钾血症。此外，血浆中的 CO_2 迅速弥散入红细胞，在碳酸酐酶的作用下，与水生成 H_2CO_3，再解离为 H^+ 和 HCO_3^-。H^+ 主要被血红蛋白和氧合血红蛋白缓冲，HCO_3^- 则与血浆中的 Cl^- 交换，结果血浆的 HCO_3^- 有所增加，Cl^- 降低（图 13-6）。

以上离子交换和缓冲十分有限，往往 $PaCO_2$ 每升高 10mmHg，血浆 HCO_3^- 仅增高 0.7~1mmol/L，不足以维持 HCO_3^-/H_2CO_3 的正常比值，所以急性呼吸性酸中毒时 pH 往往低于正常值，呈失代偿状态。

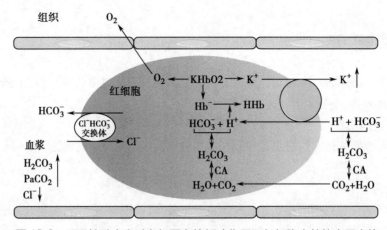

图 13-6   呼吸性酸中毒时血红蛋白的缓冲作用和红细胞内外的离子交换

2. **慢性呼吸性酸中毒的代偿调节**   由于肾的代偿作用,慢性呼吸性酸中毒可呈代偿性。$PaCO_2$ 和 H^+ 浓度升高持续 24h 以上,刺激肾小管上皮细胞内碳酸酐酶和线粒体中谷氨酰胺酶活性,促使肾小管上皮泌 H^+ 和 NH_4^+,并增加对 HCO_3^- 的重吸收。这种作用的充分发挥常需 3~5d 才能完成,因此急性呼吸性酸中毒来不及代偿。而慢性呼吸性酸中毒时由于肾的保碱作用较强大,且随 $PaCO_2$ 升高 HCO_3^- 也成比例增高($PaCO_2$ 每升高 10mmHg,血浆 HCO_3^- 浓度约增高 3.5~4.0mmol/L,使 HCO_3^-/H_2CO_3 比值接近 20∶1),所以在轻度和中度慢性呼吸性酸中毒时有可能代偿。

长期呼吸性酸中毒时,除肾代偿外,血液及细胞内液等也参与缓冲作用。此外,由于糖酵解的限速酶——磷酸果糖激酶受到抑制,所以可减少细胞内乳酸的产生,这也是一种代偿机制。

呼吸性酸中毒血气分析的参数如下:$PaCO_2$ 增高,pH 降低。通过肾等代偿后,代谢性指标继发性升高,AB、SB、BB 值均升高,AB>SB,BE 正值增大。

(四)对机体的影响

呼吸性酸中毒对机体的影响基本与代谢性酸中毒相似,也可引起心律失常、心肌收缩力减弱、外周血管扩张、血钾升高等。此外,$PaCO_2$ 升高可引起一系列血管运动和神经、精神方面的障碍。

1. **CO_2 直接舒张血管的作用**   高浓度 CO_2 能直接引起脑血管扩张,使脑血流量增加、颅内压增高,因此常引起持续性头痛,尤以夜间和晨起时为甚。

2. **对中枢神经系统功能的影响**   如果酸中毒持续较久,或严重失代偿性急性呼吸性酸中毒时可发生 "CO_2 麻醉",患者可出现精神错乱、震颤、谵妄或嗜睡,甚至昏迷,临床上称为肺性脑病(pulmonary encephalopathy)。这主要是因为 CO_2 为脂溶性,能迅速透过血 - 脑屏障,而 HCO_3^- 为水溶性,透过血 - 脑屏障极为缓慢,所以脑脊液中 pH 值降低较一般细胞外液更为显著。因此中枢神经系统功能紊乱在呼吸性酸中毒时较代谢性酸中毒时更为显著。

(五)防治原则

1. **治疗原发病**   去除呼吸道梗阻,使用呼吸中枢兴奋药或人工呼吸机,对慢性阻塞性肺疾病患者采用控制感染、强心、解痉和祛痰等治疗方法。

2. **改善通气功能**   有效通气使 $PaCO_2$ 逐步下降,但对肾代偿后代谢因素也增高的患者,切忌过急地使用人工呼吸器使 $PaCO_2$ 迅速下降到正常,因肾对 HCO_3^- 升高的代偿功能还来不及作出反应,又会出现代谢性碱中毒,使病情复杂化。更应避免过度人工通气,使 $PaCO_2$ 降低至发生更危险的严重呼吸性碱中毒。

3. **慎用碱性药物**   慢性呼吸性酸中毒时,由于肾脏排酸保碱的作用使 HCO_3^- 含量增高,应慎用碱性药物,特别是通气尚未改善前,错误地使用 $NaHCO_3$ 等可产生 CO_2 的碱性药物,可引起代谢性碱中毒并增加 CO_2 潴留。必要时可使用不含钠的有机碱——三羟甲基氨基甲烷(THAM),迅速降低血浆 $PaCO_2$ 和 H^+,纠正酸中毒。

三、代谢性碱中毒

代谢性碱中毒（metabolic alkalosis）是指细胞外液碱增多和 / 或 H^+ 丢失引起的 pH 升高，以血浆 HCO_3^- 原发性增多为特征。

（一）病因和发病机制

正常情况下，肾具有纠正代谢性碱中毒的能力。当血浆 HCO_3^- 浓度超过 26mmol/L 时，肾可减少对 HCO_3^- 的重吸收，使血浆 HCO_3^- 浓度恢复正常。

1. 酸性物质丢失过多　是引起代谢性碱中毒的最常见原因。

（1）经胃丢失：常见于剧烈呕吐及胃液引流使富含 HCl 的胃液大量丢失。正常情况下胃黏膜壁细胞富含碳酸酐酶，能将 CO_2 和 H_2O 催化生成 H_2CO_3，H_2CO_3 解离为 H^+ 和 HCO_3^-，然后 H^+ 与来自血浆中的 Cl^- 形成 HCl，进食时分泌到胃腔中，而 HCO_3^- 则返回血液，造成血浆中 HCO_3^- 一过性增高，称为"餐后碱潮"，直到酸性食糜进入十二指肠后，在 H^+ 刺激下，十二指肠上皮细胞与胰腺分泌的大量 HCO_3^- 与 H^+ 中和。病理情况下，剧烈呕吐使胃液丢失所引起的代谢性碱中毒的机制有：①胃液中的 H^+ 丢失使来自肠液和胰腺的 HCO_3^- 得不到 H^+ 中和而被吸收入血，造成血浆浓度升高；②胃液中的 Cl^- 丢失可引起低氯性碱中毒；③胃液中的 K^+ 丢失可引起低钾性碱中毒；④胃液大量丢失引起有效循环血量减少，也可通过继发性醛固酮增多引起代谢性碱中毒。

（2）经肾丢失

1）利尿药的大量应用：肾小管上皮细胞富含碳酸酐酶，使用髓袢利尿药（呋塞米）或噻嗪类利尿药时，抑制肾髓袢升支对 Cl^- 的主动重吸收，使 Na^+ 的被动重吸收减少，到达远曲小管的尿液流量增加，NaCl 含量增高，促进远曲小管和集合管细胞泌 H^+、泌 K^+ 增加，以加强对 Na^+ 的重吸收，Cl^- 以氯化铵的形式随尿排出。另外，肾小管远端流速增加具有冲洗作用，使肾小管内 H^+ 浓度急剧降低，促进 H^+ 的排泌。H^+ 经肾大量丢失，使 HCO_3^- 大量被重吸收，以及因丧失大量含 Cl^- 的细胞外液，形成低氯性碱中毒。

2）肾上腺皮质激素过多：肾上腺皮质增生或肿瘤可引起原发性肾上腺皮质激素分泌增多，细胞外液容量减少、创伤等刺激可引起继发性醛固酮分泌增多，这些激素，尤其是醛固酮，可通过刺激集合管泌氢细胞的 H^+-ATP 酶（氢泵），促进 H^+ 排泌，也可通过保钠排钾促进 H^+ 排泌，而造成低钾性碱中毒。此外糖皮质激素过多（如 Cushing 综合征）也可发生代谢性碱中毒，因为皮质醇也有盐皮质激素活性。

2. HCO_3^- 过量负荷　常为医源性，见于：消化道溃疡病患者服用过多的 $NaHCO_3$；或矫正代谢性酸中毒时静脉滴注过多的 $NaHCO_3$；摄入乳酸钠、乙酸钠或大量输入含柠檬酸盐抗凝的库存血，这些有机酸盐在体内氧化产生 $NaHCO_3$，1L 库存血所含的柠檬酸盐可产生 30mmol HCO_3^-；脱水时只丢失 H_2O 和 NaCl，造成浓缩性碱中毒（contraction alkalosis）。以上均可使血浆 $NaHCO_3$ 浓度升高。但应指出，肾具有较强的排泄 $NaHCO_3$ 的能力，只有当肾功能受损后服用大量碱性药物时才会发生代谢性碱中毒。

3. 低钾血症　因细胞外液 K^+ 浓度降低，引起细胞内的 K^+ 向细胞外转移，同时细胞外的 H^+ 向细胞内移动，可发生代谢性碱中毒。此时，肾小管上皮细胞内缺钾，K^+-Na^+ 交换减少，代之 H^+-Na^+ 交换增多，H^+ 排出增多，HCO_3^- 重吸收增多，造成低钾性碱中毒。一般代谢性碱中毒时尿液呈碱性，但低钾性碱中毒时，由于肾泌 H^+ 增多，尿液反而呈酸性，称为反常性酸性尿。

4. 肝衰竭　血氨过高，尿素合成障碍也常导致代谢性碱中毒。

（二）分类

目前通常按给予生理盐水后代谢性碱中毒能否得到纠正而将其分为两类，即盐水反应性碱中毒（saline-responsive alkalosis）和盐水抵抗性碱中毒（saline-resistant alkalosis）。

1. 盐水反应性碱中毒　主要见于呕吐、胃液吸引及应用利尿药时，由于伴随细胞外液减少、有效循环血量不足，且常伴有低钾和低氯，肾排出 HCO_3^- 能力受影响，使碱中毒得以维持，给予等张或半张的盐水来扩充细胞外液,补充 Cl^- 能促进过多的 HCO_3^- 经肾排出,使碱中毒得到纠正。

2. 盐水抵抗性碱中毒　常见于全身性水肿、原发性醛固酮增多症、严重低血钾及 Cushing 综合征等,维持因素是盐皮质激素的直接作用和低血 K^+,这种碱中毒患者单纯给予盐水没有治疗效果。

（三）机体的代偿调节

1. 血液缓冲及细胞内外离子交换的缓冲代偿调节作用　代谢性碱中毒时,H^+ 浓度降低,OH^- 浓度升高,OH^- 可被缓冲系统中的弱酸(H_2CO_3、$HHbO_2$、HHb、Hpr、$H_2PO_4^-$)所缓冲,使 HCO_3^- 及非 HCO_3^- 浓度升高。同时细胞内外离子交换,细胞内的 H^+ 逸出,而细胞外液的 K^+ 进入细胞内,从而产生低钾血症。

2. 肺的代偿调节　呼吸的代偿反应是较快的,往往数分钟即可出现,24h 后即可达最大效应。这是由于 H^+ 浓度降低,呼吸中枢受抑制,呼吸变浅、变慢,肺泡通气量减少,$PaCO_2$ 或血浆 H_2CO_3 继发性升高,以维持 HCO_3^-/H_2CO_3 的比值接近正常,使 pH 有所降低。但这种代偿是有限的,很少能达到完全代偿,因为随着肺泡通气量减少,不但有 $PaCO_2$ 升高,还有 PaO_2 降低,PaO_2 降低可通过对呼吸的兴奋作用,限制 $PaCO_2$ 过度升高,所以即使严重的代谢性碱中毒时,$PaCO_2$ 也极少能超过 55mmHg,即很少能达到完全代偿,难于使 pH 恢复正常。

3. 肾的代偿调节　肾的代偿作用发挥较晚,血浆的 H^+ 减少使肾小管上皮的碳酸酐酶和谷氨酰胺酶活性受到抑制,故泌 H^+ 和泌 NH_4^+ 减少,HCO_3^- 重吸收减少,使血浆 HCO_3^- 浓度有所下降,由于泌 H^+ 和泌 NH_4^+ 减少,HCO_3^- 排出增多。应注意的是在缺氯、缺钾和醛固酮分泌增多所致代谢性碱中毒时,因肾泌 H^+ 增多,尿呈酸性,称为反常性酸性尿,肾的代偿作用受阻。肾在代谢性碱中毒时对 HCO_3^- 排出增多的最大代偿时限往往要 3~5d,所以急性代谢性碱中毒时肾代偿不起主要作用。

代谢性碱中毒的血气分析参数如下:pH 升高,AB、SB 及 BB 均升高,AB>SB,BE 正值增大。由于呼吸抑制,通气量下降使 $PaCO_2$ 继发性升高。

（四）对机体的影响

轻度代谢性碱中毒患者通常无症状,或出现与碱中毒无直接关系的表现,如:由细胞外液量减少引起的无力、肌痉挛、直立性眩晕;由低钾血症引起的多尿、口渴等。但严重的代谢性碱中毒可出现多种功能代谢变化。

1. 中枢神经系统功能改变　碱中毒时,患者有烦躁不安、精神错乱、谵妄、意识障碍等症状。其发生机制可能是:①因 pH 值增高,γ- 氨基丁酸转氨酶活性增强,而谷氨酸脱羧酶活性降低,故 γ- 氨基丁酸分解加强而生成减少,对中枢神经系统抑制作用减弱,从而出现中枢神经系统兴奋症状;②血红蛋白氧解离曲线左移:血液 pH 升高可使血红蛋白与 O_2 的亲和力增强,氧解离曲线左移,氧合血红蛋白不易释放 O_2 而造成组织供氧不足。脑组织对缺氧特别敏感,由此可出现精神症状,严重时发生昏迷。

2. 对神经肌肉的影响　碱中毒时,血 pH 值升高使血浆游离钙减少,即使血总钙量不变,但只要血浆 Ca^{2+} 浓度下降,神经、肌肉的应激性就会增高,表现为腱反射亢进、面部和肢体肌肉抽动、手足搐搦。有人认为碱中毒发生惊厥,也可能与脑组织中 γ- 氨基丁酸减少有关。此外,若患者伴有明显的低钾血症以致引起肌肉无力或麻痹时,则可暂不出现抽搐,但一旦低钾血症纠正后,抽搐症状即可发生。

3. 低钾血症　碱中毒往往伴有低钾血症。这是由于碱中毒时,细胞外 H^+ 浓度降低,细胞内的 H^+ 与细胞外的 K^+ 交换;同时,肾小管上皮细胞 H^+-Na^+ 交换减弱而 K^+-Na^+ 交换增强,使 K^+ 大量从尿中丢失,导致低钾血症。低钾血症除可引起神经肌肉症状外,严重时还可引起心律失常。

此外,代谢性碱中毒极易并发上消化道出血,可能与代谢性碱中毒时胃肠黏膜缺血缺氧等因素有关。

（五）防治原则

纠正代谢性碱中毒的根本途径是促使血浆中过多的 HCO_3^- 从尿中排出。但即使是肾功能正常的患者,也不易完全代偿。因此,代谢性碱中毒的治疗原则是在进行基础疾病治疗的同时去除代谢性碱中毒的维持因素。

1. 盐水反应性代谢性碱中毒

(1)生理盐水：盐水反应性碱中毒患者，只要口服或静注等张(0.9%)或半张(0.45%)的盐水即可恢复血浆 HCO_3^- 浓度。机制是：①通过扩充细胞外液容量，消除"浓缩性碱中毒"成分的作用；②生理盐水含 Cl^- 高于血浆，通过补充血容量和补充 Cl^- 使过多的 HCO_3^- 从尿中排出；③由于远曲小管液中 Cl^- 含量增加，所以皮质集合管分泌 HCO_3^- 增强。

检测尿 pH 和尿 Cl^- 浓度可用来判断治疗效果。反常性酸性尿患者治疗前因肾排 H^+ 增加，所以尿 pH 多在 5.5 以下。细胞外液容量和血 Cl^- 恢复后，则开始排出过剩的 HCO_3^-，故尿 pH 可达 7.0 以上，偶尔超过 8.0。这类碱中毒除利尿药能引起 Cl^- 缺乏外，多数情况下 Cl^- 经尿排出不多，尿 Cl^- 浓度常在 15mmol/L 以下。因此，治疗后尿 pH 碱化及尿 Cl^- 浓度增高则说明治疗有效。

(2)氯化钾：虽然盐水可恢复血浆 HCO_3^- 浓度，但并不能改善缺钾状态。因此，伴有高度缺钾的患者应补充 K^+，且只有补充 KCl 才有效。其他阴离子如 HCO_3^-、醋酸根、柠檬酸根替代 Cl^-，均能促进 H^+ 排出，使碱中毒得不到纠正。

(3)补酸：严重代谢性碱中毒可直接给予酸进行治疗，例如用 0.1mol/L HCl 静脉缓注。其机制是 HCl 在体内被缓冲后可生成 $NaCl(HCl+NaHCO_3 \rightarrow NaCl+H_2CO_3)$。

此外临床上也使用 NaCl、KCl、盐酸精氨酸和盐酸赖氨酸治疗。游离钙减少的患者也可补充 $CaCl_2$，总之补 Cl^- 即可排出 HCO_3^-。

2. 盐水抵抗性碱中毒 全身性水肿患者应尽量少用髓袢或噻嗪类利尿药，以预防发生碱中毒。碳酸酐酶抑制药乙酰唑胺可抑制肾小管上皮细胞内的碳酸酐酶活性，因而排泌 H^+ 和重吸收 HCO_3^- 减少，增加 Na^+ 和 HCO_3^- 的排出，结果既达到治疗碱中毒的目的又减轻水肿。可以用尿 pH 变化判断治疗效果。

肾上腺皮质激素过多引起的碱中毒，需用抗醛固酮药物和补 K^+ 去除代谢性碱中毒的维持因素。

四、呼吸性碱中毒

呼吸性碱中毒(respiratory alkalosis)是指肺通气过度引起的 $PaCO_2$ 降低、pH 升高，以血浆 H_2CO_3 浓度原发性减少为特征。

(一)原因和机制

肺通气过度是各种原因引起呼吸性碱中毒的基本发生机制，原因如下。

1. 低氧血症和肺疾病 初到高原地区由于吸入气氧分压过低或某些患有心肺疾病、胸廓病变的患者，可因缺氧刺激呼吸运动增强，CO_2 排出增多。但外呼吸功能障碍如肺炎、肺梗死、间质性肺疾病等，若给予 O_2 并不能完全纠正过度通气，说明还有其他因素参与。实验资料表明，牵张感受器和肺毛细血管旁感受器在肺疾病时过度通气的发生机制中具有重要意义。

2. 呼吸中枢受到直接刺激或精神性过度通气 中枢神经系统疾病，如：脑血管障碍、脑炎、脑外伤及脑肿瘤等，均可刺激呼吸中枢引起过度通气；癔症发作也可引起精神性通气过度；某些药物(如水杨酸、铵盐类药物)可直接兴奋呼吸中枢致通气增强。革兰氏阴性杆菌败血症也是引起过度通气的常见原因。

3. 机体代谢旺盛 见于高热、甲状腺功能亢进时，由于体温过高和机体分解代谢亢进可刺激并引起呼吸中枢兴奋，通气过度使 $PaCO_2$ 降低。

4. 人工呼吸机使用不当 常因通气量过大而引起严重呼吸性碱中毒。

(二)分类

呼吸性碱中毒也可按发病时间分为急性呼吸性碱中毒和慢性呼吸性碱中毒两类。

1. 急性呼吸性碱中毒 一般指 $PaCO_2$ 在 24h 内急剧下降而导致 pH 升高，常见于人工呼吸机使用不当引起的过度通气、高热和低氧血症。

2. 慢性呼吸性碱中毒　指持久的 $PaCO_2$ 下降超过 24h 而导致 pH 升高,常见于慢性颅脑疾病、肺部疾病、肝脏疾病、缺氧和氨兴奋呼吸中枢时。

(三) 机体的代偿调节

呼吸性碱中毒时,虽然 $PaCO_2$ 降低对呼吸中枢有抑制作用,但只要刺激肺通气过度的原因持续存在,肺的代偿调节作用就不明显。如果有效肺泡通气量超过每日产生的 CO_2 排出的需要,可使血浆 H_2CO_3 浓度降低,pH 升高。低碳酸血症所致的 H^+ 减少可由血浆 HCO_3^- 浓度的降低而得到代偿,这种代偿作用包括迅速发生的细胞内缓冲和缓慢进行的肾排酸减少。

1. 细胞内外离子交换和细胞内缓冲作用　急性呼吸性碱中毒时,由于血浆 H_2CO_3 浓度迅速降低,故血浆 HCO_3^- 相对增高。约在 10min 内,H^+ 从细胞内移出至细胞外并与 HCO_3^- 结合,因而血浆 HCO_3^- 浓度下降,H_2CO_3 浓度有所回升。一方面细胞内的 H^+ 与细胞外的 Na^+ 和 K^+ 交换;另一方面 HCO_3^- 进入红细胞,Cl^- 和 CO_2 逸出红细胞,促使血浆 H_2CO_3 回升,HCO_3^- 降低(图 13-7)。进入血浆的 H^+ 来自细胞内缓冲物(如 HHb、$HHbO_2$、细胞内蛋白质和磷酸盐等),也可来自细胞代谢产生的乳酸,因为碱中毒能促进糖酵解使乳酸生成增多,其机制可能与碱中毒影响血红蛋白释放氧,从而造成细胞缺氧和糖酵解增强有关。

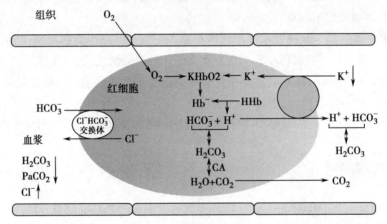

图 13-7　呼吸性碱中毒时血红蛋白缓冲作用和红细胞内外离子交换

但细胞代偿能力有限,一般 $PaCO_2$ 每下降 10mmHg,血浆 HCO_3^- 浓度降低 2mmol/L。故急性呼吸性碱中毒常为失代偿性碱中毒。

2. 肾脏代偿调节　慢性呼吸性碱中毒时才会发生肾脏的代偿调节,这是由于肾的代偿调节是个缓慢的过程,需几天时间才能达到完善,所以急速发生的通气过度,可因时间短促而肾脏代偿调节作用来不及发挥。在持续较久的慢性呼吸性碱中毒时,低碳酸血症持续存在,$PaCO_2$ 降低使肾小管上皮细胞代偿性泌 H^+、泌 NH_3 减少,而 HCO_3^- 随尿排出却增多,因此血浆中的 HCO_3^- 代偿性减少。

慢性呼吸性碱中毒时,由于肾的代偿调节和细胞内缓冲,平均 $PaCO_2$ 每降低 10mmHg,血浆 HCO_3^- 浓度下降 5mmol/L,从而有效避免细胞外液的 pH 大幅度变动,所以,慢性呼吸性碱中毒往往是代偿性的。

呼吸性碱中毒的血气分析参数变化如下:$PaCO_2$ 降低,pH 升高,AB<SB,代偿后,代谢性指标继发性降低,AB、SB 及 BB 均降低,BE 负值加大。

(四) 对机体的影响

呼吸性碱中毒比代谢性碱中毒更易出现眩晕,四肢及口周围感觉异常,意识障碍及抽搐等。抽搐与低 Ca^{2+} 有关。神经系统功能障碍除与碱中毒对脑功能的损伤有关外,还与脑血流量减少有关,因为低碳酸血症可引起脑血管收缩。据报道 $PaCO_2$ 下降 20mmHg,脑血流量可减少 35%~40%。当然,精神性过度换气患者的某些症状,如头痛、气急、胸闷等,属精神性的,与碱中毒无关。

多数严重的呼吸性碱中毒患者血浆磷酸盐浓度明显降低。这是因为细胞内碱中毒使糖原分解增强，葡萄糖 -6- 磷酸盐和 1,6- 二磷酸果糖等磷酸化合物生成增加，结果消耗了大量的磷，致使细胞外液的磷进入细胞内。

此外，呼吸性碱中毒时也可因细胞内外离子交换和肾排钾增加而发生低钾血症；也可因血红蛋白氧解离曲线左移使组织供氧不足。

（五）防治原则

1. **防治原发病**　消除引起肺通气过度的原因是防治呼吸性碱中毒的根本措施，如：高热者应适当降温，呼吸机应用不当者应检查与调整吸入氧的浓度、频率、潮气量等；对精神性过度通气患者进行心理治疗或酌情使用镇静药。

2. **吸入含 CO_2 的气体**　对急性呼吸性碱中毒者，可给予含 5%CO_2 的混合气体吸入或嘱患者反复屏气，或用塑料袋套于患者口鼻上，使其反复吸回呼出的 CO_2 以维持血浆 H_2CO_3 浓度。

3. **对症处理**　有手足搐搦者可静脉注射 10% 葡萄糖酸钙进行治疗。

各种单纯性酸碱平衡紊乱时常用的检测指标变化小结见表 13-5。

表 13-5　单纯性酸碱平衡紊乱时常用检测指标变化

	pH	HCO_3^-	$PaCO_2$	SB	AB	BB	BE
代谢性酸中毒	↓	⇩	↓	⇩	⇩	⇩	负值增大
呼吸性酸中毒	↓	↓	⇧	↑	↑	↑	正值增大（慢性呼吸性酸中毒肾脏代偿）
代谢性碱中毒	↑	⇧	↑	⇧	⇧	⇧	正值增大
呼吸性碱中毒	↑	↓	⇩	↓	↓	↓	负值增大（慢性呼吸性碱中毒肾脏代偿）

注：⇩原发降低，⇧原发增高，↓继发降低，↑继发增高。

第五节　混合型酸碱平衡紊乱

混合型酸碱平衡紊乱中，两种酸碱平衡紊乱同时存在称为双重性酸碱平衡紊乱（double acid-base disorders）；三种酸碱平衡紊乱同时存在称为三重性酸碱平衡紊乱（triple acid-base disorders）。因同一患者体内不可能同时存在呼吸性酸中毒和呼吸性碱中毒，所以，双重性酸碱平衡紊乱有五种类型，三重性酸碱平衡紊乱只有两种类型。临床上混合型酸碱失衡的主要类型见表 13-6。

表 13-6　临床上混合型酸碱失衡的主要类型

双重性酸碱失衡	三重性酸碱失衡
呼吸性酸中毒合并代谢性酸中毒，呼吸性酸中毒合并代谢性碱中毒	呼吸性酸中毒合并高 AG 代谢性酸中毒 + 代谢性碱中毒
呼吸性碱中毒合并代谢性酸中毒，呼吸性碱中毒合并代谢性碱中毒	呼吸性碱中毒合并高 AG 代谢性酸中毒 + 代谢性碱中毒
高 AG 代谢性酸中毒合并代谢性碱中毒	

一、双重性酸碱平衡紊乱

通常将两种酸中毒或两种碱中毒合并存在,使 pH 向同一方向移动的情况称为酸碱一致型或相加型酸碱平衡紊乱。如果是一种酸中毒与一种碱中毒合并存在,使 pH 向相反方向移动时,称为酸碱混合型或相消型酸碱平衡紊乱。

（一）酸碱一致型

1. 呼吸性酸中毒合并代谢性酸中毒

(1)病因:常见严重的通气障碍引起呼吸性酸中毒,伴持续缺氧而发生代谢性酸中毒,例如:心搏和呼吸骤停;慢性阻塞性肺疾病合并心力衰竭或休克;糖尿病酮症酸中毒并发肺部感染。为临床上常见的混合型酸碱平衡紊乱类型。

(2)特点:由于呼吸性和代谢性因素指标均朝向酸性方面变化,所以 HCO_3^- 减少时呼吸不能代偿,$PaCO_2$ 增多时肾也不能代偿,两者不能相互代偿,呈严重失代偿状态,pH 明显降低并形成恶性循环。患者 SB、AB 及 BB 均降低,AB>SB,血浆 K^+ 浓度升高,AG 增大。

2. 代谢性碱中毒合并呼吸性碱中毒

(1)病因:常见于高热伴呕吐患者,肝衰竭伴高热、败血症和严重创伤的患者分别因高血氨、细菌毒素和疼痛刺激呼吸中枢而发生通气过度,加上利尿药应用不当或呕吐而发生代谢性碱中毒。

(2)特点:因呼吸性和代谢性因素指标均向碱性方面变化,$PaCO_2$ 降低,血浆 HCO_3^- 浓度升高,两者之间看不到相互代偿的关系,病情呈严重失代偿,预后较差。血气指标 SB、AB、BB 均升高,AB<SB,$PaCO_2$ 降低,pH 明显升高,血浆 K^+ 浓度降低。

（二）酸碱混合型

1. 呼吸性酸中毒合并代谢性碱中毒

(1)病因:常见慢性阻塞性肺疾病引起慢性呼吸性酸中毒,如因呕吐或因心力衰竭而应用大量排钾利尿药,都可引起 Cl^- 和 K^+ 的丢失而发生代谢性碱中毒。

(2)特点:$PaCO_2$ 和血浆 HCO_3^- 浓度均升高,且升高程度均已超出彼此的正常代偿范围,AB、SB、BB 均升高,BE 正值增大,pH 变动不大,略偏高或偏低,也可在正常范围内。

2. 代谢性酸中毒合并呼吸性碱中毒

(1)病因。可见于:糖尿病、肾衰竭及心肺疾病等伴有发热的患者;慢性肝衰竭并发肾衰竭时;水杨酸或乳酸盐中毒,水杨酸盐刺激呼吸中枢。

(2)特点。HCO_3^- 和 $PaCO_2$ 均降低,两者不能相互代偿,均小于代偿的最低值,pH 变动不大,甚至在正常范围。

3. 代谢性酸中毒合并代谢性碱中毒

(1)病因:常见于尿毒症或糖尿病患者频繁呕吐时,或严重胃肠炎时呕吐伴严重腹泻并伴有低钾和脱水的患者。

(2)特点:由于导致血浆 HCO_3^- 升高和降低的原因同时存在,彼此相互抵消,常使血浆 HCO_3^- 及血液 pH 在正常范围,$PaCO_2$ 也常在正常范围或略高略低变动。对 AG 增高性的代谢性酸中毒合并代谢性碱中毒时,测量 AG 值对诊断该型有重要意义,若为单纯型代谢性酸中毒,AG 增大部分应与 HCO_3^- 减少部分相等。但 AG 正常型代谢性酸中毒合并代谢性碱中毒则无法用 AG 及血气分析来诊断,需结合病史全面分析。

双重性酸碱平衡紊乱的血气分析特点总结见图 13-8。

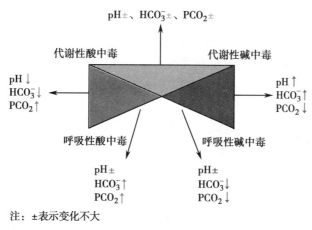

图 13-8　双重性酸碱平衡紊乱的血气分析特点

二、三重性酸碱平衡紊乱

1. 呼吸性酸中毒合并 AG 增高性代谢性酸中毒和代谢性碱中毒

(1)原因:可见于Ⅱ型呼吸衰竭患者合并呕吐或利尿药应用不当时。Ⅱ型呼吸衰竭患者可因 CO_2 潴留发生呼吸性酸中毒,可因 PaO_2 降低,乳酸增多,引起 AG 增高的代谢性酸中毒。而呕吐或利尿药应用不当可致代谢性碱中毒。

(2)特点:$PaCO_2$ 明显增高,AG>16mmol/L,HCO_3^- 一般也升高,Cl^- 明显降低。

2. 呼吸性碱中毒合并 AG 增高性代谢性酸中毒和代谢性碱中毒

(1)原因:肾衰竭患者在某些情况下,合并发生呕吐和发热时,有可能出现这种情况。

(2)特点:$PaCO_2$ 降低,AG>16mmol/L,HCO_3^- 可高可低,Cl^- 一般低于正常。

三重性酸碱失衡比较复杂,必须在充分了解原发病情的基础上,结合实验室检查进行综合分析后才能得出正确结论。

第六节　判断酸碱平衡紊乱的方法

自 1959 年世界上第一台血气分析仪问世并广泛应用于临床,动脉血气监测对于判断患者的呼吸功能和酸碱平衡紊乱、指导治疗等发挥了重要作用,血气检测结果是判断酸碱平衡紊乱类型的决定性依据。此外,患者的病史和临床表现为判断酸碱平衡紊乱提供了重要线索,血清电解质检查也有参考价值,计算 AG 值有助于区别单纯型代谢性酸中毒的类型,以及诊断混合型酸碱平衡紊乱。

一、单纯型酸碱平衡紊乱的判断

单纯型酸碱平衡紊乱一般可通过病史、临床表现和血气分析诊断。

1. 根据 pH 或 H^+ 的变化可判断是酸中毒还是碱中毒。凡 pH<7.35 为酸中毒,pH>7.45 为碱中毒。

2. 根据病史和原发性紊乱可判断为呼吸性还是代谢性紊乱。

如原发 $PaCO_2$ ↑,引起 pH ↓,称为呼吸性酸中毒。

如原发 $PaCO_2\downarrow$,引起 pH↑,称为呼吸性碱中毒。

如原发 $HCO_3^-\downarrow$,引起 pH↓,称为代谢性酸中毒。

如原发 $HCO_3^-\uparrow$,引起 pH↑,称为代谢性碱中毒。

各种单纯型酸碱平衡紊乱的发病环节及检测指标变化见表 13-7。

表 13-7　各型酸碱平衡紊乱发病环节及检测指标变化的比较

	代谢性酸中毒	呼吸性酸中毒	代谢性碱中毒	呼吸性碱中毒
原因	酸潴留或碱丧失	通气不足	碱潴留或酸丧失	通气过度
原发环节	$H^+\uparrow/NaHCO_3\downarrow$	$H_2CO_3\uparrow$	$H^+\downarrow/NaHCO_3\uparrow$	$H_2CO_3\downarrow$
	$\dfrac{[NaHCO_3]}{[H_2CO_3]}\downarrow\left(\leqslant\dfrac{20}{1}\right)$		$\dfrac{[NaHCO_3]}{[H_2CO_3]}\uparrow\left(\geqslant\dfrac{20}{1}\right)$	
血浆 pH	正常或↓		正常或↑	
$PaCO_2$	↓	↑↑	↑	↓↓
HCO_3^-	↓↓	↑(慢性)	↑↑	↓(慢性)
尿液 pH	↓或↑		↑或↓	

3. 根据代偿情况可判断为单纯型酸碱平衡紊乱还是混合型酸碱平衡紊乱。代偿的规律是:代谢性酸碱平衡紊乱主要靠肺代偿,而呼吸性酸碱平衡紊乱主要靠肾代偿,单纯型酸碱平衡紊乱继发性代偿变化与原发性紊乱同向,但继发性代偿变化一定小于原发性平衡紊乱,其代偿公式见表 13-8。

表 13-8　常用单纯型酸碱失衡的预计代偿公式

原发失衡	原发性变化	继发性代偿	预计代偿公式	代偿时限	代偿极限
代谢性酸中毒	$[HCO_3^-]$	$PaCO_2\downarrow$	$PaCO_2=1.5\times[HCO_3^-]+8\pm2$	12~24h	10mmHg
			$\triangle PaCO_2\downarrow=1.2\triangle[HCO_3^-]\pm2$		
代谢性碱中毒	$[HCO_3^-]$	$PaCO_2\uparrow$	$PaCO_2=40+0.7\times[HCO_3^-]\pm5$	12~24h	55mmHg
			$\triangle PaCO_2\uparrow=0.7\triangle[HCO_3^-]\pm5$		
呼吸性酸中毒	$PaCO_2$	$[HCO_3^-]\uparrow$			
急性			$\triangle[HCO_3^-]\uparrow=0.1\triangle PaCO_2\pm1.5$	几分钟	30mmol/L
慢性			$\triangle[HCO_3^-]\uparrow=0.35\times\triangle PaCO_2\pm3$	3~5d	42~45mmol/L
呼吸性碱中毒	$PaCO_2$	$[HCO_3^-]\downarrow$			
急性			$\triangle[HCO_3^-]=0.2\times\triangle PaCO_2\pm2.5$	几分钟	18mmol/L
慢性			$\triangle[HCO_3^-]=0.5\times\triangle PaCO_2\pm2.5$	3~5d	12~15mmol/L

注:1. 有"$\triangle$"者为变化值,无"$\triangle$"表示绝对值。

2. 代偿极限指单纯型酸碱失衡代偿所能达到的最小值或最大值。

3. 代偿时限指体内达到最大代偿反应所需的时间。

二、混合型酸碱平衡紊乱的判断

酸碱平衡紊乱时,机体的代偿调节有一定的规律性,即有一定的方向性、有一定的代偿范围(代偿预计值)和代偿的最大限度。符合规律者为单纯型酸碱平衡紊乱,不符合规律者为混合型酸碱平衡紊乱。

(一)代偿调节的方向性

1. **$PaCO_2$ 与 HCO_3^- 变化方向相反者为酸碱一致型混合型酸碱平衡紊乱**　在两种酸中毒并存或两种碱中毒并存的酸碱一致型酸碱平衡紊乱,除 pH 发生显著变化外,$PaCO_2$ 与 HCO_3^- 的变化方向一定是相反的。例如心搏、呼吸骤停时,呼吸停止使 $PaCO_2$ 急剧升高,引起呼吸性酸中毒,而代谢紊乱所致乳酸堆积使 HCO_3^- 明显减少,引起代谢性酸中毒。因此,发现患者 $PaCO_2$ 与 HCO_3^- 呈相反方向变化时,应考虑为酸碱一致型酸碱平衡紊乱。

2. **$PaCO_2$ 与 HCO_3^- 变化方向一致者为酸碱混合型酸碱平衡紊乱**　一种酸中毒与一种碱中毒并存的酸碱混合型酸碱平衡紊乱,$PaCO_2$ 与 HCO_3^- 的变化方向也是一致的。例如,呼吸性酸中毒合并代谢性碱中毒患者,肺通气功能障碍使 $PaCO_2$ 原发性升高,通过肾的调节使 HCO_3^- 代偿性升高,此时,若利尿药使用不当或出现呕吐,血 HCO_3^- 亦有原发性升高,较易出现呼吸性酸中毒合并代谢性碱中毒。患者 $PaCO_2$ 与 HCO_3^- 浓度均明显升高,而 pH 无显著变化。此时,单靠 pH、病史及 $PaCO_2$ 与 HCO_3^- 的变化方向已难以区别患者是单纯型酸碱平衡紊乱,还是酸碱混合型酸碱平衡紊乱,需要从代偿预计值和代偿限度来进一步分析判断。

(二)代偿预计值和代偿限度

代偿公式亦是简便、有效地区分单纯型与混合型酸碱平衡紊乱的手段。单纯型酸碱平衡紊乱时,机体的代偿变化应在一个适宜的范围内,如超过代偿范围即为混合型酸碱平衡紊乱。机体对单纯型酸碱平衡紊乱的代偿能力并不是无限的,会受到多种因素的综合制约。例如,代谢性碱中毒时代偿性呼吸抑制使 $PaCO_2$ 升高,但 $PaCO_2$ 升高到一定限度,如 55mmHg(7.3kPa),就不再上升,这是因为升高的 $PaCO_2$ 和缺氧会刺激呼吸中枢,维持一定的肺通气量。因此,单纯型酸碱平衡紊乱时,机体的代偿反应不会超过代偿限值。

(三)以 AG 值判断代谢性酸中毒的类型及混合型酸碱平衡紊乱

AG 值是区分代谢性酸中毒类型的标志,也是判断单纯型或混合型酸碱平衡紊乱的重要指标。对于病情较为复杂的患者,计算 AG 值能将潜在的代谢性酸中毒显露出来。

需要指出的是,无论是单纯型还是混合型酸碱平衡紊乱,随着疾病发展、治疗措施的影响,原有的酸碱失衡可能被纠正,也可能转变或合并其他类型的酸碱平衡紊乱。因此,在诊断和治疗酸碱平衡紊乱时,一定要密切结合病史,动态观测血气变化,作出正确诊断和治疗。

(钱睿哲)

思考题

1. 当 pH 为 7.4 时,是否有酸碱平衡紊乱? 可能存在哪些类型? 为什么?

2. 试述钾代谢障碍与酸碱平衡紊乱的关系,并说明尿液的变化。

3. 单纯型酸碱平衡紊乱时常用的检测指标有什么变化?

第十四章

缺　氧

人体通过呼吸、血液循环系统不断从外环境获得氧气以维持机体正常的生命活动。正常成年人静息状态每分钟耗氧量约为 250ml,剧烈运动时可增加 8~9 倍,但体内贮存氧量仅有 1.5L,仅能维持机体正常代谢 6min 左右,人的呼吸、心搏一旦停止,数分钟内就可因缺氧死亡。氧的获得和利用是一个复杂的过程,通过外呼吸、气体在血液的运输和内呼吸向组织细胞提供氧气,以上任何环节出现障碍,都可导致缺氧的发生。

缺氧(hypoxia)是指因组织供氧减少或用氧障碍引起细胞代谢、功能和形态结构异常变化的病理过程。缺氧是临床各种疾病,如慢性阻塞性肺疾病、心肌梗死、脑卒中、氰化物中毒、一氧化碳中毒以及急性呼吸窘迫综合征、心功能不全等共有的基本病理过程,也是多种疾病引起死亡的重要原因之一。同时缺氧也是高原、航天、坑道和密闭环境中常见的现象,若防护不当可直接引起疾病。

第一节　缺氧的类型、原因和发病机制

大气中氧通过呼吸进入肺泡,弥散进入血液与血红蛋白结合,由血液循环输送到全身,被组织细胞摄取利用,整个过程主要涉及"肺部摄氧—血液携氧循环—运氧—组织用氧"四个环节,其中任何一个环节发生障碍都可引起缺氧。根据缺氧发生的原因和血氧变化特点,可将缺氧分为以下四种类型(图 14-1)。

一、低张性缺氧

以动脉血氧分压(PaO_2)降低、动脉血氧含量减少而导致组织供氧不足为特征的缺氧称为低张性缺氧(hypotonic hypoxia),又称为乏氧性缺氧(hypoxic hypoxia)或低张性低氧血症(hypotonic hypoxemia)。

（一）原因

1. 吸入气氧分压过低　多发生于海拔 3 000m 以上的高空、高原或通风不良的矿井、坑道环境中,或人工呼吸机使用不当,吸入被惰性气体或麻醉药过度稀释的低氧混合气体等。在高原环境中,大气压随着海拔的增高而降低,海拔平均每升高 100m,大气压约降低 7.45mmHg。海拔越高,大气压越低,吸入气氧分压越低,肺泡气氧分压和动脉血氧分压越低,从而使动脉血氧饱和度降低,氧从血液向组织弥散的速率减慢,组织供氧不足,造成细胞缺氧。这类缺氧又称为大气性缺氧(atmospheric hypoxia)(表 14-1)。

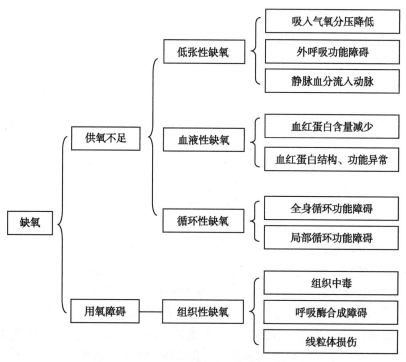

图 14-1 缺氧的原因与分类

表 14-1 不同海拔高度大气压、吸入气与肺泡气氧分压、动脉血氧饱和度

高度 /m	大气压 /mmHg	吸入气氧分压 / mmHg	肺泡气氧分压 / mmHg	动脉血氧饱和度 /%
0	760	159	105	95
1 000	680	140	90	94
2 000	600	125	70	92
3 000	530	110	62	90
4 000	460	98	50	85
5 000	405	85	45	75
6 000	355	74	40	70
7 000	310	65	35	60
8 000	270	56	30	50
9 000	230	48	<25	20~40

2. **外呼吸功能障碍** 肺通气功能障碍可导致肺泡气 PO_2 降低；肺换气功能障碍使肺泡弥散到血液中的氧减少，动脉血氧分压和血氧含量降低。外呼吸功能障碍引起的缺氧又称呼吸性缺氧（respiratory hypoxia）。常见于呼吸道狭窄或阻塞（如异物阻塞、肿瘤压迫、喉头水肿、慢性阻塞性肺疾病和支气管痉挛等）、胸腔疾病（胸腔积液、积血和气胸等）、肺部疾病（如肺炎、肺水肿、肺气肿和肺纤维化等）、呼吸中枢抑制或呼吸肌麻痹（如严重的低钾血症等）等。目前 2019 冠状病毒病（COVID-19）、严重急性呼吸综合征（severe acute respiratory syndrome，SARS）、中东呼吸综合征（middle east respiratory syndrome，MERS）、禽流感等引起的急性肺损伤甚至共同引发急性呼吸窘迫综合征（acute respiratory distress syndrome，ARDS）以及多器官功能障碍综合征（multiple organ dysfunction syndrome，MODS）的发病机制中，患者低张性缺氧的问题更加突出。

3. 静脉血分流入动脉 多见于某些先天性心脏病,如房间隔或室间隔缺损伴有肺动脉狭窄或肺动脉高压、法洛四联症等,右心的压力高于左心,出现右向左分流,静脉血掺入左心的动脉血,导致动脉血氧分压降低和氧含量降低。

（二）血氧变化的特点及缺氧的机制

低张性缺氧的血氧变化特点是：① PaO_2 降低。外环境 PO_2 过低、外呼吸功能障碍均可导致吸入氧量减少,静脉血掺杂则直接降低动脉血氧含量,使血液中溶解氧减少。②血氧容量（blood oxygen capacity, CO_2max）正常或增加。如果 Hb 无质和量的改变,血氧容量一般可在正常范围,但慢性缺氧患者常因红细胞代偿性增生而使血氧容量增加。③动脉血氧含量（oxygen content in arterial blood, CaO_2）减少。PaO_2 降低导致血液中与 Hb 结合的氧量减少,CaO_2 减少。④SaO_2 降低。血氧饱和度取决于 PO_2,低张性缺氧时 PaO_2 降低,故 SaO_2 降低。根据氧解离曲线呈 S 形的生理性特点,氧分压在 60mmHg 以上时,血氧饱和度的变化幅度较小,当 PaO_2 降至 60mmHg 以下时,动脉血氧含量和血氧饱和度显著降低,引起组织、细胞缺氧。⑤动 - 静脉血氧含量差减少或正常。低张性缺氧时,PaO_2 降低,CaO_2 减少,使同量血液中向组织弥散的氧量减少,故动 - 静脉血氧含量差一般是减少的。但慢性缺氧时组织利用氧的能力代偿性增强,动 - 静脉血氧含量差的变化可不明显。

正常情况下毛细血管中脱氧血红蛋白的平均浓度是 26g/L。低张性缺氧时毛细血管中脱氧血红蛋白浓度增加,当达到或超过 50g/L 时,皮肤与黏膜（口唇、舌面及指甲床）呈青紫色,称为发绀（cyanosis）。对于血红蛋白正常的人,发绀是缺氧的表现,可根据发绀的程度大致估计缺氧的程度。然而,当血红蛋白过多或过少时,发绀常与缺氧不一致,如：重度贫血患者,血红蛋白可降至 5g/L 以下,出现严重缺氧,但不会发生发绀；真性红细胞增多患者,血红蛋白异常增多使毛细血管内的脱氧血红蛋白含量超过 50g/L,可出现发绀但无缺氧。

二、血液性缺氧

由于血红蛋白数量减少或性质改变,血液携带氧的能力降低或血红蛋白结合的氧不易释放所引起的组织供氧不足称为血液性缺氧（hemic hypoxia）。血液性缺氧主要特征为 PaO_2 正常,血氧含量下降,又称为等张性低氧血症（isotonic hypoxemia）。

（一）原因

血红蛋白含量减少或性质改变是血液性缺氧发生的主要原因。

1. 血红蛋白含量减少 见于各种原因引起的严重贫血,使单位容积血液中血红蛋白数量减少,血液携氧因而减少,又称为贫血性缺氧（anemic hypoxia）。贫血是血液性缺氧最常见原因。

2. 一氧化碳中毒 CO 与血红蛋白结合形成碳氧血红蛋白（carboxyhemoglobin, HbCO）。CO 与血红蛋白的亲和力是 O_2 的 210 倍,即使吸入较低浓度的 CO 也可产生大量的 HbCO。当吸入气含有 0.1% 的 CO 时,血液中的血红蛋白可有 50% 转变为 HbCO,从而使大量血红蛋白失去携氧能力。一个血红蛋白分子虽然可同时与 CO 和 O_2 结合,但 CO 与血红蛋白分子中的一个血红素结合后,可使其余 3 个血红素与氧的亲和力增强,使其结合的氧不易释出。此外,CO 还能抑制红细胞内糖酵解,使 2,3- 二磷酸甘油酸（2,3-DPG）生成减少,导致氧解离曲线左移。因此,CO 中毒不仅影响血红蛋白与氧的结合,同时影响氧的释放,易造成组织严重缺氧。长期大量吸烟者动脉血 HbCO 可高达 10%,由此而引起的缺氧不可忽视。

3. 高铁血红蛋白血症 正常时,血红蛋白中的铁主要以二价铁（Fe^{2+}）的形式存在,亚硝酸盐、过氯酸盐及磺胺衍生物等氧化物可使血红蛋白分子中的 Fe^{2+} 氧化成 Fe^{3+},形成高铁血红蛋白（methemoglobin, $HbFe^{3+}OH$）,导致高铁血红蛋白血症（methemoglobinemia）。高铁血红蛋白中的 Fe^{3+} 与羟基牢固结合,使羟基丧失携带氧的能力。血红蛋白分子中的四个 Fe^{2+} 中如有部分被氧化成 Fe^{3+},剩余的 Fe^{2+} 虽能结合氧,但不易解离,使氧解离曲线左移,导致组织缺氧进一步加重。生理状态下,血液中的还原剂如 NADH、维生素 C 和还原型谷胱甘肽等不断将高铁血红蛋白还原成二价铁血红蛋白，使高铁血红蛋白含量仅占血红蛋白总量的 1%~2%。如食用大量含有硝酸盐的腌菜或变质剩菜，硝酸盐被肠道细菌还原为亚硝酸盐，亚硝酸盐入血后可使大量血红蛋白氧化成高铁血红蛋白而出现高铁血红蛋白血症。当高铁血红蛋白含量超过血红蛋白总量的 10%，就可出现缺氧；达到 30%~50%，则出现严重缺氧，全身青紫、头痛、精神恍惚、意识不清甚至昏迷。

4. 血红蛋白与氧的亲和力异常增高　某些因素可增强血红蛋白与氧的亲和力，使氧解离曲线左移，氧不易释放，引起组织细胞缺氧。如：输入大量的库存血，库存血液中 2,3-DPG 含量低，导致氧解离曲线左移；输入大量碱性液体时，血液 pH 升高可通过波尔效应增强血红蛋白与 O_2 的亲和力。此外，目前已发现 30 多种血红蛋白病是肽链中氨基酸发生替代，使血红蛋白与 O_2 的亲和力成倍增高，从而引起组织细胞缺氧。

（二）血氧变化的特点及缺氧的机制

血液性缺氧的关键是血红蛋白的质或量发生改变，其血氧变化特点主要是：①外呼吸功能和吸入气氧分压正常，PaO_2 正常。②SaO_2 正常或降低，贫血以及 Hb 与 O_2 亲和力增强引起缺氧时 SaO_2 正常；而 CO 中毒和高铁血红蛋白血症引起缺氧时 SaO_2 均降低。因 SaO_2 是指血液中 HbO_2 占总 Hb 的百分比，百分比计算公式的分子是 HbO_2，此时 HbO_2 明显降低，而其分母是总 Hb，总 Hb 包含 HbO_2、$HbFe^{3+}OH$、HbCO 和其他变形 Hb 等，总 Hb 维持正常。③由于血红蛋白数量减少（贫血）或性质改变（高铁血红蛋白血症），CO_2max 和 CaO_2 均降低；而 CO 中毒时，将 CO 中毒患者的血液取出在体外用氧充分饱和后，大量 O_2 可竞争取代 HbCO 中的 CO 而形成 HbO_2，测得 CO_2max 正常，但此时患者血液中的部分 Hb 已与 CO 结合形成 HbCO，体内 Hb 结合的 O_2 减少，CaO_2 减少。④对于血红蛋白与氧亲和力异常增强导致的缺氧（如大量输入库存血，库存血中 2,3-DPG 含量减少导致氧解离曲线左移），CO_2max 正常，CaO_2 可降低但不明显。⑤动 - 静脉血氧含量差低于正常。血液与组织、细胞间的氧分压梯度是推动 O_2 向组织弥散的动力，由于贫血患者的血液流经毛细血管时，随 HbO_2 中 O_2 的释放，毛细血管床中血氧分压降低较正常快，氧弥散速度减慢，导致组织缺氧和动 - 静脉血氧含量差低于正常。血红蛋白与氧亲和力异常增强、CO 中毒患者 HbCO 使氧解离曲线左移，血氧不容易释放进入组织，也使动 - 静脉血氧含量差低于正常。

血液性缺氧患者皮肤黏膜颜色可随病因不同而异：单纯血红蛋白减少时，氧合血红蛋白浓度降低使皮肤黏膜呈苍白色；CO 中毒患者，由于 HbCO 本身色泽特别鲜红有光泽，故当 HbCO 达到 30% 左右时，皮肤黏膜呈樱桃红色；高铁血红蛋白血症时，因 $HbFe^{3+}OH$ 呈深咖啡色或青石板色，患者皮肤黏膜呈青紫色，这种因进食导致大量血红蛋白氧化而引起的高铁血红蛋白血症又称为肠源性发绀（enterogenous cyanosis）。

三、循环性缺氧

循环性缺氧（circulatory hypoxia）是指由组织血流量减少导致的组织供氧不足所引起的缺氧，又称为低动力性缺氧（hypokinetic hypoxia）。其中，动脉灌流不足引起的缺氧称为缺血性缺氧（ischemic hypoxia），静脉回流障碍引起的缺氧称为淤血性缺氧（congestive hypoxia）。

（一）原因

1. 全身性循环障碍　主要见于心力衰竭和休克等。心力衰竭患者心输出量减少，既可因组织血液灌流不足而发生缺血性缺氧，又可因静脉回流不畅发生淤血性缺氧。全身循环障碍引起的缺氧易导致酸性代谢产物蓄积，发生酸中毒，使心肌收缩力进一步减弱，心输出量降低而加重循环性缺氧，形成恶性循环。严重时，患者可因心、脑、肾等重要器官功能衰竭而死亡。

2. 局部性循环障碍　见于动脉粥样硬化、血栓形成和栓塞、血管病变如脉管炎、血管痉挛或受压等。局部血液循环障碍的后果主要取决于病变发生的部位，心肌梗死和脑血管意外是常见的致死原因。若静脉栓塞或静脉炎则可引起某支静脉回流障碍,引起局部组织淤血性缺氧。

（二）血氧变化的特点及缺氧的机制

循环性缺氧常见于器官的局部循环功能障碍,血氧变化的特点主要是:①PaO_2、SaO_2 均可正常;②血红蛋白的质和量无改变,CO_2max、CaO_2 正常;③由于血流缓慢,血液流经毛细血管的时间延长,细胞从单位容量血液中摄取的氧量增多,加之局部酸中毒致氧解离曲线右移,使静脉血氧含量降低,动 - 静脉血氧含量差增大。但由于供应组织的血液总量减少,弥散到组织细胞的总氧量仍不能满足细胞的需要。

缺血性缺氧(如失血性休克)时,因大量血液丧失及组织供血不足,出现皮肤黏膜苍白。淤血性缺氧时,组织从血液中摄取的氧量增多,毛细血管中脱氧血红蛋白含量增加,易出现发绀。

当全身性循环障碍累及肺,如左心衰竭引起肺水肿,或休克引起急性呼吸窘迫综合征,可合并呼吸性缺氧,使动脉血氧分压与氧含量低于正常,出现低张性缺氧的血氧变化特点。

四、组织性缺氧

正常情况下,进入细胞内的氧 80%~90% 在线粒体通过氧化磷酸化的生物氧化反应还原成水,同时生成 ATP。在组织供氧正常的情况下,由组织、细胞利用氧障碍所引起的缺氧称为组织性缺氧(histogenous hypoxia),又称氧利用障碍性缺氧(dysoxidative hypoxia)。

（一）原因

1. 组织中毒　细胞色素分子中的铁通过可逆性氧化还原反应进行电子传递,是细胞氧化磷酸化的关键步骤。氰化物、硫化物、鱼藤酮和某些药物过量皆可引起组织性缺氧,最典型的是氰化物中毒。各种无机或有机氰化物如 HCN、KCN、NaCN、丙烯腈和氢氰酸有机衍生物(多存在桃、杏子、李子、樱桃等水果的核仁中)等可由消化道、呼吸道或皮肤进入体内,氰化物迅速与氧化型细胞色素氧化酶的三价铁结合为氰化高铁细胞色素氧化酶,氰化高铁细胞色素氧化酶失去由 Fe^{3+} 还原为 Fe^{2+} 的能力,不再接受电子转变为还原型细胞色素氧化酶,也就失去传递电子的能力以致呼吸链中断,表现为组织不能正常地利用氧生成 ATP。很少量 HCN(60mg)即可致人死亡。无论急性还是慢性氰化物中毒,引起死亡的原因主要与中枢严重的能量代谢障碍引起中枢神经系统功能抑制有关。高浓度 CO 也能与氧化型细胞色素氧化酶的 Fe^{3+} 结合阻断呼吸链。硫化氢、砷化物和甲醇等中毒也主要因抑制细胞色素氧化酶的功能影响氧化磷酸化过程,使细胞发生利用氧障碍。鱼藤酮和巴比妥等可抑制电子从 NADH 向辅酶 Q 传递,阻断呼吸链。毒性物质抑制细胞生物氧化引起的缺氧为组织中毒性缺氧(histotoxic hypoxia)。

2. 呼吸酶合成障碍　机体内 ATP 高能磷酸键的主要来源是线粒体的氧化磷酸化,也可来自底物磷酸化。一些维生素可作为这些磷酸化酶的辅酶,其缺乏可以使组织细胞利用氧和 ATP 生成发生障碍。维生素 B_1 是丙酮酸脱氢酶的辅酶成分,缺乏可引起糖代谢中间产物丙酮酸氧化受阻,使机体尤其是神经组织发生能量代谢障碍,引起脚气病。维生素 B_2(核黄素)是呼吸链中的一种递氢体,也是构成含黄素脱氢酶的辅基,缺乏可引起呼吸链中断和广泛的物质代谢障碍。维生素 PP(烟酸及烟酰胺)是辅酶Ⅰ和辅酶Ⅱ的组成成分,缺乏可使细胞发生氧利用及能量代谢障碍。此外,泛酸(辅酶Ⅰ的成分)缺乏可影响以烟酰胺核苷酸脱氢酶类作为递氢体的功能。

3. 线粒体损伤　线粒体是生物氧化的主要部位,其严重损伤不仅导致能量代谢障碍,也可导致细胞功能障碍甚至死亡。大量放射线照射、细菌毒素、严重缺氧、钙超载、热射病、高温和高压氧等许多因素都可损伤线粒体,使细胞生物氧化发生严重障碍。

（二）血氧变化的特点及缺氧的机制

组织性缺氧发生的机制是细胞对氧的利用障碍,此时 PaO_2、CO_2max、CaO_2 及 SaO_2 均正常。由于组织利用氧障碍,静脉血氧含量和氧分压高于正常,动 - 静脉血氧含量差变小。组织细胞利用氧障碍使毛细血管中氧合血红蛋白含量高于正常,故皮肤黏膜色泽较红润,可呈红色或玫瑰红色。

各型缺氧的血氧变化特点见表14-2。

表 14-2　各型单纯性缺氧的血氧变化特点

缺氧类型	动脉血氧分压 （PaO_2）	血氧容量 （CO_{2max}）	动脉血氧含量 （CaO_2）	动脉血氧饱和度 （SaO_2）	动 - 静脉血氧含量差 （CaO_2-CvO_2）
低张性缺氧	↓	N 或↑	↓	↓	↓或 N
血液性缺氧	N	↓或 N	↓	N 或↓	↓
循环性缺氧	N	N	N	N	↑
组织性缺氧	N	N	N	N	↓

注:↓为降低;↑为升高;N 为正常。

临床所见的缺氧多为混合性缺氧。例如心力衰竭时主要表现为循环性缺氧,若合并肺水肿又可发生低张性缺氧。脓毒症休克时可引起循环性缺氧,细菌内毒素还可导致组织利用氧障碍而发生组织性缺氧。严重失血可引起血液性和循环性缺氧,若并发急性呼吸窘迫综合征时可伴有低张性缺氧。因此,在临床实践中要综合分析判断,采取准确的治疗措施。

第二节　缺氧对机体的影响

缺氧对机体系统、器官和组织产生广泛的影响,其影响的程度与后果取决于缺氧的原因,发生的速度、程度、部位,持续时间及机体的功能代谢状态。氰化物中毒时,生物氧化过程迅速受阻,机体可在几分钟内死亡。在海拔 2 500~3 000m 的高原地区,适应良好的个体可正常工作和生活,一般情况下不出现明显的症状。CO 中毒时,当半数的血红蛋白与 CO 结合失去携带氧能力时即可危及生命。贫血时,即使血红蛋白减少一半,患者仍可无明显不适。轻度缺氧主要引起机体的代偿反应,严重缺氧时机体代偿不完全导致细胞功能和代谢障碍,甚至结构破坏,影响重要器官、系统时可危及生命。急性缺氧往往来不及充分代偿,以损伤表现为主;而慢性缺氧时机体的代偿反应和缺氧的损伤作用并存。缺氧时机体的功能与代谢的变化包含代偿反应和损伤性改变两个方面,往往两者区别仅在于变化的程度不同。各种类型的缺氧所引起的变化基本相似,但也各有不同。下面以低张性缺氧为例介绍缺氧对机体的影响。

一、呼吸系统的变化

(一) 代偿性反应

动脉血氧分压降低时呼吸加深、加快,肺通气量增加,称为低氧通气反应(hypoxic ventilatorg response,HVR),是急性缺氧最重要的代偿反应。发生机制为:PaO_2 降低至 60mmHg 以下时可刺激颈动脉体和主动脉体化学感受器,冲动经窦神经和迷走神经传入延髓,反射性地引起呼吸加深、加快,使肺泡通气量增加。代偿意义:①呼吸深快可动员肺储备功能,增大肺泡弥散面积,促进氧的弥散,提高 PaO_2 和 SaO_2;②呼吸深快可使更多的新鲜空气进入肺泡,提高肺泡内氧分压,降低二氧化碳分压;③胸廓运动增强使胸腔负压增大,促进静脉回流和增加回心血量,从而增加心输出量和肺血流量,有利于血液摄取和运输更多的氧气。

低张性缺氧引起的低氧通气反应与缺氧的程度和持续时间有关。肺泡气氧分压越低,肺通气量越大(图 14-2)。当肺泡气氧分压维持在 60mmHg 以上时,肺通气量变化不明显。当肺泡气氧分压低于 60mmHg 时,肺通气量随肺泡气氧分压降低而显著增加。当人到达海拔 4 000m 的高原后肺通气量立刻增加,比在海平面高 65%,两三天后可高达海平面时 5~7 倍,久居高原后肺通气量逐渐回降至略高于海平面的 15% 左右。这是因为:急性低张性缺氧早期,反射性呼吸增强引起低碳酸血症和呼吸性碱中毒,可对呼吸中枢起抑制作用,使肺通气的增加受阻,所以肺通气量仅有限增加;数天后,通过肾代偿性排出 HCO_3^-,使脑组织中 pH 趋于正常,消除了碱中毒对呼吸中枢的抑制

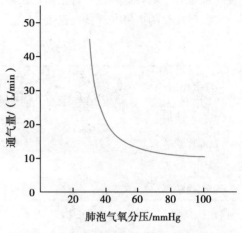

图 14-2 肺泡气氧分压与通气量之间的关系

作用,此时缺氧对呼吸的兴奋作用得以显示,肺通气量明显增加;长期的缺氧刺激可使外周化学感受器的敏感性降低,所以通气量不再明显增加。由于肺通气量增加,呼吸肌的耗氧量随之增加,从而加剧机体氧的供需矛盾,故长期呼吸运动增强对机体不利。

血液性缺氧和组织中毒性缺氧如不合并 PaO_2 降低,呼吸系统的代偿不明显。循环性缺氧如累及肺功能时,可因 PaO_2 降低而使呼吸加深、加快。

(二) 损伤性变化

严重的急性缺氧可直接抑制呼吸中枢,出现周期性呼吸、呼吸减弱甚至呼吸停止。当 $PaO_2<30mmHg$ 时,缺氧对呼吸中枢的直接抑制作用超过 PaO_2 降低对外周化学感受器的兴奋作用,发生中枢性呼吸衰竭,表现为呼吸抑制、呼吸节律不规则、通气量减少。少数人从平原进入 2 500m 以上的高原地区时,可因低张性缺氧而发生高原性肺水肿。

二、循环系统的变化

(一) 代偿性反应

低张性缺氧引起循环系统的代偿反应主要是心输出量增加、肺血管收缩、血流重新分布和毛细血管增生。

1. **心输出量增加** 可提高全身组织和细胞的供血量,对急性缺氧有一定的代偿意义。心输出量增加的机制:①心率增快。缺氧时肺通气增加可引起肺膨胀,刺激肺牵张感受器,反射性地通过交感神经兴奋而引起心率增快。但呼吸运动过深也可通过反射使心率减慢,外周血管扩张和血压下降。②心肌收缩力增强。缺氧可引起交感-肾上腺髓质系统兴奋,儿茶酚胺释放增多,作用于心肌 β 肾上腺素受体,发挥正性肌力作用。③静脉回心血量增加。胸廓及心脏活动增强,可导致静脉回流量增加和心输出量增多,有利于提高全身组织、器官的供氧量。

2. **血流重新分布** 急性缺氧时,心和脑供血量增多,而皮肤、内脏、骨骼肌和肾的血流量减少。血流重新分布的机制是:①急性缺氧时,由于交感神经兴奋,儿茶酚胺释放增多,使皮肤、骨骼肌和腹腔脏器等血管 α 肾上腺素受体密度较高的组织血管收缩,血流量减少;②心和脑的血管 α 肾上腺素受体密度较低,对儿茶酚胺不敏感,主要受局部组织代谢产物乳酸、腺苷、PGI_2 等的扩血管作用使血流增加;③缺氧时心脑血管平滑肌细胞膜的 K_{Ca} 和 K_{ATP} 通道开放,K^+ 外流增加,细胞膜超极化,Ca^{2+} 进入细胞减少,血管舒张。血流的这种重新分布对于保证重要生命器官氧的供应是有利的。但新近有研究报道,中度缺氧($10\%\sim12\%O_2$)时,内脏、骨骼肌和非肢端皮肤血管分级扩张,有时可见肾血管适度扩张,肢端皮肤血管收缩,全身总的血管阻力降低。

3. **肺血管收缩** 肺循环的主要功能是血液充分氧合,其循环的特点是低压力、低阻力。某部分肺泡气 PO_2 降低及混合静脉血的氧分压降低,可引起该部位肺小动脉收缩,使血流转向通气充分的肺泡,称为缺氧性肺血管收缩(hypoxic pulmonary vasoconstriction,HPV),是肺循环独有的生理现象,有利于维持缺氧肺泡的通气 / 血流比例,使流经这部分肺泡的血液仍能获得较为充分的氧并维持较高的 PaO_2。同时当缺氧引起较为广泛的肺血管收缩并导致肺动脉高压时,上部肺组织的血流增加,使肺尖部肺泡相对较大的通气能得到更充分的利用,有助于维持较高的 PaO_2,因而具有一定的代偿意义。

4. **组织毛细血管密度增加** 慢性缺氧可引起组织毛细血管增生,尤其是心脏、脑和骨骼肌毛细血管增生明显。毛细血管密度增加可缩短氧向组织细胞弥散的距离,增加组织的供氧量,具有代偿意义。缺氧引起毛细血管增生的机制不明,长期缺氧时,细胞中缺氧诱导因子 -1(hypoxia inducible factor-1,HIF-1)含量增多,促进血管内皮生长因子(vascular endothelial growth factor,VEGF)等基因高表达和蛋白质合成,促进缺氧组织内毛细血管增生,密度增加。此外,缺氧时 ATP 生成减少,腺苷增加也可刺激血管生成。

(二)损伤性变化

1. **缺氧性肺动脉高压** 与急性缺氧引起肺血管收缩的代偿反应不同,长期缺氧引起肺血管结构重塑(remodeling),形成稳定的肺动脉高压。慢性缺氧引起肺血管结构重塑主要表现为:直径 $100\mu m$ 至 1mm 的小动脉中层的环形平滑肌增厚,小动脉和细动脉的内层出现纵行平滑肌。此外,肺血管壁中成纤维细胞肥大、增生,血管壁中胶原和弹性纤维沉积,与血管平滑肌细胞增殖、肥大共同作用,导致血管壁增厚、管腔狭窄,血管硬化及反应性降低,形成稳定的肺动脉高压。其主要发病机制为:①缺氧抑制静息状况下肺血管平滑肌细胞钾通道(Kv),使 K^+ 外流减少,细胞膜去极化,使电压门控钙通道开放,Ca^{2+} 内流增多引起血管收缩。②缺氧时肺血管内皮细胞、肺泡巨噬细胞、肥大细胞等合成和释放多种缩血管物质,如 TXA_2、内皮素、血管紧张素 II、5- 羟色胺等缩血管物质产生增多,而其舒血管物质合成和释放减少,如 NO、PGI_2、ANP 等舒血管物质产生减少,最终导致肺血管收缩。③缺氧引起交感神经兴奋,肺血管通过 α 肾上腺素受体的作用,引起肺血管的强烈收缩。④缺氧时血管平滑肌细胞活性氧(reactive oxygen species,ROS)产生增多,ROS 可抑制钾通道开放,使 Ca^{2+} 内流增多。同时 ROS 还可激活肌质网受体,促进肌质网释放大量 Ca^{2+},使细胞内游离 Ca^{2+} 增多,肺血管收缩。细胞内 ROS 增多可激活 RhoA/Rho 激酶信号通路,进而提高肌球蛋白轻链的磷酸化水平(MLC-P),引起平滑肌持续收缩。⑤缺氧时 RhoA 蛋白可与 HIF-1 一起上调 VEGF、Rho 相关卷曲螺旋形成蛋白激酶(Rho-associated coiled-coil forming protein kinase,ROCK)等多种增殖相关的基因表达,引起肺血管壁平滑肌细胞和成纤维细胞增殖,管腔狭窄而导致肺动脉压持续升高。⑥肺血管的持续收缩可通过细胞骨架应力变化等途径促进细胞增生,使肺血管壁增厚、管腔变窄,促进肺动脉高压的发生。持久的肺动脉高压可增加右心室后负荷而导致右心室肥大以至衰竭,因而是高原心脏病和肺源性心脏病的主要发病环节(图 14-3)。

2. **缺血性心脏病** 严重缺氧可损伤心肌的收缩和舒张功能,因同时存在肺动脉高压,患者往往先表现为右心衰竭,严重时出现全心衰竭。

(1)心肌舒缩功能障碍:是缺血性心脏病发生的主要原因。其机制是:①缺氧使 ATP 生成减少,能量供应不足;② ATP 不足引起心肌细胞膜和肌质网 Ca^{2+} 转运功能障碍,导致心肌 Ca^{2+} 转运和分布异常;③极严重的缺氧可引起心肌收缩蛋白破坏,心肌细胞变性、坏死,心肌舒缩功能障碍。

(2)心律失常:严重缺氧可引起窦性心动过缓、传导阻滞、期前收缩,甚至心室纤颤。PaO_2 严重降低刺激颈动脉体化学感受器,反射性地使迷走神经兴奋,可引起心动过缓。心肌细胞内 K^+ 减少、Na^+ 增加使静息膜电位降低,心肌兴奋性和自律性增高,传导性降低。缺氧部位的心肌静息电位降低,使其与相邻较完好的心肌之间形成电位差,容易产生 "损伤电流" 并成为异位激动的起源。严重的心肌受损也可导致完全性传导阻滞。因此临床可见期前收缩和各种心律失常,包括心室纤颤。

(3)回心血量减少:严重持久的缺氧时,体内产生大量乳酸、腺苷等代谢产物,可直接使外周血管扩张,微血管床扩大,引起血液淤滞和回心血量减少。慢性缺氧时,红细胞代偿性增多,血液黏滞度增高,血液回流阻力增大。严重脑缺氧导致呼吸中枢抑制和胸廓运动减弱,回心血量减少。回心血量减少又进一步降低心输出量,使组织的供血供氧量减少。

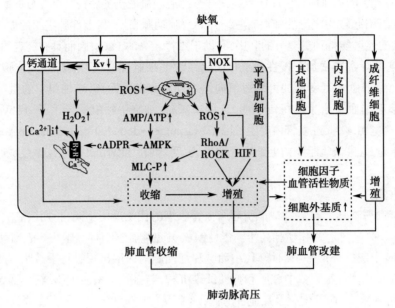

图 14-3 缺氧性肺动脉高压发生机制示意图

三、血液系统的变化

(一)代偿性反应

缺氧使红细胞增多和氧合血红蛋白解离曲线右移,使氧的运输和向组织释放氧的能力增强。

1. 红细胞和血红蛋白增多 急性缺氧时,交感神经兴奋,脾、肝等储血器官收缩,将储存血液释放入体循环,可使循环血中的红细胞数目增多。慢性缺氧时红细胞增多主要是由骨髓造血功能增强所致。当低氧血流经肾近球小体时,刺激肾小管旁间质细胞生成并释放 EPO,EPO 促进骨髓干细胞分化为原红细胞,并促进其分化、增殖、成熟和释放,加速血红蛋白合成。慢性缺氧时骨髓还能释放更多网织红细胞进入血液。红细胞增多可增加血氧容量和血氧含量,提高血液携带氧的能力,使组织缺氧有一定程度的改善。

2. 2,3-DPG 含量增多,红细胞释放氧能力增强 2,3-DPG 是红细胞内糖酵解过程的中间产物,二磷酸甘油酸变位酶(diphosphoglycerate mutase,DPGM)催化其合成,二磷酸甘油酸磷酸酶(diphosphoglycerate phosphatase,DPGP)促进其分解(图 14-4)。2,3-DPG 是负电性很高的分子,可结合于血红蛋白分子的中央空穴内,调节血红蛋白与氧的亲和力。缺氧时,2,3-DPG 含量增高的主要机制是:①合成增加。低张性缺氧时氧合血红蛋白减少,脱氧血红蛋白增多。氧合血红蛋白的中央孔穴小,不能结合 2,3-DPG,而 HHb 的中央空穴大,可结合 2,3-DPG(图 14-5)。脱氧血红蛋白增多可增加其与 2,3-DPG 的结合,红细胞内游离的 2,3-DPG 减少使其对磷酸果糖激酶和 DPGM 的抑制作用减弱,从而使糖酵解增强,2,3-DPG 合成增加。缺氧出现的代偿性过度通气所致呼吸性碱中毒,加之脱氧血红蛋白偏碱性,pH 增高可激活磷酸果糖激酶使糖酵解增强。②分解减少。pH 增高可抑制 DPGP 的活性,使 2,3-DPG 分解减少。缺氧时,红细胞内 2,3-DPG 增多,氧解离曲线右移对机体的影响取决于吸入气、肺泡气及动脉血氧分压的变化程度。若动脉血氧分压在 60mmHg 以上时,氧解离曲线处于平坦段,此时的曲线右移有利于血液内的氧向组织释放;若动脉血氧分压低于 60mmHg,处于氧解离曲线陡直部分,氧解离曲线右移则会影响肺泡毛细血管中血红蛋白与氧的结合,使动脉血氧饱和度下降,因而失去代偿意义。

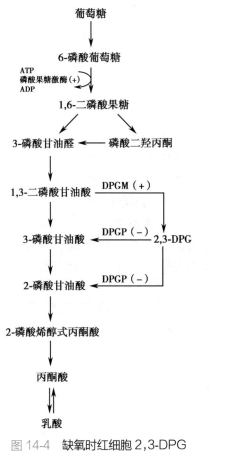

图 14-4 缺氧时红细胞 2,3-DPG
　　　　 生成增多的机制

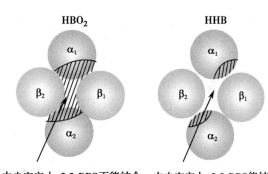

中央空穴小,2,3-DPG不能结合　　　中央空穴大,2,3-DPG能结合

图 14-5 2,3-DPG 与血红蛋白分子中央空穴结合示意图

(二) 损伤性变化

红细胞过度增多可使血液黏滞度和血流阻力明显增加,心脏后负荷增加,是缺氧时发生心力衰竭的重要原因之一。严重缺氧时,红细胞内 2,3-DPG 增多引起的氧解离曲线右移将减少血红蛋白在肺中的氧合,使动脉血氧饱和度降低,组织供氧明显不足。一部分长期居住高原的人,红细胞过度增多引起高原红细胞增多症(high altitude polycythemia,HAPC)。

四、中枢神经系统的变化

脑内氧和葡萄糖贮备很少,但对氧和营养物质的需求量却很高。脑重仅占体重的 2% 左右,脑血流却占心输出量的 15%,可以说脑是一个"嗜血"的器官。脑所需的能量主要来自葡萄糖氧化,其耗氧量约占机体总耗氧量的 23%。因此脑对缺氧十分敏感,一旦血流完全阻断,数分钟内脑细胞即发生不可逆损害。脑灰质又比白质的耗氧量多 5 倍,对缺氧的耐受性更差。

缺氧可出现一系列中枢神经系统功能紊乱的症状。急性缺氧患者可出现头痛,烦躁,思维力、记忆力、判断力降低或丧失,以及运动不协调等症状,严重者可惊厥和昏迷。慢性缺氧患者症状比较缓和,表现为注意力不集中、易疲劳、嗜睡及精神抑郁等症状。

缺氧致中枢神经系统功能障碍与脑水肿和脑细胞损伤有关。脑水肿的发生机制是:①缺氧直接扩张脑血管,增加脑血流量和毛细血管内压,组织液生成增多;②缺氧所致代谢性酸中毒可增加毛细血管壁通透性,形成间质脑水肿;③ATP 生成减少,细胞膜钠泵功能障碍,细胞内水钠潴留,形成脑细胞水肿;④脑充血和脑水肿使颅内压升高,压迫脑血管,加重脑缺血和脑缺氧,形成恶性循环。

五、组织细胞的变化

(一)代偿性反应

在供氧不足的情况下,组织细胞可通过提高对氧利用的能力及增强无氧酵解,以获取维持生命活动所必需的能量。

1. 细胞利用氧的能力增强　慢性缺氧时,细胞内线粒体数目增多和膜表面积增大,同时呼吸链中的酶如琥珀酸脱氢酶、细胞色素氧化酶含量增多,酶活性增高,使细胞利用氧的能力增强。

2. 无氧酵解增强　严重缺氧时,ATP 生成减少,ATP/ADP 比值下降,以致磷酸果糖激酶(控制糖酵解过程最主要的限速酶)活性增强,促使糖酵解过程加强,在一定程度上可补偿能量的不足。

3. 肌红蛋白增加　慢性缺氧可使肌肉中肌红蛋白(myoglobin,Mb)含量增多,增加机体氧储存量。肌红蛋白和氧的亲和力较大(图 14-6),当氧分压为 10mmHg 时,血红蛋白的氧饱和度约为 10%,而肌红蛋白的氧饱和度可达 70%,当氧分压进一步降低时,肌红蛋白可释出大量的氧供细胞利用。

(二)损伤性变化

1. 细胞膜损伤　一般而言,细胞膜是细胞缺氧最早发生损伤的部位。在细胞内 ATP 下降之前,细胞膜电位已开始下降,主要因为细胞膜离子泵功能障碍、膜通透性增加、膜流动性下降和受体功能障碍。

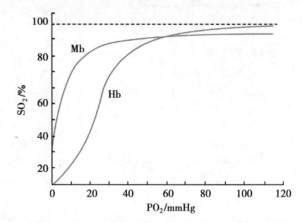

图 14-6　血红蛋白与肌红蛋白在标准状况下的氧解离曲线

(1)Na$^+$ 内流:使细胞内 Na$^+$ 浓度增加并激活钠泵,泵出 Na$^+$ 需要消耗 ATP,这又进一步增强线粒体氧化磷酸化过程并加重缺氧。严重缺氧时,ATP 生成减少,钠泵功能降低,导致细胞内水钠潴留。细胞水肿、线粒体肿胀和溶酶体肿胀是细胞损伤和破坏的基础。

(2)K$^+$ 外流:细胞膜通透性增高导致 K$^+$ 外流增加,钠泵功能障碍使细胞外的 K$^+$ 不能泵入细胞。K$^+$ 是蛋白质包括酶等合成代谢所必需的离子,细胞内缺 K$^+$ 将导致合成代谢障碍,酶的生成减少,进一步影响 ATP 生成和离子泵功能。

(3)Ca^{2+} 内流:严重缺氧使细胞膜对 Ca^{2+} 的通透性增高,导致 Ca^{2+} 内流增加。ATP 生成减少影响细胞膜和肌质网钙泵功能,使 Ca^{2+} 外流和肌质网摄取 Ca^{2+} 减少,导致细胞内钙超载。Ca^{2+} 进入线粒体增多使线粒体发生功能障碍,加重 ATP 生成不足;Ca^{2+} 可激活磷脂酶使膜磷脂分解,进一步引起溶酶体损伤和水解酶释放;细胞内的 Ca^{2+} 增多可增加 Ca^{2+} 依赖性蛋白激酶的活性,促进自由基形成而加重细胞损伤。

2. 线粒体变化　轻度缺氧使线粒体功能增强,严重缺氧使线粒体受损,损伤的后果是使细胞赖以生存的能量减少。80%~90% 的氧在线粒体内接受电子,通过氧化磷酸化过程生成 ATP,余下的 10%~20% 在线粒体外用于生物合成、降解及生物转化等。严重缺氧引起线粒体损伤的机制是:①缺氧时可产生大量氧自由基诱发膜脂质过氧化反应,破坏线粒体膜的结构和功能;②缺氧时,胞内钙超载可触发线粒体摄取 Ca^{2+},使 Ca^{2+} 在线粒体内聚集并形成磷酸钙沉淀,抑制氧化磷酸化作用,ATP 生成减少;同时 Ca^{2+} 能激活多种钙依赖性降解酶,如磷脂酶 A$_2$、磷脂酶 C、蛋白酶、核酸内切酶等,从而影响线粒体的结构和功能。缺氧时线粒体的结构损伤主要表现为变形、肿胀、嵴断裂崩解、钙盐沉积、外膜破裂和基质外溢等。

3. **溶酶体的变化**　缺氧时乳酸和酮体生成增多,导致酸中毒。pH 降低时磷脂酶活性增高,细胞的膜性成分包括溶酶体膜的磷脂被分解,使膜通透性增高致溶酶体肿胀、破裂和释出大量溶酶体酶,引起细胞及其周围组织溶解、坏死。

综上所述,机体对缺氧的反应:在急性缺氧时以呼吸和循环系统的代偿反应为主;慢性缺氧时,主要是血液携氧能力和组织、细胞利用氧的能力增强。缺氧时肺通气及心脏活动增强发生迅速,但这些代偿活动本身要消耗能量和氧。红细胞增生和组织利用氧能力增强虽发生较缓,但这种代偿方式经济、持久。

缺氧除导致上述呼吸、循环、血液和中枢神经系统、器官功能障碍外,其他如肝、肾、胃肠道和内分泌等功能均可因严重缺氧而受损。

六、缺氧时的细胞反应及其分子机制

(一) 低氧状态下的氧感知通路及分子机制

人体组织细胞如何适应氧气水平的变化,组织细胞氧感知能力就成为细胞为适应长期进化而形成的一个重要的生理功能。那么细胞在氧分压或氧浓度变化时如何感知和适应的分子机制是一个值得研究的关键问题,而细胞低氧状态下氧感知通路及分子机制是目前研究的重要领域。

人类和哺乳类动物细胞对缺氧的适应性调节是通过改变一系列基因表达来实现的。研究表明,缺氧时细胞水平发生的代偿适应性反应与缺氧相关基因的表达有密切关系。目前已知缺氧可诱导上百种基因表达,这些基因统称为缺氧相关基因(hypoxia-related gene),其表达均受到转录因子的调节,其中最为重要的就是缺氧诱导因子(hypoxia inducible factor,HIF)家族。1994 年由 Gregg L.Semenza 等在研究缺氧刺激肾脏分泌促红细胞生成素基因表达时发现了一种与特定 DNA 片段结合的蛋白质复合物,并随着氧浓度变化发生相应的改变,这种复合物称为 HIF。后来 Gregg L.Semenza、Peter J.Ratcliffe 等鉴定了编码 HIF 的基因;William G.Kaelin 等发现肿瘤发生和生长中的基因突变引起 *HIF* 基因大量表达,以及富氧环境下 HIF 的泛素化降解。由于这三位科学家在细胞氧感知通路和适应氧变化的分子机制研究中的突出贡献,他们荣获 2019 年诺贝尔生理学或医学奖。HIF 家族由成员 HIF-1、HIF-2、HIF-3 组成,其中 HIF-1 主要参与缺氧调节,由 α 和 β 两个亚基构成。常氧状态下,脯氨酸羟化酶可将 HIF-1α 第 402 和 564 位的脯氨酸羟化,进而通过泛素化途径被降解,因而胞质中 HIF-1α 保持较低水平。缺氧状态下,脯氨酸羟化酶活性下降,HIF-1α 降解减少而进入细胞核与 HIF-1β 结合形成二聚体,进而激活缺氧相关基因的表达,如介导 *EPO*、*VEGF* 基因表达等,所编码蛋白质的功能涉及红细胞生成、血管增生、糖酵解增强、细胞增殖及分化等,在缺氧反应中发挥重要作用(图 14-7)。HIF 的氧感知通路研究揭示了细胞如何感知和适应氧分压或氧浓度变化这一生命中最重要的适应过程之一的机制。同时,理解细胞在分子水平上氧感知和适应氧变化的机制对深入理解肿瘤发生及防治十分重要。此外,低氧和许多疾病发生有关,例如心肌梗死、脑卒中、贫血和外周血管疾病等,这将为这些疾病的临床治疗开辟新的路径。

(二) 组织细胞对缺氧预处理的反应

缺氧预处理(hypoxic preconditioning,HPC)是指组织细胞受到一次或多次短暂性适度缺血/缺氧刺激后,触发机体的内源性保护机制,可使机体对随后发生的严重或致死性缺血/缺氧损伤产生高度的耐受和保护作用。缺氧预处理作为一种强大的内源性保护现象,其实质在于调动组织细胞的一系列潜在的抗缺血、抗缺氧潜能和机制,获得在缺血/缺氧条件下启动内源性细胞保护、细胞抗缺氧等多种抗应激能力。具体的机制为:通过重复缺血/缺氧刺激后,激活颈动脉体、主动脉体以及其他器官、组织的特异性氧感受器/信号转导通路,调节 HIF-1 的含量(低氧时,体内蛋白酶系统水解 HIF-1α 过程减弱),通过级联反应使 HIF-1 相关靶基因上调(HIF-1α 入核,与 HIF-1β 二聚体化,结合于低氧反应基因的 HIF-1 结合位点,促进所介导的基因转录)。HIF-1 调节的基因涉及细胞能量代谢、离子代谢、

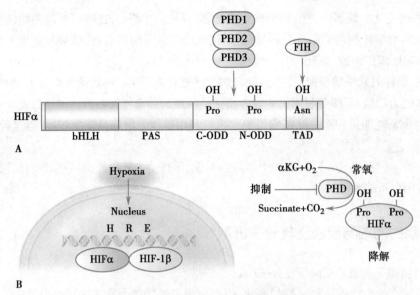

图 14-7　缺氧时 HIF 表达调控机制

A. HIF 分子结构;B. HIF 调节机制。αKG:α- 酮戊二酸;PHD:脯氨酸羟化酶;

Succinate:琥珀酸;FIH:天冬酰氨羟化酶。

血管发生等多方面,从而发挥一系列的抗缺氧节能反应和细胞保护作用(图 14-8),包括:①低氧抑制细胞氧化磷酸化水平,上调与糖酵解相关的酶和葡萄糖转运蛋白的表达,增强糖酵解生成 ATP;②HIF-1 介导血管内皮生长因子基因表达,从而使 VEGF 生成增多,刺激新生血管的形成,提高局部氧供应;③低氧刺激 HIF-1 介导 *EPO* 基因表达,促使红细胞数量增加,提高血液的运氧能力。

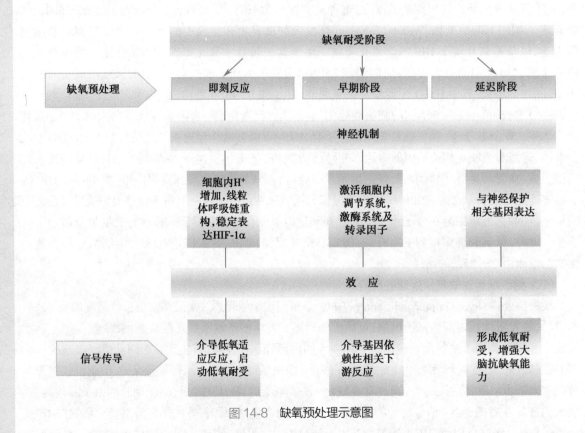

图 14-8　缺氧预处理示意图

（三）缺氧对干细胞增殖和分化的影响

氧是生命存在的必需条件，然而低氧是生命发育的基本环境，如哺乳动物的胚胎是在低氧环境中发育生长，成体哺乳动物的脑组织内局部氧水平只有 1%~5%，属于一种生理性低氧环境。因此，低氧是干细胞的重要影响因素，且对多种干细胞的增殖和分化有影响，并具有细胞类型特异性。研究证实，低氧分压状态下，干细胞的增殖能力显著增强，包括胚胎干细胞和成体干细胞。研究发现，适度的低氧不同程度地促进神经干细胞增殖。此外，造血干细胞、骨髓间充质干细胞、脂肪干细胞、多能干细胞以及肿瘤干细胞等在低氧条件下也会引起不同程度的增殖和分化。研究表明低氧促进干细胞增殖和分化是一种生理现象，低氧与干细胞移植在再生医学中的应用是目前研究的热点。

实验研究发现，低氧状态下（氧含量为 1.5%~5%），细胞每个阶段的平均扩增约为 9 倍，而氧含量为 20% 的条件下，细胞每个阶段的平均扩增约为 5 倍。实际上人类胚胎干细胞增殖分化的组织内氧的浓度只有 1.5%~5.3%，属于典型的低氧状态。而通常我们体外常规细胞培养箱中研究干细胞增殖和分化时的氧浓度为 21%。一些研究证实，低氧环境下培养间充质干细胞（mesenchymal stem cells，MSCs）能促进其增殖分化，将 MSCs 在低氧下处理后植入体内，能提高 MSCs 在体内的存活率，这对提高 MSCs 的治疗效果有着非常重要的影响，对再生医学的研究意义重大。研究表明，生理性体内低氧对干细胞增殖和分化有重要作用，其机制主要涉及 HIF。HIF-1 是细胞感受氧气浓度的关键效应分子，又是低氧相关基因表达的最核心转录调节因子。低氧条件上调细胞中 HIF-1 的表达，HIF-1 通过调节 EPO、VEGF 以及基质细胞衍生因子 -1（stromal cell-derived factor-1，SDF-1）、碱性成纤维细胞生长因子（basic fibroblast growth factor，bFGF）等的编码基因来调控血管生成和组织增殖分化，还通过 Wnt 蛋白 /β- 连环蛋白（Wnt/β-catenin）信号通路调控干细胞增殖，尤其在低氧促进神经干细胞增殖的过程中也起重要作用。因此，低氧诱导干细胞增殖和分化在血管重塑和修复、神经功能修复等方面发挥重要作用（图 14-9）。但临床应用中仍有许多问题有待解决：①相同的氧分压条件下，不同的干细胞促进增殖分化的趋势有差别，同种干细胞在不同氧分压条件下的增殖分化趋势亦不同。所以以氧分压的最佳比例和最适培养时间有待进一步确定。②某些干细胞反复培养过程中的致瘤性风险有待进一步研究，如胚胎干细胞（embryonic stem cells，ESCs）、诱导多能干细胞（induced pluripotent stem cells，iPSCs）致瘤性问题，而 MSCs 是相对安全的。

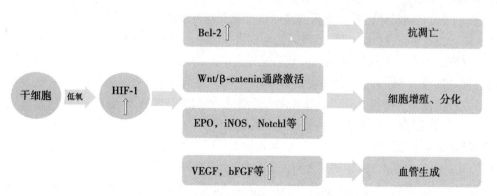

图 14-9　缺氧与干细胞增殖、分化示意图
EPO：促红细胞生成素；iNOS：诱导型一氧化氮合成酶；VEGF：血管内皮生长因子；
bFGF：碱性成纤维细胞生长因子。

<h1>第三节 缺氧与疾病</h1>

<h2>一、缺氧及氧债在疾病发生、发展中的作用</h2>

缺氧是临床上极为常见的病理过程,是造成许多疾病的主要原因之一。缺氧对肿瘤、心血管系统疾病、代谢性疾病等的发生、发展和转归产生重要影响。缺氧对于人体的影响最直接的表现是头晕、头疼、疲乏、记忆力减退、睡眠质量差、精神委靡。某些情况下缺氧还可直接引起疾病,其中最为典型的就是高原病。

机体缺氧是由于氧债增大。氧债简单来讲是指机体所需的氧耗量与实测氧耗量之差。氧债增大表明组织细胞缺氧。许多疾病的病理过程中发生循环功能障碍,供氧不足,以及高代谢状态,机体耗氧量增加,都可导致体内的氧供和氧需失衡,组织细胞氧债增大,如冠心病、肺心病、脑卒中、休克、MODS、呼吸功能不全、心功能不全等。因此,临床上采用氧疗来纠正氧债极为重要。

<h2>二、高原病</h2>

高原病(high altitude disease,HAD)是指在高原低压、低氧环境下发生的一类高原特发性疾病,根据发病急缓分为急性高原病和慢性高原病两种类型。

（一）急性高原病

急性高原病(acute high altitude disease,AHAD)一般指由平原进入高原或由高原进入更高海拔地区时,人体在数小时至数天内对低气压、低氧不适应,引起代偿功能失调后所表现出的一类高原疾病。我国按不同表现将其分为以下三种类型。

1. **急性轻型高原病(acute mild altitude disease,AMAD)** 也称为急性高原反应(acute high altitude response),是指机体由平原进入到高原地区或久居高原进入到更高海拔地区,在数小时至 3d 内出现头痛、头晕、恶心、呕吐、心悸、气短等为主要表现的一系列临床综合征。海拔 4 000m 以上地区急性高原反应的发生率为 60%~90%。一般急速进入高原的人群发病率高,症状较重,而缓慢进入高原者反应相对较轻。经过高原短期适应或对症治疗,相关症状及体征可显著减轻或消失。高原低压、低氧是急性轻型高原病的根本原因。过度体力劳动,精神情绪过度紧张,寒冷,上呼吸道感染,饮酒,饮食不当,睡眠不足等因素常是急性高原病发病的诱发因素。

目前研究认为急性轻型高原病与以下因素相关。

(1)低氧血症:急性轻型高原病患者对高原低压、低氧环境反应迟钝,肺通气和流速显著降低,残气量显著增加,弥散功能减弱,摄氧减少。同时,急性缺氧时肺泡表面活性物质合成减少,导致肺泡氧合效率降低,引起 $PaCO_2$ 和 SaO_2 显著降低(图 14-10)。

(2)体液重分配:机体暴露于高原环境可导致体液重分配,既可引起脱水,也可引起液体潴留。一般发生急性轻型高原病的患者多伴有抗利尿反应,发生液体潴留,而高原适应良好者则出现轻度利尿反应,发生脱水。其机制与体内抗利尿激素(ADH)、肾素-血管紧张素-醛固酮系统(RAAS)系统及 ANP 的改变相关。

(3)颅内压增高:急性轻型高原病患者出现的头痛、头晕、恶心、呕吐等症状与颅内压增高相关。可能机制为:①高原缺氧引起脑血管扩张,导致脑血流增加,引起毛细血管压增高;②缺氧引起脑毛细血管通透性增高,使血管内外液体交换失衡;③缺氧导致脑细胞能量供给不足,细胞膜钠泵功能障碍,细胞内的 Na^+ 增加,渗透压增高,过多水分进入脑细胞,引起细胞内外液体交换失衡。

主要的临床表现有头痛、头晕、胸闷、心慌、气短、食欲减退、倦怠、乏力、恶心、呕吐、腹胀、腹泻、胸闷、失眠、眼花、嗜睡等症状。其中头痛、头晕是最早出现的症状,多呈持续性。部分患者头痛、头晕剧烈,常伴记忆力减退,判断力下降。同时,缺氧导致胃肠道血流减少,引起消化液分泌减少,胃肠蠕动减弱而引起消化功能紊乱。

查体时常见体征有心率增快,呼吸深快,血压轻度异常,颜面和 / 或四肢水肿、发绀等。心率多

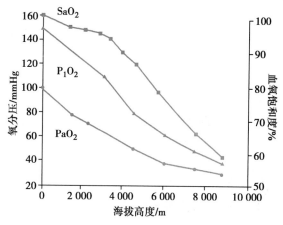

图 14-10　不同海拔高度时 PaO_2 和 SaO_2 的变化曲线示意图

在 100 次 /min 左右,心音增强,口唇、面部可出现发绀。这种反应出现很快,初上高原者数小时至 3d 内出现症状,多数人能耐受,一般 5~10d 可逐渐缓解。

2. 高原肺水肿(high altitude pulmonary edema,HAPE)　是指人体初次或再次进入高原或由高原进入更高海拔地区时,由高原缺氧导致肺动脉压突然升高、肺血容量增加、毛细血管内液体渗出至肺间质及肺泡而引起的以肺间质或肺泡水肿为特征的一种高原特发病,是一种非心源性肺水肿。HAPE 发病率为 0.5%~1%,往往在急性高原反应的基础上发病,发病高峰在进入高原 3d 内,最短者进入高原数小时即发病。本病发病急、进展快,救治不及时可导致死亡。高原肺水肿的促发因素有寒冷、劳累、饥饿、酗酒、呼吸道感染、精神紧张、情绪激动等。主要的发病机制有三个方面。

(1)肺动脉压增高。原因为:①高原缺氧引起肺动脉不均一收缩,血液转移至收缩弱的部位,导致该部位毛细血管内压增高;②高原缺氧引起血管内皮细胞损伤,内皮细胞分泌的扩血管物质 NO、PGI_2 减少,缩血管物质内皮素、TXA_2 增多导致肺动脉压增高;③血管内皮细胞损伤引起局部血栓形成,导致血液转移至未被栓塞部位,造成该部位毛细血管内压增高。

(2)肺毛细血管通透性增高。原因为:①肺动脉压增高对血管造成机械性损伤;②缺氧时炎症细胞聚集,分泌炎症因子、活性氧等物质引起血管内皮细胞通透性增加,液体渗出增多。如缺氧时肺实质细胞、肺血管内皮细胞、肺泡巨噬细胞、中性粒细胞等释放氧自由基、白介素 -1、白介素 -6、肿瘤坏死因子、C 反应蛋白等炎性介质引起肺血管内皮损伤,导致通透性增加。

(3)肺血容量增加。高原缺氧环境下,部分人会出现水、电解质代谢紊乱,导致水钠潴留,引起肺血容量增加,这与 ADH 分泌增多、RAAS 系统活性增强、ANP 分泌减少有关。

主要的临床表现为患者早期出现头痛、头晕、胸闷、心悸、气促、疲乏、畏寒、全身无力、精神委靡、神志恍惚等症状,继之出现咳嗽,咳出白色或黄色泡沫痰,重者咳出粉红色或血性泡沫痰,痰量少至几口,多至大量从鼻、口涌出,患者烦躁不安,不能平卧,神志模糊以致昏迷。剧烈咳嗽、咳粉红色泡沫痰是其典型特征。查体时突出体征是肺部有湿啰音,重者双肺布满湿啰音并伴痰鸣音,心音常被遮盖,轻者双肺或一侧肺底可闻及细湿啰音。患者颜面、口唇、甲床明显发绀,重者面色灰暗。伴有感染者可发热。

3. 高原脑水肿(high altitude cerebral edema,HACE)　是指人体急速进入高原或从高原迅速进入更高海拔地区,极少部分人由于高原低压、缺氧引起严重脑功能障碍,出现严重的神经精神症状、共济失调甚至昏迷的一种高原特发病。其特点是起病急骤,进展迅速,常合并高原肺水肿、多器官功能衰竭等,病死率高。高原脑水肿发病率为 0.5%~2%,高原缺氧是发生高原脑水肿的根本原因,同时上呼吸道感染、过度劳累、精神紧张等也是诱发和加重高原脑水肿的因素。其主要的发病机

制如下。

(1) 脑细胞能量代谢障碍：高原低氧使脑细胞代谢发生障碍，能量生成不足，细胞膜钠泵功能障碍，细胞内的 Na^+ 增加导致细胞内渗透压增高，水分进入细胞内形成细胞内水肿。

(2) 脑微血管通透性增高：低氧使脑微血管内皮细胞受损，微血管通透性增高，液体渗出形成间质性脑水肿。

(3) 脑微循环流体静压增高：低氧导致脑血管扩张和脑血流量增加，同时高原低氧引起的机体水、电解质紊乱，导致水钠潴留，进一步增加脑血流量，使脑循环内流体静压升高，引起液体外渗。

患者在意识丧失前出现剧烈头痛、恶心、呕吐、欣快多语、烦躁不安、躁动、谵妄、昏迷等症状。可出现发绀、呼吸困难、视觉模糊、颈项强直或抵抗、对光反射迟钝、瞳孔散大、视乳头水肿等体征。高原脑水肿的突出临床表现是意识丧失。

(二) 慢性高原病

慢性高原病（chronic high altitude disease，CHAD）指长期居住在 2 500m 以上的人群，因对高原环境习服、适应不良或丧失适应而发生的临床综合征，以红细胞增多、肺动脉高压和低氧血症为特征，高原缺氧是主要发病原因。高原移居者和世居者均可发病。

1. 高原红细胞增多症（high altitude polycythemia，HAPC） 是指长期居住在海拔 2 500m 以上的居民，对高原低氧环境失去习服而导致的临床综合征，其特征是红细胞过度增多（女性 Hb ≥ 190g/L，男性 Hb ≥ 210g/L）和低氧血症，是最常见的一种慢性高原病，男性多于女性。患者移居到低海拔地区后其临床症状逐渐消失，如果重返高原则病情复发，高原缺氧是其发病的主要原因。青藏高原是世界上 HAPC 发生率最高的地区。在同一海拔高度，移居汉族的患病率显著高于世居藏族，男性患病率显著高于女性，重体力劳动者患病率较高。其主要发病机制如下。

(1) EPO 分泌增加：EPO 能加快红细胞成熟，防止细胞凋亡。高原缺氧环境下，肾小管间质纤维细胞分泌 EPO 增加，促使核红细胞分裂，加速红细胞成熟，血液中红细胞数增多。当血细胞比容超过60% 时，血液黏滞度显著增加，血流缓慢，血液在微循环中淤滞，加重组织细胞缺氧。

(2) 血红蛋白 - 氧亲和力下降：高原环境下机体 2,3-DPG 含量明显升高，血红蛋白与氧的亲和力下降，氧解离曲线右移，组织摄氧增多。但当 2,3-DPG 含量异常增多则可造成肺部血红蛋白与氧亲和力显著降低，使血液从肺泡摄氧的过程发生困难，血液中氧分压下降，促使 2,3-DPG 的合成进一步增加，导致 SaO_2 降低，形成恶性循环，最终发展为更严重的红细胞增多。

(3) 低氧通气反应（hypoxic ventilatory response，HVR）：指肺泡与动脉血氧分压逐渐减低时的肺通气变化，是评价外周化学感受器对低氧反应的主要指标。高原世居者和久居者对高原环境的适应与习服，导致 HVR 降低，肺泡氧分压下降，出现低氧血症和高碳酸血症，从而促发高原红细胞增多症。

2. 高原心脏病（high altitude heart disease，HAHD） 是指高原慢性缺氧导致肺小动脉功能性或器质性病变，引起肺动脉高压，使右心室扩张、肥大，右心室功能不全，最终导致心力衰竭的一种慢性高原病。多发生于平原移居高原或由高海拔到更高海拔的居民，发病率随海拔增高及高原居住时间延长而逐渐增高，但移居者发病率显著高于世居者，儿童发病率高于成人。该病常年发生，海拔3 000m 以上地区多发。缺氧引起缺氧性肺血管收缩，形成肺动脉高压是高原心脏病发生的中心环节。长期缺氧使肺小动脉通过多个途径持续收缩，引起肺小动脉肌层肥厚，管腔狭窄而导致肺动脉压持续升高，形成的缺氧性肺动脉高压是 HAHD 发病的主要机制。缺氧对心肌及心脏传导系统的直接损害作用也是高原心脏病的重要发病机制，主要通过以下途径：①缺氧时心肌能量生成不足；②缺氧时心肌细胞离子转运障碍；③缺氧对心脏传导系统的影响；④缺氧时心肌细胞的损伤以及心肌肥厚加重心肌缺氧的损害。

3. 高原血压异常（high altitude abnormal blood pressure，HAABP） 是指平原人移居高原后部分人的体循环血压改变，可以表现为血压增高或降低，多数人表现为高血压症，而少数人可表现为低血压症。高原高血压症或高原低血压症指进入高原后,体循环动脉血压增高或降低,持续存在并可伴有一定的临床症状,返回平原后血压恢复至原来水平,且可排除其他原因导致的血压增高或降低的状态。高原高血压症的发病机制主要与低氧刺激引起的交感神经兴奋、缩血管因子产生增多以及血液黏稠度增高等因素有关;高原低血压症的发病机制主要与低氧刺激引起少数人自主神经功能紊乱,迷走神经兴奋占优势,心肌收缩力减弱,心输出量降低,以及血管扩张,毛细血管开放增多,外周血管阻力下降等因素有关。高原高血压与高原低血压不同于高原高血压症及高原低血压症:前者是人体对高原低氧的一种病理生理反应,且多为暂时性;后者多为持续性并由此而引起机体器质性损害,是独立的疾病。

4. **高原衰退症**(high altitude deterioration,HADT)　长期居住在海拔 2 500m 以上地区的人群中,有部分人发生疼痛、头晕、失眠、记忆力减退、注意力不集中、体力下降、容易疲乏、工作能力降低、性功能减退等一系列脑力和体力衰退的症状,称为高原衰退症。发生的主要机制为:①神经内分泌功能紊乱。主要与高原低氧引起的神经递质和激素合成、分泌减少有关。②免疫功能降低。表现为细胞免疫和体液免疫功能均下降。③血液流变学改变。红细胞增多、血液黏稠度增加、血小板聚集性增高、血流缓慢,引起微循环功能障碍。

第四节　影响机体缺氧耐受性的因素

机体对缺氧有一定的耐受能力,不同年龄、机体功能、代谢状况、营养状况、生活环境等很多因素都可影响机体对缺氧的耐受,主要取决于机体的代谢耗氧率和机体的代偿能力。

一、机体代谢耗氧率

基础代谢率高者耗氧多,对缺氧耐受性差。如:发热、甲状腺功能亢进、中枢神经系统兴奋、体力活动、寒冷、情绪激动等均可增加机体耗氧量,使机体对缺氧耐受性较差;反之,体温降低、中枢神经系统抑制、低温麻醉等可降低机体基础代谢率和耗氧率,提高其对缺氧的耐受性。

二、机体的代偿能力

机体通过呼吸、循环和血液系统的代偿反应增加组织的供氧量;通过组织、细胞的代偿反应提高对氧的利用率。这些都可提高机体对缺氧的耐受性。但这些代偿反应能力存在着显著的个体差异,因而个体对缺氧的耐受性明显不同。严重的心、肺疾病及血液病患者由于代偿反应差,所以对缺氧的耐受性低。能引起心、肺储备功能降低的各种因素都可导致机体对缺氧的耐受性下降。应该指出的是,机体的代偿能力可通过锻炼提高。体育锻炼可改善心肺功能,增强肺的通气与换气效率,增加心输出量,提高血液携氧能力,还可提高各种氧化酶活性,从而提高机体对缺氧的耐受性。进入高原之前,开展以增加耐力为特征的适应性锻炼,可增强机体进入高原后对缺氧的耐受,降低高原病的发生。运动员在适当低氧环境中进行训练,可以提高抗缺氧能力,进而有效提高运动成绩。我国运动员在大赛前都会到青海多巴国家高原体育训练基地、云南高原体育训练基地进行集训,提高耐缺氧能力,进而有效提高运动成绩。

三、年龄

机体对缺氧的耐受性与年龄有很大的关系。研究表明,初生或生后 20d 左右的动物对缺氧的耐受性高。临床上新生儿在出生过程中对缺氧的耐受性也较高,这可能与体内糖酵解过程较强和心肌内糖原含量较多有关。老年人对缺氧的耐受性较低,这可能与老年人的肺功能减弱以及体内组织细胞摄取利用氧的效率下降有关。

四、个体差异和器官差异

对缺氧的耐受能力存在明显的个体差异。在同一海拔高度,有的人可以正常生活而无明显症状,但有的人就可能出现明显的高原反应。在高原环境中,某些身体强壮的中青年人因代谢耗氧率高,如果代偿反应能力不充分,反而对缺氧的耐受性差;相反,某些体弱多病者(无心、肺疾病者)由于代谢耗氧率较低,对缺氧的耐受性较高。研究显示,高原肺水肿、高原红细胞增多症等急、慢性高原病有易感性,可能存在相关易感基因。机体内部不同器官、组织因耗氧量不同而对缺氧的耐受不同。中枢神经系统是机体内耗氧量最大的器官,对缺氧耐受差;相反,骨骼、结缔组织因耗氧量小,对缺氧耐受相对较好。

第五节　缺氧治疗的病理生理基础

缺氧治疗的主要原则是消除病因和纠正缺氧。

一、病因治疗

消除缺氧的原因是缺氧治疗的前提和关键。对慢性阻塞性肺疾病、支气管哮喘、肺心病、急性呼吸窘迫综合征等患者应积极治疗原发病,改善肺的通气和换气功能;对急性高原病患者,应尽快使其脱离高原缺氧环境;对先天性心脏病患者,应及时进行手术治疗;对严重创伤、大出血引起的循环功能障碍,应及时补充血容量;对中毒引起急性组织缺氧的患者,应及时解毒。

二、氧疗

缺氧是临床上极为常见的病理过程,是造成许多疾病的主要原因之一。氧疗是临床上最基本的治疗措施,在临床治疗中得到广泛应用。机体缺氧是由氧债增大导致的组织细胞缺氧,采用氧疗来纠正氧债极为重要。

通过吸入氧分压较高的空气或纯氧治疗各种缺氧性疾病的方法为氧疗(oxygen therapy),一般采用常压氧疗和高压氧疗两种方法。氧疗对各种类型的缺氧均有一定疗效,可提高肺泡气 PO_2,从而提高 PaO_2 和 SaO_2,增加动脉血氧含量。但因缺氧的类型不同,氧疗效果也有所不同。氧疗的有效性还取决于呼吸道的通畅、有效循环血量的保障和正常的血液携氧能力等。

氧疗对高原、高空缺氧以及外呼吸功能障碍等引起的低张性缺氧的效果最好。高原肺水肿患者吸入纯氧具有特殊的疗效,吸氧数小时至数日,肺水肿症状可显著缓解。常压氧疗对由右向左分流所致缺氧的作用较小,因吸入的氧无法使经动静脉短路流入左心的血液发生氧合作用,但吸入纯氧可使血浆中物理溶解的氧量从 3ml/L 增至 20ml/L,从而使动脉血氧含量增加 10% 左右。吸入 3 个大气压纯氧(高压氧疗)可使血浆中物理溶解的氧增至 60ml/L,如果心输出量正常,则可维持整个机体的需氧量。

血液性缺氧、循环性缺氧和组织性缺氧患者动脉血氧分压正常、血氧饱和度可正常或降低,此时吸氧大多数情况下虽然对提高 SaO_2 的作用有限(CO 中毒、亚硝酸盐中毒除外),但可明显提高 PaO_2,增加血液中溶解的氧量,改善组织氧供。此外,由于血液、组织液、细胞及线粒体间的氧分压差是驱使氧弥散的动力,当氧分压差增大时,氧的弥散速度加快。CO 中毒时,迅速将患者转移到通风良好的地方,同时立即吸氧,有条件时吸入纯氧,特别是高压氧,可使血氧分压增高,氧和 CO 竞争与血红蛋白结合,促使碳氧血红蛋白解离,因而对 CO 中毒性缺氧采用氧疗效果较好;亚硝酸盐中毒时,使用亚甲蓝还原剂解毒,呼吸困难者给予吸氧;休克、循环功能障碍、心力衰竭等全身性循环功能障碍时,除补充血容量、增强心功能外,应立即吸氧纠正全身缺氧状态;组织性缺氧时可采用高压氧治疗缺氧。临床上氧代谢障碍是 ARDS、MODS 的特征之一,纠正组织缺氧是 ARDS、MODS 重要的治疗目标,其治疗措施包括增加全身氧输送、降低氧需、改善组织细胞利用氧的能力等。目前应用无创 / 有创机械通气(高流量氧疗,正压通气氧疗,特别是呼气末气道正压法等)和体外膜氧合(extracorporeal membrane oxygenation,ECMO)是提高动脉氧分压,增加全身氧输送的有效治疗措施。临床实践表明,在 COVID-19、SARS、MERS、禽流感等引起的急性肺损伤甚至共同引发 ARDS 以及 MODS 患者的救治中,纠正缺氧是一个关键治疗措施,要掌握好氧疗的方式及时机,在保持呼吸道通畅的基础上尽早给予有效的氧疗。重症患者主要采用有创性机械通气治疗,如:用呼气末正压通气(positive end expiratory pressure,PEEP)和 ECMO 尤为重要,但必须严格明确 ECMO 的具体应用指征,精准把握使用的窗口期是关键。

三、防止氧中毒

氧疗虽然对治疗缺氧十分重要,但如果长时间吸入氧分压过高的气体,可引起组织细胞损害及器官功能障碍,称为氧中毒(oxygen intoxication)。一般来说,0.5 个大气压以上的氧对组织细胞有毒性作用。一般认为氧中毒时组织细胞损伤的机制与活性氧的毒性作用有关。当供氧过多时,活性氧产生增多,超过机体抗氧化系统的清除能力,导致组织细胞损伤。氧中毒的发生主要取决于吸入气氧分压而不是氧浓度。吸入气的氧分压(PiO_2)与氧浓度(FiO_2)的关系为:$PiO_2=(PB-47) \times FiO_2$(PB 为吸入气的压力,47 为水蒸气压力,单位为 mmHg)。氧中毒可引起人体全身性的损伤。由于人体各器官的敏感性不同,通常氧中毒主要造成呼吸系统和神经系统以及眼睛的损伤。根据临床表现的不同,可将氧中毒分为肺型和脑型两种:①肺型氧中毒:肺是氧中毒最容易受累的器官,高氧主要损伤支气管黏膜和肺表面活性物质。肺型氧中毒发生于吸入 1 个大气压左右的氧 8h 以后,表现为咽痛、胸骨后不适、烧灼或刺激感、胸痛、不能控制的咳嗽、呼吸困难、肺活量减小、PaO_2 下降。肺部呈炎性病变,有炎细胞浸润、充血、水肿、出血,肺不张,两肺可闻及干、湿啰音,严重者可危及生命。正常人吸入氧气浓度超过 60%,吸氧时间超过 1~2d,就可发生对肺的损害;吸入高浓度氧气能抑制细胞线粒氧体化酶活力,使肺泡膜表面活性物质减少,引起肺泡内渗液、肺泡不张等病理变化;长时间氧中毒可引起肺间质纤维化;肺性氧中毒的早期表现为肺功能改变,如肺活量减少,肺顺应性减低等。氧疗的患者如果发生氧中毒,吸氧反而使 PaO_2 下降,加重缺氧。因此,氧疗时应控制吸氧的浓度和时间,严防氧中毒的发生。②脑型氧中毒:吸入 2~3 个大气压以上的氧,可在短时间(6 个大气压的氧数分钟,4 个大气压的氧数十分钟)内引起氧中毒。患者主要表现为肌肉颤动、抽搐、烦躁、惊厥、面色苍白、出汗、恶心、晕厥、癫痫样发作等神经症状和幻视、幻听等视觉和听觉障碍的症状,严重者可昏迷、死亡。高压氧疗时,患者出现神经症状,应严格区分清楚"脑型氧中毒"和"缺氧性脑病"。前者是先抽搐以后才昏迷,抽搐时患者是清醒的;而后者则先昏迷后抽搐。对脑型氧中毒患者应立即控制吸氧,但对缺氧性脑病患者则应加强氧疗。氧中毒无特殊的治疗方法,关键是预防。要正确氧疗,严格控制吸入的氧分压、氧浓度和时间,防止氧中毒。

(刘永年)

思考题

1. 简述血氧饱和度的概念及氧合 Hb 解离曲线的影响因素,分析低张性缺氧和血液性缺氧时血氧饱和度的变化。
2. 简述低氧状态下的氧感知通路及分子机制。
3. 为什么氧疗对低张性缺氧效果最好?

第十五章
发　　热

人和哺乳类动物具有完善的体温调节系统。体温升高有生理性体温升高和病理性体温升高,后者又分发热和过热。发热(fever)是指在致热原的作用下,体温调节中枢调定点上移并超过正常值0.5℃,属于调节性体温升高。发热的本质是体温调定点上移,将体温调节到较高水平上波动。过热(hyperthermia)是各种原因导致体温调节功能障碍而引起的被动性体温升高。过热时,调定点并未发生移动,而是由于体温调节障碍、散热障碍、产热器官功能异常,体温调节中枢不能将体温控制在与调定点相适应的水平上,体温被动升高(图 15-1)。

发热是重要的病理生理过程,也是疾病发生的重要信号。因此,了解发热的特点,对判断病情、评价疗效和估计预后均有重要参考价值。

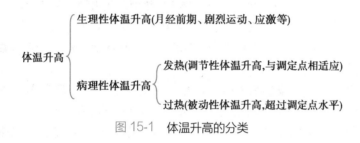

图 15-1　体温升高的分类

第一节　发热的病因和发病机制

根据体温调节的调定点学说(set point theory),在体温调节过程中,体温调节中枢类似于恒温器,体温调定点正常值设定为 37℃左右。在生理状态下,来自外周和中枢的温度信息经温度感受器传入中枢并整合,与调定点比较后,经传出神经元调控产热和散热活动,使体温与调定点相适应。发热的机制可以用调定点重置(set-point resetting)来解释。发热时,体温调定点上移,产热增加并散热减少,体温升高并与新的调定点相适应。

一、发热激活物

各种能够刺激机体细胞产生和释放内生致热原的物质,称为发热激活物(pyrogenic activator),也称内生致热原(endogenous pyrogen,EP)诱导物,主要包括病原微生物及其产物和某些体内产物。

（一）外致热原

来自体外的致热物质称为外致热原（exogenous pyrogen）。病原微生物及其产物是人类面临的主要体外发热激活物。临床上多数发热性疾病是由病原微生物及其产物引起，占所有发热的 50%~60%。

1. 细菌

（1）革兰氏阳性细菌：此类细菌感染是常见的发热原因。主要有葡萄球菌、链球菌、肺炎球菌、白喉杆菌和枯草杆菌等。这类细菌全菌体、菌体碎片及释放的外毒素均是重要的致热物质，如葡萄球菌释放的可溶性外毒素、A 族链球菌产生的致热外毒素以及白喉杆菌释放的白喉毒素等。此外，葡萄球菌和链球菌的细胞壁中的肽聚糖也具有致热性。

（2）革兰氏阴性细菌：典型菌群有大肠埃希菌、淋病奈瑟球菌、脑膜炎球菌、伤寒杆菌、志贺菌等。这类菌群的致热性除全菌体和胞壁中所含的肽聚糖外，其胞壁中所含的内毒素（endotoxin，ET）是主要致热成分。内毒素主要成分为脂多糖（lipopolysaccharide，LPS）。LPS 具有高度水溶性，是效应很强的发热激活物，位于细胞壁最外层，附着于肽聚糖上。LPS 主要由 O- 多糖（或 O- 特异侧链）、R- 核心（或核心多糖）和脂质 A（lipid A）三部分组成。脂质 A 是引起发热的主要成分。

内毒素是最常见的外致热原，是血液制品和输液过程中的主要污染物。LPS 耐热性高，一般方法难以清除，需干热 160℃，2h 才能灭活。内毒素无论是体内注射或体外与产 EP 细胞一起培养，都可刺激 EP 产生和释放，这是其主要致热方式。内毒素反复外周注射可产生耐受性，连续数日注射相同剂量内毒素，发热反应将逐渐减弱。LPS 能引起剂量依赖性发热反应，低剂量 LPS 静脉注射引起单相热（热型曲线只有一个峰值），而大剂量 LPS 可引起双相热（热型曲线出现两个热峰）。

（3）分枝杆菌：典型菌群为结核分枝杆菌。其全菌体及细胞壁中所含的肽聚糖、多糖和蛋白质都具有致热作用。结核病是伴有发热的典型临床疾病。结核杆菌活动性感染者多数有明显发热和盗汗，且往往在其他临床症状之前出现。

2. 病毒　是人体常见的传染病病原体。常见的有流感病毒、麻疹病毒、腮腺炎病毒、风疹病毒、柯萨奇病毒、流行性乙型脑炎病毒、SARS 冠状病毒、新型冠状病毒（SARS-CoV-2）等。流感、SARS、MERS、2019 冠状病毒病（COVID-19）等病毒感染最典型的症状之一就是发热。动物静脉注射病毒在引起发热时，循环血中出现 EP；将白细胞与病毒体外共培育，可产生 EP。病毒是以其全病毒体和其所含的血细胞凝集素致热。病毒反复注射也可导致动物产生耐受性。

3. 真菌　许多真菌感染引起的疾病也伴有发热，例如：白念珠菌感染所致的鹅口疮、肺炎、脑膜炎；组织胞浆菌、球孢子菌和副球孢子菌引起的深部感染；新型隐球菌所致的慢性脑膜炎等。真菌的致热成分是全菌体及菌体内所含的荚膜多糖和蛋白质。

4. 螺旋体　也是引起发热的原因之一。常见有钩端螺旋体、回归热螺旋体和梅毒螺旋体。钩端螺旋体感染后，主要表现是发热、头痛、乏力等，钩端螺旋体内含有溶血素和细胞毒因子等。回归热螺旋体感染致回归热，表现为周期性高热，全身疼痛和肝、脾大，其代谢裂解产物入血后引起高热。梅毒螺旋体感染后可伴有低热，可能是螺旋体内所含外毒素所致。

5. 疟原虫　感染人体后，其潜隐子进入红细胞并发育成裂殖子，当红细胞破裂时，大量裂殖子和代谢产物（疟色素等）释放入血，引起高热。

6. 其他病原微生物　衣原体、支原体和立克次体感染机体后，有时也会引起发热，如支原体肺炎、衣原体肺炎等。

（二）体内发热激活物

1. 抗原抗体复合物　对产 EP 细胞有激活作用。用牛血清白蛋白致敏家兔，然后将其血清转移给正常家兔，再用特异性抗原攻击受血动物，可引起后者产生明显的发热反应；但牛血清白蛋白本身对正常家兔无致热作用。这表明抗原抗体复合物可能是发热激活物。

2. 类固醇　体内某些类固醇产物有致热作用。睾酮中间代谢产物本胆烷醇酮（etiocholanolone）是其典型代表。石胆酸也有类似作用。某些周期性发热患者血浆中本胆烷醇酮浓度有所增高，与发热的发生有关。而其他类固醇激素（如糖皮质激素、雌激素等）则能够抑制 EP 产生和释放。因此，肝癌、肝硬化和肾上腺癌等的周期性发热，与类固醇代谢失调有关。此外，尿酸结晶对产 EP 细胞也有一定的激活作用。

3. 组织损伤与坏死 大面积烧伤、严重创伤、大手术后、心肌梗死、肺梗死、X 线或核辐射等导致机体组织大量坏死，均可引起发热。组织蛋白分解产物，组织细胞坏死引起炎症释放发热激活物，均可导致发热。

二、内生致热原

内生致热原是指在各种发热激活物作用下，机体细胞产生和释放能引起体温升高的细胞因子。内生致热原是一组内源性、不耐热小分子蛋白质。目前公认的内生致热原均为细胞因子，也可称为致热性细胞因子（pyrogenic cytokines）。

（一）产内生致热原细胞

在发热激活物的作用下，机体多种细胞被激活，产生和释放内生致热原，称为产内生致热原细胞。主要有三类：①单核 - 巨噬细胞类，包括单核细胞和各种组织巨噬细胞；②肿瘤细胞类，如骨髓单核细胞性肿瘤细胞、白血病细胞、淋巴瘤细胞等；③其他细胞，包括内皮细胞、淋巴细胞、星形胶质细胞、小胶质细胞等。其中，单核 - 巨噬细胞是产生 EP 的主要细胞。

（二）内生致热原的种类

从 1948 年 Beeson 发现白细胞致热原（leukocyte pyrogen，LP）以来，多种具有致热作用的细胞因子不断被发现。这些细胞因子可以引起发热，如白细胞介素 -1（interleukin-1，IL-1）、白细胞介素 -2（IL-2）、白细胞介素 -6（IL-6）、白细胞介素 -8（IL-8）、肿瘤坏死因子（tumor necrosis factor，TNF）、干扰素（interferon，IFN）、巨噬细胞炎症蛋白 -1（macrophage inflammatory protein-1，MIP-1）、睫状神经营养因子（ciliary neurotrophic factor，CNTF）、内皮素（ET）等。

1. IL-1 是由单核细胞、巨噬细胞、内皮细胞、星形胶质细胞、小胶质细胞及肿瘤细胞等在发热激活物的作用下所产生的多肽类物质。IL-1 是最早发现的内生致热原。IL-1 家族包括 IL-1α、IL-1β、IL-18 和 IL-1 受体拮抗剂（IL-1Ra）等。IL-1α 是酸性蛋白质，IL-1β 是中性蛋白质，其基因编码的多肽前体分子均为 31kD，成熟型分子量分别为 17kD 和 17.5kD。IL-1α 和 IL-1β 二者虽然仅有 26% 的氨基酸序列相同，但作用于相同的受体，有相同的生物学活性。IL-1 受体广泛分布于脑内，最靠近体温调节中枢的下丘脑外侧区域受体密度最高。将提纯的 IL-1 导入脑室或静脉注射后，均可引起发热，大剂量可引起双相热，这些反应可被解热药水杨酸钠阻断。在 ET 引起发热的动物，循环血内也有大量 IL-1 出现。IL-1 不耐热，70℃加热 30min 即丧失活性。

2. TNF 是重要的 EP 之一。多种外致热原，如葡萄球菌、链球菌、内毒素等都可诱导巨噬细胞、淋巴细胞等产生和释放 TNF。TNF 有两种亚型：TNF-α 和 TNF-β。TNF-α 由 157 个氨基酸组成，分子量为 17kD；TNF-β 由 171 个氨基酸组成，分子量为 25kD。二者有相似的致热活性。TNF 不耐热，70℃加热 30min 失活。将提纯的 TNF 经静脉注射或脑室导入，均可引起发热，体温升高。中、低剂量 TNF-α 引起单相热，大剂量可引起双相热。这些反应可被 COX 抑制药布洛芬（ibuprofen）阻断。此外，TNF-α 在体内和体外都能刺激 IL-1β 产生，IL-1β 也可诱导 TNF-α 产生；同时，TNF-α 也可诱导 IL-10 产生，发挥解热作用。

3. IFN 是一种具有抗病毒、抗肿瘤作用的蛋白质，主要由单核细胞和淋巴细胞所产生，有 IFNα、IFNβ 和 IFNγ 三种类型，均与发热有关。IFN 是最早应用于临床的细胞因子，具有抗病毒、抗肿瘤和免疫调节的作用，其主要副作用就是发热。IFNα 与 IFNβ 有明显的氨基酸同源性，但 IFNβ 对人体的致热性低于 IFNα。IFNγ 不同于 IFNα，只有大约 17% 的同源性，对人体有致热性，但作用方式可能不同。IFN 反复注射可产生耐受性。IFN 不耐热，60℃加热 40min 可灭活。

4. **IL-6**　是一种由 184 个氨基酸组成的蛋白质,分子量为 21kD,是由单核细胞、纤维细胞和内皮细胞等分泌的细胞因子,ET、病毒、IL-1、TNF、血小板生长因子等都可诱导其产生和释放。

IL-6 是一种具有多种功能的细胞因子,能引起各种动物的发热反应,也被认为是一种 EP,但作用弱于 IL-1 和 TNF。大鼠腹腔注射致热剂量 LPS 可引起血浆和脑脊液中 IL-6 浓度明显增高;静脉或脑室内注射 IL-6 可致体温明显升高,布洛芬或吲哚美辛可阻断其作用。TNF-α 和 IL-1β 都能诱导 IL-6 产生,而 IL-6 则下调 TNF-α 和 IL-1β 表达。

5. **MIP-1**　是内毒素作用于巨噬细胞所诱生的肝素结合蛋白质。它包括两种类型,即 MIP-1α 和 MIP-1β,两者同源性很高。用纯化 MIP-1 给家兔静脉注射可引起剂量依赖性单相热。

6. **其他内生致热原**　IL-2 可诱导发热,但发热反应出现晚,推测 IL-2 是一个激活物,通过其他 EP 间接引起发热。此外,CNTF、IL-8 以及内皮素等也被认为与发热有一定关系。

IL-1、TNF、IL-6、IFNα 和 MIP-1 具有直接致热作用,IL-2、IFNγ 则通过调控其他致热细胞因子间接发挥作用。同时,机体也存在对抗发热的物质,IL-1Ra、IL-4、IL-10、IL-13、糖皮质激素等,可抑制致热性细胞因子产生或释放,或者通过结合方式抑制其活性而发挥作用。

(三) 内生致热原的产生和释放

内生致热原的产生和释放是一个复杂的细胞信息传递和基因表达调控过程。这一过程包括产 EP 细胞的激活、EP 的产生和释放。在发热激活物的作用下,机体多种细胞与发热激活物(如 LPS)结合后即被激活,从而启动 EP 合成。经典的产 EP 细胞活化方式主要包括以下两种。

1. **Toll 样受体介导的细胞活化**　LPS 与血清中的 LPS 结合蛋白(LPS binding protein,LBP)结合形成复合物。LBP 将 LPS 转移给可溶性 CD14(sCD14),形成 LPS-sCD14 复合物,再作用于上皮细胞和内皮细胞上的受体,使细胞活化。LPS 也可与单核 - 巨噬细胞表面的高亲和力受体 CD14 结合,再作用于 Toll 样受体(Toll-like receptor,TLR)。TLR 将通过类似 IL-1 受体活化的信号转导途径,激活核转录因子 NF-κB,启动 IL-1、TNF、IL-6 等细胞因子的基因表达,合成 EP。EP 在细胞内合成后即可释放入血。

2. **T 细胞受体介导的 T 淋巴细胞活化途径**　革兰氏阳性菌外毒素如葡萄球菌肠毒素(staphylococcal enterotoxin,SE)和中毒性休克综合征毒素(toxic shock syndrome toxin,TSST-1)主要以超抗原(superantigen,SAg)形式活化细胞。此种方式也可激活 B 淋巴细胞及单核 - 巨噬细胞。SAg 与淋巴细胞的 T 细胞受体(TCR)结合后,导致多种蛋白酪氨酸激酶(PTKs)活化,胞内多种酶类及转录因子参与这一过程。在 T 淋巴细胞活化过程中,磷脂酶 C(PLC)和鸟苷酸结合蛋白 p21ras(Ras)途径具有重要作用:①PLC 途径。PTKs 活化使细胞内的 PLC 磷酸化后,分解细胞膜上的磷脂酰肌醇 4,5- 双磷酸(PIP$_2$),生成肌醇三磷酸(IP$_3$)和二酰甘油(DAG);IP$_3$ 可促使胞外的 Ca^{2+} 内流及肌质网的 Ca^{2+} 释放,进而活化核因子 NF-AT;DAG 可激活蛋白激酶 C(protein kinase C,PKC),进而促使多种核转录因子(如 NF-κB 等)活化。②Ras 途径。活化的 PTKs 使 Ras 转化为活性形式后,可经 raf-1 激活丝裂原激活的蛋白激酶(MAPK),使 Fos 和 Jun 家族转录因子活化。这些核转录因子活化入核后即可启动 T 淋巴细胞活化与增殖,并大量合成和释放 TNF、IL-1 和 IFN 等致热细胞因子。

三、发热时的体温调节机制

发热时的体温调节涉及中枢神经系统多个部位。这些部位发挥协同作用,决定发热的幅度和时程。体温调节过程包括致热信号传入体温调节中枢,体温调节中枢调控中枢介质含量,进而重置体温调定点。

(一) 体温调节中枢

体温调节中枢位于视前区 - 下丘脑前部(preoptic-anterior hypothalamus,PO/AH),该区含有温度敏感神经元,对来自外周和中枢的温度信息起整合作用,损伤该区可导致体温调节障碍。其他部位,如内侧杏仁核（medial amygdaloid nucleus，MAN）、腹侧隔区（ventral septal area，VSA）和弓状核则对发热时的体温产生负向影响。因此，目前倾向认为，发热时的中枢体温调节涉及中枢神经系统的多个部位，并提出体温"正负调节学说"，认为体温调节中枢由两部分组成：一个是正调节中枢，主要包括 PO/AH 等，另一个是负调节中枢，主要包括 VSA、MAN 等。当外周致热信号传入中枢后，启动体温正负调节机制，一方面通过正调节介质使体温上升，另一方面通过负调节介质限制体温升高。正负调节相互作用的结果决定调定点上移的水平以及发热的幅度和时程。因此，发热体温调节中枢是由正、负调节中枢构成的复杂功能系统。

（二）致热信号传入中枢的途径

对于血液循环中的 EP 进入脑内到达体温调节中枢引起发热的途径，目前认为存在几种方式。

1. 通过血 - 脑屏障转运入脑 这是一种较直接的信号传递方式。血 - 脑屏障毛细血管床部位分别有 IL-1、IL-6、TNF 可饱和转运机制，可将相应的 EP 特异性地转运入脑。此外，作为细胞因子的 EP 也可从脉络丛部位渗入或者经易化扩散入脑，通过脑脊液循环分布到 PO/AH。

2. 通过终板血管器作用于体温调节中枢 终板血管器（organum vasculosum laminae terminalis，OVLT）位于视上隐窝上方，紧靠 PO/AH，是血 - 脑屏障的薄弱部位。该处存在有孔毛细血管，对大分子物质有较高通透性，EP 可由此入脑。但 EP 也可不直接进入脑内，而是被分布在此处的相关细胞（巨噬细胞、神经胶质细胞等）膜受体识别结合，产生新的信息介质，将致热原信息传入 PO/AH。

3. 通过迷走神经 迷走神经传入纤维可将外周的致热信号传入脑。大鼠腹腔注射 LPS 可在脑内检测到 IL-1 增加，切断膈下迷走神经传入纤维则可阻断脑内 IL-1 mRNA 转录和发热反应。

（三）发热中枢调节介质

进入脑内的 EP 并不是引起调定点上移的最终物质。EP 首先作用于体温调节中枢，引起中枢致热介质释放，从而使体温调定点重置，引起发热；同时也引起中枢解热介质释放，以避免体温过度升高。中枢致热介质和解热介质分别称为正调节介质和负调节介质，协同调控发热的时程和幅度。

1. 正调节介质

（1）前列腺素 E_2（PGE_2）：EP 诱导发热期间，下丘脑合成和释放 PGE_2，动物脑脊液中 PGE_2 水平明显升高；使用 PGE_2 合成抑制药（如阿司匹林、布洛芬等）降低体温时，也降低脑脊液中 PGE_2 浓度；将 PGE_2 直接注射在动物脑室内，可引起明显发热，其致热敏感点在 PO/AH。

PGE_2 的前体花生四烯酸也是发热介质，其致热作用不受 PGE_2 拮抗剂和水杨酸类药物影响。多种动物脑室内给予花生四烯酸可引起明显发热。

（2）cAMP：也是重要的发热介质。外源性 cAMP（二丁酰 cAMP，Db-cAMP）注入动物静脉或脑室内可迅速引起发热，潜伏期明显短于 EP 性发热；其致热作用可被磷酸二酯酶抑制剂（减少 cAMP 分解）ZK62711 和茶碱所增强，或被磷酸二酯酶激活剂（加速 cAMP 分解）烟酸所减弱。ET 和 EP 双相热期间，脑脊液中 cAMP 含量与体温呈同步性双相变化，下丘脑组织中的 cAMP 含量也在两个高峰期明显增多。因此，cAMP 可能是更接近终末环节的发热介质。

（3）Na^+/Ca^{2+} 比值：早在 20 世纪 20 年代，学者们就已注意到某些无机离子注入脑内能影响动物体温。20 世纪 70 年代以来，研究主要集中在 Na^+ 和 Ca^{2+}：动物脑室灌注 Na^+ 可使体温很快升高，灌注 Ca^{2+} 则使体温很快下降；使用降钙剂（如 EGTA）脑室内灌注也引起体温升高。Na^+/Ca^{2+} 比值改变在发热机制中承担着重要中介作用。EP 先引起体温中枢 Na^+/Ca^{2+} 比值升高，继而诱导 cAMP 含量明显升高，导致调定点上移，是多种致热原引起发热的重要途径。

（4）促肾上腺皮质激素释放素（CRH）：是一种 41 肽神经激素，主要分布于室旁核和杏仁核。应激时，它刺激垂体合成释放 ACTH、β- 内啡肽及 α- 黑素细胞刺激素等。同时，中枢 CRH 也具有垂体外生理功能，是发热体温中枢正调节介质。例如：IL-1、IL-6 等能刺激离体和在体下丘脑释放 CRH，中枢注入 CRH 可引起动物脑温和结肠温度明显升高；使用 CRH 单克隆抗体或 CRH 受体拮抗剂拮抗 CRH 作用，可完全抑制 IL-1β、IL-6 等的致热性。但 TNF-α 和 IL-1α 诱导的发热并不依赖于 CRH。

发热动物脑室内注射 CRH 可使已升高的体温下降。因此,CRH 是一种双向调节介质。

(5)NO:作为一种气体信号分子在中枢发挥神经递质作用。在大脑、皮质、小脑、海马、下丘脑视上核、室旁核、OVLT 和 PO/AH 等部位均含有 NOS。NO 也与发热有关。NO 作用于 PO/AH、OVLT 等部位,介导发热时的体温上升;增加棕色脂肪组织代谢活动导致产热增加;抑制发热时负调节介质的合成与释放。

2. 负调节介质 临床上观察到各种感染性疾病引起的发热很少超过 41℃。这种发热时体温的上升幅度被限制在特定范围内的现象,称为热限(febrile ceiling)。这种现象说明体内存在自我限制发热的因素。热限是机体的自我保护功能和稳态调节机制,具有极其重要的生物学意义。

现已证实,体内存在对抗体温升高的中枢解热介质,主要包括精氨酸升压素、黑素细胞刺激素及其他一些发热抑制物。

(1)精氨酸升压素(AVP):20 世纪 70 年代,Cooper 等人发现妊娠后期妇女的血液中有一种抑制发热的物质,后证明为 AVP,即 ADH。AVP 是由下丘脑神经元合成的神经垂体肽类激素,也是一种与多种中枢神经系统功能有关的神经递质。其解热作用的主要依据是:脑内微量注射 AVP 可降低 LPS、PGE_2 等诱导的发热反应,应用 AVP 拮抗药或其受体拮抗药能拮抗 AVP 的解热作用或加强致热原的发热效应。不同环境温度中,AVP 解热作用对体温调节的效应器产生不同影响:在 25℃时,AVP 解热效应表现为加强散热,在 4℃时则主要表现为减少产热。这说明 AVP 是通过中枢机制来影响体温。

(2)α- 黑素细胞刺激素(α-MSH):是由腺垂体分泌的多肽激素,由 13 个氨基酸组成。其解热或降温依据有:在 EP 诱导发热期间,脑室中隔区 α-MSH 含量升高,将 α-MSH 注射于此区可使发热减弱,说明其作用位点在此处。其解热作用与增强散热有关:使用 α-MSH 解热时,兔耳皮肤温度增高,说明散热加强。内源性 α-MSH 能限制发热的高度和持续时间:给家兔腹腔注射 α-MSH 抗血清以预先阻断内源性 α-MSH 的作用,再给予 IL-1 致热后,其发热高度明显增加,持续时间显著延长。

(3)膜联蛋白 A1(annexin A1):又称脂皮质蛋白 -1(lipocortin-1),是 20 世纪 80 年代发现的一种钙依赖性磷脂结合蛋白。它在体内分布十分广泛,主要存在于脑、肺等器官。糖皮质激素发挥解热作用依赖于脑内的膜联蛋白 A1。大鼠脑内注射膜联蛋白 A1 可明显抑制 IL-1β、IL-6、CRH 诱导的发热反应,表明膜联蛋白 A1 是一种发热体温调节中枢的负调节介质。

(4)白细胞介素 -10(IL-10):分子量为 35~40kD,主要由单核细胞、巨噬细胞、T 细胞、B 淋巴细胞等产生,抑制活化的 T 细胞产生细胞因子,因此曾被称为细胞因子合成抑制因子。IL-10 能抑制 LPS 诱导的各种动物发热反应。例如,动物脑室或静脉注射 IL-10,可明显抑制 LPS 引起的发热所产生的 IL-1β、TNF 和 IL-6 升高,表明 IL-10 是一种发热体温调节的负调节介质。

四、发热时体温调节的方式及发热的时相

体温调定点的正常设定值在 37℃左右。当来自机体内外的发热激活物作用于产 EP 细胞,引起 EP 产生和释放,经血液循环到达脑内,在 PO/AH 或 OVLT 附近引起中枢发热正调节介质释放,作用于相应神经元,使调定点上移。此时,由于调定点高于体核温度,体温调节中枢将调整产热和散热活动,从而将体温升高到与调定点相适应的水平。在体温上升时,负调节中枢也被激活,产生负调节介质以限制调定点上移和体温上升。正、负调节相互作用的结果决定体温上升水平(图 15-2)。发热持续一定时间后,随着发热激活物被控制或消失,EP 及调节介质被清除或降解,调定点迅速或逐渐恢复到正常水平,产热和散热过程重新调控,体温也随之下降至正常。

多数发热过程大致分为三个时相,即体温上升期、高温持续期和体温下降期。

1. 体温上升期 在发热开始阶段,由于正调节占优势,调定点上移,此时原来的正常体温变成了"冷刺激",中枢对"冷"信息起反应,发出指令经交感神经到达散热中枢,引起皮肤血管收缩和血流减少,导致皮肤温度降低和散热减少,同时指令到达产热器官,引起寒战和代谢率加强,产热增加。

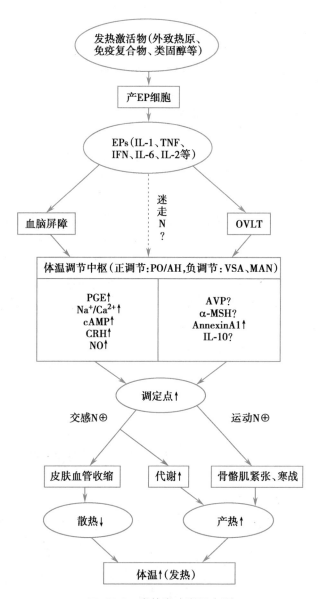

图 15-2 发热发病学示意图

IL-1：白细胞介素 -1；TNF：肿瘤坏死因子；EP：内生致热原；PO/
AH：视前区下丘脑前部；OVLT：终板血管器；MAN：中杏仁核；
VSA：腹侧膈区；PGE：前列腺素 E；cAMP：环腺苷酸；CRH：促
肾上腺皮质激素释放激素；NO：一氧化氮；AVP：精氨酸升压素；
α-MSH：α- 黑素细胞刺激素；Annexin 1：膜联蛋白 A1。

　　寒战是骨骼肌不随意的节律性收缩，由于屈肌和伸肌同时收缩，肢体不发生屈伸运动，所以不表现外功，但产热率可比正常增加 4~5 倍。一般认为，寒战是由寒战中枢兴奋引起，此中枢位于下丘脑后部，靠近第三脑室壁，正常时它被来自于 PO/AH 热敏神经元的神经冲动所抑制。当 PO/AH 受冷刺激时，这种抑制被解除，随即发生寒战。皮肤温度下降也可刺激冷感受器通过传入途径兴奋寒战中枢。中枢发出冲动沿两侧传导通路到达红核，再由此经脑干下降至脊髓侧索，经红核脊髓束和网状脊髓束传导到脊髓前角运动神经元，由此发出冲动到运动终板，进而引起肌肉节律性收缩。此外，由于交感神经兴奋，各种物质代谢加快，特别是棕色脂肪细胞内脂质分解和氧化增强，产热增加。

　　热代谢特点：机体一方面减少散热，另一方面增加产热，结果使产热大于散热，体温因而升高。

临床表现：由于皮肤温度下降，患者感到发冷或恶寒（此时体核温度已开始上升）。此外，因立毛肌收缩，皮肤可出现"鸡皮疙瘩"。

2. 高温持续期（高峰期）　当体温升高到调定点新水平时，便不再继续上升，而是在与新调定点相适应的高水平上波动，称为高温持续期，也称高峰期或稽留期（fastigium）。由于此期体核体温已与调定点相适应，所以寒战停止并开始出现散热反应。

热代谢特点：产热与散热在高水平保持相对平衡。

临床表现：患者有酷热感，因散热反应导致皮肤血管扩张、血流量增加，皮温高于正常，患者不再感到寒冷，皮肤"鸡皮疙瘩"也消失。此外，皮肤温度升高加强皮肤水分蒸发，因而皮肤和口唇干燥，颜色发红。此期持续时间因病因不同而异，从几小时（如疟疾）、几天（如大叶性肺炎）到 1 周以上（如伤寒）。

3. 体温下降期（退热期）　高温持续期后，发热激活物、EP 及发热介质消除，体温调节中枢的调定点恢复到正常水平。这时由于血温高于调定点，PO/AH 热敏神经元发放频率增加，通过调节作用使交感神经的紧张性活动降低，皮肤血管进一步扩张，出现明显的散热反应。

热代谢特点：散热增强，产热减少，体温开始下降，逐渐恢复到与正常调定点相适应的水平。

临床表现：体温下降，出汗或大汗，严重者可致脱水。此期由于高血温及皮肤温度感受器传来的热信息对发汗中枢的刺激，汗腺分泌增加，出汗降温。退热期可持续几小时或一昼夜（骤退），甚至几天（渐退）。

第二节　发热时代谢与功能的改变

除了各原发病所引起的各种改变外，发热时体温升高，EP 以及体温调节效应可引起一系列代谢和功能变化。

一、物质代谢的改变

体温升高时物质代谢加快。一般认为，体温每升高 1℃，基础代谢率提高 13%，所以发热患者的物质消耗明显增多。如果持久发热，营养物质没有得到相应补充，患者就会消耗自身物质，导致消瘦和体重下降。

1. 糖代谢增强　发热时由于产热需要，能量消耗大大增加，因而对糖的需求增多，糖分解代谢加强，糖原储备减少；尤其在寒战期，糖消耗更大，乳酸产量也大增。正常情况下，肌肉主要依靠糖和脂肪的有氧氧化供给能量。寒战时肌肉活动量加大，对氧的需求大幅度增加，超过机体供氧能力，以致产生氧债，此时肌肉活动所需的能量大部分依赖无氧代谢供给。据粗略计算，肌肉剧烈活动时，从有氧氧化得到的能量只有糖酵解供给能量的 1/5，因而产生大量乳酸。当寒战停止后，由于氧债偿还，乳酸又被逐渐消除。

2. 脂肪代谢增强　发热时因能量消耗的需要，脂肪分解也明显加强。由于糖原储备不足，加之发热患者多食欲较差，营养摄入不足，机体将动员脂肪贮备。此外，交感 - 肾上腺髓质系统兴奋性增高，脂解激素分泌增加，也促进脂肪加速分解。

棕色脂肪组织（brown adipose tissue，BAT）参与非寒战性产热作用已被认识，但其在发热时的反应近年来才引起重视。多数哺乳类动物含有 BAT，其含量一般小于体重的 2%，但血管丰富，受交感神经支配和去甲肾上腺素调控,后者作用于肾上腺素受体而引起 BAT 产热。人体也含有 BAT,尤其是在婴儿期,但随年龄增长其功能逐渐减退。对于患有恶性疾病或严重烧伤伴有高代谢和发热的儿童,其肾脏周围 BAT 代谢较对照者高 100%~300%。

3. 蛋白质代谢增强　正常成人每日需摄入 30~45g 蛋白质才能维持总氮平衡。发热时由于高体温和 EP 作用,患者体内蛋白质分解加强,尿氮比正常人增加 2~3 倍。此时如果未能及时补充足够蛋白质,将产生负氮平衡。蛋白质分解加强可为肝脏提供大量游离氨基酸,用于急性期反应蛋白合成和组织修复。

4. 水、盐及维生素代谢异常　在体温上升期,由于肾血流量减少,尿量也明显减少,Na^+ 和 Cl^- 排泄也减少。但体温下降期因尿量恢复和大量出汗,Na^+、Cl^- 排出增加。在高温持续期,皮肤和呼吸道水分蒸发增加,退热期大量出汗可导致水分大量丢失,严重者可引起脱水。因此,高热患者退热期应及时补充水分和适量的电解质。

发热,尤其是长期发热的患者,由于糖、脂肪和蛋白质的分解代谢加强,各种维生素消耗也增多,应注意及时补充。

二、生理功能改变

1. 中枢神经系统功能改变　发热使神经系统兴奋性增高,特别是高热(40~41℃)时,患者可能出现烦躁、谵妄、幻觉等。有些患者出现头痛(机制不明)。小儿高热较易引起抽搐(热惊厥),这与小儿中枢神经系统尚未发育成熟有关。有些高热患者神经系统处于抑制状态,会出现淡漠、嗜睡等,可能与 IL-1 作用有关。静脉或中枢注射 IL-1 能够诱导睡眠。

2. 循环系统功能改变　发热时心率增快,体温每上升 1℃,心率约增加 18 次/min,儿童可增加得更快。心率增快主要是由热血对窦房结的刺激所致。LPS 所致的发热引起血浆 IL-1 和 TNF 升高,可直接使外周交感神经兴奋,引起心率增快。下丘脑 PGE_2 水平增加诱导 CRH 分泌,继而引起内侧视前区交感神经兴奋,使心率增快。此外,代谢加强、耗 O_2 量和 CO_2 生成量增加也是影响因素之一。在一定限度内(<150 次/min),心率增快可增加心输出量,但如果超过此限度,心输出量反而下降。寒战期间,心率增快和外周血管收缩可使血压轻度升高;高温持续期和退热期因外周血管舒张,血压可轻度下降。少数患者可因大汗而致虚脱,甚至发生循环衰竭,应及时预防。

3. 呼吸功能改变　发热时血温升高可刺激呼吸中枢并提高呼吸中枢对 CO_2 的敏感性,再加上代谢加强使 CO_2 生成增多,共同促使呼吸加深、加快,从而有更多热量从呼吸道散发。

4. 消化功能改变　发热时消化液分泌减少,各种消化酶活性降低,因而出现食欲减退、口腔黏膜干燥、腹胀、便秘等临床表现。这些与交感神经兴奋、副交感神经抑制以及水分蒸发较多有关。IL-1 和 TNF 能引起食欲减退。

三、防御功能改变

发热对机体防御功能的影响既有有利的一面,也有不利的一面。

1. 抗感染能力的改变　有些致病微生物对热较为敏感,一定的高温可将其灭活,如淋病奈瑟球菌和梅毒螺旋体可被人工发热所杀灭。一定的高温也可抑制肺炎球菌。许多微生物的生长繁殖需要铁,EP 可使循环内铁的水平降低,因而使微生物的生长繁殖受到抑制。EP 能降低大鼠的血清铁并增加抗感染能力。把用天然病原感染的蜥蜴分别放置于不同环境温度(35~42℃)中,结果发现在 40℃或 42℃环境中动物均存活,而在较低温度中动物大部分死亡,说明发热能提高动物的抗感染能力。

发热时,各种急性期反应蛋白及细胞因子水平增加,激活和加强免疫细胞清除发热激活物。发热时,某些免疫细胞功能增强。人淋巴细胞孵育在39℃比在37℃中有更强的代谢能力,能摄取更多胸腺核苷。人和豚鼠的白细胞最大吞噬活性分别在38~40℃和39~41℃。发热还可促进白细胞向感染局部游走和包裹病灶。中性粒细胞功能在40℃时增强,巨噬细胞氧化代谢在40℃时明显增加。

然而,发热也可降低免疫细胞的功能和降低机体的抗感染能力。例如:发热可抑制自然杀伤细胞(NK细胞)活性;降低感染沙门氏菌大鼠的生存率;提高内毒素中毒动物的死亡率等。

2. 对肿瘤细胞的影响　肿瘤性发热(简称瘤热)是指肿瘤本身引起的发热。瘤热发生机制与下列因素有关:肿瘤迅速生长,肿瘤组织相对缺血缺氧,引起组织坏死;治疗引起肿瘤细胞大量破坏,释放肿瘤坏死因子,导致机体发热;肿瘤细胞本身可产生EP;肿瘤内白细胞浸润,引起炎症反应,由炎性细胞产生致热原而引起发热;肿瘤细胞释放抗原物质引起机体免疫反应,通过抗原抗体复合物和IL-1引起发热;肿瘤侵犯或影响体温中枢导致中枢性发热或者压迫体温中枢造成缺血,引起体温调节中枢功能异常等。

发热时,产EP细胞所产生的大量EP(IL-1、TNF、IFN等)除引起发热外,大多数具有一定程度抑制或杀灭肿瘤细胞的作用。此外,肿瘤细胞长期处于相对缺氧状态,对高温比正常细胞敏感,当体温升高到41℃左右时,正常细胞尚可耐受,肿瘤细胞则难以耐受,其生长受到抑制并可被部分灭活。因此,发热疗法已被用于肿瘤综合治疗,尤其是对放疗或化疗产生抵抗的肿瘤,发热疗法仍能发挥一定的作用。

3. 急性期反应　是机体在细菌感染和组织损伤时所出现的一系列急性时相反应。EP在诱导发热时,也引起急性期反应,主要包括急性期蛋白合成增多、血浆微量元素浓度改变,以及白细胞计数改变等。家兔静脉注射IL-1和TNF后,在体温升高时,伴有血浆铁和锌含量下降,血浆铜浓度和循环白细胞计数增高。IL-1通过中枢和外周两种途径引起急性期反应,而TNF可能只通过外周靶器官起作用。IFN静脉注射也引起铁和锌浓度下降。急性期反应是机体防御反应的一个组成部分。

综上所述,发热对机体防御功能的影响是利弊并存,推测与发热程度有一定的关系。中等程度发热可能有利于提高宿主防御功能,但高热就有可能产生不利影响。因此,发热对防御功能的影响不能一概而论,应全面分析,具体对待。

第三节　发热的生物学意义及处理原则

发热是机体的一种反应,也是疾病发生的信号。除对原发病进行病因学治疗外,针对发热进行解热治疗应谨慎地权衡利弊。

一、发热的生物学意义

适度发热时,机体防御功能增强,抗感染能力增强。发热对肿瘤细胞有一定的抑制、杀灭作用。但是,体温升高以及发热激活物、内生致热原、发热中枢介质均会对机体产生不利影响。高热或长期发热会对机体产生损伤作用。

发热时,机体分解代谢增强,可能导致机体能量过度消耗,器官负荷加重,严重时可造成器官功能不全;机体代谢旺盛,细胞由于氧自由基增加等因素可发生颗粒变性,甚至损伤;大量促炎细胞因子进入循环系统,可导致内皮细胞损伤、低血压,发生多器官衰竭,甚至死亡;发热也具有致畸作用,对生长发育也存在不利影响。

二、处理原则

(一) 治疗原发病

发热不是独立的疾病,而是疾病发展过程中的一个信号。病因一旦去除,发热就会停止。多数发热与自限性感染有关,最常见的是病毒感染等。因此,应针对其原发病进行治疗。

(二) 一般性发热的处理

对于不过高的发热(体温 <38.5℃)又不伴有其他严重疾病者,可不急于解热。这是因为发热增强机体某些防御功能,而且发热是疾病的重要信号,典型的体温曲线变化可反映病情发展和转归。特别是某些有潜在病灶的患者,除了发热以外,其他临床征象不明显时,若过早予以解热,便会掩盖病情,延误原发病的诊断和治疗。因此,对于一般发热患者,主要应针对代谢增强和大汗脱水等情况,予以补充足够的营养物质、维生素和水。

(三) 必须及时解热的病例

对于发热加重病情或促进疾病发生、发展或威胁生命的患者,应不失时机地及时解热。

1. 高热患者 高热病例(>40℃),尤其是达到 41℃以上者,中枢神经细胞和心脏可能受到较大影响。正常动物在极度高热的情况下,可出现心力衰竭。高热引起昏迷、谵妄等中枢神经系统症状较常见。因此,对于高热患者,无论有无明显原发病,都应尽早解热,尤其是小儿高热易诱发惊厥,更应及早治疗为佳。

2. 心脏病患者 发热导致心率过快和心肌收缩力增强,增加心脏负担,易诱发心力衰竭。因而,对心脏病患者及有潜在心肌损害者也须及早解热。

3. 妊娠期妇女 发热可使胎儿发育障碍,有致畸胎的危险。因此,妊娠早期妇女如有发热也应及时解热,并应尽量避免发热或人工过热(如洗桑拿浴);在妊娠中晚期,循环血量增多,心脏负担加重,发热会进一步增加心脏负担,有诱发心力衰竭的可能性。

4. 肿瘤患者 癌性发热是恶性肿瘤患者的常见症状。由于这类患者本身抵抗力低下,能量消耗大,发热会导致进一步消耗,应注意及时解热。大部分肿瘤患者当肿瘤得到有效控制后发热可自行缓解。

目前,肿瘤免疫治疗是引发肿瘤患者发热的另一个原因。肿瘤免疫治疗的目的是激发或调动机体免疫系统,增强肿瘤微环境的抗肿瘤免疫力,从而控制和杀伤肿瘤细胞。免疫治疗包括肿瘤主动免疫、单克隆抗体治疗和肿瘤过继免疫治疗等方法,最常见的副作用是引起患者的发热反应。部分免疫治疗患者的发热多为低热,持续时间较短,无需特殊治疗,发热可自行消退;有些患者出现 40℃以上的高热,则需及时解热。

(四) 解热措施

1. 药物解热

(1)非甾体抗炎药:如水杨酸类非选择性环氧化酶抑制药。其解热机制可能是:阻断 PGE_2 合成;作用于 PO/AH 附近使中枢神经元功能复原;或以其他方式发挥作用。

(2)类固醇解热药:以糖皮质激素为代表。主要机制可能是:抑制 EP 合成和释放;抑制免疫反应和炎症反应;中枢效应。

(3)清热解毒中草药:有很好的解热作用,可适当选用。

2. 物理降温 高热或病情危急患者可采用物理方法降温,如用冰帽或冰带冷敷头部,四肢大血管处用酒精擦浴以促进散热等。也可将患者置于较低环境温度中,加强空气流通,以增加对流散热。

(金宏波)

思考题

1. 体温升高是否都可称为发热？为什么？
2. 试述内生致热原的产生和释放的基本过程。
3. 简述发热的基本时相。
4. 简述发热各时相的热代谢变化。
5. 发热时机体的主要功能变化有哪些？

第十六章

应　　激

机体感受各种因素的强烈刺激时,为满足其应对需求,内环境稳态发生一系列适应性改变与重建,称为应激。能引起应激反应的各种体内外刺激因素被称为应激原。应激的神经内分泌表现是应激反应的基本机制,本章主要阐述蓝斑 - 交感 - 肾上腺髓质系统和下丘脑 - 垂体 - 肾上腺皮质激素系统的基本组成、效应,对机体的防御代偿意义以及不利影响,在此基础上,对免疫系统和其他神经内分泌变化进行简要介绍。应激的细胞体液反应是应激的另一重要机制,主要包括急性期反应和急性期蛋白、热休克反应和热休克蛋白。第三节对心理性应激进行概要介绍,第四节重点探讨应激与疾病的关系。通过对应激时机体功能代谢的变化进行分析,阐述应激性溃疡的发生机制,分析应激与心血管系统疾病、免疫系统功能异常、内分泌和生殖系统异常以及精神神经系统功能异常等应激相关性疾病之间的关系。

第一节　概　　述

一、应激的概念及发展

20 世纪 20~30 年代,美国生理学家 Walter Bradford Cannon 通过大量动物实验,总结了机体在紧急状态下出现的战斗或逃跑反应(fight or flight response),并提出交感神经系统兴奋和交感素释放在机体紧急状态下起关键平衡作用的紧急学说(emergency theory)。应激一词由加拿大生理学家 Hans Selye 于 1936 年引入到生物医学领域,他通过对应激时机体出现的肾上腺肿大、胃肠道溃疡、胸腺淋巴结退化等一系列非特异性变化的研究,提出了全身适应综合征(general adaptation syndrome,GAS)或应激综合征(stress syndrome)概念,并将引起应激反应的刺激命名为应激原。典型的 GAS 分为三期:①警觉期(alarm stage)。机体出现快速而强烈的交感 - 肾上腺髓质兴奋,儿茶酚胺大量释放使机体处于"临战状态"。②抵抗期(resistance stage)。肾上腺皮质激素分泌逐渐增多,此时机体以防御性反应为主,随着时间延长,机体储备能力逐渐消耗。③衰竭期(exhaustion stage)。以肾上腺皮质激素分泌持续增高为主,机体抵抗能力耗竭。GAS 具有一定的适应代偿意义,但严重时可导致机体多方面紊乱与损伤。GAS 对应激描述的理论基础是应激时的神经内分泌反应,但限于当时的研究条件,GAS 只重点描述了应激时的全身性反应,未能涉及应激时的器官、细胞、基因水平变化;而且,建立在动物实验基础上的 GAS 也未能对心理应激进行充分描述。但是,Cannon 和 Selye 的研究为机体应激的神经内分泌反应机制奠定了重要的实验和理论基础,此后,神经内分泌反应在很长时期内是机体应激反应研究的核心内容。20 世纪 60~70 年代,随着放射免疫技术和细胞、分子生物学技术的发展,应激的研究逐渐深入至细胞、亚细胞及分子水平。与此同时,热休克蛋白和热休克反应的发现不但弥补了应激领域中神经内分泌机制的某些不足,也在分子水平证实了应激反应是进化过程中高度保守的生物现象。

研究表明,心理应激与疾病,尤其是心身疾病的发生密切相关,这也成为应激的一个重要研究领域。随着应激研究的不断深入,应激概念得到不断的修正和补充。目前认为,应激(stress)是指机体感受到各种内、外环境因素和心理社会因素的强烈刺激时,为满足其应对需求,内环境稳态发生的适应性改变与重建,也称为应激反应(stress response)。应激普遍存在于从单细胞生物到高等动物的生物体内,是机体适应、保护机制的重要组成部分。

二、应激原和应激反应的分类

应激原(stressor)是指能引起应激反应的各种体内外刺激因素,根据应激原的种类、作用时间和强度的不同,以及对机体的影响可将应激反应进行如下分类。

(一)躯体性应激和心理性应激

1. 躯体性应激(physical stress) 外环境的理化、生物学因素(如温度剧变、射线、噪声、强光、电击、低压、低氧、中毒、创伤、感染等)以及导致机体内环境紊乱或自稳态失衡(disturbance of homeostasis)的因素(如水、电解质、酸碱平衡紊乱,休克,缺氧,器官功能障碍等)是引起躯体性应激的主要原因。

2. 心理性应激(psychological stress) 心理社会因素是引起心理性应激的主要原因。如社会环境不安定、工作压力、居住条件恶劣、家庭不和睦、人际关系复杂、失学、失业以及经历战争、灾难、恐怖事件以及某些社会重大突发公共卫生事件等皆可引起个体的心理应激反应。

躯体性应激和心理性应激间并无截然界限。很多应激原在引起躯体应激的同时,也可导致心理应激。一些躯体应激也可引起个体的情绪 / 认知 / 行为变化,进而导致心理应激和心身疾病发生。

(二)生理性应激和病理性应激

适度的、持续时间不长的应激(如适度体育竞赛、工作压力等)可以是机体激励机制的生理基础,有利于机体调动储备功能,提高机体的认知、判断和应对各种挑战的能力,所以也可称为良性应激(eustress)。但是,强烈的或持续时间过长的应激,可造成代谢紊乱和器官功能障碍而导致应激性疾病,也称为劣性应激(distress)。

(三)急性应激和慢性应激

急性应激(acute stress)是指机体受到突然刺激引起的应激反应。过强的急性应激可诱发急性心、脑血管事件及精神障碍等疾病。应激原长时间、缓慢地作用于机体引起的应激反应为慢性应激(chronic stress)。慢性应激可导致生长发育障碍,产生抑郁,甚至诱发高血压、肿瘤等多种慢性疾病。

机体对应激原的反应不仅取决于应激原的种类、强度和作用时间,还受个体遗传素质、个性特点、生活方式和经历等影响。

第二节 应激反应的基本表现及机制

应激时机体的变化涉及神经内分泌调节、器官功能代谢、细胞体液物质、细胞器功能以及基因水平等多层面广泛改变。

一、应激的神经内分泌反应及机制

当机体受到应激原的强烈刺激时,应激的基本反应为一系列神经内分泌改变,主要表现为蓝斑 - 交感 - 肾上腺髓质轴和下丘脑 - 垂体 - 肾上腺皮质轴的强烈兴奋,此外还可出现多种中枢神经系统整合调控下的神经内分泌变化。这些神经内分泌变化是应激反应时机体诸多功能代谢改变与临床表现的基础(图 16-1)。

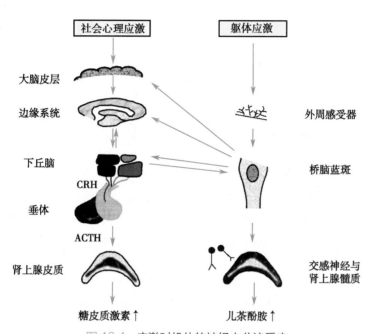

图 16-1 应激时机体的神经内分泌反应

CRH:促肾上腺皮质激素释放激素(corticotropin-releasing hormone);
ACTH:促肾上腺皮质激素(adrenocorticotropic hormone)。

(一)蓝斑 - 交感 - 肾上腺髓质系统

1. **基本结构** 蓝斑 - 交感 - 肾上腺髓质系统(locus ceruleus-sympathetic-adrenal medulla system, LSAM)是应激时发生快速反应的重要神经内分泌系统,其基本组成单元为脑干的去甲肾上腺素能神经元(主要位于蓝斑)及交感 - 肾上腺髓质系统。去甲肾上腺素能神经元具有广泛上行、下行纤维联系:其上行纤维主要投射到大脑边缘系统,是应激时情绪、认知、行为功能变化的结构基础;下行纤维主要分布于脊髓侧角,调节交感神经及肾上腺髓质中儿茶酚胺的分泌。

2. **基本效应** 该系统的主要中枢效应与应激时的兴奋、警觉有关,并可引起紧张、害怕、焦虑或愤怒的情绪反应,这与上述脑区中去甲肾上腺素释放有关。另外,蓝斑的去甲肾上腺素能神经元释放去甲肾上腺素还可以启动下丘脑 - 垂体 - 肾上腺皮质轴的活化。外周效应主要表现为血浆中去甲肾上腺素、肾上腺素及多巴胺等儿茶酚胺浓度迅速升高,从而发挥对机体多个系统功能及代谢的调节作用。

3. **防御意义** LSAM 强烈兴奋主要参与调控机体对应激的急性反应,促使机体紧急动员,使机体处于一种唤起(arousal)状态,有利于机体应对各种应激原刺激。

(1)引起中枢神经系统兴奋和警觉:使机体调动最佳状态来抵抗突发的有害事件。

(2)增强心血管功能:心率增快、心肌收缩力增强和外周阻力增加,从而提高心输出量和血压。由于外周血管 α 受体分布密度差异,所以皮肤、腹腔内脏及肾等血管收缩,而脑血管口径无明显变化,冠状血管和骨骼肌血管扩张,可使血液重新分布,保证应激时心脏、脑和骨骼肌的血液供应。

（3）改善呼吸功能：儿茶酚胺可舒张支气管，增加肺泡通气量，有利于在应激时给机体提供更多的氧。

（4）促进能量代谢：儿茶酚胺通过兴奋 α 受体使胰岛素（insulin）分泌减少、通过兴奋 β 受体使胰高血糖素（glucagon）分泌增加，从而促进糖原分解、脂肪动员，以满足机体能量需求的增加。

（5）调节其他激素分泌：儿茶酚胺对多种激素的分泌有促进作用，如 ACTH、生长激素、甲状腺素、肾素、促红细胞生成素等，使机体更广泛地动员各方面机制应对应激时的各种改变。

4. 不利影响 强烈、持续的交感 - 肾上腺髓质系统兴奋也会对机体带来一些负面影响：①能量消耗和组织分解明显增加；②腹腔内脏血管痉挛缺血；③增加心肌耗氧量，引发心肌损伤和致死性心律失常等；④使血小板数目增多，促进血小板聚集，有利于血栓形成；⑤引起自由基产生增多，机体脂质过氧化增强；⑥引起机体焦虑、抑郁、愤怒等不良情绪和行为改变。

（二）下丘脑 - 垂体 - 肾上腺皮质激素系统

1. 基本结构 下丘脑 - 垂体 - 肾上腺皮质（hypothalamus-pituitary-adrenal cortex system，HPA）主要由下丘脑室旁核（paraventricular nucleus，PVN）、腺垂体和肾上腺皮质组成。室旁核作为该神经内分泌轴的中枢位点，其上行神经纤维主要与杏仁核、海马（hippocampus）、边缘皮质有广泛的往返联系，向下通过分泌 CRH 作用于腺垂体，刺激其分泌 ACTH，从而调节肾上腺皮质合成释放糖皮质激素（glucocorticoid，GC）。并且室旁核与蓝斑之间有丰富的神经纤维交互联络。

2. 基本效应 HPA 轴兴奋释放的中枢介质为 CRH 和 ACTH。目前认为，CRH 可能是应激时最核心的神经内分泌激素。由于 CRH 神经元与杏仁复合体中心核团有致密神经纤维联系，而杏仁复合体是应激时情绪反应的关键脑区，所以 CRH 的中枢效应是调控应激时的情绪、行为反应。目前认为，适量 CRH 使机体兴奋或有愉快感，但若 CRH 大量增加，特别是慢性应激时 CRH 持续增加则出现焦虑、抑郁、食欲减退、学习与记忆能力下降等适应机制障碍，这是重症、慢性患者的共同表现。CRH 另一个中枢效应是促进内啡肽释放，还可增加蓝斑去甲肾上腺素能的神经元活性，使 HPA 轴与 LSAM 轴产生相互影响。HPA 轴兴奋的外周效应主要是由 GC 分泌增多引起。正常人每日 GC 分泌量为 25~37mg，应激时 GC 分泌量迅速增加，如果应激原持续存在，血浆 GC 浓度增高可持续 2~3 个月。临床上可通过检测患者血浆皮质醇水平及尿中皮质醇代谢产物 17- 羟类固醇的浓度来作为判断患者应激的参考指标。

3. 防御意义 动物实验表明，切除双侧肾上腺的动物应激时极易死亡，但仅去除肾上腺髓质而保留肾上腺皮质，动物在应激状态下仍可生存。并且，给摘除肾上腺的动物补充 GC，可使动物恢复抗损伤能力。这表明，应激时 GC 增加对于提高应激动物的抵抗力具有重要意义。GC 进入细胞后，与胞质内糖皮质激素受体（glucocorticoid receptor，GR）结合，激活的 GR 转位入核，通过调节下游靶基因的转录水平发挥至关重要的作用。

（1）升高血糖：① GC 促进蛋白质分解，增强糖异生；② GC 降低肌肉组织对胰岛素敏感性而抑制外周组织对葡萄糖的利用；③ GC 对儿茶酚胺、胰高血糖素及生长激素等的脂肪动员、糖原分解起允许作用（permissive action）。肾上腺皮质功能不全的动物，应激时很容易发生低血糖。

（2）维持循环系统对儿茶酚胺的反应性：GC 对儿茶酚胺的允许作用表现为 GC 本身并不引起心脏兴奋及血管收缩，但必须有其存在，儿茶酚胺才能发挥对心血管系统的正性调节作用。肾上腺皮质切除后，应激时容易发生低血压和循环衰竭。

（3）对抗细胞损伤：GC 能诱导脂调蛋白（lipomodulin）产生，进而抑制磷脂酶 A_2 活性，具有稳定细胞膜及溶酶体膜的作用，对细胞发挥保护作用。

（4）抑制炎症反应：目前认为 GC 不仅能通过抑制磷脂酶 A_2，减少前列腺素、白三烯、5- 羟色胺等炎症介质、细胞因子的合成和释放，抑制中性粒细胞活化，而且还可通过 GR 调控抗炎介质的基因表达水平，诱导多种抗炎介质产生。

4. 不利影响 糖皮质激素的持续增加也会对机体造成一系列不良影响：①抑制免疫反应。慢性应激时胸腺、淋巴结缩小,机体免疫力下降,易发生感染。②抑制生长发育。慢性应激时,生长激素受到抑制可造成儿童生长发育迟缓。GC升高还使靶细胞对胰岛素样生长因子产生抵抗,造成伤口愈合不良。③抑制性腺轴。GC可抑制促性腺激素释放激素(GnRH)及黄体生成素(LH)的分泌,导致内分泌紊乱和性功能减退。④抑制甲状腺轴。产生一系列代谢改变,如血脂、血糖升高,并参与形成胰岛素抵抗等。⑤心理行为改变。如抑郁症、异食癖及自杀倾向等。

(三) 中枢神经系统在应激反应中的整合作用

中枢神经系统是高等动物的应激反应调控中心。意识丧失的个体,对大多数应激原,包括许多躯体损伤应激原,可不出现应激时的多数神经内分泌改变。这说明中枢神经系统,特别是中枢神经系统的皮质高级部位在应激反应中具有重要的调控整合作用。与应激反应密切相关的神经结构包括新皮质及边缘系统的杏仁核、海马,下丘脑和脑桥、蓝斑等。这些部位在应激时可出现活跃的神经传导、神经递质和神经内分泌变化,并出现相应功能改变。越来越多研究表明,中枢神经系统确实存在应对不同应激原的特异性应激通路和回路,这表明机体在应对不同应激原时,通过中枢神经系统协调神经内分泌系统的各组成部分,以适应应激反应的不同需要。

(四) 其他神经内分泌变化

1. **β-内啡肽(β-endorphin)** 主要在腺垂体合成,也可在其他组织细胞(如免疫细胞)中产生。β-内啡肽和ACTH来自共同前体——阿黑皮素原(pro-opiomelanocortin,POMC),因此β-内啡肽的升高程度和ACTH水平相平行,都在下丘脑CRH刺激下释放,并受到血浆GC水平反馈调节。β-内啡肽不但能抑制ACTH与GC分泌,而且可抑制交感-肾上腺髓质系统活性,在某种程度上减轻HPA轴和交感-肾上腺髓质系统过度兴奋。β-内啡肽有很强的镇痛作用,多种应激原(创伤、休克、感染等)可使其分泌增多,减轻创伤患者疼痛及其诱发的不良应激反应。

2. **胰高血糖素和胰岛素** 如前所述,应激时血浆中儿茶酚胺水平升高,通过作用于胰岛α细胞使胰高血糖素分泌增多,作用于胰岛β细胞抑制胰岛素分泌,其综合作用的结果是血糖升高。另外,应激时产生大量糖皮质激素,减少胰岛素依赖组织(如骨骼肌)对糖的利用,有助于保证创伤组织和胰岛素非依赖组织(如脑、外周神经等)获得充分的葡萄糖。

3. **醛固酮与抗利尿激素** 应激时交感-肾上腺髓质系统兴奋可使肾血管收缩而激活肾素-血管紧张素-醛固酮系统,使血浆中醛固酮增多;运动、情绪紧张、创伤、疼痛、手术等应激原可引起ADH分泌增加。ADH和醛固酮增多可促进肾小管上皮细胞对水和钠重吸收,减少尿量,有利于应激时血容量的维持。

除上述变化外,应激还可引起许多其他神经内分泌变化,例如,TRH、TSH、GnRH、LH、FSH以及T_4、T_3等降低,催乳素等增高(表16-1)。

表 16-1　应激时其他内分泌激素的变化

名称	分泌部位	变化
β-内啡肽	腺垂体等	升高
抗利尿激素(ADH)或血管升压素	下丘脑(室旁核)	升高
促性腺激素释放激素(GnRH)	下丘脑	降低
生长素(GH)	腺垂体	急性应激升高,慢性应激降低
催乳素(PRL)	腺垂体	升高
促甲状腺素释放激素(TRH)	下丘脑	降低
促甲状腺素(TSH)	腺垂体	降低
甲状腺素(T_4、T_3)	甲状腺	降低
黄体生成素(LH)	腺垂体	降低
卵泡刺激素(FSH)	腺垂体	降低

二、应激时的免疫反应

免疫反应是应激反应的重要组成部分。应激时机体的神经内分泌及细胞、体液变化对免疫系统有重要调控作用。机体免疫细胞上有参与应激反应的大部分激素及神经递质受体。例如,在巨噬细胞和 T 淋巴细胞、B 淋巴细胞中发现有包括肾上腺素受体和糖皮质激素受体在内的多种神经内分泌激素受体表达,因此神经内分泌系统可通过神经纤维、神经递质和激素正向或负向调节免疫系统的功能。同时,免疫系统也可通过产生多种神经内分泌激素和细胞生长因子对神经内分泌系统发挥反向调节作用。例如:IFN 可与阿片受体结合,产生阿片肽样镇痛作用;TNF 可促使星形胶质细胞表达脑啡肽,并促进下丘脑分泌 CRH;IL-1 可直接作用于中枢神经系统,使体温升高、代谢增加、食欲降低,促进 CRH、GH、TSH 释放而抑制催乳素、LH 分泌等。

总之,神经内分泌和免疫系统间存在相互作用,它们拥有一套共同的信息分子(神经肽、激素、淋巴因子等)及其相应受体。神经、内分泌及免疫组织通过合成和释放这些信息分子,实现系统内或系统间的相互作用,并以网络形式共同调节应激反应。

三、急性期反应和急性期蛋白

感染、大手术、创伤或烧伤等许多应激原可使机体在短时间内出现体温升高、血糖升高、补体升高、外周血白细胞数增高、核左移及血浆中某些蛋白质浓度升高等,这种反应称为急性期反应(acute phase response,APR)。急性期反应时在血浆中的浓度迅速变化的一些蛋白质称为急性期反应蛋白(acute phase protein,APP),属于分泌型蛋白质。APP 主要由肝细胞合成,单核巨噬细胞、成纤维细胞亦可产生少数急性期反应蛋白。

APP 种类很多,正常血浆中 APP 浓度较低。急性期反应时增加的蛋白主要包括:①C 反应蛋白(C-reactive protein,CRP)。是最早发现的 APP,主要由 IL-6 诱导,在肝脏合成。CRP 在急性期反应时升高程度与应激原刺激成正相关且半衰期较短,所以临床上常将 CRP 作为判断炎症性疾病活动的指标。②蛋白酶抑制蛋白。α1- 抗胰蛋白酶、α1- 抗糜蛋白酶等。③凝血与纤溶相关蛋白。凝血酶原、纤溶酶原、纤维蛋白原、因子Ⅷ等。④转运蛋白。血浆铜蓝蛋白、血红素结合蛋白、结合珠蛋白等。⑤补体成分。⑥其他蛋白质。纤维连接蛋白、血清淀粉样蛋白、α1 酸性糖蛋白等。急性期反应时减少的蛋白质被称为负急性期反应蛋白,如白蛋白、前白蛋白、运铁蛋白等。

APP 生物学功能十分广泛,主要包括以下几个方面。

1. **抑制蛋白酶活化,减少组织损伤**　感染、创伤时,体内蛋白水解酶增多,引起组织损伤。α_1- 抗糜蛋白酶、α_1- 抗胰蛋白酶等蛋白酶抑制物可抑制应激时蛋白水解酶对组织的损伤作用。

2. **抗感染、抗损伤**　C 反应蛋白、补体成分增多可增强机体抗感染及清除异物和坏死组织的能力。例如,CRP 不但与细菌细胞壁结合发挥抗体样调理作用,还可激活补体经典途径,增强细胞吞噬功能。

3. **参与凝血和纤溶**　急性期反应时增加的凝血因子和纤维蛋白原可在组织损伤早期促进凝血,也有利于阻止病原体及其毒性产物扩散。而增加的纤溶酶原在凝血后期能促进纤溶系统激活,有利于纤维蛋白凝块溶解和组织修复。

4. **结合、运输功能**　铜蓝蛋白、血红素结合蛋白等可与相应的物质结合,避免过多游离 Cu^{2+}、血红素等对机体的危害。

5. **其他**　如铜蓝蛋白能活化超氧化物歧化酶,有清除氧自由基、减轻氧化应激损伤的作用。

四、细胞应激反应

细胞受到有害刺激或遭遇各种明显环境变化时,导致生物大分子损伤,细胞稳态破坏,细胞通过调节自身基因表达的改变,产生一系列适应性的变化,增强细胞抗损伤能力,重建细胞稳态,称为细胞应激(cellular stress)。细胞应激反应在进化上高度保守,导致细胞应激反应的应激原很多,包括各种理化因素(热、冷、低氧、射线、紫外线、渗透压、化学药物、毒物等)、生物因素(细菌、病毒等病原微生物)和营养因素(营养不良、营养过剩)。

根据应激原和应激反应特点的不同,细胞应激反应分为热应激、氧化应激、基因毒应激、低氧应激、渗压性应激、内质网应激、代谢性应激等。一些应激原,如氧自由基可同时攻击脂质、蛋白质和核酸,既可导致氧化应激,也能引发基因毒应激;而 DNA 损伤剂除了能引起基因毒应激外,还可损伤蛋白质,并能增加活性氧(reactive oxygen species, ROS)的生成而导致氧化应激。目前认为,ROS 是启动细胞应激反应的重要第二信使。细胞应激反应是一个复杂、有序的过程,包括对应激原的感知,应激原诱发的细胞内信号转导并激活特定转录因子,导致基因表达的改变,诱导多种特异性和非特异性的对细胞具有保护作用的蛋白,从而发挥抗损伤和稳态重建功能(表 16-2)。若细胞损伤较严重,则可通过诱导细胞凋亡或引起细胞死亡来清除损伤细胞,以维持内环境稳定。

表 16-2 细胞应激激活的常见转录因子和效应蛋白

细胞应激	转录因子	诱导的蛋白或产生的效应
热应激	热休克因子(HSF)	诱导性热休克蛋白
缺氧应激	缺氧诱导因子(HIF-1α)	VEGF、EPO、GLUT1、糖酵解酶等
氧化应激	AP-1、NF-κB 等	Mn-SOD、过氧化氢酶、谷胱甘肽过氧化物酶等
感染、炎症等	NF-κB 等	促炎细胞因子、趋化因子等
基因毒应激	p53、AP-1、c-Myc 等	细胞周期抑制性蛋白 p21、GADD45 等

注:VEGF. 血管内皮细胞生长因子;EPO. 促红细胞生成素;GLUT1. 葡萄糖转运体 -1;AP-1. 活化蛋白 -1;Mn-SOD. 含 Mn^{2+} 的超氧化物歧化酶;GADD45. 生长阻滞和 DNA 损伤诱导蛋白 45。

(一) 热休克反应和热休克蛋白

机体在热刺激或其他应激原作用下所表现出的以基因表达改变和热休克蛋白生成增多为特征的防御反应称为热休克反应(heat shock response, HSR),HSR 是最早发现的细胞应激。热休克蛋白(heat shock protein, HSP)首先在果蝇体内发现。1962 年,Ritossa 等将果蝇的培养温度由 25℃ 提高至 30℃,30min 后发现果蝇唾液腺染色体蓬松或膨突,当时推测这些区带基因的转录增强并可能有某些蛋白质合成增加。后期研究从遭受热休克的果蝇幼虫唾液腺染色体中分离得到几种新的蛋白质,故命名为热休克蛋白。后续研究发现,其他应激原如缺血、缺氧、感染、活性氧、酸中毒、寒冷、饥饿等也能诱导HSP 生成,所以又称应激蛋白(stress protein, SP),但由于这类蛋白最早是在受热处理的果蝇体内发现的,所以习惯上仍称之为 HSP。目前认为,HSP 是指热应激或其他应激时细胞新合成或合成增加的一组蛋白质,主要在细胞内发挥作用,属非分泌型蛋白质。

1. **HSP 的基本组成** HSP 是一个分子量介于 8~110kD 的大家族,按其分子量分成若干个家族,如 HSP90、HSP70 和 HSP27 等,其中与应激关系最为密切的是 HSP70 家族。HSP 普遍存在于从细菌到人类的整个生物界(包括植物),在进化过程中高度保守。多数 HSP 在细胞内都有一定程度基础表达,称为组成性表达(constitutive expression);应激状态下,HSP 表达水平升高,称为诱导性表达(inducible expression)。有些 HSP 在正常状态下表达水平很低,应激状态下急剧升高,如 HSP70。

2. **HSP 的功能** 组成型 HSP 的主要功能为帮助新生蛋白质正确折叠、移位,协助受损蛋白质修复或移除,对细胞产生非特异性保护作用,从而增强细胞对应激原的耐受能力。因此,HSP 也被称为分子伴侣(molecular chaperone)。目前观点认为,新生蛋白质要形成正确的三维结构和正确定位,必须有精确的时空控制,而该功能主要由各种分子伴侣完成。

诱导型 HSP 是指在正常状态下表达与合成很少,而应激时表达与合成增加的 HSP。应激状态下,受损或变性蛋白质的疏水区域重新暴露在分子表面,可形成蛋白质聚集物,对细胞造成严重损伤。HSP 通过其 C 末端的一个相对可变的基质识别序列与新合成的尚未折叠的肽链或变性蛋白暴露的疏水区域结合,并依赖其 N 端的 ATP 酶活性,利用 ATP 促成这些蛋白质的正确折叠和运输,促进变性蛋白复性,防止凝聚。而当蛋白质损伤严重不能复性时,则协助蛋白酶系统对它们进行降解。诱导型 HSP 主要与应激时受损蛋白质的修复和移除有关。

3. HSP 基因表达的调控　HSP 的诱导生成是细胞中的热休克因子(heat shock factor,HSF)与热休克蛋白基因上游的热休克元件(heat shock element,HSE)结合的结果。HSF 是胞质/胞核中的一种转录因子,在非应激细胞中 HSF 以单体形式存在于胞质中,主要与 HSP70 结合,不表现转录活性。应激状态下,受损或变性蛋白质与 HSP70 结合使 HSF 游离并激活,激活的 HSF 形成活性的三聚体转入核内,与核内热休克蛋白基因上游的 HSE 结合,启动该基因的转录,诱导 HSP 的合成(图 16-2)。

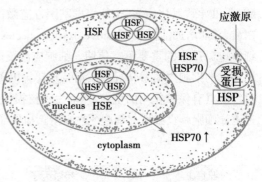

图 16-2　热休克蛋白的基因表达调控

(二) 氧化应激

正常情况下,机体的氧化-抗氧化能力保持相对平衡。一方面,机体自身会产生具有氧化作用的自由基,另一方面,机体可通过抗氧化系统来清除自由基。氧化应激(oxidative stress)是一种由 ROS 增多和/或清除减少导致 ROS 相对超负荷引起的细胞应激反应。氧化应激通过其氧化作用调节很多生理过程和生化反应,同时又对细胞、细胞器以及膜脂质、蛋白质和核酸等生物大分子造成氧化损伤。因此氧化应激具有广泛的生理与病理学意义。

ROS 作为应激原能激活多条细胞内信号转导通路和转录因子(AP-1、NF-κB),诱导含 Mn^{2+} 的超氧化物歧化酶(Mn-SOD)、过氧化氢酶和谷胱甘肽过氧化物酶(GSH-Px)等表达,从而清除 ROS,产生细胞特异性的保护作用。同时,还能增强多种抗凋亡基因表达,增加细胞非特异性的抗凋亡能力。但如果活性氧生成过多,或者细胞抗氧化能力不足,ROS 激活的一些信号分子和通路也可以诱导细胞凋亡。

(三) 内质网应激

内质网应激(endoplasmic reticulum stress,ERS)是指各种应激原作用于细胞后引起内质网中错误折叠或未折叠蛋白质堆积以及 Ca^{2+} 平衡紊乱,致使内质网应激蛋白转录增加、其他蛋白翻译减少、蛋白质降解增多等一系列反应,是近年来受到较多关注的亚细胞水平应激反应。ERS 是细胞防御适应反应的重要组成部分,也是细胞损伤及死亡的重要机制。

第三节　心理性应激

心理性应激是指机体在遭遇不良事件或主观感觉到压力和威胁时产生的一种伴有生理、行为和情绪改变的心理紧张状态。心理应激可分为两类:一类使机体保持唤起状态,对环境变化产生积极反应,属于良性应激;另一类能降低机体的活动水平,使人意识呆滞,行动刻板,表现为对应激原的无能为力,属于劣性应激,但也具有某种缓解心理应激水平与内心痛苦的作用。过度和长时间刺激所致的严重慢性心理应激,与精神疾病的发生密切相关。心理反应往往受到个体的主观因素、人格特征和既往经验等诸多因素影响,存在很大个体差异。

一、心理性应激时的情绪和行为改变

（一）情绪反应

应激的情绪反应（emotional response）主要包括焦虑、害怕、抑郁、恐惧、愤怒、仇恨和沮丧等,慢性心理应激甚至可出现自闭和自杀倾向。情绪反应的产生机制与蓝斑去甲肾上腺素能神经元兴奋、下丘脑室旁核释放 CRH 密切相关。

（二）行为反应

应激的行为反应（behavioral response）是指机体为缓解应激对自身的不利影响,摆脱心身紧张状态而采取的行为应对措施,包括敌对与攻击、回避与逃避、冷漠、无助与自怜、病态固执、物质滥用(如酗酒、暴饮暴食、药物滥用)以及某些强迫行为动作。例如: 在激烈对抗的体育竞技项目中,常可以见到运动员的失控行为;在传染病暴发传播时期,敏感个体可出现强迫性洗手、消毒等行为来缓解恐慌和焦虑;长时间被围困、处于恶劣生活条件下的个体之间也可出现明显的敌意和争斗倾向。

（三）心理防御

应激的心理防御（psychological defense）是指个体处于挫折与冲突的情况下,为了摆脱困境、缓解痛苦与不安而发生的一种自觉或不自觉的适应性心理倾向与心理活动,以稳定情绪,恢复心理平衡。

二、心理应激对认知的影响

已有较多研究显示,反复应激可引起海马结构与功能异常,导致认知能力降低。如对学龄儿童进行的研究表明,长时间的噪声环境可以使儿童的认知学习能力下降,特别是与声音相关的学习认知功能的损害。海马是糖皮质激素受体的高度集中区,急性应激增加糖皮质激素分泌,从而抑制大脑颞叶和海马的功能,影响短期记忆,但这种影响是可逆且短暂的。反复应激使海马神经元持续暴露于高糖皮质激素环境,引起海马神经元的退行性改变和破坏,从而降低学习能力和记忆内容的可靠性和准确性,阻止必要信息的传递,使机体缺乏对周围环境危险性的判断,减弱应激反应性。

三、心理应激对功能代谢的影响及其与疾病的关系

长时间心理应激可影响机体的代谢和器官功能,并与多种疾病的发生和发展密切相关。心理应激可导致内分泌、免疫功能和其他器官功能紊乱,出现失眠、持续疲劳、乏力、食欲缺乏、烦躁不安、精神难以集中、记忆力减退等亚健康状态。长时间精神紧张、悲伤或忧郁、恐惧等可导致心绞痛发作,并可促进自身免疫性疾病、心血管疾病、肿瘤等的发生和发展。因此与心理应激相关的躯体性疾病多数又可归属为心身疾病(详见本章第四节"应激时机体功能代谢变化及其与疾病的关系")。

第四节　应激时机体功能代谢的变化及其与疾病的关系

应激反应过强或者时间过长,无论是躯体还是心理应激均可导致代谢异常和器官功能紊乱,从而

发生疾病(图 16-3)。习惯上仅将那些由应激引起的疾病称为应激性疾病,如应激性溃疡(stress ulcer)。而将可由应激诱发或加重的疾病,如原发性高血压、冠心病、溃疡性结肠炎、支气管哮喘、抑郁症等称其为应激相关疾病(stress-related illnesses)。其中,以心理社会因素为主要病因或诱因的一类躯体疾病称为心身疾病(psychosomatic disease)。

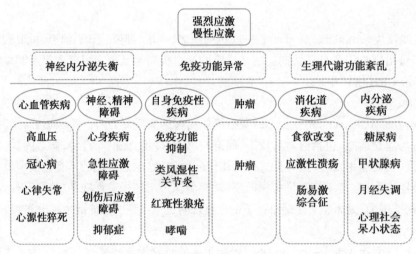

图 16-3　应激与疾病的关系

一、物质代谢的变化

应激时物质代谢的主要特点是分解代谢增加、合成代谢减少,即代谢率明显升高。应激时机体的高代谢状态主要与儿茶酚胺和肾上腺皮质激素分泌增加有关(图 16-4)。

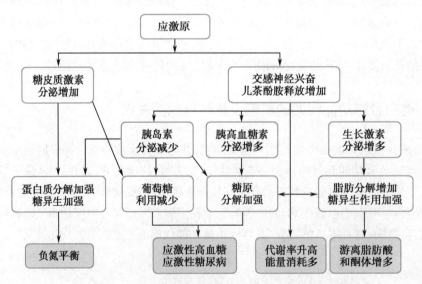

图 16-4　应激时糖、脂肪、蛋白质代谢改变及其主要机制

(一) 糖代谢

由于应激时儿茶酚胺、胰高血糖素、糖皮质激素等分泌增加,促进糖原分解和糖异生,同时胰岛素相对不足和胰岛素抵抗使机体对葡萄糖的利用减少,所以主要表现为高血糖,甚至出现糖尿,称为应激性高血糖或应激性糖尿病。

（二）脂肪代谢

应激时儿茶酚胺、胰高血糖素等促进脂肪分解的激素分泌增多,使脂肪分解代谢加强,同时组织对脂肪酸的利用增加,可出现血中游离脂肪酸和酮体升高。

（三）蛋白质代谢

应激时肾上腺皮质激素分泌增加、胰岛素分泌减少,使蛋白质分解增强、合成减少,尿素氮排出量增加,出现负氮平衡。

上述物质代谢的改变有利于机体在应激时产生更多能量以应付"紧急情况"。但如果持续时间过长,可造成机体消瘦、低蛋白血症、贫血、创口愈合迟缓、抵抗力降低等后果。因此对严重、持续时间长的应激反应,要注意补充营养物质和胰岛素。

二、心血管功能异常与疾病

应激时,儿茶酚胺、糖皮质激素、血管紧张素Ⅱ和抗利尿激素等被大量合成释放,引起心率增快、心肌收缩力增强、心输出量增加、血压升高,以保证应激状态下机体的血液供应(图 16-5)。但无论是躯体应激还是心理应激,如过于强烈或持久均可对心血管系统产生不良影响,如引起冠脉痉挛、血小板聚集、血液黏滞度升高,从而导致心肌缺血及心肌梗死。强烈的精神应激可引起心律失常及猝死。

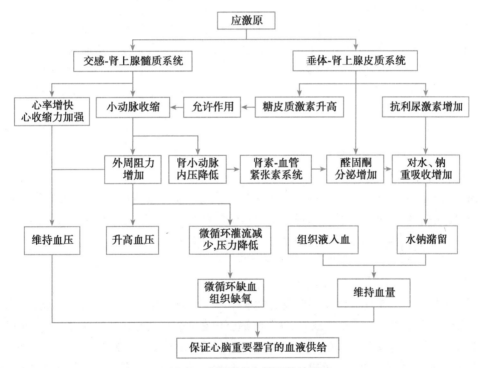

图 16-5 应激对心血管系统的影响

（一）高血压

长期持续心理应激(如噪声、持续紧张、心情焦虑等)是高血压的重要发病因素。应激导致血压升高的机制为:①交感 - 肾上腺髓质系统和肾素 - 血管紧张素及抗利尿激素分泌增加,使外周小动脉持续收缩,外周阻力增加;②醛固酮及抗利尿激素分泌增加引起水钠潴留,增加循环血量;③糖皮质激素持续升高可使血管平滑肌对儿茶酚胺的升压作用更敏感;④血管长期收缩可导致管壁增厚,加大外周血管阻力;⑤应激引起高血压遗传易感性的激活。

（二）动脉粥样硬化

高血压、高血脂及糖尿病等是动脉粥样硬化的重要危险因素。心理社会应激可直接或间接地升高上述危险因素的水平,促进动脉粥样硬化发生。例如:应激时血压升高可导致动脉血管内皮细胞受损,促进脂质沉积及血小板黏附聚集;应激导致的糖皮质激素持续升高能引起代谢改变,血脂水平升高。应激时上述变化都有助于促进脂质沉积及动脉粥样硬化斑块形成。冠状动脉功能性痉挛或粥样硬化,导致管腔阻塞,心肌缺血、缺氧而引起的心脏病称为冠心病(coronary heart disease,CHD)。

(三)心律失常和心源性猝死

临床上发现,在某些强烈的心理应激,如突然的噩耗、惊吓、盛怒等情绪应激下,某些患者发生严重心律失常(arrhythmias)及猝死。在心血管急性事件的发生中,心理应激已被认为是一个“扳机”,成为触发急性心肌梗死、严重心律失常和心源性猝死的重要诱因,其可能机制与以下因素有关:①应激引起交感-肾上腺髓质强烈兴奋,引起冠状动脉收缩、痉挛,降低心室纤颤阈值;②在冠脉已有病变的基础上引起心肌电活动异常,诱发心律失常,特别是致死性心室纤颤(ventricular fibrillation,VF)是导致心源性猝死(cardiac sudden death,CSD)的首要原因;③急性应激反应还可使血液黏滞度升高、凝固性增强,促进粥样斑块处的血栓形成,诱发急性心肌缺血、心肌梗死。

三、消化系统功能异常与疾病

(一)消化系统的功能改变

应激时出现食欲减退,目前研究认为这可能与CRH分泌增多有关。部分病例亦可出现进食增加,但其机制尚未阐明。胃酸分泌可升高、正常或降低,胃黏液蛋白减少。应激时还可发生胃肠运动的改变,例如:儿童在情绪紧张时可出现胃部不适;在某些个体,心理应激可诱发肠平滑肌功能紊乱,出现腹痛、腹泻等肠易激综合征(irritable bowel syndrome,IBS)的症状。严重应激还可导致应激性溃疡的发生。

(二)应激性溃疡

应激性溃疡是一种典型的应激性疾病。它是指机体在受到严重创伤、大手术、败血症、脏器病变以及过强的心理应激等应激后而出现的急性胃肠黏膜病变,表现为胃、十二指肠黏膜表浅糜烂及点状出血,严重者可发生急性溃疡并伴有大量出血。应激性溃疡一般在严重应激原作用数小时内出现,发病率可达80%以上。如强烈应激持续时间短,溃疡可在短期内愈合且不留瘢痕。但是,如严重创伤、休克及败血症等强烈应激持续存在,患者并发应激性溃疡大出血,其死亡率则明显升高。

应激性溃疡的发生机制与以下因素有关。

1. **胃肠黏膜缺血**　是应激性溃疡形成的最基本条件。应激时由于交感-肾上腺髓质系统兴奋,血液发生重新分布使胃肠黏膜缺血缺氧,黏膜的缺血程度常与病变程度成正相关。黏膜缺血使上皮细胞能量不足,不能产生足量的碳酸氢盐和黏液而使肠黏膜的屏障功能减弱。

2. **胃腔内的 H^+ 向黏膜内反向弥散**　是应激性溃疡形成的必要条件。黏膜缺血造成黏膜上皮细胞能量代谢障碍,使黏膜细胞间的紧密连接及覆盖于黏膜表面的碳酸氢盐-黏液层屏障功能明显减弱,与此同时,胃腔内的 H^+ 顺浓度梯度向黏膜内反向弥散。如果在胃黏膜血流灌注良好的情况下,反向弥散至黏膜内的 H^+ 可被血流中的 HCO_3^- 中和或被血流运走,从而防止 H^+ 对黏膜细胞的损害。但在黏膜缺血情况下,弥散至黏膜内的 H^+ 不能被 HCO_3^- 中和、及时运走,进而使黏膜组织的 pH 明显降低,造成黏膜损伤。

3. **其他损伤因素**　包括:①应激时明显增加的糖皮质激素导致蛋白质分解大于合成,胃上皮细胞更新减慢,再生能力降低;②应激时机体发生酸中毒可使胃肠黏膜细胞中的 HCO_3^- 减少,削弱黏膜对 H^+ 的缓冲能力;③胆汁逆流在胃黏膜缺血情况下可损害黏膜的屏障功能;④某些损伤性应激时氧自由基对胃肠黏膜上皮的损伤也与应激性溃疡的发生有关。

四、精神心理异常与疾病

随着医学模式的转变,心理社会因素对健康和疾病的影响日益受到重视,并逐渐形成了以系统研究心身疾病为主要内容的学科——心身医学(psychosomatic medicine)。

(一) 心身疾病

狭义的心身疾病是指心理社会因素在疾病发生、发展过程中起重要作用的躯体器质性疾病,如原发性高血压和溃疡病。而心理社会因素在疾病发生、发展过程中起重要作用的躯体功能性障碍则被称为心身障碍(psychosomatic disorder),如偏头痛、神经性呕吐等。广义的心身疾病则包括以上两种情况。目前认为,与情绪心理应激因素关系密切的有原发性高血压、动脉粥样硬化、心律失常、支气管哮喘以及消化性溃疡等。

(二) 应激性精神障碍

应激性精神障碍是一种由心理社会因素所造成的精神障碍。其发病原因主要与以下因素有关:①精神因素。生活环境中遇到急剧或持久的精神创伤或生活事件。②个性特征。并非所有受到强烈刺激的个体都会出现精神症状,这说明个体的个性特点、易感素质、神经类型甚至价值观、伦理道德观等在应激性精神障碍的发生过程中都会发挥一定作用。根据临床表现和病程长短,应激性精神障碍可分为以下几类。

1. 急性应激性障碍 又称为急性心因性反应(acute psychogenic reaction),是指急性而强烈的心理社会应激原作用在数分钟和数小时内所引起的功能性精神障碍。患者精神障碍的症状表现为不同程度的意识障碍,伴有强烈的精神运动性兴奋或抑制。例如:不言不语,对周围事物漠不关心;或者兴奋、紧张、恐惧或叫喊,无目的地奔跑,甚至痉挛发作。上述病程持续时间较短,一般在数天或1周内缓解。急性心因性反应在严重交通事故、暴力伤害和集体性大屠杀等灾难事件中发病率较高。

2. 延迟性心因性反应(delayed psychogenic reaction) 又称创伤后应激障碍(post-traumatic stress disorder,PTSD),是指经历了严重而剧烈的精神创伤(如经历恐怖场面、重大交通事故、残酷战争、凶杀场面或被强暴等严重恶性生活事件或地震、海啸等重大自然灾害)而引起的延迟出现或长期持续存在的精神障碍,一般在遭受打击后数周至数月后发病。流行病学调查显示,PTSD可发生于任何年龄,最常见于青年人,女性发病率约是男性的2倍。PTSD的发病机制尚不明确,可能与神经内分泌轴的功能障碍以及脑内某些神经递质的异常改变有关。PTSD的典型临床表现有三大核心症状:①闯入性症状。包括易做噩梦及易触景生情等反复重现的创伤性事件重演。②激惹增高性症状。表现为睡眠障碍或易惊醒,易出现心慌、出汗等惊恐反应,易激惹、易发怒。③回避性症状。表现为努力避免有关能引起此创伤的场景、事物及话题,甚至出现"选择性遗忘",不与周围人接触,对一般事物反应麻木。也有患者出现焦虑和抑郁情绪,少数患者会出现自杀意念。

3. 适应障碍 是指由严重应激性事件或持续不愉快的环境所致的短期以抑郁、焦虑、烦躁等情绪障碍为主,伴有社会适应不良等表现的心理障碍,病程一般不超过6个月。

(三) 抑郁症

抑郁症是常见的精神心理疾病,属于情感性精神障碍或心境障碍性疾病,表现为无助和绝望,可伴有食欲下降、睡眠不佳、精神疲惫、思维迟钝甚至混乱。抑郁症的发生常常是由社会环境和心理应激所导致,因此应激是抑郁症的重要诱发因素。其发病机制并不清楚,可能与应激导致的神经内分泌反应过强,包括糖皮质激素水平过高等因素有关。

五、免疫系统功能异常与疾病

急性应激反应时,外周血巨噬细胞数目增加,活性增强,补体、C反应蛋白等一些可调节免疫功能的急性期反应蛋白升高。但持续强烈的应激反应常造成机体的细胞免疫和体液免疫功能抑制甚至功能紊乱。

(一) 免疫功能抑制

多种应激,特别是慢性应激和长时间的心理应激对免疫功能表现为抑制,对感染的抵抗力下降,并可促进肿瘤的发生和发展。免疫功能减退主要是由于应激时明显增加的糖皮质激素和儿茶酚胺对免疫系统的抑制效应。例如,糖皮质激素与免疫细胞中的糖皮质激素受体结合,抑制转录因子 NF-κB 的转录活性,降低多种细胞因子(如 IL-1、IL-6 和 TNF-α 等)、趋化因子(如 IL-8 等)以及细胞黏附分子等的表达,从而抑制免疫细胞的功能。

(二) 自身免疫性疾病

应激也可诱发自身免疫性疾病。从一些自身免疫病(如类风湿性关节炎,系统性红斑狼疮)患者的病史中可以查出有精神创伤史或明显的心理应激因素,并发现严重的心理应激可诱发这些疾病急性发作。愤怒、惊吓、过度紧张等急性心理应激也是哮喘发作的诱因。但应激引发自身免疫病的具体作用机制尚不清楚。

六、内分泌和生殖系统异常与疾病

长时间的应激可诱发多种内分泌功能紊乱。例如:多种应激神经内分泌激素可造成糖代谢紊乱,直接导致应激性高血糖,诱发糖尿病;长期的精神创伤或强烈的精神刺激会诱发甲亢。此外,应激已成为生殖内分泌疾病常见而重要的原因。HPA 轴可在各个环节抑制性腺轴。下丘脑分泌的 GnRH 在应激,特别是精神心理应激时出现降低或规律紊乱,在女性可表现为性欲减退、月经紊乱或停经等。应激还可使性腺对性激素产生抵抗,其结果可使哺乳期妇女乳汁明显减少或突然断乳。慢性心理应激还可导致儿童生长发育迟缓,如失去父母或生活在父母粗暴、亲子关系紧张家庭中的儿童,可出现生长缓慢、青春期延迟,并常伴有行为异常,如抑郁、异食癖等,被称为心理社会呆小状态或心因性侏儒(psychogenic dwarf)。而在解除应激状态后,其血浆中生长激素浓度会很快回升,生长发育亦可随之加速。

第五节 应激防治的病理生理基础

1. **去除应激原** 对于任何应激原已明确的病理性应激反应,都应及早去除应激原。例如控制感染,减少出血,修复创面,清除有害物质以及尽快摆脱心理社会应激原的持续刺激。

2. **应用糖皮质激素** 在严重创伤、感染、败血症、休克等应激状态下,适当应用糖皮质激素具有重要的防御保护作用。对应激反应低下的患者,适当补充糖皮质激素也有助于机体渡过应激反应的危险期。

3. **加强营养支持** 应激时机体高代谢率以及营养物质的大量分解,对机体造成巨大消耗,患者常出现低蛋白血症。因此,可以经胃肠道或静脉适当补充氨基酸或白蛋白等营养液。

4. **心理治疗** 对于精神、心理应激原所致的躯体疾病或精神、心理障碍,心理治疗具有重要意义,也可根据患者的症状采用抗焦虑和抗抑郁等药物治疗,但以低剂量、短疗程为宜。

(王新红)

思考题

1. 何为应激？为什么说应激是非特异性全身反应？

2. 蓝斑 - 交感 - 肾上腺髓质系统和下丘脑 - 垂体 - 肾上腺皮质系统在应激反应中的主要效应是什么？对机体的防御代偿意义及不利影响有哪些？

3. 何为急性期反应蛋白以及热休克蛋白？解释其在应激反应中分泌或者表达增加的意义。

4. 以应激性溃疡为例介绍应激性疾病的概念，并阐述应激性溃疡的发生机制。

第十七章
缺血再灌注损伤

机体组织、器官能够维持正常的代谢和功能,依赖于良好的血液循环。由各种原因造成组织、器官血液灌注减少,而使组织细胞发生损伤,称为缺血性损伤(ischemic injury)。尽快恢复组织、器官的血流灌注是缺血性损伤最重要的治疗策略。然而再灌注具有两重性:多数情况下患者情况得以好转或康复,部分情况下患者的病情反而恶化。现已证实,心、脑、肺、肝、肾、胃肠道、骨骼肌、皮肤和眼睛等多种组织、器官都存在缺血再灌注损伤的现象。恢复某些缺血组织、器官的血液灌注及氧供反而会加重组织损伤,此现象称为缺血再灌注损伤(ischemia-reperfusion injury)。缺血再灌注损伤是一个复杂的病理生理过程,可对组织细胞造成结构破坏,进而导致器官功能下降,最终给身体造成损害甚至危及生命。

第一节 病因及条件

缺血再灌注损伤发生的前提是缺血,所以凡是在组织、器官缺血基础上的血液再灌注都可能成为缺血再灌注损伤的病因。值得注意的是,不是所有的再灌注过程都会发生缺血再灌注损伤,但许多因素可以影响其发生、发展的严重程度。

一、常见病因

1. 组织、器官缺血后恢复血液供应,如休克时微循环的疏通、冠状动脉痉挛的缓解、断肢再植、器官移植(organ transplantation)、心搏骤停后心、肺、脑的复苏等。

2. 某些医疗技术的应用,如心、脑血管的溶栓治疗(thrombolytic therapy)、冠状动脉搭桥术(coronary artery bypass graft)以及经皮冠状动脉介入治疗(percutaneous coronary intervention,PCI)等。

3. 体外循环条件下的心脏手术、肺血栓切除手术等。

二、常见条件

(一)缺血时间

缺血时间是影响缺血再灌注损伤的首要因素。机体组织、器官有耐受一定时间缺血的能力。缺血时间短,血供恢复后可无明显的缺血再灌注损伤;缺血时间长,血供恢复后易导致缺血再灌注损伤。若缺血时间过长,缺血器官已发生不可逆性损伤,甚至坏死,反而不会出现缺血再灌注损伤。不同组织、器官发生缺血再灌注损伤所需的缺血时间不同,如冠状动脉一般为 15~45min,肝脏一般为 45min,

肾脏和小肠大约为 60min,骨骼肌甚至为 4h。此外,不同种属动物缺血再灌注损伤所需的缺血时间也不同,动物越小则耐受缺血的时间相对越短。

（二）侧支循环的形成

一般而言,侧支循环丰富的组织、器官因缺血时间缩短和缺血程度减轻,不易发生缺血再灌注损伤。

（三）需氧程度

组织、器官对氧的需求程度越高,越易发生缺血再灌注损伤,如心、脑等需氧量高的组织、器官。

（四）再灌注的条件

再灌注溶液的压力、温度、pH 值和电解质的浓度也是影响缺血再灌注损伤的重要因素。适当降低再灌注溶液的速度、压力、温度、pH 值及钠、钙含量,能减轻再灌注损伤;而高钾和高镁也有利于减轻再灌注损伤。

第二节　发生机制

缺血再灌注损伤的发生机制尚未完全阐明,目前的研究认为自由基增多、钙超载和炎症反应过度激活是缺血再灌注损伤的重要发生机制。

一、自由基增多

（一）自由基的概念及分类

自由基（free radical）是指外层电子轨道上含有单个不配对电子的原子、原子团或分子,也称游离基。1981 年,D.Neil Granger 等人证明缺血再灌注损伤与自由基有关。随着研究的深入,人们逐渐认识到自由基扮演"双刃剑"的角色,不仅可引起组织细胞损伤,同时也是生物活性物质,具有重要生理作用。

在形成分子时,化学键中电子必须成对出现,自由基外层电子轨道的不配对电子状态使其极易发生氧化（失去电子）或还原反应（获得电子）,因此自由基在体内存在时间短,化学性质非常活泼,这也正是自由基容易造成机体损害的直接原因。自由基的氧化活性很强,可引发氧化应激,导致细胞损伤,甚至死亡。

生物体系中自由基主要包括以下两类。

1. **氧自由基**　由于特殊的电子排列结构,氧分子（O_2）极易形成自由基,这些由氧分子形成的自由基统称为氧自由基（oxygen free radical,OFR）,如超氧阴离子（superoxide anion,O_2^-）、羟自由基（hydroxyl radical,OH·）和一氧化氮自由基（NO·）等。体内还有其他化学性质活泼的含氧化合物,如过氧化氢（hydrogen peroxide,H_2O_2）、单线态氧（singlet oxygen,$^1O_2$）等,这些化合物与含氧自由基统称为活性氧。活性氧是指分子氧在还原过程中的一系列中间产物（表 17-1）。

2. **其他自由基**　由氧自由基与多价不饱和脂肪酸作用后生成的中间代谢产物为脂性自由基,如烷自由基（L·）、烷氧自由基（LO·）、烷过氧自由基（LOO·）,还有氯自由基（Cl·）、甲基自由基（CH_3·）等（表 17-1）。

表 17-1   机体内常见的活性氧和自由基

名称	特点
超氧阴离子(O_2^-)	单电子还原状态,主要来源于线粒体,是体内氧自由基存在的主要形式,是其他自由基或活性氧生成的基础
羟自由基(OH·)	三电子还原状态,体内最活跃的氧自由基,对 DNA 损伤作用强
过氧化氢(H_2O_2)	双电子还原状态,氧化能力强,属于活性氧,不是自由基,H_2O_2 生成 OH· 是氧化应激的主要机制
单线态氧($^1O_2$)	第一激发态,具有氧化作用,属于活性氧,不是自由基
烷氧自由基(LO·)	氧自由基与不饱和脂肪酸作用后生成的脂性自由基
烷过氧自由基(LOO·)	氧自由基与不饱和脂肪酸作用后生成的脂性自由基
一氧化氮自由基(NO·)	诱导型/内皮型一氧化氮合酶催化 *L*-精氨酸生成的气体自由基,有氧化作用
过氧亚硝基阴离子($ONOO^-$)	由 NO· 和 O_2^- 反应生成,具有强氧化作用

(二)自由基的生成与清除

1. 自由基的生成

(1)氧化磷酸化过程中单电子还原。线粒体呼吸链是自由基生成最普遍、最易发生的途径。生理情况下,氧通过线粒体细胞色素氧化酶系统,接受 4 个电子还原生成水,在氧化磷酸化的同时生成能量 ATP。但有 1%~2% 的氧在获得 1 个电子时被还原生成 O_2^-,获得 2 个电子生成 H_2O_2,获得 3 个电子生成 OH·。H_2O_2 生成 OH· 的速度很慢,称为 Haber-Weiss 反应(图 17-1)。在病理情况下,如血色病是铁代谢障碍造成 Fe^{2+} 负荷过多,威尔逊病是铜代谢障碍造成 Cu^{2+} 负荷过多,当体内游离的 Fe^{2+} 或 Cu^{2+} 增多,H_2O_2 生成 OH· 的反应速度加快,称为 Fenton 型 Haber-Weiss 反应。

$$O_2 \xrightarrow{e^-} O_2^- \xrightarrow{e^-+2H^+} H_2O_2 \xrightarrow{e^-+H^+} \begin{array}{c} \\ OH^- \\ H_2O \end{array} \xrightarrow{e^-+H^+} H_2O$$

$$\xrightarrow{4e^-+4H^+}$$

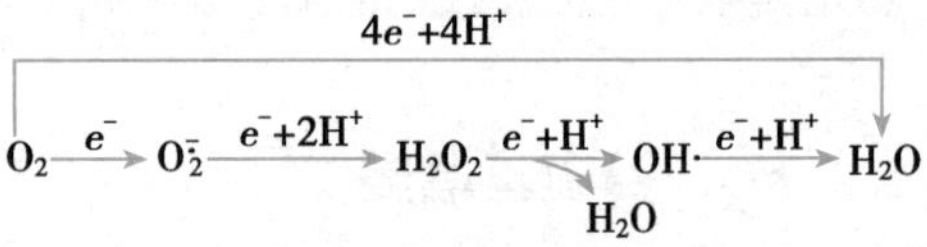

图 17-1   氧单电子还原过程

(2)其他反应中生成。体内的许多酶促反应和非酶促反应也可通过单电子转移而产生自由基:①酶促反应。醛氧化酶、黄嘌呤氧化酶、线粒体呼吸链有关的黄素蛋白、还原型辅酶Ⅰ(NADH)、铁硫蛋白、泛醌与细胞色素酶、前列腺素合成酶等可通过酶促反应产生自由基。②非酶促反应。电离辐射、氧合血红蛋白氧化分解、中性粒细胞及巨噬细胞吞噬细菌的过程、光敏反应、某些抗癌药物等在体内可产生自由基。

2. 自由基的清除
正常机体自由基的代谢维持动态平衡,既有生成途径,又有清除机制。能与自由基反应或阻止自由基连锁反应,从而除去自由基或阻止自由基反应过程的物质统称为抗氧化剂。抗氧化剂包括酶性抗氧化剂和非酶性抗氧化剂(表 17-2)。在病理条件下,自由基产生过多或抗氧化系统功能下降,超出机体的清除和自我修复能力,则可引发自由基损伤作用。

表 17-2   机体内主要的抗氧化剂

类型	名称	作用
酶性抗氧化剂	超氧化物歧化酶(Cu,Zn-SOD,Mn-SOD)	可歧化 O_2^- 生成 H_2O_2
	过氧化氢酶(CAT)	分解 H_2O_2 生成 H_2O 和 O_2
	谷胱甘肽过氧化物酶(GSH-Px)	能催化 H_2O_2 分解
非酶性抗氧化剂	维生素 E	脂溶性维生素,能清除 O_2^-、$^1O_2$ 和脂性自由基
	类胡萝卜素	脂溶性维生素,能清除自由基,淬灭 $^1O_2$
	维生素 C	水溶性维生素,是维生素 E 的辅助因子,能清除氧自由基和活性氧

（1）酶性抗氧化剂：酶既是自由基攻击的靶点，又是自由基的天然清除剂。酶性抗氧化剂主要有超氧化物歧化酶（superoxide dismutase，SOD）、过氧化氢酶（catalase，CAT）、谷胱甘肽过氧化物酶（glutathione peroxidase，GSH-Px）等。

（2）非酶性抗氧化剂：主要包括脂溶性清除剂，如维生素 E、类胡萝卜素等，以及水溶性清除剂，如维生素 C 等。此外，泛素、铜蓝蛋白、清蛋白、金属硫蛋白等也有清除自由基的作用。

3. 自由基的生物学意义

（1）有益效应：机体内一定水平的自由基是维持正常生命活动所必需的。自由基与能量代谢、物质代谢、信号转导、基因调控、生殖功能，以及细胞增殖、分化、凋亡等有关。

（2）有害效应：过量的活性氧和自由基可攻击包括 DNA 在内的几乎所有生物分子，损伤细胞，参与许多疾病的病理过程，如癌症、动脉粥样硬化、神经退行性疾病、糖尿病等，也是引起衰老的机制之一。

（三）缺血再灌注导致自由基增多的机制

1. 线粒体损伤　线粒体是自由基的重要来源，是细胞氧化磷酸化反应的主要场所。当缺血缺氧时细胞内氧分压降低、ATP 生成减少，Ca^{2+} 进入线粒体增多，线粒体氧化磷酸化功能障碍，细胞色素氧化酶系统功能失调，电子传递链受损。同时，清除自由基的抗氧化酶 SOD、CAT 和 GSH-Px 等活性下降，以致再灌注阶段进入细胞内的氧经单电子还原而形成的活性氧增多，特别是线粒体内 H_2O_2 及 OH· 生成增多。

2. 黄嘌呤氧化酶形成增多　血管内皮细胞中富含黄嘌呤酶类。黄嘌呤氧化酶（xanthine oxidase，XO）的前身是黄嘌呤脱氢酶（xanthine dehydrogenase，XD），正常时只有 10% 以 XO 的形式存在，90% 为 XD，XD 转化为 XO 的过程是 Ca^{2+} 依赖的过程。缺血时，一方面由于 ATP 减少，钙泵功能障碍，细胞内 Ca^{2+} 增多，激活 Ca^{2+} 依赖性蛋白水解酶使 XD 大量转变为 XO；另一方面因氧分压降低，ATP 依次降解为 ADP、AMP 和次黄嘌呤，以致缺血组织内次黄嘌呤大量堆积。再灌注时，大量分子氧随着血液进入缺血组织，XO 催化次黄嘌呤转变为黄嘌呤并进而催化黄嘌呤转变为尿酸的两步反应中，都以分子氧为电子接受体，从而产生大量 O_2^- 和 H_2O_2，后者可进一步形成 OH·。因此，再灌注时组织内 O_2^-、OH·、H_2O_2 等自由基和活性氧大量增加（图 17-2）。

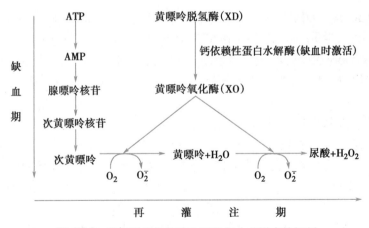

图 17-2　黄嘌呤氧化酶催化活性氧生成增多的机制

3. 中性粒细胞呼吸爆发　中性粒细胞在吞噬活动时耗氧量显著增加，所获得的氧绝大部分经细胞内还原型辅酶Ⅱ（NADPH）氧化酶和还原型辅酶Ⅰ（NADH）氧化酶的催化，接受电子形成氧自由基，用以杀灭病原微生物（图 17-3）。缺血时产生的自由基作用于细胞膜，生成白三烯以及补体系统激活产生的 C3 片段，具有很强的趋化活性，可吸引大量中性粒细胞聚集并激活。再灌注期间组织重新获得氧，激活的中性粒细胞耗氧量显著增加，

$$NADPH+2O_2 \xrightarrow{\text{NADPH氧化酶}} 2O_2^- + NADP^+ + H^+$$

$$NADH+2O_2 \xrightarrow{\text{NADH氧化酶}} 2O_2^- + NAD^+ + H^+$$

图 17-3　中性粒细胞氧自由基生成

产生大量氧自由基,即呼吸爆发(respiratory burst)或氧爆发(oxygen burst),进一步造成组织细胞损伤。

4. 儿茶酚胺自身氧化增加　任何原因引起的缺血再灌注对于机体都是一种应激反应,会导致交感-肾上腺髓质系统兴奋,儿茶酚胺增多。一方面具有重要的代偿调节作用;另一方面,再灌注时通过自氧化产生大量的氧自由基。

(四)自由基增多引起机体损伤的机制

自由基性质极为活泼,可与其他物质反应,甚至相互反应形成二聚体或多聚体。自由基可破坏多糖,氧化蛋白质,使不饱和脂肪酸过氧化,造成细胞结构功能障碍,甚至水解(图17-4)。

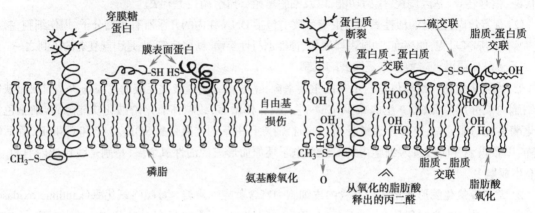

图 17-4　自由基对生物膜的损伤作用

1. 膜脂质过氧化　细胞膜脂质双分子层对于维持膜结构完整及功能正常至关重要。自由基与不饱和脂肪酸作用引发脂质过氧化(lipid peroxidation)反应,使膜结构受损、功能障碍。脂质过氧化是一个自由基链式反应过程,脂质分子脱去一个氢原子形成脂质自由基 L·,此脂质自由基再与氧反应形成脂质过氧自由基 LOO·,此过氧自由基再进攻其他脂质分子,获得其氢原子,生成新的自由基和脂质氢过氧化物。这一反应过程可反复进行,从而导致脂质分子的不断消耗和脂质过氧化物的大量生成。

(1)细胞及细胞器膜结构破坏:自由基可以攻击细胞的几乎所有成分,损伤细胞膜、线粒体膜、溶酶体膜等多种膜结构。脂质过氧化使膜不饱和脂肪酸减少,以致不饱和脂肪酸/蛋白质的比例失调。细胞膜及线粒体、溶酶体等细胞器膜的液态性、流动性降低及通透性升高,可使细胞外的 Na^+ 与 Ca^{2+} 内流增加,引起细胞水肿及钙超载。此外,线粒体膜、溶酶体膜的破坏会导致多种酶释放而引起严重损伤。

(2)生物活性物质生成增多:膜脂质过氧化可激活磷脂酶 C 和磷脂酶 D,进一步分解膜磷脂,催化花生四烯酸代谢反应,生成多种生物活性物质,如前列腺素、TXA_2、白三烯等,促进再灌注损伤。

(3)ATP 生成减少:氧化磷酸化反应是能量转换的中心环节,在真核细胞中这个反应主要在线粒体内膜上进行。线粒体膜脂质过氧化导致线粒体功能抑制,ATP 生成减少,细胞能量代谢障碍加重。

2. 蛋白质功能抑制　蛋白质在细胞中分布广、比例大,容易受自由基和活性氧攻击。自由基与活性氧可与细胞结构蛋白和酶的巯基氧化形成二硫键,使氨基酸残基氧化,胞质及膜蛋白和某些酶交联形成二聚体或更大的聚合物,直接损伤蛋白质功能,如离子通道蛋白或转运体功能抑制。同时膜磷脂微环境的改变共同导致跨膜离子梯度异常,Na^+、Ca^{2+} 内流,细胞肿胀与钙超载。脂质过氧化可抑制膜受体、G 蛋白与效应器偶联,引起细胞信号转导功能障碍。

3. 核酸破坏与 DNA 断裂　自由基可使核酸碱基羟化及 DNA 断裂,这种作用 80% 为 OH· 所致。虽然 DNA 有强大的修复功能,但修复后的突变率会升高,有时也出现永久性破坏。

总之,缺血再灌注使自由基生成增多,特别是氧自由基与活性氧,从而加重细胞损伤。

二、钙超载

(一) 细胞钙稳态的调节

钙在维持机体正常生理功能方面极为重要,是细胞内重要的信号分子。钙在细胞内的存在形式有贮存钙、结合钙和游离 Ca^{2+} 三种。细胞内约 44% 的钙贮存于线粒体和内质网等细胞器,称为贮存钙。与可溶性胞质蛋白和细胞膜等结合的钙,称为结合钙。细胞内的游离 Ca^{2+} 约占 0.005%,含量很低。生理情况下,细胞内的游离 Ca^{2+} 浓度约为 0.1μmol/L,细胞外的游离 Ca^{2+} 浓度约为 1.0mmol/L,细胞膜内外 Ca^{2+} 浓度相差 1 万倍,形成钙内流的电化学梯度。细胞内外 Ca^{2+} 浓度及电化学梯度的维持主要通过生物膜不自由通透钙及细胞膜与细胞器膜上的钙转运系统来调节,主要包括细胞膜钙通道、钙释放通道、钙泵和细胞膜 Na^+-Ca^{2+} 交换蛋白等(图 17-5)。

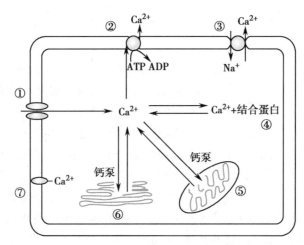

图 17-5 细胞内钙稳态调节模式图
①细胞膜钙通道(包括电压门控和受体操控性钙通道);
②细胞膜钙泵;③Na^+-Ca^{2+} 交换蛋白;④胞质结合钙;
⑤线粒体;⑥内质网;⑦细胞膜结合钙。

1. **细胞膜钙通道** 细胞膜上调控细胞外的 Ca^{2+} 内流的钙通道主要有:①电压门控钙通道(voltage-operated calcium channel,VOCC),可分为低电压激活性 VOCC(如 T 型)和高电压激活性 VOCC(如 L、N、P/Q 和 R 型);②受体操控性钙通道(receptor-operated calcium channel,ROCC),亦称为配体门控性钙通道,配体与其结合,调控钙通道开放。

2. **胞内钙库释放通道** 位于钙贮存系统的膜上,属于受体操控性钙通道,主要有肌醇三磷酸受体操控的钙通道(IP_3 受体通道)和雷诺丁(ryanodine,Ry)敏感的钙通道两类,它们能将细胞器内贮存的钙释放到胞质。

3. **钙泵**(Ca^{2+}-Mg^{2+}-ATP 酶) 钙泵能逆浓度差、主动耗能进行钙的转运。主要有:①细胞膜钙泵,可将 Ca^{2+} 泵出胞质,受钙调蛋白、酸性磷脂、蛋白激酶等多种因子调控;②肌质网 / 内质网钙泵,能将胞质内的 Ca^{2+} 转运到贮存钙的细胞器中。

4. **Na^+-Ca^{2+} 交换蛋白** 是一种双向转运的跨膜蛋白,交换比例为 3 个 Na^+ 交换 1 个 Ca^{2+}。正向转运指 Na^+-Ca^{2+} 交换蛋白将细胞外的 Na^+ 移入细胞,将细胞内的 Ca^{2+} 转运至细胞外;反向转运则指 Na^+-Ca^{2+} 交换蛋白将细胞内的 Na^+ 排出,将细胞外的 Ca^{2+} 转运进入细胞。生理条件下 Na^+-Ca^{2+} 交换蛋白以正向转运为主。Na^+-Ca^{2+} 交换主要受跨膜 Na^+ 梯度调节。

(二) 缺血再灌注导致钙超载的机制

1972 年 Anthony C.Shen 和 Robert B.Jennings 发现心脏冠状动脉短暂闭塞后进行再灌注可加速

细胞内 Ca^{2+} 的积聚,首次提出"钙超载"学说。此后,Ca^{2+} 在缺血再灌注损伤中的作用成为研究热点。各种原因引起细胞 Ca^{2+} 转运机制异常、细胞内 Ca^{2+} 含量增多,导致细胞结构损伤和功能代谢障碍,称为钙超载(calcium overload)。细胞内钙超载主要发生在再灌注期,主要是由于钙内流增加,而不是钙外流减少。再灌注时钙超载的发生机制目前尚不完全清楚,可能与下列因素有关。

1. **Na^+-Ca^{2+} 交换异常** Na^+-Ca^{2+} 交换蛋白在跨膜 Na^+、Ca^{2+} 梯度和膜电位驱动下对细胞内外的 Na^+、Ca^{2+} 进行双向转运。生理条件下,Na^+-Ca^{2+} 交换蛋白以正向转运的方式将细胞内的 Ca^{2+} 转移至细胞外,与内质网和细胞膜钙泵共同维持细胞静息状态时的低钙浓度。病理条件下,如细胞内的 Na^+ 明显增多或膜内正电位等,Na^+-Ca^{2+} 交换蛋白则以反向转运的方式将细胞内的 Na^+ 排出,细胞外的 Ca^{2+} 进入细胞。Na^+-Ca^{2+} 交换蛋白反向转运的增强是导致缺血再灌注时钙超载的主要机制。

(1)直接激活:组织缺血时 ATP 生成减少,导致钠泵活性降低,细胞内的 Na^+ 含量明显升高。再灌注时缺血细胞重新获得氧及营养物质供应,细胞内的高 Na^+ 不仅直接激活钠泵,而且迅速激活 Na^+-Ca^{2+} 交换蛋白,以反向转运的方式将 Na^+ 向细胞外转运,同时将大量 Ca^{2+} 转运入胞质,导致细胞内 Ca^{2+} 浓度增加,引起细胞损伤。

(2)间接激活:缺血时无氧酵解增强使 H^+ 生成增多,导致组织间液和细胞内酸中毒,H^+ 浓度升高。再灌注时,组织间液 H^+ 浓度迅速下降,而细胞内 H^+ 浓度仍很高,细胞内外形成显著的 pH 梯度差,由此激活细胞膜的 H^+-Na^+ 交换蛋白,促进细胞内的 H^+ 排出,细胞外的 Na^+ 内流。细胞内的高 Na^+ 则可继发性激活 Na^+-Ca^{2+} 交换蛋白的反向转运,促进胞外的 Ca^{2+} 内流,导致钙超载。

2. **儿茶酚胺增多**   在组织缺血和再灌注过程中,内源性儿茶酚胺释放增加,一方面作用于 α_1 肾上腺素受体,激活 G 蛋白 - 磷脂酶 C 介导的细胞信号转导通路,促进 PIP_2 分解,生成 IP_3 和 DAG。IP_3 可促进内质网释放 Ca^{2+},DAG 可通过激活 PKC 促进 H^+-Na^+ 交换,进而增加 Na^+-Ca^{2+} 交换,促进胞外的 Ca^{2+} 内流,共同使细胞内的 Ca^{2+} 浓度升高。另一方面儿茶酚胺作用于 β 肾上腺素受体,通过激活腺苷酸环化酶增加 L 型钙通道的开放,从而促进胞外的 Ca^{2+} 内流,进一步加重细胞内钙超载(图 17-6)。

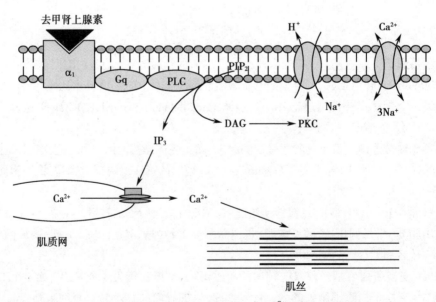

图 17-6   蛋白激酶 C(PKC)对 Na^+-Ca^{2+} 交换蛋白的激活

3. **生物膜损伤**   生物膜是生命活动的基础,细胞膜和细胞器膜性结构是维持细胞内外以及细胞内各区间离子平衡的重要结构。生物膜损伤可使其对 Ca^{2+} 的通透性增强,细胞外、线粒体及内质网中的 Ca^{2+} 顺浓度差进入细胞,使细胞内钙超载。

（1）细胞膜损伤：正常情况下，细胞膜外板与外层的糖萼层由 Ca^{2+} 紧密连接在一起，形成完整的细胞膜，维持细胞内低钙与细胞外高钙。缺血再灌注时细胞膜损伤引起钙超载的机制是：①缺血造成细胞膜外板与糖萼层分离，细胞膜的正常结构被破坏，膜对 Ca^{2+} 的通透性增加；②再灌注时生成大量的自由基，使细胞膜的脂质过氧化，加重膜结构的破坏和增加细胞膜通透性，加重细胞内钙超载；③细胞内增加的 Ca^{2+} 可激活磷脂酶 C，使膜磷脂降解，进一步增加细胞膜对 Ca^{2+} 的通透性，形成恶性循环，共同促使胞质 Ca^{2+} 浓度升高。

（2）线粒体膜损伤：正常时线粒体内的 Ca^{2+} 含量为胞质的 500 倍，线粒体膜损伤易导致细胞内钙超载。缺血再灌注时线粒体膜损伤导致钙超载的机制是：①由于细胞膜损伤，Ca^{2+} 内流增多，大量钙盐沉积于线粒体，造成呼吸链中断、氧化磷酸化障碍，ATP 合成减少，耗能离子泵功能抑制，引起钙超载；②缺血再灌注使线粒体呼吸链酶类活性降低，通过单电子还原而生成自由基和活性氧，进一步损伤线粒体膜；③自由基的损伤及膜磷脂的降解可使线粒体膜受损，抑制氧化磷酸化，使 ATP 生成减少，又进一步加重线粒体膜损伤，线粒体内的钙释放入胞质，引起钙超载。

（3）内质网膜损伤：内质网钙摄取是依赖水解 ATP 的主动转运过程。自由基的作用及膜磷脂的降解可造成内质网膜损伤，使其钙泵功能障碍，对 Ca^{2+} 的摄取减少，引起胞质 Ca^{2+} 浓度升高。

（三）钙超载引起机体损伤的机制

细胞内钙超载是导致缺血再灌注发生不可逆性损伤的关键因素，细胞内钙超载引起再灌注损伤的机制目前尚未完全阐明，可能与以下因素有关（图 17-7）。

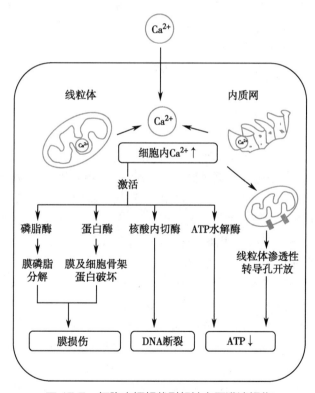

图 17-7　细胞内钙超载引起缺血再灌注损伤

1. **能量代谢障碍**　细胞内钙超载时，聚集于胞质内的 Ca^{2+} 被线粒体摄取，可消耗大量 ATP，同时进入线粒体的 Ca^{2+} 与含磷酸根的化合物结合，形成不溶性的磷酸钙，既干扰线粒体的氧化磷酸化，使 ATP 生成减少，又损伤线粒体膜而加重细胞能量代谢障碍。

2. **细胞膜及结构蛋白分解**　细胞内的 Ca^{2+} 增加：可激活磷脂酶类，促使膜磷脂降解，造成细胞膜结构受损；还可激活钙依赖性蛋白酶活性，促进细胞膜和结构蛋白的分解；激活核酸内切酶，引起染色体损伤。

缺血再灌注可使线粒体渗透性转导孔(mitochondrial permeability transition pore,mPTP)开放。mPTP 位于线粒体内膜,其开放可导致线粒体膜通透性增加,小分子物质能自由通过线粒体内膜,使线粒体基质内渗透压增加,造成线粒体肿胀,进而导致线粒体外膜断裂,使线粒体内的细胞色素 C、凋亡诱导因子及某些凋亡蛋白释放入胞质,诱导细胞凋亡。mPTP 大量开放,使线粒体内膜电位无法维持,导致氧化磷酸化脱偶联,由合成 ATP 转变为水解 ATP,很快耗竭细胞 ATP,对细胞造成不可逆性损伤。

3. 加重酸中毒　细胞内钙超载时,大量 Ca^{2+} 可进入线粒体,形成不溶性磷酸钙,干扰线粒体的氧化磷酸化,ATP 合成障碍。细胞能量代谢发生障碍,有氧氧化生成 ATP 减少,无氧酵解增强,乳酸增多,导致细胞酸中毒。细胞内 Ca^{2+} 浓度升高可激活某些 ATP 酶,导致细胞高能磷酸盐水解,释放出大量 H^+,加重细胞内酸中毒。

因此,钙超载既是缺血再灌注损伤的机制,又是缺血再灌注损伤的结果。

三、炎症反应过度激活

一般认为,缺血再灌注引起的细胞无菌性坏死引发的炎症反应与微生物感染后血管反应类似。再灌注损伤时,白细胞、血小板和血管内皮细胞等均可受损激活,活化的炎症细胞及其释放的炎症细胞因子构成复杂的网络系统,介导炎症反应的启动及其效应的放大。缺血再灌注时,血管内皮细胞和白细胞的黏附分子表达明显增多,导致缺血再灌注损伤局部白细胞增多,并促使白细胞与血管内皮细胞黏附、滚动以及穿过血管壁游走到细胞间隙。其中,白细胞聚集、激活介导的微血管损伤在器官缺血再灌注损伤的发生中起重要作用。

(一)缺血再灌注引起炎症反应过度激活的机制

缺血再灌注时,白细胞(主要是中性粒细胞)明显增加。以犬心肌缺血为例,再灌注仅 5min,心内膜中性粒细胞即增加 25%,而缺血较轻的组织白细胞聚集较少。组织缺血再灌注时白细胞浸润增加的机制尚不十分清楚,可能与以下机制有关。

1. 细胞黏附分子生成增多　细胞黏附分子又称黏附分子(adhesion molecule),指由细胞合成的,可促进细胞与细胞间、细胞与细胞外基质间黏附的一类大分子物质的总称,如整合素、选择素、细胞间黏附分子、血管细胞黏附分子、血小板内皮细胞黏附分子等。黏附分子的主要作用是介导内皮细胞和白细胞活化,促进白细胞向炎症部位的游走及对靶细胞的吞噬杀伤作用。白细胞与血管内皮细胞黏附的不同阶段是由白细胞和内皮细胞表面不同类型的黏附分子所介导的。选择素介导白细胞与血管内皮细胞的起始黏附,即白细胞在血管内皮细胞上黏附、脱落、再黏附交替进行,称为白细胞滚动。白细胞和血管内皮细胞的牢固黏附是由白细胞上的 β2- 整合素与内皮细胞上相对应的细胞间黏附分子所介导。白细胞跨内皮细胞移行,游走到细胞间隙,是由趋化梯度以及血小板内皮细胞黏附分子所介导。缺血再灌注时,血管内皮细胞和白细胞的黏附分子表达明显增多,导致白细胞沿内皮细胞表面滚动,甚至黏附、聚集在血管内皮细胞上。炎症反应引起大量趋化因子(chemokine)释放,可增加整合素的亲和力,促使白细胞牢固黏附于血管壁上。临床观察发现:体外循环术后患者血管内皮细胞选择素、细胞间黏附分子的表达增强;经皮腔内冠脉血管成形术患者再灌注后中性粒细胞整合素的表达增加,并与球囊扩张持续时间成明显正相关。

2. 细胞因子生成增多　细胞因子(cytokine)是多种类型的细胞(如巨噬细胞、单核细胞、淋巴细胞、内皮细胞、血小板等)活化后所分泌的能调节细胞生长分化、免疫应答、炎症反应等小分子多肽的统称,是炎症反应的主要介质。而趋化因子是一类具有趋化作用的细胞因子,可吸引白细胞定向移动,如白三烯、血小板活化因子等。缺血再灌注时,白细胞和内皮细胞可因氧化应激和钙超载等而激活,导致炎症细胞因子表达、分泌增多,如肿瘤坏死因子 -α(TNF-α)、IL-1、IL-6、IL-8 等。而这些因子又可经旁分泌和自分泌途径作用于炎症细胞,释放更多的炎症细胞因子,导致炎症反应失控。

缺血再灌注损伤时,细胞膜磷脂降解,花生四烯酸代谢产物白三烯、血小板活化因子、补体及激肽等增多,具有很强的趋化作用,因而能吸引大量白细胞渗出进入损伤组织。同时,已趋化、聚集和激活的白细胞自身也能合成和释放具有趋化作用的致炎物质,如白三烯 B_4 等,使缺血再灌注损伤局部白细胞进一步增加。

近年发现,病原识别相关受体 -Toll 样受体以及 MAPK 家族的信号转导通路的激活参与缺血再灌注损伤诱导的炎症反应。

（二）炎症反应引起机体损伤的机制

1. 微血管损伤

（1）微血管血液流变学改变：正常情况下,血细胞位于血管中心流动,与血管内皮细胞基本不接触,以保证血液的高速流动。缺血再灌注损伤可引起大量白细胞聚集、黏附在血管内皮细胞上,而且不易分离。白细胞的流变学和形态学特点是体积大且僵硬、变形能力弱。因此,大量白细胞黏附血管内皮细胞极易嵌顿、堵塞毛细血管。加之内皮细胞肿胀、血小板黏附、微血栓形成和组织水肿等,更易形成无复流现象,加重组织缺血缺氧。无复流现象（no-reflow phenomenon）是指恢复血液灌注后,缺血区依然得不到充分血液灌注的现象。该现象首先在犬的实验中发现,结扎犬的冠状动脉造成局部心肌缺血后,再打开结扎的动脉,使血管重新开放,恢复血流,缺血区并不能得到充分灌注。临床发现,再灌注时尽管心外膜下冠状动脉普遍处于开放状态,但缺血区仍可形成灌注缺失。该现象可存在于心、脑、肾、骨骼肌等组织的缺血再灌注时。

无复流现象发生的机制可能是：①白细胞和血小板黏附、聚集于微血管内皮细胞。缺血再灌注时血管内皮细胞和白细胞的黏附分子表达明显增多,使白细胞 - 血管内皮细胞间的黏附明显增强,导致微血管机械性堵塞。离体灌注心脏模型发现,灌流液中加入白细胞或血小板可明显加剧缺血再灌注后的无复流现象。②微血管壁通透性增高。缺血再灌注时炎症反应过度激活,可导致血管内皮细胞受损,微血管壁通透性增高,血液成分外溢至组织间隙,从而导致组织水肿,进一步压迫微血管。同时血液浓缩,加剧白细胞和血小板的聚集、黏附,形成恶性循环。③微血管收缩。激活的中性粒细胞和血管内皮细胞可释放大量缩血管物质,并且扩血管物质减少,使微血管收缩,血流进一步减少。此外,损伤的血管内皮细胞肿胀,可导致管腔狭窄,阻碍血液灌流。

（2）微血管通透性增高：缺血可损伤血管内皮细胞,使间隙增大,微血管通透性增高；同时激活的白细胞和血管内皮细胞释放大量的炎症因子使微血管通透性增高,引发组织液外渗和血液浓缩,加重无复流现象。

2. 细胞损伤　激活的中性粒细胞与血管内皮细胞可释放大量的活性物质,如自由基、蛋白酶、溶酶体酶等,不但改变自身结构和功能,而且造成周围组织细胞损伤。如血管内皮细胞和中性粒细胞表面的黏附分子暴露,两者的亲和力增强,可促使中性粒细胞黏附于血管壁,穿过血管壁趋化游走,使白细胞浸润等炎症反应过度激活。

综上所述,缺血再灌注损伤发生的基本机制主要是自由基增多、钙超载和炎症反应过度激活,三者相互作用、协同作用,最终引起组织细胞损伤。

第三节　功能代谢变化

缺血再灌注损伤主要表现为再灌注组织、器官的代谢紊乱、功能障碍及结构损伤。缺血再灌注损伤的临床表现多种多样,严重程度因缺血程度、再灌注条件及组织、器官的特点不同而异。机体内许多器官都可发生缺血再灌注损伤,其中心脏和脑对氧需求高,较容易发生缺血再灌注损伤。

一、心肌缺血再灌注损伤的变化

近年来随着溶栓治疗、经皮冠状动脉介入术、冠状动脉搭桥术、心脏外科体外循环、心肺复苏和心脏移植等的广泛开展和应用,心肌缺血再灌注损伤(myocardial ischemia-reperfusion injury)已成为临床救治过程中的常见现象,再灌注引起的损伤已成为这些治疗手段的主要并发症,是影响患者预后的重要因素。因此,心肌缺血再灌注损伤是基础和临床研究的热点。心肌缺血再灌注损伤包括以下方面。

(一) 再灌注性心律失常

缺血心肌再灌注过程中出现的心律失常,称为再灌注性心律失常(reperfusion arrhythmia),常发生在再灌注早期,发生率较高,也是导致患者死亡的主要原因。主要特点为:①再灌注区里功能上可恢复的心肌细胞数量越多,心律失常发生率越高;②缺血心肌数量越多、缺血程度越重、再灌注速度越快,心律失常发生率越高;③心律失常以室性心律失常居多,如室性心动过速和心室纤颤等。

再灌注性心律失常发生的可能机制:①再灌注心肌间动作电位时程的不均一性。再灌注的最初30s,心肌动作电位迅速恢复,但缺血区心肌与正常区心肌动作电位的恢复有明显不同,即使是缺血细胞,动作电位的恢复也不相同。有的幅度高,持续时间长;有的幅度低,持续时间短。再灌注心肌之间动作电位时程的不均一性增强心肌兴奋折返,可能是导致心律失常的主要原因。②钙超载。再灌注时细胞内高 Na^+ 激活 Na^+-Ca^{2+} 交换蛋白进行反向转运,使动作电位平台期进入细胞内的 Ca^{2+} 增加,出现一个内向电流,在心肌动作电位后形成短暂除极,即延迟后除极,可造成传导减慢,触发多种心律失常。③自由基和活性氧增多。再灌注时自由基和活性氧大量增多,改变心肌细胞膜的流动性及离子的通透性,导致细胞离子通道发生改变,诱发心律失常。④儿茶酚胺增多。再灌注时内源性儿茶酚胺增多,提高心肌细胞的自律性,进一步促进再灌注性心律失常的发生。

(二) 心肌舒缩功能障碍

1. 心肌顿抑　缺血心肌在恢复血液灌注后,心肌舒缩功能要经过较长的一段时间(数天到数周)后才能恢复,此为可逆性的心肌功能障碍,称为心肌顿抑(myocardial stunning)。1982 年 Eugene Braunwald 和 Robert A.Kloner 率先提出了心肌顿抑的概念。心肌顿抑的特点是:①发生于可逆性缺血(2~20min)再灌注后;②心肌功能障碍是可逆的;③局部心肌血流正常或几乎正常;④局部高能磷酸盐储备降低。心肌顿抑时心肌舒缩功能障碍主要表现为心室舒张末期压力(ventricular end diastolic pressure, VEDP)增大,心室收缩峰压降低以及心室内压最大变化速率($\pm dp/dt_{max}$)降低。心肌顿抑与心肌梗死引起的收缩功能异常不同,此时心肌并未发生坏死,经过抗损伤或修复后收缩功能最终可完全恢复正常。如果有大量心肌发生顿抑,仍有可能发生心力衰竭。

心肌顿抑是心肌缺血再灌注损伤的表现形式之一,目前认为,自由基生成增多和钙超载是导致心肌顿抑发生的主要机制:①自由基生成增多。再灌注最初几分钟内氧自由基大量生成,可引起膜脂质过氧化和蛋白质功能紊乱:内质网膜损伤,可引起钙转运蛋白的功能异常;线粒体膜脂质过氧化则可抑制氧化磷酸化,使 ATP 生成减少;细胞膜脂质过氧化使其通透性增加,导致心肌细胞内电解质失衡。此外,自由基可氧化心肌收缩蛋白的巯基等,使其对 Ca^{2+} 的敏感性降低,抑制心肌收缩力。②钙超载。胞质 Ca^{2+} 浓度的变化是影响心肌细胞舒缩的关键因素:钙稳态失衡影响心肌的收缩性与节律性,导致心输出量减少;钙超载可引起肌原纤维过度收缩,严重时可引起心肌纤维断裂;钙超载也可通过干扰线粒体功能抑制心肌的能量代谢,从而影响心肌的舒缩功能。

2. 微血管阻塞　微动脉及微静脉有大量白细胞黏附于内皮细胞,虽不一定堵塞血流,但黏附的白细胞仍可损伤组织并释放趋化因子从而吸引更多的细胞。在缺血和再灌注早期白细胞即黏附于内皮细胞上,随后有大量血小板沉积和红细胞缗钱状聚集,造成毛细血管阻塞。红细胞解聚远较白细胞与内皮细胞黏附的分离容易,提示白细胞黏附是微血管阻塞的主要原因。活化的白细胞也可激活磷脂酶 A_2,游离出花生四烯酸,导致瀑布效应,产生许多血管活性物质,如白三烯、血小板活化因子等,使血管收缩,通透性增加,血液浓缩,血栓形成等。缺血再灌注可引起心肌微血管发生阻塞,毛细血管内皮细胞发生严重的肿胀与损伤,管腔内血栓形成,供血障碍,ATP 合成减少,引起心肌舒缩功能障碍。临床上,ST 段抬高的心肌梗死患者血管成功再通后,仍有 10%~30% 的患者由于微血管阻塞,使部分心肌得不到血液供应而出现无复流现象,造成心肌舒缩功能障碍。

（三）心肌结构变化

再灌注损伤心肌的结构变化与单纯缺血心肌的变化性质基本相同,但前者程度更为严重。再灌注损伤可使心肌细胞的基底膜部分缺失,质膜破坏,损伤迅速扩展到整个细胞,使肌原纤维结构破坏（出现严重收缩带、肌丝断裂、溶解）,线粒体损伤（极度肿胀、嵴断裂、溶解、空泡形成、基质内致密物增多）。再灌注还可造成不可逆性损伤,出现心肌出血。心肌缺血再灌注过程可导致心肌细胞坏死,同时也可导致心肌细胞凋亡。

二、脑缺血再灌注损伤的变化

脑是对缺血、缺氧最敏感的器官,也是容易发生缺血再灌注损伤的器官之一。缺血性脑血管疾病是威胁人类健康的主要疾病之一,尽早恢复脑组织的血供和氧供是挽救患者生命、降低致残率的有效手段,但脑组织恢复血氧供应后,却有可能发生更严重的损伤,即脑缺血再灌注损伤(cerebral ischemia-reperfusion injury)。1968 年,Adelbert Ames Ⅲ等人发现脑缺血再灌注后有"毛细血管低灌注现象",再灌注后皮质毛细血管的血流仅约为正常的 30%。这一现象导致脑细胞的"第二次缺血",并导致再灌注期间脑细胞不能进行正常的代谢,最终神经细胞死亡。脑的能量储备低,主要依赖于葡萄糖的有氧氧化。一旦缺血缺氧,线粒体呼吸链功能障碍,ATP 合成减少,无氧酵解增强,乳酸增多,细胞内酸中毒,离子分布异常,Na^+ 和 Ca^{2+} 内流,细胞水肿,从而导致神经元功能障碍。另外,再灌注通过兴奋性氨基酸毒性作用、自由基增多、钙超载及炎症反应过度激活而引起继发性损伤,脑组织形态学最明显的改变是脑水肿和脑细胞坏死。缺血、缺氧、再灌注除导致神经元坏死、凋亡外,还可引起一种以细胞肿胀、体积增大、胞质空泡化、内质网扩张、线粒体肿胀、嵴破坏及消失为主要特点的死亡方式,即胀亡(oncosis)。脑缺血再灌注损伤的患者可出现感觉障碍、运动障碍、意识障碍等脑功能障碍,严重时甚至导致死亡。

缺血再灌注引起脑损伤的机制如下。

1. 兴奋性氨基酸毒性作用　兴奋性氨基酸是指中枢神经系统中兴奋性突触的主要神经递质,包括谷氨酸和天门冬氨酸等。脑缺血再灌注可引起兴奋性氨基酸过度激活,对中枢神经系统造成毒性作用,主要机制为:①代谢障碍。缺血再灌注时,脑的血氧和血糖供应不足,能量生成减少,导致神经元和神经胶质细胞去极化。突触前膜电压门控钙通道开放,谷氨酸释放到突触间隙增多;突触前膜由于能量缺乏,对谷氨酸的再摄取也受到抑制,从而引起突触间隙谷氨酸堆积。②NMDA 受体激活。谷氨酸与其 NMDA 受体结合,促使细胞外的 Ca^{2+} 大量内流,导致细胞内钙超载。激活 Ca^{2+} 依赖性蛋白酶如蛋白溶解酶、核酸内切酶、磷脂酶和一氧化氮合酶等:激活蛋白溶解酶能降解细胞骨架;激活磷脂酶 A_2 和环氧合酶产生氧自由基,引起炎症反应和细胞凋亡;激活 NOS 产生过量的 NO·,能与 O_2^- 形成 $ONOO^-$ 和 OH·,损伤线粒体膜,开放 mPTP,致使离子平衡紊乱。③ AMPA 受体激活。谷氨酸与其 AMPA 受体结合,引起大量的 Na^+ 和水内流,导致神经元急性肿胀。

2. 自由基和活性氧增多　缺血时神经元细胞聚集大量代谢物质,如 AMP、黄嘌呤、次黄嘌呤等,再灌注后,供氧得到改善,致使活性氧和自由基生成增多,且因抗氧化防御体系功能紊乱,使活性氧和自由基进一步增加。脑组织是一个富含磷脂的器官,再灌注后活性氧和自由基大量生成,发生较强的脂质过氧化反应,导致膜结构破坏,线粒体功能障碍,细胞骨架破坏,细胞坏死和凋亡。细胞膜发生脂质过氧化,生成花生四烯酸,又可产生更多的氧自由基和炎症介质,使细胞进一步损伤,加重脑水肿和颅内高压。

3. 钙超载　可激活多种蛋白酶,从而降解细胞骨架;可激活磷脂酶产生自由基,也可激活 NOS 促进 NO·生成,造成细胞膜和线粒体损伤,最终导致细胞破坏。细胞内钙超载可使 Ca^{2+} 沉积于线粒体,引起氧化磷酸化障碍,使自由基生成增加,也可使 mPTP 呈高通透状态,导致细胞凋亡。

4. 炎症反应过度激活　脑缺血后在受损区有大量炎症因子表达和白细胞浸润。缺血后短时间内即可发生炎症反应,再灌注使炎症反应更加明显。再灌注时,自由基和其他信使激活炎症细胞因子和致炎症酶原,引起趋化因子释放,白细胞黏附分子上调,从而使白细胞向内皮细胞移动、黏附、浸润,严重时可嵌顿、堵塞毛细血管,加重脑缺血,引起脑组织损伤。此外,白细胞释放的某些炎症因子可导致血管壁通透性增加,引发脑水肿。激活白细胞释放溶酶体酶,可使脑组织发生蛋白水解性破坏和液化。

三、其他器官缺血再灌注损伤的变化

除心肌梗死与缺血性脑卒中外,缺血再灌注损伤还可继发于一系列病理过程,如休克、创伤、急性肾损伤、循环骤停等。缺血再灌注损伤也是器官移植、心肺复苏、血管外科手术治疗的挑战之一。现已证实,肺、肝、肾、肠、骨骼肌等组织、器官也存在缺血再灌注损伤的现象。

(一) 肺缺血再灌注损伤的变化

肺缺血再灌注损伤(pulmonary ischemia-reperfusion injury)可发生在肺动脉栓塞溶栓术后、肺移植、体外循环和休克治疗后等。约 25% 的肺移植患者可发生缺血再灌注损伤,是决定移植肺存活的关键因素之一。肺缺血再灌注损伤在光镜下可见肺不张伴不同程度肺气肿,肺间质增宽、水肿,炎症细胞浸润,肺泡内较多红细胞渗出。电镜下可见:肺内毛细血管内皮细胞肿胀,核染色质聚集并靠核膜周边分布,胞核固缩倾向,核间隙增大;Ⅰ型肺泡上皮细胞内吞饮小泡较少;Ⅱ型肺泡上皮细胞表面微绒毛减少,线粒体肿胀,板层小体稀少,出现较多空泡;肺泡隔水肿,肺泡隔及毛细血管内炎症细胞附壁,以中性粒细胞为主。XO 产生的氧自由基,是引起肺缺血再灌注损伤的主要介质。

(二) 肝缺血再灌注损伤的变化

肝缺血再灌注损伤(hepatic ischemia-reperfusion injury)多发生于肝移植和阻断血管的肝脏切除术等。肝脏因其结构和功能特点,使其在缺血再灌注时极易发生自由基损伤和无复流现象。肝脏内富含 XO,且位于肝血窦内的巨噬细胞,如 Kupffer(库普弗)细胞等在再灌注时产生大量的炎症介质,如细胞因子、氧自由基、蛋白酶、血小板活化因子、血栓素等,在肝脏再灌注损伤中起重要作用。Kupffer细胞激活后释放的氧自由基和细胞因子,可增强肝窦内皮细胞黏附分子的表达,后者可促进白细胞、血小板与肝窦内皮细胞的黏附,加重内皮细胞损伤和肝脏微循环紊乱。此外,激活的 Kupffer 细胞伪足极化向肝窦腔内凸出,与肝窦内皮细胞密切接触并阻碍激活的中性粒细胞流动,进一步加重肝脏微循环障碍。患者血清丙氨酸氨基转移酶(谷丙转氨酶)、天冬氨酸氨基转移酶(谷草转氨酶)及乳酸脱氢酶活性明显增高,肝功能受损。再灌注时肝组织损伤较单纯缺血明显加重,光镜下可见肝细胞肿胀、脂肪变性、空泡变性及点状坏死。电镜下可见:线粒体高度肿胀、变形、嵴减少、排列紊乱,甚至崩解、空泡形成等;内质网明显扩张;毛细胆管内微绒毛稀少等。

(三) 肾缺血再灌注损伤的变化

肾缺血再灌注损伤(renal ischemia-reperfusion injury)常见于肾移植、休克治疗后、严重烧伤、心搏骤停、需暂时阻断肾血流的手术等。肾脏是一个拥有大量血管网的器官,富含 XO,再灌注时易产生大量的活性氧和自由基。肾缺血再灌注损伤过程中,肾脏组织中氧自由基大量产生,细胞内钙超载,炎症反应激活。白介素、TNF-α、P- 选择素、细胞间黏附分子 -1 等多种细胞因子及黏附分子产生和释放,

作用于肾小管内皮细胞，导致内皮功能紊乱，加重微循环障碍。肾缺血再灌注时，肾小球滤过率降低，血肌酐和尿素氮的含量增加，尿量减少，出现电解质和酸碱平衡紊乱，肾功能严重受损。光镜下可见肾小球纤维蛋白沉积、细胞浸润、血管收缩和急性肾小管坏死。电镜下可见线粒体高度肿胀、变形，嵴减少、排列紊乱，甚至崩解、空泡形成等。

(四) 肠缺血再灌注损伤的变化

肠缺血再灌注损伤(intestinal ischemia-reperfusion injury)常见于肠套叠、肠梗阻、血管外科手术、休克、创伤以及器官移植后，是外科常见的组织、器官损伤之一，主要特征为黏膜损伤和屏障功能障碍。肠道内有丰富的淋巴细胞、巨噬细胞等吞噬细胞，且 XO 活性较高，在缺血再灌注过程中，经吞噬细胞呼吸爆发途径和黄嘌呤氧化过程产生大量活性氧和自由基，导致肠壁毛细血管通透性增加，肠黏膜损伤。肠黏膜屏障包括机械屏障、免疫屏障、微生物屏障和化学屏障，缺血再灌注过程中上述肠黏膜屏障均可出现破坏。肠缺血再灌注损伤可表现为广泛上皮与绒毛分离，上皮坏死，大量中性粒细胞浸润，固有层破损，出血及溃疡形成。肠缺血再灌注损伤后由于肠道屏障功能障碍使细菌和内毒素移位，引起炎症细胞激活，释放大量炎症介质及细胞因子，导致细胞坏死或凋亡，甚至引起多器官功能障碍综合征与多器官衰竭。肠缺血再灌注损伤导致肠外器官（如肺和脑等）的损伤是影响患者预后的重要原因。

(五) 骨骼肌缺血再灌注损伤的变化

骨骼肌缺血再灌注损伤(ischemia-reperfusion injury of skeletal muscle)常见于创伤、动脉栓塞、血栓形成、断肢再植、应用止血带时间过长和动脉移植术后等，不仅影响缺血骨骼肌的存活及功能，且可累及远隔器官，严重时因多器官功能衰竭而危及患者生命。目前认为，骨骼肌缺血再灌注损伤的机制是炎症反应过度激活、自由基增多、钙超载等综合作用的结果。骨骼肌缺血再灌注损伤过程中炎症反应被激活，炎症细胞释放大量炎症因子，使白细胞黏附、聚集于内皮细胞，导致骨骼肌微血管损伤和微循环障碍。另外，中性粒细胞等被激活也可导致自由基生成增多，脂质过氧化增强。钙超载造成骨骼肌细胞收缩过度，肌丝断裂。这些因素共同造成骨骼肌收缩、舒张功能障碍和损伤。

第四节　防治的病理生理基础

恢复组织、器官血流灌注是缺血性损伤最重要的治疗策略，但可引起缺血再灌注损伤，导致组织、器官损害，甚至威胁患者生命。缺血再灌注损伤的发生机制目前尚不十分清楚，对其防治尚处于实验研究和临床观察阶段，近年来的一些研究进展为缺血再灌注损伤提供了治疗的新策略。

一、尽早恢复血流与控制再灌注条件

缺血是再灌注损伤的前提，缺血时间是决定再灌注损伤发生的关键因素。不同组织、器官的代谢水平和侧支循环代偿情况不同，其对缺血耐受的时间也不一样。所以，针对组织、器官的具体缺血原因应尽快采取有效措施恢复血流，以减轻损伤。

目前有效的临床措施是控制再灌注条件，如低压、低流速灌注可避免原缺血组织中因氧和液体量急剧增高而产生的大量自由基及引起的组织水肿，抑制"氧反常"。氧反常(oxygen paradox)是以低氧溶液灌注组织、器官一定时间后，再以正常氧溶液灌注，或先在缺氧条件下培养细胞，再恢复正常氧浓度培养细胞，发现组织或细胞的损伤未能恢复，反而更加严重的现象。适当低温灌注有助于降低组织代谢率,减少耗氧量和代谢产物堆积。低 pH 液灌注可降低 Na^+-Ca^{2+} 交换的过度激活,抑制"pH 反常"。pH 反常(pH paradox)是指再灌注时迅速纠正缺血组织的酸中毒,反而加重细胞损伤的现象。低钙液灌注可减轻因钙超载引起的细胞损伤,减轻"钙反常"。钙反常现象是在心肌再灌注损伤研究中首先发现的,复制的大鼠离体心脏再灌注模型中,先用无钙溶液灌流,2min 后再以含钙溶液灌流时,出现心肌电活动异常,心肌功能、代谢和形态结构发生与临床心肌缺血再灌注损伤相似的异常变化,这种现象称为钙反常(calcium paradox)。

二、清除与减少自由基、减轻钙超载

1. **清除自由基**　自由基清除剂主要有①抗氧化物质:维生素 E、类胡萝卜素、维生素 C、辅酶 Q、谷胱甘肽等,这些物质能提供电子使自由基还原而清除自由基;②抗氧化酶:SOD 可歧化 O_2^- 生成 H_2O_2,CAT 可清除 H_2O_2,GSH-Px 可清除 $OH\cdot$。

2. **减少自由基生成**　转铁蛋白、铜蓝蛋白等可结合游离 Fe^{2+}、Cu^{2+} 而减少自由基生成。

3. **减轻钙超载**　钙通道阻滞剂、线粒体 Ca^{2+} 转运体以及 Na^+-H^+ 交换体抑制剂可减轻钙超载。

三、应用细胞保护剂与抑制剂

一些药物不是通过改变组织、器官的血流量,而是通过增强组织细胞对内环境紊乱的耐受力,抑制继发性损伤,从而起到保护细胞的作用。例如:补充糖酵解底物磷酸己糖可保护缺血组织;外源性 ATP 可使细胞膜蛋白磷酸化,有利于细胞膜功能恢复,避免严重的再灌注损伤;环孢素 A(cyclosporine A)可抑制 mPTP 开放,从而减轻缺血再灌注损伤;糖蛋白 IIb/IIIa 抑制药阿昔单抗通过阻滞血小板-白细胞聚集而减轻缺血再灌注损伤。

四、激活内源性保护机制

长时间或永久缺血前、后的适应性缺血与再灌的反复实施,可激活内源性保护机制,提高机体对缺血和缺氧的耐受性,减轻缺血再灌注损伤。激活机体内源性保护机制的方式主要有缺血预适应、缺血后适应和远程缺血预适应等。缺血预适应(ischemic preconditioning)是指在长时间缺血前实施反复、多次的短暂缺血与再灌的循环可减轻损伤。缺血后适应(ischemic postconditioning)与缺血预适应相反,是指在长时间缺血后实施多次短暂缺血与再灌的循环可减轻损伤。缺血预适应与缺血后适应的区别主要在于施加额外缺血的时机不同。远程缺血预适应(remote ischemic preconditioning)是指对缺血组织、器官以外的非重要组织、器官进行重复缺血或缺氧,从而改善血管功能状态,提高远隔重要器官对严重缺血或缺氧的耐受能力,如双上肢进行加压与压力解除的缺血与再灌注的循环。这些内源性保护激活后的具体机制、作用的精确缺血时间、再灌注时间以及循环间隔时间等是阻碍其临床应用的主要因素。所以,需要更为深入的研究以及大规模临床试验来评估其有效性和可行性。

综上所述,缺血再灌注损伤具体明确的发病机制及环节尚不完全清楚,目前认为是自由基增多、细胞内钙超载和炎症反应过度激活三者共同的作用。同时,究竟是缺血本身造成的损伤,还是缺血后再灌注造成的继发性损伤难以完全界定。治疗既要尽早恢复缺血组织的血流,又要减轻或防治再灌注继发损伤的发生,这是缺血再灌注损伤防治中亟待解决的重要课题。

(李淑琴)

思考题

1. 试述缺血再灌注损伤的概念、病因、条件和防治。
2. 试述缺血再灌注中自由基增多的机制及对机体的损伤。
3. 试述缺血再灌注中钙超载的机制及对机体的损伤。
4. 试述缺血再灌注中炎症反应过度激活的机制及对机体的损伤。
5. 心脏缺血再灌注损伤最易发生哪种心律失常？其机制如何？

第十八章

休 克

休克(shock)是指机体在严重失血、失液,感染,创伤等强烈致病因素的作用下,有效循环血量急剧减少,组织血液灌流量严重不足,引起组织细胞缺血、缺氧,以致各重要生命器官的功能、代谢障碍及结构损伤的病理过程。对休克的认识和研究已有200多年的历史,其间经历了症状描述阶段、急性循环衰竭的认识阶段、微循环学说的创立阶段及细胞分子水平研究阶段等四个主要发展阶段。休克是多病因、多发病环节、多种体液因子参与的全身性危重病理过程,可能导致多器官功能障碍甚至衰竭等严重后果。

第一节 休克的病因与分类

一、病因

许多强烈的致病因子作用于机体可引起休克,常见的如下。

（一）失血和失液

1. **失血** 大量失血可引起休克,称为失血性休克(hemorrhagic shock)。常见于创伤失血、胃溃疡出血、食管静脉曲张破裂出血、宫外孕、产后大出血及弥散性血管内凝血(disseminated intravascular coagulation,DIC)等。

2. **失液** 剧烈呕吐或腹泻、肠梗阻、大汗淋漓以及糖尿病时的多尿等均可导致大量的体液丢失,使有效循环血量锐减而引起休克。

（二）烧伤

严重的大面积烧伤常伴有血浆的大量渗出、丢失,可造成有效循环血量减少,使组织灌流量不足引起烧伤性休克(burn shock)。其早期与低血容量和疼痛有关,晚期则常因继发感染而发展为脓毒症休克(septic shock)。

（三）创伤

严重的创伤可因剧烈疼痛、大量失血和失液、组织坏死而引起休克,称为创伤性休克(traumatic shock)。

（四）感染

病原微生物感染引起严重的全身炎症反应,可导致异常的血管扩张、低血压和组织缺氧,引起脓毒症休克。

（五）过敏

某些过敏体质的人可因注射某些药物(如青霉素)、血清制剂或疫苗后,甚至进食某些食物或接触某些物品(如花粉)后,发生 I 型超敏反应而引起过敏性休克(anaphylactic shock)。

（六）心脏功能障碍

各种导致心脏泵血功能障碍的结构性或功能性病变,包括心肌损伤、严重心律失常等心脏病变以及影响血液回流和心脏射血的心外阻塞性病变,均可导致心输出量急剧减少,引起心源性休克（cardiogenic shock）。

（七）强烈的神经刺激

剧烈疼痛、高位脊髓损伤或麻醉、中枢镇静药过量可抑制交感缩血管功能,使阻力血管扩张,血管床容积增大,有效循环血量相对不足,引起神经源性休克（neurogenic shock）。

二、分类

引起休克的病因多而复杂,分类方法也有多种。临床上常用的分类方法如下。

（一）按病因分类

可按上述病因将休克分为失血或失液性休克、烧伤性休克、创伤性休克、脓毒症休克、过敏性休克、心源性休克、神经源性休克等。这种分类方法有利于及时认识并清除病因,是目前临床上常用的分类方法。

（二）按始动环节分类

尽管引起休克的病因各异,但有效循环血量减少是不同病因导致休克的共同发病学特点。而机体有效循环血量的维持依赖于以下三个要素:①足够的血容量;②正常的血管舒缩功能;③正常心泵功能。各种病因均可通过这三个因素中的一个或几个来影响有效循环血量,使微循环功能障碍,导致组织灌流量减少而引起休克。因此,将血容量减少、血管床容量增加、心泵功能障碍这三个因素称为休克的三个始动环节（图 18-1）。按此方法可将休克分为三类。

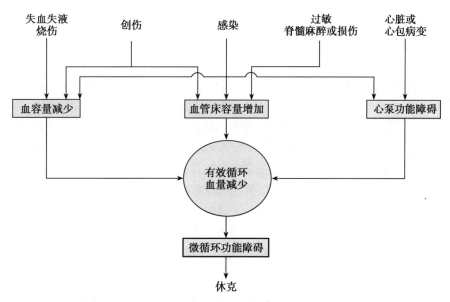

图 18-1 休克发生的始动环节

1. **低血容量性休克**（hypovolemic shock） 是指各种原因导致血容量减少所引起的休克。常见病因为失血、失液、烧伤、创伤等。大量体液丢失或血管通透性增加时,可导致血容量急剧减少,静脉回流不足,心输出量减少和血压下降。这类休克主要包括失血失液性休克、烧伤性休克和创伤性休克。低血容量性休克的典型临床表现为"三低一高",即中心静脉压、心输出量及动脉血压降低,而外周阻力增高。

2. **血管源性休克**(vasogenic shock)　是指由于外周血管扩张,血管床容量增加,大量血液淤滞在扩张的小血管内,血液分布异常使有效循环血量减少,导致组织灌流量减少而引起的休克,故又称低阻力性休克(low-resistance shock)或分布性休克(distributive shock)。机体的血管床总量很大,血管全部舒张开放时的容量远远大于血液量。如肝毛细血管全部开放时,就能容纳全身血量。正常情况下机体毛细血管仅有 20% 开放,80% 呈闭合状态,并不会因血管床容量大于血液量而出现有效循环血量不足的现象。体内微血管的开放、闭合交替进行,不会导致组织细胞缺血缺氧。脓毒症休克或过敏性休克时,内源性或外源性血管活性物质可使小血管,特别是腹腔内脏小血管扩张,血管床容量明显增加,大量血液淤滞在扩张的小血管内,有效循环血量减少而导致微循环障碍。神经源性休克时,严重脑部、脊髓损伤或麻醉以及创伤患者的剧痛等可抑制交感缩血管功能,使动、静脉血管张力难以维持,引起一过性血管扩张,使静脉血管容量明显增加,有效循环血量明显减少,血压下降。

3. **心源性休克**(cardiogenic shock)　是指由心脏泵血功能障碍,心输出量急剧减少,使有效循环血量和微循环灌流量显著下降所引起的休克。其病因可分为心肌源性和非心肌源性两类(详见本章第四节"几种常见休克的特点")。

第二节　休克的发生机制

休克的发生机制尚未完全阐明。目前,微循环机制和细胞分子机制受到大多数学者重视。

一、微循环机制

不同类型休克的发展过程虽各有特点,但有效循环血量减少,微循环灌注不足是休克发生、发展的共同病理生理基础。微循环(microcirculation)是指微动脉和微静脉间的微血管内的血液循环,是血液和组织进行物质交换的基本结构和功能单位。这些微血管包括:微动脉、后微动脉、毛细血管前括约肌、真毛细血管、直捷通路、动静脉短路和微静脉(图 18-2A)。微动脉、后微动脉和毛细血管前括约肌又称前阻力血管,决定微循环的灌入血量,参与全身血压调节和血液分配。真毛细血管又称交换血管,是血管内外物质交换的主要场所。经直捷通路的血液可迅速回到静脉,较少进行物质交换。微静脉又称后阻力血管,决定微循环的流出血量,参与回心血量的调节。动-静脉短路或称动-静脉吻合支,受交感神经支配,以 β 肾上腺素受体占优势,正常情况下多呈关闭状态。

微循环主要受神经-体液调节。交感神经支配微动脉、后微动脉和微静脉平滑肌,兴奋时通过 α 肾上腺素受体使血管收缩,血流减少。全身性体液因子如儿茶酚胺、Ang Ⅱ、VP、TXA2 和 ET 等可使微血管收缩;局部血管活性物质如组胺、激肽、腺苷、PGI$_2$、内啡肽、TNF-α 和 NO 等则引起血管舒张;乳酸等酸性产物的堆积则可降低血管平滑肌对缩血管物质的反应性,从而导致血管扩张。生理情况下,引起全身血管收缩物质的浓度很少发生变化,微循环的舒缩活动及血液灌流主要由局部产生的舒血管物质进行反馈调节,以保证毛细血管前括约肌节律性收缩与舒张和毛细血管的交替开放,调节微循环的灌流量。当毛细血管前括约肌和后微动脉收缩时,微循环缺血缺氧,局部代谢产物及扩血管的活性物质增多,后者降低血管平滑肌对缩血管物质的反应性,使毛细血管前括约肌和后微动脉扩张,微循环灌流量增多。在冲走或稀释这些扩血管物质后,血管平滑肌又恢复对缩血管物质的反应性,使微血管再次收缩。

20 世纪 60 年代,Richard C.Lillehei 等对休克时的微循环变化进行了深入研究,认为各种类型休克的基本发病环节是微循环血液灌流障碍,提出了休克的微循环学说,并以失血性休克为例,将休克病程分为三期:微循环缺血期、微循环淤血期、微循环衰竭期。

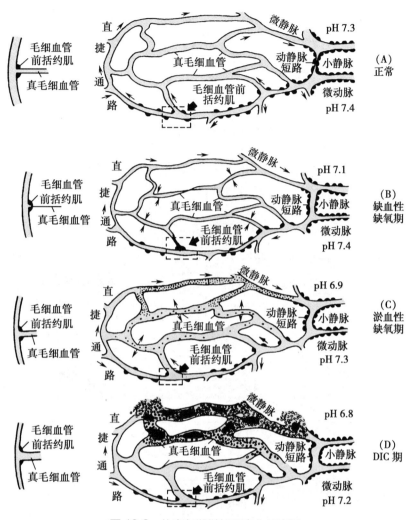

图 18-2 休克各期微循环变化示意图

(一) 微循环缺血期

微循环缺血期为休克早期,此期机体动员多种代偿机制以维持血压稳定及重要器官的血液灌流,因此被称为休克代偿期(compensatory stage)。此期微血管广泛收缩,微循环血液灌流减少,组织缺血缺氧,故又称缺血性缺氧期(ischemic anoxia phase)。

1. **微循环变化特点** 此期全身小血管,包括小动脉、微动脉、后微动脉、毛细血管前括约肌和微静脉、小静脉都持续收缩、痉挛,口径明显变小,尤其是毛细血管前阻力血管收缩更明显。前阻力增加,大量真毛细血管网关闭,微循环内血液流速减慢,轴流消失,血细胞出现齿轮状运动。因开放的毛细血管数减少,血流主要通过直捷通路或动静脉短路回流,组织灌流量明显减少。所以,此期微循环灌流的特点是:少灌少流,灌少于流,组织呈缺血缺氧状态(见图 18-2B)。

2. **微循环变化机制** 此期微循环变化一方面是有效循环血量减少,使微循环血液灌流量相应减少,更重要的是交感 - 肾上腺髓质系统强烈兴奋和缩血管物质增多(图 18-3)。

(1)交感神经兴奋:当血容量急剧减少、疼痛、内毒素等各种致休克病因作用于机体时,机体最早、最快的反应是交感 - 肾上腺髓质系统兴奋,儿茶酚胺大量释放入血。如:低血容量性休克和心源性休克时,心输出量减少,动脉血压下降,使降压反射受抑而引起交感神经兴奋;脓毒症休克时的内毒素刺激、创伤性休克和烧伤性休克时的疼痛刺激等均可直接引起交感神经兴奋。各种休克时血液中的儿茶酚胺含量可比正常高几十甚至几百倍。儿茶酚胺主要发挥以下作用:①α受体效应。皮肤、腹腔脏器和肾脏的小血管收缩,外周阻力升高,组织、器官血液灌流不足,微循环缺血缺氧,但对心脑血管影响不大。②β受体效应。微循环动静脉短路开放,血液绕过真毛细血管网直接进入微静脉,使组织灌流量减少,组织缺血缺氧。肺微循环的动静脉短路大量开放,则可影响静脉血的氧合,使 PaO_2 降低,加重组织缺氧。

(2)其他缩血管体液因子释放:① Ang Ⅱ。交感 - 肾上腺髓质系统兴奋和血容量减少,可激活肾素 - 血管紧张素 - 醛固酮系统,产生大量 Ang Ⅱ,引起血管强烈收缩,其缩血管作用比去甲肾上腺素强约 10 倍。② VP。又称 ADH,在血容量减少及疼痛刺激时分泌增加,对内脏小血管有收缩作用。③ TXA_2。是细胞膜磷脂的分解代谢产物,具有强烈的缩血管作用。④ ET。由血管内皮细胞产生,具有强烈而持久的收缩小血管和微血管的作用。⑤白三烯类(LTs)物质:细胞膜磷脂分解时由花生四烯酸在脂加氧酶作用下生成,具有收缩内脏小血管的作用。

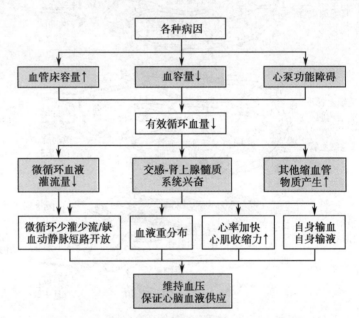

图 18-3　微循环缺血期的主要机制及其代偿意义

3. 微循环变化的代偿意义　休克早期交感神经强烈兴奋及缩血管物质的大量释放,虽然可引起皮肤、腹腔内脏及肾脏等许多器官缺血缺氧,但对机体整体具有重要的代偿意义,表现为以下几个方面。

(1)有助于维持动脉血压:主要通过以下三个机制来实现。

1)回心血量增加:静脉血管属容量血管,可容纳总血量的 60%~70%。上述缩血管反应,形成了休克时增加回心血量的两道防线:①自身输血。肌性微静脉、小静脉和肝、脾等储血器官的收缩,可减少血管床容量,迅速而短暂地增加回心血量。这种代偿变化起到"自身输血"的作用,是休克时增加回心血量和循环血量的"第一道防线"。②自身输液。由于毛细血管前阻力血管比微静脉收缩强度更大,致使毛细血管中流体静压下降,组织液回流进入血管。这种代偿变化起到"自身输液"的作用,是休克时增加回心血量的"第二道防线"。有学者测定发现,中度失血的患者,进入毛细血管的组织液每小时达 50~120ml,成人 24h 最多可有 1 500ml 的组织液进入血液。

2)心输出量增加:休克早期,心脏尚有足够的血液供应,在回心血量增加的基础上,交感神经兴奋和儿茶酚胺增多可使心率增快、心收缩力增强,使心输出量增加,有助于维持血压。

3)外周阻力增高:在回心血量和心输出量增加的基础上,全身小动脉痉挛、收缩,可使外周阻力增高,血压回升。

(2)有助于维持心脑血液供应:不同器官的血管对交感神经兴奋和儿茶酚胺增多的反应性不一致。皮肤、骨骼肌以及内脏血管的α受体分布密度高,对儿茶酚胺的敏感性较高,收缩明显。而冠状动脉则以β受体为主,激活时引起冠状动脉舒张。脑动脉交感缩血管纤维分布较少、α受体密度低,主要受局部扩血管物质影响,只要血压不低于60mmHg,脑血管可通过自身调节维持脑血流量的相对正常。因此,在微循环缺血性缺氧期,心、脑血管灌流量能维持基本正常。这种不同器官微循环反应的差异性导致血液的重新分布,保证心、脑等重要生命器官的血液供应。

4. 临床表现 此期患者表现为脸色苍白、四肢湿冷、出冷汗、脉搏增快、脉压减小、尿量减少、烦躁不安。由于血液的重新分配,心、脑灌流量此时仍可维持正常,所以患者在休克代偿期神志一般是清楚的,但常显得烦躁不安(图18-4)。该期患者血压可骤降(如大失血),也可略降,甚至因代偿作用可正常或轻度升高,但脉压会明显缩小,患者脏器有效血液灌流量明显减少。所以,不能以血压是否下降作为判断早期休克的指标。根据上述症状,结合脉压变小及强烈的致休克病因,即使血压不下降甚至轻微升高,也可考虑为早期休克。

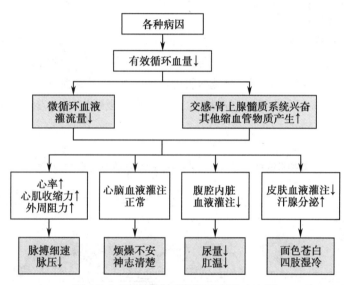

图 18-4 微循环缺血期的主要临床表现

微循环缺血期是机体的代偿期,应尽早去除休克病因,及时补充血容量,恢复有效循环血量,防止休克向失代偿的微循环淤血期发展。如果休克的原始病因不能及时消除,组织缺血缺氧持续存在,休克将继续发展,进入微循环淤血期。

(二) 微循环淤血期

微循环淤血期即淤血性缺氧期(stagnant anoxia phase),为可逆性休克失代偿期(decompensatory stage)或称休克进展期(progressive stage of shock)。

1. 微循环变化特点 此期微动脉、后微动脉和毛细血管前括约肌收缩性减弱甚至扩张,大量血液涌入真毛细血管网。微静脉虽也表现为扩张,但血流缓慢,细胞嵌塞,使微循环流出道阻力增加,毛细血管后阻力大于前阻力导致血液淤滞于微循环中。因此,微循环血液流速显著减慢,红细胞和血小板聚集,白细胞滚动、贴壁、嵌塞,血黏度增大,血液"泥化"(sludge)淤滞,微循环淤血,组织灌流量进一步减少,缺氧更为严重。此期微循环灌流特点是:灌而少流,灌大于流,组织呈淤血性缺氧状态(见图18-2C)。

2. 微循环变化机制 此期微循环改变的主要机制是组织细胞长时间缺氧,导致酸中毒、扩血管物质生成增多和白细胞黏附。

（1）微血管扩张机制：进入微循环淤血期后，尽管交感-肾上腺髓质系统持续兴奋，血浆儿茶酚胺浓度进一步增高，但微血管却表现为扩张。微血管扩张与下面两个因素有关：①酸中毒使血管平滑肌对儿茶酚胺的反应性降低。微循环缺血期长时间缺血缺氧引起二氧化碳和乳酸堆积，血液中 H^+ 浓度增加，致使微血管对儿茶酚胺的反应性下降，收缩性减弱。②扩血管物质生成增多。长期缺血缺氧、酸中毒可刺激肥大细胞释放组胺增多；ATP 分解增强，其代谢产物腺苷在局部堆积；细胞分解破坏后释放出大量 K^+；激肽系统激活，使缓激肽生成增多。当发生脓毒症休克或其他休克引起肠源性内毒素或细菌移位入血时，诱导型一氧化氮合酶（inducible nitric oxide synthase, iNOS）表达明显增加，产生大量 NO 和其他细胞因子（如 TNF-α 等）。酸中毒与上述扩血管物质联合作用，使微血管扩张，血压进行性下降，心脑血液供应不能维持，休克早期的代偿机制逐渐丧失，全身各器官缺血缺氧的程度加重。

（2）血液淤滞机制：①白细胞滚动、黏附于内皮细胞。在缺氧、酸中毒、感染等因素的刺激下，炎症细胞活化，TNF-α、IL-1、白三烯 B4（leukotriene B4, LTB_4）、血小板活化因子（platelet activating factor, PAF）等炎症因子和细胞表面黏附分子大量表达，白细胞滚动、黏附于内皮细胞。其中选择素（selectin）介导白细胞与血管内皮细胞的起始黏附，白细胞在血管内皮细胞上黏附、脱落、再黏附交替进行，称白细胞滚动（rolling）。白细胞的牢固黏附及向血管外移动是在 β_2 整合素（integrin）（如 CD11/CD18）与其内皮细胞上的受体细胞间黏附分子 -1（intercellular adhesion molecule-1, ICAM-1）相互作用下完成的。白细胞黏附于微静脉，增加微循环流出通路的血流阻力，导致毛细血管中血流淤滞（图 18-5）。②血液浓缩。组胺、激肽、降钙素基因相关肽等物质生成增多，可导致毛细血管通透性增高；激活的白细胞释放炎症介质、自由基和溶酶体酶，导致血管内皮细胞损伤，毛细血管通透性进一步增高，血浆外渗，血液浓缩，血细胞比容增高，血液黏度增加，红细胞和血小板聚集，进一步减慢微循环血流速度，加重血液泥化淤滞。

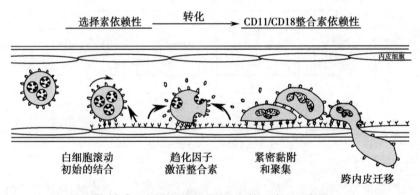

选择素依赖性 ——转化——→ CD11/CD18整合素依赖性

内皮细胞

白细胞滚动　　趋化因子　　紧密黏附
初始的结合　　激活整合素　　和聚集

跨内皮迁移

图 18-5　白细胞黏附、聚集、释放和渗出示意图

3. 失代偿及恶性循环的产生　因微血管反应性下降，血液大量淤滞在微循环内，导致整个循环系统功能恶化，形成恶性循环。

（1）有效循环血量急剧减少：①微血管扩张。小动脉、微动脉扩张，真毛细血管网大量开放，血液被分隔并淤滞在内脏器官内，以及细胞嵌塞、静脉回流受阻等，均可使回心血量急剧减少，有效循环血量进一步下降。②自身输液停止。由于毛细血管后阻力大于前阻力，血管内流体静压升高，加之毛细血管通透性增加，不仅使组织液进入毛细血管的缓慢"自身输液"停止，而且血浆渗出到组织间隙。血浆外渗导致血液浓缩、血黏度增加、红细胞聚集、微循环淤滞加重，使有效循环血量进一步减少，形成恶性循环。

（2）心脑血液灌流量减少：由于回心血量及有效循环血量进一步减少，动脉血压进行性下降。当平均动脉血压低于 50mmHg 时，心、脑血管对血流量的自身调节作用丧失，导致冠状动脉和脑血管血液灌流量明显减少。

4. 临床表现　此期患者的临床表现与其微循环变化特点密切相关，主要表现为：①血压和脉压进行性下降,血压常明显下降,脉搏细速,静脉萎陷;②大脑血液灌流明显减少导致中枢神经系统功能障碍,患者神志淡漠,甚至昏迷;③肾血流量严重不足,出现少尿甚至无尿;④微循环淤血,使脱氧血红蛋白增多,皮肤黏膜发绀或出现花斑(图18-6)。

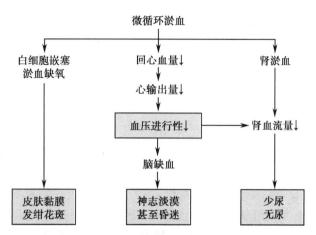

图 18-6　微循环淤血期的主要临床表现

微循环缺血期发展至微循环淤血期后,休克即由代偿期进入了失代偿期。此时如果治疗方案正确,休克仍是可逆的。如没有得到及时、正确的治疗,上述各种改变形成的恶性循环不能及时被阻断,病情将进一步恶化,休克将进入难治期。

(三)微循环衰竭期

微循环衰竭期(microcirculatory failure stage)又称难治期(refractory stage)、DIC 期。有学者认为休克进入此期便不可逆,故又称不可逆期(irreversible stage)。尽管采取输血、补液及多种抗休克措施,仍难以纠正休克状态。此期微循环淤滞更加严重,但不像休克由微循环缺血期进入微循环淤血期那样,具有明显的微循环变化特征。因此,如何从微循环和临床角度去判断休克不可逆期的出现,一直存在争议。有人把该期包括在休克失代偿期内,认为休克的不可逆期仅仅是休克失代偿期患者临终前的表现。

1. 微循环变化特点　此期微血管发生麻痹性扩张,毛细血管大量开放,微循环中可有微血栓形成,血流停止,出现不灌不流状态,组织几乎完全不能进行物质交换,得不到氧气和营养物质供应,甚至可出现毛细血管无复流现象(见图18-2D)。

2. 微循环变化机制　长期严重的酸中毒、大量 NO 和局部代谢产物的释放以及血管内皮细胞和血管平滑肌损伤等,均可使微循环衰竭,导致微血管麻痹性扩张或 DIC 形成。

(1)微血管麻痹性扩张。其机制目前尚不完全清楚,可能既与酸中毒有关,也与 NO 和氧自由基等炎症介质生成增多有关。此外,休克难治期血管平滑肌细胞内 ATP 减少,H^+ 及 NO 生成增多,可引起血管平滑肌细胞膜上 ATP 敏感性钾通道(K_{ATP})开放,细胞内的 K^+ 外流增多,使细胞膜超极化,电压依赖性钙通道受抑制,Ca^{2+} 内流减少,使血管平滑肌对儿茶酚胺失去反应而扩张,血压进行性下降。

(2)DIC 形成。微循环衰竭期易发生 DIC,其机制涉及以下三个方面:①血液流变学的改变。血液浓缩、血细胞聚集使血黏度增高,血液处于高凝状态。②凝血系统激活。严重缺氧、酸中毒或 LPS 等损伤血管内皮细胞,严重创伤、烧伤等引起组织大量破坏,均可导致组织因子大量释放,启动外源性凝血系统;内皮细胞损伤还可暴露胶原纤维,激活因子Ⅻ,启动内源性凝血系统;各种休克时红细胞破坏释放的 ADP 等可启动血小板的释放反应,促进凝血过程。③ TXA_2-PGI_2 平衡失调。休克时内皮细胞损伤既可使 PGI_2 生成释放减少,也可因胶原纤维暴露,使血小板激活、黏附、聚集,生成和释放 TXA_2 增多。PGI_2 具有抑制血小板聚集和扩张小血管的作用,而 TXA_2 则具有促进血小板聚集和收缩小血管的作用,上述 TXA_2-PGI_2 的平衡失调,可促进 DIC 的发生。

3. 微循环变化的严重后果   微循环的无复流及微血栓形成,导致全身器官的持续低灌流,内环境受到严重破坏,特别是溶酶体酶的释放以及细胞因子、活性氧等的大量产生,造成组织细胞损伤和器官功能障碍,严重时可导致多器官功能障碍或衰竭甚至死亡(详见本章第五节"多器官功能障碍综合征")。

4. 临床表现   本期病情危重,患者濒临死亡,其临床表现主要体现在三个方面。

(1)循环衰竭。患者出现:进行性顽固性低血压,甚至测不到血压,采用升压药难以恢复;心音低弱,脉搏细弱而频速,甚至摸不到,中心静脉压下降;浅表静脉塌陷,静脉输液十分困难。

(2)并发 DIC。本期常可并发 DIC,出现出血、贫血、皮下瘀斑等典型临床表现。但由于休克的原始病因和机体自身反应性的差异,并非所有休克患者都会发生 DIC。但患者一旦发生 DIC,则会使休克进一步恶化。

(3)重要器官功能障碍。持续严重低血压及 DIC 引起血液灌流停止,加重细胞损伤,使心、脑、肺、肝、肾等重要器官功能代谢障碍加重,可出现呼吸困难、少尿或无尿、意识模糊甚至昏迷等多器官功能障碍甚至衰竭的临床表现。

由于引起休克的病因和始动环节不同,休克各期的出现并不完全遵循循序渐进的发展规律。上述典型的三期微循环变化,常见于失血、失液性休克。而其他休克虽有微循环功能障碍,但不一定遵循以上典型的三期变化。如:严重过敏性休克的微循环障碍可能从淤血性缺氧期开始;严重感染或烧伤引起的休克,可能直接进入微循环衰竭期,很快发生 DIC 或多器官功能障碍。微循环学说的创立对于阐明休克的发病机制,加强休克的防治,发挥了重要作用。

二、细胞分子机制

20 世纪 60 年代以来的研究发现,微循环学说并不能完全解释休克的有关问题,如:①休克时某些细胞分子水平的变化发生在血压降低和微循环紊乱之前;②器官微循环灌流恢复后,器官功能却未能恢复;③细胞功能恢复促进了微循环的改善;④促进细胞功能恢复的药物具有明显的抗休克疗效。上述研究表明,休克时细胞和器官的功能障碍既可继发于微循环紊乱后,也可由休克的原始病因直接引起或通过释放多种有害因子引起。因此,休克的发生、发展还与许多细胞分子机制有关,其机制十分复杂,现仅从细胞损伤、炎症细胞活化与炎症介质产生增多两个方面进行阐述。

(一)细胞损伤

细胞损伤是休克时各器官功能障碍的共同基础。其损伤首先发生在生物膜(包括细胞膜、线粒体膜、溶酶体膜等),继而细胞器发生功能障碍或结构破坏,直至细胞凋亡或坏死(图 18-7)。

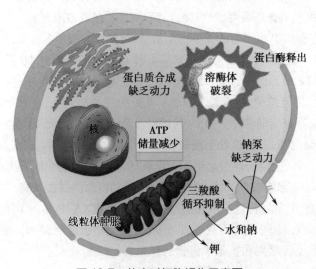

图 18-7   休克时细胞损伤示意图

1. **细胞膜的变化**　细胞膜是休克时细胞最早发生损伤的部位。缺氧、ATP 减少、酸中毒、高血钾、溶酶体酶、氧自由基以及其他炎症介质和细胞因子等都可损伤细胞膜,引起膜离子泵功能障碍或通透性增高,使 K^+ 外流而 Na^+、Ca^{2+} 内流,细胞水肿。如内皮细胞肿胀可使微血管管腔狭窄,组织细胞肿胀可压迫微血管,加重微循环障碍。

2. **线粒体的变化**　休克时最先发生变化的细胞器是线粒体,表现为肿胀、致密结构和嵴消失,钙盐沉着,甚至膜破裂。由于线粒体是细胞氧化磷酸化的场所,其损伤可使 ATP 合成减少,细胞能量生成严重不足,进一步影响细胞功能。此外,线粒体损伤引起的膜通透性增高,释放凋亡诱导因子及细胞色素 C 等,可启动细胞凋亡。

3. **溶酶体的变化**　休克时缺血缺氧和酸中毒等可致溶酶体肿胀、空泡形成并释放溶酶体酶。溶酶体酶包括酸性蛋白酶(组织蛋白酶)和中性蛋白酶(胶原酶和弹性蛋白酶)以及 β 葡萄糖醛酸酶等,其主要危害是水解蛋白质,引起细胞自溶。溶酶体酶进入血液循环后,可损伤血管内皮细胞、消化基底膜、扩大内皮窗,增加微血管通透性;可激活激肽系统、纤溶系统,并促进组胺等炎症介质的释放。因此,溶酶体酶的大量释放加重休克时的微循环障碍,导致组织细胞损伤和多器官功能障碍,在休克发生、发展和病情恶化中起着重要作用。

4. **细胞死亡**　休克时的细胞死亡是细胞损伤的最终结果,包括凋亡(apoptosis)和坏死两种形式。休克原发致病因素的直接损伤,或休克发展过程中所出现的缺血缺氧、酸中毒、代谢障碍、能量生成减少、溶酶体酶释放、炎症介质产生等,均可导致细胞凋亡或坏死。细胞凋亡和坏死是休克时器官功能障碍或衰竭的病理基础。

(二) 炎症细胞活化及炎症介质产生增多

休克的原发致病因素或休克发展过程中所出现的内环境和血流动力学的改变等,都可刺激炎症细胞活化,使其产生大量炎症因子,引起全身炎症反应综合征(systemic inflammatory response syndrome,SIRS)而加速休克的发生、发展(详见本章第五节“多器官功能障碍综合征”)。各种休克都可引起全身炎症反应,但以感染、创伤性休克更为明显。

第三节　休克时机体的代谢与功能变化

休克时,微循环灌流障碍、能量生成减少、神经内分泌功能紊乱和炎症介质的泛滥等,可使机体发生多方面的代谢与功能紊乱。

一、物质代谢紊乱

1. **分解代谢增强**　休克时物质代谢变化一般表现为氧耗减少,糖酵解增强,糖原、脂肪和蛋白分解代谢增强,合成代谢减弱。1996 年,Hamish R.Michie 将脓毒症休克时出现的这种现象,称为脓毒性自身分解代谢(septic autocatabolism)。休克早期由于休克病因引起的应激反应,可出现一过性高血糖和糖尿。这与血浆中胰高血糖素、皮质醇及儿茶酚胺浓度升高有关。上述激素促进脂肪分解及蛋白质分解,导致血中游离脂肪酸、甘油三酯、极低密度脂蛋白和酮体增多,血中氨基酸特别是丙氨酸水平升高,尿氮排出增多,出现负氮平衡。特别在脓毒症休克、烧伤性休克时,骨骼肌蛋白分解增强,氨基酸从骨骼肌中溢出向肝脏转移,促进急性期蛋白合成。

2. **高代谢状态**　休克过程中,儿茶酚胺、糖皮质激素、生长激素和胰高血糖素等应激激素分泌增多,机体代谢率升高。脓毒症休克患者常伴发热,使机体代谢率进一步升高。机体因高代谢状态,能量消耗增多,所需氧耗量增大而导致组织氧债增大。氧债增大说明组织缺氧,主要原因有:①细胞摄取氧障碍。微循环内微血栓形成使血流中断,组织水肿导致氧弥散到细胞的距离增大,使细胞摄取氧受限。②细胞利用氧障碍。休克时由于线粒体的结构和功能受损,细胞利用氧障碍,ATP 生成减少。

二、电解质与酸碱平衡紊乱

1. **代谢性酸中毒**　休克时的微循环障碍及组织缺氧使线粒体氧化磷酸化受抑,葡萄糖无氧酵解增强及乳酸生成增多。同时,肝功能受损不能将乳酸转化为葡萄糖,肾功能受损不能将乳酸排出,导致高乳酸血症及代谢性酸中毒。增高的 H^+ 可竞争 Ca^{2+} 的作用,使心肌收缩力下降,血管平滑肌对儿茶酚胺反应性降低,导致心输出量减少和血压下降。酸中毒可损伤血管内皮,激活溶酶体酶,诱发 DIC,进一步加重微循环紊乱和器官功能障碍。

2. **呼吸性碱中毒**　在休克早期,创伤、出血、感染等刺激可引起呼吸加深、加快,通气量增加,$PaCO_2$ 下降,导致呼吸性碱中毒。呼吸性碱中毒一般发生在血压下降和血乳酸增高之前,可作为早期休克的诊断指标之一。但应注意,休克后期由于休克肺的发生,患者因通气、换气功能障碍,又可出现呼吸性酸中毒,使机体处于混合性酸碱失衡状态。

3. **高钾血症**　休克时的缺血缺氧使 ATP 生成明显减少,进而使细胞膜上的钠泵活性降低,细胞内的 Na^+ 泵出减少,导致细胞内 Na^+、水潴留,细胞外的 K^+ 增多,引起高钾血症。酸中毒还可经细胞内外 H^+-K^+ 交换而加重高钾血症。

三、器官功能障碍

休克过程中的微循环功能障碍及全身炎症反应综合征,常引起肺、肾、肝、胃肠、心、脑等器官受损,甚至导致多器官功能障碍综合征(multiple organ dysfunction syndrome,MODS)或多器官衰竭(详见本章第五节"多器官功能障碍综合征")。

第四节　几种常见休克的特点

前文介绍了休克发生、发展的一般规律。由于休克的病因不同,始动环节各异,各型休克还有各自的特点。

一、失血性休克

失血后是否引起休克,取决于失血量和失血速度:一般 15~20min 内失血少于全身总血量的 10%~15% 时,机体可通过代偿使血压和组织灌流量基本保持在正常范围内;若在 15min 内快速、大量失血超过总血量的 20%(约 1 000ml),则超出机体的代偿能力,即可引起心输出量和平均动脉压(mean arterial pressure,MAP)下降而发生失血性休克;如果失血量超过总血量的 50%,会很快导致死亡。美国外科医师学会根据血容量丢失的程度将失血性休克分为四级(表 18-1)。

表 18-1　失血性休克程度分级 *

分级	失血量 /ml（占总血量的百分比 /%）	血压 / 脉压	心率 /（次 /min）	尿量 /（ml/h）	呼吸 /（次 /min）	精神状态
Ⅰ（Initial）	≤ 750（15）	正常	<100	>30	14~20	轻度焦虑
Ⅱ（Compensated）	750~1 500（15~30）	正常 / ↓	100~120	20~30	20~30	中度焦虑
Ⅲ（Progressive）	1 500~2 000（30~40）	↓ / ↓	120~140	5~20	30~40	躁动, 精神恍惚
Ⅳ（Refractory）	>2 000（40）	↓↓ / ↓↓	>140	无尿	>40	神志模糊, 昏睡, 随时可能死亡

注：* 数据基于体重 70kg 的成年人。

失血性休克分期较明显, 临床症状典型, 是休克研究的基础模型。其发展过程基本上遵循微循环缺血期、微循环淤血期、微循环衰竭期逐渐发展的特点, 具有"休克综合征"的典型临床表现。失血性休克易并发急性肾衰竭和肠源性内毒素血症。大量失血后, 血容量迅速减少, 为保证心脑血液供应, 血液发生重新分配, 故休克早期就出现肾血流灌注不足, 导致急性肾功能不全。同时, 肠血流灌注减少使肠屏障功能降低, 引起肠源性内毒素及细菌移位, 导致肠源性内毒素血症或脓毒症休克。这是失血性休克向休克难治期发展的重要原因之一。快速恢复血容量（止血、输血、输液）是治疗失血性休克的关键。

二、脓毒症休克

病原微生物严重感染引起全身炎症反应综合征, 导致机体反应失调, 产生危及生命的器官功能障碍, 称为脓毒症（sepsis）。严重脓毒症患者, 病原微生物感染引起严重的全身炎症反应, 可导致异常的血管扩张、低血压和组织缺氧, 如给予充分的液体复苏仍无法纠正其持续性低血压时, 称为脓毒症休克（septic shock）, 是临床上常见的休克类型之一。2016 年脓毒症与脓毒症休克处理国际指南更是进一步明确量化：脓毒症休克患者需要使用升压药物才能维持平均动脉压 65mmHg 以上, 血乳酸浓度高达 2mmol/L 以上。脓毒症休克过去称为感染性休克（infectious shock）, 二者指的是同一病理过程。

（一）病因

脓毒症休克常见于肺部、腹腔、泌尿系统、中枢神经系统和皮肤软组织感染以及菌血症。细菌、病毒、真菌、立克次体等病原微生物感染均可引起脓毒症休克, 其中革兰氏阴性菌感染引起的脓毒症休克在临床最为常见, 包括大肠埃希菌、肺炎克雷伯菌、产气肠杆菌、黏质沙雷菌、铜绿假单胞菌、变形杆菌等, 细菌所释放的内毒素即 LPS 是其重要的致病因子。革兰氏阳性菌如金黄色葡萄球菌、表皮葡萄球菌、肺炎链球菌以及真菌也是脓毒症休克的重要病原。脓毒症休克的死亡率高达 60% 左右, 仅美国每年就有 10 万人死于这类休克。尽管目前临床上采用多种抗生素和器官支持疗法, 但死亡率仍居高不下。

（二）发病机制

脓毒症休克的发生机制十分复杂, 尚有待进一步研究阐明。微循环障碍、全身炎症反应失控、免疫功能紊乱、凝血功能紊乱等均参与了脓毒症休克的病理过程。

1. **微循环障碍**　各种感染因素通过休克的三个始动环节引起有效循环血量减少和微循环障碍：①病原微生物及其释放的各种毒素刺激炎症细胞, 产生和释放大量的细胞因子及其他血管活性物质, 可增加毛细血管通透性, 使大量血浆外渗, 导致血容量减少；②病原微生物及其毒素诱导多种炎症介质（如 TNF-α、NO、IL-1、IL-2、PGE_2、PGI_2 和缓激肽等）产生增加, 引起血管强烈扩张, 甚至出现对 α 受体激动药无反应的"血管麻痹"状态,致使血管床容量增加,有效循环血量相对不足;③细菌毒素及内源性生物活性物质可直接损伤心肌细胞,造成心泵功能障碍,心输出量减少。

此外,脓毒症休克时易发生凝血功能紊乱,其机制为:①毛细血管通透性增高,血浆外渗导致血液浓缩、血细胞聚集使血黏度增高,血液处于高凝状态;②各种毒素及炎症因子损伤组织细胞,使组织因子大量释放,损伤血管内皮还可暴露胶原纤维,启动内、外源性凝血系统。因此,脓毒症休克微循环障碍发生快而严重,迅速进入微循环衰竭期,引起 DIC。凝血过程中血小板和凝血因子的大量消耗和继发性纤溶亢进又可导致出血。

2. **炎症与免疫功能紊乱**　病原微生物可通过"病原体相关分子模式"(pathogen-associated molecular patterns,PAMPs)刺激炎症免疫细胞产生大量炎症介质。这些 PAMPs 主要是指病原微生物共有的某些高度保守的分子结构,包括:①细菌胞壁成分,如革兰氏阴性菌的脂多糖,革兰氏阳性菌的寡肽糖和真菌的酵母多糖等;②细菌胞核成分及病毒产物,如富含非甲基化胞嘧啶 - 鸟嘌呤二核苷酸的 DNA 片段(非甲基化 CpG-DNA)、单链 RNA、双链 RNA 等。PAMPs 为病原微生物所特有,是宿主固有免疫细胞泛特异性识别的分子基础。组织细胞受到损伤、缺氧、应激等刺激后进一步释放多种损伤相关分子模式(damage-associated molecular patterns,DAMPs)产物,如高速泳动族蛋白 B1(high mobility group box 1 protein,HMGB1)、热休克蛋白、嘌呤分子及其降解产物、细胞外基质降解产物等。这些 PAMPs 和 DAMPs 刺激炎症免疫细胞产生大量炎症介质,引起全身炎症反应综合征,导致循环功能紊乱和器官功能障碍(详见本章第五节"多器官功能障碍综合征")。

(三) 血流动力学特点

大多数脓毒症休克患者表现为心输出量增加,外周阻力降低;随着休克的进展,少数患者出现心输出量减少,外周阻力增高。根据血流动力学的特点,脓毒症休克可分为两种类型(表 18-2)。

表 18-2　高动力型休克与低动力型休克特点的比较

指标	高动力型休克	低动力型休克
血压	略降或正常	明显降低
心输出量	高	低
外周阻力	低	高
脉搏	缓慢有力	细速
脉压 /mmHg	较高(>30)	较低(<30)
皮肤色泽	淡红或潮红	苍白或发绀
皮肤温度	温暖、干燥	湿冷
尿量	减少	少尿或无尿

1. **高动力型休克**(hyperdynamic shock)　指病原体或其毒素侵入机体后,引起高代谢和高动力循环状态,即出现发热、心输出量增加、外周阻力降低、脉压增大等临床特点,又称为高排低阻型休克或暖休克(warm shock)。患者临床表现为皮肤呈粉红色,温热而干燥,少尿,血压下降及乳酸酸中毒等。其机制如下:①β 受体激活。脓毒症休克时交感 - 肾上腺髓质系统兴奋,儿茶酚胺分泌增多,后者作用于 β 受体使心收缩力增强,动 - 静脉短路开放,回心血量增多,心输出量增加。②外周血管扩张。脓毒症休克时机体产生大量 TNF-α、IL-1 和其他扩血管性物质(如 PGE$_2$、PGI$_2$、缓激肽等),以及 iNOS 激活促进强烈扩血管物质 NO 大量合成,使外周血管扩张,外周阻力下降。③血管平滑肌细胞膜上的 K$_{ATP}$ 通道被激活,Ca^{2+} 内流减少也是导致外周血管扩张的重要原因。高动力型休克时,虽然心输出量增加,但由于动 - 静脉短路开放,真毛细血管网血液灌流量仍减少,组织仍缺血缺氧。脓毒症休

克一般首先表现为高动力型休克,可继续发展为低动力型休克。

2. **低动力型休克**(hypodynamic shock) 具有心输出量减少、外周阻力增高、脉压明显缩小等特点,又称低排高阻型休克或称冷休克(cold shock)。临床上表现为皮肤苍白、四肢湿冷、尿量减少、血压下降及乳酸酸中毒,类似于一般低血容量性休克。其发生与下列因素有关:①病原体毒素、酸中毒及某些炎症介质直接抑制或损伤心肌,使心肌收缩力减弱;微循环血液淤滞导致回心血量减少,心输出量下降。②严重感染使交感 - 肾上腺髓质系统强烈兴奋,缩血管物质生成增多,致使外周阻力增加。

脓毒症休克因发病机制复杂、病情进展迅速,治疗比较棘手,需要尽早进行休克复苏、控制感染、合理使用血管活性药物以及各种对症支持治疗。

三、过敏性休克

过敏性休克(anaphylactic shock)是由特异性过敏原作用于致敏机体,在短时间内触发严重的全身性速发型变态反应(Ⅰ型变态反应)而引起的休克。除休克的表现外,常伴有喉头水肿、气管痉挛、肺水肿、荨麻疹等征象。致敏原进入人体半小时内出现的休克为急发型过敏性休克,占80%~90%;0.5~24h发作的为缓发型过敏性休克,占10%~20%。过敏性休克的特征是发病急骤,血压急剧下降到休克水平,出现意识障碍,在数分钟或数小时内出现各种过敏相关症状,如不及时抢救,患者很快死亡。

过敏性休克的发生主要与休克的两个始动环节有关:①过敏反应使血管广泛扩张,血管床容量增大;②毛细血管通透性增高使血浆外渗,血容量减少。当过敏原(如青霉素或异种蛋白等)进入机体后,可刺激机体产生抗体IgE。IgE的Fc段能持久地吸附在微血管周围的肥大细胞以及血液嗜碱性粒细胞和血小板等靶细胞表面,使机体处于致敏状态;当同一过敏原再次进入机体时,可与上述吸附在细胞表面的IgE结合形成抗原抗体复合物,引起靶细胞脱颗粒反应,释放大量组胺、5-羟色胺、激肽、补体C3a/C5a、慢反应物质、PAF、前列腺素类(prostaglandins,PGs)等血管活性物质。这些活性物质可导致后微动脉、毛细血管前括约肌舒张和血管通透性增加,外周阻力明显降低,真毛细血管大量开放,血容量和回心血量急剧减少,动脉血压迅速而显著地下降。

立即消除致敏因素、注射缩血管药物(首选肾上腺素)是过敏性休克治疗的关键,配合抗过敏药物及基础生命支持治疗(如心肺复苏、气管切开)。

四、心源性休克

心源性休克的病因分为两大类:一类为心肌源性,主要包括大面积急性心肌梗死、重症心肌炎、心肌病以及恶性心律失常(房颤、室颤)等,其中以冠心病所致的急性心肌梗死最为常见;另一类为非心肌源性,主要包括急性心脏压塞、张力性气胸、心脏肿瘤、肺血管栓塞等压力性或堵塞性病因。非心肌源性病因引起的心源性休克又称为阻塞性休克(obstructive shock)。

心源性休克是心力衰竭的极期表现,比心力衰竭更为严重,表现为血压在休克早期就显著下降,其微循环变化发展过程基本与低血容量性休克相同。近年来,尽管广泛开展了血流动力学监测以及发展了机械循环支持新技术,心源性休克的病死率仍居高不下,急性大面积心肌梗死合并心源性休克,其病死率可高达80%。

心源性休克的共同特点是心输出量或心指数降低,但心室前负荷、血容量及外周血管阻力等可有不同表现。根据血流动力学的变化,心源性休克可分为两型:①低排高阻型。大多数患者表现为外周阻力增高,这与血压下降、降压反射受抑而引起交感 - 肾上腺髓质系统兴奋和外周小动脉收缩有关,肾素 - 血管紧张素 - 醛固酮系统的激活进一步增加外周阻力。低排高阻型在心源性休克患者中约占2/3。②低排低阻型。少数患者表现为外周阻力降低,这可能是心肌梗死或心室舒张末期容积增大和压力增高,刺激了心室壁的牵张感受器,反射性抑制交感中枢,导致外周阻力降低所致。此外,组织、器官缺血缺氧导致的酸中毒,扩血管体液因子释放等也在外周血管扩张中发挥重要作用。

心源性休克的病因治疗最为关键,在此基础上,降低机体氧耗(绝对卧床休息)以及生命支持治疗(氧疗甚至体外膜式氧合)等对患者的康复也十分重要。

五、神经源性休克

神经源性休克(neurogenic shock)是指由于血管运动中枢发生抑制,或者传出的交感缩血管纤维被阻断,使血管运动张力丧失,大量血管扩张导致外周血管阻力降低、血管床容积增大、有效循环血量相对不足而引起休克。强烈的疼痛刺激、严重的脑损伤、深度麻醉、脊髓损伤、高位脊髓麻醉等都可引起神经源性休克。正常情况下,血管运动中枢不断发放冲动,沿传出的交感缩血管纤维到达全身小血管,使其维持一定的血管紧张度。当血管运动中枢发生抑制或传出的交感缩血管纤维被阻断时,小血管就因紧张性的丧失而发生扩张,结果使外周血管阻力降低,大量血液淤积在微循环中,回心血量急剧减少,血压下降,引起神经源性休克。由于此型休克微循环灌流量并无明显减少,从休克概念来看,这种情况只能称为低血压状态(hypotension state),而不能称为休克。

神经源性休克通常是暂时性的,其病理生理变化和发生机制比较简单,有时不经治疗即可自愈,有的则在应用缩血管药物后迅速好转。其结局在很大程度上取决于神经损伤的严重程度,如由疼痛刺激等引起的神经源性休克经过一段时间可能自行恢复,而头部外伤引起的休克则可能预后不良。

第五节　多器官功能障碍综合征

多器官功能障碍综合征(MODS)是指机体遭受严重感染、创伤、烧伤、休克或大手术等严重损伤或危重疾病后,短时间内同时或相继出现两个或两个以上的器官功能损害的临床综合征。MODS 是临床危重病患者死亡的重要原因之一,患者死亡率随衰竭器官的数量增加而增高,其中呼吸衰竭、肾衰竭和肝衰竭对死亡率的影响较大。慢性病患者在原发器官功能障碍基础上继发另一器官功能障碍,如肺源性心脏病、肺性脑病、肝肾综合征等,均不属于 MODS。

MODS 的概念起源于 20 世纪 70 年代开展的危重病的临床观察和研究,外科领域率先提出了多器官衰竭(multiple organ failure,MOF)或多系统器官衰竭(multiple system organ failure,MSOF)的概念。由于 MOF 或 MSOF 强调器官衰竭的终末阶段,至诊断成立时病情已十分严重,因此 1991 年美国胸科医师学会(American College of Chest Physicians,ACCP)与危重病医学会(Society of Critical Care Medicine,SCCM)联合提出,用 MODS 取代 MOF 或 MSOF 的概念。MODS 能反映器官损害从轻到重的全过程,有利于早期诊断和早期干预。

一、病因

引起多器官功能障碍的病因很多,前述能引起休克的病因都能导致 MODS 的发生,主要分为感染性和非感染性因素两大类,其中,脓毒症和脓毒症休克是导致 MODS 的最常见原因,其他严重的损伤性因素或疾病的存在也可启动或促进 MODS 的发生与发展。

(一) 感染性因素

70% 左右的 MODS 由感染引起。其中,严重的全身性感染引起的脓毒症是引起 MODS 及患者致死的主要原因。引起脓毒症的病原菌主要为革兰氏阴性菌,如:大肠埃希菌、肺炎克雷伯菌和铜绿假单胞菌;近年来,金黄色葡萄球菌等革兰氏阳性菌引起的脓毒症的发病率也显著上升。

临床上,老年患者中以肺部感染作为原发病因者最为多见,而青壮年患者以腹腔感染最常见。此外,各种原因导致的肠系膜缺血、肠道黏膜屏障功能下降或菌群失调时,肠道内细菌可直接侵入血液循环或肠道细菌毒素可吸收入血,以及创伤或烧伤患者的创面感染,这些情况均能促进 MODS 的发生。

(二)非感染性因素

1. **严重创伤、烧伤和大手术** 严重创伤、大面积烧伤、多发性骨折和大手术后,由于组织损伤、坏死、脱落、失血和失液等,无论有无感染均可发生 MODS,其中,肺、肾、肝、消化道、心和神经系统等器官容易受累。急性坏死性胰腺炎造成的组织坏死也是引起 MODS 的重要原因。

2. **休克和休克后复苏** 低血容量性休克引起多个组织、器官的微循环血液灌流不足,或休克晚期微循环中形成大量微血栓,导致或加重组织缺血、缺氧,引起各器官的功能损害。临床上,有些休克患者进行液体复苏后易发生 MODS,可能与缺血再灌注损伤有关。

3. **大量输血、输液及药物使用不当** 创伤后早期给予患者输注大量库存血是创伤后引发 MODS 的独立危险因素,储存时间较长的库存血液中含有 TNF-α、IL-6 等复杂的生物活性物质,因此大量输血可引起炎症反应,直接导致 MODS 的发生。过量输液可增加心脏容量负荷,引起急性左心功能障碍和肺间质水肿;同时血液稀释使患者凝血功能紊乱,易造成出血倾向。抗生素使用不当可引起肝、肾功能损害。大剂量使用去甲肾上腺素等血管收缩药物,可加重微循环障碍和组织缺血缺氧。

4. **免疫功能低下** 自身免疫性疾病、免疫缺陷性疾病、持续应激、肿瘤患者接受化疗或放疗等均可导致全身免疫功能低下,易继发严重感染。老年人器官的代偿能力及免疫功能低下也是发生 MODS 的重要危险因素。此外,大剂量使用激素可引起免疫抑制、消化道溃疡出血以及继发感染等副作用。

5. **其他** 医疗诊治中的操作不当或判断失误,也是引起 MODS 的一大原因,如内镜检查导致的穿孔、高浓度吸氧导致的肺泡表面活性物质的破坏和肺血管内皮细胞损伤、呼吸机使用不当造成的心肺功能障碍等。此外,急性化学性中毒患者,因吸入大量的毒气(如火灾现场的空气)可引起急性呼吸窘迫综合征(ARDS),继而导致 MODS。

二、发病过程

根据 MODS 的临床发病过程,可将其分为两种类型。

(一)单相速发型(rapid single-phase)

单相速发型 MODS 由损伤因子直接引起,原无器官功能障碍的患者同时或短时间内相继出现两个或两个以上器官系统的功能障碍。临床上多于严重创伤、失血、休克后迅速发生,或在休克复苏后12~36h 内发生。此型病情发展较快,病变进程只有一个时相,器官功能损伤只有一个高峰,故又称原发型或一次打击型。

(二)双相迟发型(delayed two-phase)

双向迟发型 MODS 是指由原发性损伤因素引起的器官功能障碍经治疗后数天内处于一个相对稳定的缓解期,或者休克得到复苏后经过一个相对稳定的缓解期,但 3~5d 后又发生全身性感染,迅速出现脓毒症,此时病情急剧恶化,导致多个器官功能障碍。此型 MODS 并非仅由原始损伤因子直接引起,而要经历炎症因子泛滥的"二次打击",在病变进程中出现两个时相,器官功能损伤出现两个高峰,故又称继发型或二次打击型。此型患者病情较重,常有死亡危险。

三、发病机制

MODS 的发生机制十分复杂,涉及神经、内分泌、体液和免疫等多个系统,至今尚未完全阐明。目前认为,全身炎症反应失控是其最主要的发病机制,其他机制包括肠道细菌移位及肠源性内毒素血症、缺血再灌注损伤和细胞凋亡等。这些机制并不孤立存在,而是相互联系、相互影响,甚至互相重叠。

(一) 全身炎症反应失控

当机体发生严重感染、创伤、失血/失液、休克时,局部组织细胞释放炎症介质增多,诱导炎症细胞激活并向损伤部位聚集,出现局部炎症反应,有利于清除病原微生物和促进组织修复。但是,当炎症细胞大量激活以及炎症介质过量释放进入血液循环,可导致一种难以控制的全身瀑布式炎症反应,造成自身组织细胞的严重损伤和器官功能障碍。

1. 全身炎症反应综合征(SIRS) 是指严重的感染或非感染因素作用于机体,刺激炎症细胞的活化,导致各种炎症介质的大量产生而引起一种难以控制的全身性瀑布式炎症反应。1991 年,美国胸科医师学会和危重病医学会(ACCP/SCCM)在芝加哥会议上提出了 SIRS 的概念并制定了诊断标准,提出凡具备以下 2 项或 2 项以上指标,即可诊断为 SIRS:体温 >38℃或 <36℃;心率 >90 次/min;呼吸频率 >20 次/min 或 $PaCO_2$<32mmHg;外周血白细胞计数 >12.0×10^9/L 或 <4.0×10^9/L 或未成熟粒细胞 >10%。鉴于该标准特异性低以及敏感性过高,于 2001 年在华盛顿召开的多学会联席会议上,对其相关指标进行重新修订,提出了比过去更为严格的新诊断标准,包括感染、炎症反应、器官障碍、血流动力学、组织灌注等 21 个指标及参数。由于新标准指标太多,过于复杂,临床上较少应用。

(1) 炎症细胞活化:炎症细胞主要包括中性粒细胞和单核-巨噬细胞,一旦受到各种损伤性刺激,会发生细胞变形、黏附、趋化、迁移、脱颗粒及释放等反应,称为炎症细胞活化(activation of inflammatory cells),对于增强机体防御能力、清除病原体等具有积极意义。但炎症细胞过度活化后可大量浸润至组织,释放氧自由基、溶酶体酶和炎症介质,可引起原发组织甚至远隔组织细胞的损伤,促进 MODS 的发生和发展。炎症细胞过度活化产生的细胞因子将直接导致血管内皮细胞损伤,并引起血小板活化,在 MODS 的发生中亦发挥关键作用。

(2) 炎症介质泛滥:炎症介质(inflammatory mediator)是指在炎症过程中由炎症细胞释放或从体液中产生,参与或引起炎症反应的化学物质的总称。感染或非感染因素刺激炎症细胞,通过激活核因子κB(nuclear factor of kappa B,NF-κB)、MAPK、Janus 激酶/信号转导子和转录激活因子(Janus kinase/signal transducer and activator of transcription,JAK/STAT)等细胞内信号转导通路,使炎症介质大量产生。SIRS 时,炎症细胞活化,释放炎症介质,后者又进一步激活炎症细胞,二者互为因果,引起炎症介质的释放不断增加,形成炎症的"瀑布效应"。SIRS 时表达增加的主要炎症介质见表 18-3。

表 18-3　主要促炎介质的作用及来源

促炎介质	主要作用	来源
TNF-α	活化内皮细胞、粒细胞和巨噬细胞;发热	巨噬细胞、淋巴细胞
IL-1	活化内皮细胞及巨噬细胞;发热	巨噬细胞、中性粒细胞和内皮细胞
IL-2	活化 T 淋巴细胞及巨噬细胞	淋巴细胞
IL-6	活化内皮细胞及巨噬细胞	巨噬细胞
IL-8	趋化粒细胞,释放整合素(CD11/CD18)	巨噬细胞
IL-5	促 B 细胞分化和嗜酸性粒细胞生成	Th2 细胞、肥大细胞
IL-12	激活 NK 细胞、诱导 Th1 细胞分化	树突状细胞、巨噬细胞、B 淋巴细胞
IL-17	诱导多种细胞产生炎症细胞因子、趋化因子和集落刺激因子	Th17 细胞
IFN	活化巨噬细胞、抗病原微生物	巨噬细胞、淋巴细胞
HMGB1	激活巨噬细胞释放促炎因子、刺激内皮细胞表达黏附分子等	巨噬细胞、坏死细胞
LTB_4	趋化粒细胞	中性粒细胞

续表

促炎介质	主要作用	来源
PAF	活化血小板、粒细胞、巨噬细胞和内皮细胞	白细胞、血小板、巨噬细胞和内皮细胞
ROS	损伤血管内皮细胞、杀伤病原微生物	内皮细胞、粒细胞、巨噬细胞
血浆源介质	促进凝血、纤溶、激肽、补体活化	FXII活化血浆前体物质
溶酶体酶	损伤弹性纤维、胶原纤维	粒细胞、巨噬细胞、组织细胞

1)细胞因子。是指由多种细胞分泌的能调节细胞生长、分化,调节免疫功能,参与炎症发生和创伤愈合等生物学作用的小分子多肽的统称。与炎症有关的细胞因子主要包括 TNF-α、IL-1、IL-2、IL-6、IL-8、IFN、IL-5、IL-12、IL-17、HMGB1、集落刺激因子及趋化因子等。其中:TNF-α 和 IL-1 快速上升,是参与 SIRS 的重要早期炎症因子;而血清中的 HMGB1 则在感染后 16~24h 才升高,故称为晚期炎症因子。这些细胞因子具有广泛的生物学作用:①启动瀑布式炎症级联反应;②参与创伤后的高代谢反应,引起发热、蛋白质消耗、机体氧耗量增加;③直接损伤组织细胞。

2)脂类炎症介质。细胞膜结构破坏后,膜磷脂可降解而生成脂类炎症介质,主要包括二十烷类炎症介质和 PAF:①二十烷类炎症介质。膜磷脂成分磷脂酰胆碱在磷脂酶 A_2 的作用下,产生花生四烯酸。花生四烯酸经环加氧酶作用,产生 PGs 和血栓烷类代谢产物,其中重要的是 PGE_2、PGI_2 和 TXA_2,它们都含有 20 个碳原子。TXA_2 可促进血小板聚集及血管收缩,参与 ARDS 时肺微循环内的血栓形成、肺动脉高压及通气 - 血流比例失调的发生。PGE_2 可使小血管扩张,血管壁通透性增加,形成局部炎性水肿,是发热的中枢调节介质,还可抑制中性粒细胞趋化和免疫应答反应,是重要的抗炎介质。PGI_2 可使血管扩张,血管壁通透性增加,导致 SIRS 时炎性渗出和脓毒症休克时的低血压。花生四烯酸经 5- 脂加氧酶的作用则产生 LTs 代谢产物,包括 LTB_4、LTC_4 和 LTD_4 等。其中 LTB_4 的作用主要是趋化粒细胞,LTC_4 和 LTD_4 的作用主要是使支气管平滑肌收缩。② PAF。SIRS 时活化的磷脂酶 A_2 可裂解膜磷脂上的脂肪酸,生成溶血 PAF,后者再经乙酰转移酶作用生成 PAF。PAF 不仅能活化血小板,促进血栓形成,而且可启动炎症反应,激活中性粒细胞和巨噬细胞,使之分泌细胞因子和脱颗粒,并活化血管内皮细胞,促进黏附分子的表达以及与白细胞间的黏附,损伤血管壁,增加其通透性。小剂量 PAF 可使炎症细胞对炎症介质的敏感性升高,大剂量可引起低血压和急性肺损伤。

3)黏附分子。主要包括整合素、选择素和免疫球蛋白等三个家族。在炎症介质的作用下,黏附分子介导中性粒细胞 - 内皮细胞间的黏附反应。SIRS 时,内皮细胞在 TNF-α、IL-1 等细胞因子作用下,ICAM-1 表达可增加 30 倍,E- 选择素则可增加 100 倍。黏附且激活的白细胞可释放氧自由基和溶酶体酶,导致内皮细胞和其他组织细胞损伤。采用黏附分子的单抗阻止中性粒细胞黏附于血管内皮,可明显减轻 SIRS 造成的组织损伤,改善动物的存活状况。

4)血浆源性炎症介质。是指在致炎因素作用下,血浆中无活性的某些蛋白质(如补体、激肽、凝血和纤溶因子等)发生裂解而生成的一类具有活性的肽类物质。它们可作用于全身各个组织、器官,引起功能紊乱。如:补体成分 C3a、C5a 可作为趋化因子吸引中性粒细胞到达炎症部位,促进呼吸爆发,释放氧自由基,导致细胞损伤;或刺激嗜碱性粒细胞和肥大细胞释放组胺,增加血管壁通透性,促进微循环功能障碍。血浆激肽系统激活过程中产生的缓激肽可扩张微血管,增加微血管壁通透性,并且具有致痛作用。组织损伤时,内源性、外源性凝血途径均被激活,产生大量凝血酶。凝血酶活化后裂解纤维蛋白原,产生纤维蛋白肽 A 和肽 B,后者可增加微血管壁通透性,并促进白细胞的趋化作用。纤溶酶活化后可降解纤维蛋白(原)生成纤维蛋白降解产物(fibrin degradation product,FDP)。FDP 可激活白细胞,增加微血管壁通透性,并促进组胺和激肽的致炎作用。在 SIRS 发展过程中,补体、激肽、凝血和纤溶四个系统相互激活,产生放大效应,不断加重细胞损伤和器官功能障碍。

5)氧自由基与NO。SIRS 时白细胞激活可产生大量氧自由基;休克复苏后,由于氧的大量重新摄入也可产生大量氧自由基。氧自由基可攻击细胞的所有成分,导致生物膜损伤、酶失活、染色体基因突变等,引起缺血再灌注损伤。此外,自由基还可作为信号分子诱导多种炎症细胞的信号转导活化,上调与炎症反应有关的多种基因表达,如促进黏附分子、IL-8 及 TNF-α 等的表达,从而放大炎症效应。但并不是所有的自由基都是有害的,如内皮细胞产生的 NO,它能够稳定溶酶体膜,抵抗自由基的损伤,减少白细胞和血小板的黏附,减轻血管损伤;还可舒张血管平滑肌,扩张血管,增加缺血器官的血液灌注。但如果 NO 产生过量,则又会导致血管麻痹性扩张,引起难治性低血压。

6)蛋白酶。SIRS 时蛋白酶活性增高。中性粒细胞过度激活、脱颗粒,引起弹性蛋白酶释放增加,直接损伤邻近或远隔的血管内皮细胞或组织细胞,导致毛细血管壁的通透性增加和组织、器官的结构功能破坏。此外,细胞因子产生过度,可刺激成纤维细胞或成骨细胞活化,产生的胶原蛋白酶增加,促进细胞外基质中的胶原蛋白分解,破坏基质结构,使感染易于扩散。

总之,炎症是机体固有的防御反应,适量的促炎因子对机体有益,有助于杀灭病原生物、清除坏死组织、增强免疫活性和修复创伤等,维持内环境稳定。而过度的炎症反应则对组织、器官产生广泛而严重的损害(图 18-8)。

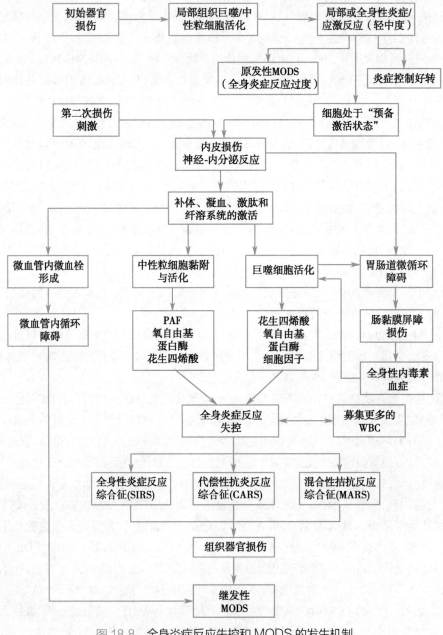

图 18-8   全身炎症反应失控和 MODS 的发生机制

2. 促炎与抗炎反应的平衡失调 SIRS 活化的炎症细胞既能产生促炎介质,也能产生抗炎介质。抗炎介质(anti-inflammatory mediator)是一类具有抑制炎症介质释放、对抗促炎介质功能以及控制炎症反应的免疫调节分子,主要包括 IL-4、IL-10、IL-11、IL-13、PGE_2、PGI_2、白介素 -1 受体拮抗剂、可溶性 TNF-α 受体、转化生长因子 -β(transforming growth factor-β,TGF-β)和糖皮质激素等(表 18-4)。在促炎介质释放的过程中,机体通过代偿机制可同时产生各种内源性抗炎介质,拮抗炎症反应,有助于炎症的控制。

表 18-4 主要抗炎介质的作用及来源

抗炎介质	主要作用	来源
IL-4	抑制巨噬细胞产生细胞因子	T 细胞、肥大与嗜碱性粒细胞
IL-10	抑制巨噬细胞、中性粒细胞产生细胞因子及 PGE_2 等	Th2 细胞
IL-13	抑制巨噬细胞产生细胞因子	活化的 T 细胞
PGE2	刺激 IL-10、拮抗 TXA_2	内皮细胞、巨噬细胞
sTNFαR	与膜 TNFR 竞争 TNF,干扰 TNF 活性	巨噬细胞
IL-1ra	与 IL-1R 结合,抑制 IL-1 活性	巨噬细胞
TGF-β	抑制单核 / 巨噬细胞、淋巴细胞的多种功能	淋巴细胞、单核细胞
NO	扩张毛细血管,抑制 IL-6、IL-1、IL-8 的释放	内皮细胞、巨噬细胞
糖皮质激素	抑制炎症介的释放	肾上腺皮质分泌

注:sTNFαR 为可溶性 TNFα 受体;IL-1ra 为 IL-1 受体(IL-1R)拮抗剂。

随着炎症反应逐渐发展加重,机体的抗炎反应也随之加强,维持促炎与抗炎反应间的动态平衡。适度产生的抗炎介质可避免炎症反应的过度发展,但抗炎介质的过度表达、释放入血,则可引起代偿性抗炎反应综合征(compensatory anti-inflammatory response syndrome,CARS),进而广泛抑制免疫系统功能,促进感染的扩散和增加对感染的易感性。如果因感染扩散或继发新的感染而释放炎症介质,就会进一步促进 SIRS,患者往往由于严重、持续的感染而死亡。然而,在一些严重烧伤、创伤和出血的患者中,免疫功能低下也可出现在炎症反应的早期,甚至主导整个炎症反应过程,而缺乏明确或强烈的促炎反应,这种因抗炎介质产生过多或促炎与抗炎失衡,引起的免疫抑制现象称为免疫麻痹(immune paralysis)。

在 MODS 的发生、发展中,体内的促炎反应和抗炎反应作为矛盾对立的双方,贯穿于疾病发生的始终,两者间如果维持平衡并得到控制,可维持内环境的相对稳定,病情可能好转。如果该平衡被打破,当促炎效应大于抗炎反应,则表现为 SIRS 或免疫亢进;若抗炎反应大于促炎效应,则表现为 CARS 或免疫抑制。在脓毒症引起的 MODS 中,早中期阶段往往以 SIRS 占主导地位,而中后期出现 CARS 并逐渐增强。此时,不论是以 SIRS 还是 CARS 效应为主导,后果都是炎症反应失控,其促炎或抗炎的保护性作用将转变为自身破坏性作用,不但损伤局部组织,同时破坏远隔器官的功能,是导致 MODS 的根本原因。

器官功能衰竭有时因 SIRS 而产生,也有时是因 CARS 形成的易感染性所致。在原由 SIRS 引起的器官功能衰竭治疗中,有时形成 CARS。在体内,当 SIRS 和 CARS 同时存在,则导致炎症反应与免疫功能的紊乱更为严重,对机体产生更为严重的损伤,这种现象称为混合性拮抗反应综合征(mixed antagonist response syndrome,MARS)。这种情况更容易加速组织、器官功能的衰竭。

(二)肠道细菌移位及肠源性内毒素血症

正常情况下,肠黏膜上皮是防止细菌或毒素从胃肠道进入体循环的重要机械防御屏障。肠黏膜持续缺血可引起肠黏膜上皮损伤,其天然防御屏障功能减弱,细菌和内毒素进入肠壁组织,通过肠淋巴管和肠系膜淋巴结进入门静脉和体循环,引起全身感染和内毒素血症,这种肠内细菌侵入肠外组织的过程称为肠道细菌移位(bacterial translocation from intestine)。SIRS 产生的炎症介质也可直接损伤肠黏膜上皮。正常情况下,进入门静脉系统的少量肠道细菌和内毒素能够被肝脏中的 Kupffer 细胞清除,因此,肝脏的 Kupffer 细胞作为防止肠源性感染的第二道防线发挥关键作用。在创伤、休克或大手术等危重病患者中,往往存在肝脏供血不足、肝细胞和 Kupffer 细胞功能受损,此时清除肠源性毒素或细菌的能力丧失,容易引发全身性感染或内毒素血症,促进 MODS 发生(图 18-9)。

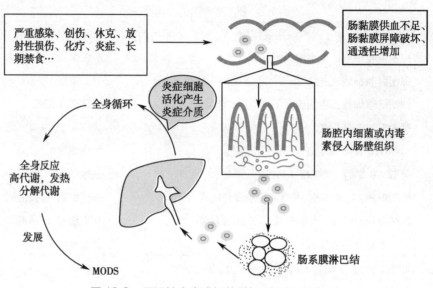

图 18-9　肠源性毒素或细菌引起 MODS 的机制

由各种因素导致的肠黏膜长时间缺血缺氧、肝功能以及单核 - 巨噬细胞系统的功能障碍、危重病患者长期禁食、机体免疫功能低下以及大剂量应用抗生素等情况,是引起肠源性内毒素血症的常见原因和条件。进入体循环的内毒素:一方面可直接激活炎症细胞和内皮细胞,合成和释放多种炎症介质和蛋白酶类等物质;同时可激活补体系统,促使炎症细胞的进一步激活,导致 PGs、LTs、TNF-α 等炎症介质大量释放;另一方面,内毒素可直接损伤血管内皮细胞,使凝血与纤溶系统异常激活,引发 DIC。总之,内毒素可引起大量炎症介质释放、微血栓形成及微循环功能障碍,加重组织细胞的结构损伤与破坏,促进各个器官功能障碍甚至衰竭,最终导致 MODS 的发生。

(三)缺血与缺血再灌注损伤

严重感染等因素可直接损伤各个组织、器官的血管内皮细胞,不仅使血管壁通透性增加,引起组织水肿,而且可以激活凝血系统,并使血管内皮细胞与白细胞的相互作用增强,引起微循环的血流阻力增加,甚至形成微血栓导致无复流现象。此外,各种严重损伤因素通过神经 - 内分泌反应使得机体处于严重的应激状态,导致交感 - 肾上腺髓质系统和肾素 - 血管紧张素系统兴奋,引起外周血管广泛收缩,导致组织、器官持续性缺血缺氧,进而导致多个器官功能代谢发生严重紊乱和损伤,促进 MODS 发生、发展。临床资料显示,部分患者当缺血状态改善后,其器官功能障碍仍可呈进行性加剧的趋势。再灌注后出现 MODS 的机制尚未完全明了,可能与自由基产生、钙超载、白细胞与内皮细胞的相互作用及组织间质水肿等有关(详见第十七章"缺血再灌注损伤")。

(四)细胞凋亡

细胞凋亡过程参与 MODS 的发生。氧自由基及某些炎症介质(如 HMGB1 和 TNF-α)可促进多种细胞发生凋亡。严重创伤和感染时,机体的各个器官中均发现有一定程度的组织细胞凋亡,其中胸腺、脾脏、骨髓、淋巴结及全身淋巴组织等最易发生细胞凋亡,这可能是创伤后机体免疫力低下的直接原因。在脓毒症并发 MODS 的死亡患者中,肠上皮细胞也存在明显的凋亡,这可能是肠黏膜屏障功能障碍的主要原因。此外，血管内皮细胞凋亡可能是微循环功能障碍的重要基础。

四、主要器官、系统的功能障碍

MODS 的发生、发展过程几乎可累及体内每个器官、系统，这些变化既是 MODS 临床表现的病理生理基础，也是临床诊断的重要依据。

(一) 肺功能障碍

MODS 患者中急性肺功能障碍的发生率高达 83%~100%。休克早期由于组织细胞缺血缺氧，刺激呼吸中枢导致通气过度，可发生呼吸性碱中毒；随着休克的进展，可出现以动脉血氧分压进行性下降为特征的急性呼吸衰竭。SIRS 发生时往往也最先累及肺，一般在原发病发生后 24~72h 内早期即可出现急性呼吸功能障碍，严重的可发展为 ARDS。MODS 患者可出现 ARDS 的临床表现，如：呼吸窘迫、发绀、进行性呼吸困难和低氧血症；因肺防御功能障碍，易发生呼吸道感染；由于肺水肿，可闻及湿啰音和呼吸音减弱。死亡患者尸检时可发现肺重量增加，呈褐红色，镜下可见严重的间质性肺水肿、肺泡水肿、充血、出血、局部性肺不张、微血栓形成和肺泡透明膜形成。ARDS 的发生机制主要与失控性炎症介质释放、呼吸膜损伤、微血栓形成和肺组织细胞的缺血缺氧等有关。

肺脏容易受损伤的主要原因有：①肺循环接受来自全身各组织的静脉血，以及包含其中的细菌、内毒素、炎症介质和代谢产物等，这些有害物质将在肺内被吞噬、灭活、转化或潴留；②肺组织内富含巨噬细胞，发生 SIRS 时容易被激活，释放大量的血管活性物质和炎症介质，参与失控性炎症反应；③肺内小血管中，活化的炎症细胞易与血管内皮细胞发生黏附和激活反应，释放活性氧、溶酶体酶、血管活性物和炎症介质等。

(二) 肝功能障碍

MODS 患者的肝功能障碍发生率仅次于肺，主要表现为黄疸、白蛋白和凝血因子合成减少、肝功能指标的异常，甚至出现肝性脑病。各种严重的损伤因素引起肝功能障碍，使肝脏对毒素的清除能力减弱，蛋白合成能力下降，这些变化进一步加重内毒素血症对机体的损伤，形成恶性循环。临床观察发现，在感染引起的 MODS 患者中，如果出现严重的肝功能障碍，则病死率较高。肝脏容易受累的主要原因是：①肝脏含有大量的 Kupffer 细胞，占体内巨噬细胞总量的 85% 左右，是导致炎症介质产生和泛滥的基础；②由致病因素导致的肝血流量显著减少，影响肝实质细胞和 Kupffer 细胞的能量代谢，同时肝组织细胞中的黄嘌呤氧化酶含量丰富，容易发生缺血再灌注损伤；③肝脏是肠道细菌和毒素入血接触的首个器官，这些有害物质可直接损伤肝组织细胞或激活 Kupffer 细胞产生大量的炎症介质，造成对肝组织的损害，并损伤肝内的血管内皮细胞，促进微血栓形成。

(三) 肾功能障碍

急性肾功能障碍常发生于 MODS 患者中，发生率为 40%~55%，仅次于肺和肝。临床表现为少尿或无尿、代谢性酸中毒、氮质血症、高钾血症和水肿。低血容量性休克早期一般为急性功能性肾衰竭，发生机制与交感 - 肾上腺髓质系统及肾素 - 血管紧张素 - 醛固酮系统激活、抗利尿激素分泌增多等有关；如果能及时恢复肾血液灌流量，就可能使肾功能恢复，尿量增加。如果休克时间延长，将会导致肾小管发生缺血性坏死，即使再恢复肾血液供应，肾功能也难以在短时间内恢复。继发于 SIRS 的肾衰竭多发生在原发致病因素作用后 7~10d，属于肾性器质性肾衰竭。患者一般经临床治疗后病情稳定，甚至好转，但之后又再次恶化，属于双相迟发型。病理表现为急性肾小管坏死，其机制与持续性肾缺血缺氧、肾毒素有关，也与中性粒细胞的活化、肾血管内皮细胞的损伤、微血栓形成和氧自由基释放等有关。肾功能状态在 MODS 病情转归中起着重要作用，MODS 患者如果出现急性肾衰竭则预后差，因此对危重患者要密切监测肾功能。

(四) 胃肠道功能障碍

胃肠道系统对于缺血及炎性损伤非常敏感，胃肠道功能障碍表现为呕血、便血、肠梗阻、应激性溃疡、腹泻、便秘、呕吐、厌食、腹痛等。休克早期有效循环血量减少，机体因代偿而进行血液重新分布，使胃肠道最早发生缺血和酸中毒，继而引起肠壁淤血、水肿，消化液分泌减少，胃肠运动减弱，黏膜糜烂甚至形成溃疡。严重感染可直接损伤胃肠道黏膜，引起胃肠道黏膜变性、糜烂、坏死和通透性增高。长期静脉高营养时，没有食物经过消化道，引起胃肠黏膜萎缩。这些情况都可导致肠黏膜的屏障防御功能减弱，肠道细菌大量繁殖，大量肠源性内毒素甚至细菌移位进入血液循环和淋巴系统，引起肠源性内毒素血症或肠源性菌血症和脓毒症休克。有些患者血细菌培养阴性，有感染症状，但找不到感染灶，可能是肠源性内毒素血症所引起。由于入血的细菌或毒素数量大且毒性强，肝脏无法完全从血液循环中清除这些有害物质，所以不管是感染因素还是其他损伤因素都可启动 SIRS，促发 MODS。

（五）心功能障碍

MODS 时，心功能损伤的表现与脓毒症休克类似，早期心功能损伤一般较轻，晚期才发生心功能障碍，表现为低血压、心动过速 / 过缓、心指数降低、心律失常等，也可出现心肌酶升高。导致心功能障碍的主要原因是：①休克时交感神经兴奋，心肌收缩力增强，心肌耗氧量增加，氧债增大而加重心肌缺氧，最终导致心肌收缩力下降。交感神经兴奋也会使心率增快，心室舒张期缩短而减少冠状动脉灌流时间，使冠脉血流量减少而导致心肌供血不足。②休克时常出现代谢性酸中毒和高钾血症，增多的 H^+ 通过影响心肌兴奋收缩偶联而使心肌收缩力减弱；高钾血症时易出现严重的心律失常，使心输出量下降。③内毒素、心肌抑制因子（myocardial depressant factor，MDF）以及 TNF-α 和 IL-1 等炎症介质对心肌细胞的损伤和抑制作用。④休克并发 DIC 时，心脏微循环中有微血栓形成，可能导致局灶性坏死和出血，加重心功能障碍。患者如同时发生急性肺损伤，可引起进行性低氧血症、肺循环阻力增加，加重缺氧，进一步影响心肌细胞的收缩和舒张功能。

（六）免疫系统功能障碍

MODS 早期，非特异性免疫系统被激活，患者血浆中 C3a 和 C5a 水平升高，不仅增加血管壁通透性，而且激活组织细胞和白细胞释放炎症介质，推进 SIRS 的进程。此外，革兰氏阴性菌产生的内毒素具有抗原性，可形成免疫复合物（immune complex，IC），一方面可激活补体系统产生过敏毒素（C3a 和 C5a）等血管活性物质，另一方面可沉积于微循环的血管内皮细胞表面，吸引白细胞黏附、聚集、活化，加重各器官、系统的非特异性炎症反应。MODS 晚期，整个免疫系统处于全面抑制状态，出现中性粒细胞的吞噬和杀菌能力下降、单核 - 巨噬细胞功能受到抑制、淋巴细胞数量减少和分泌抗体能力降低等，使炎症反应无法局限，感染容易扩散或易引发新的感染，是病情恶化的重要原因。

（七）凝血与抗凝血功能障碍

MODS 患者中部分可出现凝血与抗凝血功能障碍，出现 DIC。患者可表现为明显和难以纠正的出血或出血倾向、血小板减少、凝血时间和凝血酶原时间延长等。凝血与抗凝血功能的紊乱主要与血管内皮细胞损伤、肝功能障碍、单核 - 巨噬细胞系统功能障碍、坏死组织产生等因素相关。

（八）脑功能障碍

脑组织只能通过糖的有氧氧化获取能量且耗氧量高，但脑的糖原含量很少，主要靠血液供应葡萄糖。因此，脑组织对缺血缺氧非常敏感。MODS 早期，机体通过血液重分布和脑血流的自身调节作用，维持脑的血液供应，患者仅出现紧张、烦躁不安等应激表现。MODS 后期，循环系统功能失代偿，血压进行性下降，当平均动脉压低于 50mmHg 时，脑血流的自身调节功能丧失，甚至出现脑血管内 DIC，引起脑供血严重不足。脑细胞因严重缺血缺氧，发生能量代谢障碍、钠水潴留、神经递质产生和释放障碍等，进一步引起脑细胞和脑间质水肿、颅内压升高，甚至发生脑疝，危及生命。脑功能障碍患者可出现头痛、反应迟钝、意识和定向力障碍，严重者可出现惊厥和昏迷。

五、评价标准

MODS 过程复杂，涉及多个器官，临床表现多样，目前已采用多个评分系统，如序贯性器官衰竭评分（sequential organ failure assessment，SOFA）、多器官功能障碍评分以及逻辑性器官功能障碍评分（logistic organ dysfunction score，LODS）等，对急、危重症患者的器官功能障碍进行评价，便于早期诊断、早期干预。这些评分系统均含有评价呼吸、心血管、肾、肝、血液、中枢神经等六个系统的指标。其中 SOFA 评分系统方法简单，易于临床操作，每天运用 SOFA 系统评定器官功能有利于尽早识别MODS、动态观察疾病演变并及时进行关键的治疗指导。

第六节 休克与多器官功能障碍综合征防治的病理生理基础

休克与 MODS 的防治应针对病因和发病学环节，以恢复生命器官的微循环灌流和减轻器官功能损伤为目的，采取综合措施，早期诊断、早期干预十分重要。

一、病因学防治

积极处理造成休克和多器官功能障碍的原始病因，尽可能缩短休克时间。对于严重感染的患者，应积极引流感染灶及有效地应用抗生素。对于创伤、烧伤患者，应积极清创，去除坏死组织，预防感染发生。此外，应尽量减少侵入性诊疗操作，加强 ICU 病房机械设备的消毒、灭菌，减少医源性感染。

二、发病学防治

（一）改善微循环

1. **扩充血容量** 微循环灌流量减少是各种休克发病的共同基础。除心源性休克之外，补充血容量是提高心输出量、增加有效循环血量和微循环灌流量的根本措施。输液的原则是"需多少，补多少"。在微循环缺血期要强调尽早和尽快补液；微循环淤血期因血浆外渗，补液量应大于失液量。脓毒症休克和过敏性休克时，虽然无明显的失液，但由于血管床容量增加，有效循环血量明显减少，也应补充血容量。补充血容量应适度，过量输液可导致肺水肿。因此，必须动态观察静脉充盈程度、尿量、血压和脉搏等指标，作为监护输液量是否足够的参考依据。此外，在补充血容量时，还应根据血细胞比容决定输血和输液的比例，正确选择全血、胶体或晶体溶液。

2. **纠正酸中毒** 休克常因缺血缺氧引起的乳酸堆积或肾衰竭而发生代谢性酸中毒。酸中毒是加重微循环障碍、抑制心肌收缩、降低血管对儿茶酚胺的反应性、促进 DIC 形成和高血钾的重要原因，也影响血管活性药物的治疗效果，对机体危害很大。因此，必须根据酸中毒的程度，及时补碱、纠酸。

3. **合理使用血管活性药物** 使用缩血管或扩血管药物的目的是提高微循环灌流量。对低排高阻型休克患者，应在充分扩容的基础上，使用扩血管药物。对过敏性休克、神经源性休克、高排低阻型休克和血压过低的患者，应使用缩血管药物以升高血压，保证心、脑等重要器官的血液灌流。MODS 早期，肾脏和肠道等内脏器官常处于缺血状态，应合理使用扩张内脏血管的活性药物，改善肾脏和肠道血液灌注。

4. **防治 DIC** 高凝期可应用低分子肝素抗凝，消耗性低凝期和继发性纤溶亢进期可补充凝血因子、血小板和新鲜血浆，阻止 DIC 的进一步发展。

（二）阻断失控的炎症反应

阻断炎症细胞活化的信号通路、拮抗炎症介质的作用或采用血液净化疗法去除患者体内过多的毒素和炎症介质，在理论上有重要的意义。如果炎症反应过强、促炎介质水平过高时，可采用小剂量糖皮质激素抗炎，或采用非类固醇类抗炎药物。

（三）细胞保护

休克和 MODS 时，细胞损伤可原发或继发于微循环障碍和 SIRS 之后。去除病因、改善微循环、拮抗炎症介质等是防止细胞损伤的根本措施。此外，还可采用葡萄糖胰岛素钾盐溶液、ATP-MgCl$_2$、辅酶 A 等改善细胞能量代谢，稳定溶酶体膜；采用自由基清除剂、钙通道阻滞剂等减轻细胞损伤。氧需增加也是导致细胞损伤的原因之一。患者氧需增加的因素有发热、疼痛、烦躁、抽搐、呼吸困难等。对发热患者需及时降温，同时防止寒战。有效地镇静镇痛、防止抽搐，以及改善呼吸困难和降低呼吸肌氧需等对 MODS 的防治也具有重要意义。

三、支持疗法

（一）营养支持疗法

MODS 患者处于应激状态，机体的分解代谢明显高于合成代谢，保持正氮平衡是进行营养支持的基本原则。在摄入的营养物中，应提高蛋白质和氨基酸的量，尤其是提高支链氨基酸的比例。如果条件许可，应鼓励经口摄食，尽可能缩短禁食时间，以促进胃肠蠕动，维持肠黏膜屏障功能。

（二）器官支持疗法

监测患者各器官功能指标的变化，尽早发现器官功能紊乱，及时采取相应支持疗法。如发生肾功能不全时，应尽早利尿和透析。对于呼吸功能不全患者，应行机械通气和给氧，严重时可使用 ECMO。发生急性心力衰竭时，应减少或停止输液，应用正性肌力药物，并适当降低前、后负荷等。

（谭红梅）

思考题

1. 休克分几期？各期微循环的变化特点及其发生机制是什么？
2. 试述休克早期机体代偿的机制及其意义。
3. 休克 II 期为什么会失代偿？休克晚期治疗为什么比较困难？
4. 何谓 SIRS、MODS？它们与休克有何关系？
5. 脓毒症为什么容易促进 MODS 的发生？为何肠道细菌移位和肠源性内毒素血症在 MODS 的发生、发展中具有重要地位？

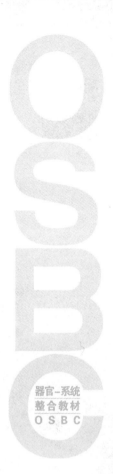

器官-系统
整合教材
O S B C

第三篇
药物与机体的相互作用

第十九章
药物效应动力学

药物(drug)是指可以改变或查明机体的生理功能及病理状态,用于预防、诊断和治疗疾病的化学物质。根据其来源和性质不同,分为化学药物、天然药物及生物药物。药物和毒物之间并无严格界限,仅存在量的差异,任何药物剂量过大都可产生毒性反应。药物是通过机体而发挥作用,它干扰或参与机体内在的生理、生化代谢过程而达到用药目的。药物效应动力学(pharmacodynamics)简称药效学,研究药物对机体的作用及作用机制,以阐明药物防治疾病的规律。药物效应的发挥主要是通过药物与机体生物大分子(靶点)结合后引起机体生理生化功能的改变来体现。药效学可为临床合理用药和新药研发奠定基础。

第一节　药物的基本作用

一、药物作用与药理效应

药物作用(drug action)是药物对机体的初始作用,是动因。药理效应(pharmacological effect)是药物作用的结果,是机体反应的表现。例如,去甲肾上腺素对血管平滑肌的药物作用是兴奋血管平滑肌上的 α 肾上腺素受体,其药理效应表现为血管收缩、血压升高。由于二者意义接近,在习惯用法上并不严加区别。但当二者并用时,应体现先后顺序。

药理效应是机体器官原有功能水平的改变,功能提高称为兴奋,功能降低称为抑制。例如:肾上腺素升高血压、呋塞米增加尿量均属兴奋;阿司匹林退热和吗啡镇痛均属抑制。

多数药物是通过化学反应而产生药理效应。这种化学反应的专一性使药物的作用具有特异性(specificity)。例如,阿托品特异性地阻滞 M 胆碱受体,而对其他受体影响不大。药物的化学结构是药物作用特异性的物质基础。不同化学结构的药物与组织细胞上不同的分子结合,产生不同的药理效应。例如,肾上腺素与心脏的 β_1 肾上腺素受体结合并激动该受体,产生心脏兴奋效应,而乙酰胆碱与心脏的 M_2 胆碱受体结合并激动该受体,产生心脏抑制效应。

药物的作用还有其选择性(selectivity),即在一定的剂量下,药物对不同组织、器官作用的差异性。药物作用的选择性与药物在体内的分布、机体组织细胞的结构及生化功能等方面存在差异有关。有些药物可影响机体的多种功能,有些药物只影响机体的某一种功能,前者选择性低,后者选择性高,即选择性决定药物引起机体产生效应的范围。药物作用特异性强并不一定引起药理效应的选择性高,即二者不一定平行。例如,阿托品特异性地阻滞 M 胆碱受体,但其药理效应选择性并不高,对心脏、血管、平滑肌、腺体及中枢神经系统都有影响,而且有的兴奋,有的抑制。作用特异性强和/或效应选择性高的药物应用时针对性较好。反之,效应广泛的药物副反应较多。但广谱药物在多种病因或诊断未明时也有其方便之处,例如广谱抗生素、广谱抗心律失常药等。

二、治疗效果

治疗效果也称疗效(therapeutic effect),是指药物作用的结果有利于改变患者的生理生化功能或病理过程,使患病的机体恢复正常。根据药物治疗作用的效果,可将治疗作用分为两类。

1. **对因治疗**(etiological treatment)　用药目的在于消除原发致病因子,彻底治愈疾病,称为对因治疗,或称治本。如用抗生素杀灭体内致病菌的治疗。

2. **对症治疗**(symptomatic treatment)　用药目的在于改善症状,称为对症治疗,或称治标。例如,糖皮质激素用于退热、吗啡用于镇痛的治疗。对症治疗虽不能根除病因,但对病因未明、暂时无法根治的疾病却是必不可少的。对某些危重急症如休克、惊厥、心力衰竭、心搏或呼吸暂停等,对症治疗可能比对因治疗更为迫切。有时严重的症状可以作为二级病因,使疾病进一步恶化,如高热引起惊厥、剧痛引起休克等。此时的对症治疗(如退热或止痛)对惊厥或休克而言,又可看成是对因治疗。

祖国医学提倡"急则治其标,缓则治其本""标本兼治",这些是临床实践应遵循的原则。

三、不良反应

凡与用药目的无关,并为患者带来不适或痛苦的反应统称为药物不良反应(adverse reaction)。多数不良反应是药物固有的效应,在一般情况下可以预知,但不一定能够避免。少数较严重的不良反应较难恢复,称为药源性疾病(drug-induced disease),例如庆大霉素引起的神经性耳聋,肼屈嗪引起的红斑狼疮等。

1. **副反应**(side reaction)　也称副作用,由于药物选择性低,药理效应涉及多个器官,当某一效应用做治疗目的时,其他效应就成为副反应。例如,阿托品用于解除胃肠痉挛时,可引起口干、心悸、便秘等副反应。随着治疗目的的不同,副反应有时可以成为治疗作用,如阿托品在全身麻醉时利用它抑制腺体分泌的作用,则松弛平滑肌,引起腹胀或尿潴留就成了副反应。副反应是在治疗剂量下发生的,是药物本身固有的作用,多数较轻微并可以预料。

2. **毒性反应**(toxic reaction)　是指在剂量过大或药物在体内蓄积过多时发生的危害性反应,一般比较严重。毒性反应一般是可预知的,应避免发生。急性毒性多损害循环、呼吸及神经系统功能,慢性毒性多损害肝、肾、骨髓、内分泌等功能。致癌(carcinogenesis)、致畸(teratogenesis)和致突变(mutagenesis)反应也属于慢性毒性范畴。企图通过增加剂量或延长疗程以达到治疗目的,其疗效是有限的,同时应考虑到过量用药的毒性反应。

3. **后遗效应**(residual effect)　是指停药后血药浓度已降至最小有效浓度以下时残存的药理效应。例如服用巴比妥类催眠药后,次晨出现的乏力、困倦等现象。

4. **停药反应**(withdrawal reaction)　是指突然停药后原有疾病加剧,又称反跳反应(rebound reaction)。例如长期服用可乐定降血压,停药次日血压将明显回升。

5. **变态反应**(allergic reaction)　是药物引起的异常免疫反应,反应性质与药物原有效应无关,用药理性拮抗药解救无效。反应的严重程度差异很大,与剂量无关,从轻微的皮疹、发热至造血系统抑制,肝、肾功能损害,休克等。停药后反应逐渐消失,再用时可能再发生。致敏物质可能是药物本身,也可能是其代谢物,亦可能是制剂中的杂质。变态反应是一类非常复杂的药物反应,往往难以预测,青霉素等药物临床用药前虽常做皮肤过敏试验,但仍需警惕有少数假阳性或假阴性反应。故对过敏体质者或易引起过敏反应的药物均应谨慎使用。

6. **特异质反应**(idiosyncratic reaction)　少数特异体质患者对某些药物反应特别敏感,反应性质也可能与常人不同,但与药物固有的药理作用基本一致,反应严重程度与剂量成比例,药理性拮抗药救治可能有效。特异质反应是一类先天遗传异常所致的反应,不是免疫反应,故不需预先敏化过程。例如,对骨骼肌松弛药琥珀胆碱发生的特异质反应是由先天性血浆胆碱酯酶缺乏所致。

第二节　药物剂量与效应的关系

药理效应与剂量在一定范围内成比例,即剂量 - 效应关系(dose-effect relationship),简称量 - 效关系。用效应强度为纵坐标、药物剂量或药物浓度为横坐标作图,则得到量 - 效曲线(dose-effect curve)。药理效应按性质可以分为量反应和质反应两种情况。

一、量反应的量 - 效曲线

药理效应的强弱呈连续增减的变化,可用具体数量或最大反应的百分率表示者称为量反应(graded response)。例如血压的升降、平滑肌的舒缩等,其研究对象为单一的生物单位。以药物的剂量(整体动物实验)或浓度(体外实验)为横坐标,以效应强度为纵坐标作图,可得直方双曲线(rectangular hyperbola);如将药物浓度改用对数值作图则呈典型的对称 S 形曲线,这就是通常所称的量反应的量 - 效曲线(图 19-1)。

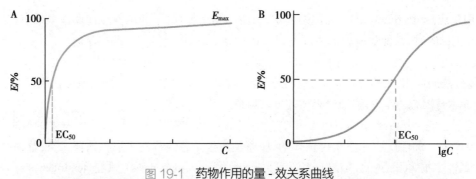

图 19-1　药物作用的量 - 效关系曲线

A. 药量用真数剂量表示;B. 药量用对数剂量表示。E:效应强度;C:药物浓度。

从量反应的量 - 效曲线可以看出下列几个特定位点。

最小有效剂量(minimal effective dose)或最小有效浓度(minimal effective concentration):即刚能引起效应的最小药物剂量或最小药物浓度,亦称阈剂量或阈浓度(threshold dose or concentration)。

最大效应(maximal effect,E_{max}):随着剂量或浓度的增加,效应也增加,当效应增加到一定程度后,若继续增加药物剂量或浓度而其效应不再继续增强,这一药理效应的极限称为最大效应,也称效能(efficacy)。

半最大效应浓度(effective concentration for 50% response,EC_{50}):是指能引起 50% 最大效应的药物浓度。

效价强度(potency):是指能引起等效反应(一般采用 50% 效应量)的相对浓度或剂量,其值越小则强度越大。药物的最大效应与效价强度含义完全不同,二者并不平行。例如,利尿药以每日排钠量为效应指标进行比较,氢氯噻嗪的效价强度大于呋塞米,而后者的最大效应大于前者(图 19-2)。药物的最大效应值有较大实际意义,不区分最大效应与效价强度而只讲某药较另一药强若干倍易被误解。曲线中段斜率(slope)较陡的提示药效较剧烈,较平坦的则提示药效较温和。

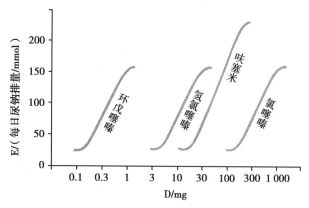

图 19-2　各种利尿药的效价强度及最大效应比较
横坐标为对数尺度。

二、质反应的量 - 效曲线

如果药理效应不是随着药物剂量或浓度的增减呈连续性量的变化,而表现为反应性质的变化,则称为质反应(quantal response or all-or-none response)。质反应以阳性或阴性、全或无的方式表现,如死亡与生存、惊厥与不惊厥等,其研究对象为一个群体。在实际工作中,常将实验动物按用药剂量分组,以阳性反应百分率为纵坐标,以剂量或浓度为横坐标作图,也可得到与量反应相似的曲线。如果按照药物浓度或剂量的区段出现阳性反应频率作图,得到呈常态分布曲线。如果按照剂量增加的累计阳性反应百分率作图,则可得到典型的 S 形量效曲线(图 19-3)。

从质反应的量效曲线可以看出下列特定位点。

半数有效量(median effective dose,ED_{50}):即能引起 50% 的实验动物出现阳性反应时的药物剂量。如效应为死亡,则称为半数致死量(median lethal dose,LD_{50})。

治疗指数(therapeutic index,TI):药物的 LD_{50}/ED_{50} 的比值,用于表示药物的安全性。

药物安全性评价指标:治疗指数大的药物相对较治疗指数小的药物安全。但以治疗指数来评价药物的安全性,并不完全可靠。如图 19-4,某药的量效曲线与其剂量毒性曲线不平行,即有效剂量与其致死剂量间有重叠,此时可能已有少数患者中毒。为此,有人用 1% 致死量(LD_1)与 99% 有效量(ED_{99})之间或 5% 致死量(LD_5)与 95% 有效量(ED_{95})之间的距离来衡量药物的安全性。

三、构效关系

药物的化学结构与药理活性或毒性间的关系称为构效关系(structure-activity relationship,SAR)。药物化学结构的改变,包括其基本骨架、侧链长短、立体异构(手性药物)、几何异构(顺式或反式)的改变均可影响药物的理化性质,进而影响药物的体内过程、药效乃至毒性。化学结构相似的药物可通过同一机制发挥作用,引起相似或相反的效应。因此,了解药物的构效关系不仅有利于深入认识药物的作用,指导临床合理用药,而且在定向设计药物结构,研究开发新药方面都有重大意义。

定量构效关系(quantitative structure-activity relationship,QSAR)是一种借助分子的理化性质参数或结构参数,以数学或统计学手段定量研究有机小分子与生物大分子相互作用,以及有机小分子在生物体内吸收、分布、代谢、排泄等生理相关性质的方法。在早期的药物设计中,定量构效关系方法占据主导地位。

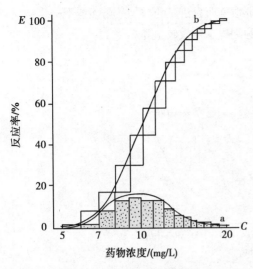

图 19-3　质反应的量效曲线

曲线 a 为区段反应率；曲线 b 为累计反应率；横坐标为对数尺度。E：阳性反应率；C：浓度或剂量。

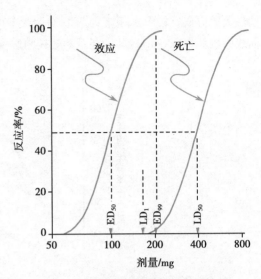

图 19-4　药物效应和毒性的量效曲线

横坐标为对数尺度。

三维定量构效关系（three-dimensional quantitative structure-activity relationship, 3D-QSAR）是引入了分子三维结构信息进行定量构效关系研究的方法。运用分子形状分析、距离几何、比较分子力场分析、比较分子相似性指数分析等方法，分析药物分子三维结构与受体作用的相互关系，深入揭示药物与受体相互作用的机制。3D-QSAR 逐渐取代定量构效关系在药物设计领域的主导地位，现已成为计算机辅助药物设计的基本手段与分析方法。

第三节　药物的作用机制

药物的作用机制（mechanism of action）研究药物如何与机体细胞结合而发挥作用。大多数药物的作用是药物与机体生物大分子之间的相互作用，引起机体生理生化功能的改变。机体的每一个细胞都有其复杂的生命活动过程，而药物的作用又几乎涉及生命代谢活动过程的所有环节，因此药物的作用机制十分复杂。已知药物的作用机制涉及受体、酶、离子通道、核酸、转运体、免疫系统等。此外，有些药物通过理化作用或补充机体所缺乏的物质而发挥作用。

一、非受体机制

1. **理化反应**　抗酸药中和胃酸以治疗溃疡病，甘露醇在肾小管内升高渗透压而利尿等是通过简单的理化反应产生的药理效应。

2. **参与或干扰细胞代谢**　补充生命代谢物质以治疗相应缺乏症，如铁剂治疗缺铁性贫血、胰岛素治疗糖尿病等。抗代谢药（antimetabolite）的化学结构与内源性代谢物质非常相似，可参与细胞代谢过程而不具有生物活性，从而干扰正常代谢过程。例如，5-氟尿嘧啶结构与尿嘧啶相似，掺入肿瘤细胞DNA 及 RNA 中干扰蛋白质合成而发挥抗肿瘤作用。

3. **影响生理物质转运**　许多无机离子、代谢物、神经递质、激素在体内的主动转运需要载体参与，干扰这一环节可产生明显的药理效应。例如,利尿药抑制肾小管 Na^+-K^+-$2Cl^-$ 同向转运体、Na^+-H^+ 交换体而发挥排钠利尿作用。

4. 影响酶的活性　酶的种类很多,在体内分布极广,参与细胞的生命活动,且极易受各种因素影响,是药物作用的主要靶点之一。很多药物能抑制酶的活性,如:新斯的明抑制胆碱酯酶,发挥拟胆碱作用;奥美拉唑不可逆性抑制胃黏膜 H^+-K^+-ATP 酶,抑制胃酸分泌;解磷定能使被有机磷酸酯抑制的胆碱酯酶复活,解救有机磷酸酯类中毒。而有些药物本身就是酶,如胃蛋白酶。

5. 影响离子通道　细胞膜上离子通道控制 Na^+、K^+、Cl^-、Ca^{2+} 等离子跨膜转运,药物可以直接对其作用而影响细胞功能,如钙通道阻滞剂可阻滞细胞膜上的钙通道,降低细胞内的 Ca^{2+} 浓度而产生药理效应。

6. 影响核酸代谢　核酸(DNA 及 RNA)是控制蛋白质合成及细胞分裂的生命物质。许多抗肿瘤药物通过干扰癌细胞 DNA 或 RNA 的代谢过程而发挥疗效。一些抗菌药物也是通过影响细菌核酸代谢而发挥抑菌或杀菌的效应。

7. 影响免疫系统　除免疫血清及疫苗外,免疫增强药(如左旋咪唑)及免疫抑制药(如环孢素)通过影响免疫功能发挥疗效。某些免疫成分也可直接入药。

二、受体机制

近年来,对药物作用机制的认识已进入细胞水平和分子水平,上述几种作用机制多互相联系,并且药物作用过程也是一系列生理生化过程的连锁反应,因此,药物作用机制的发展是动态的。蛋白质化学和分子生物学的发展推动了受体的研究。目前已有数以百计的受体蛋白被克隆,并其分子结构与功能也被阐明。大多数药物是通过与细胞上某些大分子蛋白质(受体)相结合而产生作用(详见本章第四节"药物与受体")。

第四节　药物与受体

受体的概念是 Langley 和 Ehrlich 于 19 世纪末和 20 世纪初在实验研究基础上提出的。Langley 根据阿托品和毛果芸香碱对猫唾液分泌具有拮抗作用这一现象,提出在神经末梢或腺细胞中可能存在一种能与药物结合的物质。1905 年,他在观察烟碱与箭毒对骨骼肌的兴奋和抑制作用时,认为两药既不影响神经传导,也不是作用于骨骼肌细胞,而是作用于神经与效应器之间的某种物质,并将这种物质称为接受物质(receptive substance)。1908 年,Ehrlich 首先提出受体(receptor)概念,指出药物必须与受体进行可逆性或非可逆性结合,方可产生作用。同时也提出受体应具有两个基本特点:其一是特异性识别与之相结合药物的能力,其二是药物 - 受体复合物可引起生物效应,即类似锁与钥匙的特异性关系。药物通过受体发挥作用的设想立即受到学术界的重视,并出现受体与药物相互作用的几种假说,如占领学说(occupation theory)、速率学说(rate theory)、二态模型学说(two model theory)等。近 20 年来,随着受体分离纯化及分子克隆技术的发展,大量受体结构被阐明,其结果不仅促进了药理作用机制的研究,推动了新药的研制,而且还推动了生命科学和医学的发展。

一、受体的概念和特性

受体是一类介导细胞信号转导的功能蛋白质,能识别周围环境中某种微量化学物质,首先与之结合,并通过中介的信息放大系统,触发后续的生理反应或药理效应。

配体(ligand)指体内能与受体特异性结合的物质,也称第一信使。受体对相应的配体有极高的识别能力,受体均有相应的内源性配体,如神经递质、激素、自体活性物质(autacoid)等。

受点(receptor site)或结合位点(binding site)是受体分子上具有高度选择性的某些立体构型,能准确地识别并特异性结合其配体。

受体具有如下特性:①灵敏性(sensitivity)。受体只需与很低浓度的配体结合就能产生显著的效应。②特异性。引起某一类型受体兴奋反应的配体的化学结构非常相似,但不同光学异构体的反应可以完全不同,同一类型的激动药与同一类型的受体结合时产生的效应类似。③饱和性(saturability)。受体数目是一定的,因此配体与受体结合的剂量 - 反应曲线具有饱和性,作用于同一受体的配体间存在竞争现象。④可逆性(reversibility)。配体与受体的结合是可逆的,配体与受体复合物可以解离,解离后可得到原来的配体而非代谢物。⑤多样性(diversity)。同一受体可广泛分布到不同的细胞而产生不同的效应,受体多样性是受体亚型分类的基础,受体受生理、病理及药理因素调节,经常处于动态变化中。

二、受体的分类与亚型

根据受体蛋白结构、信号转导过程、效应性质、受体位置等特点,受体大致可分为下列 5 类。

(一) G 蛋白偶联受体

G 蛋白偶联受体(G protein-coupled receptors)是一类由 GTP 结合调节蛋白(简称为 G 蛋白,G-protein)组成的受体超家族,可将配体带来的信号传递至效应器蛋白,产生生物效应。这一类受体是目前发现的种类最多的受体,包括生物胺、激素、多肽激素及神经递质等受体。G 蛋白的调节效应器包括酶类,如腺苷酸环化酶(AC)、磷脂酶 C(phospholipase C,PLC)等及某些离子通道(如钙通道、钾通道)。由于数量和生理功能的重要性,G 蛋白偶联受体被广泛作为药物作用的靶受体。

G 蛋白偶联受体结构非常相似,均为单一肽链形成 7 个 α 螺旋(又称跨膜区段结构)往返穿透细胞膜,形成 3 个细胞外环和 3 个细胞内环。N 端在细胞外,C 端在细胞内,这两段肽链氨基酸组成在各种受体差异很大,与其识别配体及转导信息各不相同有关。胞内部分有 G 蛋白结合区。G 蛋白是由 α、β、γ 三种亚单位组成的三聚体,静息状态时与 GDP 结合。当受体激活时 GDP-αβγ 复合物在 Mg^{2+} 参与下,结合的 GDP 与胞质中 GTP 交换,GTP-α 与 βγ 分离并激活效应器蛋白,同时配体与受体分离。α 亚单位本身具有 GTP 酶活性,促使 GTP 水解为 GDP,再与 βγ 亚单位形成 G 蛋白三聚体,恢复原来的静息状态。

G 蛋白有多种类型,常见的有:兴奋型 G 蛋白(stimulatory G protein,G_s)激活 AC 使 cAMP 增加;抑制型 G 蛋白(inhibitory G protein,G_i)抑制 AC 使 cAMP 减少;磷脂酶 C 型 G 蛋白(PI-PLC G protein,G_p)激活磷脂酰肌醇特异的 PLC;转导蛋白(transducin,G_t)及 G_o。据报道 G_o 在脑内含量最多,参与钙通道及钾通道的调节。一个细胞可表达 20 余种 G 蛋白偶联受体,每一种受体对一种或几种 G 蛋白具有不同的特异性。一个受体可激活多个 G 蛋白,一个 G 蛋白可以转导多个信号给效应器,调节多种细胞的功能。

(二) 配体门控离子通道受体

离子通道按生理功能分类,可分为配体门控离子通道(ligand-gated ion channel)及电压门控离子通道(voltage-gated ion channel)。配体门控离子通道受体(ligand-gated ion channel receptors)由配体结合部位及离子通道两部分构成,当配体与其结合后,受体变构使通道开放或关闭,改变细胞膜的离子流动状态,从而传递信息。这一类受体包括 N 胆碱受体、$GABA_A$ 受体等。由单一肽链往返 4 次穿透细胞膜形成 1 个亚单位,并由四五个亚单位组成穿透细胞膜的离子通道,受体激动时离子通道开放使细胞膜去极化或超极化,引起兴奋或抑制效应。

（三）酪氨酸激酶受体

胰岛素及一些生长因子的受体本身具有酪氨酸蛋白激酶的活性，称为酪氨酸蛋白激酶受体（tyrosine-protein kinase receptor）。这一类受体由三个部分组成：细胞外侧与配体结合部位，由此接受外部的信息；与之相连的是一段跨膜结构；细胞内侧为酪氨酸激酶活性区域，能促进自身酪氨酸残基磷酸化而增强此酶活性，又可使细胞内底物的酪氨酸残基磷酸化，激活胞内蛋白激酶，增加 DNA 及 RNA 合成，加速蛋白质合成，从而产生细胞生长、分化等效应。

（四）细胞内受体

甾体激素、甲状腺激素、维生素 D 及维生素 A 受体是可溶性的 DNA 结合蛋白，其作用是调节某些特殊基因的转录。甾体激素的受体位于细胞质内，与相应的甾体激素结合形成复合物后，以二聚体的形式进入细胞核内与 DNA 结合区段结合，促进其转录及后续某种活性蛋白的生成而发挥作用。甲状腺素受体位于细胞核内，功能与甾体激素大致相同。细胞核激素受体（cell nuclear hormone receptors）本质上属于转录因子（transcription factors），激素则是这种转录因子的调控物。此受体触发的细胞效应很慢，需数小时。

（五）其他酶类受体

鸟苷酸环化酶（GC）也是一类具有酶活性的受体，分为两类，一类为膜结合酶，另一类存在于胞质中。心房钠尿肽可兴奋鸟苷酸环化酶，使 GTP 转化为 cGMP 而产生生物效应。

三、药物 - 受体相互作用的细胞反应及细胞内信号转导途径

第一信使是指多肽类激素、神经递质及细胞因子等细胞外信使物质。大多数第一信使不能进入细胞内，而是与靶细胞膜表面的特异性受体结合，激活受体而引起细胞某些生物学特性的改变，如膜对某些离子的通透性及膜上某些酶活性的改变，从而调节细胞功能。

第二信使为第一信使作用于靶细胞后在胞质内产生的信使分子。药物与受体相互作用后需要细胞内第二信使将获得的信息增强、分化、整合，并传递给效应器才能发挥其特定的药理效应。最早发现的第二信使是 cAMP，现还有其他物质参与细胞内信号转导，引起药理效应。

1. cAMP 是 ATP 经 AC 作用的产物。β 受体、D_1 受体、H_2 受体等激动药通过 G_s 作用使 AC 活化，ATP 水解而使细胞内的 cAMP 增加。α 受体、D_2 受体、M_2 受体、阿片受体等激动药通过 G_i 作用抑制 AC，细胞内的 cAMP 减少。cAMP 经磷酸二酯酶（phosphodiesterase，PDE）水解为 5'-AMP 后灭活。cAMP 能激活 PKA，PKA 能在 ATP 存在的情况下使许多蛋白质特定的丝氨酸残基和 / 或苏氨酸残基磷酸化，从而产生生物效应。

2. cGMP 是 GTP 经 GC 作用的产物，也受 PDE 灭活。cGMP 作用多数与 cAMP 相反，使心脏抑制、血管舒张、肠腺分泌等。cGMP 可激活 PKC 而引起各种效应。

3. **磷脂酰肌醇**（phosphatidylinositol） 细胞膜磷脂酰肌醇的水解是另一类重要的受体信号转导系统。α_1、H_1、$5-HT_2$、M_1、M_3 等受体激动药与受体结合后，通过 G 蛋白介导激活 PLC，PLC 使磷脂酰肌醇 4,5- 双磷酸（PIP_2）水解为二酰甘油（DAG）及肌醇三磷酸（IP_3）。DAG 在细胞膜上激活 PKC，使许多靶蛋白磷酸化而产生效应，如腺体分泌，血小板聚集，中性粒细胞活化及细胞生长、代谢、分化等效应。IP_3 能促进细胞内钙池释放 Ca^{2+}，也有重要的生理意义。

4. Ca^{2+} 细胞内的 Ca^{2+} 浓度在 $1\mu mol$ 以下，虽不到血浆 Ca^{2+} 的 0.1%，但对细胞功能有着重要的调节作用，如肌肉收缩、腺体分泌、白细胞及血小板活化等。细胞内的 Ca^{2+} 可以从细胞外经细胞膜上的钙通道进入细胞内，也可以从细胞内肌质网等钙池释放，两种途径互相促进。前者受膜电位、受体、蛋白、G 蛋白、PKA 等调控，后者受 IP_3 作用而释放。细胞内的 Ca^{2+} 激活 PKC，与 DAG 有协同作用，共同促进其他信息传递蛋白及效应蛋白活化。很多药物通过影响细胞内的 Ca^{2+} 而发挥其药理效应，故细胞内 Ca^{2+} 的调控及其作用机制近年来受到极大重视。

第三信使是指负责细胞核内外信息传递的物质,包括生长因子、转化因子等,参与基因调控、细胞增殖和分化以及肿瘤的形成等过程。

从分子生物学角度看,细胞信息物质在传递信号时绝大部分通过酶促级联反应方式进行。它们最终通过改变细胞内有关酶的活性、开启或关闭细胞膜离子通道及细胞核内基因的转录,达到调节细胞代谢和控制细胞生长、繁殖和分化的作用。

四、受体的调节

受体虽是遗传获得的固有蛋白,但并不是固定不变的,而是经常代谢、转换,处于动态平衡状态,其数量、亲和力及效应常受各种生理及药理因素的影响。受体的调节是维持机体内环境稳定的一个重要因素,其调节方式有脱敏和增敏两种类型。

受体脱敏(receptor desensitization)是指在长期使用一种激动药后,组织或细胞对激动药的敏感性和反应性下降的现象。如仅对一种类型的受体激动药的反应性下降,而对其他类型受体激动药的反应性不变,则称之为激动药特异性脱敏(agonist-specific desensitization);若组织或细胞对一种类型激动药脱敏,对其他类型受体激动药也不敏感,则称为激动药非特异性脱敏(agonist-nonspecific desensitization)。前者可能与受体磷酸化或受体内移有关;后者则可能是由于所有受影响的受体有一个共同的反馈调节机制,也可能受到调节的是它们信号转导通路上的某个共同环节。

受体增敏(receptor hypersensitization)是与受体脱敏相反的一种现象,可因受体激动药水平降低或长期应用拮抗药而造成。如长期应用 β 受体拮抗药普萘洛尔时,突然停药可致"反跳"现象,这是由于 β 受体的敏感性增高所致。

若受体脱敏和增敏只涉及受体密度的变化,则分别称之为下调(down-regulation)和上调(up-regulation)。

五、药物与受体相互作用学说

(一) 占领学说

Clark 于 1926 年、Gaddum 于 1937 年分别提出占领学说,该学说认为:受体只有与药物结合才能被激活并产生效应,而效应的强度与被占领的受体数目成正比,当受体全部被占领时出现最大效应。1954 年 Ari ë ns 修正了占领学说,认为药物与受体结合不仅需要亲和力,而且还需要有内在活性(intrinsic activity,α)才能激动受体而产生效应。内在活性是指药物与受体结合后产生效应的能力。只有亲和力而没有内在活性的药物,虽可与受体结合,但不能产生效应。

1956 年 Stephenson 发现,内在活性不同的同类药物产生同等强度效应时,所占领受体的数目并不相等。他认为药物只占领小部分受体即可产生最大效应,而未占领的受体称之为储备受体(spare receptor),拮抗药必须完全占领储备受体后,才能发挥其拮抗效应。激动药占领受体,只有达到一定阈值后方可产生效应,随着占领受体数目增多,激动效应随之增强。阈值以下被占领的受体又称为沉默受体(silent receptor)。

(二) 速率学说

Paton 于 1961 年提出速率学说,该学说认为药物发挥作用主要取决于药物与受体结合及分离的速率,即药物分子与受体结合位点碰撞的频率。药物作用的效应与其占有受体的速率成正比,效应的产生是药物分子与受体结合位点相互碰撞时产生一定量的刺激,并传递至效应器的结果,而与其占有受体的数量无关。

(三) 二态模型学说

二态模型学说认为受体蛋白有两种可以互变的构型状态:活化状态(active,Ra)与静息状态

(inactive，R_i)。静息时（没有激动药存在时）平衡趋向 R_i。平衡趋向的改变，主要取决于药物对 R_a 及 R_i 亲和力的大小。激动药对 R_a 的亲和力大于对 R_i 的亲和力，可使平衡趋向 R_a，并同时激动受体产生效应。部分激动药对 R_a 的亲和力仅比对 R_i 的亲和力大 50% 左右，即使有足够的药量，也只能产生较小的效应。拮抗药对 R_a 及 R_i 亲和力相等，并不改变两种受体状态的平衡。另有些药物对 R_i 的亲和力大于 R_a，药物与受体结合后引起与激动药相反的效应，称为反向激动药（inverse agonists）（图 19-5）。

二态模型学说解释了为什么结构相似的药物对于同一受体有的是激动药，有的是拮抗药，还有的是部分激动药这一问题。

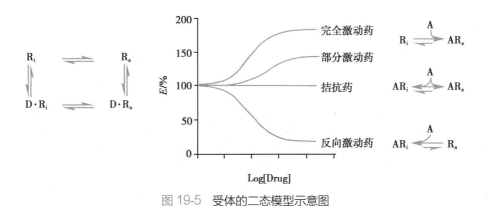

图 19-5　受体的二态模型示意图

六、作用于受体的药物分类

根据药物与受体结合后所产生效应的不同，习惯上将作用于受体的药物分为激动药和拮抗药。

（一）激动药（agonist）

激动药是既有亲和力又有内在活性的药物，它们能与受体结合并激动受体而产生效应。依其内在活性大小又可分为完全激动药（full agonist）和部分激动药（partial agonist）。前者具有较强亲和力和较强内在活性（$\alpha=1$）；后者有较强亲和力，但内在活性不强（$\alpha<1$），与完全激动药合用还可拮抗完全激动药的部分效应，如吗啡为完全激动药，而喷他佐辛则为部分激动药。

（二）拮抗药（antagonist）

拮抗药是能与受体结合，具有较强亲和力而无内在活性（$\alpha=0$）的药物。它们本身不产生作用，但因占据受体而拮抗激动药或内源性配体的效应，如纳洛酮和普萘洛尔均属于拮抗药。少数拮抗药以拮抗作用为主，同时尚有较弱的内在活性（$\alpha<1$），故有较弱的激动受体作用，如具有内在拟交感活性的 β 受体拮抗药氧烯洛尔。

根据拮抗药与受体的结合是否具有可逆性而将其分为竞争性拮抗药（competitive antagonist）和非竞争性拮抗药（noncompetitive antagonist）。竞争性拮抗药能与激动药竞争相同的受体，其结合是可逆的。通过增加激动药的剂量与拮抗药竞争结合部位，可使激动药量 - 效曲线平行右移，但最大效应不变。可用拮抗参数（pA_2）表示竞争性拮抗药的作用强度，其含义为：当激动药与拮抗药合用时，若 2 倍浓度激动药所产生的效应恰好等于未加入拮抗药时激动药所引起的效应，则所加入拮抗药的摩尔浓度的负对数值为 pA_2。pA_2 越大，拮抗作用越强。pA_2 还可用于判断激动药的性质，如两种激动药被同一拮抗药拮抗，且二者 pA_2 相近，则说明此两种激动药是作用于同一受体。

非竞争性拮抗药与激动药合用时，可使激动药亲和力与活性均降低，即不仅使激动药的量 - 效曲线右移，而且也降低其最大效应（图 19-6）。与受体结合非常牢固，产生不可逆结合的药物也能产生类似效应。

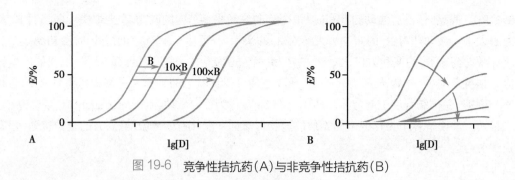

图 19-6　竞争性拮抗药（A）与非竞争性拮抗药（B）

七、受体与药物反应动力学基本公式

根据质量作用定律，药物与受体的相互作用，可用以下公式表达。

$$D+R \underset{k_2}{\overset{k_1}{\rightleftharpoons}} DR \rightarrow E \tag{19-1}$$

式中 D 代表药物，R 代表受体，DR 表示药物 - 受体复合物，E 代表效应。

$$K_D = \frac{k_2}{k_1} = \frac{[D][R]}{[DR]} \tag{19-2}$$

式中 K_D 是解离常数。

设受体总数为 R_T，R_T 应为游离受体（R）与结合型受体 DR 之和，即 $R_T = [R] + [DR]$，代入式（19-2），则

$$K_D = \frac{[D]([R_T]-[DR])}{[DR]} \tag{19-3}$$

经推导得

$$\frac{[DR]}{[R_T]} = \frac{[D]}{K_D + [D]} \tag{19-4}$$

根据占领学说的观点，受体只有与药物结合才能被激活并产生效应，而效应的强度与被占领的受体数目成正比，全部受体被占领时出现最大效应。由式（19-4）可得

$$\frac{E}{E_{max}} = \frac{[DR]}{[R_T]} = \frac{[D]}{K_D + [D]} \tag{19-5}$$

当 $[D] \gg K_D$ 时，$\dfrac{[DR]}{[R_T]} = 100\%$，达最大效应，即 $[DR]_{max} = [R_T]$。

当 $\dfrac{[DR]}{[R_T]} = 50\%$ 时，即 50% 受体与药物结合时，$K_D = [D]$。

K_D 表示药物与受体的亲和力，单位为摩尔，其意义是引起最大效应的一半时（即 50% 受体被占领）所需的药物剂量。K_D 越大，药物与受体的亲和力越小，即二者成反比。将药物 - 受体复合物的解离常数 K_D 的负对数（$-\lg K_D$）称为亲和力指数（pD_2），其值与亲和力成正比。

药物与受体结合产生效应不仅要有亲和力，而且还要有内在活性，后者是决定药物与受体结合时产生效应大小的性质，可用 α 表示，通常 $0 \leqslant \alpha \leqslant 1$。故公式（19-5）应加入这一参数，得

$$\frac{E}{E_{max}} = \alpha \frac{[DR]}{[R_T]} \tag{19-6}$$

当两药亲和力相等时，其效应强度取决于内在活性强弱，当内在活性相等时，则取决于亲和力大小（图 19-7）。

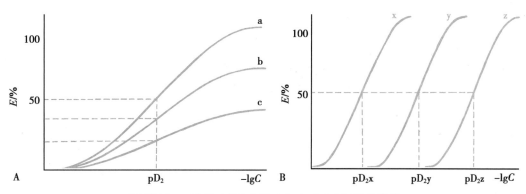

图 19-7　三种激动药与受体亲和力及内在活性的比较

A. 亲和力：a=b=c；内在活性：a>b>c。B. 亲和力：x>y>z；内在活性：x=y=z。

横坐标为 -lg$C$，从左到右数据越来越小。

（张利荣）

思考题

1. 阐述药物作用的两重性及其临床意义。

2. 从药物的量 - 效曲线上可以获得哪些与临床用药有关的信息？

3. 阐述药物的作用靶点。

4. 请说明竞争性拮抗药与非竞争性拮抗药的区别。

5. 从受体调节的角度阐述药物产生耐受性的原因。

第二十章
药物代谢动力学

药物代谢动力学(pharmacokinetics),又称药代动力学,或简称药动学,主要是研究药物的体内过程(包括吸收、分布、代谢和排泄),并运用数学原理和方法阐述药物在体内的动态规律(图 20-1)。药物的体内过程和药效密切相关。掌握药动学的基本原理和方法,了解药物在体内的变化规律,可为临床药物治疗及新药研究提供科学依据和合理方案。

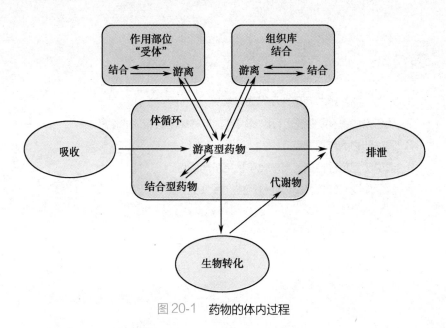

图 20-1　药物的体内过程

第一节　药物分子的跨膜转运

在药物吸收、分布、代谢和排泄过程中,药物分子都要经过各种单层(如肠道上皮细胞)或多层(如皮肤)细胞膜。细胞膜是药物在体内转运的基本屏障。药物在体内通过各种细胞膜的过程,即药物的跨膜转运(transmembrane transport)或药物转运(drug transport)。

一、药物跨膜转运的方式

药物分子通过细胞膜的方式有被动转运(包括滤过和简单扩散)、载体转运(包括主动转运和易化扩散)和膜动转运。

（一）被动转运（passive transport）

被动转运是指细胞膜两侧的药物顺浓度梯度从高浓度一侧向低浓度一侧扩散的过程。特点：①顺浓度梯度转运；②不需要载体；③不消耗能量；④无饱和现象和竞争抑制现象。

多数药物转运以被动转运为主，分为滤过和简单扩散两种形式。

1. **滤过**（filtration）　是指水溶性的极性或非极性药物分子借助于流体静压或渗透压随体液通过细胞膜的通道而进行的跨膜转运，又称水溶性扩散（aqueous diffusion）。体内大多数细胞（如结膜、肠道、泌尿道上皮）细胞膜的水性通道只允许分子量小于 100Da 的物质通过，如锂离子（Li^+）、甲醇、尿素等。大多数毛细血管内皮细胞间的孔隙较大，分子量大到 20 000~30 000Da 者也能通过，故绝大多数药物均可经毛细血管内皮细胞间的孔隙滤过。脑内除垂体、松果体、正中隆起、极后区、脉络丛外，大部分毛细血管壁无孔隙，药物不能以滤过方式通过这些毛细血管进入脑组织内。另外，虽然大多数无机离子分子量小，足以通过细胞膜的通道，但其跨膜转运由跨膜电位差（如 Cl^-）或主动转运机制（如 Na^+、K^+）控制。

2. **简单扩散**（simple diffusion）　是指脂溶性药物溶解于细胞膜的脂质层，顺浓度差通过细胞膜。绝大多数药物按此种方式通过生物膜。脂溶性药物可通过溶于脂质而转运，扩散速率主要取决于药物的油水分配系数和膜两侧药物浓度差。油水分配系数（脂溶性）和浓度差越大，扩散就越快。但是，药物必须先溶于体液才能抵达细胞膜，水溶性太低同样不利于通过细胞膜，故药物在具备脂溶性的同时，仍需具有一定的水溶性才能迅速通过细胞膜。

（二）载体转运（carrier-mediated transport）

许多细胞膜上具有特殊的跨膜蛋白（transmembrane protein），控制体内一些重要的内源性生理物质（如糖、氨基酸、神经递质、金属离子）和药物进出细胞。这些跨膜蛋白称为转运体（transporter）。药物转运体分为两类：一类是主要将药物由细胞外转运至细胞内，如有机阴离子多肽转运体（organic anion transporting polypeptide）、有机阳离子转运体（organic cation transporter）等；另一类是主要将药物由细胞内转运至细胞外，如 P- 糖蛋白（P-glycoprotein）、乳腺癌耐药蛋白（breast cancer resistance protein）、多药耐药蛋白（multidrug resistance protein）等。

载体转运是指转运体在细胞膜的一侧与药物或内源性生理物质结合后，发生构型改变，在细胞膜的另一侧将结合的药物或内源性生理物质释出。载体转运主要发生在肾小管、胆道、血 - 脑屏障和胃肠道等部位。

载体转运主要有主动转运和易化扩散两种方式。

1. **主动转运**（active transport）　是指药物借助载体或酶促系统的作用逆浓度梯度从低浓度一侧向高浓度一侧扩散的过程。特点：①逆浓度梯度转运；②需要载体；③消耗能量；④有饱和现象和竞争抑制现象。生物体内的重要物质，如单糖、氨基酸以及一些弱电解质的离子型都以此方式通过细胞膜。有些药物通过神经元细胞、脉络丛、肾小管细胞和肝细胞时以主动转运方式进行。

2. **易化扩散**（facilitated diffusion）　药物借助细胞膜载体从高浓度一侧向低浓度一侧的跨膜转运。易化扩散不消耗能量，不逆电化学差转运，可加快药物的转运速率。维生素 B_{12} 经胃肠道吸收、葡萄糖进入红细胞、甲氨蝶呤进入白细胞等均以易化扩散方式进行。

（三）膜动转运（membrane moving transport）

膜动转运是指大分子物质通过膜的运动而转运。

1. **胞饮**　又称入胞或吞饮，是指某些液态蛋白质或大分子物质通过细胞膜的内陷形成吞饮小泡而进入细胞内。如垂体后叶粉剂可从鼻黏膜给药以胞饮方式吸收。

2. **胞吐**　又称出胞或胞裂外排，是指胞质内的大分子物质以外泌囊泡的形式排出细胞的过程。如腺体分泌及递质释放。

二、影响药物通过细胞膜的因素

(一) 药物的解离度和体液的酸碱度

绝大多数药物属于弱酸性或弱碱性有机化合物,在体液中均不同程度地解离。非解离型(unionized form)药物疏水而亲脂,易通过细胞膜;解离型(ionized form)药物极性高,不易通过细胞膜脂质层,这种现象称为离子障(ion trapping)。药物解离程度取决于体液 pH 和药物解离常数(Ka)。解离常数的负对数值为 pKa,表示药物的解离度,依据 Handerson-Hasselbalch 公式计算而得。

对于弱酸性药物

$$\frac{[\mathrm{A}^-]}{[\mathrm{HA}]} = 10^{\mathrm{pH-pKa}}$$

对于弱碱性药物

$$\frac{[\mathrm{BH}^+]}{[\mathrm{B}]} = 10^{\mathrm{pKa-pH}}$$

当 [HA]=[A⁻] 或 [B]=[BH⁺] 时,pKa = pH。即 pKa 是指药物 50% 解离时所在体液的 pH。药物都有固定的 pKa。当 pKa 与 pH 的差值以数字值增减时,药物的解离型与非解离型的比值以指数值相应变化,因此改变体液 pH 可明显影响弱酸或弱碱性药物的解离程度。弱酸性药物在酸性的胃液中解离少,容易被吸收;弱碱性药物则相反。

(二) 药物浓度差与细胞膜的通透性、面积和厚度

药物在脂质膜两侧的浓度差越大,扩散速度越快;膜面积越大,扩散越快;膜厚度越厚,扩散越慢。

(三) 血流量

血流量的改变可影响细胞膜两侧的药物浓度差,药物被血流带走的速度影响膜一侧的药物浓度,血流量丰富、流速快时,不含药物的血液能迅速取代含有较高药物浓度的血液,从而得以维持高浓度差,加快药物的跨膜转运速率。

(四) 细胞膜转运蛋白的量和功能

营养状况和蛋白质的摄入影响细胞膜转运蛋白的数量,从而影响药物的跨膜转运。转运蛋白的功能受基因型控制,如多药耐药基因(multidrug resistance gene)是编码 P- 糖蛋白的基因,其基因多态性引起的不同基因型具有编码不同 P- 糖蛋白的功能,从而影响药物的跨膜转运。

第二节　药物的体内过程

药物从进入体内到最终排出体外,通常要经过吸收(absorption)、分布(distribution)、代谢(metabolism)和排泄(excretion),这个过程称为药物的体内过程,又简称为 ADME 系统。

一、药物的吸收与影响因素

药物自用药部位进入血液循环的过程称为吸收。血管外给药途径均存在吸收过程。大多数药物通过被动转运过程吸收入血。药物的吸收速度和程度会直接影响药物作用的起始时间和作用强弱。

影响药物吸收的因素有药物的理化性质、给药途径和剂型等。

(一)药物的理化性质

药物的脂溶性、解离度和分子大小等因素决定药物的吸收速度和程度。脂溶性药物可溶于细胞膜的类脂质层中而扩散,故较易被吸收;而对水溶性药物而言,单纯经被动扩散不易被吸收,只有具备主动转运能力的水溶性药物才易被吸收。对弱酸或弱碱性药物而言,由于离子障的存在,只有非解离型药物才易被吸收。相对分子量大的水溶性药物不易被吸收,相对分子量小的水溶性药物可通过生物膜的膜孔而被吸收。如果相对分子量较大,即使是脂溶性药物,吸收也受限。

(二)给药途径

1. 注射给药(injection) 静脉注射因避开吸收屏障而直接入血,不存在吸收过程。药物肌内或皮下注射时,主要经毛细血管以简单扩散和滤过方式吸收,吸收速率受注射部位血流量和药物剂型影响。肌肉组织的血流量比皮下组织丰富,故药物肌内注射一般比皮下注射吸收快。水溶液吸收迅速,油剂、混悬剂或植入片可在局部滞留,吸收慢,故作用持久。

2. 口服给药(oral administration) 是最常用的给药途径。优点为:给药方便,大多数药物在肠道中溶解好,肠道的吸收面积大、血流丰富,内容物的拌和作用以及小肠内适中的酸碱性(pH 5.0~8.0)对药物解离影响小等。

大多数药物在胃肠道内以简单扩散方式被吸收。影响胃肠道对药物吸收的因素包括:服药时饮水量、是否空腹、胃肠蠕动度、胃肠道 pH、药物颗粒大小、药物与胃肠道内容物的物理化学相互作用(如钙与四环素形成不可溶的复合物引起吸收障碍)等。此外,胃肠道分泌的酸和酶以及肠道内菌群的生化作用均可影响药物的口服吸收,如一些青霉素类抗生素因被胃酸迅速灭活而口服无效。

从胃肠道吸收入门静脉系统的药物在到达全身血液循环前,部分药物被肠壁和肝脏代谢,从而使进入全身血液循环内的有效药物量减少,这种作用称为首过消除(first pass elimination),也称首过代谢(first pass metabolism)或首过效应(first pass effect)。首过消除高时,机体可利用的有效药物量少,要达到治疗浓度,必须加大用药剂量。但因剂量加大,代谢产物也会明显增多,可能出现代谢产物的毒性反应。因此,在应用首过消除高的药物并决定采用大剂量口服时,应先了解代谢产物的毒性作用和消除过程。

3. 吸入给药(inhalation) 除吸入性麻醉药和其他一些治疗性气体经吸入给药外,容易气化的药物也可采用吸入途径给药,如沙丁胺醇。有的药物难溶于一般溶剂,水溶液又不稳定,如色甘酸钠,可制成直径约 5μm 的极细粉末以特制的吸入剂气雾吸入。由于肺泡表面积很大,肺血流量丰富,所以只要具有一定溶解度的气态药物即能经肺迅速吸收。气道本身是抗哮喘药的靶器官,以气雾剂解除支气管痉挛是一种局部用药。

4. 直肠给药(rectal administration) 栓剂或溶液剂经直肠给药后由直肠黏膜吸收。虽然吸收面积不大,但因血流丰富,药物吸收较快,且 2/3 的药量不经过肝门静脉而直达体循环,可减轻药物首过消除现象。

5. 舌下给药(sublingual administration) 可在很大程度上避免首过消除。如口服硝酸甘油首过消除可达到 90% 以上,舌下给药时由血流丰富的颊黏膜吸收,直接进入全身血液循环。

6. 其他局部用药 皮肤、眼、鼻、咽喉和阴道等部位都可作为局部用药的部位给药,产生局部作用。

(三)药物剂型或药物制剂

药物可制成多种剂型并采用不同途径给药,如片剂、胶囊、口服液、水剂和乳剂等,还有控制释放速度的控释剂。同一种药物由于剂型不同,采用的给药途径不同,所引起的药物效应也会不同。如:注射药物比口服药物吸收快,到达作用部位的时间快,因而起效快,作用显著。

二、药物的分布与影响因素

药物吸收后从体循环到达机体各个器官、组织的过程称为分布。大多数药物的分布属被动转运，少数药物分布属主动转运，主动转运可使药物较多集中于特定组织、器官中而形成较高的浓度，如碘集中于甲状腺。药物分布的速度和程度与药物的血药浓度及靶组织中的浓度密切相关，也与药物的药理作用相关，它是决定药物能否产生药理效应的关键。

药物在各器官、组织的分布有相对选择性，是不均匀的。药物在体内的分布受很多因素影响，包括药物的理化性质、毛细血管通透性、器官和组织的血流量、与血浆蛋白和组织蛋白结合能力、药物的 pKa 和局部的 pH、药物载体转运蛋白的数量和功能状态、特殊组织膜的屏障作用等。

(一) 血浆蛋白的结合率

进入血液中的药物可不同程度地与血浆蛋白结合，弱酸性药物主要与血浆中的白蛋白结合，弱碱性药物主要与血浆中的 α_1- 酸性糖蛋白结合，还有少数药物与球蛋白结合。与血浆蛋白结合的药物统称为结合型药物(bound drug)，未与血浆蛋白结合的药物称游离型药物(free drug)。游离型药物有药理活性，且能通过细胞膜分布至体内组织。结合型药物无药理活性，且不能通过细胞膜，只能暂时"储存"于血液中。药物与血浆蛋白结合疏松且可逆，当血中游离型药物浓度下降时，结合型药物即可解离为游离型药物，两者处于动态平衡。

药物与血浆蛋白结合的特异性低，与相同血浆蛋白结合的药物之间可发生竞争性置换(competitive displacement)而导致游离型药物浓度明显上升，使其药理作用增强或产生毒性作用。如抗凝血药华法林血浆蛋白结合率约为 99%，当与保泰松合用时，结合型的华法林从血浆蛋白上被置换下来，使血浆内游离型华法林浓度明显增加，抗凝作用增强，甚至可造成严重出血。药物在血浆蛋白结合部位上的相互作用并非都有临床意义。一般认为，只有血浆蛋白结合率高、分布容积小、消除慢以及治疗指数低的药物在临床上这种相互作用才有意义。

(二) 组织、器官血流量

人体各组织、器官的血流量是不均一的。药物由血液向组织、器官分布的速度主要取决于该组织、器官的血流量和膜的通透性，如药物在肝、肾、脑、肺等血流丰富的器官分布较快，尤其是在分布的早期，随后还可再分布(redistribution)。例如，静脉注射硫喷妥钠(thiopental sodium)，首先分布到血流量大的脑组织发挥作用，随后由于其脂溶性高又向血流量少的脂肪组织转移，从而实现再分布，所以起效迅速，但维持时间短。

(三) 组织细胞结合

药物与组织细胞结合是由于药物与某些组织细胞成分具有特殊的亲和力，使这些组织中的药物浓度高于血浆游离药物浓度，使药物的分布具有一定的选择性。药物与某些组织亲和力强是导致药物作用部位具有选择性的重要原因。如庆大霉素与角质蛋白亲和力强，故易分布到皮肤、毛发和指甲。多数情况下，药物和组织的结合是药物在体内的一种贮存方式，如硫喷妥钠再分布到脂肪组织。有的药物与组织发生不可逆结合而引起毒性反应，如四环素与钙形成络合物沉积于骨骼及牙齿中，导致小儿生长抑制与牙齿变黄或畸形。

(四) 体液的 pH 和药物的解离度

生理情况下，细胞内液 pH 为 7.0，细胞外液 pH 为 7.4。由于弱酸性药物在较碱性的细胞外液中解离增多，所以细胞外液浓度高于细胞内液，升高血液 pH 可使弱酸性药物由细胞内向细胞外转运，降低血液 pH 则使弱酸性药物向细胞内转移；弱碱性药物则相反。应用碳酸氢钠碱化血液可促进巴比妥类弱酸性药物由脑细胞向血浆转运；同时碱化尿液，可减少其在肾小管的重吸收，促进药物从尿中排出，这是临床上抢救巴比妥类药物中毒的措施之一。

（五）体内屏障

1. **血 - 脑屏障**　其特殊结构能阻碍许多大分子、水溶性或解离型药物通过,只有脂溶性高的药物才能以被动扩散的方式透过血 - 脑屏障。但血 - 脑屏障的通透性并非一成不变,某些病理状态(如脑膜炎)可增大其通透性,使一般不易进入脑内的药物(如青霉素)在脑脊液中达到有效治疗浓度,而健康人即使注射大剂量青霉素也难以进入脑脊液。

2. **胎盘屏障**　胎盘对药物的通透性与一般的毛细血管无明显差别,因此胎盘对药物的转运并无屏障作用,几乎所有的药物都能穿透胎盘进入胎儿体内。药物进入胎盘后,即在胎儿体内循环,并很快在胎盘和胎儿之间达到平衡。因此,孕妇应禁用可引起畸胎或对胎儿有毒性的药物,对其他药物的使用也应十分谨慎。

3. **血 - 眼屏障**　吸收入血的药物在房水、晶状体和玻璃体中的浓度远低于血液,此现象是由血 - 眼屏障所致。故作用于眼的药物多以局部应用为宜。脂溶性药物或分子量小于 100Da 的水溶性药物易通过血 - 眼屏障。

三、药物代谢与影响因素

药物吸收后在体内经酶或其他作用使药物的化学结构发生改变,这一过程称为代谢,又称为生物转化(biotransformation),是药物在体内消除的重要途径之一。

（一）药物代谢的意义

大多数药物经代谢后作用降低或消失,称为灭活(inactivation)。少数药物只有代谢后才可产生明显的药理活性,称为活化(activation),如可的松需在肝脏转化为氢化可的松才有药理活性。有些药物经转化后的代谢产物具有毒性,如异烟肼的代谢物乙酰异烟肼对肝脏有较强毒性。

（二）药物代谢部位

体内各种组织均有不同程度的代谢药物的能力,肝脏是最主要的药物代谢器官。此外,胃肠道、肺、皮肤、肾也可产生有意义的药物代谢作用。

（三）药物代谢步骤

药物代谢通常涉及 I 相(phase I)和 II 相(phase II)反应。

I 相反应包括氧化、还原、水解反应。 I 相反应通过引入或脱去功能基团(-OH,-NH$_2$,-SH)而生成极性增高的代谢产物。

II 相反应是结合反应,内源性物质(如葡萄糖醛酸、硫酸、醋酸、甘氨酸等)与 I 相反应形成的新功能基团结合,生成极性大、水溶性高的结合物后经尿排泄。大多数药物代谢是经 I 相、 II 相反应先后连续进行。但也有例外,如异烟肼(isoniazid)代谢时,先由其结构中的酰肼部分经 II 相反应(乙酰化)生成氮位乙酰基结合物(N- 乙酰异烟肼),而后再进行 I 相反应(水解),生成肝脏毒性代谢产物乙酰肼和乙酸。

（四）药物代谢酶

绝大多数药物的生物转化必须在酶的催化下进行,这些催化药物代谢的酶统称为药物代谢酶(drug metabolizing enzymes),简称药酶。由于肝脏药酶种类多且含量丰富,因此是药物代谢的主要器官。按照药酶在细胞内的存在部位分为微粒体酶系和非微粒体酶系,其中前者比较重要。肝脏药物代谢酶(简称肝药酶,hepatic drug enzymes)主要包括细胞色素 P450 单加氧酶系、含黄素单加氧酶系、环氧化物水解酶系、结合酶系和脱氢酶系。

细胞色素 P450 单加氧酶系(cytochrome P450 或 CYP450,简称 CYP)为一类亚铁血红素 - 硫醇盐蛋白(heme-thiolate proteins)的超家族,参与内源性物质和药物、环境化合物等外源性物质的代谢,是机体催化药物代谢的主要酶系统。根据氨基酸序列的同一性分为家族、亚家族和酶个体。氨基酸序列有 40% 以上相同者划为同一家族,以阿拉伯数字表示;同一家族内相同达 55% 以上者为同一亚家族,在代表家族的阿拉伯数字之后标以英文字母表示;而同一亚家族的单个同工酶则再以阿拉伯数字表示。如 CYP2D6 中的 CYP 是细胞色素 P450 的缩写,2 是家族,D 是亚家族,6 是单个酶。在人类中已发现 CYP 有 18 个家族、42 个亚家族、64 个酶。CYP1、CYP2 和 CYP3 家族中各有 8~10 个同工酶,介导人体内绝大多数药物的代谢,其中 CYP3A 代谢 50% 以上的药物。其他家族在类固醇激素、脂肪酸、维生素和其他内源性物质的合成和降解中起重要作用。

CYP 参与药物代谢的总反应式可用下式表达

$$DH + NADPH + H^+ + O_2 \rightarrow DOH + H_2O + NADP^+$$

DH 为未经代谢的原型药物,DOH 为代谢产物。CYP 的基本作用是从辅酶 Ⅱ 及细胞色素 b5 获得两个 H^+,另外接受一个氧分子,其中一个氧原子使药物羟化,另一个氧原子与两个 H^+ 结合成水。

药物代谢的个体差异主要由药物代谢酶的个体差异引起,而遗传因素对药物代谢酶的个体差异起重要作用。不同种族间或同一种族不同个体间药物代谢酶遗传基因的多态性会导致药物代谢酶活性的差异,从而导致药物代谢的差异。

(五)药物代谢酶的诱导与抑制

有些药物长期应用后对药物代谢酶具有诱导作用。凡能使药酶活性增强的药物称为酶诱导剂(enzyme inducer),可使药物代谢加快。苯巴比妥(phenobarbital)的药酶诱导作用强,可加速抗凝血药双香豆素的代谢。有些药物本身就是其所诱导的药物代谢酶的底物,因此反复应用后,药物代谢酶的活性增高,药物自身代谢也加快,这一作用称为自身诱导。可发生自身诱导的药物包括苯巴比妥、苯妥英(phenytoin)、保泰松(phenylbutazone)等。自身诱导作用是药物产生耐受性的原因之一。

有些药物长期应用后对药物代谢酶具有抑制作用。凡能使药酶活性降低的药物称为酶抑制剂(enzyme inhibitor),可使药物代谢减慢,如氯霉素(chloramphenicol)、西咪替丁(cimetidine)等,这类抑制剂和药物代谢酶结合,竞争性抑制其他底物的代谢,相应药物的血药浓度增高,药理效应增强,甚至出现毒性作用。

四、药物排泄与影响因素

排泄是药物以原型或代谢产物的形式经不同途径排出体外的过程,是药物体内消除的重要组成部分。药物及其代谢产物主要经肾脏从尿液排泄,其次经胆汁从粪便排泄。挥发性药物主要经肺随呼出气体排泄。药物也可经汗液和乳汁排泄。大多数药物的排泄过程属于被动转运,少数药物的排泄为主动转运。

(一)肾脏排泄

肾脏对药物的排泄方式为肾小球滤过和肾小管分泌,肾小管重吸收是对已经进入尿内药物的回收再利用过程。

1. **肾小球滤过**　肾小球毛细血管孔较大,除与血浆蛋白结合的结合型药物外,游离型药物及其代谢产物均可经肾小球滤过,此过程属被动转运。滤过速度受药物分子大小、血浆内药物浓度以及肾小球滤过率的影响。

2. **肾小管分泌**　近曲小管细胞能以主动转运方式将药物自血浆分泌入肾小管内。除特异性转运机制分泌葡萄糖、氨基酸外,肾小管细胞具有两种非特异性转运机制分别分泌有机阴离子(酸性药物离子)和有机阳离子(碱性药物离子)。经同一机制分泌的药物可竞争转运体而发生竞争性抑制,通常分泌速度较慢的药物能更有效地抑制分泌速度较快的药物。丙磺舒(probenecid)为弱酸性药物,通过酸性药物转运机制经肾小管分泌,因而可竞争性地抑制同一机制排泄的其他酸性药,如青霉素,两药合用后青霉素血药浓度增高,疗效增强。噻嗪类利尿药、水杨酸盐、保泰松等与尿酸竞争肾小管分泌而引起高尿酸血症,诱发痛风。

3. **肾小管重吸收**　非解离型的弱酸性药物和弱碱性药物在肾脏远曲小管可通过简单扩散而

被重吸收。重吸收程度受血液 pH、尿液 pH 和药物 pKa 影响。碱化或酸化尿液可分别使弱酸性药物（如苯巴比妥）或弱碱性药物（如苯丙胺）的解离型增加，不易被肾小管重吸收，可加速药物的排泄。

（二）消化道排泄

药物可通过胃肠道壁脂质膜自血浆内以简单扩散方式排入胃肠腔内，位于肠上皮细胞膜上的 P-糖蛋白也可直接将药物及其代谢产物从血浆内分泌排入肠道。当碱性药物血药浓度很高时，消化道排泄途径十分重要。如大量应用吗啡（pKa 7.9）后，血浆内部分药物经简单扩散进入胃内酸性环境（pH 1.5~2.5），几乎完全解离，重吸收极少，洗胃可清除胃内药物；若不采用洗胃将其清除，则进入相对碱性的肠道后会再被吸收。

部分药物经肝脏转化形成极性较强的水溶性代谢产物，被分泌到胆汁内的药物及其代谢产物经由胆道及胆总管进入肠腔，然后随粪便排泄出去。部分经胆汁排入肠腔的药物可再经小肠上皮细胞吸收经肝脏进入血液循环，这种肝脏、胆汁、小肠间的循环称为肝肠循环（hepato-enteral circulation）。肝肠循环可延长药物的半衰期和作用维持时间。若中断肝肠循环，半衰期和作用时间均可缩短。强心苷（cardiac glycoside）中毒时，口服考来烯胺（cholestyramine）可在肠内和强心苷形成络合物，中断其肝肠循环，加快其从粪便排泄，为急救措施之一。

（三）其他途径的排泄

药物也可经汗液、唾液和泪液等排泄。这些途径的排泄主要是依靠脂溶性非解离型药物通过腺上皮细胞进行简单扩散，与 pH 有关。药物也可以主动转运方式分泌入腺体导管内，排入腺体导管内的药物可被重吸收。经唾液进入口腔的药物吞咽后也可被再吸收。

乳汁酸度较血浆高，碱性药物在乳汁内的浓度较血浆内浓度略高，酸性药物则相反。非电解质类（如乙醇、尿酸）易进入乳汁，达到与血浆相同的浓度。挥发性药物和吸入性麻醉药可通过肺排出体外。药物也可经头发和皮肤排泄，但量很少，以高度灵敏的方法测定这些组织内的有毒金属具有法医学意义。

第三节 房室模型

房室模型（compartment model）是常用的分析药物体内过程动态规律的一种数学模型。房室概念是将机体视为一个系统，系统内部按动力学特点分为若干房室，房室被视为一个假设空间，它的划分与解剖学部位或生理学功能无关，只要体内某些部位的转运速率相同，均视为同一室。房室模型的提出是为了使复杂的生物系统简化，从而能定量地分析药物在体内的动态过程。

在多数情况下，药物可进、出房室，故称为开放性房室系统。通常有两种开放性模型，即开放性一室模型（one-compartment open model）和开放性二室模型（two-compartment open model）。如果给药后，体内药物瞬时在各部位达到平衡，即血液浓度和全身各组织、器官部位浓度迅速达到平衡，可视为一室模型。但多数情况下，药物被吸收进入体内后，很快进入机体的某些部位，但在另外一些部位，需要一段时间才能完成分布。从速率论的观点将机体划分为药物分布均匀程度不同的两个独立系统，即二室模型（图 20-2）。药物浓度可以和血液中的浓度迅速达到平衡的部位称为中央室，随后达到平衡的部位则称为周边室。由于开放性二室模型能较好地描述许多药物在人体内的动力学过程，所以，由此模型数学处理的药动学参数能较客观地阐明药物进入机体和离开机体的动力学规律。若转运到周边室的速率过程仍有较明显的快慢之分，就称为三室模型。

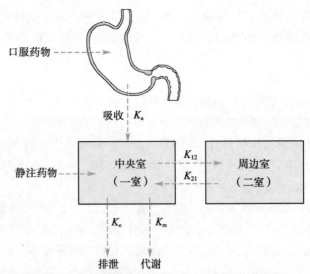

图 20-2　药物经静脉注射和口服给药的二室模型
K_a 为吸收速率常数；K_{12}，K_{21} 分别为药物按一级动力学由一室向二室（K_{12}）和由
二室向一室（K_{21}）转运的速率常数；K_m，K_e 分别为代谢和排泄速率常数。

　　属于二室模型的药物在一次快速静脉注射后，若将其血浆药物浓度的对数值对应相应时间作图，即可见所连成的曲线是由两段不同直线构成，也就是说，其药 - 时曲线呈双指数衰减（图 20-3）。前一段直线主要反映分布过程，称分布相或 α 相，此期血浆药物浓度迅速下降；后一段直线主要反映消除过程，称消除相或 β 相，此期血浆药物浓度缓慢下降。反映其动力学过程的数学公式为

$$C_t = Ae^{-\alpha t} + Be^{-\beta t} \tag{20-1}$$

式中 C_t 为 t 时的血浆药物浓度，α 为分布相的速率常数，β 为消除相的速率常数，分别反映体内药物分布和消除的速度。B 为药 - 时曲线中 β 相段外延至纵坐标（浓度）的截距。将实验室中实际测得的血浆药物浓度值减去 β 相段上各相应时间点的数值，再将其差值在同一药 - 时图上作图得一直线，将此直线外延至纵坐标的截距即为 A（图 20-3）。B 和 β、A 和 α 均用最小二乘法（即回归方程）计算得到。

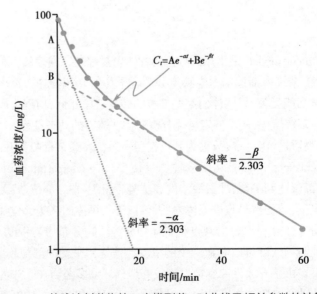

图 20-3　静脉注射药物的二室模型药 - 时曲线及相关参数的计算

需要注意的是,房室不是机体实际存在的解剖学、生理学空间,很多因素(如采血时间的设定、药物浓度分析方法等)影响房室的判定,故实际上多已采用非房室模型法(noncompartmental method)来进行药动学计算和分析。例如:生理药动学模型(physiological pharmacokinetic model)是基于生理特征的模型,每一个器官或组织就是一个"房室";药动 - 药效组合模型(combined pharmacokinetic-pharmacodynamic model)是将各自独立的药动模型和药效模型建立为统一的模型,以研究整体上的量 - 效关系,此模型比药动学模型更切合临床实际。

第四节 药物消除动力学

药物进入体内后,经过吸收、分布和消除,其血药浓度随着时间的推移而发生变化,以药物浓度(或对数浓度)为纵坐标,以时间为横坐标作图,即为药 - 时曲线(concentration-time curve)。一次静脉注射形成的药 - 时曲线由急速下降的以分布为主的分布相和缓慢下降的以消除(包括代谢和排泄)为主的消除相两部分组成,而口服给药形成的曲线则是由迅速上升的以吸收为主的吸收相和缓慢下降的以消除为主的消除相两部分组成(图 20-4)。

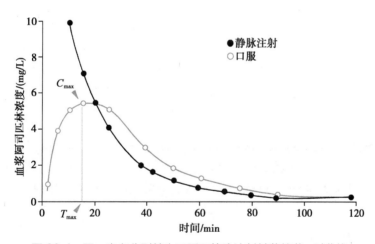

图 20-4 同一患者分别单次口服和静脉注射某药的药 - 时曲线

在药物消除动力学中,主要有两种动力学过程(或称速率过程),分别为一级消除动力学和零级消除动力学。

1. 一级消除动力学(first-order elimination kinetics) 指体内药物在单位时间内消除的百分率不变,也就是单位时间内消除的药物量与血浆药物浓度成正比。其药 - 时曲线在常规坐标图上作图时呈曲线,在半对数坐标图上则为直线,呈指数衰减(图 20-5),故一级动力学过程也称线性动力学过程(linear kinetics)。大多数药物在体内按一级动力学消除。

可用下列公式表示药物在体内按一级动力学消除时血浆药物浓度的衰减规律。

$$\frac{dC}{dt} = -kC^1 \tag{20-2}$$

C 为药物浓度;k 为消除速率常数(elimination rate constant),反映药物的消除速率;负值表示药物经消除而减少;t 为时间。

经积分、移向,可得表示在 t 时的药物浓度 C_t 与初始药物浓度($t=0$ 时)C_0 的关系

$$C_t=C_0 \cdot e^{-kt} \tag{20-3}$$

式(20-3)以常用对数表示,则为

$$\lg C_t=\lg C_0-\frac{k}{2.303}\,t \tag{20-4}$$

将实验所得给药后相应时间的药物浓度在半对数坐标图上作图,可目测到一条消除直线,以最小二乘法算出斜率,根据斜率 $=-k/2.303$,求出 k 值。根据回归方程求出该直线的截距,即为 $\lg C_0$。

当 $t=t_{1/2}$ 时,$C_t=\dfrac{1}{2}\,C_0$,则求得

$$t_{1/2}=\frac{0.693}{k} \tag{20-5}$$

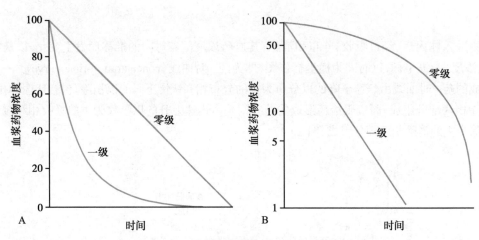

图 20-5　一级消除动力学和零级消除动力学的药 - 时曲线
A. 为常规坐标图;B. 为半对数坐标图。

2. 零级消除动力学(zero-order elimination kinetics)　指药物在体内以恒量进行消除,即不论血浆药物浓度高低,单位时间内消除的药物量不变。在半对数坐标图上其药 - 时曲线呈曲线(见图 20-5),故称非线性动力学(nonlinear kinetics)。通常是因为药物在体内的消除能力达到饱和所致。

零级动力学的计算公式为

$$\frac{dC}{dt}=-k_0C^0 \tag{20-6}$$

此处的 k_0 为零级消除速率常数,经积分得

$$C_t=C_0-k_0t \tag{20-7}$$

式(20-7)为一直线方程,表明体内药物消除速度与初始浓度无关。当体内药物浓度过高时,机体只能以最大能力将药物转运,是定量转运。

当 $t=t_{1/2}$ 时,$C_t=\dfrac{1}{2}\,C_0$,则求得

$$t_{1/2}=\frac{0.5C_0}{k_0} \tag{20-8}$$

3. 混合消除动力学　一些药物在体内可表现为混合消除动力学,即在低浓度或低剂量时,按一级动力学消除,达到一定高浓度或高剂量时,因消除能力饱和,单位时间内转运消除的药物量不再改变,按零级动力学消除,如苯妥英钠、水杨酸、乙醇等。

第五节　药物代谢动力学参数

1. **消除半衰期**（half-life，$t_{1/2}$）　是血浆药物浓度下降一半所需要的时间，其长短可反映体内药物消除速度。

按一级动力学消除的药物 $t_{1/2}$ 计算，得

$$t_{1/2}=\frac{0.693}{k} \tag{20-9}$$

即 $t_{1/2}$ 为一个常数，不受药物初始浓度和给药剂量的影响，仅取决于 k 值大小。

根据 $t_{1/2}$ 可确定给药间隔时间，通常给药间隔时间约为一个 $t_{1/2}$。一般来说，$t_{1/2}$ 长，给药间隔时间长；$t_{1/2}$ 短，给药间隔时间短。$t_{1/2}$ 过短的药物，若毒性小，可加大剂量并使给药时间长于 $t_{1/2}$，这样既可避免给药过频，又可在两次给药间隔内仍保持较高血药浓度。如青霉素的 $t_{1/2}$ 仅为 1h，但通常每 6~12h 给予大剂量治疗。

按一级动力学消除的药物经过一个 $t_{1/2}$ 后消除 50%，经过两个 $t_{1/2}$ 后消除 75%，经过 5 个 $t_{1/2}$，体内药物消除约 97%，也就是说经过 5 个 $t_{1/2}$，药物可从体内基本消除。反之，若按固定剂量、固定时隔时间给药，或恒速静脉滴注，经 4~5 个 $t_{1/2}$ 基本达到稳态血药浓度（图 20-6）。因此，根据 $t_{1/2}$ 可以估计连续给药后达到稳态血浆药物浓度的时间和停药后药物从体内消除所需要的时间。

按零级动力学消除的药物的 $t_{1/2}$ 计算，得

$$t_{1/2}=\frac{0.5C_0}{k_0} \tag{20-10}$$

式（20-8）表明，零级动力学的血浆消除半衰期和血浆药物的初始浓度成正比，即给药剂量越大，$t_{1/2}$ 越长。

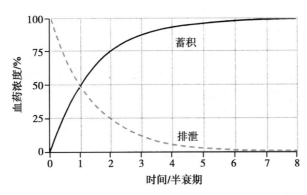

图 20-6　药物的体内蓄积和排泄与消除半衰期的关系

2. **表观分布容积**（apparent volume of distribution，V_d）　当血浆和组织内药物分布达到平衡后，体内药物按此时的血浆药物浓度在体内分布时所需体液容积称为表观分布容积。

$$V_d=\frac{A}{C_0} \tag{20-11}$$

A 为体内药物总量，C_0 为血浆和组织内药物达到平衡时的血浆药物浓度。由于药物在体内的分布并不均匀，因此，V_d 并不是一个生理的容积空间，只是假定当药物在体内按血浆药物浓度均匀分布（即一室模型）时所需容积。根据 V_d 的大小可推测药物在体内的分布情况。如体重 70kg 的男子（总体液量约为 42L，占体重 60%）给予 0.5mg 地高辛时，血浆浓度为 0.78ng/ml，V_d 为 641L，提示其主要分布于血浆以外的组织。实际上，地高辛因为疏水性强，主要分布于肌肉和脂肪组织，血浆内仅有少量药物。

3. **清除率**(clearance, *CL*) 指在单位时间内体内各消除器官能清除相当于多少容积血浆中所含的药物,即单位时间内消除药物的表观分布容积。总体清除率(total body clearance, *TBCL*)是肝、肾及其他消除途径清除率的总和。一般情况下,清除率可指总体清除率或器官清除率,如无特殊说明,指的是总体清除率。它与 $t_{1/2}$ 都是衡量药物在体内消除快慢的指标。

清除率可通过式(20-12)计算

$$TBCL=V_{\mathrm{d}} \times k \tag{20-12}$$

式中 V_{d} 为表观分布容积,k 为消除速率常数。

4. **曲线下面积**(area under curve, *AUC*) 指药 - 时曲线下所覆盖的面积,其大小反映药物进入体循环的相对量。

5. **生物利用度**(bioavailability, *F*) 指药物经血管外途径给药后吸收进入全身血液循环的相对量和速度。

$$F=\frac{A}{D} \times 100\% \tag{20-13}$$

A 为体内药物总量,*D* 为用药剂量。

除了以进入全身循环药物量的多少来表示生物利用度外,生物利用度还有另外一个含义,即药物进入全身循环的速度。一般来说,应用不同剂型的药物后,血药浓度达峰时间的先后可反映生物利用度的速度差异。

生物利用度可分为绝对生物利用度和相对生物利用度。药物在体内的量可以用 *AUC* 表示。因静脉注射时的生物利用度应为 100%,所以如以血管外给药(如口服)的 *AUC* 和静脉注射的 *AUC* 进行比较,则可得该药的绝对生物利用度,即

$$F=\frac{AUC_{\text{血管外}}}{AUC_{\text{静脉注射}}} \times 100\% \tag{20-14}$$

如对同一血管外给药途径的某种药物制剂(如不同剂型、不同药厂生产的相同剂型、同一药厂生产的同一品种的不同批号等)的 *AUC* 与相同的参比制剂进行比较,则可得相对生物利用度,即

$$F=\frac{AUC_{\text{受试制剂}}}{AUC_{\text{参比制剂}}} \times 100\% \tag{20-15}$$

如果药品含有同一有效成分,而且剂量、剂型和给药途径相同,则其在药学方面应是等同的。两个药学等同的药品,若其所含有效成分的生物利用度无明显差别,则认为生物等效(bioequivalence)。生物利用度表示药物进入全身血液循环的相对速度和数量,所以它是含量相同的不同制剂能否产生相同的治疗效应,亦即是否具有生物等效性的依据。不同药厂生产的同一种剂型的药物,甚至同一个药厂生产的同一种药品的不同批产品,生物利用度可能有很大的差别,其原因在于晶型、颗粒大小或药物的其他物理特性以及处方和生产质量控制情况,均可影响制剂的崩解和溶解,从而影响药物的吸收速度和程度。临床上应重视不同药物制品的生物不等效性,特别是治疗指数低或量效曲线陡的药物,如苯妥英钠、地高辛等。

第六节 多次给药的稳态血药浓度

在临床药物治疗中,多数是采用多次给药方案。按一级动力学消除的药物,如按固定给药间隔给予固定的药物剂量,当每次给药时体内总有前次给药的存留量时,随着给药次数增加,当体内给药量等于排出量时,血药浓度便维持在一定水平,达到平衡,这时的血浆药物浓度称为稳态血浆浓度(steady-state plasma concentration, C_{ss})(图 20-7)。

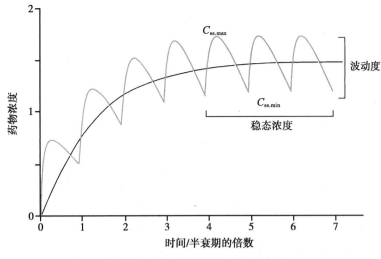

图 20-7　多次间歇给药的药 - 时曲线

　　多次给药后药物达到稳态浓度的时间取决于药物的消除半衰期,一般来说,药物在剂量和给药间隔时间不变时,约经四五个 $t_{1/2}$ 可分别达到稳态浓度的 94% 和 97%。提高给药频率或增加给药剂量均不能使稳态浓度提前达到,而只能改变体内药物总量(即提高稳态浓度水平)或峰浓度(peak concentration, $C_{ss.max}$)与谷浓度(trough concentration, $C_{ss.min}$)之差。在剂量不变时,加快给药频率使体内的药物总量增加、峰谷浓度差缩小;延长给药间隔时间使体内药物总量减少、峰谷浓度差加大。一般来说如果长期慢性给药,给药间隔时间长于两个 $t_{1/2}$ 较为安全,一般不会出现有重要临床意义的毒性反应。

　　临床实践中按照维持量给药时,通常需要 4~5 个 $t_{1/2}$ 才能达到稳态血药浓度,增加剂量或者缩短给药间隔时间均不能提前达到稳态,只能提高药物浓度,因此如果患者急需达到稳态血药浓度以迅速控制病情时,可用负荷剂量给药法(图 20-8)。

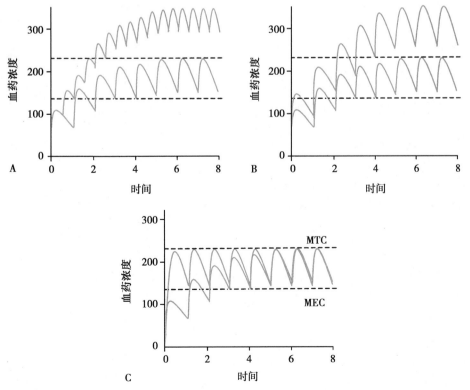

图 20-8　三种不同给药方案对稳态血药浓度的影响

A. 缩短给药时间;B. 增加给药剂量;C. 负荷剂量给药。MEC:最小有效浓度;MTC:最小中毒浓度。

　　负荷剂量(loading dose)是指首次剂量加大,然后再给予维持剂量,使稳态血药浓度(即事先为该患者设定的靶浓度)提前产生。如果口服间歇给药采用每隔一个 $t_{1/2}$ 给药一次,负荷剂量可采用首剂加倍;持续静脉滴注时,负荷剂量可采用 1.44 倍第一个 $t_{1/2}$ 的静滴量静推。

(魏敏杰)

思考题

1. 请说明尿液酸碱性对药物排泄的影响。
2. 试述影响药物分布的因素有哪些。
3. 举例说明药酶诱导剂和药酶抑制剂对药物代谢的影响。
4. 请列举常用的药动学参数并说明这些参数的临床意义。
5. 请比较一级消除动力学和零级消除动力学的特点。

第二十一章
影响药物作用的因素

药物在机体内产生的药理效应强弱和不良反应受机体和药物的多种因素影响。药物方面的因素主要有药物制剂、联合用药及药物相互作用、给药途径等；机体方面的因素主要有年龄、性别、遗传和疾病等。这些因素相互作用可导致药物代谢动力学和药物效应动力学差异，引起药物反应的个体差异。药物反应的个体差异在绝大多数情况下只是"量"的不同，即药物产生的作用强弱或作用时间长短不同，但药物作用性质未改变。有时药物作用可出现"质"的变化，产生不同性质的反应。因此，临床治疗中应熟悉影响药物作用的因素，遵循充分发挥药物疗效、避免或减少不良反应的原则，最终实施个体化治疗。

第一节　药物方面的因素

一、药物制剂

药物可制成多种剂型，药物的剂型决定药物的给药途径。同一药物由于剂型不同，用药后吸收的量或吸收速度不同，导致药物的效应差异或起效时间不同。目前临床常用的药物剂型有供口服的片剂、胶囊剂、口服液，供注射的水剂、乳剂、油剂等。通常注射药物比口服吸收快，到达作用部位的时间短，因而起效快。口服制剂中溶液剂比片剂和胶囊剂容易吸收，注射剂中水溶液制剂比油剂吸收快。近年来，临床还常用控制药物释放速度的控释剂型和缓释剂型，这两类制剂都可延长药物作用时间，提供较平稳的血药浓度，控释制剂可以控制药物缓慢、恒速或非恒速释放，作用更为温和、持久。

二、联合用药及药物相互作用

联合用药是指为了达到治疗目的而采用两种或两种以上药物同时或先后应用，多数是利用药物间的协同作用（synergism）以增加疗效或利用拮抗作用（antagonism）以减少不良反应。但用药品种越多，越容易发生药物间相互影响，不良反应发生率越高。药物相互作用（drug interaction）是指两种或两种以上药物合用或先后序贯应用，由于药物之间相互影响，药物的药动学或药效学方面发生变化。不恰当的联合用药可能由于药物相互作用而疗效降低，甚至出现意外的毒性反应。

药物相互作用主要表现在两个方面：一是通过影响药物的吸收、分布、代谢和排泄，改变药物在作用部位的浓度而影响药物作用，表现为药物代谢动力学的相互作用；二是不影响药物在体液中的浓度，但改变其药理作用，表现为药物效应动力学的相互作用。

（一）药动学方面的相互作用

联合应用的药物在吸收、分布、代谢、排泄过程中产生相互影响。

1. 吸收　药物联合应用可能影响药物实际吸收入血液的量或速度。如：抗酸药使胃肠道 pH 值升高，与弱酸性药物阿司匹林联合应用时可因增加后者解离度而影响吸收；促进胃排空药如甲氧氯普胺能加速合并应用药物的吸收；抑制胃排空药如阿托品或阿片类镇痛药可延缓合并应用药物的吸收；四环素与 Fe^{2+}、Ca^{2+} 等络合，互相影响吸收。

2. 血浆蛋白结合　血浆蛋白结合率高的药物联合应用可产生药物置换，导致被置换药物效应增强或毒性增加，如口服抗凝血药双香豆素和解热镇痛药保泰松联合用药时，可因竞争血浆蛋白结合使游离型双香豆素增加，引起出血的不良反应。

3. 肝脏生物转化　肝脏内药物代谢酶的功能状态影响药物的生物转化：主要经肝脏代谢的药物与酶抑制剂如氯霉素、西咪替丁等合用，可因药物的代谢过程减慢使药效增强，甚至发生毒性反应；而酶诱导剂如苯巴比妥、利福平等能加速药物在肝脏的代谢过程，使药效减弱。

4. 排泄　尿液酸碱度、肾小管功能等会影响药物的排泄量和速度。利用离子障原理，碱化尿液可加速弱酸性药物经肾排泄，减慢弱碱性药物经肾排泄，如弱酸性药物阿司匹林过量时，可用碳酸氢钠碱化尿液促进其排泄解毒。此外，水杨酸盐竞争性抑制甲氨蝶呤自肾小管排泄而增加后者的毒性反应，经肾小管分泌的药物如丙磺舒，可竞争性抑制青霉素分泌而延长后者的半衰期。

日常用药中还应注意饮食对药物药动学的影响。如：酸性食物可促进 Fe^{2+} 吸收、利用，食物中含有的维生素 C 也有助于 Fe^{2+} 吸收，而含鞣酸食物却妨碍 Fe^{2+} 吸收；饮食也可能通过影响尿液酸碱度改变药物的排泄速度。

（二）药效学方面的相互作用

联合应用的药物在药理效应强度方面的影响，可使药物效应增加或减弱，也可能影响不良反应。

1. 效应增加

（1）相加作用：指联合用药后产生的效应是合用药物作用的总和。如：静止期杀菌药氨基糖苷类和速效抑菌药大环内酯类合用时的效应相加；抗酸药和胃酸分泌抑制药合用治疗消化性溃疡作用相加。

（2）协同作用：指联合用药后获得的药物效应大于药物分别作用的总和。如：繁殖期杀菌药 β- 内酰胺类与静止期杀菌药氨基糖苷类联合应用时产生的效应增强；磺胺药竞争性抑制二氢叶酸合成酶，甲氧苄啶抑制二氢叶酸还原酶，二者合用对叶酸代谢起双重阻断作用，抗菌作用显著增强。

2. 效应减弱　常称为拮抗作用，指联合用药后获得的药物效应小于药物分别作用的总和。

（1）生理性拮抗：两种受体激动药分别作用于生理功能相反的特异性受体，如果联合用药会相互影响各自效应的产生。如组胺可激动 H_1 组胺受体，收缩支气管平滑肌，而肾上腺素可激动 β 肾上腺素受体，舒张支气管平滑肌，二者对支气管平滑肌产生的效应相反，如果联合应用，对支气管平滑肌的作用相互对抗。

（2）药理性拮抗：受体拮抗药可与受体结合，阻断相应受体激动药与受体结合，产生拮抗激动药的效应。如 β 肾上腺素受体拮抗药竞争性拮抗 β 肾上腺素受体，拮抗 β 肾上腺素受体激动药的效应。

（3）干扰神经递质的代谢：可导致突触间隙内递质含量的变化，影响神经功能。如单胺氧化酶抑制药通过抑制去甲肾上腺素失活，提高去甲肾上腺素能神经末梢去甲肾上腺素的贮存量，减弱肾上腺素受体拮抗药的效应。

3. 不良反应的相互影响　联合用药的一个重要目的是减少不良反应发生，如癌症患者化疗时加用止吐药以减少抗恶性肿瘤药物引起的恶心、呕吐等。但有时为达到一定的临床治疗效果，联合用药可能增加不良反应的发生，如抗组胺药、吩噻嗪类抗精神病药等都有 M 胆碱受体拮抗作用，若与 M 胆碱受体阻滞药阿托品合用可能增加不良反应发生率。

药物相互作用对于那些量 - 效曲线陡直或治疗指数低的药物，如抗凝血药、抗心律失常药和抗恶性肿瘤药等具有重要的临床意义。因此，联合用药应有明确的临床指征，有目的地联合用药，排除药物间相互作用可能引起的不良反应,同时对患者的饮食做好指导,切实做到科学、合理、安全用药。

三、制药工艺

制药工艺影响药效学是指药品提取、合成方法和途径影响药物质量,进而影响药物的效应。药物的提取和纯化等过程的工艺影响药物的纯度,杂质的含量过高可能会影响药物本身的作用,大分子杂质还可能导致过敏反应。药物的制备工艺和原辅料的不同可能导致药物颗粒大小不同而影响药物的吸收和生物利用度。因此,同一种药物的两种片剂,虽然其纯度、崩解度等指标都符合规定,但是因制药工艺不同,患者服用后血药浓度可能有较大的差异。如不同药厂生产的相同剂量的地高辛片,口服后患者的血浆药物浓度相差 7 倍,20mg 的微晶型螺内酯胶囊相当于 100mg 普通晶型螺内酯的疗效。因此,制药工艺应有严格的控制和管理体系。

第二节　机体方面的因素

一、年龄因素

机体的某些生理状况(如肝、肾功能,体重和脂肪占体重比例等)因年龄而异,因此不同年龄患者给药后药物效应会有所不同。年龄对药物作用的影响主要表现在:①新生儿和老年人体内药物肝脏代谢和肾脏排泄功能不全,部分药物可能会产生更强烈、更持久的作用;②药物效应靶点的敏感性发生改变;③老年人的特殊生理因素(如心血管反射减弱)和病理因素(如体温过低);④机体组成发生变化。一般临床所用给药剂量指 18~60 岁成年人的药物平均剂量。

(一) 新生儿

新生儿器官及各项生理功能尚未充分发育,对药物的转运能力不同,对药物的代谢能力相对缺乏,临床用药应谨慎。如:由于发育不完善,血-脑屏障通透性高于成年人,对吗啡等特别敏感,易产生呼吸中枢抑制;血浆蛋白总量较少,药物血浆蛋白结合率较低,容易导致药物竞争置换引起不良反应,如胆红素与白蛋白的结合位点被置换后引起胆红素脑病;因新生儿肝功能发育不全,代谢药物的能力低下,经肝脏代谢的药物容易蓄积,产生不良反应甚至中毒,如氯霉素在组织中蓄积引起"灰婴"综合征的毒性反应;新生儿肾功能发育不全,经体表面积标准化后,肾小球滤过率和肾小管最大分泌率仅为成年人的 20%,因此药物消除速度缓慢,主要经肾排泄的药物在新生儿的 $t_{1/2}$ 比成年人长,如庆大霉素。

此外,药物在儿童还可能产生一些特殊的不良反应,如服用同化激素影响长骨发育,服用四环素可使牙齿变灰褐色等。因此临床小儿用药量需按照儿科用药剂量的公式进行计算。

(二) 老年人

随着年龄增长,机体各器官功能逐渐减退,对药物的耐受性一般也较差。药动学方面,老年人机体组成发生变化,体内水分较少,脂肪在体内的构成比例随着年龄增长而增加。老年人血浆蛋白量较低,药物血浆蛋白结合率偏低,导致脂溶性药物的分布容积相应增加,水溶性药物分布容积较小。老年人肝微粒体酶活性随年龄增长而缓慢降低,对药物代谢减慢,同时肾脏排泄功能也随年龄逐渐降低,导致老年人对药物排泄功能减弱,因此药物的消除 $t_{1/2}$ 随年龄增长而延长。药效学方面,老年人药物作用靶点的敏感性发生改变,对有些药物的反应比较敏感,如地西泮等作用于中枢的药物在老年人更易引起精神错乱。此外,老年人的特殊生理因素也会影响药物效应,如降压药物在老年人因心血管反射减弱易引起直立性低血压,心血管药物易致心律失常,非甾体抗炎药易致胃肠出血等。

因此,老年人用药量应根据机体情况和药物特点,适当增减剂量或禁用。此外,一些老年人记忆力减退,用药的依从性(compliance)较差,更应多加注意。

二、性别因素

女性体重一般较男性轻,用药量应酌减。机体构成比例因性别而异,女性的脂肪占体重的比例高于男性,而体液总量占体重的比例低于男性,这些因素可影响药物的分布和效应。

另一方面,女性有月经、分娩、哺乳三个特殊时期,用药更应谨慎。如在女性月经期应用泻药或抗凝血药可引起盆腔充血、月经过多,甚至流血不止。妊娠期,尤其妊娠早期(妊娠的最初3个月内)应用药物更需慎重,因为药物可通过胎盘进入胎儿体内,影响胎儿发育,可能导致胎儿畸形及流产等,如20世纪50年代末,部分孕妇因服用沙利度胺(又称反应停)产生了几千例海豹肢畸形儿。孕妇必须禁用已知有致畸作用的药物,如锂盐、乙醇、华法林、苯妥英钠及性激素等;临产前禁用吗啡等可抑制胎儿呼吸的药物,还应禁用阿司匹林及影响子宫收缩的药物;哺乳期用药也要考虑到通过乳汁排泄的药物对乳儿的影响,如吗啡同样禁用于哺乳期妇女。

三、遗传因素

遗传是药物代谢及其效应的决定因素,因为基因是决定药物代谢酶、药物转运蛋白和受体活性及功能的结构基础,所以基因突变可引起所编码的药物代谢酶、转运蛋白和受体蛋白氨基酸序列及功能异常。

(一) 遗传多态性(genetic polymorphism)

药物代谢酶、转运蛋白和受体的遗传多态性是导致药物反应个体和群体差异的重要原因。遗传多态性是一种孟德尔单基因性状,由同一正常人群中的同一基因位点上具有多种等位基因引起,并由此产生多种表型。表型是在环境影响下基因型所产生的机体的物理表现和可见性状,而基因型是生物机体形成表型性状的遗传结构。表型是个体间药物代谢和反应差异的表现,而基因型则是反应差异的根本原因。

药物代谢酶的表型表现为催化药物代谢的活性大小,可通过测定其底物的代谢率确定。如 N-乙酰转移酶(N-acetyltransferase,NAT)是参与 II 相乙酰化反应的代谢酶,人群中 NAT 活性呈多态分布,因而有慢型、快型和中间型乙酰化代谢者。NAT 的遗传多态性可通过改变其底物(如异烟肼、肼屈嗪、柳氮磺胺吡啶和普鲁卡因等药物)的血药浓度而影响其疗效和不良反应。快型代谢者体内药物灭活速度快,而慢型代谢者体内药物灭活较慢,因此影响血浆药物浓度和效应强弱,如异烟肼慢代谢型发生频率在白人为 60%,在中国人则为 20%。

(二) 种族差异

种族因素包含遗传和环境两个方面。不同种族具有不同的遗传背景,如不同的基因型及相同基因型的不同分布频率。长期生活在不同的地理环境中,具有不同的文化背景、食物来源和习惯,这些对药物代谢酶的活性和作用靶点的敏感性都有显著影响,导致药物的代谢和反应存在种族差异。如:服用等量乙醇后中国人体内生成的乙醛血浆浓度比白人更高,更易出现面红和心悸;服用普萘洛尔后的心血管反应中国人比白人更敏感,而黑人的反应敏感性最差。药物反应的种族差异已成为临床用药、药品管理、新药临床试验和新药开发中需要重视的一个因素。

(三) 个体差异

个体差异(individual variation)指在年龄、性别、体重等指标完全相同的情况下,多数人对药物的反应基本相似,有少数人对药物表现出极敏感或极不敏感的现象,有时甚至有质的不同。这种药物反应性不同与种族之间的药物代谢和反应差异比较,同一种族内的个体差异更为显著和重要。如口服同一剂量的普萘洛尔后,在白种人和黄种人的血浆浓度平均值差异不到 1 倍,但无论是在白种人还是在黄种人中比较,服用同一剂量普萘洛尔后个体间差异却可达 10 倍。

(四) 特异质反应

特异质反应是一种性质异常的药物反应,通常与遗传变异有关,发生常与剂量无关,对机体有害,甚至是致命的。特异质反应只在极少数患者中出现,即使很小剂量也有可能发生,如:氯霉素导致的再生障碍性贫血,发生率约为 1/50 000;6- 磷酸葡萄糖脱氢酶(G-6-PD)缺乏是一种性连锁隐性遗传,患者应用伯氨喹、磺胺药,甚至食用新鲜蚕豆可能产生溶血并导致严重贫血。

四、病理状态

疾病本身能导致药物代谢动力学和药物效应动力学方面的改变。

(一) 对药动学的影响

有些疾病对药物的吸收影响显著,如回肠或胰腺疾病可导致回肠黏膜水肿,影响药物吸收。肾病综合征导致蛋白尿、水肿和血浆白蛋白降低,不仅因肠道黏膜水肿影响药物吸收,也因药物与血浆白蛋白结合率降低而影响药物分布,还作用于肾小管上皮细胞的离子转运机制影响药物排泄。营养不良患者因脂肪组织较少影响药物储存和分布。

影响药物消除的疾病在临床更多见,如:严重肝功能不全患者药物生物转化速率减慢,导致药物效应加强,持续时间延长;相反,对于可的松、泼尼松等需要在肝脏生物转化后才能起效的药物,则导致其效应减弱甚至无效;营养不良患者蛋白质合成减少致肝微粒体酶活性降低,药物代谢减慢;对于肾功能不全患者,主要经肾排泄的药物排泄减慢,$t_{1/2}$ 延长,药物易在体内蓄积,产生过强或过久的药物效应,甚至发生毒性反应。

(二) 对药效学的影响

疾病导致的机体器官功能改变或者结构异常均可影响药物的效应。如甲状腺功能减退患者对哌替啶的敏感性增高,水、电解质紊乱的患者使用高效能利尿药更易发生不良反应等。此外,患者的潜在性疾病也影响药物的应用,如消化性溃疡病史的患者使用解热镇痛抗炎药可能导致溃疡复发或加重,氢氯噻嗪可能加重糖尿病患者的症状等。

五、心理因素 - 安慰剂效应

安慰剂(placebo)是指由本身不具药理活性的中性物质,如乳糖、淀粉等制成的外形似药的制剂。从广义上讲,安慰剂还包括那些本身没有特殊作用的医疗措施,如假手术等。安慰剂产生的效应称为安慰剂效应(placebo effect)。

药物治疗的效应并非完全由药物本身单一因素引起,患者服药后的效应实际由多种因素引起,包括药理学效应、非特异性药物效应、非特异性医疗效应和疾病的自然恢复四个因素(图 21-1)。非特异性药物效应和非特异性医疗效应是安慰剂的绝对效应,因此安慰剂效应是影响药物治疗效果的重要因素之一。

安慰剂效应主要由患者的心理因素引起,它来自于患者对药物和医师的信赖。患者在经医师给予药物治

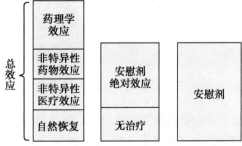

图 21-1　影响药物作用的因素

疗后,发生一系列精神和生理方面的变化,这些变化不仅包括患者的主观感觉,而且包括许多客观指

标。当医师对疾病的解释及预后的推断给患者带来乐观的消息时,患者的紧张情绪可大大缓解,因此,安慰剂作用会较明显,如安慰剂对于头痛、牙痛等可能获得30%~50%的疗效。由于安慰剂效应的广泛存在,在评价药物的临床疗效时,应考虑该因素的影响。

六、长期用药引起的机体反应性变化

长期反复用药可引起生物体(包括病原体)对药物反应发生变化,主要表现为耐受性、耐药性和依赖性等,还包括因长期用药突然停药后发生的停药综合征。

(一) 耐受性(tolerance)

耐受性指连续多次用药后,机体对药物的反应性降低,给患者增加药物剂量可恢复原有效应,停药后可消失。如地西泮长期给药后镇静、催眠作用减弱,需增加剂量才能达到原有的效应。有些药物仅在应用几个剂量后就迅速产生耐受性,这种现象称为快速耐受性(acute tolerance/tachyphylaxis),如麻黄碱短期内反复给药后作用显著减弱。

(二) 耐药性(resistance)

耐药性指病原体及肿瘤细胞等对反复应用的化学治疗药物敏感性降低,又称抗药性。如长期反复应用抗菌药,特别是给药剂量不足时,病原体可通过改变自身靶蛋白和代谢途径等方式对药物产生耐药,滥用抗菌药物是病原体产生耐药性的重要原因。

(三) 依赖性(dependence)

依赖性指长期应用某种药物后,机体对这种药物产生了生理性或精神性的依赖和需求,导致患者主观需要连续用药。生理依赖性(physiological dependence)也称躯体依赖性,又称成瘾性(addiction),指反复用药的患者停药后身体产生戒断症状(abstinence syndrome),如对吗啡产生依赖性的患者,停药后产生精神和躯体一系列特有的症状,包括幻觉、呕吐、腹泻、全身不适等。精神依赖性(psychological dependence)又称心理依赖性,指患者用药后产生舒适的感觉,停药后只表现主观不适,在精神上渴望再次用药以缓解精神紧张和情绪障碍,无客观症状和体征。药物滥用,尤其是中枢兴奋药或麻醉药的滥用是引起药物依赖性并产生社会危害性的重要原因。

(四) 停药症状(withdrawal symptoms)

停药症状又称停药综合征(withdrawal syndrome),指接受药物治疗的患者在长期反复用药后突然停药发生的异常反应。如高血压患者长期应用β肾上腺素受体拮抗药普萘洛尔,如果突然停药,血压反跳性升高,患者的症状加重。因此,长期应用有停药症状特点药物的患者,停药时必须逐渐减量。

第三节　给药方法的因素

一、给药途径

给药途径对药物效应的影响主要包括影响吸收速度,或产生不同的药理作用及临床用途。临床常用的给药途径有口服、皮下注射、肌内注射、静脉注射、吸入给药、舌下给药、直肠给药和皮肤外用等。一般情况下,不同给药途径药物的吸收快慢顺序是:吸入给药 > 舌下给药 > 肌内注射 > 皮下注射 > 口服 > 皮肤外用。

有的药物采用不同给药途径时,还可能产生不同的药理作用和临床用途,如硫酸镁口服用于导泻和利胆,肌内注射或静脉注射产生解痉、镇静、降低血压的作用,溶液外敷可用于消肿止痛。

二、给药次数和间隔时间(时辰药理学)

药物的给药次数影响其血浆药物浓度,进而影响药物效应。多数药物单次给药后作用维持时间较短,而改为多次给药,经 5 个 $t_{1/2}$ 血药浓度可达稳态,长时间稳定在有效水平。

药物的给药时间也可能影响药物效应,如镇静催眠药在晚间睡前服用可达到较理想的疗效;给药时间也影响药物的不良反应程度,如解热镇痛抗炎药饭后服用可减少其对胃肠道的刺激性。

另外,生理情况下,机体器官的功能存在昼夜节律(circadian rhythm)变化,如肾上腺皮质激素的分泌高峰期在清晨,分泌低谷期在午夜,如果早晨 7:00~8:00 时在其自然分泌峰值一次给予糖皮质激素类药物,可减轻对促肾上腺皮质激素释放的抑制,反之则可能严重抑制促肾上腺皮质激素的释放。近年来,研究生物活动时间节律的周期变化对药物作用的影响形成了药理学的一门分支学科,称为时辰药理学(chronopharmacology)。给药时间的确定应充分考虑人体昼夜节律对药物效应和不良反应的影响,如茶碱对小鼠的毒性在夜间最小,而在白昼 12:00~16:00 时最大。因此,临床用药应根据患者的病情和药物特性谨慎决定。

三、配伍用药及药物相互作用

通常情况下配伍用药即联合用药,此处配伍用药限于临床用药过程中,将两种或两种以上药物在体外配合使用时的相互作用,主要指临床配伍禁忌(incompatibility)。配伍禁忌指两种或两种以上药物在体外配制时直接发生物理性的或化学性的相互作用而影响药物疗效或产生不良反应,主要表现在静脉注射、静脉滴注及肠外营养液等溶液的配伍方面。如:医护人员未事先熟悉药物的物理或化学特性,将酸性药物和碱性药物混合配伍,导致溶液产生中和反应,药物效应降低;头孢曲松钠与含钙注射液在体外进行配伍时产生沉淀等。此外,应特别注意总结药物配伍应用后出现不良反应增加、毒性反应增强的经验教训,避免同样的事故再次发生。

四、合理用药

合理用药是指在明确诊断的基础上,综合患者的全面情况进行有效的药物治疗,目的是达到最佳疗效,避免或减少不良反应。由于影响药物作用的因素复杂,所以,临床用药过程中要从患者、疾病、合并用药等多方面谨慎考虑,做到安全、有效、经济地使用药物。如果不了解这些因素,忽视患者具体情况,不能及时调整治疗方案,就难以达到最大疗效和最小不良反应的治疗目的。临床合理用药应遵循的基本原则如下。

1. 明确诊断,必须针对适应证选药。用药时严格遵医嘱,不擅自使用药物,特别是抗菌药物和激素类药物。

2. 根据患者的具体情况和药物的药理学特点选药,了解影响药物作用的各种因素,预判用药过程中可能出现的异常情况,做到给药方案的个体化。

3. 同时针对疾病的病因和症状进行干预,注意维持生命的支持疗法,并分析联合用药可能产生的药物相互作用。

4. 必须严密观察患者病情变化,及时调整药物治疗方案或更换治疗药物,避免发生不良相互作用,及时总结经验教训。

(王金红)

思考题

1. 影响药物效应的药物方面的因素有哪些？
2. 影响药物效应的机体方面的因素有哪些？
3. 何为安慰剂效应？
4. 长期用药引起的机体反应性变化有哪些？请分别进行解释。

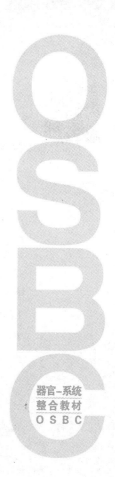

器官-系统
整合教材
OSBC

第四篇
作用于传出神经系统的药物

第二十二章
胆碱受体激动药

胆碱受体激动药(cholinoceptor agonists)亦称为直接作用的拟胆碱药(cholinomimetic drugs),可直接激动胆碱受体,对效应器官产生与胆碱能神经递质乙酰胆碱相似的作用。胆碱受体包括毒蕈碱型(M)胆碱受体和烟碱型(N)胆碱受体,根据对不同受体亚型的选择性,胆碱受体激动药可分为三个亚类:①M、N胆碱受体激动药;②M胆碱受体激动药;③N胆碱受体激动药。

第一节 乙酰胆碱的代谢

乙酰胆碱(acetylcholine,ACh)是胆碱能神经末梢释放的主要递质。1921年,Loewi通过著名的离体双蛙心实验发现迷走神经兴奋时能释放出一种抑制蛙心收缩的物质,直到1926年证明这种物质就是乙酰胆碱。此后相继研究发现神经节中的节前纤维末梢和运动神经末梢兴奋时,都能释放ACh。药物通过影响ACh的合成、贮存、释放、作用消失等环节,或通过直接与受体结合而产生生物学效应。

1. **生物合成与贮存** ACh主要在胆碱能神经末梢合成,少量在胞体合成。在胆碱能神经末梢胞质中,胆碱和乙酰辅酶A在胆碱乙酰基转移酶(choline acetyl transferase,ChAT)催化作用下合成ACh。乙酰胆碱合成后依靠囊泡乙酰胆碱载体转运进入囊泡,与ATP和囊泡蛋白共存。上述合成过程中,胆碱从细胞外由钠依赖性高亲和力载体主动摄取入细胞质中,此摄取过程为ACh合成的限速步骤。

2. **释放** 静息状态下少量ACh缓慢释放,在突触后膜产生电反应以维持效应器的生理反应性。当神经冲动到达神经末梢时,产生去极化,细胞膜上的电压门控钙通道开放,Ca^{2+}内流,胞质内Ca^{2+}浓度升高,促使囊泡膜与突触前膜融合,形成裂孔,通过裂孔将囊泡内的递质、ATP和蛋白质等内容物排出至突触间隙,这称为胞裂外排(exocytosis)。

囊泡释放ACh呈量子式,每一个囊泡一次释放ACh的量就是一个"量子"。一个量子的ACh引发的电位幅度很小(0.3~3.0mV),故不引起动作电位和效应。但当神经冲动到达时,可有上百个囊泡同时外排,每一个囊泡含有1 000~50 000个ACh分子,则可以引起动作电位变化并产生效应。

3. **作用的消失** ACh作用的消失主要是被突触间隙中的乙酰胆碱酯酶(acetylcholinesterase,AChE)水解,形成乙酸和胆碱。AChE水解效率极高,一分子AChE在1min内可完全水解10^5个ACh分子,乙酰胆碱一般在释放后一至数毫秒之内即被水解而失效。因此,AChE抑制剂能够抑制该酶活性、提高突触间隙ACh的浓度而产生拟胆碱作用。ACh水解生成的部分胆碱和乙酸通过神经末梢的主动转运过程被重新摄取入胞质,再供ACh合成。

乙酰胆碱的合成、贮存、释放和消除过程见图22-1。

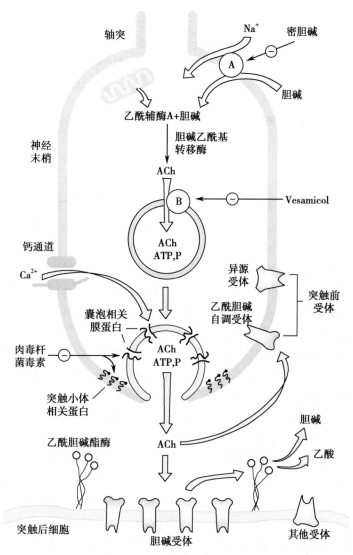

图 22-1　乙酰胆碱的合成、贮存、释放和消除过程示意图

ACh：乙酰胆碱；A：钠依赖性载体；B：乙酰胆碱载体；ATP：腺苷三磷酸；P：多肽。

第二节　M、N 胆碱受体激动药

乙酰胆碱、醋甲胆碱、卡巴胆碱和氯贝胆碱等为胆碱酯类药物，基本化学结构均为季铵酯。多数胆碱酯类药物既对副交感神经节后纤维所支配效应器上的 M 受体有兴奋作用，也对自主神经节 N_N 受体和神经肌肉接头 N_M 受体有兴奋作用，为 M、N 胆碱受体激动药，将在本节中介绍。少数胆碱酯类药物，如氯贝胆碱选择性兴奋 M 受体，将在"M 胆碱受体激动药"一节中介绍。

（一）乙酰胆碱

乙酰胆碱是胆碱能神经递质，脂溶性低，可人工合成。其化学性质不稳定，在体内极易被 AChE 水解而失效，且作用广泛，选择性差，作用时间短，故无临床实用价值，一般在科研工作中作为工具药使用。但 ACh 作为内源性神经递质，分布较广，具有非常重要的生理功能。

$$H_3C - \underset{\underset{CH_3}{|}}{\overset{\overset{CH_3}{|}}{N^+}} - CH_2 - CH_2 - O - \overset{\overset{O}{\|}}{C} - CH_3$$

乙酰胆碱的化学结构

【药理作用】ACh 直接激动 M 受体和 N 受体,产生 M 样及 N 样作用。根据 ACh 使用剂量的不同,其最终产生的效应也可能不同。

1. M 样作用　静脉注射小剂量 ACh 主要激动 M 受体,产生与兴奋胆碱能神经节后纤维相似的作用。

(1)心血管系统

1)心脏:ACh 可通过激动心脏 M_2 受体抑制心肌收缩力,产生负性肌力作用(negative inotropic effect);减慢心率,产生负性频率作用(negative chronotropic effect);抑制传导,产生负性传导作用(negative dromotropic effect)。ACh 的负性肌力作用主要通过副交感神经对交感神经末梢的异向抑制(heterotropic inhibition)作用间接产生,即由于迷走神经末梢与交感神经末梢紧密相邻,故胆碱能神经末梢释放的 ACh 可激动交感神经末梢突触前膜 M_1 受体,反馈性抑制去甲肾上腺素释放,使心肌收缩力减弱。ACh 的负性频率作用与其抑制 Ca^{2+} 内流、促进 K^+ 外流而延缓窦房结舒张期自动除极有关。ACh 的负性传导作用与其延长房室结和浦肯野纤维的不应期有关。

2)血管:静脉注射小剂量 ACh 具有血管扩张作用,如肺血管和冠状血管。该作用可能与其激动血管内皮细胞 M_3 受体,释放内皮源性舒张因子(endothelium-derived relaxing factor,EDRF)有关,如 NO。NO 扩散至邻近的平滑肌细胞,扩张血管。如果血管内皮受损,则 ACh 的上述作用将不复存在,相反会引起血管收缩。此外,ACh 通过激动交感神经末梢突触前膜 M_1 受体,使去甲肾上腺素释放减少,减少血管收缩,间接参与血管扩张。

(2)平滑肌:ACh 作用于胃肠道平滑肌、膀胱逼尿肌、支气管平滑肌 M_3 受体,引起平滑肌收缩;作用于胃肠道与膀胱括约肌 M 受体,产生舒张作用。ACh 的作用强度与组织敏感性和剂量成正相关。迷走神经释放的 ACh 可明显兴奋胃肠道平滑肌,使其收缩幅度、张力和蠕动增加,促进腺体分泌,引起恶心、呕吐、嗳气、小肠痉挛和排便等症状;但外源性 ACh 由于迅速被血浆丁酰胆碱酯酶水解而难以抵达效应器官发挥作用。ACh 可使泌尿道平滑肌蠕动增加,膀胱逼尿肌收缩,膀胱最大自主排空压力增加,降低膀胱容积,同时舒张膀胱三角区和外括约肌,导致膀胱排空。

(3)腺体:ACh 作用于副交感神经支配的所有腺体,如泪腺、气管和支气管腺体、唾液腺、消化道腺体和汗腺的 M_3 受体,使分泌增加。

(4)眼:ACh 局部滴眼可作用于瞳孔括约肌 M_3 受体,使瞳孔括约肌收缩,引起瞳孔缩小,眼压降低;作用于睫状肌 M 受体,引起睫状肌收缩,调节近视。

2. N 样作用　大剂量 ACh 除激动 M 受体外,同时也激动自主神经节上的 N_N 受体、骨骼肌神经肌肉接头处的 N_M 受体和肾上腺髓质嗜铬细胞的 N_N 受体。

(1)激动自主神经节 N_N 受体,使节后胆碱能神经和去甲肾上腺素能神经同时兴奋,其结果较复杂:胃肠道、膀胱平滑肌和腺体以胆碱能神经支配占优势,呈现 M 样作用,即胃肠道、膀胱等器官平滑肌兴奋,腺体分泌增加;心肌和小血管则以去甲肾上腺素能神经支配占优势,表现为小血管收缩,血压升高。

(2)激动肾上腺髓质嗜铬细胞的 N_N 受体,引起肾上腺素释放,血压升高。

(3)激动骨骼肌神经肌肉接头 N_M 受体,引起骨骼肌收缩。

(4)激动中枢 N 受体,与疼痛、学习、记忆等功能有关。但外源性 ACh 不易透过血 - 脑屏障,故外周给药很少产生中枢作用。

(二)醋甲胆碱

醋甲胆碱(methacholine)又称乙酰甲胆碱(mecholyl),属于人工合成的胆碱酯类季铵化合物,口服不易被吸收,也不易透过血 - 脑屏障。醋甲胆碱因具有甲基基团,故对 AChE 水解作用的抵抗力增强,即醋甲胆碱水解速度较 ACh 慢,作用时间较 ACh 长。醋甲胆碱对 M 受体的选择性较 ACh 高,尤其对心血管系统作用显著,同时具有微弱的 N 样作用。

醋甲胆碱临床上用于诊断支气管高敏性(bronchial hypersensitivity)或口腔黏膜干燥症。禁忌证为支气管哮喘、冠状动脉缺血和溃疡病,因醋甲胆碱可加重这些疾病的症状。

(三)卡巴胆碱

卡巴胆碱(carbamylcholine)又称氨甲酰胆碱、卡巴可(carbachol),属于人工合成的胆碱酯类季铵化合物:化学性质稳定,口服吸收差,不易透过血 - 脑屏障;不易被 AChE 水解,作用时间长,局部用药作用可持续 4~8h。卡巴胆碱选择性差,可直接激动 M 和 N 受体,也可促进胆碱能神经末梢释放 ACh 而间接发挥作用。

本品不良反应较多,阿托品对其解毒作用差,故限制了其在全身的应用。目前主要用于局部滴眼治疗青光眼,其机制为促进房水外流,降低眼压。卡巴胆碱可用于:白内障晶状体置换术后缩瞳,以避免强光刺激;手术后或排尿机制异常造成的膀胱尿潴留。禁忌证同醋甲胆碱。

第三节　M 胆碱受体激动药

M 胆碱受体激动药主要是通过直接兴奋 M 受体发挥作用,包括毛果芸香碱、氯贝胆碱、毒蕈碱等。

(一)毛果芸香碱

毛果芸香碱(pilocarpine)又称匹鲁卡品,是从南美洲灌木毛果芸香属植物(*Pilocarpus jaborandi*)中提取的生物碱,为叔胺类化合物,其水溶液稳定,现已能人工合成。1630 年,科学家发现人们经常应用毛果芸香属植物促进排汗、唾液分泌及排尿来对抗感冒及某些毒物中毒。1873 年首次在毛果芸香属植物中提纯了毛果芸香碱,并发现该类植物中促进唾液分泌、降低眼压的有效成分就是毛果芸香碱。

毛果芸香碱的化学结构

【药理作用】毛果芸香碱能直接激动胆碱能神经节后纤维所支配效应器官上的 M 受体,对眼和腺体的作用最明显。

1. **眼**　毛果芸香碱滴眼后具有缩瞳、降低眼压和调节痉挛等作用。

(1)缩瞳。虹膜内有两种平滑肌:一种是瞳孔括约肌,受动眼神经的胆碱能神经支配,激动其 M 受体使瞳孔括约肌向中心收缩,瞳孔缩小;另一种是瞳孔开大肌,受去甲肾上腺素能神经支配,激动其 α 受体使瞳孔开大肌向外周收缩,瞳孔扩大。毛果芸香碱可激动瞳孔括约肌上的 M 受体,使瞳孔括约肌收缩,表现为瞳孔缩小,局部用药作用可持续数小时至 1d。

(2)降低眼压。眼压由房水正常循环维持。房水由睫状体上皮细胞分泌及血管渗出而产生,经瞳孔流入前房,通过前房角间隙,经小梁网(滤帘)流入巩膜静脉窦而进入血液循环(图 22-2)。毛果芸香碱通过缩瞳作用使虹膜向瞳孔中心拉紧,虹膜根部变薄,使处于虹膜周围的前房角间隙扩大,房水易于通过巩膜静脉窦而进入血液循环,使眼压降低。本品滴眼后的降压作用可维持数小时。

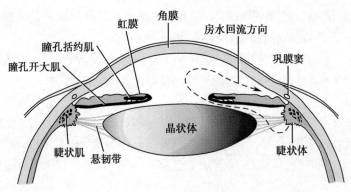

图 22-2　房水回流通路

（3）调节痉挛。通过调节晶状体的曲度（凹凸度），使物体成像于视网膜上，从而看清物体的过程称为眼的调节作用。眼的调节主要取决于晶状体的曲度变化。晶状体曲度受晶状体本身弹性与悬韧带的紧张度调节，悬韧带的紧张度又受睫状肌调节。睫状肌由环状和辐射状两种平滑肌组成，其中以动眼神经支配的环状肌为主。视远物时，睫状肌处于松弛状态，使悬韧带保持一定紧张度，晶状体相对扁平；视近物时，可反射性引起睫状肌收缩，悬韧带松弛，晶状体由于自身的弹性而变凸，使屈光度增加。动眼神经兴奋或毛果芸香碱激动睫状肌环状肌上的 M 受体，使睫状肌向虹膜中心方向收缩，造成悬韧带松弛，晶状体变凸，屈光度增加。此时只适合于视特定近距离的物体，远物不能聚焦成像于视网膜上而模糊不清，这种作用称为调节痉挛（图 22-3）。本品的调节痉挛作用可维持 2h。睫状肌也受去甲肾上腺素能神经支配，但在眼的调节中不占重要地位，故拟肾上腺素药一般不影响眼的调节。

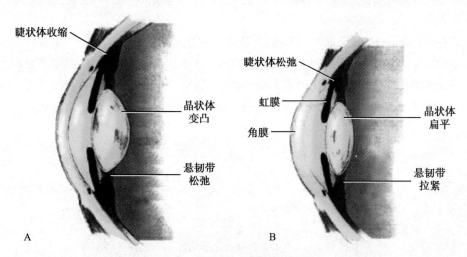

图 22-3　药物对眼的调节作用
A. M 胆碱受体激动药的作用；B. M 胆碱受体阻滞药的作用。

2. **腺体**　毛果芸香碱激动腺体的 M 受体，较大剂量（皮下注射 10~15mg）可使腺体分泌增加，以汗腺和唾液腺分泌增加最为明显，也增加泪腺、胃腺、胰腺、小肠腺体和呼吸道黏膜腺体的分泌。

3. **其他系统**

（1）平滑肌：毛果芸香碱兴奋肠道，使肠道平滑肌张力和蠕动增强；兴奋支气管平滑肌，可诱发哮喘。此外，毛果芸香碱也可兴奋子宫、膀胱、胆囊及胆道平滑肌。

（2）心血管系统：毛果芸香碱静脉注射（0.1mg/kg）可引起心率和血压短暂下降，这主要与激动心脏和血管 M 受体有关。

【体内过程】毛果芸香碱具有水溶性和脂溶性双相溶解性，故滴眼后易透过角膜。1% 溶液滴眼后 10~30min 可开始缩瞳，持续时间 4~8h。降低眼压作用数分钟即可起效，达峰时间为 75min 左右，持续 4~8h。调节痉挛作用可维持 2h。缓解口干症状时 20min 起效,单次使用持续时间 3~5h,多次使用可持续达 10h 以上。母体化合物的 $t_{1/2}$ 为 0.76~1.35h。毛果芸香碱及其代谢物随尿液排出。

【临床应用】毛果芸香碱主要用于眼科。

1. **青光眼**　为常见的眼科疾病,患者以特异性视神经萎缩及视神经缺损为主要病变特征,伴有眼压升高,可引起头痛、视力减退甚至失明。青光眼可分为闭角型与开角型两类:闭角型青光眼为急性或慢性充血性青光眼,以前房角狭窄、房水回流障碍、眼压升高为特征;开角型青光眼为单纯性青光眼,主要是小梁网及巩膜静脉窦发生变性或硬化,阻碍房水循环,引起眼压增高。治疗青光眼主要有两种方式,即促进房水循环或减少房水产生。低浓度的毛果芸香碱(2% 以下)使前房角间隙扩大,房水易进入血液循环,导致眼压降低,从而缓解或消除青光眼的各种症状,适用于闭角型青光眼。毛果芸香碱对开角型青光眼的早期也有一定疗效,机制未明,可能与本品扩张巩膜静脉窦周围的小血管及收缩睫状肌,使小梁网结构发生变化而导致眼压降低有关。对于紧急状况下的闭角型及开角型青光眼,毛果芸香碱是首选药。但高浓度的毛果芸香碱可使青光眼症状加重,不宜使用。

2. **虹膜睫状体炎**　本品与扩瞳药交替应用,可防止虹膜与晶状体粘连。

3. **其他**　毛果芸香碱口服,可用于头颈部放射治疗后的口腔、咽喉及眼干燥,同时汗腺分泌也会明显增加。此外,毛果芸香碱的吸收作用还可用于胆碱受体阻滞药阿托品中毒的解救。

【不良反应】滴眼时应压迫内眦,避免药液经鼻泪管流入鼻腔吸收,产生不良反应。全身给药吸收入血后引起汗腺分泌增加是最常见的不良反应,可补充足量的水以避免脱水。其他不良反应包括流涎、哮喘、恶心、呕吐、腹泻、头痛等 M 受体过度兴奋症状,大剂量可导致呼吸困难,可给予足量阿托品并采用对症和支持疗法,如维持血压和人工呼吸等处理。

(二) 氯贝胆碱

氯贝胆碱(bethanechol chloride)又称乌拉胆碱(urecholine),属于胆碱酯类。化学性质稳定,口服有效,不易透过血 - 脑屏障,不易被 AChE 水解。氯贝胆碱选择性作用于 M 受体,对 N 受体无激动作用;对胃肠道和膀胱平滑肌作用明显,对心血管作用弱。临床可用于手术后、产后肠胀气、尿潴留及胃肠张力缺乏症及胃潴留等治疗,也可用于口腔黏膜干燥症。不良反应可见脸红、出汗、嗳气、腹部痉挛性疼痛、膀胱紧张感、眼调节痉挛、头痛和流涎等,禁忌证同醋甲胆碱。

(三) 毒蕈碱

毒蕈碱(muscarine)属于季铵化合物,不易透过血 - 脑屏障。由捕蝇蕈中分离提取,于 1869 年首次被纯化,是经典的 M 胆碱受体激动药。

毒蕈碱虽不作为治疗性药物,但它具有重要的药理学及毒理学意义,其效应与节后胆碱能神经兴奋效应相似,过量毒蕈碱可导致严重的外周拟胆碱样作用。毒蕈碱在捕蝇蕈中含量很低(约 0.003%),因而人食用捕蝇蕈后并不引起毒蕈碱中毒。但毒蕈碱在**丝盖伞菌属**(*Inocybe*)和**杯伞菌属**(*Clitocybe*)中含量较高,食用这些菌属后可在 30~60min 内出现毒蕈碱中毒症状,表现为流涎、流泪、恶心、呕吐、头痛、视觉障碍、腹部绞痛、腹泻、心动过缓、血压下降、支气管痉挛、惊厥、心力衰竭及休克。因毒蕈碱难以透过血 - 脑屏障,故无中枢作用。毒蕈碱中毒除采用支持疗法外,还可用阿托品治疗,即肌内注射 1~2mg,每 30min 一次,可迅速缓解中毒症状。

(四) 占诺美林

占诺美林的化学结构

占诺美林（xanomeline）易透过血-脑屏障，对 M_1 受体有较强的亲和力，是选择性 M_1 胆碱受体激动药。近年来，人们开展了有关占诺美林对阿尔茨海默病的临床治疗研究。此外，占诺美林在中脑边缘系统有抗多巴胺样作用，具有潜在治疗精神失常的可能性。

不同胆碱酯类胆碱受体激动药的比较见表 22-1。

表 22-1　部分胆碱受体激动药的作用与用途

| 胆碱酯类 | 对胆碱酯酶的敏感性 | M 样作用 | | | | N 样作用 | 用途 |
		心血管 M_2、M_3	胃肠道 M_2	膀胱 M_2	眼 M_3		
乙酰胆碱	+++	++	++	++	+	++	实验工具药
醋甲胆碱	+	+++	++	++	+	+	支气管高敏性诊断
卡巴胆碱	-	+	+++	+++	++	+++	尿潴留、青光眼
氯贝胆碱	-	±	+++	+++	++	-	术后肠胀气、尿潴留等
毒蕈碱		++	+++	+++	++	-	毒理学相关研究
毛果芸香碱		+	+++	+++	++		青光眼、虹膜炎

第四节　N 胆碱受体激动药

N 胆碱受体分布于外周和中枢。外周 N 胆碱受体分为 N_N 和 N_M 两种亚型。N_N 受体分布于传出神经的交感神经节、副交感神经节和肾上腺髓质，激动 N_N 受体不仅兴奋交感神经和副交感神经，同时也激动肾上腺髓质嗜铬细胞，促使其释放去甲肾上腺素与肾上腺素（详见 ACh 的 N 样作用）。N_M 受体分布于神经肌肉接头处，即骨骼肌运动终板，激动 N_M 受体使骨骼肌收缩。中枢 N 胆碱受体目前已知至少由六种亚类组成，其作用与学习、记忆及认知有关。N 胆碱受体激动药有烟碱、洛贝林、合成化合物四甲铵和二甲基苯哌嗪。

烟　碱

烟碱（nicotine）即尼古丁，是从烟草（tobacco）中提取的一种液体生物碱，脂溶性极强，可经皮肤吸收。烟碱激动 N_N 和 N_M 受体，以激动 N_N 受体为主，能作用于多种神经系统效应器和化学感受器。烟碱对 N 受体的作用实际呈双相性，与剂量大小、作用时间长短以及受体亲和状态（affinity state）有关。小剂量烟碱主要激动 N_N 受体产生兴奋作用，如：吸烟产生提神及依赖作用；大剂量烟碱先短暂激动 N 受体，继而转为持续抑制作用。

长期给予大鼠及恒河猴低剂量的烟碱以及人体临床试验表明，烟碱可增强记忆力，改善轻度阿尔茨海默病患者症状，且未发现严重副作用及不能耐受的现象。近年研究表明，吸烟人群中帕金森病患者明显少于正常人群，烟碱可降低实验性帕金森病的发生。烟碱亦试用于溃疡性结肠炎的透皮治疗及戒除烟瘾。尽管如此，由于烟碱作用广泛、复杂，故无临床实用价值，仅有毒理学意义。特别是烟草中含有烟碱成分，长期吸烟与许多疾病（如癌症、冠心病、中枢神经系统疾病以及呼吸系统疾病）的发生密切相关。此外，吸烟者的烟雾中含有烟碱和其他致病物质，他人被动吸入后也损害健康。

（陈建国）

思考题

1. 小剂量注射乙酰胆碱后会产生哪些作用？
2. 毛果芸香碱对眼的作用主要有哪些？在临床有哪些应用？
3. 什么情况下会产生毒蕈碱中毒？主要有哪些表现？如何解救？

第二十三章
抗胆碱酯酶药和胆碱酯酶复活药

乙酰胆碱酯酶主要存在于胆碱能神经末梢突触间隙,也存在于胆碱能神经元和红细胞中,可特异性地将乙酰胆碱水解为胆碱和乙酸,终止乙酰胆碱的作用。抗胆碱酯酶药可与乙酰胆碱酯酶结合,使乙酰胆碱酯酶活性受到抑制,导致胆碱能神经末梢释放的乙酰胆碱堆积,产生拟胆碱作用,又称间接作用的拟胆碱药。根据其与乙酰胆碱酯酶结合后水解速度的快慢,可将其分为两类:一类是易逆性抗胆碱酯酶药,如新斯的明和毒扁豆碱等;另一类为难逆性抗胆碱酯酶药,如农业杀虫剂有机磷酸酯类。

第一节 胆 碱 酯 酶

胆碱酯酶(cholinesterase,ChE)是一类糖蛋白,分为乙酰胆碱酯酶(acetylcholinesterase,AChE)和丁酰胆碱酯酶(butyrylcholinesterase,BuChE)。AChE 又称真性胆碱酯酶,主要存在于胆碱能神经元、神经肌肉接头、红细胞等组织中,特异性水解 ACh,作用强、效率高,一个酶分子可在 1min 内催化水解 6×10^5 个 ACh 分子。BuChE,又称假性胆碱酯酶,由肝脏合成,主要存在于血浆、肝、肾、肠等组织,水解 ACh 的作用较弱,可水解其他酯类,如琥珀胆碱。

AChE 蛋白分子表面活性中心有两个可与 ACh 结合的部位,即带负电荷的阴离子部位(含有一个谷氨酸残基)与酯解部位(含有一个由丝氨酸的羟基构成的酸性作用位点和一个组氨酸咪唑环构成的碱性作用位点),它们通过氢键结合,增强了丝氨酸羟基的亲核性,使之易与 ACh 结合。AChE 水解 ACh 的过程可分为三步:① AChE 的阴离子部位通过静电引力与 ACh 分子中带正电荷的季铵阳离子部位结合,同时 AChE 酯解部位丝氨酸的羟基与 ACh 分子中的羰基碳以共价键结合,形成 ACh-AChE 复合物;② ACh 的酯键断裂,乙酰基转移到 AChE 的丝氨酸羟基上,使丝氨酸乙酰化,生成乙酰化 AChE,并释放出胆碱;③乙酰化 AChE 迅速水解,释放出乙酸,并使 AChE 游离,酶活性恢复(图 23-1)。

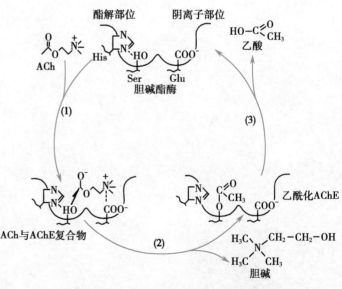

图 23-1 AChE 水解 ACh 的过程示意图
Glu:谷氨酸;Ser:丝氨酸;His:组氨酸。

472

第二节　抗胆碱酯酶药

抗胆碱酯酶药(anticholinesterase agents)又称间接作用的拟胆碱药(indirect-acting cholinomimetics)，可与 AChE 较为牢固地结合，使 AChE 活性受到抑制，导致胆碱能神经末梢释放的 ACh 堆积，产生拟胆碱作用。根据抗胆碱酯酶药与 AChE 结合后水解速度的快慢，可将其分为易逆性抗胆碱酯酶药和难逆性抗胆碱酯酶药。

一、易逆性抗胆碱酯酶药

易逆性抗胆碱酯酶药和 ACh 以可逆、竞争的方式与 AChE 结合，从而抑制 AChE 对 ACh 的水解，而产生毒蕈碱样(M 样)和烟碱样(N 样)作用。

(一)新斯的明

新斯的明(neostigmine)为人工合成的二甲氨基甲酸酯类化合物(图 23-2)。

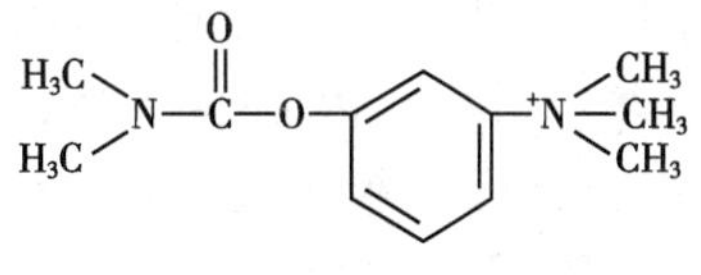

【作用机制】新斯的明以季铵阳离子与 AChE 的阴离子部位结合，同时其分子中的羰基碳与 AChE 酯解部位的丝氨酸的羟基形成共价键，形成新斯的明与 AChE 的复合物；随后新斯的明中的二甲胺基甲酰基转移到丝氨酸羟基，生成二甲胺基甲酰化 AChE。该酶中二甲胺基甲酰化丝氨酸缓慢水解，最后形成二甲胺基甲酸和复活的 AChE。由于二甲胺基甲酰化 AChE 较乙酰化 AChE 水解速度慢，所以酶的活性暂时消失(图 23-3)。

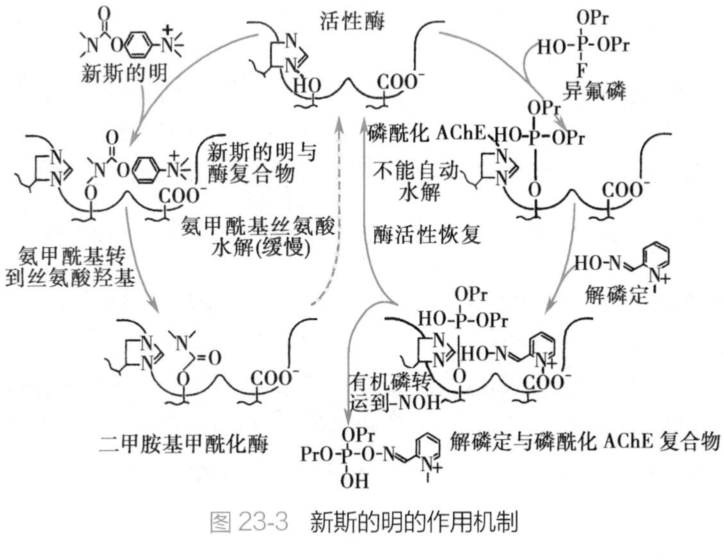

图 23-2　新斯的明的化学结构

图 23-3　新斯的明的作用机制

【药理作用】新斯的明对胃肠道和膀胱平滑肌有较强的兴奋作用，对心血管、腺体、眼和支气管平滑肌的作用较弱，而对骨骼肌的兴奋作用最强。这是因为新斯的明除抑制 AChE 活性外，还可直接激动骨骼肌运动终板上的 N_M 受体并促进运动神经末梢释放 ACh。

【体内过程】新斯的明为人工合成的季铵类药物,脂溶性低,口服吸收少而不规则,不易透过血 - 脑屏障。新斯的明既可被血浆中的胆碱酯酶水解,亦可在肝脏代谢,用药后 80% 的量可在 24h 内经肾排泄。溶液滴眼时不易透过角膜进入前房,故对眼的作用较弱。

【临床应用】

1. 重症肌无力(myasthenia gravis) 是一种神经肌肉接头传递功能障碍的自身免疫性疾病。在多数患者血清中可检测到抗 N_M 受体的抗体,从而导致 N_M 受体数目减少,妨碍 ACh 与受体结合,发生神经肌肉传递功能障碍,出现骨骼肌进行性肌无力,表现为眼睑下垂,肢体无力,咀嚼和吞咽困难等症状,严重者可致呼吸困难。新斯的明常用来缓解重症肌无力的症状,但应避免过度用药。

2. 肠胀气和尿潴留 新斯的明可用于手术后及其他原因引起的肠胀气和尿潴留,促进排气和排尿。

3. 阵发性室上性心动过速 新斯的明通过其拟胆碱作用,使心率减慢。

4. 肌松药过量中毒 可用于非去极化型骨骼肌松弛药(如筒箭毒碱)过量时的解救。

【不良反应】主要与胆碱能神经过度兴奋有关,过量可产生恶心、呕吐、腹痛及腹泻。对于重症肌无力患者,药物过量可导致 "胆碱能危象",使骨骼肌持久去极化,加重肌无力症状。新斯的明禁用于肠梗阻、腹膜炎、大肠坏死或由炎症性疾病导致大肠功能障碍或泌尿道梗阻的患者。

(二)毒扁豆碱

毒扁豆碱(physostigmine),又称依色林(eserine),是从西非产毒扁豆(*Physostigma venenosum*)种子中提取的生物碱,现已人工合成。它为叔胺类化合物,脂溶性较高,可迅速被胃肠、皮下组织和黏膜吸收,外周作用与新斯的明相似,表现为 M、N 胆碱受体兴奋作用;易透过血 - 脑屏障,对中枢作用表现为先兴奋后抑制,中毒时可引起呼吸麻痹。作用机制与新斯的明相似,是可逆性抗胆碱酯酶药,但无直接兴奋受体作用。

毒扁豆碱对眼的作用类似于毛果芸香碱,具有缩瞳、降低眼压和收缩睫状肌、引起调节痉挛等作用,但作用强而持久,滴眼后 5min 即出现缩瞳、眼压降低,1~2h 作用达高峰,眼压降低作用可维持 l~2d,调节痉挛现象消失较快。用于治疗急性青光眼时,可先用本品滴眼数次,后改用毛果芸香碱维持疗效。因对睫状肌收缩作用较强,用药后常引起睫状肌痉挛,可致头痛、眼痛及视物模糊等不良反应。滴眼时应压迫内眦,以免药液流入鼻腔后被吸收导致中毒。全身毒性反应较新斯的明严重,大剂量时可出现惊厥、心动过缓、骨骼肌麻痹等症状。

(三)吡斯的明

吡斯的明(pyridostigmine)为人工合成的季铵类化合物,作用机制同新斯的明,但起效缓慢,作用较弱,作用时间较长。口服后胃肠道吸收差,生物利用度为 11.5%~18.9%,$t_{1/2}$ 约为 3.3h,可进入胎盘,但不易进入中枢神经系统。用于治疗重症肌无力、手术后肠胀气和尿潴留。副作用较少,很少引起胆碱能危象。

(四)依酚氯铵

依酚氯铵(edrophonium chloride),又名腾喜龙(tensilon),作用机制同新斯的明。该药吸收较新斯的明快,作用较新斯的明短(10~20min),为超短时抗 AChE 药。依酚氯铵的作用较弱,但对骨骼肌仍有较强作用,一般用于肌无力危象(myasthenic crisis)与胆碱能危象(cholinergic crisis)的鉴别诊断:肌无力危象患者不能产生足够的神经肌肉兴奋,依酚氯铵可增强肌无力危象患者骨骼肌的收缩;胆碱能危象患者存在过多的神经肌肉刺激,而导致骨骼肌松弛,依酚氯铵反而使胆碱能危象患者肌肉松弛加剧。

(五)安贝氯铵

安贝氯铵(ambenonium chloride)是双季铵类化合物,作用机制类似于新斯的明,但作用较持久,持续 4~8h。主要用于不能耐受新斯的明、吡斯的明的重症肌无力患者。过量可引起 "胆碱能危象"。

（六）地美溴铵

地美溴铵（demecarium bromide）是作用时间较长的易逆性抗胆碱酯酶药，用于治疗无晶状体畸形的开角型青光眼及对其他药物无效的患者。滴眼后 15~60min 可见瞳孔缩小，24h 降眼压作用达高峰，可持续 9d 以上。

二、难逆性抗胆碱酯酶药

有机磷酸酯类（organophosphates）属于难逆性抗胆碱酯酶药，按其用途可分为两类：①杀虫剂类，如乐果（rogor）、敌百虫（dipterex）、敌敌畏（dimethyl dichloroviny phosphate，DDVP）、甲拌磷（phorate，3911）、对硫磷（parathion，605）、内吸磷（systox，E1059）等；②战争毒剂类，如塔崩（tabun）、沙林（sarin）以及梭曼（soman）等。

本类药物对人、畜均有毒性，临床用药价值不大，但有毒理学意义。职业性中毒最常见的途径为经皮肤或呼吸道吸入，非职业性中毒大多由口摄入。

【中毒机制】有机磷酸酯类进入人体后，其亲电子性的磷原子以共价键与 AChE 酯解部位丝氨酸羟基上具有亲核性的氧原子结合，生成难以水解的磷酰化 AChE，使 AChE 失去水解 ACh 的能力，ACh 在体内大量积聚，引起一系列中毒症状。若不及时抢救，AChE 可在几分钟或数小时内"老化"。"老化"可能是由于磷酰化 AChE 的磷酰化基团上的一个烷氧基断裂，生成更为稳定的单烷氧基磷酰化 AChE（见图 23-3）。此时，即使应用 AChE 复活药也难以恢复酶活性，必须等待新生的 AChE 形成，才可水解 ACh，该过程可能需要数周时间。

【急性中毒】由于 ACh 作用极其广泛，故中毒症状表现多样化，且与中毒程度有关。轻度中毒以 M 样症状为主，中度中毒可同时有 M 样和 N 样症状，重度中毒除外周 M 和 N 样症状外，还可出现中枢神经系统症状。有机磷酸酯类经皮肤吸收，一般在接触 2~6d 出现中毒症状，经胃肠道吸收一般在 10min 至 2h 内出现症状。死亡的主要原因为呼吸衰竭及继发性心血管功能障碍。

1. **M 样作用**　这些症状通常出现最早，主要是 AChE 水解减少，兴奋副交感神经末梢 M 受体所致，出现①腺体分泌增加：表现为多汗、流泪、流涕、流涎、口吐白沫、呼吸道分泌物增加及肺部湿啰音等；②胃肠道平滑肌收缩：表现为恶心、呕吐、腹痛以及水样腹泻；③虹膜括约肌及睫状肌收缩：表现为瞳孔缩小、视力模糊以及眼痛；④呼吸道平滑肌收缩：表现为胸闷、气急、呼吸困难，严重者可出现肺水肿；⑤膀胱括约肌松弛：表现为小便失禁；⑥心血管系统抑制：表现为心率减慢、血压下降。

2. **N 样作用**　有机磷酸酯类通过抑制 AChE，使大量 ACh 作用于 N 受体所致，包括：①作用于骨骼肌神经肌肉接头 N_M 受体，使面、眼睑、舌、四肢和全身骨骼肌发生肌束颤动，患者常有全身紧束和压迫感。随着中毒时间延长，N_M 受体持续去极化，进而发生肌力减退和瘫痪，严重时可导致呼吸肌麻痹。②作用于神经节 N_N 受体，同时激活副交感、交感神经，作用于肾上腺髓质 N_N 受体，促使儿茶酚胺释放。由于平滑肌、腺体、瞳孔以副交感神经支配为主，激动 N_N 受体表现为 M 样作用，即平滑肌收缩、腺体分泌及瞳孔缩小。心脏、血管以交感神经支配为主，激动 N_N 受体，表现为心率增快、血压升高。应注意血压与心率的实际变化与 M 受体和 N 受体两者的相对激活程度相关。如：小剂量轻度中毒时，主要表现为 M 样作用，心率减慢，血压下降；大剂量中毒时则表现为心率增快，血压上升。

3. **中枢神经系统作用**　表现为先兴奋、不安，继而出现惊厥，后转为抑制，出现共济失调、意识模糊、谵妄、反射消失、昏迷等症状。严重中毒晚期，出现呼吸中枢麻痹所致的呼吸抑制，甚至呼吸停止；血管运动中枢抑制造成血压下降甚至循环衰竭，危及生命。

【慢性中毒】迟发性神经毒性（delayed neurotoxicity）是由部分含氟有机磷造成的神经毒性。一次性接触或多次接触含氟有机磷数天至数周后，可产生感觉迟钝、肌肉抽搐、运动失调等症状。迟发性神经毒性与 AChE 活性的抑制无直接关系，完全恢复可能需要数年时间。严重迟发性神经毒性可导致死亡，通常是由呼吸中枢抑制、呼吸肌麻痹、呼吸道分泌物过多等导致呼吸不畅的因素所致。

【中毒诊断与防治】

1. **诊断**　主要依据毒物接触史和临床特征,对怀疑有轻度的急性中毒或慢性中毒者,应测定其红细胞和血浆中的 AChE 活性,该活性在中毒症状未出现前已明显降低至正常人群的平均水平以下。

2. **预防**　对于职业接触,如生产和使用有机磷酸酯类,要严格执行农药生产、管理制度,加强生产人员和农药使用人员的劳动保护措施及安全知识教育。避免偶然因素所致中毒,如食用可能被有机磷酸酯类污染的蔬菜,接触有机磷酸酯类中毒患者而疏于防范等。

3. **急性中毒的治疗**

(1)迅速清除毒物:一旦发现中毒,应立即将患者移出现场,去除污染的衣物。对于经皮肤吸收中毒者,应用肥皂水清洗污染的皮肤、毛发和指甲。口服中毒者,应首先抽出胃液和毒物,并用生理盐水或 2% 碳酸氢钠溶液(敌百虫中毒禁用)或高锰酸钾溶液反复洗胃,直至洗出液中不含农药味,随后给予硫酸镁导泻。敌百虫中毒者禁用碱性溶液洗胃,因该药在碱性溶液中可变成毒性更强的敌敌畏。对硫磷中毒者禁用高锰酸钾洗胃,因该药可被氧化成毒性更强的对氧磷。眼部污染可用 2% 碳酸氢钠溶液或生理盐水冲洗数分钟。

(2)解毒药物

1)阿托品:作为 M 胆碱受体阻滞药,可迅速对抗体内 ACh 的 M 样作用,表现为松弛多种平滑肌,抑制多种腺体分泌、增快心率和扩大瞳孔等,减轻或消除有机磷酸酯类中毒引起的恶心、呕吐、腹痛、大小便失禁、流涎、呼吸困难、出汗、瞳孔缩小、心率减慢和血压下降等。因阿托品对中枢的烟碱受体无明显作用,故对有机磷酸酯中毒引起的中枢症状,如惊厥、躁动不安等无明显缓解作用。初始可用阿托品 2~4mg 静脉注射或肌内注射,如无效,可每隔 5~10min 肌内注射 2mg,直至出现阿托品轻度中毒症状,即阿托品化。阿托品应用过程中应密切观察患者的全身反应和瞳孔大小,并随时调整剂量。

2)AChE 复活药:可使被有机磷酸酯类抑制的 AChE 恢复活性,常用药物有氯解磷定、碘解磷定和双复磷等(详见本章第三节"胆碱酯酶复活药")。

3)解毒药物的应用原则:①联合用药。阿托品能迅速缓解 M 样中毒症状。AChE 复活药不仅能恢复 AChE 活性,还能直接与有机磷酸酯类结合,迅速改善 N 样中毒症状,对中枢中毒症状也有一定的改善作用,两者合用能取得较好疗效。应注意 AChE 复活后,机体可恢复对阿托品的敏感性,导致阿托品中毒。因此,两药合用时应减少阿托品的剂量。②尽早用药。阿托品应尽量早期使用。磷酰化胆碱酯酶易"老化",因此 AChE 复活药也应及早使用。③足量用药。阿托品足量的指标是:M 样中毒症状迅速消失或出现"阿托品化",即瞳孔散大、口干、皮肤干燥、颜面潮红、肺部啰音显著减少或消失、心率增快等。AChE 复活药足量的指标是:N 样中毒症状全部消失,全血中 AChE 活性恢复到50%~60% 或红细胞中 AChE 活性恢复到 30% 以上。④重复用药。中、重度中毒或毒物不能从吸收部位彻底清除时,应重复给药,以巩固疗效。

(3)对症治疗:维持患者气道通畅,人工呼吸、给氧;地西泮静脉注射,控制持续惊厥;抗休克等。

4. **慢性中毒的治疗**　目前尚缺乏有效的治疗方法,但应及时脱离与有机磷酸酯类的接触以及采用物理疗法等措施。

第三节　胆碱酯酶复活药

胆碱酯酶复活药(cholinesterase reactivator)是一类能使已被有机磷酸酯类抑制的 AChE 恢复活性的药物,不但使单用阿托品所不能控制的严重中毒患者得到解救,而且显著缩短中毒的病程。常用的药物有碘解磷定和氯解磷定等,均为肟类(oxime)化合物。

【药理作用】

1. 恢复 AChE 活性　解磷定分子中吡啶环的氮带正电荷,能与磷酰化 AChE 阴离子部位以静电引力相结合,进而其肟基(═N—OH)与磷酰化 AChE 的磷结合,使 AChE 游离出来,恢复 AChE 水解 ACh 的活性(见图 23-3)。

2. 直接解毒作用　解磷定可与体内游离的有机磷酸酯类直接结合,形成无毒的磷酰化解磷定,从而阻止了游离的有机磷酸酯类进一步与 AChE 结合。

【临床应用】治疗有机磷酸酯类中毒,可明显减轻 N 样症状,对骨骼肌痉挛的抑制作用最为明显,迅速抑制肌束颤动;对中枢神经系统的中毒症状也有一定的改善作用,但对 M 样症状影响较小,需与阿托品合用,以控制中毒症状。

(一)氯解磷定

氯解磷定(pralidoxime chloride,PAM-Cl)水溶液较稳定,使用方便,可肌内注射或静脉给药,作用极快,复活 AChE 的作用强,临床较为常用。治疗剂量的氯解磷定毒性较小,肌内注射局部有轻微疼痛。静脉注射过快(>500mg/min)可出现头痛、眩晕、乏力、视物模糊、恶心及心动过速。剂量过大(>8g/24h)时,因其本身可抑制 AChE,使神经肌肉传导阻滞,严重者呈癫痫样发作、抽搐、呼吸抑制。

(二)碘解磷定

碘解磷定(pralidoxime iodide,PAM),又称派姆,为最早用于临床的 AChE 复活药,水溶性较低、不稳定,久置可释放出碘。在碱性溶液中可水解生成氰化物,因此忌与碱性药物合用。PAM 对高毒的对硫磷、内吸磷、甲拌磷中毒有良好的疗效,对敌百虫、敌敌畏中毒疗效较差,而对乐果中毒无效。

(王　芳)

思考题

1. 试述抗胆碱酯酶药和胆碱酯酶复活药的作用机制。

2. 易逆性抗胆碱酯酶药的临床应用有哪些?

第二十四章
胆碱受体阻滞药

胆碱受体阻滞药(cholinoceptor blocking drugs)能与胆碱受体结合而不产生或产生微弱的拟胆碱作用,并因此阻碍ACh或胆碱受体激动药与胆碱受体结合,从而拮抗拟胆碱作用。按其对M和N受体作用的选择性不同,分为M胆碱受体阻滞药和N胆碱受体阻滞药。M胆碱受体阻滞药又称平滑肌解痉药,可分为M_1、M_2和M_3胆碱受体阻滞药。N胆碱受体阻滞药又可分为N_N胆碱受体阻滞药和N_M胆碱受体阻滞药,前者即神经节阻滞药,后者即神经肌肉阻滞药。

第一节　M胆碱受体阻滞药

M胆碱受体阻滞药能阻碍ACh或胆碱受体激动药与平滑肌、心肌、腺体、外周神经节和中枢神经系统的M胆碱受体结合,而拮抗其拟胆碱作用,但通常对N胆碱受体兴奋作用影响较小。然而,阿托品的季铵类衍生物及其相关药物具有一定的拮抗N胆碱受体的活性,可干扰外周神经节或神经肌肉的传递。在中枢神经系统也存在胆碱能神经传递及M和N胆碱受体的激动效应:大剂量或毒性剂量的阿托品及其相关药物对中枢神经系统通常具有先兴奋后抑制的作用;季铵类M胆碱受体阻滞药不易透过血-脑屏障,对中枢神经系统的影响很小。

一、阿托品及其类似生物碱

本类药物包括阿托品、东莨菪碱、山莨菪碱和樟柳碱等,多从茄科植物颠茄(*Atropa belladonna*)、曼陀罗(*Datura stramonium*)、洋金花(*Datura metel*)、莨菪(*Hyoscyamus niger*)以及唐古特莨菪(*Scopolia tangutica*)等天然植物中提取。

（一）阿托品

【来源及化学】存在于植物中的天然生物碱是不稳定的左旋莨菪碱(*L*-hyoscyamine),提取过程中得到稳定的消旋莨菪碱(*dl*-hyoscyamine)即为阿托品(atropine)。

【体内过程】阿托品为叔胺类生物碱,口服吸收迅速,经1h血药浓度达峰值,生物利用度约为50%,作用可维持3~4h,但对眼(虹膜与睫状肌)的作用可持续72h或更久。阿托品亦可经黏膜吸收,但经皮肤吸收差。吸收后广泛分布于全身组织,可透过胎盘及血-脑屏障。阿托品在体内可被迅速清除,约50%~60%以原型经尿排出,其余可被水解,并与葡萄糖醛酸结合后从尿中排出,$t_{1/2}$为2~4h。

【药理作用及作用机制】阿托品为竞争性M胆碱受体阻滞药,对M受体有较高选择性,但对M受体亚型的选择性较低。大剂量阿托品对神经节的N受体也有阻滞作用。

阿托品作用广泛,不同效应器官上的M受体对阿托品的敏感性不同,随着剂量增加,可依次出现腺体分泌减少、瞳孔扩大、心率增快、调节麻痹、胃肠道及膀胱平滑肌抑制等作用,大剂量可出现中枢症状(表 24-1)。

表 24-1 阿托品剂量与作用的关系

剂量 /mg	作用
0.5	轻度口干,汗腺分泌减少,轻度心率减慢
1.0	口干、口渴感,心率增快(有时心率可先减慢),轻度扩瞳
2.0	明显口干,心率明显增快、心悸,扩瞳和调节麻痹
5.0	上述所有症状加重,皮肤干燥,发热、疲劳、不安、头痛,说话和吞咽困难,排尿困难,肠蠕动减少
10.0 及以上	上述所有症状加重,皮肤红、热、干,脉细速,瞳孔极度扩大、极度视力模糊,运动失调、幻觉、谵妄和昏迷

1. **腺体** 阿托品阻滞腺体细胞膜上的 M 胆碱受体,抑制腺体分泌。对不同腺体的抑制作用强度不同,唾液腺和汗腺对阿托品最敏感。小剂量(0.5mg)即可使唾液腺和汗腺分泌减少,表现为口干和皮肤干燥,剂量增大时抑制作用更为明显,同时泪腺及呼吸道腺体分泌也明显减少,对汗腺分泌的抑制作用可使体温升高,中等剂量就可引起婴儿和儿童"阿托品发热",婴儿体温可高达 43℃。较大剂量阿托品也减少胃液分泌,因胃酸分泌尚受组胺、促胃液素等影响,同时阿托品可抑制胃 HCO_3^- 分泌,故对胃酸浓度影响较小。阿托品对胰液、肠液分泌基本无作用。

2. **眼** 阿托品阻滞 M 受体,使瞳孔括约肌和睫状肌松弛,出现扩瞳、眼压升高和调节麻痹(cycloplegia)。上述作用在局部给药和全身用药时均可出现,应予以重视。

(1)扩瞳:阿托品阻滞瞳孔括约肌上的 M 受体,松弛瞳孔括约肌,使去甲肾上腺素能神经支配的瞳孔开大肌功能占优势,表现为瞳孔扩大。

(2)眼压升高:由于瞳孔扩大,虹膜退向四周外缘,使前房角间隙变窄而阻碍房水回流入巩膜静脉窦,造成眼压升高,故青光眼患者禁用。

(3)调节麻痹:阿托品阻滞睫状肌上的 M 受体,使睫状肌松弛退向外缘,悬韧带拉紧使晶状体呈扁平状态,屈光度降低,故不能将近物清晰地成像于视网膜上,造成视近物模糊不清,视远物清晰,这一作用称为调节麻痹。

3. **平滑肌** 阿托品对胆碱能神经支配的多种内脏平滑肌有松弛作用,尤其对处于过度活动或痉挛状态的平滑肌作用更为显著。阿托品可抑制胃肠道平滑肌痉挛,降低蠕动的幅度和频率,从而缓解胃肠绞痛。阿托品对胃肠括约肌作用常取决于括约肌的功能状态,如幽门括约肌痉挛时,阿托品具有一定的松弛作用,但作用常较弱且不稳定。阿托品也可降低尿道与膀胱逼尿肌的张力与收缩幅度,常可解除由药物引起的输尿管张力增高。对胆管、支气管和子宫平滑肌的作用较弱。

4. **心血管系统**

(1)心脏:治疗量(0.5mg)阿托品可使部分患者的心率短暂性轻度减慢,每分钟可减少 4~8 次,但不伴有血压与心输出量的变化。该作用是由其阻滞副交感神经节后纤维突触前膜 M_1 受体,使 ACh 负反馈抑制自身释放的作用减弱所致。较大剂量阿托品(1~2mg)阻滞窦房结 M_2 受体,解除迷走神经对心脏的抑制作用,使心率增快。心率增快的程度取决于迷走神经张力的高低。对迷走神经张力较高的健康青壮年,心率增快明显,如肌内注射阿托品 2mg,心率可增加 35~40 次 /min;对迷走神经张力较低的婴幼儿及老年人的心率影响较小。

阿托品可拮抗迷走神经过度兴奋所致的房室传导阻滞,也可缩短房室结的有效不应期,增加心房扑动或心房纤颤患者的心室率。

(2)血管:因大多数血管床缺少胆碱能神经支配,故治疗量的阿托品对血管和血压无显著影响。

大剂量阿托品可引起皮肤血管舒张,表现为皮肤潮红,尤以面、颈部较为显著。在病理情况下,微循环小血管痉挛时,大剂量阿托品有明显的解痉作用,可改善微循环,恢复重要器官的血供,缓解组织缺氧状态。阿托品的扩血管作用机制不明,可能是机体对阿托品引起的体温升高(汗腺分泌减少)的代偿性散热反应,也可能是大剂量阿托品直接扩张血管作用的结果。

5. **中枢神经系统** 治疗量阿托品对中枢神经系统的影响不明显。较大剂量(1~2mg)可兴奋延髓和大脑,产生轻度的迷走神经兴奋作用。剂量增加至 5mg 时中枢兴奋明显增强,患者表现为烦躁不安、精神亢奋、呼吸兴奋等。中毒剂量(10mg 以上)可见明显中毒症状,如共济失调、定向障碍、幻觉、抽搐或惊厥等。继续增加剂量,则由兴奋转为抑制,出现昏迷与呼吸麻痹,最后中毒者死于循环与呼吸衰竭。

【临床应用】

1. **解除平滑肌痉挛** 适用于各种内脏绞痛,对胃肠绞痛、膀胱刺激症状(如尿频、尿急等)疗效较好。也可用于小儿遗尿症,增加膀胱容量,减少小便次数。但对胆绞痛及肾绞痛的疗效较差,常需与阿片类镇痛药合用。阿托品虽能使支气管平滑肌扩张,但由于它能抑制呼吸道腺体分泌,使呼吸道分泌物黏稠而难以清除,易引起继发感染,故不用作平喘药。

2. **抑制腺体分泌** 用于全身麻醉前给药,以减少呼吸道腺体及唾液腺分泌,防止分泌物阻塞呼吸道及吸入性肺炎的发生。也可用于治疗严重的盗汗、流涎症(如重金属中毒和帕金森病)等。用药剂量以不产生口干为宜。

3. **眼科应用**

(1)虹膜睫状体炎:0.5%~1% 阿托品溶液滴眼,可使虹膜瞳孔括约肌和睫状肌松弛,使之充分休息,有利于炎症消退。与缩瞳药交替使用,可预防虹膜与晶状体粘连。

(2)验光配镜:眼内滴入阿托品具有调节麻痹作用,此时由于晶状体固定,可准确测定晶状体的屈光度。亦可利用其扩瞳作用检查眼底。但阿托品作用持续时间较长,其扩瞳作用可维持 1~2 周,调节麻痹作用可维持 2~3d,视力恢复较慢,现已少用,常用作用时间较短的后马托品或托吡卡胺取代。但因儿童的睫状肌调节功能较强,验光时仍需使用阿托品,发挥其充分的调节麻痹作用,正确检验屈光的异常情况。

4. **缓慢型心律失常** 阿托品解除迷走神经对心脏的抑制作用,适用于迷走神经过度兴奋所致的窦性心动过缓、窦房传导阻滞、房室传导阻滞等缓慢型心律失常。在急性心肌梗死的早期,尤其是发生在下壁或后壁的急性心肌梗死,常伴有窦性或房室结性心动过缓,严重时可因低血压及迷走神经张力过高,导致房室传导阻滞。阿托品通过恢复心率以维持合适的血流动力学,从而改善患者的临床症状。但使用时需注意,剂量过低会加重心动过缓,剂量过大则引起心率增快,使心肌耗氧量增加,反而加重心肌梗死,并有引起室颤的危险。阿托品对晕厥伴过度的颈动脉窦反射患者的严重心动过缓有一定疗效,也可减轻某些患者伴有过缓心房率的室性期前收缩。

5. **抗休克** 对暴发型流行性脑脊髓膜炎、中毒性菌痢、中毒性肺炎等所致的脓毒症休克,可用大剂量阿托品解除血管痉挛,舒张外周血管,改善微循环,从而使休克好转。但对休克伴有高热或心率过快者不宜使用。

6. **解救有机磷酸酯类中毒** 见第二十三章"抗胆碱酯酶药和胆碱酯酶复活药"。

【不良反应】阿托品对组织、器官的选择性不高,作用广泛,临床上应用其中一种作用时,其他作用则成为不良反应,常见有口干、瞳孔扩大、视物模糊、心悸、皮肤干燥、潮红、排尿困难、便秘等。上述症状在停药后可消失,故无需特殊处理。但随着剂量增大,其不良反应可逐渐加重,出现呼吸频率增快、烦躁不安、惊厥、幻觉、谵妄等中毒症状。严重中毒时,可由中枢兴奋转为抑制,出现昏迷和呼吸麻痹等。此外,误服过量的颠茄果、曼陀罗果、洋金花或莨菪根茎等也可出现中毒症状。阿托品的最低致死量,成人为 80~130mg,儿童约为 10mg。

解救阿托品中毒主要为对症治疗。如属口服中毒,应立即洗胃、导泻,以促进毒物排出,并可缓慢静脉注射胆碱酯酶抑制药毒扁豆碱(成人 1~4mg,儿童 0.5mg),使用时常需反复给药或持续应用。中枢兴奋症状明显时,可用地西泮对抗,但剂量不宜过大,以免与阿托品导致的中枢抑制作用产生协同作用。不可使用吩噻嗪类药物,因该类药物具有 M 受体阻滞作用而加重阿托品中毒症状。此外可给予人工呼吸、敷以冰袋及乙醇擦浴以降低患者的体温,这对儿童中毒者尤为重要。

【禁忌证】青光眼及前列腺肥大患者禁用阿托品。

(二) 东莨菪碱

东莨菪碱(scopolamine)是一种颠茄类生物碱,其外周作用与阿托品相似,但抑制腺体分泌作用较阿托品强,扩瞳及调节麻痹作用较阿托品稍弱,对心血管系统的作用较阿托品弱,对中枢神经系统的作用较阿托品强,持续时间更久,治疗剂量即可引起中枢神经系统抑制,表现为困倦、遗忘、疲乏、少梦、快速动眼睡眠时相缩短等。此外也有致欣快作用,易造成药物滥用。

东莨菪碱主要用于麻醉前给药,作用优于阿托品,不仅能抑制腺体分泌,还有中枢抑制作用。可用于预防晕动病,其机制可能与其抑制前庭神经内耳功能或大脑皮质功能有关,与苯海拉明合用可增强疗效。亦可用于妊娠呕吐及放射病呕吐。此外,对帕金森病有一定疗效,可改善患者的流涎、震颤和肌肉强直等症状。

不良反应和禁忌证与阿托品相似,但毒性较低。

(三) 山莨菪碱

山莨菪碱(anisodamine)是从茄科植物唐古特莨菪中天然分离出的生物碱,为左旋品,常用人工合成的为消旋体,简称 654-2,具有明显的外周抗胆碱作用。解除血管平滑肌痉挛和微循环障碍的作用较强,前者与阿托品相似。抑制唾液腺分泌和扩瞳作用较阿托品弱,仅为阿托品的 1/20~1/10。不易透过血 - 脑屏障,中枢作用很弱。临床主要用于治疗脓毒症休克、内脏平滑肌绞痛、血管神经性头痛、眩晕症等。不良反应和禁忌证与阿托品相似,但毒性较低。

二、阿托品的合成代用品

为克服阿托品作用选择性差、不良反应较多、眼科用药作用时间过长等缺点,通过改造其化学结构合成了阿托品的代用品,包括扩瞳药、解痉药和选择性 M 受体阻滞药。

(一) 合成扩瞳药

临床常用于扩瞳的药物有后马托品(homatropine),托吡卡胺(tropicamide),环喷托酯(cyclopentolate)和尤卡托品(eucatropine)等,均为短效 M 受体阻滞药。这些药物与阿托品比较,其扩瞳和调节麻痹作用维持时间明显缩短,适用于一般的眼科检查。各药滴眼后作用比较见表 24-2。

后马托品也可用于虹膜睫状体炎和葡萄球菌角膜炎,以防虹膜与晶状体粘连。

表 24-2　几种扩瞳药滴眼作用的比较

药物	浓度 /%	扩瞳作用		调节麻痹作用	
		高峰 /min	消退	高峰 /h	消退
硫酸阿托品	1.0	30~40	7~10d	1.0~3.0	7~12d
氢溴酸后马托品	1.0~2.0	40~60	1~2d	0.5~1.0	1~2d
托吡卡胺	0.5~1.0	20~40	6h	0.5	<6h
环喷托酯	0.5	30~50	1d	1.0	6h~1d
尤卡托品	2.0~5.0	30	2~6h	无作用	无作用

(二) 合成解痉药

1. 季铵类解痉药　异丙托溴铵(ipratropium bromide)为非选择性 M 胆碱受体阻滞药,气雾吸入给药具有相对的选择性作用,对支气管平滑肌 M 胆碱受体选择性较高,松弛支气管平滑肌作用较强,对心率、血压、膀胱功能、眼压及瞳孔几乎无影响。气雾剂吸入给药 30~90min 后作用达高峰,作用可维持 4~6h。主要用于缓解慢性阻塞性肺疾病引起的支气管痉挛、喘息症状。常见副作用为口干等。

溴丙胺太林(propantheline bromide),又称普鲁本辛,对胃肠道 M 胆碱受体选择性较高,治疗量可明显抑制胃肠道平滑肌,并能不同程度地减少胃液分泌。口服吸收不完全,食物可妨碍其吸收,故宜在饭前 0.5~1h 服用,作用持续时间约为 6h。用于治疗胃、十二指肠溃疡、胃肠痉挛、泌尿道痉挛、遗尿症及妊娠呕吐。不良反应与阿托品类似,中毒量可因神经肌肉接头传递阻滞而引起呼吸麻痹。

溴甲后马托品(homatropine methylbromide)是后马托品的季胺类衍生物,抗毒蕈碱作用比阿托品弱,但神经节阻滞作用较强。主要与二氢可待因酮(hydrocodone)组成镇咳药的复方制剂,也可缓解胃肠绞痛及辅助治疗消化性溃疡。

此外,季胺类解痉药尚有溴哌喷酯(pipenzolate bromide)、奥芬溴铵(oxyphenonium bromide)、格隆溴铵(glycopyrronium bromide)、地泊溴铵(diponium bromide)及喷噻溴铵(penthienate bromide)、异丙碘铵(isopropamide iodide)、甲硫二苯马尼(diphenatil metilsulfate)等药,均可用于缓解内脏平滑肌痉挛,作为消化性溃疡的辅助用药。

2. 叔胺类解痉药　贝那替嗪(benactyzine,胃复康),能缓解平滑肌痉挛,抑制胃液分泌,且有中枢镇静作用。适用于伴有焦虑症的溃疡病患者,亦可用于肠蠕动亢进及膀胱刺激征者。不良反应有口干、头晕和嗜睡等。

托特罗定(tolterodine)为一种较强的 M 胆碱受体阻滞药,对膀胱具有选择性作用,主要用于治疗膀胱过度活动症。

此外,叔胺类解痉药尚有双环胺(dicyclomine)、羟苄利明(oxyphencyclimine)、地美戊胺(aminopentamide)、甲卡拉芬(metcaraphen)、苯羟甲胺(diphemin)等药物均有较强的非特异性直接松弛平滑肌作用,治疗量可减轻胃肠道、胆道、输尿管和子宫平滑肌痉挛,可用于治疗消化性溃疡和胃肠道痉挛等。黄酮哌酯(flavoxate)和奥昔布宁(oxybutynin)对膀胱平滑肌有较好的选择性解痉作用,可用于治疗膀胱过度活动症。

(三) 选择性 M 胆碱受体阻滞药

阿托品及其合成或半合成代用品,绝大多数对 M 胆碱受体亚型缺乏选择性,副作用较多。选择性 M 胆碱受体阻滞药对 M 受体亚型的特异性较高,副作用明显减少。

哌仑西平(pirenzepine)结构与丙米嗪相似,属三环类药物,为选择性 M_1 受体阻滞药,但对 M_4 受体也有较强的亲和力。替仑西平(telenzepine)为哌仑西平同类物,对 M_1 受体有更强的选择性阻滞作用。两者均可抑制胃酸及胃蛋白酶的分泌,用于治疗消化性溃疡。治疗量时较少出现口干和视物模糊等反应,也无阿托品样中枢兴奋作用。

索利那新(solifenacin)为选择性 M_3 胆碱受体阻滞药,对膀胱平滑肌有较高选择性,可抑制膀胱节律性收缩。主要用于治疗膀胱过度活动症,可明显改善尿频、尿急和尿失禁症状。耐受性较好,最常见的不良反应是口干和便秘,但程度较轻。

第二节　N 胆碱受体阻滞药

N 胆碱受体阻滞药(nicotinic cholinoceptor blocking drugs)可阻碍 ACh 或胆碱受体激动药与神经节或运动终板上的 N 胆碱受体结合,阻滞或抑制相应部位胆碱能神经的效应。N 胆碱受体阻滞药可

分为阻滞 N_N 受体的神经节阻滞药和阻滞 N_M 受体的骨骼肌松弛药。

一、神经节阻滞药

神经节阻滞药（ganglionic blocking drugs）又称 N_N 胆碱受体阻滞药，能与 ACh 竞争神经节细胞膜上的 N_N 胆碱受体，使节前纤维末梢释放的 ACh 不能引起节后细胞的除极反应，从而阻滞神经冲动在神经节传递。临床应用的药物有非季铵类美卡拉明（mecamylamine）和硫化物咪噻芬。

【体内过程】硫化物口服不易吸收。药物吸收后主要分布于细胞外液，以原型经肾排泄。因胃排空缓慢，大量药物同时进入小肠，易引起低血压与虚脱。非季铵类药物美卡拉明口服易吸收。吸收后在肝、肾中浓度高，排泄慢，作用时间持久。

【药理作用】这类药物选择性低，对交感神经节和副交感神经节均有阻滞作用，其综合效应视两类神经对该器官的支配以何者占优势而定。

1. 心血管系统 交感神经对血管支配占优势，故用药后可使小动脉扩张，外周阻力降低，静脉血管扩张，回心血量减少及心输出量降低，结果使血压明显下降。因副交感神经对窦房结的支配占优势，用药可使心率增快。

2. 眼 副交感神经对睫状肌和虹膜括约肌的控制占优势，用药后有散瞳和调节麻痹作用。

3. 平滑肌和腺体 内脏平滑肌及腺体（除汗腺外）以副交感神经支配占优势，用药后胃肠道蠕动受抑制，引起便秘；膀胱平滑肌松弛，导致尿潴留；腺体分泌受抑制，出现口干等。汗腺以交感神经支配占优势，用药会导致无汗。

【临床应用】用于麻醉时控制血压，以减少手术区出血。也可用于主动脉瘤手术，尤其是当禁忌使用 β 肾上腺素受体拮抗药时，应用神经节阻滞药不仅能降压，而且可有效地防止因手术剥离而撕拉组织所造成的交感神经反射，使患者血压不致明显升高。美卡拉明目前用于吸烟成瘾的戒断治疗。因这类药物作用广泛、不良反应多，其他品种现已很少用。

二、骨骼肌松弛药

骨骼肌松弛药（skeletal muscular relaxants），简称肌松药，又称 N_M 胆碱受体阻滞药或神经肌肉阻滞药（neuromuscular blocking drugs）。可与骨骼肌神经肌肉接头处的运动终板膜（突触后膜）上的 N_M 胆碱受体结合，阻碍神经肌肉接头处神经冲动的正常传递，使骨骼肌松弛。根据其作用机制不同，分为去极化型肌松药和非去极化型肌松药。

（一）去极化型肌松药

去极化型肌松药（depolarizing muscular relaxants），又称为非竞争型肌松药，其分子结构与 ACh 相似，与神经肌肉接头突触后膜的 N_M 胆碱受体有较强亲和力，且不易被胆碱酯酶水解，因而产生与 ACh 相似但较持久的去极化作用，使神经肌肉接头突触后膜的 N_M 胆碱受体不能对 ACh 起反应，此时神经肌肉的阻滞方式已由去极化（Ⅰ相阻滞）转变为非去极化（Ⅱ相阻滞），从而使骨骼肌松弛。该类药物起效快、持续时间短，主要用于小手术麻醉，如插管的辅助用药。其作用特点为：①用药最初可出现短暂的肌束颤动，该作用与药物对不同部位的骨骼肌去极化出现的时间先后不同有关；②连续用药可产生快速耐受性；③抗胆碱酯酶药不但不能拮抗其骨骼肌松弛作用，反而能增强之，因此过量时不能用新斯的明解救；④治疗剂量无神经节阻滞作用。

琥 珀 胆 碱

琥珀胆碱（suxamethonium，succinylcholine）又称司可林（scoline），由琥珀酸和两分子胆碱组成，在碱性溶液中易被分解。

【体内过程】琥珀胆碱进入体内后可迅速被血液和肝脏的丁酰胆碱酯酶水解为琥珀酰单胆碱和胆碱,琥珀酰单胆碱可进一步水解为琥珀酸和胆碱,肌松作用消失。约 2% 的药物以原型经肾排泄,其余以代谢产物的形式从尿液中排出。

【药理作用】琥珀胆碱的肌松作用出现快,持续时间短,易控制。静脉注射琥珀胆碱 10~30mg 后,即可见短暂的肌束颤动,尤以胸腹部肌肉明显。起效时间为 1~1.5min,2min 时肌松作用达高峰,持续时间 5~8min。肌松作用从颈部肌肉开始,逐渐波及肩胛、腹部和四肢。以颈部及四肢肌肉松弛最明显,面、舌、咽喉及咀嚼肌次之,呼吸肌松弛最不明显,但对喉头及气管肌作用强。肌松作用的强度可通过静脉滴注速度来调节。

【临床应用】因琥珀胆碱对喉肌松弛作用较强,作用快而短暂,适用于气管内插管、气管镜、食管镜和胃镜检查等短时操作。静脉滴注用作辅助麻醉,可维持较长时间的肌松作用,便于在浅麻醉下进行外科手术,减少麻醉药用量,保证手术安全。因个体差异较大,故给药剂量和速度需个体化。

【不良反应】

1. **窒息**　过量应用可致呼吸肌麻痹,严重窒息可见于遗传性胆碱酯酶活性低下者。临床应用时需备有人工呼吸机。

2. **肌束颤动**　肌松作用前有短暂的肌束颤动,25%~50% 的患者在手术后出现肩胛部、胸腹部肌肉疼痛,可能为肌束颤动损伤肌梭所致,一般 3~5d 可自愈。

3. **血钾升高**　由于骨骼肌细胞持久除极,释放大量 K^+,使血钾升高。如患者同时有烧伤等大面积软组织损伤、恶性肿瘤、肾功能损害及脑血管意外等疾病存在,血钾可升高 20%~30%,导致高血钾性心搏骤停。

4. **其他**　可导致心律失常、眼压升高、恶性高热、低血压,亦有增加腺体分泌、促进组胺释放等作用。

【禁忌证】遗传性血浆假性胆碱酯酶活性降低、肝功能损害、电解质紊乱、青光眼和白内障晶状体摘除术后、肾功能损害、烧伤和软组织大面积损伤等患者禁用,心肺疾病、神经肌肉障碍性疾病、有过敏史者慎用。

【药物相互作用】本药在碱性溶液中分解,故不宜与硫喷妥钠混合使用。胆碱酯酶抑制药,环磷酰胺、氮芥等抗肿瘤药,普鲁卡因、可卡因等局麻药均可降低假性胆碱酯酶活性而使琥珀胆碱作用增强。某些氨基糖苷类抗生素和多肽类抗生素有肌松作用,与琥珀胆碱合用时易致呼吸麻痹。

(二) 非去极化型肌松药

非去极化型肌松药(nondepolarizing muscular relaxants)又称竞争性肌松药,能与 ACh 竞争并阻断其与神经肌肉接头突触后膜的 N_M 受体结合,使突触后膜不能去极化,导致骨骼肌松弛。其作用特点为:①骨骼肌松弛前无肌肉兴奋现象;②肌肉松弛作用可被抗胆碱酯酶药(如新斯的明)所拮抗,故过量时可用新斯的明解救;③吸入性全麻药和氨基糖苷类抗生素能增强和延长本类药物的作用;④肌肉松弛作用可被同类药物所增强;⑤有不同程度的神经节阻滞作用和促组胺释放作用。

本类药物多为天然生物碱及其类似物,按其化学结构可分为苄基异喹啉类(benzylisoquinolines)和类固醇铵类(ammoniosteroids)。苄基异喹啉类包括筒箭毒碱、阿曲库铵、多库氯铵和米库氯铵等;类固醇铵类包括泮库溴铵、哌库溴铵、罗库溴铵和维库溴铵等(表 24-3)。

筒 箭 毒 碱

筒箭毒碱(*d*-tubocurarine)是从南美洲产的马钱子科和防己科植物箭毒中提出的生物碱,其右旋体具有活性。

【体内过程】口服吸收差,静脉给药后 4~6min 起效,可维持 80~120min。作用的消除主要是体内再分布,故重复用药需减量,以免蓄积中毒。约 70% 的药物以原型经肾排泄。

【药理作用】

1. **肌松作用**　静脉注射筒箭毒碱后产生肌松作用,从眼部和头面部肌肉开始,继之为颈部、躯干和四肢肌肉,最后是肋间肌松弛,出现腹式呼吸,如剂量过大可导致膈肌麻痹,患者呼吸停止。肌肉松弛恢复次序与肌松时相反。

2. **组胺释放作用**　可促进体内组胺释放,表现为支气管痉挛、低血压、组胺样皮疹和唾液分泌等症状。

3. **神经节阻滞作用**　有自主神经节和肾上腺髓质的部分阻滞作用,引起血压降低,心率增快。

【临床应用】作为麻醉辅助用药,用于胸腹手术及气管插管等。禁用于重症肌无力、严重休克、支气管哮喘、呼吸功能障碍、肺部疾病。

表 24-3　非去极化型肌松药特点比较

药物	肌松特性	起效时间 /min	持续时间 /min	消除方式
筒箭毒碱 (d-tubocurarine)	长效	4~6	80~120	肾脏消除,肝脏清除
阿曲库铵 (atracurium)	中效	2~4	30~40	血浆胆碱酯酶水解
多库氯铵 (doxacurium)	长效	4~6	90~120	肾脏消除,肝脏代谢和清除
米库氯铵 (mivacurium)	短效	2~4	12~18	血浆胆碱酯酶水解
泮库溴铵 (pancuronium)	长效	4~6	120~180	肾脏消除,肝脏代谢和清除
哌库溴铵 (pipecuronium)	长效	2~4	80~120	肾脏消除,肝脏代谢和清除
罗库溴铵 (rocuronium)	中效	1~2	30~60	肝脏代谢,肾脏消除
维库溴铵 (vecuronium)	中效	2~4	60~90	肝脏代谢和清除肾脏消除

（王　芳）

思考题

1. 试比较阿托品、东莨菪碱、山莨菪碱作用的异同点。
2. 试比较去极化型肌松药和非去极化型肌松药作用的不同点。

第二十五章
肾上腺素受体激动药

肾上腺素受体激动药指能与肾上腺素受体结合并激动受体的药物,根据对 α 和 β 受体的选择性不同,可分为 α 受体激动药,α、β 受体激动药和 β 受体激动药。α 受体激动药如去甲肾上腺素,具有很强的血管收缩作用,可用于休克和上消化道出血。α、β 受体激动药如肾上腺素,对 α 和 β 受体均具有激动作用,药理作用广泛、复杂,用于心搏骤停、过敏性疾病、局部止血和青光眼。β₁、β₂ 受体激动药,如异丙肾上腺素,激动 β₁ 受体兴奋心脏,激动 β₂ 受体舒张骨骼肌血管和支气管平滑肌,用于心搏骤停、房室传导阻滞、支气管哮喘和休克;β₁ 受体激动药多巴酚丁胺具有正性肌力作用而不增加心肌耗氧量,主要用于心力衰竭;β₂ 受体激动药是临床常用的支气管扩张药。

第一节　去甲肾上腺素的代谢

去甲肾上腺素(norepinephrine,NE 或 noradrenaline,NA)是去甲肾上腺素能神经末梢释放的主要递质,肾上腺髓质亦少量分泌。药物可通过影响其合成、贮存、释放、作用消失等环节,或通过直接与受体结合而产生生物学效应。

1. **生物合成和贮存**　去甲肾上腺素生物合成从细胞体内和轴突中即已经开始,但是其主要合成部位是神经末梢的膨体。细胞体和轴突部位去甲肾上腺素的含量较少,愈到神经末梢,含量愈多,末梢内的含量约为细胞体内的 3~300 倍。血液中的酪氨酸经钠依赖性转运体(图 25-1,转运体 A)进入去甲肾上腺素能神经末梢,经酪氨酸羟化酶(tyrosine hydroxylase,TH)催化生成多巴,再经多巴脱羧酶催化生成多巴胺,后者通过囊泡壁上对儿茶酚胺类物质具有高亲和力的转运体(图 25-1,转运体 B)进入囊泡,并由多巴胺 β- 羟化酶催化生成去甲肾上腺素。TH 活性较低,反应速度慢,底物要求专一,故这一步骤是去甲肾上腺素生物合成过程的限速因素,TH 是去甲肾上腺素合成过程的限速酶。TH 的活性可变,当细胞质中多巴胺或游离去甲肾上腺素的浓度增高时,对其有反馈性抑制作用,反之,当细胞质中多巴胺或去甲肾上腺素浓度降低时,对该酶的抑制作用减弱,催化反应加速。去甲肾上腺素形成后,与 ATP 和嗜铬颗粒蛋白结合,贮存于囊泡中,并可避免被细胞质中的单胺氧化酶(monoamine oxidase,MAO)所破坏。

2. **释放**　神经冲动到达神经末梢时,Ca^{2+} 内流进入神经末梢,促使囊泡膜与突触前膜融合,以囊泡为单位量子化释放。

3. **作用的消失**　去甲肾上腺素通过被摄取和酶降解两种方式失活,其被摄取入神经末梢是主要的失活方式,有摄取 1 和摄取 2 两种形式。去甲肾上腺素被突触前膜摄取入神经末梢内,这种摄取称为摄取1,又称神经摄取。摄取 1 是一种主动转运机制,能逆浓度梯度摄取内源性及外源性去甲肾上腺素。去甲肾上腺素能神经末梢对其有很强的摄取能力,摄取量为释放量的 75%~90%。摄取入神经末梢的去甲肾上腺素可进一步转运进入囊泡中贮存以供下次释放,部分未进入囊泡的去甲肾上腺素可被胞质中线粒体膜上的 MAO 破坏。非神经组织如心肌、平滑肌等也能摄取去甲肾上腺素,称为摄取 2,也称非神经摄取。此种摄取之后,去甲肾上腺素即被细胞内的儿茶酚 -O- 甲基转移酶(catechol-O-methyl transferase,COMT)和 MAO 所破坏。因此,可以认为摄取 1 为贮存型摄取,而摄取 2 则为代谢型摄取。此外,尚有小部分去甲肾上腺素释放后从突触间隙扩散到血液中,最后被肝、肾等组织的 COMT 和 MAO 所破坏。

去甲肾上腺素的合成、贮存、释放和消除过程见图 25-1。

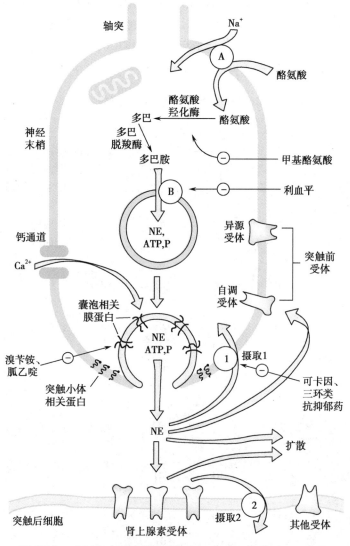

图 25-1　去甲肾上腺素的合成、贮存、释放和消除过程示意图
NE:去甲肾上腺素;ATP:腺苷三磷酸;P:多肽。
改自 Katzung BG.Basic & Clinical Pharmacology.14ᵗʰed,2018。

第二节　肾上腺素受体激动药的构效关系及分类

一、构效关系

肾上腺素受体激动药(adrenoceptor agonists)是一类化学结构及药理作用和肾上腺素、去甲肾上腺素相似的药物,与肾上腺素 α 受体和 / 或 β 受体结合并激动受体,产生肾上腺素样作用,又称拟肾上腺素药(adrenomimetic drugs)。它们都是胺类,而作用又与兴奋交感神经的效应相似,故又称拟交感胺类(sympathomimetic amines)。

肾上腺素受体激动药的基本化学结构是 β- 苯乙胺(β-phenylethylamine),苯环、α 位或 β 位碳原子的氢及末端氨基可被不同基团取代,据此可人工合成多种肾上腺素受体激动药。这些基团可影响药物对 α、β 受体的亲和力和激动受体的能力,以及药物的体内过程(表 25-1)。苯环是与受体作用的关键结构,β- 羟基是与受体结合的基团,β- 碳的绝对构型对激动效应影响较大,其 R 构型(左旋体)的活性远高于 S 构型(右旋体)的活性。氨基部分是与 α 受体作用的关键结构,可在生理 pH 环境下形成氮正离子,与 α 受体阴离子部位结合,产生激动效应。

表 25-1　肾上腺素受体激动药的化学结构和受体选择性

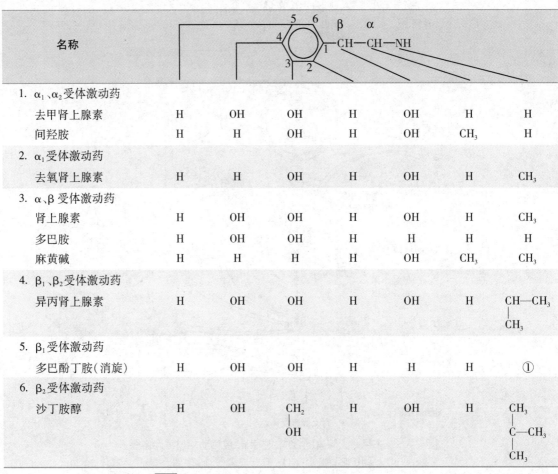

名称							
1. α₁、α₂受体激动药							
去甲肾上腺素	H	OH	OH	H	OH	H	H
间羟胺	H	H	OH	H	OH	CH₃	H
2. α₁受体激动药							
去氧肾上腺素	H	H	OH	H	OH	H	CH₃
3. α、β 受体激动药							
肾上腺素	H	OH	OH	H	OH	H	CH₃
多巴胺	H	OH	OH	H	H	H	H
麻黄碱	H	H	H	H	OH	CH₃	CH₃
4. β₁、β₂受体激动药							
异丙肾上腺素	H	OH	OH	H	OH	H	CH—CH₃ / CH₃
5. β₁受体激动药							
多巴酚丁胺(消旋)	H	OH	OH	H	H	H	①
6. β₂受体激动药							
沙丁胺醇	H	OH	CH₂OH	H	OH	H	C(CH₃)₃

说明:① —CH—(CH₂)₂—〈苯环〉—OH (CH₃)

肾上腺素受体激动药的构效关系体现为:①苯环上化学基团不同。肾上腺素、去甲肾上腺素、异丙肾上腺素和多巴胺等在苯环 3、4 位 C 上都有羟基形成儿茶酚,故称儿茶酚胺类(catecholamines)。它们的外周作用强而中枢作用弱,易被 COMT 灭活,故作用时间短。如果去掉一个羟基,其外周作用将减弱,而作用时间延长,口服生物利用度增加,如间羟胺;去掉两个羟基,则外周作用减弱,中枢作用加强,如麻黄碱。属于非儿茶酚胺类的药物有间羟胺、麻黄碱、去氧肾上腺素和甲氧明。②烷胺侧链 α 碳原子上的氢被取代。如被甲基取代,则不易被 MAO 代谢,作用时间延长,易被摄取 1 所摄入,在神经元内存在时间长,促进递质释放,如间羟胺和麻黄碱。③氨基上的氢原子被取代。药物对 α、β

受体的选择性将发生变化。一般认为,取代基团从甲基到叔丁基,其对 β 受体的激动作用逐渐加强,而对 α 受体的作用趋于减弱。如去甲肾上腺素的一个氨基氢被甲基取代形成肾上腺素,其对 β 受体的激动作用增强;如被异丙基取代形成异丙肾上腺素,则在增强 β 受体激动作用的同时,α 受体激动作用大大减弱;再如被更大的基团取代,形成沙丁胺醇和特布他林等,则几乎无 α 受体激动作用,但提高了对 β_2 受体的选择性。④光学异构体。碳链上的 α 碳和 β 碳如被其他基团取代,可形成光学异构体。在 α 碳上形成的左旋体,外周作用较强,如左旋去甲肾上腺素比右旋体作用强 10 倍以上;在 α 碳形成的右旋体,中枢兴奋作用较强,如右旋苯丙胺的中枢作用强于左旋苯丙胺。

二、分类

肾上腺素受体激动药按其对肾上腺素受体亚型的特异性可分为三大类(表 25-2):α 肾上腺素受体激动药(α-adrenoceptor agonists,α 受体激动药),α、β 肾上腺素受体激动药(α、β-adrenoceptor agonists,α、β 受体激动药)和 β 肾上腺素受体激动药(β-adrenoceptor agonists,β 受体激动药)。

表 25-2　肾上腺素受体激动药的分类及基本作用比较

| 分类 | 药物 | 对不同肾上腺素受体作用的比较 | | | 作用方式 | |
		α 受体	β_1 受体	β_2 受体	直接作用于受体	释放递质
α 受体激动药	去甲肾上腺素	+++	++	+/−	+	
	间羟胺	++	+	+	+	+
	去氧肾上腺素	++	+/−	+/−	+	+/−
	甲氧明	++	−	−	+	−
α、β 受体激动药	肾上腺素	++++	+++	+++	+	
	多巴胺	+	++	+/−	+	+
	麻黄碱	++	++	++	+	
β 受体激动药	异丙肾上腺素	−	+++	+++	+	
	多巴酚丁胺	+	++	+	+	+/−

第三节　α 受体激动药

一、α_1、α_2 受体激动药

(一) 去甲肾上腺素

药用去甲肾上腺素是人工合成品,化学性质不稳定,见光、遇热易分解,在中性尤其在碱性溶液中迅速氧化变色而失效。常用其重酒石酸盐,在微酸溶液中较稳定。注射剂含稳定剂,如加入输液时稳定剂被稀释,极易失效。

【体内过程】口服时,局部作用使胃黏膜血管收缩而影响其吸收,在肠内易被碱性肠液破坏;皮下注射时,因血管剧烈收缩吸收很少,并易引起局部组织坏死,故一般采用静脉滴注给药。外源性去甲

肾上腺素不易透过血-脑屏障,但可通过胎盘,引起子宫收缩而导致胎儿缺氧。内源性和外源性去甲肾上腺素大部分被去甲肾上腺素能神经末梢摄取后,进入囊泡贮存(摄取 1);被非神经细胞摄取者,大多被 COMT 和 MAO 代谢而失活(摄取 2)。代谢产物为活性很低的间甲去甲肾上腺素,其中一部分再经 MAO 的作用,脱胺形成 3- 甲氧 -4- 羟扁桃酸(3-methoxy-4-hydroxymandelic acid,vanillyl mandelic acid,VMA),后者可与硫酸或葡萄糖醛酸结合,经肾脏排泄。由于去甲肾上腺素进入机体后被迅速摄取和代谢,故作用时间短暂。

【药理作用】 去甲肾上腺素激动 α 受体的作用强大,对 α_1 和 α_2 受体无选择性。对心脏 β_1 受体作用较弱,对 β_2 受体几乎无作用(见表 25-2)。

1. **血管** 去甲肾上腺素激动血管 α_1 受体,使血管收缩,主要使小动脉和小静脉收缩。对全身各部位血管收缩作用的程度与不同部位含 α 受体的密度以及去甲肾上腺素的剂量有关。皮肤黏膜血管收缩最明显,其次是肾脏血管,对脑、肝、肠系膜、骨骼肌血管也有收缩作用。但冠状血管舒张,这是由心脏兴奋、心肌代谢产物(腺苷等)增加所致,同时因为血压升高,提高冠状血管的灌注压,故冠状动脉血流量增加。

去甲肾上腺素激动血管壁去甲肾上腺素能神经末梢突触前膜 α_2 受体,抑制去甲肾上腺素释放,从而发挥负反馈作用,以调节外源性去甲肾上腺素过于强烈的收缩血管作用。

2. **心脏** 去甲肾上腺素激动心脏 β_1 受体的作用较弱,能加强心肌收缩力、增快心率和加速传导,提高心肌的兴奋性,但对心脏的兴奋作用比肾上腺素弱。在整体情况下,由于血压升高对迷走神经的反射性兴奋作用强于其直接增快心率的作用,故心率减慢。强烈的血管收缩作用使外周阻力增高,从而增加心脏射血阻力,故心输出量增加并不明显,有时甚至有所下降。当剂量过大或静脉注射过快时,可引起心律失常,但较肾上腺素少。

3. **血压** 由于 β 受体对去甲肾上腺素的敏感性比 α 受体高,小剂量静脉滴注时兴奋心脏使收缩压升高,此时血管收缩作用不强烈,故舒张压升高不多而脉压增大(图 25-2)。较大剂量时,因 α 受体激动引起血管强烈收缩,外周阻力明显增高,故收缩压升高的同时舒张压也明显升高,脉压减小。α 受体拮抗药可拮抗去甲肾上腺素的升压作用,但不出现拮抗肾上腺素时的肾上腺素升压作用的翻转现象。

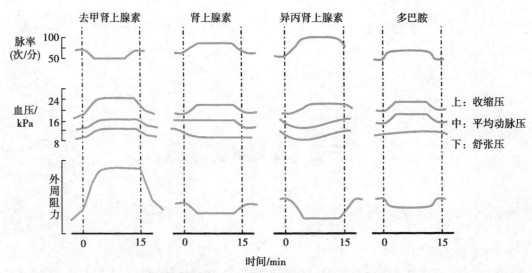

图 25-2 去甲肾上腺素、肾上腺素、异丙肾上腺素及多巴胺作用比较
静脉滴注,除多巴胺 500μg/min 外,其余均 10μg/min。

4. **其他** 去甲肾上腺素对机体代谢的影响较弱,仅在大剂量时才出现血糖升高;对中枢神经系统作用较弱;增加孕妇子宫收缩频率。

【临床应用】

1. 抗休克　去甲肾上腺素用于休克治疗已不占重要地位,目前仅限于治疗早期神经源性休克以及嗜铬细胞瘤切除后或药物中毒时的低血压。如中枢神经系统抑制药中毒可引起低血压,静脉滴注去甲肾上腺素可使血压回升,维持于正常水平。特别是氯丙嗪(chlorpromazine)中毒时应选用去甲肾上腺素,而不宜用肾上腺素。利用去甲肾上腺素的升血压作用治疗休克,仅是暂时措施,休克治疗的关键是补充血容量和改善微循环。

2. 治疗上消化道出血　去甲肾上腺素 1~3mg 用适量的冷生理盐水稀释口服,可剧烈收缩上消化道(食管和胃)黏膜血管,控制上消化道大出血症状。

【不良反应】

1. 局部组织缺血性坏死　去甲肾上腺素静脉滴注时间过长、浓度过高或药液外漏,可引起局部组织缺血性坏死,如发现外漏或注射局部皮肤苍白,应立即停止注射或更换注射部位,进行热敷,并用 α 受体拮抗药酚妥拉明稀释后进行局部浸润注射治疗,以扩张血管。

2. 急性肾衰竭　去甲肾上腺素静脉滴注时间过长或剂量过大可使肾脏血管剧烈收缩,肾血流量减少,发生少尿、无尿和肾实质损伤。故用药期间尿量应至少保持在每小时 25ml 以上,否则应立即减量或停用,必要时用甘露醇(mannitol)等脱水利尿。

3. 停药后血压下降　长期静脉滴注去甲肾上腺素时,如骤然停药,可使血压突然下降。这是由于长期处于收缩状态的静脉在停药后迅速扩张,外周循环中血液淤滞,有效循环血量减少所致,故应逐渐减少剂量和减慢静脉滴注速度,而后停药。

伴高血压、动脉硬化症、器质性心脏病、少尿、无尿、严重微循环障碍的患者以及孕妇禁用。

(二) 间羟胺

间羟胺(metaraminol),又称阿拉明(aramine),为人工合成品,化学性质较去甲肾上腺素稳定。肌内注射约 10min 起效;皮下注射 5~20min 起效,作用持续约 1h;静脉注射 1~2min 起效,作用持续 20min。主要在肝内代谢,代谢物大多数经胆汁和尿液排出,尿液酸化可增加其以原型经肾排泄。

间羟胺与去甲肾上腺素相似,主要激动 α 受体,对 $β_1$ 受体作用较弱。另外,间羟胺也可被去甲肾上腺素能神经末梢摄取进入囊泡,通过置换作用使囊泡中的去甲肾上腺素释放,间接发挥作用。短时间内连续应用,可因囊泡内去甲肾上腺素减少,故效应减弱而产生快速耐受性,此时适当加用小剂量去甲肾上腺素,可恢复或增强其升压作用。

间羟胺收缩血管,升压作用比去甲肾上腺素弱而持久,对肾脏血管收缩也较去甲肾上腺素弱,但仍能明显减少肾血流量;略增强心脏的收缩力,使休克患者的心输出量增加;对心率影响不明显,有时因血压升高反射性减慢心率,较少引起心律失常和心悸。

临床用间羟胺作为去甲肾上腺素的代用品,用于休克早期、手术后或脊椎麻醉后的休克。也可用于治疗阵发性室上性心动过速,特别是伴有低血压的患者,能反射性减慢心率,并对窦房结可能具有直接抑制作用,使心率恢复正常。

二、$α_1$ 受体激动药

(一) 去氧肾上腺素

去氧肾上腺素(phenylephrine),又名苯肾上腺素(neosynephrine)或新福林,为人工合成品,其作用机制与间羟胺相似,可直接或间接激动 $α_1$ 受体。属于非儿茶酚衍生物,因此不易被 COMT 和 MAO 代谢。作用较去甲肾上腺素弱而持久,收缩血管,使皮肤黏膜、内脏(如肾脏、肺以及四肢)的血流量均减少,升高血压,使心率反射性减慢,故可用于阵发性室上性心动过速。因其明显减少肾血流量,现已少用于抗休克。可用于腰麻或全身麻醉以及吩噻嗪类所致的低血压。

去氧肾上腺素激动瞳孔开大肌的 $α_1$ 受体,使之收缩,产生扩瞳作用,但作用较阿托品弱,起效快,维持时间短,一般不引起眼压升高和调节麻痹,在眼底检查时用作快速、短效的扩瞳药。亦常被局部用于治疗鼻黏膜充血,能产生长时间的血管收缩效应。

(二) 甲氧明

甲氧明(methoxamine),又名甲氧胺(methoxamedrine),亦为人工合成品,作用与去氧肾上腺素相似,收缩血管,升高血压。除冠状血管外的其他血管,包括肾血管几乎都呈收缩反应。由于血压升高可反射性减慢心率,还能延长心肌不应期和减慢房室传导,可用于腰麻或全身麻醉等情况下的低血压,以及其他方法治疗无效的阵发性室上性心动过速。大剂量应用时可发生头痛、恶心和呕吐等不良反应。

三、α₂ 受体激动药

(一) 羟甲唑啉和阿可乐定

羟甲唑啉(oxymetazoline)又称氧甲唑啉,和阿可乐定(apraclonidine)是外周突触后膜的 α_2 受体激动药。羟甲唑啉由于收缩局部血管,可滴鼻用于治疗鼻黏膜充血和鼻炎,常用浓度为 0.05%,作用在几分钟内发生,可持续数小时。偶见局部刺激症状,小儿用后可致中枢神经系统症状,2 岁以下儿童禁用。阿可乐定是可乐定的衍生物,通过负反馈机制抑制交感神经,减少房水生成,增加房水流出,产生降低眼压的作用,用于青光眼的短期辅助治疗,特别在激光疗法后,预防眼压回升。对瞳孔大小、视力及眼调节功能均无影响。

(二) 右美托咪定

右美托咪定(dexmedetomidine)是美托咪定(medetomidine)的右旋异构体,对中枢 α_2 受体激动的选择性强,具有抑制交感活性、镇静和镇痛作用。药理作用主要与激动 α_2 受体亚型相关:通过激动突触前膜 α_2 受体,抑制去甲肾上腺素释放,可中止疼痛信号的转导;通过激动突触后膜 α_2 受体,抑制交感神经活性,可引起血压和心率下降;与脊髓内的 α_2 受体结合,产生镇痛、镇静和缓解焦虑的作用。临床上适用于重症监护治疗期间开始插管和使用呼吸机患者的镇静,术前用药还可降低麻醉药(如氯胺酮、地氟烷、异氟烷)的用药剂量,减轻拟交感胺类药引起的血流动力学紊乱。常见不良反应是低血压与心动过缓。

中枢 α_2 受体激动药还有可乐定(clonidine)及甲基多巴(methyldopa),可乐定可用于治疗高血压,甲基多巴不良反应较重,现已少用。

第四节　α、β 受体激动药

(一) 肾上腺素

肾上腺素(adrenaline,AD 或 epinephrine)是肾上腺髓质的主要激素,其生物合成主要是在髓质嗜铬细胞中,首先形成去甲肾上腺素,然后进一步经苯基乙醇胺 -N- 甲基转移酶(phenylethanolamine-N-methyltransferase,PNMT)的作用,使去甲肾上腺素甲基化形成肾上腺素。药用肾上腺素是从家畜肾上腺中提取或人工合成的,理化性质与去甲肾上腺素相似。肾上腺素化学性质不稳定,见光易失效;在中性尤其是碱性溶液中,易氧化变色,失去活性。

【体内过程】口服后在碱性肠液、肠黏膜及肝脏内被破坏、氧化、失效,故口服无效。皮下注射因其能收缩局部血管而吸收缓慢,作用可维持 1h 左右。肌内注射因其对骨骼肌血管不产生收缩作用,故吸收速度远较皮下注射快,但维持时间较短,为10~30min。静脉注射立即生效,但迅速通过摄取和酶的降解等机制失活,故作用短暂,仅维持数分钟。

【药理作用】肾上腺素对α和β受体均有强烈而短暂的激动作用。作用广泛而复杂,并且与机体的生理病理状态、靶器官中肾上腺素受体亚型的分布、整体的反射作用和神经末梢突触间隙的反馈调节等因素有关。

1. **心脏**　肾上腺素激动心肌、传导系统和窦房结的 $β_1$ 及 $β_2$ 受体,使心肌收缩力增强,传导加速,心率增快,心肌兴奋性提高。对离体心肌β受体的作用特征是提高收缩性发展的速率(正性缩率作用,positive klinotropic effect)。由于心肌收缩力增强,心率增快,故心输出量增加。肾上腺素舒张冠状血管,改善心肌的血液供应,且作用迅速。肾上腺素兴奋心脏,提高心肌代谢,使心肌耗氧量增加,剂量过大或静脉注射过快可引起心律失常,出现期前收缩,甚至引起心室纤颤。当患者心肌缺血、缺氧及心力衰竭时,肾上腺素有可能使病情加重或引起快速性心律失常,如期前收缩、心动过速,甚至心室纤颤。

2. **血管**　激动血管平滑肌上的α受体引起血管收缩,激动 $β_2$ 受体使血管舒张。体内各部位血管的α和β受体的种类和密度各不相同,所以肾上腺素对血管的作用取决于各器官血管平滑肌上α及 $β_2$ 受体的分布密度和给药剂量的大小。小动脉以及毛细血管前括约肌血管壁的α受体密度高,血管收缩明显;皮肤、黏膜、肾和胃肠道等器官的血管平滑肌α受体在数量上占优势,故以皮肤和黏膜血管收缩为最强烈;内脏血管,尤其是肾血管也显著收缩;对脑和肺血管收缩作用十分微弱,有时由于血压升高而被动舒张;而静脉和大动脉的α受体密度低,故收缩作用较弱。骨骼肌和肝脏的血管平滑肌以 $β_2$ 受体占优势,故小剂量肾上腺素往往使这些血管舒张。肾上腺素也能使冠状动脉舒张,此作用可在不增加主动脉血压时发生,可能由下述因素引起:①兴奋冠脉血管 $β_2$ 受体,血管舒张;②心脏的收缩期缩短,相对延长舒张期;③肾上腺素引起心肌收缩力增强和心肌耗氧量增加,从而促使心肌细胞释放扩血管的代谢产物腺苷。

3. **血压**　对血压的影响与剂量和给药途径密切相关。皮下注射治疗量(0.5~1mg)或低浓度静脉滴注时,由于心脏兴奋,皮肤、黏膜血管收缩,收缩压和舒张压升高;由于骨骼肌血管的舒张作用抵消或超过了皮肤、黏膜血管收缩作用的影响,故舒张压不变或下降。此时脉压加大,身体各部位血液重新分配,有利于紧急状态下机体的能量供应。肾上腺素的典型血压改变多为双相反应,即给药后迅速出现明显的升压作用,而后出现微弱的降压反应,后者持续时间较长。如预先给予α受体拮抗药,肾上腺素的升压作用可被翻转,呈现明显的降压反应,表现出肾上腺素对血管 $β_2$ 受体的激动作用。大剂量肾上腺素除强烈兴奋心脏外,还可使血管平滑肌的 $α_1$ 受体兴奋占优势,尤其是皮肤、黏膜、肾脏和肠系膜血管强烈收缩,使外周阻力显著增高,收缩压和舒张压均升高(见图25-2)。

4. **平滑肌**　肾上腺素对平滑肌的作用主要取决于各器官、组织上肾上腺素受体的类型。激动支气管平滑肌 $β_2$ 受体,发挥强大舒张作用;激动支气管黏膜血管α受体,使其收缩,降低毛细血管通透性,有利于消除支气管黏膜水肿;激动支气管黏膜层和黏膜下层肥大细胞 $β_2$ 受体,抑制抗原引起的肥大细胞释放过敏反应物质(如组胺等)。使 $β_1$ 受体占优势的胃肠平滑肌张力降低,自发性收缩频率和幅度减少。对子宫平滑肌的作用与性周期、子宫充盈状态和给药剂量有关,妊娠末期能抑制子宫张力和收缩。另外,其β受体激动作用可使膀胱逼尿肌舒张,α受体激动作用使三角肌和括约肌收缩,由此引起排尿困难和尿潴留。

5. **代谢**　治疗量的肾上腺素能明显增强机体的新陈代谢,可使耗氧量增加20%~30%。肾上腺素可激动肝脏 $β_2$ 和α受体,促进肝糖原分解和糖原异生,升高血糖和乳酸,但极少出现糖尿;激动胰岛β细胞的 $α_2$ 受体,抑制胰岛素分泌;激动胰岛α细胞的β受体,促进胰高血糖素分泌,总的结果是抑制胰岛素分泌,降低外周组织摄取葡萄糖等,最终升高血糖。

肾上腺素促进脂肪分解,使血中游离脂肪酸增加。这可能由于肾上腺素激动脂肪细胞的β受体,甘油三酯脂肪酶激活,使甘油三酯分解为游离脂肪酸和甘油。

6. **中枢神经系统**　肾上腺素不易透过血-脑屏障,治疗量时一般无明显中枢兴奋现象,有时会出现不安、恐惧、头痛和震颤等,这可能继发于其对心血管系统、骨骼肌以及代谢的作用。大剂量时出现中枢兴奋症状,如激动、呕吐、肌强直,甚至惊厥等。

【临床应用】

1. 心搏骤停　肾上腺素用于治疗麻醉和手术意外、溺水、药物中毒、急性传染病以及房室传导重度阻滞等所致的心搏骤停,在有效的心脏按压、人工呼吸和纠正酸中毒的同时,可用肾上腺素进行心室内注射,使心脏重新起搏。但治疗电击或卤素类全身麻醉药(氟烷、甲氧氟烷等)意外引起心搏骤停时常伴有或诱发心室纤颤,故在使用肾上腺素的同时,应配合使用除颤器、起搏器及利多卡因等抗心律失常药物。

2. 过敏性疾病

(1)过敏性休克:对于输液反应或药物过敏,如青霉素等引起的过敏性休克,由于组胺和白三烯等过敏物质的释放,所以大量小血管床扩张和毛细血管通透性增高,引起全身循环血量降低,心率增快,心收缩力减弱,血压下降以及支气管平滑肌痉挛引起呼吸困难等症状。肾上腺素激动 α 受体,收缩小动脉和毛细血管前括约肌,降低毛细血管通透性;激动 β 受体,改善心脏功能,缓解支气管痉挛,减少过敏介质释放,扩张冠状动脉,可迅速缓解过敏性休克的临床症状,挽救患者的生命,为治疗过敏性休克的首选药物。一般肌内或皮下注射 0.25~1mg,危急时也可用生理盐水稀释 10 倍后缓慢静脉注射,但必须控制注射速度和用量,以免引起血压剧升及心律失常等不良反应。

(2)支气管哮喘:肾上腺素能迅速缓解哮喘症状,但由于不良反应严重,仅用于急性发作者。

(3)血管神经性水肿及血清病:肾上腺素可迅速缓解血管神经性水肿、血清病、荨麻疹和花粉症等变态反应性疾病的症状。

3. 局部应用　肾上腺素与局麻药配伍,通过收缩局麻药注射部位的血管,延缓局麻药的吸收,延长局麻药的作用时间,并减少局麻药吸收入血引起的不良反应。一般局麻药中肾上腺素的浓度为 1:250 000,一次用量不超过 0.3mg。将浸有 0.1% 肾上腺素的纱布或棉球用于外伤表面,如鼻黏膜和牙龈,可使微血管收缩而止血。

4. 青光眼　慢性应用含 1%~2% 肾上腺素的滴眼液,通过促进房水流出以及使 β 受体介导的眼内反应脱敏感化,降低眼压。

【不良反应】主要为心悸、烦躁、头痛和血压升高等。剂量过大,或皮下、肌内注射误入血管,或静脉注射太快时,α 受体过度兴奋使血压骤升,有发生脑出血的危险,故老年人慎用。当 β 受体兴奋过强时可使心肌耗氧量增加,引起心肌缺血和心律失常,甚至心室纤颤,故应严格掌握剂量。禁用于高血压、脑动脉硬化、器质性心脏病、糖尿病和甲状腺功能亢进症等。

(二) 多巴胺

多巴胺(dopamine,DA)是去甲肾上腺素生物合成的前体,存在于去甲肾上腺素能神经、神经节和中枢神经系统,也是多巴胺能神经的递质。药用多巴胺是人工合成品。

【体内过程】口服后易在肠和肝中被破坏而失效。一般采用静脉滴注给药,在体内迅速被 MAO 和 COMT 代谢而失效,故作用时间短暂。不易透过血 - 脑屏障,故外周给予多巴胺无明显中枢作用。

【药理作用】多巴胺主要激动 α 和 β 受体以及外周的多巴胺受体,并促进神经末梢释放去甲肾上腺素。

1. 心血管　多巴胺对心血管的作用具有剂量依赖性,随剂量加大,先后激动 D_1 受体、β 受体和 α 受体。小剂量[静脉滴注速度 <2μg/(kg·min)]主要激动血管 D_1 受体,使血管扩张,外周阻力降低,冠脉和脑血流量增加。中剂量[静脉滴注速度 2~10μg/(kg·min)]激动 D_1 受体和 β 受体,并促进神经末梢释放去甲肾上腺素,增强心肌收缩力,增加心输出量,可使收缩压和脉压上升但不影响或略增加舒张压,总外周阻力常不变(见图 25-2)。大剂量[静脉滴注速度 >10μg/(kg·min)]激动 α 受体,使血管收缩,总外周阻力增加,此作用可被 α 受体拮抗药拮抗。由于心输出量和外周阻力增加,收缩压及舒张压均增高。

2. **肾脏**　多巴胺低剂量时激动肾血管的 D_1 受体,舒张肾血管,使肾血流量和肾小球滤过率增加。此外,尚能直接抑制肾小管重吸收 Na^+,排钠、利尿,故适用于低心输出量伴肾功能损害者,如心源性低血容量休克。大剂量时因兴奋肾血管 α 受体使肾血管收缩,肾血流量减少。

【临床应用】用于各种休克,如脓毒症休克、心源性休克及出血性休克等。作用时间短,需静脉滴注,可根据需要逐渐增加用量。抗休克时须先补足血容量。多巴胺可与利尿药联合应用于急性肾衰竭。对急性心功能不全者,具有改善血流动力学的作用。

【不良反应】一般较轻,偶见恶心、呕吐。如剂量过大或静脉滴注太快可出现心动过速、心律失常和肾血管收缩导致肾功能下降等。一旦发生,因多巴胺 $t_{1/2}$ 较短,减慢静脉滴注速度或停药时反应可消失,如仍不消失,可用酚妥拉明拮抗。长时间静脉滴注可出现手足疼痛或发冷,甚至局部坏死。嗜铬细胞瘤患者禁用。室性心律失常、闭塞性血管病、心肌梗死、动脉硬化和高血压患者慎用。

（三）麻黄碱

麻黄碱(ephedrine)是从中药草麻黄(*Ephedrine silica*)、中麻黄(*Ephedra intermedia*)或木贼麻黄(*Ephedra equisetina*)的干燥草质茎提取的生物碱。从麻黄中尚提取出伪麻黄碱等生物碱和麻黄油。2000 年前的《神农本草经》即有麻黄能"止咳逆上气"的记载,麻黄碱现已人工合成,药用其左旋体和消旋体。

【体内过程】麻黄碱口服易吸收,不易被消化液破坏,吸收后可透过血 - 脑屏障。小部分在体内脱胺氧化而代谢,大部分以原型经肾排泄,消除缓慢,故作用较肾上腺素持久。$t_{1/2}$ 为 3~6h。

【药理作用】麻黄碱可直接激动 $α_1$、$α_2$、$β_1$ 和 $β_2$ 受体,还可促进去甲肾上腺素能神经末梢释放去甲肾上腺素而发挥间接作用。与肾上腺素比较,麻黄碱具有下列特点:①化学性质稳定,口服有效;②拟肾上腺素作用弱而持久;③中枢兴奋作用较显著;④易产生快速耐受性。

1. **心血管**　麻黄碱激动心脏 $β_1$ 受体,使心肌收缩力增强,心输出量增加。在整体情况下,由于血压升高反射性兴奋迷走神经,使心率减慢,可抵消其直接加速心率的作用,故心率变化不大。麻黄碱的升压作用出现缓慢,但维持时间较长。

2. **支气管平滑肌**　麻黄碱松弛支气管平滑肌的作用较肾上腺素和异丙肾上腺素弱,起效慢,作用持久。

3. **中枢神经系统**　麻黄碱具有较显著的中枢兴奋作用,较大剂量可兴奋大脑和皮质下中枢,引起精神兴奋、不安和失眠等。

4. **快速耐受性**　麻黄碱短期内反复给药,作用逐渐减弱,称为快速耐受性(tachyphylaxis),也称脱敏(desensitization)。停药后可以恢复。每日用药小于 3 次则快速耐受性一般不明显。对于快速耐受性产生的机制,一般认为有受体逐渐饱和与递质逐渐耗损两种因素。放射性配体结合实验证明,离体豚鼠肺组织在连续给予麻黄碱后,其与 β 受体的亲和力显著下降。

【临床应用】

1. 预防支气管哮喘发作和轻症的治疗,对于重症急性发作疗效较差。

2. 消除鼻黏膜充血引起的鼻塞,常用 0.5%~1.0% 溶液滴鼻,可明显改善黏膜肿胀。

3. 防治某些低血压状态,如用于防治硬膜外和蛛网膜下腔麻醉引起的低血压。

4. 缓解荨麻疹和血管神经性水肿的皮肤、黏膜症状。

【不良反应】有时出现中枢兴奋所致的不安、失眠等,晚间服用宜加镇静催眠药以防止失眠。连续滴鼻治疗时间过久,可产生反跳性鼻黏膜充血。前列腺肥大患者服用本药可增加排尿困难。可从乳汁分泌,故哺乳期妇女禁用。禁忌证同肾上腺素。

（四）伪麻黄碱

伪麻黄碱(pseudoephedrine)是麻黄碱的立体异构物。口服易吸收,不易被 MAO 代谢,55%~75% 以原型从尿中排泄,$t_{1/2}$ 随尿液 pH 改变而异,约为数小时。作用与麻黄碱相似,但升压作用和中枢作用较弱。主要用于减轻感冒、过敏性鼻炎、鼻炎及鼻窦炎引起的鼻充血症状。不良反应与麻黄碱相似。

由于伪麻黄碱是制造冰毒的关键原料，许多国家对销售含有伪麻黄碱的感冒药进行限制，以防止不法分子大量购买用于提炼毒品。世界各大药厂也在逐步改变感冒药的配方，用去氧肾上腺素等药品替代伪麻黄碱。

（五）美芬丁胺

美芬丁胺（mephentermine）又称恢压敏（wyamine），为 α、β 受体激动药。进入体内的美芬丁胺经甲基化和羟基化后，最后以原型和代谢产物经肾排出，在酸性尿中排泄较快。药理作用与麻黄碱相似，通过直接激活 α 和 β 受体以及间接促进递质释放两种机制发挥作用，能增强心肌收缩力，增加心输出量，稍增加外周血管阻力，使收缩压和舒张压升高。其兴奋心脏的作用较异丙肾上腺素弱而持久。增快心率的作用不明显，较少引起心律失常。与麻黄碱相似，也具有中枢兴奋作用。

美芬丁胺主要用于腰麻时预防血压下降，也可用于治疗心源性休克或其他低血压，此外尚可用 0.5% 溶液滴鼻治疗鼻炎。可产生中枢兴奋症状，特别是过量时，可出现焦虑、精神兴奋；也可致血压过高和心律失常等。甲状腺功能亢进症患者禁用，失血性休克慎用。

第五节　β 受体激动药

一、$β_1$、$β_2$ 受体激动药

异丙肾上腺素（isoprenaline, isoproterenol）是人工合成品，药用其盐酸盐，是经典的 $β_1$、$β_2$ 受体激动药。

【体内过程】口服易在肠黏膜与硫酸基结合而失效；气雾剂吸入给药，吸收较快，2~5min 起效，作用可维持 0.5~2h；舌下给药可经口腔黏膜吸收但不规则，一般 15~30min 起效，持续 1~2h；静脉注射 $t_{1/2}$ 仅为数分钟，持续时间不到 1h。进入体内的异丙肾上腺素可被肝、肺等组织的 COMT 代谢失效，而 MAO 对其作用较弱，而且异丙肾上腺素不被去甲肾上腺素能神经摄取，故作用持续时间较去甲肾上腺素、肾上腺素长。最后与硫酸结合的甲基代谢产物经肾排出。

【药理作用】异丙肾上腺素主要激动 β 受体，对 $β_1$ 和 $β_2$ 受体选择性很低，对 α 受体几乎无作用。

1. **心脏**　异丙肾上腺素对心脏 $β_1$ 受体有强大的激动作用，表现为正性肌力、正性频率及加速传导等作用，使心输出量增加，收缩期和舒张期缩短，兴奋性提高，心肌耗氧量明显增加。与肾上腺素比较，异丙肾上腺素加速心率和加速传导的作用较强，对心脏窦房结的兴奋作用较强，而对异位起搏点的作用不及肾上腺素，因此引起心律失常的概率比肾上腺素低。

2. **血管和血压**　异丙肾上腺素激动血管 $β_2$ 受体而舒张血管，主要舒张骨骼肌血管，对肾血管和肠系膜血管的舒张作用较弱，对冠状动脉也有舒张作用。由于心脏兴奋和血管舒张，故收缩压升高或不变而舒张压略下降，脉压增大（见图 25-2），此时冠脉流量增加。大剂量静脉注射可引起血压明显降低，舒张压明显下降，冠状血管的灌注压降低，冠脉的有效血流量不增加。

3. **平滑肌**　除血管平滑肌外，异丙肾上腺素也激动其他平滑肌的 $β_2$ 受体，特别对处于紧张状态的支气管、胃肠道等多种平滑肌具有舒张作用。对支气管平滑肌的舒张作用比肾上腺素强，并抑制组胺等过敏介质释放，但对支气管黏膜的血管无收缩作用，故消除黏膜水肿的作用不如肾上腺素。久用可产生耐受性。

4. 其他　异丙肾上腺素升血糖的作用较肾上腺素弱,可能由于其对胰岛细胞的 β 受体有较强的激动作用。在增加游离脂肪酸和能量代谢方面的作用与肾上腺素相似。治疗量时,中枢兴奋作用不明显,过量时引起激动、呕吐、不安等。

【临床应用】

1. 心搏骤停　异丙肾上腺素用于治疗各种原因(如溺水、电击、手术意外或药物中毒)所致的心搏骤停。异丙肾上腺素对停搏的心脏具有起搏作用,使心脏恢复跳动。由于对心肌自律性影响较小,故较少诱发心室纤颤,可用本药 0.2~1mg 进行心室内注射。必要时可与肾上腺素、去甲肾上腺素配伍,进行心室内注射,产生强大的起搏作用。

2. 房室传导阻滞　异丙肾上腺素用于治疗 II、III 度房室传导阻滞。常采用舌下给药,对完全性传导阻滞者可静脉滴注,并根据心率调整滴注速度,使心率维持在 60~70 次 /min。

3. 支气管哮喘　异丙肾上腺素舌下或气雾剂吸入给药均能迅速控制支气管哮喘急性发作,疗效快而强,可持续 1h 左右。

4. 休克　异丙肾上腺素可用于治疗血容量已补足而心输出量较低、外周阻力较高的脓毒症休克,但它主要舒张骨骼肌血管,对内脏血管的舒张作用较弱,改善组织微循环障碍的作用不明显,同时能显著增加心肌耗氧量和增快心率,对休克不利,故目前临床已少用。

【不良反应】常见的是心悸、头痛、头晕和皮肤潮红等。用药过程中应控制心率。对于支气管哮喘患者,如用量过大,可激动心脏 β_1 受体,使心肌耗氧量增加,诱发心绞痛和心律失常。重复使用可产生快速耐受性。冠心病、心肌炎、甲状腺功能亢进症及嗜铬细胞瘤患者禁用。

二、β_1 受体激动药

多巴酚丁胺(dobutamine)为人工合成品,以消旋化合物的形式存在,化学结构和体内过程与多巴胺相似。

【体内过程】多巴酚丁胺口服无效,可通过与肾上腺素相似的过程而失活;分布到各组织中可能是其清除的重要因素。静脉滴注的 $t_{1/2}$ 约为 2min,而在 10~12min 后血浆药物浓度达稳态。静脉注射后 1~2min 生效,10min 达最大效应,$t_{1/2}$ 短于 3min。

【药理作用】多巴酚丁胺是含有左旋多巴酚丁胺和右旋多巴酚丁胺的消旋体,左旋体激动 α_1 受体,引起明显的升压效应,而右旋体则拮抗 α_1 受体,拮抗左旋体的效应。二者都激动 β 受体,并且右旋体激动效应是左旋体的 10 倍,消旋多巴酚丁胺的作用是二者的综合效应。由于其对 β_1 受体的激动作用强于 β_2 受体,故多巴酚丁胺主要表现为激动 β_1 受体。

其正性肌力作用比多巴胺强,使心脏收缩力增强,心输出量增加;对外周血管收缩作用小;很少增加心肌耗氧量,能降低心室充盈压,促进房室结传导,故可用于治疗心力衰竭。与异丙肾上腺素相比,多巴酚丁胺的正性肌力作用比正性频率作用显著,但在静脉滴注速度过快或浓度过高时(超过 20μg/kg),可致心率增快。

【临床应用】多巴酚丁胺主要用于治疗由器质性心脏病者心肌收缩力下降引起的心力衰竭,因多巴酚丁胺可增加心肌收缩力,增加心输出量和降低肺毛细血管楔压,并使左室充盈压明显降低,使心功能改善,继发促进排钠、排水,增加尿量,有利于消除水肿。多巴酚丁胺还可用于心肌梗死所致的心源性休克及术后低血压。

【不良反应】多巴酚丁胺可引起心动过速、室性期前收缩、血压升高,其他可见恶心、头痛、胸痛、气短等。心肌梗死后,使用大量多巴酚丁胺可能使心肌耗氧量增多,偶见梗死面积增加,应慎用。心房纤颤、室性心律失常和高血压患者亦慎用。梗阻性肥厚型心脏病患者禁用。

其他 β_1 受体激动药有普瑞特罗(prenalterol)和扎莫特罗(xamoterol)等,主要用于慢性充血性心力衰竭的治疗。

三、β₂ 受体激动药

β₂ 受体激动药选择性激动 β₂ 受体,使支气管、子宫和骨骼肌、血管平滑肌松弛,对心脏 β₁ 受体作用较弱。与异丙肾上腺素比较,β₂ 受体激动药具有强大的解除支气管平滑肌痉挛作用,而无明显的心脏兴奋作用,是目前临床应用较广的支气管扩张药,尤其是吸入剂型已被广泛用于支气管哮喘急性发作的治疗,可有效缓解哮喘的急性症状。β₂ 受体激动药的支气管扩张效应约为氨茶碱的 1 000 倍,有很强的平喘作用。本类药物种类较多,可分为短效(作用维持 4~6h)和长效(维持 12h)。短效药物有沙丁胺醇(salbutamol,羟甲叔丁肾上腺素)和特布他林(terbutaline,间羟叔丁肾上腺素)等,长效药物包括克仑特罗(clenbuterol,双氯醇胺)、沙美特罗(salmeterol)和福莫特罗(formoterol)等。体外实验对气道平滑肌和心肌作用所需等强度的浓度进行比较,求得药物的选择性指数,以沙丁胺醇最高,为 250,特布他林为 138,异丙肾上腺素为 1.4。

沙丁胺醇是常用的 β₂ 受体激动药。

【体内过程】因不易被消化道的硫酸酯酶和组织中的 COMT 破坏,故沙丁胺醇口服有效,作用持续时间较长。口服生物利用度为 30%,服用后 15~30min 起效,2~4h 达高峰,持续 6h。气雾吸入时大部分吸入剂量被吞咽,然后由胃肠道吸收。气雾吸入的生物利用度为 10%,吸入后 1~5min 生效,1h 达高峰,可持续 4~6h。大部分在肠壁和肝脏代谢,进入循环的原型药物少于 20%,80% 在 3d 内由尿液排出。

【药理作用】沙丁胺醇选择性激动 β₂ 受体,使气道平滑肌松弛,产生支气管扩张作用,与异丙肾上腺素相当或略强,但作用更持久。沙丁胺醇还能有效抑制组胺和致迟发性过敏反应物质的释放,防止支气管痉挛。对心脏 β₁ 受体的激动作用较弱,增加心率的作用仅为异丙肾上腺素的 1/10,但大剂量也能增快心率。

【临床应用】沙丁胺醇用于治疗各种类型的哮喘。吸入给药可迅速缓解支气管哮喘急性发作症状、哮喘型支气管炎和肺气肿患者的支气管痉挛。口服给药预防频发性或慢性哮喘发作。

【不良反应】主要有肢体及面颈部骨骼肌震颤,发生率约为 30%,继续用药可逐渐减轻或消失。引起肌肉震颤的原因是由于其激动骨骼肌慢收缩纤维的 β₂ 受体,干扰快、慢收缩纤维之间的融合。过量应用或与糖皮质激素合用时,可降低血钾,必要时补充钾盐。还能引起血乳酸、丙酮酸升高,并产生酮体,糖尿病患者使用时应注意。治疗量对心脏的作用较轻,如超过治疗量数倍至数十倍,可见窦性心动过速,甲状腺功能亢进症患者慎用。

自 1989 年以来,由于 β₃ 受体的克隆成功,发现 β₃ 受体主要分布在脂肪组织,参与脂肪组织产热、分解和提高机体代谢率,在机体脂肪恒定调节中起重要作用,被认为是抗肥胖和抗糖尿病的较理想药物靶点。目前开发出选择性激动 β₃ 受体的药物共 30 多种,此类药物是含有羟基团的化合物,主要有芳乙醇胺类、芳氧丙醇胺类和唑烷衍生物等三类。在动物模型中表现出抗肥胖、抗糖尿病和解除胃肠道平滑肌痉挛及抗炎等作用,且不影响食物摄入,不良反应较小,具有广阔的发展前景。

(朱 蕾)

思考题

1. 比较肾上腺素、去甲肾上腺素和异丙肾上腺素对心血管系统作用的异同点。

2. 分析过敏性休克首选肾上腺素治疗的药理学依据。

3. 为什么多巴酚丁胺可用于心力衰竭的治疗,而肾上腺素和去甲肾上腺素却不能用?

第二十六章
肾上腺素受体拮抗药

肾上腺素受体拮抗药(adrenoceptor antagonists),又称肾上腺素受体阻滞药(adrenoceptor blocking drugs),指能拮抗肾上腺素受体从而拮抗去甲肾上腺素神经递质或肾上腺素受体激动药作用的药物。根据对 α 和 β 受体的选择性不同,可分为 α 受体拮抗药,β 受体拮抗药和 α、β 受体拮抗药。α 受体拮抗药使血管舒张、血压下降,用于治疗外周血管痉挛性疾病、去甲肾上腺素静脉滴注外漏和休克等。β 受体拮抗药能减慢心率、减弱心肌收缩力从而降低心肌耗氧量,广泛用于治疗心律失常、心绞痛、心肌梗死、高血压和充血性心力衰竭等。α、β 受体拮抗药对 α、β 受体的拮抗作用选择性不强,可用于治疗高血压和心绞痛等。

第一节　α 受体拮抗药

α 受体拮抗药能选择性地与 α 受体结合,其本身不激动或较少激动受体,却能阻碍递质或受体激动药与 α 受体结合,从而产生抗肾上腺素作用。它们能将肾上腺素的升压作用翻转为降压作用,此现象称为"肾上腺素作用的翻转"(adrenaline reversal)。这是因为 α 受体拮抗药选择性地拮抗了与血管收缩有关的 α 受体,不影响与血管舒张有关的 β 受体,所以肾上腺素的血管收缩作用被取消,而血管舒张作用得以充分地表现出来。对于主要作用于血管 α 受体的去甲肾上腺素,α 受体拮抗药仅能取消或减弱其升压效应而无"翻转作用"。对于主要作用于 β 受体的异丙肾上腺素的降压作用则无影响(图 26-1)。

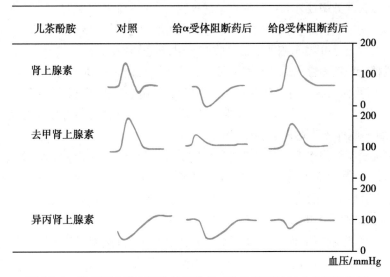

图 26-1　给予肾上腺素受体拮抗药前、后,儿茶酚胺对犬血压的作用

根据 α 受体拮抗药对 α_1、α_2 受体的选择性不同,可将其分为三类。

1. **α_1、α_2 受体拮抗药**

(1)短效类,如酚妥拉明。

(2)长效类,如酚苄明。

2. **α_1 受体拮抗药**　选择性拮抗 α_1 受体,如哌唑嗪。

3. **α_2 受体拮抗药**　选择性拮抗 α_2 受体,如育亨宾。

一、α_1、α_2 受体拮抗药

α_1、α_2 受体拮抗药主要影响血压,因为血管交感神经的调控大部分是通过激动 α 受体起作用。拮抗 α 受体可减少血管的交感张力,使外周血管阻力下降,血压降低,并引起反射性心动过速。临床常用的药物包括酚妥拉明、妥拉唑林和酚苄明等。

(一) 酚妥拉明

酚妥拉明(phentolamine)又名苄胺唑啉,是短效的竞争性 α 受体拮抗药。

【体内过程】酚妥拉明生物利用度低,口服效果仅为注射给药的 20%。口服后 30min 血药浓度达峰值,作用维持 3~6h;肌内注射作用维持 30~45min。大多以无活性的代谢物从尿中排泄。

【药理作用】酚妥拉明与 α 受体以氢键、离子键结合,较为疏松,易于解离,故能竞争性地拮抗 α 受体,对 α_1、α_2 受体具有相似的亲和力,可拮抗肾上腺素对 α 受体的激动作用,使激动药的量 - 效曲线平行右移,但增加激动药的剂量仍可达到最大效应。

1. **血管**　静脉注射酚妥拉明能使血管舒张,血压下降,对静脉和小静脉 α 受体的拮抗作用比对小动脉作用强,使肺动脉压和外周血管阻力降低。降压机制主要是拮抗血管平滑肌 α_1 受体和直接舒张血管作用。

2. **心脏**　酚妥拉明具有心脏兴奋作用,使心肌收缩力增强,心率增快,心输出量增加。这种兴奋作用部分是由血管舒张、血压下降,反射性兴奋交感神经引起;部分是拮抗神经末梢突触前膜 α_2 受体,从而促进去甲肾上腺素释放,激动心脏 β_1 受体的结果。偶可致心律失常。此外,尚具有阻滞钾通道的作用。

3. **其他**　酚妥拉明能拮抗 5-HT 受体、激动 M 胆碱受体和组胺 H_1、H_2 受体,促进肥大细胞释放组胺,引起皮肤潮红。其兴奋胃肠道平滑肌的作用可被阿托品拮抗。

【临床应用】

1. **外周血管痉挛性疾病**　如肢端动脉痉挛的雷诺综合征、血栓闭塞性脉管炎及冻伤后遗症。

2. **去甲肾上腺素静脉滴注外漏**　长期过量静脉滴注去甲肾上腺素或静脉滴注去甲肾上腺素外漏时,可致皮肤缺血、苍白和剧烈疼痛,甚至坏死。此时可用酚妥拉明 10mg 溶于 10~20ml 生理盐水中进行局部浸润注射,以拮抗去甲肾上腺素的血管收缩作用,防止组织坏死。

3. **急性心肌梗死和顽固性充血性心力衰竭**　心力衰竭时,心输出量不足导致交感张力增加、外周阻力增高、肺充血以及肺动脉压力升高,易产生肺水肿。应用酚妥拉明可扩张血管、降低外周阻力,使心脏后负荷明显降低、左室舒张末压与肺动脉压下降、心输出量增加,心力衰竭得以减轻。可用于其他药物无效的急性心肌梗死及充血性心力衰竭。

4. **休克**　酚妥拉明舒张血管,降低外周阻力,使心输出量增加,并能降低肺循环阻力,防止肺水肿发生,从而改善休克状态时的内脏血液灌注,解除微循环障碍,尤其对休克症状改善不佳而左室充盈压增高者疗效好。适用于感染性、心源性和神经源性休克,但给药前必须补足血容量。目前主张合用去甲肾上腺素,目的是对抗去甲肾上腺素强大的 α_1 受体激动作用,使血管收缩作用不致过分剧烈,并保留对心脏 β_1 受体的激动作用,使心收缩力增加,提高其抗休克的疗效,减少毒性反应。

5. **肾上腺嗜铬细胞瘤**　酚妥拉明降低嗜铬细胞瘤所致的高血压,用于肾上腺嗜铬细胞瘤的鉴别诊断、骤发高血压危象以及手术前的准备。用于鉴别诊断试验时,可引起严重低血压,曾有致死的报

道,故应特别慎重。

静脉注射 5mg/ 次(小儿每次 0.1mg/kg),随后每 30s 测 1 次血压,连续测 10min,前 2~4min 内血压下降超过 35/25mmHg(4.7/3.3kPa)则为鉴别诊断试验阳性。

6. 药物引起的高血压　酚妥拉明用于治疗肾上腺素等拟交感胺药物过量所致的高血压,亦可用于突然停用可乐定或应用单胺氧化酶抑制药的患者食用富含酪胺食物后出现的高血压危象。

7. 其他　口服或直接阴茎海绵体内注射酚妥拉明用于诊断或治疗阳痿。

【不良反应】常见有低血压,胃肠平滑肌兴奋所致的腹痛、腹泻、呕吐和诱发溃疡病。大剂量可引起直立性低血压,可用 α 受体激动药救治,但不能用肾上腺素治疗,否则可造成血压更低。静脉给药可能引起心率增快、严重的心律失常和心绞痛,因此须缓慢静脉注射或静脉滴注。胃炎,胃、十二指肠溃疡病,冠心病患者慎用。

(二) 妥拉唑林

妥拉唑林(tolazoline)为短效 α 受体拮抗药,对 α_1 和 α_2 受体的拮抗作用与酚妥拉明相似,但较弱。此外尚有拟胆碱、促进组胺释放和 5-HT 受体拮抗作用,能舒张血管,兴奋心脏和胃肠道平滑肌,增加胃肠道、唾液腺、泪腺和汗腺分泌。降压作用不稳定。临床主要用于外周血管痉挛性疾病、新生儿持续性肺动脉高压症、手足发绀、血栓闭塞性脉管炎。不良反应与酚妥拉明相似,但发生率较高,有皮肤潮红、竖毛、寒战、心动过速、恶心、呕吐和直立性低血压等。可诱发心肌梗死和消化性溃疡。

(三) 酚苄明

酚苄明(phenoxybenzamine)又名苯苄胺(dibenzyline),是长效 α 受体拮抗药。

【体内过程】因局部刺激性强,酚苄明不用于肌内注射或皮下注射,主要以静脉和口服给药,但口服吸收少而不规则,吸收率为 20%~30%。静脉注射后,其分子中的氯乙胺基需环化形成乙撑亚胺基,才能与 α 受体牢固结合,拮抗 α 受体,故起效慢,1h 后达最大效应,但作用强大。脂溶性高,大剂量用药可蓄积于脂肪组织中,然后缓慢释放,故作用持久。$t_{1/2}$ 约 24h。经肝脏代谢,随尿和胆汁排泄,排泄缓慢,12h 约排泄 50%,24h 约排泄 80%,一次给药,作用约可维持 3~4d。

【药理作用】酚苄明可与 α 受体形成牢固的共价键。在离体实验时,即使应用大剂量去甲肾上腺素也难以完全拮抗其作用,需待药物从体内清除后,α 受体的拮抗作用才能消失,属于长效非竞争性 α 受体拮抗药,具有起效慢,作用强而持久的特点。

酚苄明舒张血管,降低外周阻力,降低血压,其作用强度与交感神经兴奋性有关。对于静卧的正常人,降压作用不明显。但当伴有代偿性交感性血管收缩,如血容量减少或直立时,酚苄明就会引起显著的血压下降。血压下降所引起的反射作用,以及拮抗突触前膜 α_2 受体作用和对摄取 1、摄取 2 的抑制作用,可使心率增快。除拮抗 α 受体外,高浓度酚苄明还具有抗 5-HT 及抗组胺作用。

【临床应用】

1. 外周血管痉挛性疾病。

2. 休克　酚苄明适用于治疗脓毒症休克。

3. 肾上腺嗜铬细胞瘤　对不宜手术或恶性嗜铬细胞瘤患者,可持续应用酚苄明。也可用于嗜铬细胞瘤术前准备。

4. 良性前列腺增生　酚苄明用于前列腺增生引起的阻塞性排尿困难,可明显改善症状,可能与拮抗前列腺和膀胱底部的 α 受体有关,但作用出现缓慢。

【不良反应】常见直立性低血压、反射性心动过速、心律失常及鼻塞。口服可致恶心、呕吐、嗜睡及疲乏等。静脉注射或用于休克时必须缓慢给药,并且密切监护。

二、α_1 受体拮抗药

α_1 受体拮抗药对动脉和静脉的 α_1 受体有较高的选择性拮抗作用,可舒张小动脉和静脉,降低血

压。应用初期,动脉阻力降低和静脉容量增加,使交感神经活性反射性增高,引起心率增快和血浆肾素活性增高;长期使用时产生持久的扩血管作用,心输出量、心率和血浆肾素活性可恢复正常,这可能是由于该类药物对去甲肾上腺素能神经末梢突触前膜 α_2 受体无拮抗作用。对肾血流量和肾小球滤过率均无明显影响。长期使用还可降低血浆甘油三酯、总胆固醇、LDL(低密度脂蛋白)-胆固醇浓度,升高 HDL(高密度脂蛋白)-胆固醇浓度。

　　临床常用哌唑嗪(prazosin)、特拉唑嗪(terazosin)及多沙唑嗪(doxazosin)等,主要用于治疗高血压和顽固性心功能不全。此外,可拮抗膀胱颈、前列腺包膜和腺体、尿道等处的 α_1 受体,用于良性前列腺增生以改善排尿困难的症状。

坦 洛 新

　　坦洛新(tamsulosin)的结构与其他 α_1 受体拮抗药不同,生物利用度高,$t_{1/2}$ 为 9~15h。对 α_{1A} 受体的拮抗作用远强于对 α_{1B} 受体的拮抗作用。对良性前列腺增生的疗效好,说明 α_{1A} 受体亚型可能是控制前列腺平滑肌最重要的 α 受体亚型。研究表明,α_{1A} 受体主要存在于前列腺,而 α_{1B} 受体主要存在于血管,所以尽管非选择性 α 受体拮抗药酚苄明、选择性 α_1 受体拮抗药如哌唑嗪和 α_{1A} 受体拮抗药均可用于治疗良性前列腺增生,改善排尿困难的症状,但对于心血管的影响明显不同。酚苄明可降低血压和引起心悸,哌唑嗪降低血压,而坦洛新则对心率和血压无明显影响。

三、α_2 受体拮抗药

　　育亨宾(yohimbine)为选择性 α_2 受体拮抗药。α_2 受体在介导交感神经系统反应中起重要作用,包括中枢作用与外周作用。育亨宾易进入中枢神经系统,拮抗 α_2 受体,可促进去甲肾上腺素能神经末梢释放去甲肾上腺素,增加交感神经张力,导致血压升高,心率增快。育亨宾也是 5-HT 的拮抗药,主要用作实验研究中的工具药,并可用于治疗男性勃起功能障碍及糖尿病患者的神经病变。

　　选择性高的 α_2 受体拮抗药如咪唑克生(idazoxan),可用于治疗抑郁症。

第二节　β 受体拮抗药

　　β 受体拮抗药(β-receptor antagonist)选择性和 β 受体结合,阻断去甲肾上腺素能神经递质或受体激动药与 β 受体结合,从而拮抗 β 受体激动后所产生的一系列作用。它们与激动药呈典型的竞争性拮抗(图 26-2)。根据其选择性分为非选择性的 β_1、β_2 受体拮抗药和选择性的 β_1 受体拮抗药两类。因部分药物具有内在拟交感活性,故本类药物又可分为有内在拟交感活性及无内在拟交感活性两类。

一、β 受体拮抗药的共同特性

　　【体内过程】β 受体拮抗药的体内过程与各类药物的脂溶性有关。常用药物的代谢动力学参数见表 26-1。

　　1. **吸收**　脂溶性高的药物如普萘洛尔、美托洛尔等口服易吸收,但首过消除明显,生物利用度低;而水溶性高的药物如阿替洛尔,口服吸收差,但首过消除较低,生物利用度较高。增加药物剂量,可使

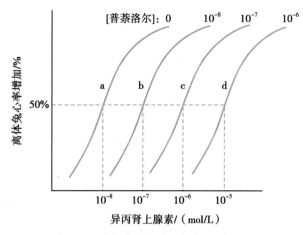

图 26-2　普萘洛尔的典型竞争性拮抗曲线

血药浓度升高,生物利用度提高。由于肝脏代谢功能的个体差异较大,故首过消除大的药物其血浆药物浓度的个体差异也较大。

2. **分布**　进入血液循环的 β 受体拮抗药一般能分布到全身各组织,高脂溶性和低血浆蛋白结合率的 β 受体拮抗药分布容积较大。

3. **消除**　脂溶性高的药物主要在肝脏代谢,少量从尿中以原型排出,$t_{1/2}$ 为 2~5h。脂溶性低的药物如阿替洛尔和纳多洛尔主要以原型经肾排泄。由于本类药物主要由肝代谢和肾排泄,对肝、肾功能不良者应调整剂量或慎用,以免产生蓄积作用。

表 26-1　常用 β 受体拮抗药的药理学特性和药动学参数

药物名称	内在拟交感活性	膜稳定作用	溶解度	生物利用度 /%	首过消除 /%	$t_{1/2}$/h	血浆浓度个体差异 /倍	消除途径
$β_1$、$β_2$ 受体拮抗药								
普萘洛尔(propranolol)	–	++	脂溶性	30	60~70	2~5	20	肝
纳多洛尔(nadolol)	–	–	水溶性	30~40	0	14~24	5~7	肾
噻吗洛尔(timolol)	–	–	脂溶性	75	25~30	3~5	2~7	肝、肾(20%)
吲哚洛尔(pindolol)	++	+	脂溶性	90	10~20	3~4	4	肝
$β_1$ 受体拮抗药								
美托洛尔(metoprolol)	–	+/–	脂溶性	50	25~60	3~4	5~20	肝
阿替洛尔(atenolol)	–	–	水溶性	40	0~10	5~8	4	肾
比索洛尔(bisoprolol)	–	–	水、脂双溶性	20	80	10~12		肝、肾
α、β 受体拮抗药								
拉贝洛尔(labetalol)	+/–	+/–	脂溶性	20~40	60	4~6		肝
阿罗洛尔(arotinolol)	–	–	水、脂双溶性	85	0	10~12		肝、肾
卡维地洛(carvedilol)	–	–	脂溶性	30	65~75	6~10		肝

【**药理作用**】

1. **β 受体拮抗作用**

(1)心血管系统:在整体实验中,β 受体拮抗药的作用取决于机体去甲肾上腺素能神经张力以及药物对 β 受体亚型的选择性。例如,它对正常人休息时心脏的作用较弱,当心脏交感神经张力增高时(如运动或病理状态),对心脏的抑制作用明显,主要表现为心率减慢,心肌收缩力减弱,心输出量减少,心肌耗氧量下降,血压略降。β受体拮抗药还能延缓心房和房室结的传导,延长心电图的 P-R 间期(房室传导时间)。β受体拮抗药普萘洛尔对血管 β₂ 受体也有拮抗作用,加上其抑制心脏功能,反射性兴奋交感神经引起血管收缩和外周阻力增加,使肝、肾和骨骼肌等血流量减少。β受体拮抗药对正常人血压影响不明显,而对高血压患者具有降压作用,用于高血压的治疗,疗效可靠,但其降压机制复杂,可能涉及药物对多系统 β 受体拮抗的结果。

(2)支气管平滑肌:非选择性β受体拮抗药通过拮抗支气管平滑肌 β₂ 受体使之收缩,增加呼吸道阻力。但这种作用较弱,对正常人影响较小,只有在支气管哮喘或慢性阻塞性肺疾病的患者,有时可诱发或加重哮喘的急性发作。选择性 β₁ 受体拮抗药的此作用较弱。

(3)代谢

1)脂肪代谢:一般认为人类脂肪的分解主要与激动 β₁、β₃ 受体有关。近年来对 β₃ 受体的研究较多,认为存在于脂肪细胞中的 β₃ 受体介导脂肪分解,最近人类 β₃ 受体已被克隆。长期应用非选择性β受体拮抗药可增加血浆中 VLDL(极低密度脂蛋白),中度升高甘油三酯,降低 HDL,而 LDL 浓度无变化,减少游离脂肪酸自脂肪组织中释放,增加冠状动脉粥样硬化性心脏病的危险性。选择性 β₁ 受体拮抗药对脂肪代谢的作用较弱,其作用机制尚待研究。

2)糖代谢:肝糖原的分解与激动 α₁ 和 β₂ 受体有关,儿茶酚胺增加肝糖原的分解,可在低血糖时动员葡萄糖。当 β 受体拮抗药与 α 受体拮抗药合用时则可拮抗肾上腺素升高血糖的作用。普萘洛尔并不影响正常人的血糖水平,也不影响胰岛素的降低血糖作用,但能延缓用胰岛素后血糖水平的恢复,可能是其抑制了低血糖引起的儿茶酚胺释放所致的糖原分解。β受体拮抗药往往会掩盖低血糖的症状如心悸,从而延误低血糖的及时诊断。

3)甲状腺功能亢进时,β受体拮抗药不仅能对抗机体对儿茶酚胺的敏感性增高,而且可抑制甲状腺素(T₄)转变为三碘甲状腺原氨酸(T₃)的过程,有效控制甲状腺功能亢进的症状。

(4)肾素:β受体拮抗药可通过拮抗肾小球旁器细胞 β₁ 受体而抑制肾素释放,这可能是其具有降血压作用的原因之一。其中,普萘洛尔降低肾素释放的作用最强,噻吗洛尔次之,吲哚洛尔、氧烯洛尔和烯丙洛尔较弱。

2. 内在拟交感活性　有些β受体拮抗药与β受体结合后除了能拮抗受体外,对β受体亦具有部分激动作用(partial agonistic action),也称内在拟交感活性(intrinsic sympathomimetic activity,ISA)。由于这种作用较弱,通常被其β受体拮抗作用所掩盖。若对实验动物预先给予利血平以耗竭其体内儿茶酚胺,使药物的β受体拮抗作用无从发挥,这时再用具有 ISA 的β受体拮抗药,其激动β受体的作用即可表现出来,引起心率增快,心输出量增加等。ISA 较强的药物在临床应用时,其抑制心肌收缩力、减慢心率和收缩支气管作用一般较不具 ISA 的药物弱。

3. 膜稳定作用　实验证明,有些β受体拮抗药具有局部麻醉作用(local anesthetic action)和奎尼丁样作用,这两种作用都由其降低细胞膜对离子的通透性所致,故称为膜稳定作用。对人离体心肌细胞的膜稳定作用仅在高于临床有效血药浓度几十倍时发生。此外,无膜稳定作用的β受体拮抗药对心律失常仍有效。因此认为该作用在常用量时与其治疗作用无明显相关性。

4. 眼　β受体拮抗药降低眼压,用于治疗青光眼,其机制可能是通过拮抗睫状体的β受体,减少cAMP 生成,进而减少房水产生。

【临床应用】

1. 心律失常　β受体拮抗药对多种原因引起的快速型心律失常有效,特别是对运动或情绪紧张、激动所致的心律失常或因心肌缺血、强心苷中毒引起的心律失常疗效好。

2. 心绞痛和心肌梗死　β受体拮抗药对心绞痛有良好的疗效,减少心绞痛发作,改善运动耐量。早期应用普萘洛尔、美托洛尔和噻吗洛尔等均可降低心肌梗死患者的复发率和猝死率,用量较抗心律失常的剂量大。

3. **高血压**　β受体拮抗药是治疗高血压的基础药物。普萘洛尔、阿替洛尔及美托洛尔等均可有效控制原发性高血压,患者耐受良好,可单独使用,并可与利尿药、钙通道阻滞剂、血管紧张素Ⅰ转换酶抑制剂配伍使用,以提高疗效,并能减轻其他药物引起的心率增快,心输出量增加及水钠潴留等不良反应。

4. **充血性心力衰竭**　应用美托洛尔等β受体拮抗药对扩张性心肌病所致的心力衰竭有明显的治疗作用,目前认为与以下几方面因素有关:①改善心脏舒张功能;②缓解由儿茶酚胺引起的心脏损害;③抑制前列腺素或肾素所致的缩血管作用;④使β受体数目上调,恢复心肌对内源性儿茶酚胺的敏感性。

5. **甲状腺功能亢进**　近年将普萘洛尔用于治疗甲状腺功能亢进症。甲状腺功能亢进时儿茶酚胺过度作用引起的多种症状与β受体兴奋有关,特别是心脏和代谢方面的异常,因此应用β受体拮抗药疗效明显。各种β受体拮抗药抑制T_4转化为T_3的强度不同,其中普萘洛尔作用较强。

6. **其他**　噻吗洛尔局部应用可减少房水形成,降低眼压,用于治疗原发性开角型青光眼。新近开发的治疗青光眼的β受体拮抗药有左布诺洛尔(levobunolol)、美替洛尔(metipranolol)、倍他洛尔(betaxolol)和卡替洛尔(carteolol)等。另外,β受体拮抗药还可用于治疗偏头痛、肌肉震颤以及酒精中毒等。

【不良反应】一般不良反应有恶心、呕吐、轻度腹泻等消化道症状,偶见过敏性皮疹和血小板减少等。严重的不良反应常与应用不当有关,可导致严重后果。严重不良反应主要包括以下几种。

1. **抑制心脏功能**　β受体拮抗药对心脏β_1受体的拮抗作用导致出现心脏功能抑制现象,特别是对于心功能不全、窦性心动过缓和房室传导阻滞的患者,由于其心脏活动中交感神经占优势,故对本类药物敏感性提高,病情加重,甚至出现重度心功能不全、肺水肿、房室传导完全阻滞以致心搏骤停等严重后果。具有ISA的β受体拮抗药较少引起心动过缓、负性肌力作用等心功能抑制现象。同时服用维拉帕米或用于抗心律失常时应特别注意诱发缓慢性心律失常。

2. **外周血管收缩和痉挛**　β受体拮抗药对血管平滑肌β_2受体的拮抗作用可使外周血管收缩甚至痉挛,引起间歇性跛行或雷诺病,表现为四肢发冷、皮肤苍白或发绀、两足剧痛,甚至可引起脚趾溃烂和坏死。

3. **诱发或加重支气管哮喘**　非选择性β受体拮抗药可拮抗支气管平滑肌β_2受体,使支气管收缩,因此禁用于伴有支气管哮喘的患者。选择性β_1受体拮抗药如美托洛尔以及具有ISA的吲哚洛尔等对支气管的收缩作用较弱,一般不诱发或加重哮喘,但这些药物的选择性往往是相对的,故对哮喘患者仍应慎用。

4. **中枢神经系统**　β受体拮抗药可引起多梦、幻觉、失眠、疲乏、眩晕以及抑郁等症状,特别是脂溶性高的β受体拮抗药如普萘洛尔、美托洛尔,易透过血-脑屏障引起不良反应。抑郁症患者禁用普萘洛尔。

5. **反跳现象**　长期应用β受体拮抗药时如突然停药,可引起原来的病情加重,如血压上升,严重心律失常或心绞痛发作次数增加、程度加重,甚至发生急性心肌梗死或猝死,此种现象称为反跳反应。其机制与受体上调有关。因此,在病情控制后应逐渐减量停药。

6. **其他**　糖尿病患者同时应用胰岛素和β受体拮抗药可增强降血糖作用,并可掩盖低血糖时出汗和心悸的症状,出现严重后果。长期应用某些β受体拮抗药如普拉洛尔,会产生自身免疫反应,如眼-皮肤黏膜综合征,应警惕。

【禁忌证】β受体拮抗药禁用于严重左室心功能不全、窦性心动过缓、重度房室传导阻滞和支气管哮喘的患者。心肌梗死患者及肝功能不良者应慎用。

二、β_1、β_2受体拮抗药

(一)普萘洛尔

普萘洛尔(propranolol,心得安)是等量的左旋和右旋异构体的消旋品,仅左旋体有拮抗β受体的

活性。

【体内过程】普萘洛尔口服吸收率大于 90%，主要在肝脏代谢，代谢产物为 4- 羟普萘洛尔，仍具有 β 受体拮抗作用。首过消除率 60%~70%，生物利用度仅为 30%。口服后 t_{max} 为 1~3h，$t_{1/2}$ 为 2~5h。老年人肝、肾功能减退，$t_{1/2}$ 可延长。当长期或大剂量应用时肝脏消除能力饱和，生物利用度可提高。血浆蛋白结合率大于 90%。易于透过血 - 脑屏障，也可分泌于乳汁中。代谢产物 90% 以上经肾排泄。不同个体口服相同剂量的普萘洛尔，血浆药物浓度相差可达 25 倍，这可能是由肝脏消除功能的差异所致。因此临床用药需从小剂量开始，逐渐增加到适当剂量。

【药理作用与临床应用】普萘洛尔具有较强的 β 受体拮抗作用，对 $β_1$ 和 $β_2$ 受体的选择性很低，无内在拟交感活性。用药后心率减慢，心肌收缩力和心输出量降低，冠脉血流量下降，心肌耗氧量明显减少，用于高血压患者可使其血压下降，支气管阻力也有一定程度的增高。其作用特点为温和、缓慢、持久，能抑制肾素分泌，无直立性低血压。用于治疗心律失常、心绞痛、高血压和甲状腺功能亢进症等。

（二）纳多洛尔

纳多洛尔（nadolol，羟萘心安）对 $β_1$ 和 $β_2$ 受体的选择性大致相同，拮抗作用持续时间长，$t_{1/2}$ 达 10~12h，无膜稳定作用和内在拟交感活性。其他作用与普萘洛尔相似，但其作用强度约为普萘洛尔的 6 倍，且可增加肾血流量，所以肾功能不全且需要 β 受体拮抗药者可首选本药。体内代谢不完全，主要以原型经肾排泄，由于 $t_{1/2}$ 长，可每天给药 1 次。肾功能不全时可在体内蓄积，应注意调整剂量。

（三）噻吗洛尔

噻吗洛尔（timolol，噻吗心安）是已知作用最强的 β 受体拮抗药。无内在拟交感活性和膜稳定作用，有中等程度的首过消除效应。常用其滴眼剂降低眼压，治疗青光眼，作用机制主要是减少房水生成。噻吗洛尔 0.1%~0.5% 溶液的疗效与毛果芸香碱 1%~4% 溶液相近或较优，每日滴眼 2 次即可，无缩瞳和调节痉挛等不良反应。局部应用对心率和血压无明显影响。治疗青光眼时可被吸收，副作用发生于敏感的患者，如哮喘或心功能不全者。

（四）吲哚洛尔

吲哚洛尔（pindolol，心得静）作用类似于普萘洛尔，强度为普萘洛尔的 6~15 倍，且有较强的内在拟交感活性，主要表现在激动 $β_2$ 受体方面。激动血管平滑肌细胞 $β_2$ 受体所致的舒张血管作用有利于高血压的治疗。激动心肌所含的少量 $β_2$ 受体（人心室肌 $β_1$ 与 $β_2$ 受体比例为 74：26，心房为 86：14），又可减少其心肌抑制作用。

其他此类药物还有索他洛尔（sotalol，甲磺胺心安）、布拉洛尔（bupranolol，氯甲苯心安）、二氯异丙肾上腺素（dichloroisoprenaline）、氧烯洛尔（oxprenolol，心得平）、阿普洛尔（alprenolol，心得舒）、莫普洛尔（moprolol，甲氧苯心安）、托利洛尔（toliprolol，甲苯心安）、硝苯洛尔（nifenalol，硝苯心定）、丙萘洛尔（pronethalol，萘心定）、卡替洛尔等。

三、$β_1$ 受体拮抗药

$β_1$ 受体拮抗药的选择性不高，低浓度时拮抗 $β_1$ 受体，但较高浓度或大剂量时也影响 $β_2$ 受体。尽管本类药物较少增加呼吸道阻力，可用于哮喘患者，但仍需谨慎，且用药剂量不宜过大。此外，对血糖影响也较小，糖尿病患者需要使用 β 受体拮抗药时应选用 $β_1$ 受体拮抗药。

（一）美托洛尔

美托洛尔（metoprolol，美多心安）对 $β_1$ 受体有选择性拮抗作用，无内在拟交感活性，对 $β_2$ 受体作用较弱，故增加呼吸道阻力作用较轻，但哮喘患者仍需慎用。常用其酒石酸或琥珀酸盐，口服用于治疗各型高血压、心绞痛、心律失常、甲状腺功能亢进症、心脏神经症等，近年来也用于伴有左心室收缩功能异常的症状稳定的慢性心力衰竭患者等。具有亲脂性，口服吸收迅速而完全，口服后 1.5~2h 血药浓度达峰值，生物利用度约 50%，有效血药浓度 0.05~0.1μg/ml，药物与血浆蛋白结合率约 12%，$t_{1/2}$ 为

3~4h。静脉注射用于室上性快速型心律失常,预防和治疗心肌缺血、急性心肌梗死伴快速型心律失常及胸痛。美托洛尔主要经肝脏代谢,70% 由肝药酶 CYP2D6 介导,CYP2D6 的基因多态性是导致其药物代谢、临床疗效和不良反应存在显著个体和种族差异的关键因素。在中国人群中,CYP2D6*10 有较高突变率,导致代谢酶的活性降低,故临床应用应个体化。

(二)阿替洛尔

阿替洛尔(atenolol,氨酰心安)无内在拟交感活性和膜稳定作用,脂溶性低,首过消除少,口服血药浓度个体差异较普萘洛尔小,$t_{1/2}$ 和作用维持时间均较普萘洛尔和美托洛尔长,每日口服 1 次即可,用于治疗高血压、心绞痛和心律失常。可经睫状肌扩散入睫状上皮,使房水产生减少,眼压下降,用于青光眼的治疗。

(三)比索洛尔

比索洛尔(bisoprolol)是目前国内上市的 β 受体拮抗药中对 $β_1$ 受体选择性最高的药物,对 $β_1$ 受体的选择性是阿替洛尔的 4 倍。治疗量无明显的膜稳定作用和内在拟交感活性。但其心脏选择性并非绝对,高剂量(≥ 20mg)也抑制支气管和血管平滑肌的 $β_2$ 受体。要保持选择性,使用最低的有效剂量尤为必要。

比索洛尔既有水溶性 β 受体拮抗药首过消除低和 $t_{1/2}$ 长的优势,又有脂溶性 β 受体拮抗药口服吸收率高的优势;中度透过血-脑屏障,既发挥了部分拮抗 $β_1$ 受体的作用,也减少中枢神经系统的不良反应。$t_{1/2}$ 为 10~12h,每日给药 1 次可有效控制 24h 的血压,尤其是清晨的血压高峰。经肝代谢和肾排泄,轻、中度肝、肾功能障碍者无需调整剂量。相对较少受肝药酶及其基因多态性的影响,个体间血药浓度差异较小。

此类药物还有妥拉洛尔(tolamolol,胺甲苯心安)、倍他洛尔(betaxolol,倍他心安)、普拉洛尔(practolol,心得宁)、醋丁洛尔(acebutolol,醋丁酰心安)、艾司洛尔(esmolol)等。

第三节 α、β受体拮抗药

α、β 受体拮抗药对 α、β 受体的拮抗作用选择性不强,临床主要用于高血压的治疗,以拉贝洛尔为代表,其他药物还有阿罗洛尔、卡维地洛、布新洛尔(bucindolol)和氨磺洛尔(amosulalol)等。

(一)拉贝洛尔(labetalol,柳胺苄心定)

【体内过程】口服可吸收,部分可被首过消除,生物利用度为 20%~40%,血浆药物浓度个体差异大,易受胃肠道内容物影响。$t_{1/2}$ 为 4~6h,血浆蛋白结合率为 50%。约 99% 在肝脏被迅速代谢,少量以原型经肾排出。

【药理作用】拉贝洛尔在化学结构上有两个化学中心,有四种立体异构体,即 (R,R)-、(R,S)-、(S,R)- 及 (S,S)- 拉贝洛尔。药理学性质较复杂,每一种异构体可显示不同的药理学活性,拮抗受体的选择性各不相同:(R,R)- 型主要拮抗 β 受体,对 $β_2$ 受体具有某些内在拟交感活性,可引起血管舒张;(S,R)- 型几乎没有 β 受体拮抗作用,对 α 受体的拮抗作用最强;(R,S)- 型几乎没有 α、β 受体拮抗活性;(S,S)- 型缺乏 β 受体拮抗作用。临床应用的拉贝洛尔为消旋混合物,所以兼有 α、β 受体拮抗作用,对 β 受体的拮抗作用约为普萘洛尔的 1/2.5,α 受体的拮抗作用为酚妥拉明的 1/10~1/6,对 β 受体的拮抗作用比对 α 受体的拮抗作用强 5~10 倍。对 $β_2$ 受体的内在拟交感活性及药物的直接作用可使血管舒张,肾血流量增加。

【临床应用】拉贝洛尔多用于中度和重度的高血压、心绞痛,静脉注射可用于高血压危象。因对胎儿无影响,可用于治疗孕妇高血压;亦用于某些心律失常及麻醉过程中控制高血压。与单纯 β 受体拮抗药相比,能降低卧位血压和外周阻力,一般不降低心输出量,但可降低立位血压,引起直立性低血压。

【不良反应】常见有眩晕、乏力、恶心等。哮喘及心功能不全者禁用。儿童、孕妇及脑出血者忌用静脉注射。注射液不能与葡萄糖盐水混合静脉滴注。

(二) 阿罗洛尔

阿罗洛尔(arotinolol)具有 β 受体拮抗作用和适度的 α 受体拮抗作用。

【体内过程】阿罗洛尔口服后 2h 血药浓度达高峰,$t_{1/2}$ 约为 10h,连续给药无蓄积性。在体内代谢后仍保持一定的药理活性,代谢产物部分经肾排泄,部分经粪便排泄。

【药理作用与临床应用】与拉贝洛尔相比,阿罗洛尔的 α 受体拮抗作用强于 β 受体拮抗作用,其作用比约为 1:8。可降低心肌收缩力,减慢心率,降低心肌耗氧量,减少心输出量;具有适度的 α 受体拮抗作用,在不使末梢血管阻力升高的情况下,通过呈现 β 受体拮抗作用而降压。可用于高血压、心绞痛及室上性心动过速的治疗,对高血压合并冠心病者疗效佳,可提高生存率。亦可用于原发性震颤的治疗,一般从每天 10mg 开始,最多不超过 30mg。长期应用要定期监测心、肝、肾功能。如有心动过缓或低血压,应减量或停药。滴眼后可降低眼压,强度与噻吗洛尔相当,滴眼后 1h 见效。

【不良反应】少见的不良反应有乏力、胸痛、头晕、稀便,以及肝脏转氨酶升高等。罕见的不良反应可见心悸、心动过缓、心力衰竭加重、周围循环障碍、消化不良、皮疹及荨麻疹等。孕妇及哺乳期妇女禁用。

(三) 卡维地洛

卡维地洛(carvedilol)是一种新型的同时具有 α_1、β_1 和 β_2 受体拮抗作用的药物,无内在拟交感活性,高浓度时有钙通道阻滞作用,还具有抗氧化、抑制心肌细胞凋亡和抑制心肌重构等多种作用。它是左旋体和右旋体的混合物,左旋体具有 α_1 和 β_1 受体拮抗作用,右旋体只具有 α_1 受体拮抗作用,整体 α_1 和 β 受体拮抗作用的比例为 1:10,因此拮抗 α_1 受体引起的不良反应明显减少。卡维地洛是邻位取代的苯氧乙胺衍生物,其抗氧化作用的结构基础是其侧链上的咪唑基团,能消除体内过量的自由基,抑制氧自由基诱导的脂质过氧化,保护细胞免受损伤。

卡维地洛是第一个被正式批准用于治疗心力衰竭的 β 受体拮抗药,可明显改善症状,提高射血分数,防止和逆转心力衰竭进展过程中出现的心肌重构,提高生活质量,降低住院率和死亡率。治疗轻、中度高血压的疗效与其他 β 受体拮抗药、硝苯地平等类似。用药量应从小剂量开始(首次 3.125~6.250mg,2 次 /d),根据病情需要每 2 周增量 1 次,最大剂量可用到每次 50mg,2 次 /d。

(朱 蕾)

思考题

1. 酚妥拉明可用于哪些疾病的治疗? 使用时的注意事项有哪些?
2. β 受体拮抗药在临床上可用于哪些心血管疾病的治疗? 其机制是什么?
3. β 受体拮抗药的禁忌证有哪些?

推 荐 阅 读

［1］ 王庭槐 . 生理学 . 9 版 . 北京 : 人民卫生出版社 , 2018.

［2］ 王建枝 , 钱睿哲 . 病理生理学 . 9 版 . 北京 : 人民卫生出版社 , 2018.

［3］ 杨宝峰 , 陈建国 . 药理学 . 9 版 . 北京 : 人民卫生出版社 , 2018.

［4］ BARRETT K E. BARMAN S M, YUAN J, et al. Ganong's review of medical physiology. 26th ed. New York: McGraw-Hill Education/Medical, 2019.

［5］ BORON W F, BOULPAEP E L. Medical physiology. 3rd ed. Philadelphia: Elsevier, 2016.

［6］ HALL J E. Guyton and hall textbook of medical physiology. 13th ed. Philadelphia: Elsevier, 2016.

［7］ HITNER H, NAGLE B. Pharmacology: An introduction. 6th ed. New York: McGraw-Hill, 2011.

［8］ KATZUNG B G, MASTERS S B, TREVOR A J. Basic and clinical pharmacology. 14th ed. New York: McGraw-Hill G, 2017.

［9］ MACLEOD K. An essential introduction to Cardiac Electrophysiology. London: Imperial College Press, 2014.

［10］ KOEPPEN B M, STANTON B A. Bern and Levy physiology. 7th ed. St. Louis: Elsevier, 2017.

［11］ BRUNTON L L, CHABNER B A, KNOLLMANN B C, et al. Goodman & Gilman's: The pharmacological basis of therapeutics. 13th ed. New York: McGraw-Hill, 2018.

［12］ COPSTEAD-KIRKHORN L-E C, BANASIK J L. Pathophysiology. 6th ed. St. Louis: Elsevier, 2019.

［13］ MELMED S, POLONSKY K S, LARSEN P R, et al. Williams textbook of endocrinology. 13th ed. Philadelphia: Elsevier, 2015.

［14］ NICHOLLS J G, 著 . 神经生物学 - 从神经元到脑 . 杨雄里 , 译 . 北京 : 科学出版社 , 2014.

［15］ RHOADES R A, BELL D R. Medical physiology principles for clinical medicine. 4th ed. Philadelphia: Wolters Kluwer Health-Lippincott Williams & Wilkins, 2013.

［16］ SINGER M, DEUTSCHMAN C S, SEYMOUR C W, et al. The third international consensus definitions for sepsis and septic shock (Sepsis-3). JAMA, 2016, 315 (8): 801-810.

［17］ STANFIELD C L. Principles of human physiology. 6th ed. San Francisco: Pearson, 2017.

［18］ HUETHER S E, MCCANCE K L. Understanding pathophysiology. 6th ed. St. Louis, Missouri: Elsevier-Health Sciences Division, 2017.

［19］ VASS M, KOOISTRA A J, YANG D, et al. Chemical diversity in the G protein-coupled receptor superfamily. Trends Pharmacol Sci, 2018, 39 (5): 494-512.

［20］ WALTER E J, HANNA-JUMMA S, CARRARETTO M, et al. The pathophysiological basis and consequences of fever. Crit Care, 2016, 20 (1): 200.

［21］ WIDMAIER E P. Vander's human physiology: The mechanisms of body function. 13th ed. Stamford: McGraw-Hill, 2014.

［22］ WU M Y, YIANG G T, LIAO W T, et al. current mechanistic concepts in ischemia and reperfusion injury. Cell Physiol Biochem, 2018, 46 (4): 1650-1667.

中英文名词对照索引

Z